Vorwort zur zweiten Auflage

Das Konzept des Lehrbuches mit einem allgemeinen Teil zu Beginn und anschließend einem speziellen Teil hat großen Anklang gefunden. In dem allgemeinen Teil sind die Grundlagen der Kneipptherapie aus wissenschaftlicher Sicht nach dem heutigen Stand der Erkenntnisse dargestellt, während der spezielle Teil ganz der praktischen Anwendung und Durchführung dieser Therapie bei den verschiedenen Krankheiten gewidmet ist. Dort werden ausführlich bis in die Details die therapeutischen Maßnahmen bei den jeweiligen Krankheiten aufgezeigt. Außerdem werden Hinweise für die Prävention und Rehabilitation gegeben.

Die aktive Mitarbeit des Menschen bzw. des Patienten für die Erhaltung oder Wiedergewinnung der Gesundheit ist ein besonderes Anliegen der Kneipptherapie. Arzt und Patient müssen in einem partnerschaftlichen Verhältnis zueinander stehen.

In der vorliegenden 2. Auflage sind einige Kapitel überarbeitet und z.T. neu geschrieben. Das gilt in erster Linie für die Hydrotherapie (Prof. Dr. Drexel, Prof. Dr. Schnizer und Dr. Gehrke) sowie für die Phytotherapie (Prof. Dr. Hänsel). Aber auch andere Kapitel z.B. Ernährung (Dr. Anemueller), Rheumatische Erkrankungen (Prof. Dr. Hentschel) und Möglichkeiten der Kneipptherapie in der Klinik (Dr. Rulffs) wurden überarbeitet.

Allen Autoren möchte ich herzlich für ihre Mitarbeit danken. Weiterhin gilt mein besonderer Dank Herrn Senator Luitpold Leusser, der sich seit vielen Jahren mit großem Engagement für die Kneipptherapie eingesetzt und auch diese Auflage unterstützt hat, sowie meiner Mitarbeiterin Frau Bockholt und Herrn Dr. Wieczorek vom Springer Verlag Heidelberg.

Münster, Frühjahr 1986   W. Brüggemann

Vorwort zur ersten Auflage

Die von Sebastian Kneipp inaugurierte und nach ihm be-
nannte Therapie hat in den letzten Jahren einen großen
Aufschwung genommen. Das dürfte in erster Linie daran
liegen, daß ihre Prinzipien, die eine aktive Mitarbeit des
Patienten verlangen, den gesundheitlichen Problemen unserer Zeit besonders gerecht werden.

In weiten Kreisen der Ärzteschaft sind die Kenntnisse über
diese Therapieform ungenügend. Daneben bestehen zum
Teil emotional bedingte Vorurteile gegen die Kneipptherа-
pie, da sie von einem medizinischen Laien, noch dazu einem
Priester stammt. Kneipp selbst hatte jedoch schon gesehen,
daß seine Methode von Ärzten weiterentwickelt und vervoll-
kommnet werden müsse. Das ist inzwischen geschehen, und
gerade in den letzten Jahren sind zahlreiche wissenschaftliche Arbeiten publiziert worden, die zur Fundierung und
Weiterentwicklung dieser Therapie beigetragen haben.

In dem vorliegenden Buch werden die Grundlagen der
Kneipptherapie in einem allgemeinen Teil nach dem heutigen Stand der Erkenntnisse dargestellt. In einem zweiten,
speziellen Teil wird die praktische Durchführung der Therapie ausführlich besprochen, wobei auf die Möglichkeiten
des Einsatzes in der Klinik, im Kurort und in der Praxis eingegangen wird. Ebenso werden die Möglichkeiten ihrer Kombination mit anderen Behandlungsmethoden aufgezeigt.

Das Anliegen des Buches ist eine umfassende Darstellung
der Kneipptherapie, der Indikation, ihrer Möglichkeiten,
ihrer Grenzen sowie ihr sinnvoller Einbau in den Gesamt-
therapieplan.

Mein besonderer Dank gilt Herrn Apotheker L. Leusser
für seine Unterstützung, allen Autoren, die trotz ihrer vielen
Arbeit sich der Mühe unterzogen haben, durch sorgfältig
erstellte Beiträge das Erscheinen des Buches zu ermöglichen,
sowie Frau A. Bockholt.

Münster, Sommer 1980   W. Brüggemann

Kneipptherapie

Ein bewährtes Naturheilverfahren

Herausgegeben von Wolfgang Brüggemann

Mit Beiträgen von

H. Anemueller   F. Brantner   W. Brüggemann
H. Drexel   H. Enzinger   J. Früchte   A. Gehrke
R. Hänsel   H.-D. Hentschel   G. Hildebrandt
R. Hohlfeld   H. Mensen   W. Müller-Limmroth
S. Nolting   H. Pratzel   G. Prolingheuer
W. Rulffs   H. Schlüter   S. Schneider
W. Schnizer   W. Teichmann   O. Walter

Mit 138 Abbildungen, 62 Tabellen und 8 Farbtafeln

Zweite, überarbeitete Auflage

Springer-Verlag
Berlin Heidelberg New York Tokyo

Dr. med. Wolfgang Brüggemann
Hammerstraße 213
D-4400 Münster

Mit freundlicher Unterstützung
durch das Kneipp-Heilmittel-Werk

ISBN 3-540-15457-4 Springer-Verlag Berlin Heidelberg New York Tokyo
ISBN 0-387-15457-4 Springer-Verlag New York Heidelberg Berlin Tokyo

ISBN 3-540-10153-5 1. Aufl. Berlin Heidelberg New York
ISBN 0-387-10153-5 1. Aufl. New York Heidelberg Berlin

CIP-Kurztitelaufnahme der Deutschen Bibliothek
Kneipptherapie: e. bewährtes Naturheilverfahren / hrsg. von Wolfgang Brüggemann. Mit Beitr. von
H. Anemueller ... – 2., überarb. Aufl.
Berlin; Heidelberg; New York; Tokyo: Springer, 1986.
ISBN 3-540-15457-4 (Berlin ...)
ISBN 0-387-15457-4 (New York) ...)

NE: Brüggemann, Wolfgang [Hrsg.]; Anemueller, Helmut [Mitverf.].

Satz-, Druck- und Bindearbeiten: Universitätsdruckerei H. Stürtz AG, Würzburg
2127/3140-543210

Inhaltsverzeichnis

Autorenverzeichnis

ANEMUELLER, HELMUT, Dr. med.
Wissenschaftliches Archiv für Ernährung und Diätetik, Landhaus
Bergham
D-8214 Bernau am Chiemsee

BRANTNER, FRANZ, San.-Rat, Dr. med.
A-9241 Geritschach 68
Post Förderlach/Kärnten

BRÜGGEMANN, WOLFGANG, Dr. med.
Facharzt für Innere Krankheiten, Hammerstraße 213
D-4400 Münster

DREXEL, HEINRICH, Prof. Dr. med.
Institut für Medizinische Balneologie und Klimatologie, Marchionini-
straße 17
D-8000 München 70

ENZINGER, HUBERT, Dr. med.
Sanatorium „Kneippianum"
D-8939 Bad Wörishofen

FRÜCHTE †, JOACHIM, Dr. med.

GEHRKE, AXEL, Dr. med.
Institut für Medizinische Balneologie und Klimatologie, Marchionini-
straße 17
D-8000 München 70

HÄNSEL, RUDOLF, Prof. Dr. med.
Institut für Pharmakognosie und Phytochemie, Königin-Luise-
Straße 2/4
D-1000 Berlin 33

HENTSCHEL, HANS-DIETER, Prof. Dr. med.
Ltd. Arzt der Kurklinik Winnerhof, Bodenschneidstraße 9
D-8182 Bad Wiessee

HILDEBRANDT, GUNTHER, Prof. Dr. med.
Institut für Arbeitsphysiologie und Rehabilitationsforschung,
Robert-Koch-Straße 7a,
D-3550 Marburg/Lahn

HOHLFELD, ROLF, Dr. med.
Medizinaldirektor, Sanatorium „Hirschpark"
D-6146 Alsbach

MENSEN, HERBERT, Dr. med.
Ltd. Landesmedizinaldirektor, Kurklinik „Teutoburger Wald" der
LVA Hannover, Teutoburger-Wald-Straße 33
D-4502 Bad Rothenfelde

MÜLLER-LIMMROTH, WOLF, Prof. Dr. med.
Institut für Arbeitsphysiologie der Technischen Universität, Barbara-
straße 16/I
D-8000 München 40

NOLTING, SIEGFRIED, Prof. Dr. med.
Universitätshautklinik, Abteilung für Dermato-Mikrobiologie,
Von-Esmarch-Straße 56
D-4400 Münster

PRATZEL, HELMUT, Priv. Doz. Dr. rer. nat.
Institut für Medizinische Balneologie und Klimatologie,
Marchioninistraße 17,
D-8000 München 70

PROLINGHEUER, GÜNTER, Dr. med.
Sanatorium „Hirschpark"
D-6146 Alsbach

RULFFS, WALTHER, Dr. med.
Facharzt für Innere Krankheiten – Physikalische Therapie –, Ltd. Arzt
Berufsförderungswerk Nürnberg GmbH, Schleswiger Straße 101
D-8500 Nürnberg

SCHLÜTER, HERMANN, Dozent Dr. med. habil.
Wiesenbacher Straße 16
D-6903 Neckargemünd

SCHNEIDER, SIEGFRIED, Dr. med.
Kurklinik für Innere Krankheiten der LVA Schwaben, Am Tannen-
baum 2
D-8939 Bad Wörishofen

SCHNIZER, WOLFGANG, Prof. Dr. med.
Institut für Medizinische Balneologie und Klimatologie,
Marchioninistraße 17,
D-8000 München 70

TEICHMANN, WOLDEMAR, Dr. med.
Kurklinik für Innere Krankheiten der LVA Schwaben, Am Tannen-
baum 2
D-8939 Bad Wörishofen

WALTER, OTTO, Prof. Dr. med.
Haus Berleburg, Hinterm Schloßpark
D-5920 Bad Berleburg

Einleitung

W. Brüggemann

Die fünf wichtigsten Prinzipien der Kneipptherapie sind:

- Hydrotherapie
- Bewegungstherapie
- Phytotherapie
- Ernährung
- Ordnungstherapie

Erst das Zusammenwirken dieser Behandlungsprinzipien gewährleistet bei entsprechender Indikation einen Erfolg der Kneipptherapie, wobei es eine Rangordnung bezüglich der Wirksamkeit der einzelnen Prinzipien nicht gibt.

Hydrotherapie

Die Kneipphydrotherapie zeichnet sich durch ihre außerordentliche Variabilität aus. Sie verfügt über weit mehr als hundert verschiedene Formen der Wasseranwendung von sehr unterschiedlicher Intensität. Die Skala reicht von kleinsten, kaum belastenden Reizen, wie Waschung einer Extremität, Fußwickel oder Fußbad an nur einem Bein, bis zu anstrengenden Maßnahmen wie das Blitzguß-, Massagebad. Es wird durchaus nicht immer mit kaltem Wasser gearbeitet. Je nach Indikation kommen kaltes, warmes, wechselwarmes, heißes Wasser oder auch Dampf zur Anwendung. Die warmen Maßnahmen, in erster Linie Bäder, werden meistens mit Zusatz von Kräuterextrakten wie Heublumen, Melisse, Rosmarin usw. angewandt. Die Verabreichung der hydrotherapeutischen Anwendung erfolgt in Form von Güssen, Teil- oder Vollbädern, Wickeln aller Art, Packungen, Waschungen, Wassertreten, Taulaufen usw. Durch die große Auswahl der Anwendungen ist die Möglichkeit gegeben, sich individuell dem jeweiligen Funktionszustand des Kreislaufs und der Reaktionsfähigkeit des Organismus anzupassen und ein dosiertes, langsam ansteigendes Training durchzuführen.

Bewegungstherapie

Mit der Hydrotherapie gekoppelt sind Bewegungsübungen, die im allgemeinen bei leichten Reizen, insbesondere nach Kaltreizen, sofort und bei größeren 1 Std danach durchgeführt werden. Die Art dieser Bewegungsübungen muß vom Arzt möglichst genau angegeben werden und richtet sich nach der jeweiligen Leistungsfähigkeit. Dynamische Übungen wie Gehen, Laufen, Gymnastik, leichter Sport aller Art stehen dabei im Vordergrund, Massagen können zwar durchaus im Rahmen der Kneipptherapie bei entsprechender Indikation eingesetzt werden, ersetzen aber die Bewegungstherapie keinesfalls.

Phytotherapie

Unter Phytotherapie muß man strenggenommen alle aus Pflanzen hergestellte Medikamente verstehen, so z.B. Morphium und andere Alkaloide, Colchicin und andere Zytostatika usw. Wenn im Rahmen der Kneipptherapie von Phytotherapie gesprochen wird, so sind nur mildwirkende, sogenannte „Naturarzneien" gemeint. Mit Homöopathie hat das nichts zu tun. Mit entsprechender Methodik ist deren Wirkung auch experimentell nachweisbar.
Im Zuge der modernen Entwicklung sind die einzelnen Präparate wesentlich verbessert worden, insbesondere ist der Gehalt an Wirkstoffen genau angegeben, so daß eine exakte Dosierung

gewährleistet ist. Eine für die alltägliche Praxis wie für die Klinik nicht zu unterschätzende Aufgabe dieser Phytotherapie möchte ich kurz erwähnen. Ich habe sie als „Spareffekt" bezeichnet. Damit ist folgendes gemeint: So wichtig und unersetzlich die Medikamente der modernen Medizin bei den verschiedenen Krankheiten sind, so dringend muß vor der Gefahr eines Tablettenabusus gewarnt werden. Ein großer Teil der heutigen Menschen neigt zur Passivität und Bequemlichkeit in Sachen Gesundheit. Er greift lieber zur Tablette, als an sich selbst zu arbeiten. Es ist bekannt, daß stark wirkende Medikamente zu einem großen Prozentsatz mit schädlichen Nebenwirkungen belastet sind, die wir bei entsprechender Indikation in Kauf nehmen müssen. Zum Glück stehen sie größtenteils in keinem Verhältnis zu ihrem Nutzen. Bei Abklingen akuter oder sonstiger schwerer Krankheitserscheinungen sollte man jedoch die dafür notwendigen spezifischen stark wirkenden Mittel allmählich durch Phytotherapeutika ersetzen, um damit die Gefahr der Nebenwirkungen zu verringern und einem Tablettenabusus vorzubeugen. Dabei sollte die Phytotherapie möglichst nicht isoliert, sondern im Rahmen der gesamten Kneipptherapie eingesetzt werden, um den Patienten damit zur aktiven Gesundheitspflege hinzuführen. Um es ganz klar zu sagen: Die Kneipptherapie will nicht auf den großen unersetzlichen Arzneischatz der modernen Medizin verzichten, sondern lediglich der unnötigen Gefahr von Nebenwirkungen und dem Tablettenabusus entgegenwirken. Außerdem ist eine Kombination der Kneipptherapie mit vielen anderen Medikamenten und sonstigen Behandlungsmethoden oft sinnvoll und nützlich.

Ernährung

Eine Ernährung ist dann richtig, wenn die Kost den Kalorienbedarf deckt, wenn sie alle wichtigen Nährstoffe in optimaler Menge und in richtigem Verhältnis enthält und wenn sie frei von schädigenden Stoffen ist. Das ist sicher leichter gesagt als getan. Die Diätetik der Kneippthera-

pie versucht, diesen Forderungen gerecht zu werden und entspricht weitgehend den Erkenntnissen und Forderungen der modernen Ernährungsforschung. Die Forderung der völligen Vermeidung von Schadstoffen ist heute kaum erfüllbar. Der Mensch steht bezüglich der Schadstoffe am Ende der Nahrungskette Boden – Pflanze – Tier – Mensch und ist damit das Auffangbecken der Umweltkontamination. Bei dem großen Angebot der Ernährung bemüht sich die Kneippdiätetik, eine richtige Auswahl zu treffen. Fanatische einseitige Diätschemata gehören nicht zur Kneipptherapie.

Ordnungstherapie

Kneipp sprach von einer Lebensordnung. Wenn wir heute in der Kneipptherapie von Ordnungstherapie sprechen, sind damit Ordnungsbeziehungen im somatischen Bereich gemeint, die sich auf die Regulationsorgane und die chronobiologische Rhythmik in erster Linie beziehen. Im psychischen oder seelischen Bereich wird eine Stellungnahme zu den existentiellen Fragen des Lebens angestrebt. Außerdem beinhaltet sie auch eine „Gesundheitserziehung". Im allgemeinen Teil des Buches werden diese fünf Prinzipien eingehend besprochen.

Indikation

Aus dem Gesagten geht hervor, daß die Kneipptherapie eine aktive Therapie unter Beachtung biologischer Rhythmen ist. Das beinhaltet, daß ein Organismus, der nicht mehr oder kaum noch reaktionsfähig ist, für diese Therapie nicht mehr in Frage kommt. Allerdings gestattet es die Differenziertheit der Methode, sich auch einem geschwächten Organismus weitgehend anzupassen. Als Faustregel kann jedoch gelten, daß akute und auch schwere chronische Erkrankungen keine Indikation für diese Therapie sind. Allenfalls kann man sie zur Unterstützung der übrigen Therapie mit Erfolg einsetzen. Der

Schwerpunkt der Kneipptherapie liegt in der Prävention besonders der Zivilisationskrankheiten, der Rehabilitation, der nervösen und sonstigen Dysregulation und der Behandlung leichter „Bagatell"-Erkrankungen sowie der allgemeinen Abhärtung. Sie ist in erster Linie eine allgemeine Therapie.

Golenhofen sagte vor einigen Jahren: „Mit dem Wandel unserer Lebensordnung in der technisierten Welt sind uns die großen Seuchen genommen, aber auch die zur Gesundheit notwendigen Reize sind uns nicht mehr zwanghaft auferlegt. Je mehr wir in diesem Wandel an Freizeit gewinnen, desto mehr wird Gesundheit zu einer freiwilligen Leistung, zur persönlichen Aufgabe. Gesundheit ist an aktive Leistung gebunden. Gesundheit ist aber nicht nur eine Frage der Leistungsfähigkeit, sondern auch eine Frage der Ordnungsfähigkeit in Ruhe."

Kneipptherapie im Krankenhaus

Selten wird man hier allein mit dieser Therapie auskommen. Aber die Kombination mit der übrigen klinischen Behandlung hat sich besonders nach Abklingen der akuten Erscheinungen zur Vorbereitung auf das Aufstehen und die Krankenhausentlassung ausgezeichnet bewährt. Ein Beispiel dafür ist die Frührehabilitation nach Herzinfarkt. Entscheidend wichtig ist, daß der behandelnde Arzt mit den Möglichkeiten der Kneipp- und überhaupt der physikalischen Therapie genügend vertraut ist. Viele moderne Krankenhäuser besitzen heute Einrichtungen zur Ausübung einer derartigen Therapie. Leider werden diese Einrichtungen mangels entsprechender Kenntnisse häufig recht ungenügend genutzt. Die Basis derartiger Abteilungen sollte die Kneipptherapie sein, da sie in ihrem Ansatz dem biologischen Rhythmus des Menschen entgegenkommt und durch ihre Variabilität eine individuelle Anpassung an den jeweiligen Funktionszustand des Organismus erlaubt. In diesem Basisplan können alle anderen modernen Möglichkeiten der physikalischen Therapie und sonstigen Therapie eingebaut werden. Der Einbau muß lediglich sinnvoll erfolgen. Das setzt voraus, daß der verordnende Arzt bezüglich der

Wirkung und des Einsatzes physikalischer Behandlungsmaßnahmen sich ebenso auskennt, wie in der Verordnung von Medikamenten oder sonstigen Heilmaßnahmen. Auf keinen Fall dürfen diese Verordnungen dem Bademeister überlassen werden, z.B. zehn Kneippgüsse oder zehnmal Elektrisieren usw. Die Art der durchzuführenden Maßnahmen muß bis ins Detail angegeben werden. Dem Bademeister obliegt die gewissenhafte, genaue Ausführung der verordneten Anwendung.

Kneipptherapie im Kurort

Kneippkurorte haben der Kurbehandlung neue Perspektiven eröffnet. Der Mensch lernt in ihnen, sich aktiv um seine Gesundheit zu kümmern. Er lernt die Bedeutung eines natürlichen Lebensrhythmus, lernt die Wasseranwendungen, die er zu Hause weiterführen kann, bekommt Freude an den verschiedenen Formen der Bewegungstherapie, die er ebenfalls nach Neigung und Möglichkeit im Alltag weiterführt. Eines muß aber klar herausgestellt werden. Mit einer Kur alle zwei Jahre ist das Gesundheitssoll nicht erfüllt. Entscheidend ist die Änderung der Lebensweise im Alltag nach den Prinzipien der Kneipptherapie. Wichtig ist, daß der Patient einsieht und an sich erlebt, daß diese Lebensweise nicht Einschränkungen aller Art und Unbequemlichkeiten mit sich bringt, sondern insgesamt erhöhte Lebensfreude durch bessere Gesundheit vermittelt. Kurort und Alltag müssen sich ergänzen. Der Arzt am Kurort muß durch Beispiel, Sachkenntnis und Gespräch mit dem Patienten diesen überzeugen, daß eine gesundheitsbewußte Lebensweise auch ein Mehr an Lebensfreude und Aufnahmefähigkeit für die wichtigen Dinge im Leben eines Menschen mit sich bringt.

Die Kneipptherapie ist eine allgemeine umfassende Heilbehandlung, die den biologischen Rhythmus berücksichtigt, vom Patienten eine aktive Mitarbeit verlangt und ihn zur aktiven Gesundheitspflege hinführen will. Dazu gehört auch die nötige Ruhe nach aktiven Leistungen im Sinne der „Ordnungstherapie", da gerade in der Ruhephase die Ordnungsbeziehungen intensiviert werden.

In der heutigen Hochzivilisation fehlen den dort lebenden Menschen weitgehend natürliche, vorwiegend somatische Reize, die für Adaptationsleistungen des Organismus notwendig sind und dadurch die Voraussetzungen für eine gute Abwehrlage zur Überwindung von Krankheiten und zur Erhaltung der Gesundheit bilden.

Dagegen haben psychische und mentale Belastungen aller Art in einem Maße zugenommen, die die Adaptationsmöglichkeiten übersteigen und dadurch einen Disstreß mit Störungen der Regulationssysteme herbeiführen und zu den bekannten „Zivilisationskrankheiten" führen.

Die Kneipptherapie mit ihren fünf Prinzipien regt bei den Patienten die notwendigen somatischen Reize zur Förderung, Erhaltung und ggf. Wiederherstellung der Gesundheit an. Außerdem versucht sie, im Rahmen der Ordnungstherapie die unphysiologische Reizüberflutung einzudämmen, die Ernährung den biologischen Erfordernissen anzupassen, Genußgifte einzuschränken und in der Prävention, der Rehabilitation, sowie bei leichten Krankheitszuständen („Bagatellerkrankungen") mit natürlichen, „milden" pflanzlichen Arzneimitteln auszukommen, bei denen praktisch keine Nebenwirkungen vorkommen.

Sebastian Kneipp
Eine biographische Skizze

H. Enzinger

Ein therapeutisches Lehrbuch muß den derzeitigen wissenschaftlichen Stand wiedergeben und kann kein medizin-historisches Buch sein. Wenn eine therapeutische Richtung abgehandelt werden soll, die – merkwürdig genug – über 100 Jahre mit dem Namen ihres Gründers bezeichnet blieb, so mag es hier dennoch notwendig erscheinen, wenigstens ein paar biographische Daten über diesen Mann und einige wenige historische Daten der Erstentwicklung dieser Therapie vorauszuschicken.

Sebastian Kneipp wurde am 17. Mai 1821 geboren in dem schwäbischen Weiler Stephansried, der zur Pfarrei Ottobeuren gehörte. Ottobeuren, einst strahlendes kulturelles und auch schulisches Zentrum, war 15 Jahre nach der Eingliederung in das Königreich Bayern zur dunklen Provinz herabgesunken und konnte dem armen Kind eines armen Webers die Bildung nicht mehr vermitteln, die der Bub bald erträumte und dann hartnäckig anstrebte. Der Anschauungsunterricht seiner Kindheit und Jugend war die Natur, hart und auch wieder gütig, und das menschliche Leben in schwerer Arbeit, Not, Bedrohung durch Unglück und Krankheit; die religiöse Erziehung scheint in dieser Zeit den letzten Rest barocker Weite und Freude verloren zu haben und auf rigorose Strenge eingeengt gewesen zu sein; so jedenfalls schildert es später Kneipp.

Willensstark und ausdauernd überwindet er unüberwindlich scheinende Widerstände, wird noch mit 23 Jahren Gymnasialschüler und mit 31 Jahren Priester.

Der 28jährige Student bekommt durch einen Zufall das Buch des schlesischen Arztes Johann Siegmund Hahn „Unterricht von Kraft und Wirkung frischen Wassers" in die Hand und ist davon fasziniert. Diese damals schon 100 Jahre alte Schrift war von dem sogenannten Wasserprofessor Oertel in Ansbach, einem sehr streitbaren Mann, neu aufgelegt, kommentiert

und propagiert worden. Sie muß damals eine enorme Verbreitung gehabt haben, es gab auch allerorten Wasservereine. Der junge Kneipp besucht einen solchen Verein der „Wasserfreunde" in München und findet sich von deren Treiben abgestoßen. Er beginnt nun hydrotherapeutisch an sich selbst zu experimentieren, dann an Studienfreunden und anderen. Berühmt geworden ist sein Selbstversuch mit kalten Tauchbädern in der Donau, mit denen er seine Lungentuberkulose geheilt haben soll (die Tuberkulose wurde nach seinem Tod autoptisch bestätigt; das akute Stadium der Krankheit lag zur Zeit der Tauchbäder schon 3–4 Jahre zurück).

Neben seiner Tätigkeit als Seelsorgspriester – an verschiedenen Orten, ab 1855 in Wörishofen – behandelt Kneipp, sozusagen nach Bedarf, Hilfsbedürftige und Hilfesuchende mit Wasseranwendungen, er erfindet und modelliert den Kneippschen Kaltguß (der sich vom Prießnitzschen Guß unterscheidet, von dem Kneipp ja gehört haben muß), er versucht die Dinge in ein System zu bringen und mit theoretischen Vorstellungen zu unterbauen, die einer damals schon obsolet gewordenen und als gesunkenes Volksgut weiterlebenden Humoralmedizin entstammten („Auflösen und Ausleiten der Krankheitsstoffe"). Kneipp gerät in Konflikt mit der etablierten Medizin und mit der Justiz. Er schreibt ein Buch „Meine Wasserkur" (1866), einen therapeutischen Leitfaden, der seine persönliche Inanspruchnahme durch den Patienten überflüssig machen sollte. Das Buch, rasch Bestseller geworden, erzielt das Gegenteil: Wörishofen wurde von da an von Hilfesuchenden überschwemmt, nach einer inneren Entwicklungslogik entstand ein Kurort mit Kurorttherapie.

In einer Zeit des therapeutischen Pessimismus, ja Nihilismus, bietet Kneipp therapeutischen Optimismus und Aktivität an, der passive Patient wird zur aktiven Mitarbeit am Gesundungswerk aufgefordert.

Kneipp, der gelegentlich geäußert hatte, er würde allein mit Wasser heilen, hält sich nicht an seine Maxime und erweitert sein Behandlungssystem mit weiteren Therapiemitteln.

Er wendet Badezusätze an. Er betreibt perorale medikamentöse Therapie, er beschäftigt sich intensiv mit der Pflanzenheilkunde. Zur Homöopathie hat er übrigens keine Beziehung. Schließlich wurde die Diätetik von ihm besonders liebevoll in sein Therapiesystem eingebaut.

In der letzten Wirkungszeit spielt Gymnastik und Sport eine größere Rolle; wir nennen dies heute Kinesiotherapie.

Schließlich nimmt ein lebensreformerisches Programm einen zunehmend größeren Platz in seinem Behandlungssystem ein; wir nennen dies heute Ordnungstherapie.

Der alternde Kneipp war sich der Gefährdungen seines Werkes durchaus bewußt. Daß die Gefahr des Abgleitens in die Kurpfuscherei bestand, ist ihm nicht verborgen geblieben. Eine Zeitlang zweifelte er daran, daß sein Werk seinen Tod überdauern würde. Erlittene Erfahrungen und kluger Rat seiner Freunde brachten ihn dazu, Vorsorge zu treffen für den Weiterbestand. Gegen einen nur allzu verständlichen inneren Widerstand rang er sich zu der Überzeugung durch, daß seine Therapie von Ärzten durchgeführt werden müsse, er gab dieser Überzeugung eindeutigen und öffentlichen Ausdruck und handelte danach.

Er war darüber hinaus der Überzeugung, daß die Hydrotherapie Anschluß an die Schulmedizin der Universität finden müsse; in einer Eingabe an den Prinzregenten regt er den Einbau der Hydrotherapie in den Lehrplan der Medizinischen Fakultäten der Landesuniversitäten an (1892). Ganz unzeitgemäß war sein Wunsch nicht, es gab immerhin damals vorübergehend einen Lehrstuhl für Hydrotherapie in Wien (Winternitz). Um Mißbrauch seines Namens für die Zukunft vorzubeugen, gibt er dem Apotheker Oberhäußer in Würzburg das alleinige Recht, Heilmittel mit seinem Namen zu bezeichnen; daraus entstand das Kneipp-Heilmittel-Werk, in dem sein Name in guten Händen war.

Als Kneipp 1897 starb, konnten seine therapeutischen Ideen weiterentwickelt und weiterausgebaut werden, so daß es möglich ist – jetzt, 80 Jahre nach seinem Tod – ein Buch zu schreiben über eine Therapie, die bei allen Veränderungen und Wandlungen doch zurecht seinen Namen trägt.

Allgemeiner Teil

Neurophysiologische Grundlagen der Kneipptherapie

W. Müller-Limmroth

„Es leuchtet ein, daß in einem jeden Krankheitsfalle verschiedene Wasseranwendungen vorkommen müssen, ferner, daß nicht der kranke Körperteil allein in Behandlung kommt, sondern stets der ganze Körper."

Sebastian Kneipp: „Meine Wasserkur", 1886

1 Einleitung

Das Gebäude der Kneipptherapie stellt mit seinen fünf Säulen der Therapieprinzipien

- Hydrotherapie
- Bewegungstherapie
- Phytotherapie
- Ernährung
- Ordnungstherapie

eine „Ganzheitsmedizin" dar, die in der Lage ist, Wirkungen entfernt vom Applikationsort zu entfalten und außerdem Umstellungen und Umstimmungen im Organismus hervorzurufen.

Daraus geht hervor, daß es beispielsweise bei hydrotherapeutischen Maßnahmen keineswegs nur auf lokale thermische Vorgänge ankommt, sondern daß vielmehr die neurophysiologischen und zentralnervösen Aspekte Berücksichtigung finden müssen. Die durch physikalisch-therapeutische Maßnahmen veranlaßten neurophysiologischen Aktivierungen sind geeignet, mentale, psychische, vegetative, spinalmotorische und humorale Effekte hervorzurufen. Im Hinblick auf die außerordentliche Differenziertheit der Kneippanwendungen, allein die Hydrotherapie bietet mehr als 100 verschiedene Wasseranwendungen (Brüggemann 1976), ist eine Kenntnis der Rezeptorphysiologie und der Neurophysiologie der beteiligten zentralnervösen Strukturen notwendig, auch um der vom Therapie treibenden Arzt immer wieder zu berücksichtigenden „Ausgangslage" seines Patienten eine naturwissenschaftliche Grundlage zu geben.

2 Die Rezeptoren, ihre Topographie und ihre Bahnen

Die in der Haut liegenden *Thermorezeptoren* vermitteln über afferente Impulse *Temperaturempfindungen* und veranlassen zugleich *thermoregulatorische Maßnahmen*. Diese haben zum Ziel, die in Temperaturregelzentren eingestellte Solltemperatur von 37° C für den Körperkern unter allen denkbaren Bedingungen konstant zu halten. Hierzu reichen allerdings die Thermorezeptoren der Haut nicht aus. Vielmehr müssen auch Temperaturänderungen im Körperkern zu Reaktionen führen können (Aschoff 1971). Dabei müssen sich die Temperaturen in Körperkern und Körperschale zur Erreichung eines bestimmten Regelziels nicht immer gleichsinnig ändern. Trotz steigender Kerntemperatur löst eine äußerliche Kaltanwendung Kältezittern und Vasokonstriktion aus. Ein Absinken der Kerntemperatur löst ferner trotz steigender Hauttemperatur Kälteabwehrreaktionen aus. Schließlich erzeugt eine äußerliche Wärmezufuhr Schweißsekretion und eine Erhöhung der Atemfrequenz, auch wenn die Kerntemperatur sinkt.

Es kommt also nicht nur auf die Erfassung der Kern- und Schalentemperatur an, um hydrotherapeutische Kneippanwendungen in ihrer Wirkung zu erfassen, sondern auch auf die Berücksichtigung der Tatsache, daß die Ausdehnung der *Körperschale von der Umgebungstemperatur abhängt*. Wie die rechte Figur in Abb. 1 zeigt, findet man in Wärme (35° C Raumtemperatur) überall dicht unter der Haut 37° C, der Körperkern (schraffiertes Gebiet) dehnt sich gleichsam bis in die distalen Extremitätengebiete aus. Bei Zimmertemperatur (Abb. 1, linke Figur) rückt der Körperkern tiefer in den Körper hinein, so daß die Extremitäten fast ganz zur isolierenden Körperschale gehören. Die Ursache hierfür liegt im wechselnden Wärmeaustausch. In Wärme sind die oberflächlichen Hautvenen durchströmt, die so zur Wärmeabgabe zur Außenwelt beitragen. In Kälte fließt das Blut durch die neben den Arterien liegenden Venae comitantes zurück, wodurch ein Wärmeübergang vom arteriellen zum kälteren venösen Blut möglich wird. Der Gegenstromwärmeaustausch (*Wärmekurzschluß*) ist maximal.

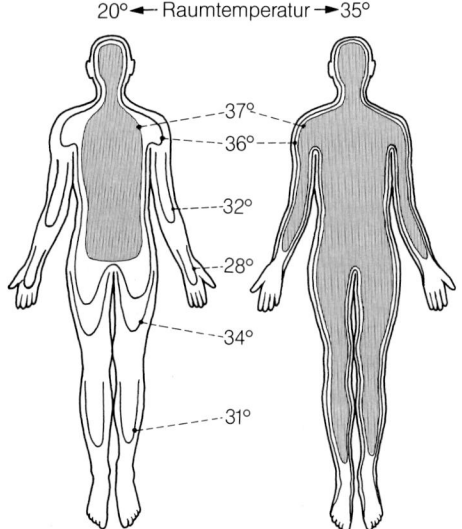

20° ◄— Raumtemperatur —►35°

Abb. 1. Schematische Darstellung der Isothermen der Körperschale sowie des Körperkerns *(schraffiertes Areal)* bei 20° C *(links)* und 35° C Raumtemperatur *(rechts)*. (Nach Aschoff 1971)

In diesen von der Ausgangstemperatur variablen Arealen liegen die Thermorezeptoren, deren afferente Informationen die thermoregulatorischen und zentralnervösen Reaktionen veranlassen.

2.1 Die Thermorezeptoren

Obwohl die Thermorezeptoren histologisch nicht sicher identifiziert werden konnten, besteht nach den Erkenntnissen der Reiz- und Elektrophysiologie kein Zweifel, daß es zwei Arten von Thermorezeptoren gibt:

- *Warmrezeptoren*, die auf Temperaturen oberhalb der Körpertemperaturen maximal antworten, und
- *Kaltrezeptoren*, die auf Temperaturen unterhalb der Körpertemperatur reagieren.

Die Existenz dieser Rezeptoren ist mit dem Nachweis von Kalt- bzw. warmempfindlichen Hautstellen (*Kälte- bzw. Wärmepunkte*) gesichert. Danach sind die *Kaltrezeptoren zahlreicher* und liegen mit 0,15 mm oberflächlicher als *die Warmrezeptoren* (0,6 mm) in der Epidermis

(Hensel 1966). Beim Menschen ist die Zahl der Kaltpunkte etwa 8fach höher als die der Warmpunkte.

2.2 Die Verteilung der Thermorezeptoren

Die Verteilung der Thermorezeptoren über die Körperoberfläche ist unregelmäßig. Aus der *Verteilung der Kaltpunkte auf der Körperoberfläche* (Abb. 2) geht hervor, daß in der Haut der Extremitäten pro Flächeneinheit nur halb so viel Kaltrezeptoren vorhanden sind wie in der Rumpfhaut und daß das Versorgungsgebiet des Trigeminusnerven die größte Rezeptorendichte aufweist. Da von der Rezeptorendichte bei einer Kneippanwendung auch die Intensität der thermoregulatorischen und zentralnervösen Reaktion abhängt, spielt die *Wahl des Applikationsortes für Dosierungsfragen eine große Rolle*, Abb. 3 zeigt das. Erfaßt man den konsensuellen Anstieg der Hauttemperatur der Hand bei Erwärmung verschiedener Hautgebiete (Gesicht, Brust, Bein), so sind Temperaturreize an Rumpf und Gesicht wirksamer als an den Extremitäten, wobei die stärkere Gewichtung der Afferenzen aus dem Gesicht auch in kühler Umgebung erhalten bleibt.

2.3 Die Funktion der Thermorezeptoren

Geht man nur von den Temperaturempfindungen aus, so zeigt sich, daß die Thermorezeptoren und ihre zugehörigen Bahnen und Zentren differentialquotientenempfindlich reagieren. So wird verständlich, daß die für eine Empfindung notwendige Schwellentemperatur um so weiter von der Ausgangstemperatur der Haut entfernt liegt, je langsamer sich dort die Temperatur ändert. Ferner liegt die *Warmschwelle* bei um so niedrigeren Temperaturen, je größer die *Anstiegsgeschwindigkeit der Temperatur ist*. Entsprechend liegt die Kaltschwelle um so höher, je größer die *Abnahmegeschwindigkeit der Temperatur* ist (Hensel 1966). Infolgedessen wird man bei Kaltanwendungen in der Kneipptherapie berücksichtigen müssen, daß mit der *,,Plötzlichkeit''*, mit der eine Anwendung appliziert wird, auch sich die Reaktionsstärke erhöht und

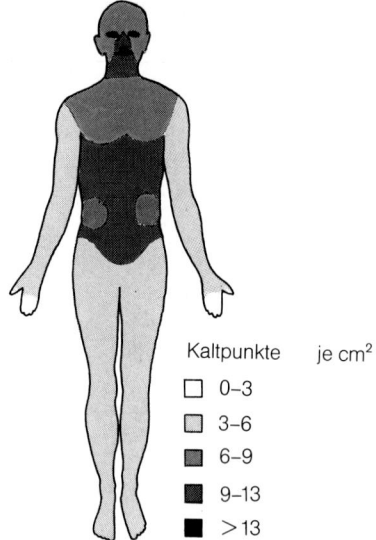

Abb. 2. Verteilung der Kaltpunkte auf der Körperoberfläche. (Nach Aschoff und Wever 1958)

Kaltpunkte   je cm²

☐ 0–3
☐ 3–6
▨ 6–9
▤ 9–13
■ > 13

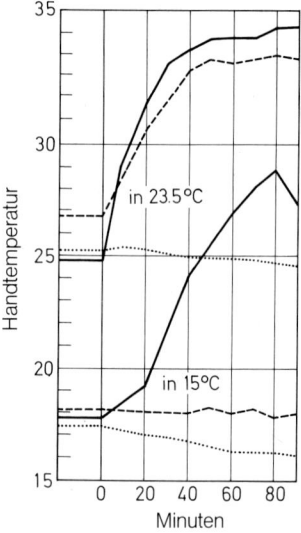

Abb. 3. Anstieg der Hauttemperatur auf der Hand nach Warmreizen im Gesicht *(durchgehende Kurven)*, auf der Brust *(gestrichelte Kurven)* und an einem Bein *(punktierte Kurven)* bei Raumtemperaturen von 23,5° C *(oben)* und 15° C *(unten)*. (Nach Aschoff 1971)

der Reaktionseinsatz schon bei Hauttemperaturen erfolgt, die nur wenig von der mittleren Hauttemperatur entfernt liegen. Bei 20° C tritt die stationäre Kaltempfindung, bei 40° C die

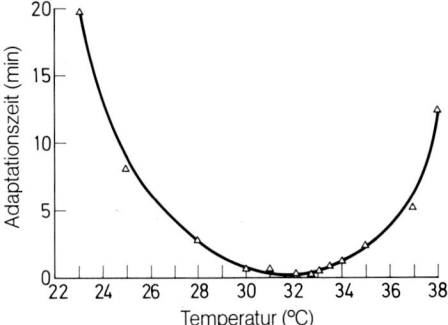

Abb. 4. Adaptationszeiten bis zum Verschwinden einer Temperaturempfindung *(Ordinate)* in Abhängigkeit von der Reiztemperatur *(Abszisse)*. (Nach Hensel 1952)

stationäre Warmempfindung ein. Das geht aus der in Abb. 4 dargestellten Abhängigkeit der Adaptationszeit für eine Temperaturempfindung von der Reiztemperatur hervor. Wie man sieht, ist im Bereich der normalen Hauttemperatur die Adaptationszeit mit etwa 1 min sehr kurz, oberhalb 38° C und unterhalb 22° C demgegenüber extrem lang. Wichtig ist zudem die Ausgangstemperatur der Haut, von der aus bei konstanter Steilheit Wärme zugeführt wird, für die Lage der Warmempfindungsschwelle. Sie liegt um so niedriger, je niedriger die Ausgangstemperatur liegt. Dabei wird die Differenz zwischen Ausgangstemperatur und Warmschwelle immer größer, bei 35° C Ausgangstemperatur 0,7° C, bei 25° C jedoch schon 5° C. Berücksichtigt man zusätzlich noch die Änderungsgeschwindigkeit, so zeigt sich, daß *zur Auslösung einer Warmempfindung um so größere Temperatursprünge notwendig sind, je kälter die Haut ist, während umgekehrt zur Auslösung einer Kaltempfindung die größten Schritte bei warmer Haut notwendig sind.* Das deckt sich mit der subjektiven Erfahrung, „daß der gut aufgewärmte Organismus in der Kälte zunächst weniger friert als der ausgekühlte" (Thauer 1958). Das macht verständlich, warum in der Kneipptherapie der Grundsatz gilt, daß eine Kaltanwendung nur am warmen Körper erfolgen soll.

Bei einer größeren Reizfläche werden naturgemäß mehr Thermorezeptoren gereizt als bei einer kleineren. Das bewirkt aber auch eine Änderung der Schwellenempfindung. Bei einer großflächigen Warmanwendung (32° C bei 1 000 cm²) kann die Schwelle für eine Warmempfindung um mehrere Grade herabgesetzt werden im Vergleich zu einer kleinflächigen (39° C bei 1 cm²).

Nach den elektrophysiologischen Kriterien muß ein Kalt-(Warm-)rezeptor folgende Bedingungen erfüllen:

- Anstieg (Abfall) der Impulsfrequenz bei rascher Abkühlung,
- keine Impulse bei rascher Erwärmung (Abkühlung) oder Hemmung bei einer zuvor vorhandenen Dauerentladung,
- eine temperaturabhängige konstante Dauerentladung bei konstanter Temperatur,
- kein Ansprechen auf mechanische Reize oder eine deutlich höhere Schwelle als bei den spezifischen Mechanorezeptoren und
- eine quantitative Temperaturempfindlichkeit, die mit der des Temperatursinns des Menschen vergleichbar ist.

2.3.1 Kaltrezeptoren

Bei konstanter Temperatur weisen Kaltrezeptoren in ihren abgehenden Fasern eine konstante Dauerentladung auf, deren Frequenz zwischen 35° C und 25° C ein Maximum mit 15 Impulsen/sec erreicht. Bei höheren und tieferen Temperaturen nimmt die Frequenz ab und erreicht außerhalb der Grenzen von 10° C und 41° C den Wert Null. Allerdings haben die einzelnen Kaltfasern individuelle Temperaturmaxima zwischen 15 und 34° C. Bei einem Kältesprung auf eine konstante tiefere Temperatur erhöht sich die Impulsfrequenz bis auf 140 Impulse/sec, um danach auf eine niederfrequentere Dauerentladung, die der neuen Temperatur entspricht, zu adaptieren. Die initiale überschießende Entladung ist um so höher, je rascher die Abkühlung erfolgt. Somit sind Thermorezeptoren PD-Fühler und sprechen also sowohl auf die Temperatur selbst als auch auf die Änderungsgeschwindigkeit der Temperatur an.

Bei einem Wärmesprung auf eine konstante höhere Temperatur verhält sich der Kaltrezeptor mit seiner Impulsentladung spiegelbildlich umgekehrt: Nach einer überschießenden Hem-

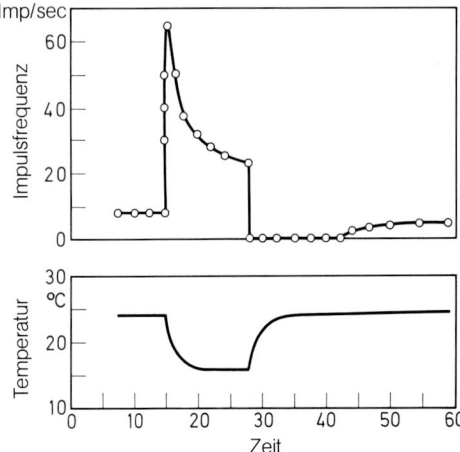

Abb. 5. Verhalten der Impulsfrequenz einer einzelnen Kaltfaser aus dem Bereich des Ramus superficialis des N. radialis des Menschen. (Nach Hensel und Boman 1960)

mung (silent period) erhöht sich die Frequenz wieder auf einen höheren, der neuen Temperatur entsprechenden Wert ab (Abb. 5).

2.3.2 Warmrezeptoren

Auch die Warmrezeptoren weisen eine temperaturabhängige, stationäre Dauerentladung auf, allerdings nicht so regelmäßig wie bei den Kaltrezeptoren, weil eine Nervenfaser aus mehreren Endorganen Impulse erhält. Dauerentladungen treten zwischen 20 und 50° C mit einem Maximum bei 38–43° C auf. Bei raschen Abkühlungen und Erwärmungen verhalten sich Warmrezeptoren umgekehrt wie die Kaltrezeptoren: Sie reagieren auf Erwärmung mit einer überschießenden Entladung und auf Abkühlung mit einer überschießenden Hemmung, an die sich phasisch Impulssalven anschließen können (Dodt u. Zotterman 1952). Da die maximale Impulsfrequenz aus den Warmrezeptoren nur ein Drittel des Wertes der Kaltrezeptoren erreicht und die Warmrezeptorenzahl nur 10% derjenigen der Kaltrezeptoren erreicht, ist die Gesamtheit der aus einer Kaltfaser kommenden Impulse, ihr thermosensibler Tonus, 30 mal größer als die einer Warmfaser. Daraus folgt, daß
– wie in der Kneipptherapie praktisch umgesetzt
– die Wirkungen von Kaltreizen auf der Haut

zahlreicher und drastischer sind als nach Warmreizen (Aschoff 1971).

2.3.3 Paradoxe Entladungen

Jeder, der schon einmal einen Saunaraum aufgesucht hat, wird die Beobachtung der *„paradoxen Kaltempfindung"* an sich gemacht haben, daß nämlich trotz des Aufenthalts in einem Raum mit hoher Temperatur eine kurzdauernde Fröstelempfindung, mitunter mit einer „Gänsehaut" verbunden, eintritt. Tatsächlich ist die Bedingung für eine paradoxe Kaltempfindung eine unverhältnismäßig starke Erwärmung der Haut über 45° C. Das liegt daran, daß die Kaltrezeptoren neben ihrem tiefer liegenden Temperaturbereich für eine Dauerentladung jenseits einer Hauttemperatur im Bereich zwischen 45 und 50° C erneut eine Dauerentladung erhalten.

Eine besondere Art von paradoxer Entladung zeigt die Warmfaser bei plötzlicher Abkühlung in Form von phasisch auftretenden Impulssalven.

2.3.4 Nichtthermische Einflüsse

Wird *Menthol* auf die Zunge oder die Haut gebracht, so tritt eine Kühleempfindung auf. Dieser Beobachtung liegt die Tatsache zugrunde, daß durch Menthol eine Dauerentladung der Kaltfasern veranlaßt wird, die sich aber durch eine entsprechende Temperaturerhöhung wieder aufheben läßt. Menthol verschiebt also den physiologischen Arbeitsbereich in einen höheren Temperaturbereich. Zugleich verstärkt Menthol aber auch die o.g. paradoxe Entladung der Kaltfasern im Temperaturbereich von 45–50° C (s.o.).

Auch cholinerge Substanzen wie Acetylcholin erhöhen in minimalen Dosierungen die Empfindlichkeit der Kaltrezeptoren unter Verschiebung der Dauerentladung in höhere Temperaturbereiche.

Demgegenüber führt eine Erhöhung des *Kohlendioxid*gehalts im Badewasser zu einer Hemmung der Kaltrezeptorenentladung, so daß die Temperatur eines Kohlensäurebades niedriger gehalten werden kann bei bestehender Empfindung eines warmen Bades. Im *Sauerstoffmangel* tritt ebenfalls eine Hemmung der Kaltrezeptoren-entladung ein, die aber bei einer Ischämie z.T. auch durch die bestehende Kohlendioxidanhäufung im Gewebe verursacht werden kann. Weil nach Wiederherstellung normaler Durchblutungsverhältnisse die Kaltrezeptoren eine überschießende Entladungssalve abgeben, erklärt sich damit das *Ebbeckesche Phänomen,* das in einer intensiven Kaltempfindung kurzer Dauer besteht, wenn der Blutstrom in einer zuvor abgekühlten und abgedrosselten Extremität wieder freigegeben wird.

Eine Stimulation der Warmrezeptoren vornehmlich im Körperkern erfolgt durch i.v. injizierte Calciumionen, durch Kohlensäure, Alkohol sowie durch Gewürzinhaltsstoffe, meist ätherische Öle (Pfeffer, Paprika).

2.3.5 Mechano-Kaltrezeptoren

In der Haut sind auch *Rezeptoren* nachgewiesen worden, die *sowohl auf mechanischen Druck als auch auf Abkühlung reagieren.* Allerdings ist ihr Frequenzmaximum bei großen Kältesprüngen erheblich niedriger als bei schwachem Druck. Offenbar ist die mechanische Empfindungsvermittlung bei diesem Rezeptortyp vorrangiger als die Kaltsignalisierung. Entlädt sich dieser Mechano-Kaltrezeptor bei Abkühlung der Haut, so tritt zugleich eine Druckempfindung auf. Darum wird ein auf die Haut aufgelegtes, kaltes Gewichtsstück als schwerer empfunden als das gleiche Gewichtsstück, das auf Hauttemperatur temperiert worden ist (Webersche Täuschung). Für hydrotherapeutische Maßnahmen ist aus diesen wenigen Befunden abzuleiten, daß es bei angestrebten thermischen Effekten von Kaltwasseranwendungen darauf ankommt, *Druckeinwirkungen möglichst gering zu halten.*

2.3.6 Kältesensible Strukturen im Körperkern

Da eine Kühlung des Magens in einem Wasserbad von 36,7° C Kälteabwehrreaktionen wie Kältezittern und Stoffwechselsteigerung auslöst, ähnliche Reaktionen auch bei Kühlung des Oesophagus, der Blutgefäße, der Muskeln, des Vertebralkanals und des Hypothalamus auftre-

ten, müssen im Körperkern Kaltrezeptoren vorhanden sein. Ihre Entladungen werden ebenso wie die aus der Haut einlaufenden Informationen im Temperaturregelzentrum gemeinsam verrechnet. Folglich muß bei einer erhöhten Kerntemperatur wie *bei einer Hyperthermie oder im Fieber die Wirksamkeit hydrotherapeutischer Maßnahmen an der Haut qualitativ und auch quantitativ verändert* sein. Im Hypothalamus dürften die hierfür verantwortlichen Rezeptoren *thermosensible Neurone* sein.

3 Die Bahnen und spinalen Reflexe

Die meisten kutanen Nervenfasern treten über das Spinalganglion und die Hinterwurzeln in das Rückenmark ein. Das gilt auch für die sensiblen Anteile des N. trigeminus, des N. glossopharyngeus, des N. vagus sowie der Chorda tympani. Daneben sind auch extraspinale Leitungswege für kutane Afferenzen möglich.

3.1 Nervenleitungsgeschwindigkeit

In der Haut finden sich spezifische Kaltrezeptoren, deren Fasern nach der Dicke ihrer Markscheibe und nach ihrer Leitungsgeschwindigkeit in die A,δ-Fasergruppe einzuordnen sind (10–30 m/sec). Allerdings ist beim Menschen die Zahl der zu dieser Gruppe gehörenden Kaltfasern gering. Demgegenüber sind marklose C-Fasern mit einer Leitungsgeschwindigkeit von 0,5–1,5 m/sec zahlreicher. C-Warmrezeptoren können bei starker Erwärmung zusammen mit C-Schmerzrezeptoren erregt werden: *brennende Hitzeempfindung* wie beim *heißen Blitzguß.*

3.2 Spinaler Bahnverlauf und spinale Reflexe

Die unter 3.1 genannten Fasern haben ihre zugehörigen Neurone im Spinalganglion, deren Axone schon kurz nach dem Eintritt im Hinterhorn enden (Abb. 6). Hier werden sie auf ein 2. Neuron übertragen, dessen Axon über die

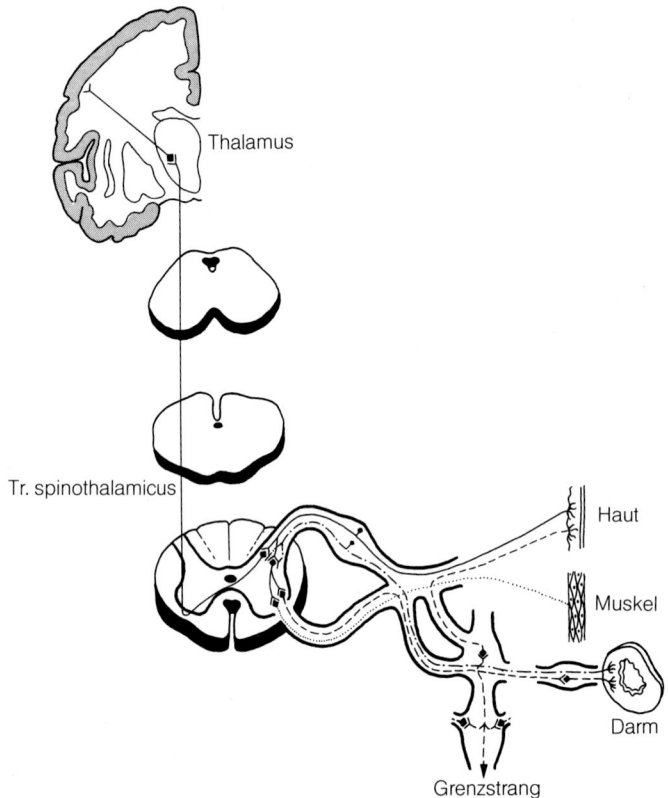

Abb. 6. Schematische Darstellung der Temperaturbahn des Menschen. (Nach Caspers 1975)

vordere Kommissur zur Gegenseite kreuzt, um dort im Tractus spinothalamicus bzw. spinotectalis des Vorderseitenstrangs zentralwärts zum Thalamus zu ziehen. Hier beginnt das 3. Neuron, dessen Axon dann den Gyrus postcentralis, die hintere Zentralwindung der Großhirnrinde erreicht (Caspers 1975).

Schon in Segmenthöhe des Rückenmarks sind *Reflexe* möglich, die in der Kneipptherapie oft ausgenutzt werden: Es handelt sich um reflektorisch ausgelöste Wechselwirkungen zwischen Eingeweiden, Muskulatur und Haut:

- *viszero-viszerale Reflexe*
- *viszero-kutane Reflexe*
- *viszero-motorische Reflexe*
- *kuti-viszerale Reflexe*

Das sympathische Nervensystem enthält sensible und motorische Neurone, wobei die sensiblen Fasern von Schmerz-, Druck- und Thermorezeptoren aus den tieferen Organen des Körperkerns stammen. Sie durchlaufen das präverte-brale Ganglion und den Grenzstrang ohne synaptische Unterbrechung und treten zusammen mit den Afferenzen aus der Haut über das Hinterhorn in das Rückenmark ein (Abb. 6). Hier zweigen sich die Fasern in mehrere Kollateralen auf. Eine Kollaterale nimmt, wie oben erwähnt, synaptischen Kontakt zum 2. Neuron auf, dessen Axon über die vordere Kommissur in den Tractus spinothalamicus einläuft, um zu den übergeordneten Hirnstrukturen zu gelangen. Eine weitere Kollaterale nimmt synaptischen Kontakt mit den Ganglienzellen auf, die Impulse aus den Thermo- und Schmerzrezeptoren der Haut aufnehmen. Ein dritter Typ von Kollateralen zieht schließlich zu Schaltzellen, deren Neuriten sowohl zu effektorischen Ganglienzellen des Seitenhorns als auch zu den somatischen Motoneuronen des Vorderhorns in Verbindung treten.

Die motorischen Sympathikusfasern gelangen über die Vorderwurzel aus dem Rückenmark und ziehen über den Ramus communicans albus zum Grenzstrang, in dem auch die efferenten Impulse für das Auge, die Speicheldrüsen, die Bronchien, das Herz und die Blutgefäße auf postganglionäre Fasern übertragen werden. Diejenigen Efferenzen, die den Magen-Darmkanal, die Harnblase und die Genitalorgane versorgen, durchlaufen daneben den Grenzstrang ohne Unterbrechung, um erst in den prävertebralen Ganglien synaptisch umgeschaltet zu werden. Von der präganglionären Faser des effektorischen Sympathikus zweigt überdies im Grenzstrang selbst eine Axonkollaterale ab, die zu einem 2. sympathischen Motoneuron Kontakt aufnimmt. Deren Neuriten ziehen rückläufig durch den Ramus communicans griseus in den Stamm des gemischten peripheren Nerven zurück und gelangen von dort zu den Drüsen und den glatten Muskeln der Haut und der Blutgefäße.

Der in Abb. 6 dargestellte Schaltplan stellt eine Vereinfachung dar. In Wirklichkeit werden mehrere Reflexbögen geschlossen: Zunächst kann eine von den viszeralen Schmerz-, Druck- und Thermorezeptoren eines Organs kommende Erregung auf die motorischen und sekretorischen Funktionen des gleichen Organs Einfluß nehmen: *viszero-viszerale Reflexe.*

Ein Teil dieser Rezeptorenerregungen aus den Eingeweiden erreicht über die Rami communicantes grisei auch die Haut, so daß über solche *viszero-kutane Reflexe* die Durchblutung bestimmter Hautbezirke, deren Hautspannung und auch deren Schweißsekretionsrate (Hautleitfähigkeit, Hautwiderstand) von inneren Organen beeinflußt werden kann.

Da die sensiblen, vegetativen Nerven im Rückenmark nicht nur zu den Seitenhornzellen, sondern auch zu den somatischen α-Motoneuronen ziehen, besteht die Möglichkeit zur reflektorischen Beeinflussung des Muskeltonus in der quergestreiften Muskulatur. Dieser *viszeromotorische Reflex* ist z.B. die Ursache für die Abwehrspannung in den Muskeln der Bauchdecken bei entzündlichen Prozessen an den Abdominalorganen.

Umgekehrt ist es möglich, über die Thermorezeptoren der Haut Einfluß auf die Funktion der inneren Organe und die Durchblutung in tiefer gelegenen Blutgefäßen zu nehmen. Über solche *kuti-viszeralen Reflexe* wirken manche

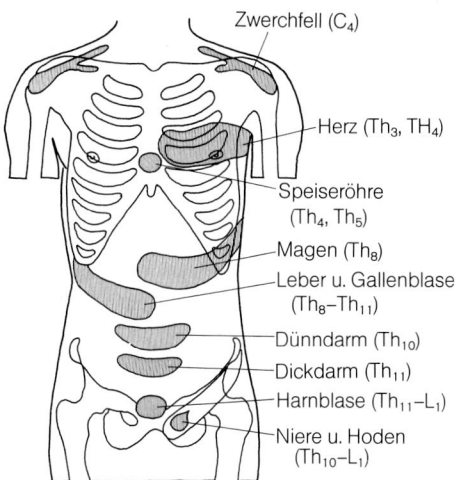

Abb. 7. Typische Headsche Zonen beim Menschen

Maßnahmen der Kneipptherapie wie bei dem Wickel, den Auflagen und Packungen (z.B. Heupack). Mit äußerlichen Anwendungen sind Wirkungen an tiefer gelegenen Organen zu erreichen. Da diese somatischen und vegetativen Reflexe, die eigentlich Regelkreise sind, miteinander verwoben sind und die aus den Eingeweiden kommenden Impulse zu den gleichen Ganglienzellen gelangen, die auch die Impulse aus den Schmerz- und Thermorezeptoren der Haut aufnehmen, kommt es zu einer Integration beider Erregungseinströmungen, die über den Tractus spinothalamicus zum Gyrus postcentralis gelangen. Die Folge einer solchen Integration beider Erregungsmuster ist, daß die Information über den speziellen Ursprungsort der Erregungen verloren geht, so daß bei der kortikalen Verarbeitung die resultierenden Empfindungen unabhängig von ihrer Herkunft in das zugehörige Hautareal projiziert werden. Diese *Headschen Zonen* (Abb. 7) sind nicht nur zur Diagnostik von Bedeutung, sondern auch in der Therapie Applikationsort von Kneippschen Anwendungen zur Auslösung kuti-viszeraler Reflexe.

4 Die Thermoregulation

Die physiologischen Vorgänge, die der Konstanz der Körpertemperatur, d.h. des Körper-

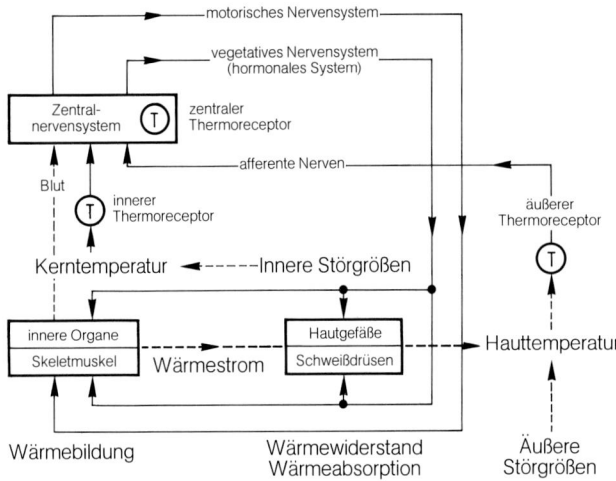

Abb. 8. Schema der Temperaturregelung des Menschen. (Nach
Hensel 1952)

kerns dienen, laufen nach dem Prinzip der Selbststeuerung ab, die man *Regelung* nennt. Sie besteht darin, daß eine Größe auf Grund fortlaufender Messungen bei Abweichungen durch adäquate korrigierende Eingriffe ständig auf einer bestimmten Höhe gehalten wird.

Für die Thermoregulation bedeutet das, daß die Thermorezeptoren nicht nur Temperaturempfindungen veranlassen sollen. Darüber hinaus lösen sie reflektorische, meist unterhalb der Bewußtseinsschwelle bleibende Regelungsvorgänge aus *(autonome Temperaturregelung)*. Daneben kommt es mit der Temperaturempfindung zu bestimmten Verhaltensweisen, wie Benutzung von Hilfsmitteln wie Heizung, Wohnung, Kleidung und Änderung der Körperhaltung (z.B. bei Kälte), was man auch Verhaltensregelung nennt.

Die autonome Temperaturregelung ist an das Temperaturregelzentrum im Hypothalamus gebunden. Das in Abb. 8 wiedergegebene Schema der Temperaturregelung beim Menschen zeigt die Regelmechanismen (Hensel 1966). Da existieren zunächst als *Fühler* die Kalt- und Warmrezeptoren der Haut als äußere Thermorezeptoren (T), die durch Übermittlung ihrer Erregungen an das Zentralnervensystem (Hypothalamus) die Wärmekapazität des Körpers umgehen und so äußere thermische Störungen ausregeln, bevor diese überhaupt den Körperkern erreicht haben. Man nennt das *Störgrößenaufschaltung*.

Der Thermoregler soll jede Abweichung der Temperatur im Körper, von dem Wert, den sie haben soll (Sollwert) über Stellglieder innerhalb der Regelstrecke ausregeln. Als Stellglieder (Erfolgsorgane) kommen beim Menschen vor allem in Betracht:

• die *Skelettmuskulatur* und *inneren Organe* zur Steuerung der Wärmebildung
• die *Blutgefäße der Haut* zur Steuerung des konvektiven Wärmedurchlaßwiderstandes der Körperschale
• die *Schweißdrüsen* zur Steuerung der Wärmeabsorption an der Körperoberfläche

Bei der Temperaturregelung tritt die Wärmebildung nicht nur als Stellgröße, als Gegenmaßnahme vor Unterkühlung auf, sondern selbst auch als Störgröße wie beispielsweise bei Körperarbeit (Wärmebildung bei Muskelarbeit), die dann durch die übrigen Stellglieder, wie Steigerung der Schweißsekretionsrate zur Bildung von Verdunstungskälte und Erhöhung der Hautdurchblutung, d.h. Wärmeabgabe, ausgeregelt werden muß.

Im *mittleren Temperaturbereich* wird vorwiegend vasomotorisch geregelt. Unter stärkerer Kälteexposition tritt zu der Drosselung der Hautdurchblutung eine Stoffwechselsteigerung unter vermehrter Wärmebildung hinzu. Bei einer *höheren Wärmebelastung* tritt zu der Steigerung der Hautdurchblutung eine verstärkte Schweißsekretion hinzu.

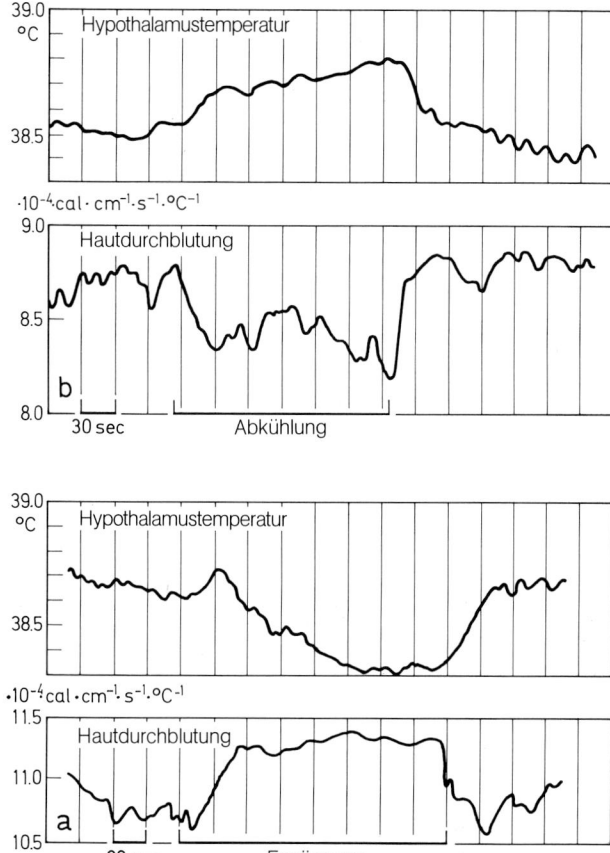

Abb. 9. Hautdurchblutung des Ohres und Hypothalamustemperatur der wachen Katze bei Abkühlung *(oben)* und Erwärmung *(unten)* der Vorderpfote durch Eintauchen in Wasser von 19° C und 40° C. (Nach Kundt, Brück und Hensel 1957)

In Abb. 8 ist die Temperaturregelung schematisch dargestellt. Es zeigt, wie auf innere oder äußere Störgrößen innere wie äußere Thermorezeptoren ihre Informationen auf das Regelzentrum im Zentralnervensystem weiterleiten. Dort existiert noch ein zentraler Thermorezeptor. Das Temperaturregelzentrum verrechnet alle Informationen und veranlaßt über das motorische und das vegetative Nervensystem (unter hormoneller Beteiligung) an den Stellgliedern für die Wärmebildung (innere Organe, Skelettmuskel) und den Stellgliedern für die Wärmeabsorption und den Wärmewiderstand (Hautgefäße, Schweißdrüsen) die erforderlichen Korrekturen.

So sind an den thermoregulatorischen Gegenmaßnahmen bei Anwesenheit von äußeren Störgrößen *auch zentrale Temperaturwirkungen* beteiligt. Wie Tierexperimente beweisen und ähnliche beschriebene Befunde vom Menschen bele-

gen, existiert ein gegensätzliches Verhalten der Hypothalamustemperatur zur Hautdurchblutung bei peripherer Abkühlung oder Erwärmung (Abb. 9). Aus diesen Befunden von Kundt, Brück und Hensel (1957) sind für das Verständnis der Kneipptherapie folgende Erkenntnisse von Bedeutung:

- Eine Kaltanwendung an den Extremitäten führt fern von der Einwirkungsstelle (reflektorisch) zu einer Drosselung der Hautdurchblutung.
- Eine Warmanwendung an den Extremitäten führt fern von der Einwirkungsstelle zu einer Steigerung der Hautdurchblutung.
- Bei Extremitätenkühlung steigt, bei Extremitätenerwärmung sinkt die Hypothalamustemperatur.
- Auch der übrige Körperkern verhält sich gegensätzlich. Eine Erwärmung der Hand senkt

die Temperatur im Rektum und Oesophagus sowie sublingual bei reflektorischer Erhöhung der Schweißsekretionsrate (Kerslake und Cooper 1950, 1953).

An diesen reflektorischen Fernwirkungen ist der Sympathikus beteiligt, da beispielsweise nach Sympathektomie des Beines eine Beinerwärmung nicht mehr zu einer Mehrdurchblutung der Hand führt. Derartige Reflexe sind an den Wirkungen von Teilbädern (Armbäder, Fußbäder) und des Wassertretens sicher beteiligt. *Diese Bäderwirkung erschöpft sich nicht in einer Durchblutungsänderung in der Haut und in einer Variation des Muskeltonus, sondern vermag über Temperatureffekte an inneren Organen und im Hypothalamus Funktionsvariationen als Fernwirkung auszulösen.*

5 Die Zentren, ihre Funktionen und Interaktionen

Die im Tractus spinothalamicus laufenden Fasern enden nur zum Teil im Thalamus, andere gelangen zur Formatio reticularis. Die in den Thalamus aus dem Tractus spinothalamicus einlaufenden Erregungen werden im Nucleus ventralis thalami posterior auf das letzte Neuron der Temperaturbahn umgeschaltet, dessen Axon zum Gyrus postcentralis verläuft. Diese Schaltstation wird zu den *Projektionskernen* gerechnet, weil die Afferenzen in die hintere Zentralwindung hineinprojizieren.

Während die verschiedenen Afferenzen aus der Haut im Tractus spinothalamicus noch in getrennten Bahnen verlaufen, konvergieren sie im Nucleus ventralis posterior des Thalamus auf die gleiche Kernregion. Denn der Thalamus ist nach Körperregionen und nicht nach Sinnesmodalitäten organisiert. Die Körperfühlssphäre (Gyrus postcentralis) ist ebenfalls nach Körperregionen gegliedert. Das ermöglicht doppelläufige Punkt-zu-Punkt-Verbindungen zwischen beiden Hirnstrukturen.

Derartige Rückkopplungsschaltungen ermöglichen zusammen mit der Konvergenz der Sinnesmodalitäten Druck, Temperatur und Schmerz, eine *weitgehende Modulation der Primärempfindung durch andere Sinnesqualitäten*.

Das ist verstärkt über die *Assoziationskerne* des Thalamus, den Nucleus dorsomedialis, die Nuclei laterales und das Pulvinar möglich. Sie erhalten nämlich keine direkten Zuströme aus der Körperperipherie, sondern nur aus den o.g. Projektionskernen. Die auf diese Weise aktivierten thalamischen Assoziationskerne übermitteln ihre Impulsmuster zu den Assoziationsarealen der Großhirnrinde, wobei auch Rückmeldungen zum Thalamus möglich sind. Bewußte Empfindungen und Wahrnehmungen werden durch diese Verarbeitung der Sinnesreize in ihrer Mannigfaltigkeit verständlicher.

Der Thalamus verfügt außerdem noch über *vegetative Kerne* (Nuclei anteriores); sie stellen eine Relaisstation für Erregungen zu den Corpora mammillaria, eines Bestandteils des Hypothalamus, dar. Die *retikulären Kerne* des Thalamus (Nuclei intralaminares, Nucleus ventralis anterior; Kerne der Mittellinie) sind als eine Fortsetzung der Formatio reticularis des Hirnstamms aufzufassen, deren bioelektrische Aktivität sie modulieren und zum Hypothalamus, limbischen System und Neocortex senden.

Zusammenfassend ist festzustellen, daß *über den Thalamus alle Afferenzen aus den Hautsinnesorganen Anschluß an die Retikularformation, das limbische System, den Hypothalamus und die Großhirnrinde finden.*

Aus der Existenz interthalamischer, thalamokortikaler, thalamo-hypothalamischer und thalamo-limbischer Rückmeldekreise wird deutlich, daß *kutane Reize wie bei der Kneipptherapie sowohl spinal als auch zentral-nervös Fernwirkungen auslösen müssen.*

Eindrucksvoller und ausgeprägter werden derartige Fernwirkungen durch das unspezifische Aktivierungssystem der *Formatio reticularis* des Hirnstamms. Eine Stimulation dieses Systems führt zu einer Desynchronisation im Schlaf-EEG wie nach einem natürlichen Weckreiz. Man nennt diesen Effekt „arousal reaction". Der Aktivitätspegel in der Retikularformation bestimmt also den „wachen Bereitschaftszustand" zur Veranlassung bewußter Empfindungen und zur Auslösung bewußter, also Willkür-Handlungen. Das liegt daran, daß die Retikularformation ein *diffuses Fasernetz in die Großhirnrinde* schickt. Wie aus dem in Abb. 10 gezeigten Schema hervorgeht, gelangen aber auch

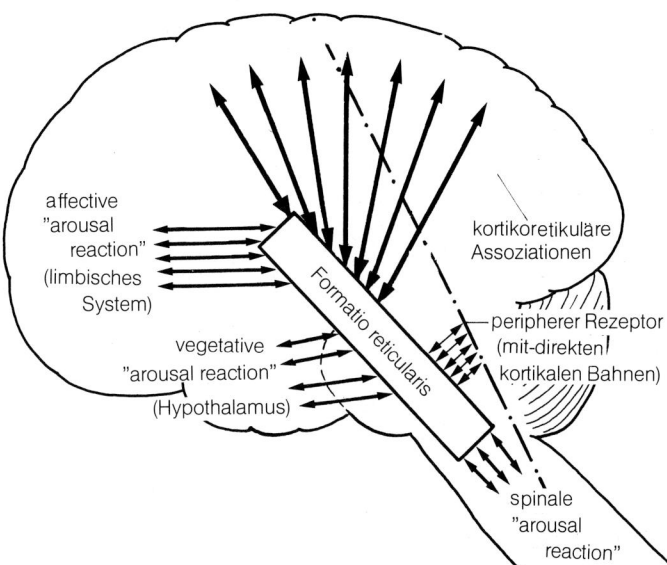

affective
"arousal
reaction"
(limbisches
System)

vegetative
"arousal reaction"
(Hypothalamus)

Formatio reticularis

kortikoretikuläre
Assoziationen

peripherer Rezeptor
(mit-direkten
kortikalen Bahnen)

spinale
"arousal
reaction"

Abb. 10. Schematische Darstellung der Verbindungen zwischen Retikularformation und dem limbischen System, Cortex, dem Hypothalamus und den spinalmotorischen Regelsystemen. (Nach Müller-Limmroth 1974)

vom Cortex Bahnen in die Retikularformation zurück, so daß mentale Anstrengungen *rückgekoppelt* den retikulären Wachpegel anzuheben vermögen.

Einen weiteren *Kontakt* nimmt die Retikularformation *zum limbischen System* auf. Zu diesem System zählen der Hippocampus, das Induseum griseum, die Area entorhinalis, der Gyrus cinguli, der Nucleus amygdalae and die Area septalis, die teilweise als „Haustelefon" auch untereinander verbunden sind (Akert und Hummel 1963). Ferner ist das limbische System über den Fornix, die Stria terminalis und die ventrale Mandelkernstrahlung *mit dem Hypothalamus zusammengeschaltet.* Weil, wie aus Abb. 9 abzuleiten, eine periphere Abkühlung die Hypothalamustemperatur erhöht und deswegen nach der RGT-Regel (eine Erwärmung um 10° C steigert die Reaktion um das 2–3fache: $Q_{10} = 2$–3) die hypothalamische Aktivität gesteigert wird, müssen *kutane Kaltreize von besonderer vegetativer Wirksamkeit* sein (Schlaf-Wach-Funktion, Kreislauf, Thermoregulation), vor allem dann, wenn sie zu Zeiten maximaler tagesrhythmischer Aktivität appliziert werden *(später Nachmittag)*.

Besonders intensiv sind die *wechselseitigen Verbindungen zwischen dem limbischen System und der Formatio reticularis.* Da aber das limbische System für die Gestaltung des affektiven Ge-

samtverhaltens und der Affektbetonung verantwortlich ist, bedeutet die Ankopplung dieses Systems an die Retikularformation, daß jede Änderung im retikulären Wachniveau auch mit einer Verschiebung der Affektlage gekoppelt ist. Und umgekehrt müssen starke affektive Alterationen den retikulären Wachpegel anheben.

Weil das limbische System und die Retikularformation wechselseitige Verbindungen zum Hypothalamus unterhalten, müssen *Aktivitätsänderungen in beiden Strukturen immer mit vegetativen Begleitphänomenen einhergehen.*

Schließlich übt die Retikularformation auch *motorische Funktionen* aus; denn vom retikulären Bahnungs- und Hemmungsareal ziehen Bahnen über den Tractus reticulospinalis ventralis und lateralis in das Rückenmark zu exzitatorischen bzw. inhibitorischen Schaltzellen und von dort zu den α- und γ-Motoneuronen in den Vorderhörnern. Steigt der Aktivitätspegel in der Retikularformation an, so werden auf diesem Wege die α-Motoneurone gebahnt und die γ-Motoneurone aktiviert, wodurch die Empfindlichkeit der Muskelspindeln erhöht wird. Das führt zu einer Erhöhung des Muskeltonus und der für die Feinmotorik wesentlichen Reflexerregbarkeit. Eine Senkung des retikulären Aktivitätspegels bewirkt umgekehrt eine Senkung des Muskeltonus und der Reflexerregbarkeit (vgl. Kap. Bewegungstherapie).

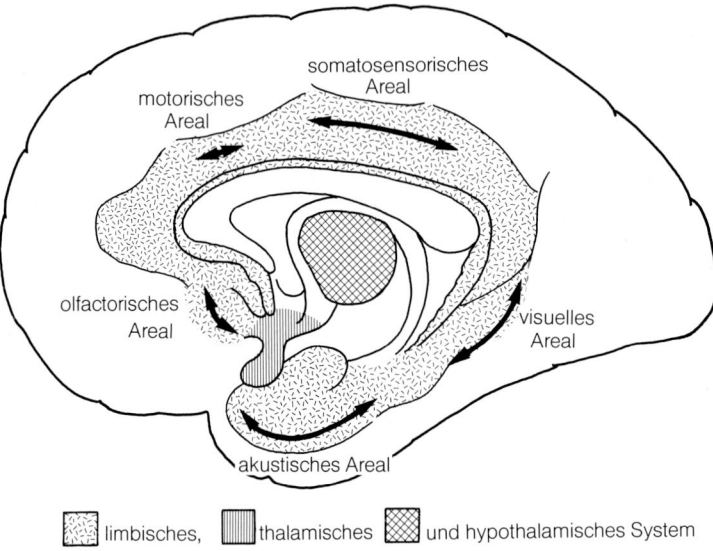

limbisches, thalamisches und hypothalamisches System

Abb. 11. Das limbische System mit seinen sinnesspezifischen Arealen. (Nach Müller-Limmroth 1974)

Auch dieser retikulo-spinale Weg ist in entgegengesetzter Richtung begehbar. Die auf Dehnung und Dehnungsänderungen reagierenden Muskelspindeln geben über die Hinterstrangbahnen und den Tractus spinocerebellaris ihre Impulsmuster an die Retikularformation zurück. Dort führen sie zu einer Pegelanhebung mit einer Steigerung des Wachheitsgrades.

Folglich erhält die Retikularformation Reafferenzen aus dem Cortex, dem limbischen System, dem Hypothalamus, den Muskelspindeln und über die retikulären Thalamuskerne sekundär aus den Sinnesorganen der Haut (Druck, Temperatur, Schmerz).

Indirekt tragen auch die übrigen Sinnesorgane zum Aktivitätspegel der Retikularformation bei (Abb. 11). So gibt es für die *Sehbahn* den Tractus retinohypothalamicus und die basale Optikuswurzel, die Kontakt zum Nucleus reticularis aufnimmt, wo außerdem synaptischer Kontakt zum Tractus reticulospinalis aufgenommen wird. Diese Bahnen stehen aber größtenteils im Dienste visueller Reflexe. Dagegen existiert im limbischen System ein visuelles Areal, das neben der Veranlassung der „affektiven Erfahrung" auch die angekoppelte Retikularformation aktiviert, die zudem noch über Kollateralen der Sehbahnen direkt erreicht wird (Tschabitscher und Czerwenka-Wenkstetten 1964).

Aus der *Hörbahn* gelangen Kollateralen ebenfalls zum limbischen System und zwar im Bereich des Hippocampus. Daneben weist die Hörbahn eine Parallelschleife zur Retikularformation auf. Der *Vestibularapparat* hat Verbindungen zum Thalamus, Hypothalamus und zur Retikularformation.

Daß die *Riechbahn* die engsten Verbindungen zum limbischen System aufweist, ist stammesentwicklungsgeschichtlich zu verstehen; denn große Teile des limbischen Systems waren einmal Riechhirn. Enge Kontakte hat die Riechbahn zum Hippocampus und Induseum griseum des limbischen Systems und die direkten Kontakte zur Retikularformation sind so massiv, daß bereits schwach überschwellige Riechreize genügen, um im Schlaf-EEG wenigstens einen Schlafstadienwechsel zum Leichtschlaf, oft sogar ein Aufwachen hervorzurufen.

Im Hinblick auf die Weckwirksamkeit, also auf Fähigkeit zur Anhebung des retikulären Pegels, scheint es eine Rangordnung der äußeren Reize zu geben: *Riechreize, Afferenzen aus dynamisch gedehnten Muskelspindeln und Kaltreize heben das retikuläre Aktivitätsniveau am stärksten an.*

Dagegen führen *Warmreize* (nicht heiß) und eine maximale Entlastung der Muskelspindeln mit einer *Körperposition, in der alle Gelenke eine Mittelstellung einnehmen,* zu einer *Senkung des retikulären Pegels.*

6 Die Kennlinie der Retikularformation und Streß

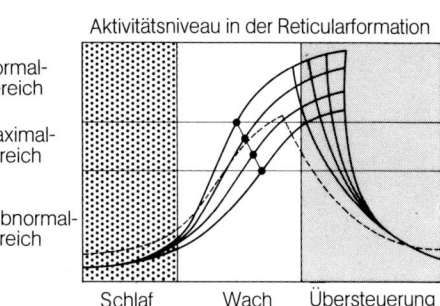

Abb. 12. Der Zusammenhang zwischen dem retikulären Aktivitätsniveau und dem Wachheitsgrad. (Nach Müller-Limmroth 1974)

Die Fülle der sensorischen Afferenzen aus den Sinnesorganen und die vielen Reafferenzen aus Cortex, limbischen System und Hypothalamus werfen die Frage auf, wie sich der Wach- und Aufmerksamkeitsgrad zum retikulären Aktivitätspegel ändert. Trägt man die aus der Retikularformation ableitbare, bioelektrische Aktivität (Ordinate in Abb. 12) gegen den Grad der Wachheit auf (Abszisse in Abb. 12), so erhält man von Mensch zu Mensch verschieden steile, S-förmige Kurven. Ist der retikuläre Einstrom gering, so besteht Schlaf, der sich mit wachsender Afferenz abflacht, um bei einer interindividuell variablen Weckschwelle zum Aufwachen zu führen.

Die Wirksamkeit der Reizmodalitäten entspricht in etwa der des limbischen Systems. Riech- und Kaltreize sowie dynamische Dehnungen der Muskelspindeln besitzen die höchste Effektivität. Zwar sind die im Trigeminusgebiet applizierten Kaltreize (Gesichtswaschungen) wegen der hohen Kaltrezeptorendichte besonders wirksam, jedoch haben die *Kaltinformationen aus dem Fußbereich* zentralnervös eine gleich intensive Bedeutung wie die Kaltmeldungen aus der Gesichtsregion, wie das *Unvermögen des Einschlafens mit kalten Füßen* beweist. Dem „Wassertreten" ist daher eine ausgeprägte zentralnervöse Stimulationswirkung zuzuschreiben.

Es schließt sich ein Kurvenabschnitt an, bei dem die retikuläre Aktivität und der Wachheitsgrad in linearer Beziehung stehen, allerdings mit interindividuell unterschiedlicher Steilheit. Die Kurven erreichen mit weiter steigender Afferenz eine Sättigungsgrenze, deren Überschreitung zu einer Übersteuerung mit einem „Abschalten des Systems" führt. Dieser Befund stellt das neurophysiologische Äquivalent des Begriffs „Reizüberflutung" dar. Bemerkenswert ist an diesem Verhalten, daß die Lage des *Übersteuerungspunktes variabel und im höheren Lebensalter vorverlegt ist* (Abb. 12, gestrichelte Kurve). Ein normales, retikuläres Aktivitätsniveau liegt im mittleren geradlinigen Bereich der Kennlinien vor, *im oberen Drittel* befindet sich der

Mensch im *Streßbereich.* Dabei wird die Streßreaktion von der Retikularformation über den Hypothalamus an der *Hypophyse* ausgelöst, vornehmlich vom *Hypophysenvorderlappen* (HVL).

Zwar gelangen nur wenige Nervenfasern vom Hypothalamus zum HVL, jedoch bilden die Blutgefäße des *„hypophysären Pfortader-Systems"* eine direkte Verbindung zwischen Hypothalamus und HVL. Im Bereich der Eminentia mediana des ventralen Hypothalamus bilden arterielle Äste der Karotiden und des Circulus arteriosus Willisi zahlreiche Kapillarschlingen, die am Hypophysenstiel in die portalen Hypophysenblutgefäße einmünden. Das System beginnt und endet ohne Passage des Herzens in Kapillaren und ist deshalb ein echtes Portalsystem. Derartige Systeme existieren immer an solchen Stellen des Blutkreislaufs, wo die aus einem Gebiet gewonnenen Substrate zu einem anderen Areal zur Speicherung oder zur dortigen Wirkungsentfaltung transportiert werden sollen. Im Hypothalamus-HVL-System handelt es sich um den im Hypothalamus produzierten *Corticotropin-Releasing-Factor* (CRF) der den HVL zur Abgabe von *Corticotropin* (ACTH) veranlaßt. Die CRF-Ausschüttung ist je nach dem Ausmaß einer Hypothalamus-Reizung durch die Retikularformation, das limbische System oder den Thalamus sehr unterschiedlich, zumal noch Tag-Nacht-Rhythmen in der CRF-Sekretion gegeben sind, entsprechend der Kurve der Leistungsbereitschaft des Menschen (vgl. Abschnitt „Chronohygiene" im Kap. „Chronobiologische Grundlagen der Ordnungstherapie").

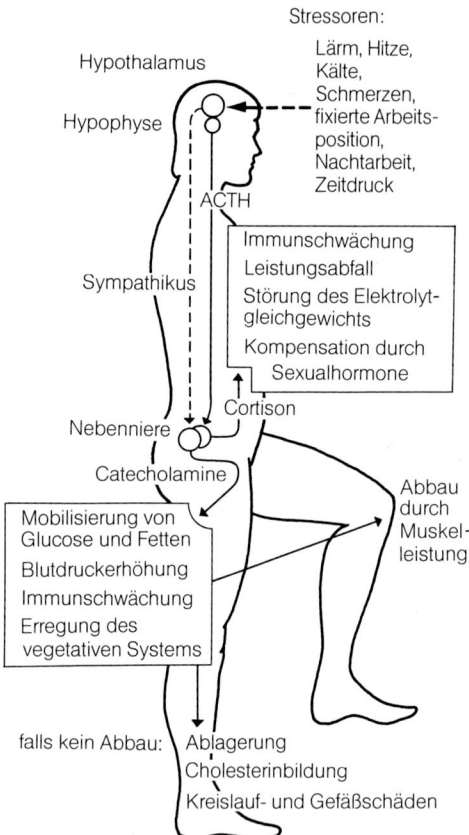

Abb. 13. Schematische Darstellung der Streßreaktion. (Nach Vester 1973)

Die CRF- und damit die ACTH-Ausschüttung infolge stärkerer körperlicher oder psycho-mentaler Beanspruchung stellt den ersten Abschnitt der Streßreaktion dar und die Faktoren, die diesen Effekt auslösen können, werden *Stressoren* genannt. Es gibt

- *physische,*
- *mentale,*
- *psychische* und
- *soziale* Stressoren,

die alle in der Lage sind, die CRF-Inkretion zu erhöhen und über die ACTH-Abgabe ins Blut die Nebennieren zu stimulieren. Aus dem in Abb. 13 Dargestellten geht hervor, daß die ACTH-Stimulation die Nebennieren zur vermehrten Katecholamin- und Kortisol-Abgabe

veranlaßt. Daneben wird vom Hypothalamus aus direkt das *Sympathikus-System angeregt,* der Organismus *auf Ergotropie eingestellt,* in Arbeitsbereitschaft gebracht.

Im gleichen Sinne ist die streßbedingte *Katecholamin-Ausschüttung* aus dem Nebennierenmark zu verstehen:

- *Adrenalin* als „Fluchthormon" veranlaßt eine *Glucose-Mobilisation* (Hyperglykämie) aus den Glykogenvorräten der Leber, *steigert* die *Wärmeproduktion* infolge Stoffwechselsteigerung sowie die *zentralnervöse Erregbarkeit,* vermindert den *peripheren Gefäßwiderstand* und *erhöht* das *Herz-Zeit-Volumen.*

- *Noradrenalin* als „Angriffshormon" veranlaßt wie Adrenalin durch Mobilisierung der Fettdepots eine *Vermehrung der freien Fettsäuren, steigert* die *zentralnervöse Erregbarkeit, erhöht* den *peripheren Gefäßwiderstand* und damit den *Blutdruck* (beim Adrenalin schwächer) und *vermindert* infolge Reflexbradykardie das *Herz-Zeit-Volumen.* Die Stoffwechselsteigerung und damit die Wärmeproduktion ist schwächer ausgeprägt im Vergleich zum Adrenalin.

Die von Vester (1973) geprägten Bezeichnungen „Fluchthormon" für Adrenalin und „Angriffshormon" für Noradrenalin sind wohl unter Verallgemeinerung von der Streßreaktion her zu verstehen. Nach Levi (1972) stellt *der physiologische Streß* ein stereotypes Reaktionsmuster des menschlichen Organismus an eine Vielzahl verschiedener Umwelteinflüsse dar mit dem Zweck, den Organismus für Muskelarbeit bereit zu machen. Im Falle einer Bedrohung soll dieser stereotype Verteidigungsplan die Bereitschaft des Organismus erhöhen, um ihn für Flucht oder Kampf, d.h. Angriff vorzubereiten.

Unter diesem Aspekt werden die unter der Streßreaktion gemachten Angaben verständlich: Wenn eine Flucht vorbereitet werden soll, so ist zunächst einmal rasch verfügbares Energie lieferndes Material wie Glucose erforderlich, die der Skeletmuskulatur zur Verfügung gestellt werden soll. Zugleich muß zur Optimierung der Energiebereitstellung in Form von ATP der Sauerstoffantransport zu den Muskeln optimiert werden. Dazu ist die Erhöhung des Herz-Zeit-Volumens bei Senkung des peripheren Gefäßwiderstandes und zugleich eine allgemeine Stoffwechselsteigerung notwendig.

Wenn demgegenüber im Verteidigungsplan je nach der Affektlage im limbischen System und des Ergebnisses kortikaler Integrationsprozesse die Entscheidung zugunsten eines Angriffs fällt, so ist die *Noradrenalin*-Abgabe stärker (eine Adrenalin-Ausschüttung überwiegt immer dann, wenn die Existenz des Individuums bedroht ist und darum Flucht vorrangig wird). Im Fall eines Angriffs kommt es darauf an, möglicherweise auch auf längere Zeit hinreichend Energie für den Kampf zur Verfügung zu haben. Darum wird neben einer Anhebung der kortikalen Erregbarkeit für eine möglichst gute Informationsverarbeitung und rasche Handlungsauslösung anhaltend Energie aus dem energiereichen Fett zur Verfügung gestellt. Zugleich muß das Herz-Kreislaufsystem auf eine Ausdauerleistung angepaßt werden wie bei einer Trainingsbradykardie. Da in beiden Fällen Flucht oder Angriff die Verdauungsleistung Nebensache ist und die Energiespeicher (Glykogen, Fettdepots) die Energielieferung sichern, ist klar, warum das Verdauungssystem dabei gedämpft wird.

An der Nebennierenrinde führt die durch CRF-Freisetzung hervorgerufene ACTH-Abgabe in erster Linie zu einer *verstärkten Abgabe von Glukokortikoiden,* im wesentlichen von Kortisol. Dadurch wird die Gluconeogenese in der Leber angeregt, die Verwertung der Glucose in den Körperzellen und damit auch in den Muskelzellen gehemmt. Ferner werden auch durch Kortisol die freien Fettsäuren aus dem Fettgewebe mobilisiert. Der Eiweißabbau wird gefördert, die Eiweißsynthese gehemmt. Nicht so ausgeprägt wie bei den Mineralokortikoiden führt auch Kortisol zu einer Veränderung im Elektrolythaushalt (Förderung der Natriumrückresorption, der Kalium- und der Wasserstoffionenausscheidung). Glukokortikoide haben zwar eine *antiphlogistische Wirkung,* zugleich bewirken sie aber auch eine *Immunsuppression.*

Auf jeden Fall ist bei einer Ausgangslage im ausgeprägten Streßbereich die ACTH-Ausschüttung so intensiv, daß die Schwelle für die maximale Glukokortikoid-Sekretion überschritten wird. Diese streßbedingte Glukokortikoid-Zunahme im Blut veranlaßt aber durch Rückkopplung eine Hemmung der CRF- und

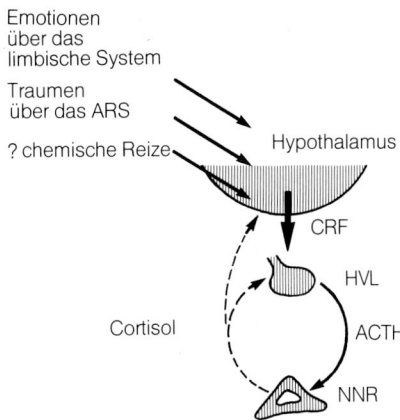

Abb. 14. Schematische Darstellung der Kontrolle der ACTH-Ausschüttung. Gestrichelte Pfeile bedeuten Hemmungswirkung, massive Pfeile Stimulation. *ARS*=aktivierendes, retikuläres System. (Nach Ganong 1974)

ACTH-Abgabe (Abb. 14), so daß sich hier die streßbedingte Veränderung autoregulatorisch selbst wieder abbaut.

Faßt man die streßbedingte Nebennierenrindenreaktion zusammen, so dürfte ihr biologischer Sinn auch in der Vorbereitung des Menschen zur körperlichen Abreaktion liegen. Somit ist die Streßreaktion eine durchaus sinnvolle, mitunter sogar lebenserhaltende Antwort des Organismus auf Stressoren. Problematisch sind lediglich drei Situationen:

- ein *Zuviel an Stressoren*
- auch *psychische, mentale und soziale Stressoren lösen* stereotyp die *gleiche Streßreaktion aus* wie Stressoren, die eine echte Bedrohung darstellen
- meist wird die veranlaßte *Streßreaktion nicht benötigt,* die körperliche Abreaktion bleibt aus: *Der Streß wird zum Distreß*

Die beschriebenen zentralnervösen Interaktionen sind für die *Kneipptherapie* von großer Bedeutung. Sie stellt eine *Reiztherapie* dar, wobei nicht nur Temperaturreize, sondern auch mechanische Hautreize gesetzt werden, wenn man an den hydrostatischen Druck in Bädern oder an die „druckfreien" Güsse sowie an die Bürstenmassage denkt. Außerdem führt die Kombination mit Maßnahmen der Bewegungstherapie mit verstärkten Afferenzen aus den

Muskelspindeln zu einer weiteren wirksamen Stimulation der Retikularformation.

Von hier aus sind bei der Kneipptherapie therapeutische Wirkungen

- an vegetativ innervierten Organsystemen (Herz-Kreislauf, Magen-Darmkanal),
- bei psychotherapeutischen Bemühungen,
- bei Störungen der Schlaf-Wachfunktion,
- bei Stoffwechselerkrankungen,
- bei Störungen der Bewegungsregelung und
- bei hormonellen Regulationsstörungen zu erwarten.

Je nach Reizort, Reizfläche und Reizstärke sowie je nach der Kombination der Hydrotherapie mit der Bewegungstherapie ist *eine große Variabilität der Dosierung gegeben*. Eine solche Dosierungsabstufung ist vor allem für die Berücksichtigung der beim Patienten vorhandenen „Ausgangslage" von Wichtigkeit. Unter Ausgangslage ist die Lage des Arbeitspunktes auf der Kennlinie der Retikularformation zu verstehen, die je nach der Stressorenexposition, dem Krankheitsbild und der Tageszeit verschieden ist. Je höher bei einem Patienten der retikuläre Arbeitspunkt liegt, um so vorsichtiger müssen die Kneippanwendungen dosiert werden, um Übersteuerungen zu vermeiden. Da Kneippanwendungen Reize darstellen, die je nach ihrer Stärke und Häufigkeit im Organismus die beschriebene, physiologische Streßreaktion auslösen, muß jedes hydrotherapeutische Programm zur Verhinderung des Distreß mit Bewegungstherapie kombiniert werden.

Schließlich zeigen die vielfältigen zentralnervösen Reaktionen auf Kneippanwendungen, daß man unter dieser Therapie mit dem Einsatz stark wirksamer Pharmaka mit retikulärem und/oder limbischem Angriffspunkt (z.B. Psychopharmaka) aber auch mit vegetativ wirksamen Arzneimitteln zurückhaltend sein sollte. Nur bei Patienten mit hoher retikulärer Ausgangsaktivität (erkennbar an allgemeiner sympathikotoner Reaktionslage, muskulärer Verspannung, Schlafstörungen, Gereiztheit u.a.m.) wäre eine leichte Dämpfung angebracht (z.B. Seda-Kneipp). Koffeinhaltige Getränke sollten ebenfalls vermieden werden.

7 Literatur

Akert, K., Hummel, P.: Anatomie und Physiologie des limbischen Systems. Deutsche Hoffmann-La Roche AG, Grenzach 1963

Aschoff, J.: Temperaturregulation. In: Gauer, Kramer, Jung (Hrsg.), Physiologie des Menschen, Bd. 2: Aschoff, J., Günther, B., Kramer, K. (Hrsg.), Energiehaushalt und Temperaturregulation. München, Berlin, Wien: Urban & Schwarzenberg 1971

Aschoff, J., Wever, R.: Kern und Schale im Wärmehaushalt des Menschen. Naturwissenschaften *45*, 477–485 (1958)

Brüggemann, W.: Z. Physik. Med. *5*, 1 (1976)

Caspers, H.: Zentralnervensystem. In: Keidel, W.D. (Hrsg.), Kurzgefaßtes Lehrbuch der Physiologie, 4. Aufl. Stuttgart: Thieme 1975

Cooper, K.E., Kerslake, D.M.: Abolition of nervous reflex vasodilatation by sympathectomy of the heated area. J. Physiol. (Lond.) *119*, 18–29 (1953)

Dodt, E., Zotterman, Y.: Mode of action of arm receptors. Acta Physiol. Scand. *26*, 345–357 (1952)

Ganong, W.F.: Lehrbuch der Medizinischen Physiologie, 3. Aufl. Berlin, Heidelberg, New York: Springer 1974

Hensel, H.: Allgemeine Sinnesphysiologie, Hautsinne, Geschmack, Geruch. In: Trendelenburg, W., Schütz, E. (Hrsg.), Lehrbuch der Physiologie. Berlin, Heidelberg, New York: Springer 1966

Hensel, H.: Physiologie der Thermoreception. Ergeb. Physiol. *47*, 166–368 (1952)

Hensel, H., Boman, K.: Afferent impulses in cutaneous sensory nerves in human subjects. J. Neurophysiol. *23*, 564–578 (1960)

Kerslake, D.M., Cooper, K.E.: Vasodilatation in the hand in response to heating the skin elsewhere. Clin. Sci. *9*, 31–47 (1950)

Kneipp, S.: Meine Wasserkur. Herausgegeben und bearbeitet von Frey, C.. München: Ehrenwirth 1976

Kundt, H.W., Brück, K., Hensel, H.: Hypothalamustemperatur und Hautdurchblutung der nichtnarkotisierten Katze. Pfluegers Arch. *264*, 97–106 (1957)

Levi, L.: Was ist Streß? Therapiewoche *22*, 3671 (1972)

Thauer, R.: Probleme der Thermoregulation. Klin. Wochenschr. *36*, 989–998 (1958)

Tschabitscher, H., Czerwenka-Wenkstetten, H.: Affekt und Muskelspannung. In: Hoff, H., Tschabitscher, H., Kryspin-Exner, K. (Hrsg.), Muskel und Psyche. Basel, New York: Karger 1964

Vester, F.: Hormone und die Umwelt des Menschen. Kapsel, Nr. 31, 1343–1399 (1973)

Physiologische Grundlagen der Hydrotherapie und Bäderheilkunde

W. Schnizer, A. Gehrke, H. Drexel, H. Pratzel

Die kurmäßig angewendeten Verfahren der Physikalischen Medizin, der Bäder- und Klimatherapie werden heute zunehmend unter dem Blickwinkel adaptationsphysiologischer Vorgänge betrachtet. Ihrem Verständnis dienen daher nicht nur die auf eine Behandlung folgende Sofortreaktion, sondern vor allem die langfristig durch serielle (iterative) Reizsetzung herbeigeführten Änderungen, die sich therapeutisch als Verbesserung trophischer und funktioneller Bedingungen nutzen lassen. Eine solche Reaktions-, Regulations- und Adaptationstherapie setzt noch belastungsfähige Funktionen voraus, die primär auch dem Kranken abverlangt werden müssen, und folgt den Gesetzmäßigkeiten von Übung und Training. Sie muß, um ein Optimum zu erreichen, den Regeln der Dosierung gehorchen, bedarf einer bestimmten Zeitspanne und ist von einer dynamischen Verlaufscharakteristik (s.a. Kapitel Hildebrandt) gekennzeichnet.

Bei Hydrotherapie und Bäderbehandlungen kommen neben den Einflüssen der Wasserimmersion in erster Linie thermische Reize zum Tragen. Sie erfordern daher schwerpunktmäßig eine Betrachtung thermophysiologischer Vorgänge. Dazu gehören die im Herz-Kreislauf-System und Stoffwechsel verankerten thermoregulatorischen Stellglieder und deren Veränderungen unter Hitze- und Kälteexposition. Die engen funktionellen Verbindungen von vegetativem Nervensystem und endocrinen Funktionen, deren ineinandergreifende Regelkreise die physikalisch-therapeutischen

Reize als Störgrößen verarbeiten, sind jedoch in das übergeordnete Konzept stressorischer Reiz-Reaktionsmuster eingebettet.

1 Thermische Einwirkungen – Thermoregulation, kardiovasculäres System, Stoffwechsel, Endocrinium

Jede Veränderung des äußeren Milieus löst im Organismus Reaktionen aus, die integrativ einer drohenden Änderung des inneren Milieus entgegenwirken und auf Erhaltung der Isothermie, Isoionie und der Isohydrie abzielen (Wezler 1950). Dabei arbeiten neurale und endocrine Systeme synergistisch zusammen und kontrollieren einen Reaktionskomplex, der nicht nur die einwirkenden Belastungen auf adäquate Weise ausreguliert und kompensiert, sondern Komponenten nach Art unspezifischer stressorischer Antworten mit sich führt. Auf dem Wege hormoneller Achsen und vegetativer Abläufe vollziehen sich Bereitstellungs- und Anpassungsreaktionen (Cannon 1932; Selye 1946), die über die Belange der Thermoregulation hinausgehen. Der Wärmehaushalt bzw. seine Stellglieder sind jedoch der primäre Reaktionsbereich für thermische Reize. Hier nimmt der Blutkreislauf der Haut eine Sonderstellung ein.

1.1 Thermoregulation

Um die thermische Homoiostase im Körperkern aufrechtzuerhalten, trifft der hitze- oder kälteexponierte Organismus regulatorische Vorkehrungen. Kältebelastung führt auf dem Wege der physikalischen Thermoregulation zu einer Verminderung der Wärmeabgabe über die Körperoberfläche und wirkt andererseits durch Steigerung der Wärmebildung in Form der chemischen Thermoregulation der Auskühlung entgegen. Physikalische Regulation der wärmeabgebenden Mechanismen und Änderung der Stoffwechselaktivität sind bei warmer oder heißer Umgebung ebenfalls angesprochen. Eine Homoiothermie läßt sich jedoch eigentlich nur für das Körperinnere angeben, während Körperdecke und Extremitäten poikilotherme Eigenschaften aufweisen. Wir sprechen daher vom temperaturkonstanten Körperkern, sowie einer temperaturinkonstanten Körperschale (Haut, Unterhaut, Extremitäten).

Aufgrund physikalischer Gesetzmäßigkeiten wird Wärme stets von Orten höherer zu solchen niederer Temperatur geführt. Der bei entsprechender Differenz auftretende Wärmetransport kann auf 4 verschiedene Arten erfolgen: Wärmeleitung (Konduktion), Wärmemitführung (Konvektion), Strahlung, Kondensation bzw. Verdunstung. Haut, Schleimhäute der Atemwege und Atemvolumen sind in die Transportvorgänge einbezogen. Bei luftumgebendem Medium wird Wärme auf alle hier genannten Arten befördert, wobei unter „Behaglichkeitsbedingungen" der Transport auf dem Wege der Konvektion und Strahlung überwiegt. Bei heißer Außentemperatur vermag der Organismus nur über Verdunstung den durch Leitung, Konvektion und Strahlung in den Körper hineingerichteten Wärmetransport auszugleichen (Abb. 1). Es sei daran erinnert, daß durch Schwitzen und Überführen des Schweißes in Wasserdampf dem Körper pro Gramm verdunsteter Flüssigkeit ca. 2 320 Joule (580 kcal) entzogen werden. Etwas anders gestaltet sich der Wärmeaustausch z.B. bei Kneippschen Anwendungen und im Bad, wo die Strahlung zu vernachlässigen ist und Verdunstungsvorgänge an der Haut behindert sind. Für das Bad wird ein sogenannter thermoindifferenter Bereich von ca. 35–36° C angegeben, wo die thermoregulatorischen Ansprüche ein Minimum erreichen und subjektiv Thermoneutralität empfunden wird.

Im Bereich von 26–30° C bei Luft als umgebendem Medium reguliert ein nackter, ruhender Mensch seine Temperatur durch fein abgestimmte Wärmeabgabe oder -erhaltung über die Hautoberfläche anhand vasodilatatorischer und vasoconstrictorischer Perioden. Bei Verminderung der Umgebungstemperatur nimmt der cutane Blutfluß ab, ihre Erhöhung führt zu Steigerung der Hautdurchblutung. Temperaturen über 35° C führen, insbesondere in den Acren, zu steilerem Durchblu-

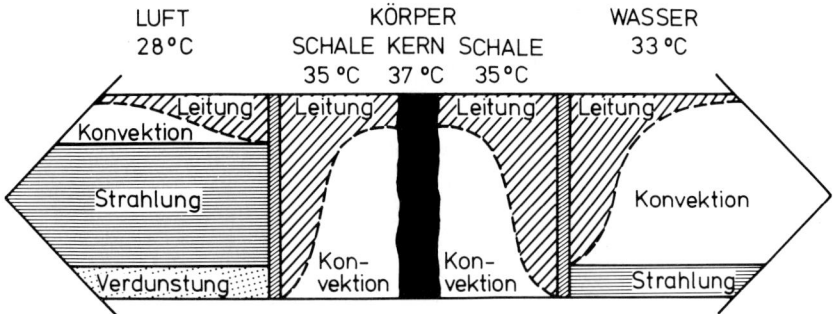

Abb. 1. Unterschiede des Wärmetransportes bei Luft und Wasser als umgebendem Medium. (Nach Drexel et al. 1960)

tungsanstieg. Ohne chemische Wärmeregulation würde es ab einer „kritischen Temperatur" von 26° C zur Auskühlung kommen (Aschoff 1960, 1971). Da die thermischen Effekte von der subjektiven Temperaturempfindung mit beeinflußt werden, spielt die Frage des thermischen Komforts oder Diskomforts eine gewisse Rolle. Die Behaglichkeitstemperatur liegt bei etwa 30° C und zeigt gleichzeitig eine Konstanz der Kerntemperatur an. Ansonsten stellen Haut- und Körperkerntemperatur eine Funktion der Umgebungstemperatur dar (Kitzing et al., 1972).

1.2 Hautdurchblutung und Mikrozirkulation

Das Hautorgan umfaßt beim Erwachsenen mit einem Gesamtgewicht von ca. 2 kp die Fläche von 1,7–1,8 m². Die Steuerung seiner Durchblutungsgröße erfolgt neben der Erfüllung eigener metabolischer Bedürfnisse und im Rahmen der Blutdruckregelung vor allem im Dienste der Thermoregulation, als deren gemeinsames Stellglied die Gefäßweite gilt (Hensel 1955). So kann je nach thermoregulatorischer Situation und Intensität thermischer Einwirkungen der Blutstrom von nahezu totaler Drosselung bis ca. 3 l/min variieren.

Die Besonderheit der cutanen Gefäßarchitektur besteht in den in mehreren Etagen senkrecht und horizontal verlaufenden arteriellen und venösen Netzwerken, z.B. den Kandelaberarterien, deren Endäste mit den typischen Papillargefäßen besetzt sind. Eine spezielle Einrichtung für thermoregulatorische Aufgaben sind die in apicalen Bereichen vorkommenden arteriovenösen Anastomosen. Jedoch spielen sie, da sie gegenüber den Kapillaren nur über eine Oberfläche von etwa 1% verfügen (Aschoff und Wever 1958), für den Wärmeaustausch nur eine untergeordnete Rolle, haben hingegen eine Aufgabe als „Wärmeshunt" (Hille 1962), da sie das Blut direkt von den Arterien in die Venen übertreten lassen.

An den Mechanismen der Durchblutungsregulation sind lokale, nervale und humorale Vorgänge beteiligt. Die Anpassung an den aktuellen Bedarf erfolgt über die entsprechenden Stimuli auf die glatte Muskulatur der Gefäße. Sie wird vornehmlich über Querschnittsveränderungen der kleinen Arterien und Arteriolen bewirkt, wobei die aktive Vasoconstriction durch kontinuierliche Schichtung glatter Muskelzellen in der Gefäßwand ermöglicht wird und Gefäßerweiterungen passiv zustande kommen. Im Vordergrund steht die Steuerung durch Änderung des Vasoconstrictorentonus der sympathisch innervierten Gefäße. Transmitter an den sympathischen Nervenendingungen ist überwiegend das Noradrenalin. Als humorale Wirkstoffe lösen Adrenalin und Noradrenalin eine direkte Constriction der Hautgefäße aus, eine physiologisch relevante dilatorische Betarezeptorenaktivität ist dagegen nicht vorhanden. Andere vasoaktive Substanzen (z.B. Histamin, Bradykinin, Acetylcholin, Angiotensin) können sowohl humoral, häufig aber innerhalb lokalchemischer Regulationen ihre Wirkung entfalten. Sie werden ergänzt durch lokalmechanische Faktoren, die bei Druck- und Lageänderungen wirksam werden (s. Golenhofen 1971).

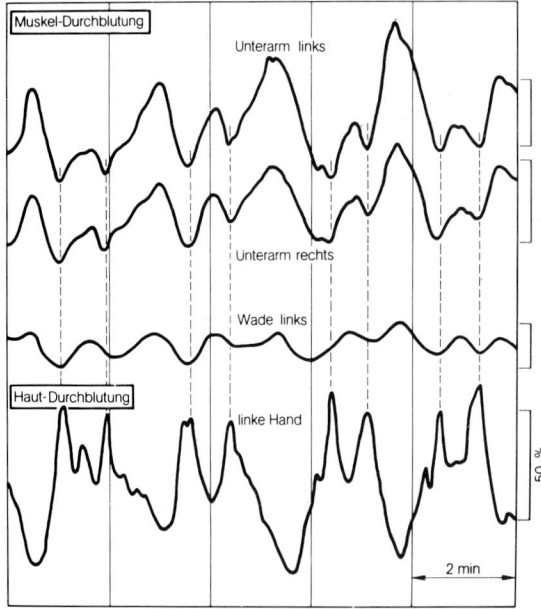

Abb. 2. Gegensinniger Verlauf des „1-min-Rhythmus" der Muskeldurchblutung (Brachioradialis-Extensorengruppe) und der Hautdurchblutung (Daumenballen der gleichen Seite). Die Eichung erfolgte in Prozent der mittleren Ruhedurchblutung. (Nach Hildebrandt und Golenhofen 1958)

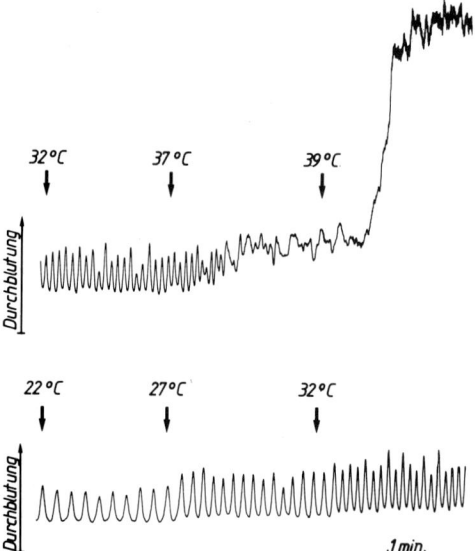

Abb. 3. Originalregistrierung zur Hautdurchblutung (Rücken) bei unterschiedlichen Temperaturen anhand der Laser-Doppler-Flowmetry. Darstellung der Vasomotion

Die cutane Durchblutung weist im Spontanverhalten Schwankungen unterschiedlicher Frequenzen auf, wie z.B. als Folge des pulsatorischen Blutdruckrhythmus oder der THM-Blutdruckwellen. Auffälliger sind Durchblutungswellen mit einer Periodendauer von etwa

1 min, die zentralnerval gesteuert und an den acralen Hautpartien besonders ausgeprägt sind (Abb. 2). Ein wichtiger Faktor für die Fließbedingungen im Bereich der Mikrozirkulation ist die spontane arterioläre Vasomotion. Dieses Phänomen alternierender Gefäßkontraktion und -dilatation (Frequenz 1–10/min) spielt sich an den kleinen Arterien und Arteriolen (Durchmesser 10–100 µm) ab und bedeutet ein ständiges funktionell wichtiges Wechselspiel der kapillären Blutverteilung. Es ist methodisch an der Haut mittels der Laser-Doppler-Flowmetry gut zu erfassen (Abb. 3).

1.3 Thermische Reize und kutane Gefäßregulation

Reaktionen auf thermische Reize stehen in enger Beziehung zum Wärmehaushalt und nutzen daher die Stellglieder der Temperaturregulation. Hier kommt der cutanen Gefäßreaktion die entscheidende Bedeutung zu, versieht die Hautdurchblutung doch eine wesentliche Funktion in der Abgabe und Erhaltung von Wärme, soll aber auch Kälte- und Hitzeschäden des Hautorgans selbst vermeiden (Abb. 4).

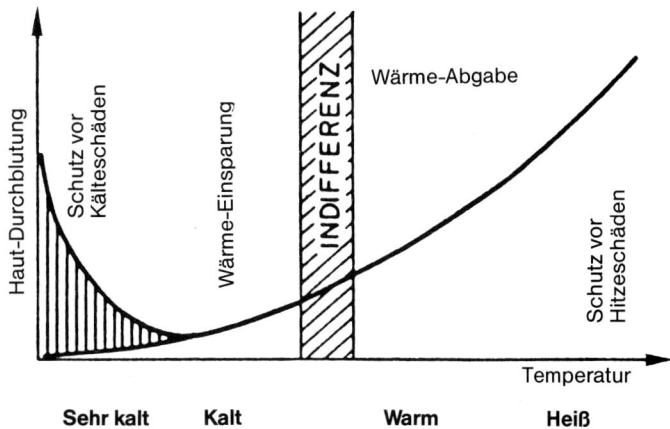

Abb. 4. Schematische Darstellung zum Verhalten der Hautdurchblutung bei verschiedenen Umgebungs- temperaturen. (Nach Golenhofen 1971)

Die Austauschbedingungen für Wärme sind in Folge ihres hohen Diffusionskoeffizienten sehr begünstigt, ebenso wie durch die Besonderheit arteriovenöser Anastomosen und den sich zwischen benachbarten Arterien und Venen abspielenden Gegenstrom-Wärmeaustausch. In der thermoregulatorischen Steuerung der Wärmeabgabe sind letztlich die von der Durchblutung abhängigen Hauttemperaturen und die Temperaturgradienten in der Körperschale als entscheidende Größen zu betrachten (Hensel 1952).

1.3.1 Gefäßreaktionen auf Abkühlung

Die Antwort auf Kältereize an den Hautgefäßen sind constrictorische Reaktionen, die über cutane und hypothalamische Thermorezeptoren via sympathische vasoconstrictorische Nervenfasern vermittelt werden, aber auch durch direkte Einwirkung auf die glatte Gefäßmuskulatur zustande kommen und je nach Innervationsgrad topographisch unterschiedlich ausfallen. Das beweist die erhebliche Drosselung der acralen Durchblutung, wo auch die arteriovenösen Anastomosen betroffen sind, bis unter 1 ml/min/100 ml Gewebe (Golenhofen 1971), zu der ferner die Viskositätserhöhung des kalten Blutes beiträgt.
Starke acrale Kälteeinwirkung mit Hauttemperaturen unter 15° C führt zur sogenannten „Lewisschen Reaktion" (Lewis 1930), eine nach initialer Durchblutungsdrosselung einset-

zende Vasodilatation, die bei fortgesetzter Kühlung von vasoconstrictorischen Episoden (hunting Phänomen) unterbrochen wird. Sie kommt nicht nur an den Extremitäten vor, wo sie aber besonders ausgeprägt auftritt und kann, indem sie den peripheren Stoffwechsel aufrechterhält, als Schutz vor Kälteschäden betrachtet werden. Da sie noch an der akut denervierten Hand auftreten kann, ist an eine lokalmetabolische Genese zu denken. Andererseits scheint diese „Kältedilatation" mit der Beteiligung mehrerer Mechanismen, nämlich Reduzierung des myogenen Tonus, vermin-

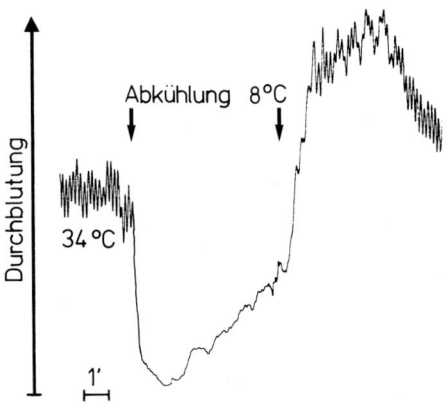

Abb. 5. Originalregistrierung zum Verhalten der Hautdurchblutung auf lokale Abkühlung. Meßstelle: Rücken; Methodik: Laser-Doppler-Flowmetry. Darstellung der Vasoconstriction, der dilatatorischen Tendenz der Abkühlphase und der reaktiven Kältehyperämie

derte Gefäßreaktion auf vasoconstrictorische Impulse, Axonreflexe, sowie Bildung dilatatorischer Stoffe komplexer Natur zu sein (Folkow et al. 1963).

Abbildung 5 dokumentiert die bei lokaler Abkühlung einsetzende Vasoconstriction der Hautgefäße, gefolgt von einer dilatatorischen Tendenz sowie die überschießende Mehrdurchblutung nach Ende der Kühlphase. Eine solche reaktive Kältehyperämie ist meßmethodisch mit thermometrischen Verfahren nicht zu erfassen.

1.3.2 Gefäßreaktionen auf Erwärmung

Gemäß der topographischen Beziehungen zwischen erwärmten Hautareal und reagierendem Gefäßbereich kann man zwischen direkter und indirekter Erwärmung unterscheiden. Die direkte Erhöhung der Hauttemperatur über den thermischen Indifferenzbereich hinaus führt lokal zu einer Erweiterung cutaner Gefäße. Thermoregulatorische Antworten auf Afferenzen von Thermorezeptoren und die Erhöhung der Temperatur des rückströmenden Blutes vergrößern den Wirkungsbereich in Form einer allgemeinen Dilatation der Hautstrombahn, ein Vorgang, der besonders die Acren betrifft. Eine solche indirekte Erwärmung liegt den sogenannten konsensuellen Reaktionen zugrunde, wo z.B. eine großflächige Erwärmung in der nicht wärmeexponierten Region eine Mehrdurchblutung auslöst (Abb. 3). Die Vasodilatation kann hier zunächst als Aufhebung des vasoconstrictorischen Tonus betrachtet werden, die dann, sofern eine Schweißsekretion eintritt, über das vasoaktive Bradykinin eine Verstärkung erfährt. Bei Kombination einer allgemeinen mit einer lokalen Erwärmung ist eine weitere Steigerung der Hautdurchblutung zu erzielen. An der Hand kann sie ein Ausmaß bis zu etwa 200 ml/min/100 ml Haut erreichen, am Fuß dagegen ist die Reaktion weniger ausgeprägt (Golenhofen 1971).

Hautdurchblutung, sowie das mikrozirkulatorische Phänomen der Vasomotion (s.a. 1.2) können fortlaufend und quantitativ mit der Laser-Doppler-Flowmetry erfaßt werden. Abbildung 3 zeigt eine Originalregistrierung, die während stufenförmiger Hauterwärmung gewonnen wurde, mit der für steigende Temperaturen charakteristischen Zunahme von Durchblutung und Vasomotionsfrequenz und dem Verlust des Vasomotionsmustern bei höheren Temperaturen.

1.3.3 Thermische Reize und Venenreaktionen

Ebenso wie die arterielle Gefäßseite ist auch das kapazitive Gefäßsystem neural und humoral beeinflußbar und ergänzt dessen Regulationen. Zwischen Arterien und Venen bestehen ähnliche thermoregulatorische Gesetzmäßigkeiten (Hensel 1964), d.h. allgemeine oder lokale Kühlung heben den Venentonus, Warmreize senken ihn. Entsprechend verhält sich das Blutvolumen der Haut. Die dilatatorische Reaktion ist gegenüber arteriellen Gefäßen allerdings weniger ausgeprägt. Rudofsky et al. (1977) konnten nachweisen, daß akute Kaltwasserapplikation auch bei Patienten mit primärer Varikosis und chronisch venöser Insuffizienz zur Abnahme der Venenkapazität führte und aus Druckmessungen in der Vena saphena magna während des Belastungstests auf eine Verbesserung der Klappenfunktion und der Venenmuskelpumpe zu schließen war.

Die venomotorische Reaktion auf Kaltreize führt zu Verengung des Gefäßlumens und damit zu Erhöhung der venösen Rückstromgeschwindigkeit und verbesserter Klappenfunktion. Ähnlich wirkt der hydrostatische Druck als externe Kompression beim Eintauchen in ein Bad. Allerdings nimmt der hydrostatische Druck selbst Einfluß auf die Venomotorenaktivität, denn in thermoindifferentem Wasser nimmt der Tonus in aufrechter Körperhaltung ab und bei horizontaler Lage zu (Petersen et al. 1966). Somit wirkt im Bad dem Orthostaseeffekt einerseits druckpassiv die Blutvolumenverschiebung in die thorakalen Gefäßabschnitte entgegen (s.a. 2.1.2), als auch die aktive neural vermittelte venomotorische Reaktion. Bei von der Thermoindifferenz abweichenden Badetemperaturen wird dann der Venentonus von der übergreifenden thermoregulatorischen Gesamtsituation bestimmt.

1.4 Thermische Reize und Kreislaufregulation

Über periphere Gefäßreaktionen hinaus sind Thermoregulation, thermische Streßbelastungen und Herz-Kreislaufsystem über weitere kardiovasculäre Kenngrößen miteinander verknüpft. Je nach Art, Intensität und Dauer der Exposition lassen sich eigene Reaktionsbilder unterscheiden.

Am Modell des sogenannten Cold-pressure-Tests, einem Verfahren zur Prüfung vasculärer Reaktivität (Hines et al. 1932; Voudoukis 1978) ist das funktionelle Verhalten akuter, starker Kältebelastungen, die zudem eine erhebliche affektive Komponente enthalten, vielfach studiert worden. Dieser Test, der eine oder beide Hände über mehrere Minuten einem Eiswasserbad aussetzt, führt akut zu ausgeprägter Aktivierung des sympathischen Nervensystems (Abb. 6). Eine neuere Analyse der auftretenden kardiovasculären Reaktionen läßt mehrere teils gegenläufige Effekte vermuten, in die reflektorische Korrekturen der primären Kältereaktion hineinspielen (Angermann et al. 1983).

Es kommt zu systolischen und diastolischen Blutdruckanstiegen, Steigerungen der Herzfrequenz und des Herzzeitvolumens bei unverändertem Schlagvolumen und erhöhtem peripheren Widerstand. Vermehrtes Herzzeitvolumen und erhöhte myocardiale Nachlast bedeuten eine beträchtliche Anforderung an die Herzleistung. Die als sogenannte Kälteangina imponierenden stenocardischen Beschwerden bei disponierten Koronarkranken lassen sich daraus erklären. Auf die praktisch gute Verträglichkeit kurzer, kalter Duschen (11° C, 6–10 sec) haben aber Franke et al. (1966) hingewiesen, die überwiegend geringe Zunahmen der Herzfrequenz feststellten und keine Störungen des Herzrhythmus diagnostizierten, die nicht mit respiratorischen Einflüssen (Valsalva, Apnoe, respiratorische Arrhythmie) erklärt werden konnten. Le Blanc et al. (1975) haben auf topographische Unterschiede dieser Reaktion hingewiesen, denn die Anwendung des cold pressure Tests im Gesichtsbereich ruft eine Senkung der Herzfrequenz hervor (Abb. 7), eine offenbar durch Trigeminus-Afferenzen vermittelte parasympathicotone Reaktion, die als reflektorische Tauchbrady-

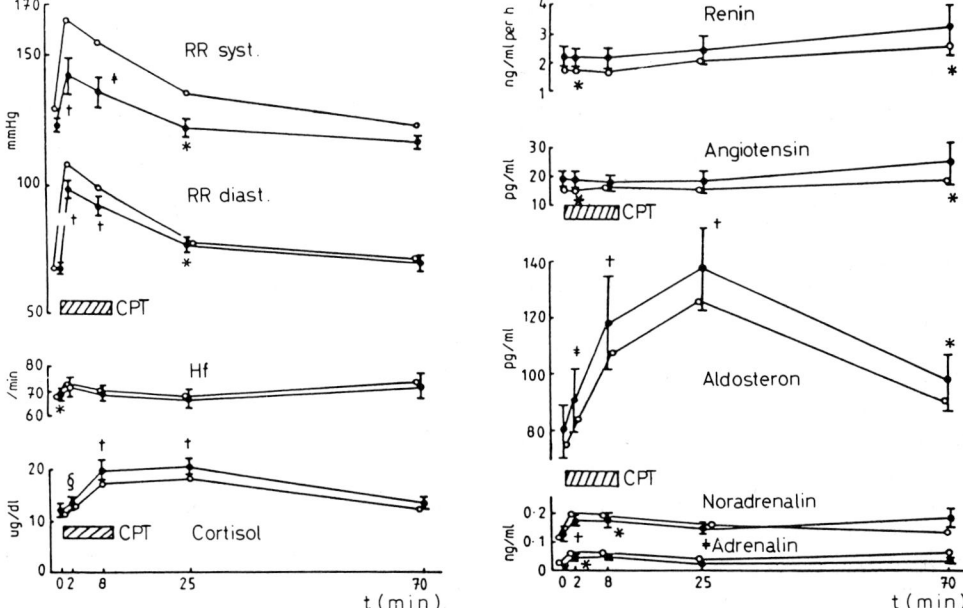

Abb. 6. Akutwirkungen des Cold-pressure-Tests (0° C, 10 min). (Nach Hiramatsu et al. 1984)

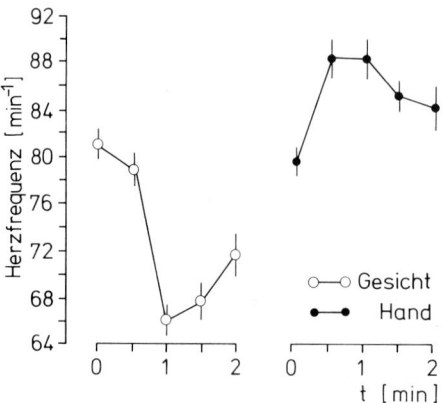

Abb. 7. Änderungen der Herzfrequenz durch den an Hand und Gesicht durchgeführten Cold-pressure-Test (5° C, 2 min). (Nach Le Blanc et al. 1975)

cardie bei einigen Seetieren bekannt ist (Irving et al. 1941). Aber auch hier kommt es zu Blutdruckanstiegen, die im übrigen durch noradrenerge Sympathicotonie, weniger von Adrenalin oder dem Renin-Angiotensin-Mechanismus beeinflußt sind (Hiramatsu et al. 1984). Abgesehen davon wird bei größeren Kaltanwendungen manchmal eine Abnahme des Pulses beobachtet. Eine solche Kältebradycardie dürfte als ein gegenregulatorischer Vorgang vom Barorezeptorenmechanismus ausgehen, wenn es über die Vasoconstriction der Haut zu Erhöhung des peripheren Kreislaufwiderstands und Blutdrucks kommt, oder teilweise auch auf eine kühlende Wirkung des venösen Rückstroms am Sinusknoten zurückzuführen sein. Ein Umschlagen in die Kältetachycardie kann auftreten, sobald sich die subjektive Kälteempfindung zum Kälteschmerz entwickelt (Jungmann 1964).

Zum Teil ähnliche, meist jedoch weniger drastische Reaktionen kommen bei stundenweisen Abkühlversuchen in der Klimakammer vor, mit Steigerung des Tonus im peripheren arteriellen und venösen Gefäßbett, der Zunahme von Herzzeitvolumen, Herzfrequenz und Blutdruck (Atterhög et al. 1975). Die Vasoconstriction der Haut und der erhöhte Venentonus können zur Zunahme des zentralen Blutvolumens führen, wobei die verbesserte Rechtsherzfüllung ein erhöhtes Schlagvolumen zur Folge hat. Da meist frühzeitig Kältezittern eintritt, steigt der Energieumsatz und

die einsetzende muskuläre Mehrdurchblutung wird von einem sich reduzierenden systemischen Gefäßwiderstand begleitet. Ferner führen die anhaltenden Veränderungen der Bedingungen im kapillären Flüssigkeitsaustausch, besonders der Kreislaufperipherie zur Abnahme des Plasmavolumens, was sich in einer Hämatokriterhöhung anzeigt.

Die Kreislaufreaktionen auf Wärmebelastungen verlaufen den kältebedingten großteils entgegengesetzt. Im Vordergrund steht die Vasodilatation der Haut mit Senkung des peripheren Widerstands und des Blutdrucks. Kompensatorisch erhöhen sich Herzfrequenz und Herzzeitvolumen. Das zentrale Blutvolumen wird kleiner. Weitere Kreislaufumstellungen betreffen die Einschränkung der Durchblutung von Niere und Splanchnicusgebiet (Rowell 1974) zugunsten der Haut. Längere Exposition führt zur Abnahme des Plasmavolumens mit Verstärkung der Kreislaufreaktionen. Ob bei direkten oder indirekten thermischen Einwirkungen immer zwischen „innen" und „außen" gegensinnige Verteilungsmuster der Durchblutung auftreten, ist nicht sicher zu beantworten. Bekannt ist das spontan antagonistische Durchblutungsverhalten von Haut und Muskulatur, etwa in Form der sogenannten Minutenrhythmik (Abb. 2), und sicherlich kann die von Barcroft et al. (1955) für die Erwärmung im Bad beschriebene Reduktion der Muskeldurchblutung bei gleichzeitig erhöhter Perfusion des Hautgebietes als thermoregulatorisch erzwungene Kreislaufumstellung betrachtet werden (Abb. 8). Die thermische Beeinflussung von einzelnen Körperpartien hat anhand venenverschlußplethysmographischer bzw. -rheographischer Messungen in dieser Richtung unterschiedliche Ergebnisse gebracht. So führten lokale Abkühlungen am Unterschenkel zu Reduktion von Haut- und Muskeldurchblutung (Beste und Struppek 1983), Überwärmungsteilbäder zu Durchblutungszunahmen (Bühring 1984) und kryotherapeutische Abkühlungen am Unterarm ebenfalls zu einer Mehrdurchblutung (Trnavsky 1979). Diese Befunde müssen insofern einen Vorbehalt erfahren, als die verwendete Methodik keine befriedigende Beurteilung nach getrennten Gewebskompartimenten zuläßt.

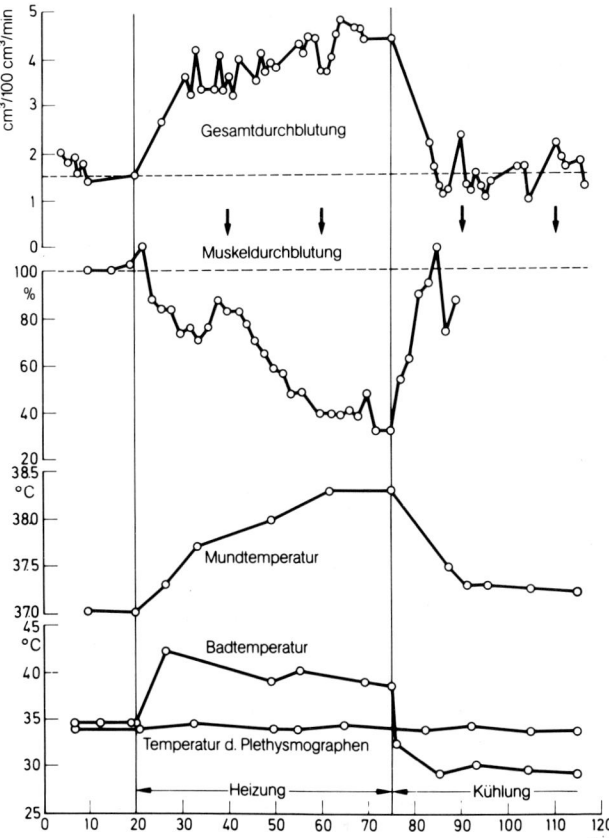

Abb.8. Erwärmungs- und Abkühlungsversuch im Bad nach Barcroft et al. (1955). Die Messung der Gesamtdurchblutung erfolgte plethysmographisch an der rechten Wade und die der Muskeldurchblutung mit der Wärmeleitsonde im M. gastrocnemius. Die senkrechten Pfeile bezeichnen die Zeitpunkte, an denen die Temperatur der unbeheizten Sonde gemessen wurde. Darunter sind die Verläufe der Mund- und Badtemperatur aufgetragen

Die enteroportale Durchblutung scheint durch externe, lokale Wärmeapplikation nicht beeinflußt zu werden, hingegen fand sich ein Anstieg bei Eisbeutelauflage (Demling und Gromotka 1959). Eine strenge Kopplung gegensätzlicher Reaktionen ist kaum anzunehmen, denn die Gefäßantwort ist keine einfache Folge der Stimulierung von Thermorezeptoren, sondern letztlich Teil der Ausreglung einer ganzen Reihe für die thermische Homoiostase bedeutsamer Funktionskreise.

1.5 Affektive Einflüsse und Muskelaktivität

Zwischen Thermoregulation und Affektdynamik bestehen enge Verbindungen (Golenhofen 1963), denn beide benutzen gemeinsame Stellglieder und können aufeinander einwirken. Im Affekt kann bereits ohne thermische Belastung eine Gefäßreaktion ausgelöst werden, z.B. Verminderung der Hautdurchblutung bei ansteigender Muskelperfusion (Hildebrandt und Golenhofen 1958), sowie neben der sympathicotonen Herz-Kreislaufreaktion eine Zunahme des Muskeltonus (Göpfert 1956). Andererseits führt die plötzliche Kältebelastung zu einem ähnlichen Reaktionsmuster. In welchem Maße eine solche stressorbegleitende emotionale Komponente auftritt und die Gesamtreaktion prägt, wird von den thermischen Afferenzen bestimmt. Da die Thermorezeptoren auch differentielle Erregungseigenschaften aufweisen, ist vor allem die rasche Temperaturänderung wirksam. Somit stellt die affektive Thermoregulation eine Verstärkung vegetativer Begleitreaktionen dar, der in der praktischen Durchführung der Hydrotherapie eine Bedeutung zukommt. Sie kann teilweise auch die unterschiedliche Wirkung von Kältereizen auf die Herzfrequenz erklären.

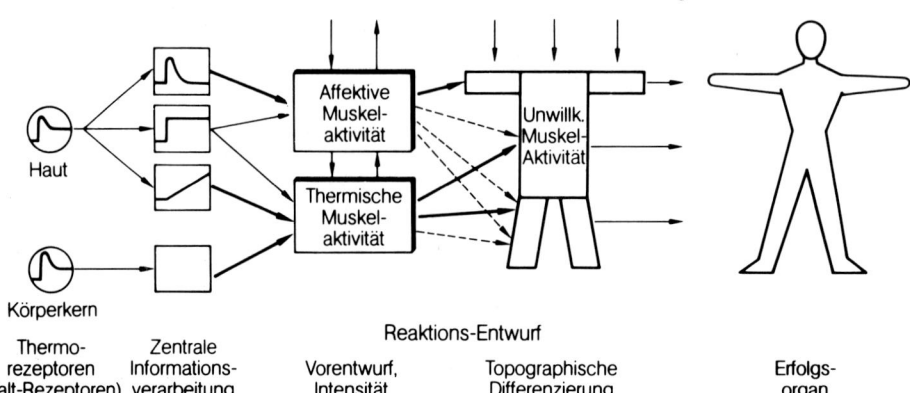

Abb. 9. Grobschematische Darstellung für die Steuerung der unwillkürlichen Muskelaktivität bei „affektiver" und „thermischer" Belastung. Die Wirkungsunterschiede sind durch Abstufung der Pfeilstärke gekennzeichnet. (Nach Golenhofen 1963)

Regulative Einschränkung oder Förderung des Stoffwechsels geschehen im Rahmen der chemischen Thermoregulation. Da beim Erwachsenen die Wärmeproduktion über die sogenannte zitterfreie Thermogenese keine Rolle spielt, ist vor allem die Aktivität der Skelettmuskulatur angesprochen. Wärmebildung in Form des Kältezitterns bedeutet allerdings eine wenig ökonomische Aufheizung des Körperkerns, da die Zitterbewegungen gleichzeitig den konvektiven Wärmeverlust verstärken. Die reflektorisch erfolgende Muskelaktivität bei Kältebelastung erfolgt nach Golenhofen (1958 a, b) einem räumlichen Reaktionsmuster mit einer in den acralen Bereichen betonten „affektiven Muskelaktivität" und einer mehr zentral auftretenden „thermischen Muskelaktivität", sofern die Exposition anhält (Abb. 9). Somit wird die Aktivitätstopographie vom Charakter des Kältereizes beeinflußt.

1.6 Thermische Reize und endocrine Reaktionen

In der Thermoregulation werden in erster Linie zwei Komponenten des neuro-endocrinen Systems beansprucht, die hypothalamisch-hypophysäre Achse mit den von ihr kontrollierten Hormonen und das sympathico-adrenomedulläre System, die gemeinsam die stressorischen Einflüsse von Wärme und Kälte zu bewältigen haben. Die endocrinen Reaktionen liegen dabei schwerpunktmäßig in metabolischen Erfordernissen. Hinzu kommen die homoiostatischen Belange im Wasser- und Mineralhaushalt, in welche die Hormone des Renin-Angiotensin-Aldosteronsystems und des Hypophysenhinterlappens eingeschaltet sind. Ein Großteil der experimentellen Evidenz stützt sich auf das Studium veränderter hormoneller Plasmaspiegel. Dabei sollte nicht vergessen werden, daß neben der Sekretion Parameter wie Metabolisierungsrate, Nahrungsaufnahme, Hormon-Proteinbindung und Blutvolumenänderung zu berücksichtigen sind, um in der Beurteilung hormoneller Veränderungen eine sinnvolle Aussage machen zu können.

Die endocrinen Auswirkungen thermischer Reize sind in akuten und chronischen Expositionsstudien, insbesondere mittels der Klimakammer, seltener anhand von Reizsetzungen aus Hydrotherapie, Sauna und Bädern (s.a. 2.2.2 u. 3.1.2) untersucht worden.

Auch unter endocrinem Aspekt hat der cold pressure Test, der gewissermaßen als Teilbad betrachtet werden kann, neben den thermisch-klimatischen Untersuchungen grundlegende Erkenntnisse zu den Reaktionen auf Kältebelastung vermittelt. Zu den funktionellen Antworten, die sich hier einstellen, gehören humoral nachweisbare sympathische Reaktionen, wie sie in Veränderungen der Catecholaminspiegel ihren Ausdruck finden (Abb. 6). Die Dominanz liegt auf der erhöhten Noradrenalinsekretion, die gleichzeitig mit der Steigerung des Blutdrucks auftritt und überwiegend den Endigungen der sympathischen Gefäßnerven entstammt. Der Beitrag in Form des Adrenalins wird in erster Linie vom sympathisch stimulierten Nebennierenmark geleistet (Arnett und Watts 1960; Hiramatsu et al. 1983; Angermann et al. 1983). Die Relation von neuronaler zu adrenomedullärer Catecholaminfreisetzung scheint in einem gewissen Grade mit der Affektbetontheit der jeweiligen Streßprozedur in Verbindung zu stehen, wie sie auch beim cold pressure Test als subjektiv unangenehme Begleitempfindung gegeben ist. Auch Klimakammerversuche lassen erkennen, daß mit zunehmender Intensität der Kältebelastung der Adrenalinanteil wächst.

In die Folgen akuter Kälteexposition sind ferner hypophysäre Aktivitäten involviert, denn es kommt zu deutlichen, noch über die Kaltphase hinaus weiter ansteigenden Plasmaspiegeln von Cortisol, die zeitlich auch die Catecholaminveränderungen übertreffen. Einen ähnlichen Verlauf weisen die Aldosteronkonzentrationen auf, die aber nicht auf Reaktionen im Renin-Angiotensin-Aldosteronsystem zurückgehen, denn sie können im Dexamethason-Test supprimiert werden (Hiramatsu et al. 1983) und sind vermutlich das Resultat der streßinduzierten ACTH-Sekretion (Wilson et al. 1970). Obwohl die Befunde nicht einheitlich sind, scheint unter Kälteexposition die Reninfreisetzung eher vermindert und somit Angiotensin am Zustandekommen der Blutdruckreaktion nicht beteiligt zu sein (Hiramatsu et al. 1983; Angermann et al. 1983). Die Hypophysen-Schilddrüsenachse wird unter Kälte nicht oder kaum stimuliert (Wilson et al. 1970). Ebenfalls aus einem Klimakammerversuch mit Kaltexposition stammt die Beobachtung, daß das Wachstumshormon erst in der Wiedererwärmungsphase starke Anstiege erfährt (Okada et al. 1970).

Die physiologische Antwort auf Hitzestreß beinhaltet in ihren hormonellen Bezügen ebenfalls sympathische Stimulierung und adreno-corticale Aktivitäten mit beträchtlicher individueller Variation. Abhängig von Intensität und Belastungsdauer mehren sich die zirkulierenden Catecholamine und ihre Ausscheidung (Arvela und Huikko 1969; Britton et al. 1974; Taggart et al. 1972). Das Cortisol gehorcht keiner einfachen, linearen Beziehung zur Reizexposition. Passive Erwärmung bei heißem Raumklima läßt nach Collins et al. (1969) die plasmatischen Cortisolspiegel erst ab einer kritischen Kerntemperatur von 38,3° C ansteigen, während Harrison (1975) diese strenge Beziehung nicht bestätigt und Follenius et al. (1979) Zunahmen nur bei Probanden mit hitzebedingten Diskomfortempfindungen beobachteten. Verminderung des Blutvolumens bzw. Hypohydratation verstärken die Streßreaktion (Francesconi et al. 1984). Andererseits sind für die erste Phase der Hitzeexposition auch Senkungen der Cortisolspiegel beobachtet worden (s.a. 2.1.5).

Hinsichtlich weiterer Streßhormone ist unter Hitzebedingungen eine gegenüber Cortisol stärkere Reaktion von Wachstumshormonen beschrieben (Leppaluoto et al. 1975; Okada et al. 1972). Das Renin-Angiotensin-Aldosteronsystem wurde verschiedentlich untersucht und plasmatische Anstiege dieser Hormone verzeichnet (Follenius et al. 1979; Finberg et al. 1974; Kosunen et al. 1976). Da die Reninsekretion von der Sympathicusaktivität bzw. Catecholaminen unterhalten werden kann (Chouko et al. 1975), dürfte darin ein Grund für die erhöhten Plasmawerte zu finden sein. Ferner dürften mit Auswirkungen in dieselbe Richtung die thermoregulatorisch auftretende renale Minderdurchblutung, sowie der Wasser- und Natriumverlust eine Rolle zu spielen. Entsprechendes gilt für das in der Hitzeexposition erhöhte Aldosteron, wo die kompensatorische Einschränkung der Durchblutung im Splanchnicusbereich gleichzeitig eine Reduzierung der metabolischen Clearance in der Leber bedeutet. Die unter normalen Bedingungen die Aldosteronbiosynthese kontrollierenden Faktoren des Renin-Angiotensins, der ACTH-Sekretion und der plasmatischen Natrium- und Kaliumspiegel kommen mit unterschiedlichem Gewicht auch unter Hitzebedingungen zum Tragen.

Die beschriebenen thermisch ausgelösten hormonellen Änderungen sind in der Lage, Stoffwechselvorgänge zu beeinflussen, wobei weniger auf Reaktionen im Kohlenhydrathaushalt als vor allem auf die lipolytische Aktivität der Catecholamine, gemessen als unter Wärme und Kälte erhöhte Fettsäurespiegel, hingewiesen worden ist (Harrison 1975; Okada et al. 1970, 1972). Dafür dürfte vorzugsweise das sympathisch freigesetzte Noradrenalin mit seiner starken lipolytischen und schwach glykogenolytischen Eigenschaft (Ellis 1956) verantwortlich sein.

Endocrinologische Aspekte der Kneippkur sind anhand plasmatischer Hormonspiegel bisher kaum experimentell aufgegriffen worden. Eigene Untersuchungen über die Wirkung von Kaltreizen verschiedener Kneippscher Anwendungen sprechen für eine meßbare aber geringe Stimulierung von Noradrenalinfreisetzung, Reninsekretion, glucocorticoidaler (Cortisol) und mineralocorticoidaler (Aldosteron) Aktivität sowie Prolactinabgabe, ohne sichere Wirkung auf die Schilddrüse und ohne Effekt auf das Wachstumshormon.

2 Grundlagen der Bäderbehandlung

Unter einem Bad im medizinischen Sinne versteht man das Eintauchen eines Körpers oder Körperteils in ein Medium (z.B. Luft, Gas, Dampf, Wasser, Moor, Schlamm, Schlick). Dabei wird das Wasser aufgrund seiner physikalischen Eigenschaften für therapeutische Zwecke besonders begünstigt. Sowohl in fester (Eis) als auch gasförmiger Form (Dampf) nutzbar, wird es in der Kneippschen Hydrotherapie hauptsächlich im flüssigen Aggregatzustand verwendet. Die Verordnungen reichen von kurzen, kalten Teil- und Ganzbädern, Wechselteil- und Vollbädern, Bürstenbädern und Bädern mit sogenannten medizinischen Zusätzen bis hin zum Kombinationsbad in Form des Blitzgußmassagebades. Weitere Applikationen sind Luftsprudelbäder, Unterwasserdruckstrahlanwendungen und – in selteneren Fällen – Überwärmungsbäder.

2.1 Wirkungen der Wasserimmersion

Das Eintauchen des Körpers in Wasser, als einem gegenüber Luft durch andere physikalisch-chemische Eigenschaften charakterisierten Medium bedeutet eine Störung für zahlreiche homoiostatisch geregelte Funktionsabläufe. Während des Bades wirken mechanische, thermische, chemische und psychische Faktoren ein, die im Organismus Regulationsantworten hervorrufen, die noch Stunden später nachweisbar sein können. Das individuelle Reaktionsverhalten ist abhängig von Größe, Gewicht, Alter physischer und psychischer Konstitution und folgt bestimmten zeitlichen Ordnungen. Für das Verständnis einer modernen Bädertherapie ist das Studium dieser Zusammenhänge unentbehrlich (Abb. 10).

2.1.1 Mechanische Kräfte

Bei den mechanischen Kräften unterscheiden wir hydrostatischen Druck, Auftrieb und Viskosität des Bademediums. Die während eines Bades auftretenden hydrostatischen Effekte errechnen sich aus den auf bestimmten Flächen lastenden Drücken in Abhängigkeit von Säulenhöhe und Dichte des Mediums. Der hydrostatische Druck nimmt linear mit der Wassertiefe zu und belastet den Körper in 10 m Tiefe mit einer Kraft von ca. 100 kPa (1 000 cm H_2O, 760 mm Hg, 1 atü). Bei in einem Bad von nur 1,30 m Tiefe stehenden Menschen beträgt der Druck auf die unteren Körperabschnitte immerhin noch 10,7 bis 13,9 kPa (80–100 mm Hg). Aufgrund der zwar elastischen aber kaum kompressiblen Weichteile des Organismus löst die bei einem Vollbad von außen einwirkende Kraft eine Umfangsabnahme an den unteren Extremitäten bis zu 1,5 cm, am Rumpf bis zu 5,5 cm und am Thorax bis zu 3,5 cm aus (Abb. 11). Erklären läßt sich dieser verringerte Umfang mit der bereits von Gauer (1955) beschriebenen Verschiebung des Blutes innerhalb des Niederdrucksystems. Das Blutvolumen weicht in Gebiete aus, auf die der hydrostatische Druck nicht einwirkt. Der relativ große Widerstand der Thoraxwand und die über die offene Glottis mit der Atmosphäre kommunizierenden

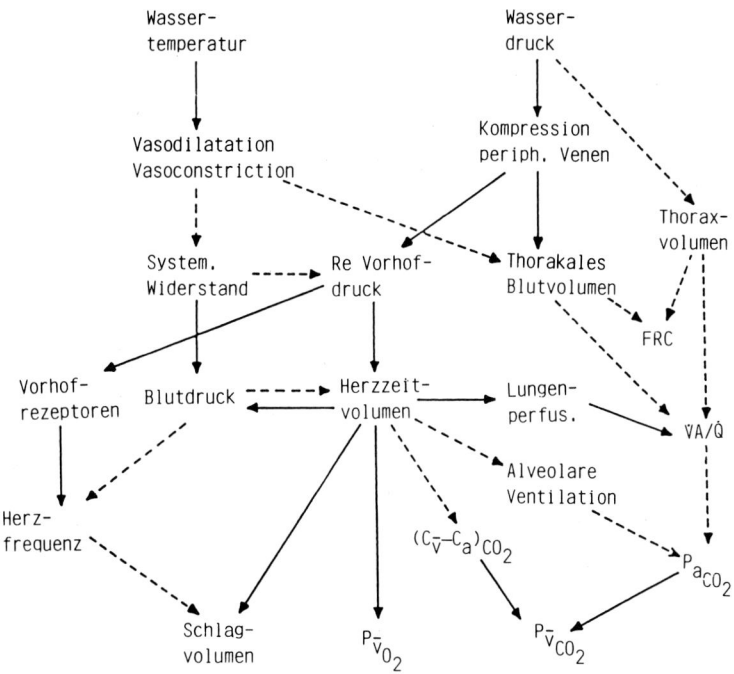

Abb. 10. Schematische Darstellung der Einflußgrößen Druck und Temperatur auf die kardiopulmonale Funktion während Wasserimmersion. (Nach Farhi und Linnarsson 1977)

Lufträume der Lungen lassen eine eindrucksvolle Volumenverschiebung aus den Gefäßgebieten der Extremitäten, der Haut und des Bauchraumes in intrathorakale Bluträume zu (Abb. 12). Als Folge dieser Umverteilung des Blutes läßt sich kurzfristig röntgenkymographisch ein „Badeherz" nachweisen, das durch Größenzunahme des Herzschattens und Prallfüllungsphänomene an Gefäßen und Herzrand gekennzeichnet ist (Abb. 13).

Durch die Auftriebswirkung des Wassers entsteht eine scheinbare „Schwerelosigkeit" im Bad, die auf das archimedische Prinzip zurückgeführt werden kann. Dieses besagt, daß ein vollständig oder teilweise in eine Flüssigkeit eingetauchter Körper eine Aufwärtskraft erfährt, die gleich dem Gewicht der verdrängten Flüssigkeitsmenge ist. Dies entlastet gleichzeitig den Stütz- und Bewegungsapparat von Haltearbeit. Der statische Auftrieb berücksichtigt den Einfluß des spezifischen Gewichts sowohl des Körpers, als auch der verdrängten Flüssigkeit. So steigt z.B. bei hochmineralisierten Wässern (Solen oder Meere mit hohen Salzkonzentrationen) der Auftrieb so stark an, daß

der Körper ohne zusätzliche Kräfte in seiner Gesamtheit an der Oberfläche schwimmt. Im normalen Leitungswasser dagegen machen sich die in den verschiedenen Körperregionen unterschiedlichen spezifischen Gewichte derart bemerkbar, daß z.B. die Extremitäten absinken, während luftgefüllte Teile, insbesondere Thorax und Bauchraum, durch den stärkeren Auftrieb nicht untergehen. Der dynamische Auftrieb wird durch Ortsveränderungen des Körpers im Bad wirksam und variiert mit Bewegungsgeschwindigkeit und Einstellung der Körperflächen zur Bewegungsrichtung. Je nach willkürlicher Handhabung kann die Lokomotion des Körpers (z.B. beim Tauchen) richtungsgemäß frei bestimmt werden. Zusammen mit den statischen Kräften entsteht so – meist unbewußt – unser Schwimmen in offenen Gewässern bzw. Hallen- und Freibädern.

Eine weitere Beeinflussung der Mobilität ist durch die kohäsiven und viskösen Eigenschaften des Wassers gegeben. Die Kohäsion ist bedingt durch die Anziehungskräfte der Moleküle gegeneinander, woraus ein Widerstand

Abnahme des Brustumfanges

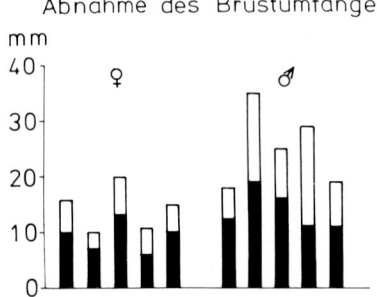

Abnahme des Bauchumfanges

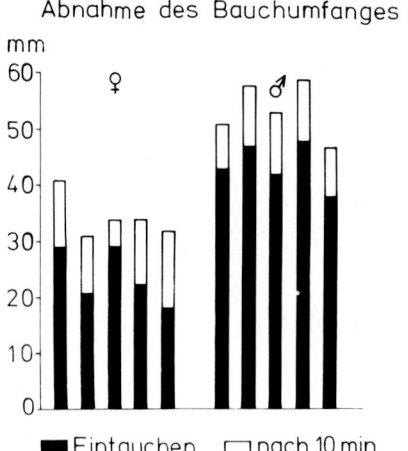

■ Eintauchen   □ nach 10 min.

Abb. 11. Änderung von Brust- und Bauchumfang beim Eintauchen in ein indifferent temperiertes Bad. (Nach Kaiser et al. 1966)

gegenüber jedem Körper, der durch das Medium geführt wird, entsteht. Unter Viskosität versteht man die Eigenschaft eines Mediums, einer irgendwie gearteten Bewegung innerhalb der Flüssigkeit zu widerstehen. Durch Kohäsions- und Viskositätskräfte werden, unabhängig von ihrer Richtung, alle Bewegungen im Wasser behindert. Darüber hinaus gilt, daß bei Bewegungen eines Körpers in einem Medium der Widerstand zunächst linear, nach dem Auftreten von Wirbeln aber quadratisch mit der Geschwindigkeit zunimmt. Somit läßt die hohe Viskosität im Wasserbad, aber ganz besonders in Breibädern (Moor, Schlamm, Schlick), rasche Bewegungen nicht zu.

2.1.2 Wirkungen auf das Herz-Kreislaufsystem

Der am eingetauchten Körper angreifende hydrostatische Druck bedingt eine Beschleunigung des venösen Rückstroms und über die Umverteilung des Blutes eine Volumenverschiebung in Richtung der thorakalen Abschnitte, die unter normalen Verhältnissen bei Erwachsenen rund 600–800 ml ausmacht (Gauer 1955; Arborelius et al. 1972). Es kommt dabei, in Abhängigkeit von der Wasserhöhe zu einer vermehrten Füllung des Herzens sowie herznaher Gefäße mit gleichzeiti-

LUFTBAD   SITZBAD   VOLLBAD

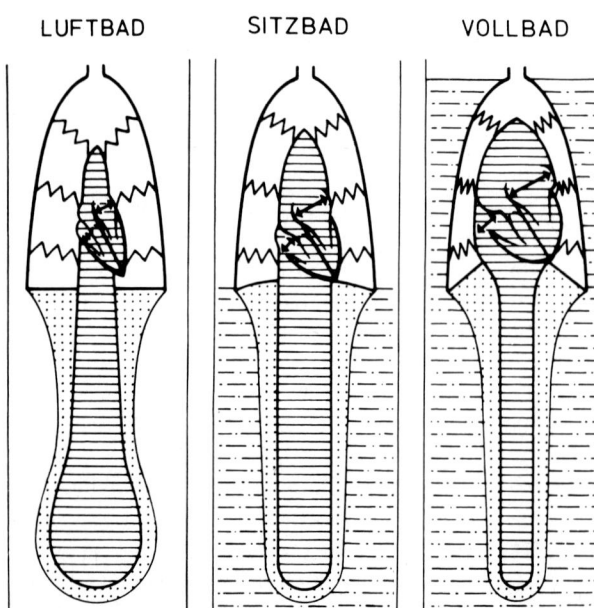

Abb. 12. Schematische Darstellung der gegenüber einem Luftbad hydrostatischen Wirkung eines Halb- und Vollbades auf Blutvolumenverteilung im Niederdrucksystem, Zwerchfellstand und Veränderung der elastischen Kräfte der Lunge. (Nach Gauer 1955)

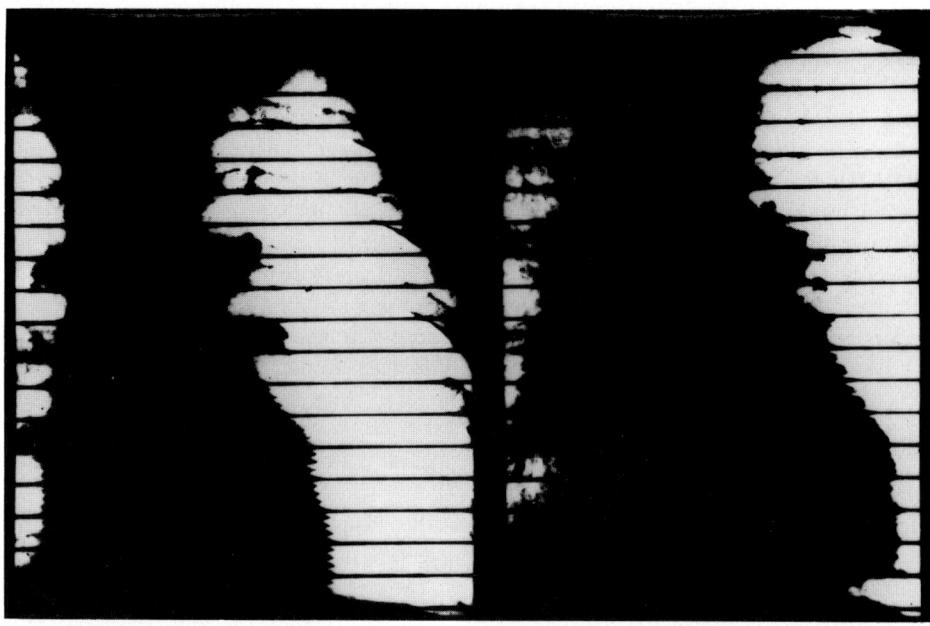

Abb. 13. Vergleichende Herzkymogramme vor und während eines indifferenten Vollbades. (Nach Ekert 1956)

gem Anstieg des venösen Einstromdruckes in den rechten Vorhof. Sichtbar wird dies an den oberflächlich liegenden Venen des Kopfes und Halses, deren Füllungsgrad im Vollbad zunimmt. Die vermehrte Vorbelastung des Herzens spiegelt sich im Anstieg des rechtsventrikulären enddiastolischen Druckes sowie systolischer und diastolischer Pulmonalarteriendrucke wider. Sie hat zur Folge, daß während des Bades das Auftreten eines Kollapszustandes praktisch ausgeschlossen ist.

Zu den immersionsbedingten Änderungen der Hämodynamik gehört die Zunahme des Herzzeitvolumens um ca. 30% (Begin et al. 1976; Farhi et al. 1977; Arborelius et al. 1972; Löllgen et al. 1980) als Folge eines gesteigerten Schlagvolumens bei unveränderter oder reduzierter Herzfrequenz. Die meisten Autoren berichten über Abnahmen der Herzfrequenz von 6–10 min, manchmal auch über biphasische Reaktionen. Offenbar ist die Eintauchtiefe von Einfluß, denn die beim Eintauchen bis zum Xiphoid beobachtbare Verminderung der Herzfrequenz erfährt mit zunehmender Erhöhung des Wasserspiegels einen rückläufigen Trend (Farhi et al. 1977). Dies wird auf die

Kombination zweier gegensätzlicher Vorgänge zurückgeführt, nämlich zuerst die Dominanz des Barorezeptorenmechanismus, mit reflektorischer Erniedrigung der Herzfrequenz, bei weiterem Eintauchen dann das Überwiegen frequenzaktivierender atrialer Dehnungsrezeptoren. Andererseits konnte durch pharmakologische Blockierungsversuche wahrscheinlich gemacht werden, daß für diese Immersionsbradycardie eine Abnahme der Bluttemperatur mit depressorischer Wirkung auf den Sinusknoten eine Rolle spielt (Göttl et al. 1980). Die Blutdrucke weisen eine Tendenz zur Abnahme auf, der systemische Gefäßwiderstand ist reduziert, was sich gut mit der experimentell gefundenen peripheren Durchblutungssteigerung vereinbaren läßt (Balldin et al. 1971). Ferner kommt es während Immersion zu einer Umverteilung in der Lungendurchblutung mit Bevorzugung der apikalen Strombahn, was auf die veränderten Druckbeziehungen zwischen Pulmonalarterie, wo der Druck ansteigt, linkem Vorhof und Alveolen zurückzuführen ist (Arborelius et al. 1972; Gauer 1955). Langfristige Immersionszustände sind von Abnahmen des Plasmavolumens bei zunehmender Hämokonzentration begleitet. Beobachtungen eines initial fallenden Hämotokrits, der auf eine Steigerung des Plasmavolumens schließen ließe, scheinen zum Teil auch auf den für die Badeposition notwendigen Lagewechsel zurückzuführen sein. Unter diesen Bedingungen dürften die abrupt verminderten peripheren transmuralen Gefäßdrucke zu einer Verschiebung des Gleichgewichts zwischen kapillärer Filtration und Rückresorption von Flüssigkeit im Sinne einer Hämodilution führen.

2.1.3 Wirkungen auf die Atmung

Bereits beim Wechsel von aufrechter Stellung zum Liegen verschiebt sich die Atemruhelage normalerweise um ca. 13% in Richtung Exspiration (Anthony 1937). Nach Eintauchen in ein Wasserbad verstärken der hydrostatische Druck durch weiteres Verschieben des Zwerchfells und Kompression der Thoraxwände diesen Effekt. Damit wird die Atemruhelage auf Kosten der exspiratorischen Reserveluft deutlich angehoben und die Einatmung erschwert, die Ausatmung dagegen erleichtert. Die Vitalkapazität ist dabei um ca. 10% vermindert. Wenn auch beim Gesunden die Atemkräfte stark genug sind, sich gegen den hydrostatischen Druck zu behaupten, sinkt dennoch die mittlere Luftfüllung der Lungen während eines Vollbades in entspannter Rückenlage um ca. 1 000–1 500 cm^3 ab (Sarre 1935).

In thermoindifferenten Bädern kommt es, wie bereits Gollwitzer-Meier (1938) zeigen konnte, unter Ruhebedingungen zu nur unbedeutenden Änderungen von Atemminutenvolumen und Sauerstoffverbrauch, obwohl die Atmungswiderstände erheblich zunehmen (Agostini et al. 1966; Löllgen et al. 1980). Diese treten erst dann stärker in Erscheinung, wenn Rippenkompression und Zwerchfellhochtritt zu einer Verengung der Luftwege führen, also noch nicht beim Eintauchen bis zur Hüfte, und daher nicht durch die zentrale Blutvolumenverschiebung hervorgerufen, die jedoch die Dehnbarkeit des Lungengewebes mindert und Instabilitäten der kleinen Luftwege verursacht (Agostini et al. 1966; Burki 1976). Als Resultat daraus erfolgt die Atmung unter erhöhtem negativen Druck.

Auf dem Boden solcher respiratorischer Einschränkungen können ventilatorische und zirkulatorische Inhomogenitäten auftreten, die eine Abnahme des arteriellen Sauerstoffpartialdrucks und eine Erhöhung der alveolar-arteriellen Sauerstoffdifferenz herbeiführen (Löllgen et al. 1976; Cohen 1971). Die Diffusionskapazität ist dabei kaum verändert, während sich jedoch eine Verringerung der funktionellen Residualkapazität feststellen läßt.

2.1.4 Wirkungen auf die Nierenfunktion

Die während Immersion eintretende Umverteilung des Blutvolumens mit einer relativen zentralen Hypervolämie läßt Auswirkungen auf die Flüssigkeits- und Elektrolythomoiostase und damit die Nierenfunktion erwarten. Was die renale Hämodynamik angeht, ist aber trotz gesteigertem Herzzeitvolumen die effektive Nierendurchströmung, gemessen an der PAH-Clearance, nicht verändert. Auch die Insulin-Clearance als Maß der glomerulären Filtrationsrate läßt sich nicht beeinflussen (Lit. s. Epstein 1978). Dies gilt für thermoindifferente Bedingungen.

Eine auffallende Erscheinung ist die sogenannte Badediurese, die bereits von Bazett et al. (1924) studiert worden ist. Sie läßt sich in erster Linie durch eine Zunahme der freien Wasser-Clearance, weniger einer osmotischen Clearance kennzeichnen. Eine Natriurese und Kaliurese werden ebenfalls als Immersionseffekte beobachtet.

Die Badediurese wird vor allem als volumenregulatorischer Vorgang betrachtet (Gauer und Henry 1963). Dafür spricht, daß ein deutlicher Effekt auf das Harnvolumen erst erreicht wird, wenn der Wasserspiegel im Sitzen die Nabelhöhe überschreitet, und weil die intravenöse Infusion von Vasopressin diese Diurese reduziert (Eckert 1965). Neben der endokrinen Regulation über die reflektorische Hemmung des antidiuretischen Hormons, die von den Volumenrezeptoren der Vorhöfe ausgeht, werden für die Genese der Immersionsdiurese auch Änderungen renaler Prostaglandine und eine

Therapieform	VBη	St. VBη	Pη	Hk	EF	EA
isothermes Bad	⊕	/	⊕	⊕	/	/
hyperthermes Bad	⊕	⊕	⊕	⊕	/	⊖
hypothermes Bad	⊖	/	/	⊖	/	⊖
CO₂-Bad (Akut)	/	/	⊕	/	⊕	/
CO₂-Bad (Langzeit)	/	/	/	/	⊕	/
Stanger-Bad	/	⊖	/	⊖	/	/
Sauna	⊖	⊖	/	/	/	/
Ergometerbelastung	⊖	⊖	⊖	⊖	/	/

Abb. 14. Rheologische Veränderungen im Blut nach verschiedenen Badeformen. ⊕ = signifikante Beeinflussung im Sinne einer Blutfluiditätsverbesserung, gemessen an mehreren rheologischen Parametern. Zeichenerklärung: VB = Vollblutviskosität; $St.VB$ = stand. Vollblutviskosität; P = Plasmaviskosität; HK = Hämatokrit; EF = Erythrocytenflexibilität; EA = Erythrocytenaggregation. (Nach Ernst et al. 1984)

Verminderung renaler sympathischer Aktivität diskutiert (Lit. s. Epstein 1978).

2.1.5 Rheologische Änderungen

Da der Blutfluidität eine entscheidende Bedeutung in der Gewebsperfusion zugemessen wird, ist die Frage einer Beeinflußbarkeit durch physikalisch-therapeutische Reize von Bedeutung. Ernst et al. (1984) haben vor kurzem experimentelle Ergebnisse aus Untersuchungen von Bädern vorgelegt. Die rheologischen Parameter sind in Abb. 14 wiedergegeben. In Abhängigkeit von der Badeart kommt es zu unterschiedlichen Änderungen der Fließeigenschaften des Blutes. Rheologische Begünstigungen im Sinne einer Fluiditätszunahme des Blutes gehen danach vom thermoneutralen Vollbad, CO_2-Bad und hyperthermen Vollbad aus. In den zugrunde liegenden Mechanismen spielen sicherlich Dilutionseffekte im Intravasalraum eine Rolle, als Folge unterschiedlicher Reizexposition, insgesamt komplexen und sich gegenseitig überlagernden Prozessen.

2.2 Thermische Einwirkungen

Mit dem Eintauchen des Körpers in ein Bad ändern sich die Wärmeaustauschvorgänge im Vergleich zu Luft als Umgebungsmedium grundlegend (Abb. 15). Hier erfolgt der Wärmetransport hauptsächlich auf dem Wege von Konvektion und Leitung, während Strahlung vernachlässigt wird. Vor allem aber ist Verdunstung thermischen Schweißes im Bad nicht möglich. Damit fällt die gegenüber hohen Lufttemperaturen stark wirksame Kühlung des Körpers aus, es sei denn, daß an aus dem Wasser herausragenden Körperteilen Schweiß verdunstet wird. Durch thermisch bedingte Dichteunterschiede innerhalb der Flüssigkeit herrscht im Wasserbad eine „freie Konvektion" vor. Sie läßt sich an der Körperoberfläche mit Hilfe hochempfindlicher Wärmeleitmessungen recht genau registrieren (Drexel et al. 1960). In breiigen Bädern ist dagegen eine „freie Konvektion" praktisch vollkommen unterbunden. Es kann aber, ähnlich wie in Wasserbädern, eine „erzwungene Konvektion" gemessen werden, die durch Bewegung eines Körpers im ruhenden Bademedium (oder umgekehrt) ausgelöst wird.

Bei kalten Umgebungsbedingungen kommt es zu einem kalorischen Verlust des Körpers, der sich zunächst in der Herabsetzung der Schalen- und später auch der Kerntemperatur widerspiegelt. Auf der anderen Seite treten bei heißen Wasserbädern rasch Überwärmungserscheinungen auf, wobei es durch Steigerung

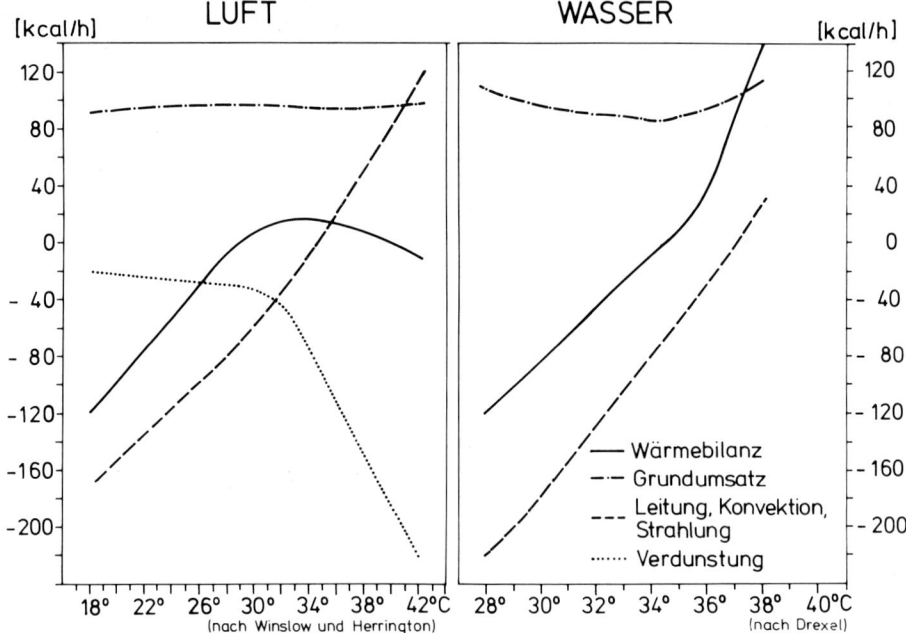

Abb. 15. Grundumsatz und Wärmeaustauschvorgänge in Abhängigkeit von verschiedenen Wasser- und Lufttemperaturen. (Nach Drexel 1963)

der Temperatur über den Indifferenzpunkt hinaus zunächst zur Auffüllung des Wärmespeichers in der Schale kommt. Wegen des dabei anfangs auftretenden Abstromes kühler Blutmengen aus der Peripherie kann die Temperatur des Kernes sogar vorübergehend sinken, um später mit weiterem Aufheizvorgang wieder anzusteigen. Anders als bei Luft, bei der über die perspiratio sensibilis et insensibilis überkörperwarme Bedingungen zu einem hohen Maß ausgeglichen werden, sind im Wasser die Regulationsmöglichkeiten des Körpers gegenüber Überwärmung stärker eingeschränkt. Obwohl im Bad trotz Schweißproduktion der Kühlungseffekt ausbleibt, steht der erschwerten Wärmeabgabe keine adäquate Einschränkung der Wärmeproduktion gegenüber (Drexel 1963). Größe und zeitlicher Verlauf des Wärmestromes variieren in Abhängigkeit von der Badetemperatur (Abb. 16). So entzieht ein einstündiges Bad bei 20° C dem Körper rund 800 Joule (ca. 200 kcal). Durch Schwimmen bei gleicher Wassertemperatur würde noch mehr Wärme abgegeben, der Verlust aber durch körperliche Aktivität kompensiert. Bemerkenswert sind auch die Wechselbeziehungen zwischen Körper und Bad bei Wassertemperaturen zwischen 35,5 und 36,5° C. Es kann zunächst Wärme aufgenommen und damit die Schale aufgeheizt werden. Nach einiger Zeit kehrt sich jedoch der Temperaturgradient um, so daß vom Organismus Wärme in das Badewasser abfließt. Bei sonst konstant gehaltenen Bedingungen gelingt es, im Bad allein durch Abkühlung bzw. Erwärmung des Wassers, in relativ kurzer Zeit die Wärmebilanz des Körpers entscheidend zu beeinflussen. Heiße Bäder führen Wärme zu und erzeugen damit eine künstliche Hyperthermie, kalte Bäder dagegen senken über Wärmeentzug nachhaltig die Körpertemperatur (Hypothermie). Umfang und zeitlicher Verlauf der Temperaturänderungen in Schale und Kern bei verschieden temperierten Wasserbädern zeigen simultane Messungen in der Subkutis des Oberschenkels sowie im Rektum (Abb. 17). Während bei Anwendung von kühlem Wasser die Subcutantemperatur sofort exponentiell absinkt, kann die Kerntemperatur vorübergehend sogar um $1/10$ bis $2/10$° C ansteigen, bevor sie dann ebenfalls abfällt. Umgekehrt führen heiße Bäder zu einem raschen exponentiellen Temperaturan-

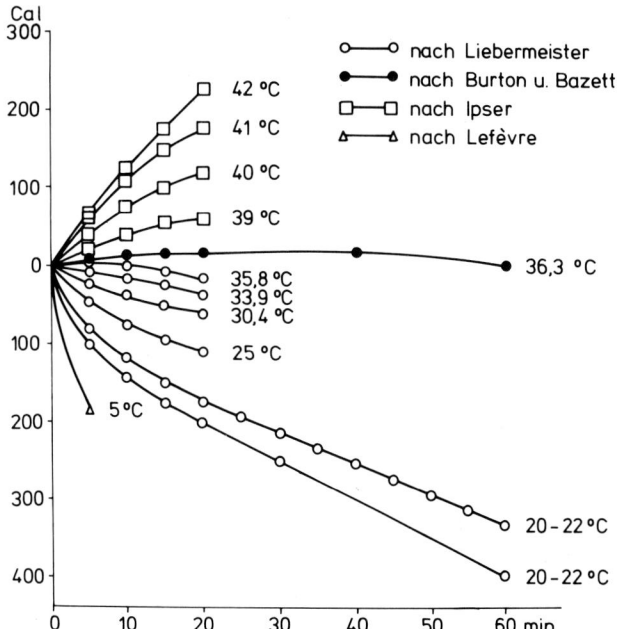

Abb. 16. Zeitlicher Verlauf des Wärmestromintegrals bei Bädern verschiedener Temperaturen. (Nach Drexel 1964)

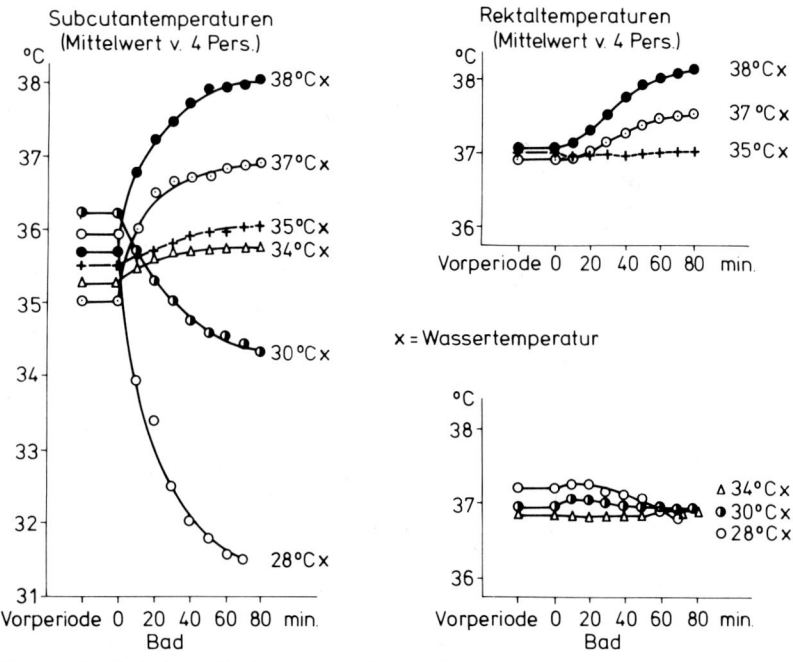

Abb. 17. Zeitlicher Verlauf der Rektal- und Subkutantemperaturen bei Wasserbädern von 28–38° C. (Nach Drexel 1964)

stieg in der Subcutis und erst später, weniger steil ausgeprägt, im Körperkern.

Jede Veränderung der Körpertemperatur über oder unter den Indifferenzbereich führt zur Steigerung des Ruheumsatzes (Abb. 18). Unter kühlen und kalten Bädern erhöht sich der Sauerstoffverbrauch als Zeichen der Stoffwechselsteigerung durch Kältezittern. Über

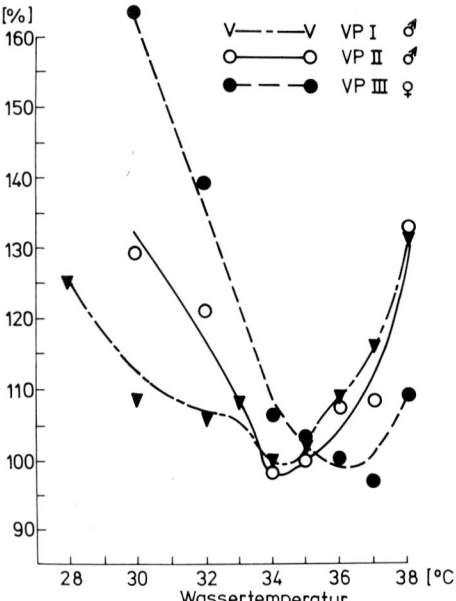

Abb. 18. Grundumsatzwerte bei Vollbädern verschiedener Wassertemperaturen nach einer Badedauer von 1 Std bei drei Versuchspersonen. (Nach Drexel 1963)

diese „chemische Wärmeregulation" strebt der Organismus eine Homoiothermie an. Selbst in therapeutischen Badetemperaturbereichen wird eine Homoiothermie aber nur im Körperkern aufrechterhalten, während die Schale poikilotherme Eigenschaften aufweist und unter kühlen und kalten Bädern in der Temperatur absinkt. Wegen ihrer geringen Hautschichtdicke kühlen daher schlanke Menschen trotz erheblicher kältegegenregulatorischer Maßnahmen besonders stark aus.

Überkörperwarme und heiße Bäder erhöhen in Abhängigkeit von der Badedauer die Körpertemperatur in Schale und Kern, womit nach der RGT-Regel eine entsprechende Steigerung des Stoffwechsels und damit auch des Sauerstoffverbrauchs verbunden ist. Für den Menschen ist aus der RGT-Regel abzuleiten, daß sich biochemische Reaktionen bei 10° C Temperaturerhöhung im Mittel um das $2^1/_2$fache beschleunigen. Die Auswirkung der Temperaturveränderung ist auf die verschiedenen Systeme unterschiedlich. Am stärksten reagieren enzymatische und fermentative Prozesse.

2.2.1 Herz-Kreislaufsystem und Atmung

Die thermischen Auswirkungen des Bades auf das Herz-Kreislaufsystem beruhen auf engen Korrelationen zwischen Veränderungen der Körpertemperatur mit vegetativ gesteuerten, autonom ablaufenden Funktionen des Organismus. So nimmt z.B. die Herzfrequenz in warmen bzw. heißen Bädern in etwa proportional dem Anstieg der Rektaltemperatur zu. Umgekehrt finden wir unter kühlen bzw. kalten Bedingungen bradykarde Reaktionen mit einer ausgeprägten Dikrotie der Pulswelle (Jungmann 1972). Während jedoch in Richtung Tachykardie die oberen Grenzen eher fließend sind, wird nach unten hin die Verlangsamung der Pulsfrequenz durch die vermehrte Aktivität des „Kältezitterns" terminiert. Ähnlich wird das systolische und diastolische Verhaltensmuster des Blutdruckes beeinflußt: Während Anstieg der Körpertemperatur zu umgekehrt proportionalem Abfall des diastolischen Blutdrucks führt, kommt es bei deren Senkung zu deutlichem diastolischen Druckanstieg. Auch der systolische Druck fällt, wenn auch nicht so stark ausgeprägt, in einem warmen Bad ab und steigt bei kalter Wassertemperatur an. Dies hängt mit durch Temperaturveränderungen peripher ausgelöster Vasokonstriktion bzw. -dilatation zusammen. Der diastolische Blutdruck gilt als guter Indikator zur Erkennung peripherer Widerstandsänderungen.

Einen weiteren Parameter stellt die Blutdruckamplitude dar. Im Behaglichkeitsbereich ist sie am wenigsten stark ausgeprägt. Da jedoch bei ansteigender Körpertemperatur der diastolische Blutdruck stärker als der systolische absinkt und umgekehrt in kalten Bädern der systolische Blutdruck stärker ansteigt als der diastolische, können wir sowohl bei Hyper- als auch bei Hypothermie eine Vergrößerung der Amplitude feststellen. Da das Produkt aus Blutdruckamplitude und Herzfrequenz Rückschlüsse auf Veränderungen des Herzminutenvolumens zuläßt, kann, wie bereits bei früheren invasiven Versuchen mit Farbstoffindikatormethoden bestätigt, davon ausgegangen werden, daß mit über den Behaglichkeitsbereich hinaus ansteigender Körpertemperatur

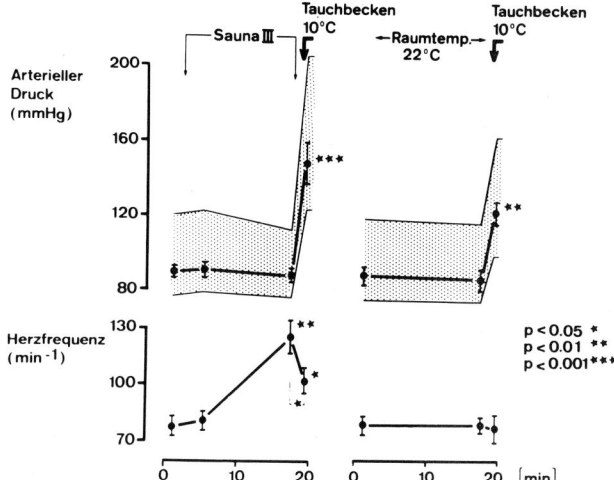

Abb. 19. Wirkung der Abkühlung im Tauchbecken auf Blutdruck und Herzfrequenz nach dem Heißluftbad in der Sauna *(linke Hälfte)* und nach Aufenthalt bei Raumtemperatur *(rechte Hälfte)*. (Nach Holtz und Bassenge 1981)

erhebliche Anstiege des Herzminutenvolumens verbunden sind. Bemerkenswerterweise nimmt aber bei Abkühlung des Körpers das Herzminutenvolumen nicht ab, sondern steigt eher, und zwar in einem deutlich erkennbaren Zusammenhang mit dem Auftreten des „Kältezitterns" und damit verbundenem erhöhten Sauerstoffverbrauch und vermehrter Muskeldurchblutung.

Thermoregulatorisch bedingte Blutumverteilungen von Körperschale und -kern lassen sich auch im Bad feststellen und sind für hypertherme Bedingungen als Abnahme von Leberdurchblutung (Bühring 1984) und Nierendurchblutung (Franke et al. 1966) beschrieben. Insgesamt interferieren die Effekte von Wasserimmersion und Überwärmung, so daß die diuretischen und natriuretischen Wirkungen geringer ausfallen. Ob der für klimatische Kälteexposition ermittelte, ebenfalls reduzierte renale Plasmafluß (Wallenberg et al. 1975; Atterhög et al. 1975) auch im kühlen oder kalten Bad auftritt, ist nicht zu belegen.

Saunabaden als kombinierte Wärme-Kaltbehandlung ist von Kreislaufreaktionen begleitet, deren Ausmaß von praktischem Interesse sind, da immer wieder Gefährdungsmöglichkeiten bei Patienten mit Herz-Kreislauferkrankungen diskutiert werden. Die Herz-Kreislaufbelastung in der Warmphase ist zu den bei uns üblichen Saunagepflogenheiten mit Pulserhöhungen bis ca. 100–120/min und geringer Blutdruckreduktion als nur mäßig er-

höht zu bezeichnen. Die Benutzung eines kalten Tauchbeckens allerdings führt zu erheblichen Blutdruckspitzen, wie fortlaufende Registrierungen ergeben haben (Bachmann et al. 1971; Holtz und Bassenge 1981). Die Abb. 19 weist zudem aus, daß die Reaktionen geringer ausfallen, wenn die Abkühlprozedur ohne vorausgehende Warmphase erfolgt. Die thermoregulatorische Beanspruchung nach heiß und kalt ist von mehrphasigen vegetativen Effekten begleitet („amphotone Reaktion" nach Ott) mit länger anhaltender trophotroper Nachschwankung (Ott 1948).

Hypertherme Bäder führen im Dienste der Wärmeregulation zu deutlicher Steigerung des Atemminutenvolumens. Es kommt dabei im wesentlichen zu einer Vergrößerung der Atemfrequenz, während das Atemzugvolumen weitgehend konstant bleibt. Durch heiße Bäder oder spezielle Überwärmung und dabei auftretende extrem hohe Körpertemperaturen besteht die Gefahr einer über den O_2-Bedarf hinausgehenden Hyperventilation und damit der Symptomatik einer Tetanie als Zeichen respiratorischer Alkalose. Hypothermie aufgrund kühler und kalter Bäder verursacht ebenfalls eine ausgeprägte, wenn auch interindividuell unterschiedliche Zunahme des Atemminutenvolumens. Dies wird auf eine im Rahmen physikalischer und chemischer Thermoregulation notwendige erhöhte Energiebereitstellung zurückgeführt.

Neben Atemumstellungen, die bei länger

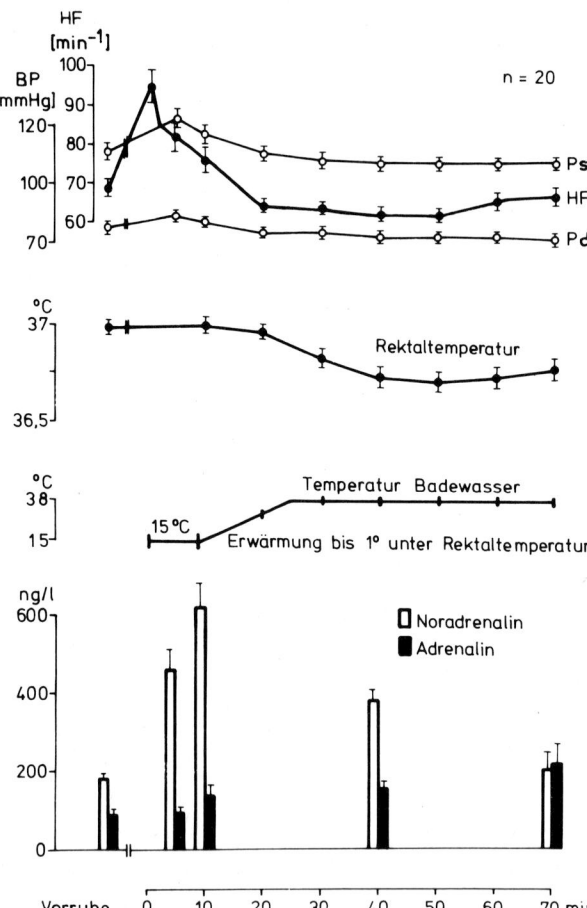

Abb. 20. Katecholaminspiegel (Noradrenalin und Adrenalin) im Serum während und nach kalten Bädern von 15° C bei zwanzig Versuchspersonen, mit Angaben über Verhalten von Rektaltemperaturen, Pulsfrequenz und Blutdruck. (Nach Bühring 1976)

dauernden thermischen Einflüssen ablaufen, werden bei plötzlichen Temperatureinwirkungen auch Atemreaktionen affektiven Charakters in Gang gesetzt. So führen intensive Kaltwasserreize wie großflächige Kneippsche Güsse oder kalte Vollbäder in der Initialphase zu Auslösung tiefer Inspirationsbewegungen oder apnoischen Phasen. Dieses Phänomen wurde bereits 1877 von Winternitz als Kälteschock beschrieben.

2.2.2 Endocrine Reaktionen

Neben den Wirkungen des thermoindifferenten Bades auf die Nierenfunktion, wo in volumenregulatorischer Funktion und in Verbindung mit der Immersionsdiurese eine Suppres-

sion des antidiuretischen Hormons aber auch der Renin- und Aldosteronsekretion zu beobachten ist (Lit. s. Epstein 1978), lassen sich vor allem thermisch bedingte hormonelle Änderungen feststellen. Dabei weisen kalte und heiße Bäder im Grunde ein der Klimaexposition ähnliches stressorisches Reaktionsmuster auf, was in den Aktivitäten der sympathoadrenalen Funktion und der Hypophysen-Nebennierenrindenachse seinen Ausdruck findet.

So kommt es durch kalte Bäder im Blutserum zunächst zu einem Anstieg des Noradrenalins und nachfolgend auch des Adrenalins (Bühring et al. 1976; Abb. 20). Ferner weist unter ähnlichen Bedingungen die vermehrte Ausscheidung von Glucocorticoiden und 17-Ketosteroiden im Urin auf erhöhte Aktivität der Hypophyse hin. Ein 28° C temperiertes Voll-

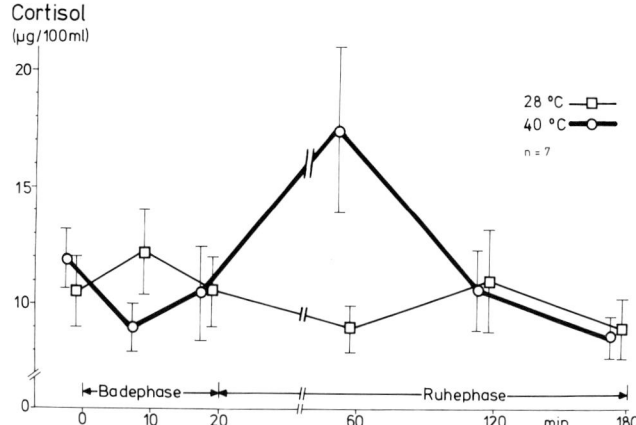

Abb. 21. Verhalten des Blutcortisolspiegels während und nach Bädern mit 28° und 40° C. (Nach Kröling 1980)

bad führt in dieser Hinsicht erst andeutungsweise zu Effekten (Abb. 21).

Die sogenannte Kältediurese scheint nicht durch hormonelle Veränderungen hervorgerufen zu werden und ist als erhöhte osmoläre Clearance zu charakterisieren (Lit. s. Lennquist 1972). Ihre Genese ist noch nicht völlig abgeklärt, dürfte aber, da die glomeruläre Filtrationsrate unverändert bleibt, auf tubuläre Mechanismen zurückgehen. Zu den Erklärungen gehört neuerdings auch die Annahme eines kältebedingten verminderten renalen Sympathicotonus (Riedel et al. 1982). Untersuchungen lassen vermuten, daß die bisher beschriebene stärkere Diurese in Kohlensäurebädern durch die vergleichsweise im allgemeinen geringere Wassertemperatur (ca. 34° C) zu erklären ist (Bühring et al. 1985).

Veränderungen der glucosteroidalen Aktivität sind demgegenüber auch im heißen Bad festzustellen, wobei der Blutcortisolspiegel in der ersten Badphase etwas abfällt, aber nach Beendigung erheblich zunimmt (Günther et al. 1978; Kröling et al. 1980; Bühring et al. 1980). Da gleichzeitig die ACTH-Konzentrationen ansteigen, läßt sich auf eine hypophysäre Stimulation der Nebennierenrinde schließen, wobei ausbleibende oder geringe plasmatische Cortisolveränderungen mit einem vermehrten Verbrauch begründet werden (Rosak et al. 1980). Auf eine erhöhte periphere Clearance von Cortisol unter Hitzebedingungen hat bereits Few 1974 hingewiesen.

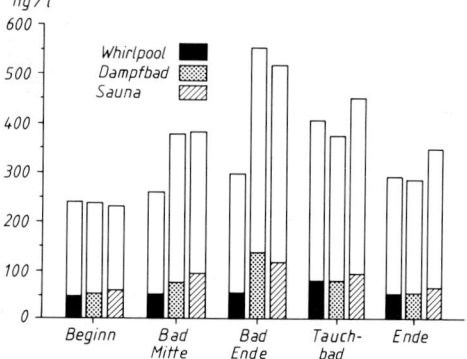

Abb. 22. Änderung der plasmatischen Katecholaminspiegel (Noradrenalin obere Säule, Adrenalin untere Säule) durch Saunabad (15 min, 95° C), Dampfbad (20 min, 50° C), Whirlpool (20 min, 40° C); n = 15. (Nach Gehrke et al. 1984)

Aus den Untersuchungen von Kröling et al. (1980), die Messungen in 20minütigen Vollbädern von jeweils 28, 36 und 40° C vornahmen, geht ferner hervor, daß neben den Cortisolreaktionen der heißen Anwendung im kühlen Bad vorübergehend eine geringe Erhöhung der Thyroxin- und TSH-Spiegel zu beobachten war. In derselben Untersuchungsreihe ließen sich auch deutliche Zunahmen des Plasma-Renins im heißen Bad nachweisen. Daß ein solches Bad, auch subjektiv erlebt, von erheblichem emotionalen Streß begleitet wird, geben die relativ hohen Spiegel der Streßhormone Prolactin und STH zu erkennen (Bühring 1984). In dieselbe Richtung deuten die Be-

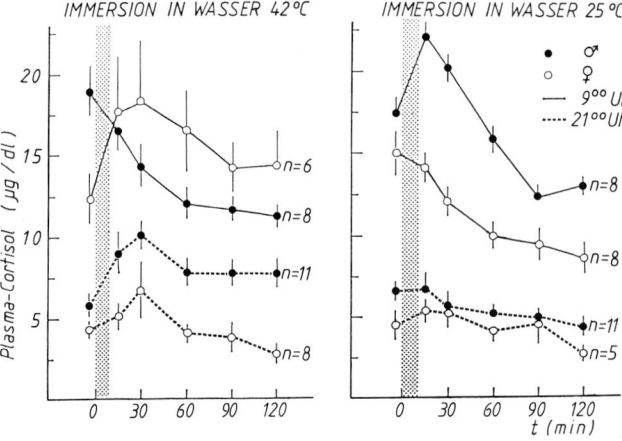

Abb. 23. Tageszeitliche und geschlechtstypische Unterschiede der Wirkungen 10minütiger heißer (42° C) und kalter (25° C) Bäder auf die Plasmaspiegel von Cortisol. (Nach Agishi et al. 1979)

funde von Gehrke et al. (1984), die verschiedene hypertherme Badeformen (Sauna, Dampfbad, Whirlpool) auf hormonelle Antworten untersucht haben (Abb. 22). Bei herzfrequenzäquivalenter Durchführung einer Fahrradergometrie und eines Saunabades mit einer Gruppe von Herzinfarkt-Rehabilitanden, die beide Belastungen absolvierten, ergab sich eine im Mittel ähnliche Ausscheidungsmenge von Adrenalin und Noradrenalin (Schnizer et al. 1984).

Interessante Befunde zum tageszeitlichen Einfluß kalter und heißer Bäder auf die endocrine Funktion und geschlechtstypische Differenzen sind von Agishi et al. (1979) dokumentiert worden. So reduzierte die Morgenanwendung und steigerte am Abend das heiße Bad die Cortisolspiegel bei den männlichen Probanden, während die Frauen gerade morgens adrenal empfindlich reagierten (Abb. 23). Ferner kam es im heißen Bad zu Erhöhungen im Plasma von Prolactin, Renin, Wachstumshormon und Insulin, während im kalten Bad Prolactin und Reninaktivität supprimiert waren. LH, FSH und TSH blieben bei heißer als auch kalter Exposition unverändert.

2.2.3 Immunologische Vorgänge

Die Frage, inwieweit thermische Einflüsse, z.B. Überwärmungsbäder, immunologische Vorgänge zu modifizieren vermögen, konnte auch mit modernen Untersuchungsmethoden bis heute noch nicht ausreichend beantwortet werden. Das liegt zum Teil in der Erschwernis begründet, aus Veränderungen einzelner immunologischer Parameter, angesichts der Komplexität zellulärer und humoraler Immunreaktionen auf Aktivität und Funktionszustand des Gesamtsystems schließen zu wollen.

Die Bedeutung des Immunsystems bei entzündlichen und bösartigen Erkrankungen, und die Vorstellungen zur Wirkweise passiver Überwärmung sowie empirische Feststellungen haben aber das Interesse an der Hyperthermie als therapeutischem Prinzip immer wachgehalten. Allem Wissen nach können Erhöhungen der Kerntemperatur sowohl eine Immunstimulation als auch -suppression bedeuten. Trotz einer gewissen experimentellen und klinischen Evidenz sind praktische Empfehlungen in der Frage nach einer durch mäßige Hyperthermie induzierten unspezifischen Stimulation der körpereigenen Abwehrkräfte derzeit noch nicht möglich. In Tabelle 1 sind die Möglichkeiten von hyperthermen Zuständen ausgehender therapeutischer Einflußnahme angedeutet.

Ebensowenig läßt sich ein einheitliches Bild zu den Bedingungen und Prozessen der sogenannten Abhärtung gewinnen, die ja mit häufig wiederholter Kaltreizexposition in Zusammenhang gebracht wird. Nach neueren Untersuchungen reagieren humorale Immunfaktoren weder im Immediateffekt, noch nach betont hydrotherapeutisch durchgeführten

Tabelle 1. Für die Krankheitsabwehr günstige Wirkungen hoher Körpertemperaturen. (Nach Schmidt 1979)

- Antibakterielle Wirkung
- Antivirale Wirkung
  spezifisch: Hemmung der Virusvermehrung
  unspezifisch: Förderung der Interferonsynthese
- Zytostatische Wirkung
- Auslösung einer Leukozytose
- Anregung der Phagozytose
- Antiphlogistische Wirkung
- Unterdrückung pathogener Immunreaktionen
- Stimulation von Immunreaktionen (?)
- Förderung der Wirksamkeit von Pharmaka

Kuren, so daß das Thema Kaltreize, Abhärtung und Immunologie weiterer experimenteller Bearbeitung bedarf.

2.3 Kombinierte Verfahren und Einwirkungen

Unter kombinierten Verfahren verstehen wir Bademaßnahmen, bei denen die durch physikalische, thermische und chemische Faktoren ausgelösten Wirkungen des Wasserbades verknüpft sind mit Effekten anderer physikalisch-therapeutischer Anwendungen wie z.B. Bewegung im Wasserbad (Hydrogymnastik), Massage (Unterwasserdruckstrahlmassage) und verstärkter erzwungener Konvektion (Luftsprudelbäder).

Warmwasserbecken bieten günstige Voraussetzungen für die krankengymnastische Behandlung von Patienten mit Bewegungseinschränkungen. Durch die Auftriebskräfte des Wassers beträgt das Effektivgewicht eines 70 kg schweren Körpers im Süßwasser nur noch etwa 6,6 kg. Da der mechanische Auftrieb praktisch eine Schwerelosigkeit des Körpers bewirkt, können langsame Bewegungen im Bad leicht in alle Richtungen fast ohne Arbeit gegen die Schwerkraft ausgeführt werden. Bei schneller Ortsveränderung wächst gegen Zunahme des Strömungswiderstandes die anzuwendende Kraft rasch an, wobei die Bewegungsrichtung von dynamischen Auftriebskräften mitbestimmt wird. Durch Modifikation der Bewegungsgeschwindigkeit und Einstellung der Flächen zur Bewegungsrichtung

läßt sich der Einsatz motorischer Kräfte gut dosieren. Dies bedeutet eine deutliche Entlastung für den gesamten Stütz- und Bewegungsapparat und kann bei fast allen chronischen und langwierigen Erkrankungen neurologischer, rheumatischer und traumatologischer Ursachen genutzt werden. In Ruhe und thermisch behaglichem Bereich wird die Muskulatur durch Fortfall beinahe jeglicher Haltearbeit deutlich entspannt. Da zusätzlich die zur Aufrechterhaltung des Gleichgewichtes gegen die Gravitationskräfte wirksamen Reflexmechanismen im Wasser wegfallen, können Bewegungsübungen in der Schwerelosigkeit des Bades in großer Vielfalt durchgeführt werden.

Gleichwohl sind reflektorische Bewegungsmuster in der Hydrogymnastik therapeutisch nutzbar. Die von Wassertemperatur und körperlicher Aktivität abhängigen Steigerungen von Herzfrequenz, Herzzeitvolumen sowie Atemminutenvolumen müssen therapeutisch berücksichtigt werden und sind, dosiert angesetzt, im Sinne eines leichten Kreislauftrainings durchaus erwünscht. Bei Patienten mit schweren Lähmungen ist darüber hinaus der psychologische Effekt von großem Wert. Selbst kleinste Bewegungen, die in der Luft nicht möglich wären, helfen dem Patienten, wieder ein Körpergefühl der Bewegung zu bekommen und geben ihm die Hoffnung, sich eines Tages auch ohne die Hilfe des Wassers bewegen zu können. Bei irreparablen Lähmungen sollten jedoch nicht unnötig falsche Erwartungen geweckt werden.

Luftsprudelbäder mit einem Durchsatz von 200–300 l vorgewärmter Luft aus einem im Bad liegenden Rost erzwingen aufgrund starker Konvektion des Badewassers einen gegenüber gleich temperierten Wasserbädern intensiveren Wärmetransport. Daher sind die thermischen Effekte auf Atmung, Kreislauf, Stoffwechsel und hormonales System, z.B. die Cortisolausschüttung während heißer Bäder (Kröling et al. 1979) unter sonst analogen Bedingungen eindeutiger ausgeprägt als im ruhenden Wasserbad. Werden dem Luftsprudelbad ätherische Öle zugesetzt, so beträgt die davon in den Körper aufgenommene Menge in etwa das 10fache eines Vergleichsbades.

Dies beruht vermutlich auch darauf, daß die Konzentration ätherischer Öle nach Einschalten der Sprudelanlage in der Einatmungsluft über dem heftig bewegten Wasser um das 30–50fache ansteigt.

Bei der Unterwasserdruckstrahlmassage handelt es sich um die Applikation eines im Wasser auf den Körper auftreffenden starken Strahles. Dazu wird Wasser über eine Umwälzpumpe aus der Wanne angesaugt und durch einen ca. 2 m Schlauch mit am Ende befestigten, unterschiedlich geformten Düsen unter hohem Druck wieder abgegeben. Die auf den Körper ausgeübte Druckwirkung ist abhängig von der Pumpenleistung, Länge des Schlauches, Düsenweite und Düsenabstand von der Hautoberfläche (Schneider et al. 1960). Je nach Richtung des applizierten Wasserstrahles kommt es in Abhängigkeit von den elastischen Eigenschaften des Unterhautgewebes zentral zu einem Aufpralldruck, an den Randgebieten dagegen infolge Wirbelbildungen zu Sogeffekten. So stellt die Unterwasserdruckstrahlmassage eine Kombination von Druck- und Saugmassage dar. Durch das angenehm temperierte Wasser ist die Entspannung des Patienten besonders günstig, so daß der Druckstahl tief einwirken kann. Nach Untersuchungen von Pabst (1963) wird bei diesen Anwendungen durch Massageeffekte eine bis zu 70% erhöhte Gewebsclearance beobachtet, die auf vermehrte Durchblutung der Muskulatur schließen läßt.

2.4 Chemische Wirkfaktoren

Eine der wichtigsten Schutzfunktionen der Haut ist eine leistungsfähige und geregelte Unterbindung eines Stoffaustausches zwischen dem Organismus und seiner Umwelt. Damit ist der Wunsch, den perkutanen Transport therapeutisch zu nutzen gegen die physiologische Funktion der Haut gerichtet. Erfolgreiche Therapie setzt naturwissenschaftliche, tiefgreifende Grundkenntnisse über die physiologischen Zusammenhänge voraus. Das sind in diesem Falle u.a. Kenntnisse über die Regeln der Diffusion, Absorption und Verteilung, angewandt auf ein biologisch äußerst komplexes System, wie es die Haut darstellt.

Für die Balneotherapie ist die Haut dabei in mehrfacher Hinsicht bedeutungsvoll. Als ein systemisch wirksames Umschaltorgan imponiert die umfangreiche Kontaktfläche dieses Organs zum Kapillarsystem, mit der Möglichkeit unter Umgehung des „first pass" der Leber wirksame Stoffe aus einem Bad in den Organismus einzuschleusen und durch langsame Freisetzung solcher Substanzen aus den epidermalen Depots zur gleichmäßigen Dosierung über längere Zeit beizutragen. Andererseits ist es die örtliche Nähe lokaler pathologischer Prozesse, die vor allem in der Physikalischen Medizin Anlaß zu der Hoffnung geben, auf kurzem Wege diese zu beeinflussen.

Chemische Badewirkungen lassen sich grundsätzlich als pharmakologische Effekte definieren, die entweder durch das Eindringen von Stoffen aus dem Badewasser in die Haut oder durch das Herausspülen endogener Stoffe aus der Haut ausgelöst werden. Man zählt zu den chemischen Bäderwirkungen ebenfalls solche Effekte, die durch Penetration endogener Stoffe der Haut nach innen durch die Haut unter dem Einfluß des Badens hervorgerufen werden.

Nicht zu den pharmakologischen chemischen Wirkfaktoren gehören die thermischen Einflüsse auf biochemische Reaktionen. In der Haut treten unter physiologischen Bedingungen und besonders bei Maßnahmen der Wärme- und Kältebehandlung größere Temperaturschwankungen auf als in irgend einem anderen Gewebe. Thermische Einflüsse auf Stoffwechselreaktionen sollten deshalb in der Haut in besonderem Maße auffallen.

Thermische beeinflußbar sind einerseits die Transportvorgänge, wie Diffusion, Permeation und aktiver Transport und andererseits die Struktur von Enzymen und damit deren Aktivität. Verschiebungen der Gleichgewichtskonzentrationen besonders vieler Metaboliten sind in solchen Reaktionsketten durch Temperaturänderung zu erwarten, bei denen Vorgänge mit unterschiedlicher Temperaturempfindlichkeit aneinanderschließen. Der aktive Transport durch Membranen unterliegt im höchsten Maße den thermischen Einflüssen.

Nach Gelfant (1975) stieg die Zellteilungsrate bei Erhöhung der Raumtemperatur von 32 auf 35° C am Mäuseohr in 5 Std auf etwa das 4fache, wobei die G_2-Phase maßgeblich thermisch zu stimulieren ist. Einen deutlichen Anstieg der intracellulären Enzyme (LDH, GOT, CPK, GPT) in der Lymphe, einen Anstieg des DNS-Gehalts und ein Sinken des Glykogens und der Proteinsyntheserate im Stratum basale fand Lewis (1969) bei 15 sec Einwirkung von 80° C auf Hautgewebe. Fredholm (1970) konnte nachweisen, daß gewaschene Mastzellen erst oberhalb 52° C Histamin durch Degranulation freisetzen.

Bei den chemischen Wirkungen ist zwischen den lokalen auf das Hautorgan und die darunter liegenden Gewebe und den systemischen Effekten zu unterscheiden, denen eine Resorption irgendeines Stoffes vorauszugehen hat. Weiterhin sind neben direkten Effekten auch indirekte Wirkungen über einen Mediator denkbar.

Eine uneingeschränkte Voraussetzung für chemische Badewirkungen ist die Änderung der Stoffkonzentration des jeweils zu betrachtenden Pharmakons am Wirkort. Da beim Baden körpereigene Stoffe u.a. auch Mineralstoffe aus der Haut in das Badewasser übertreten, ist für Mineralstoffbäder eine bilanzmäßig höhere Stoffaufnahme nur dann möglich, wenn eine bestimmte Mindestkonzentration für jeden einzelnen Stoff im Badewasser vorliegt. Eine maximale Stoffabgabe körpereigener Stoffe in das Bad wird erst mit mineralstofffreien Bädern erreicht. Allerdings sind dafür bisher keine medizinischen Indikationen beschrieben worden. Vielmehr sind Hautschäden durch das intensive Herausspülen hygroskopischer und puffernder Inhaltsstoffe der Hornschicht in Form von trockener und rissiger Haut mit Ekzemen bekannt. Auf diesen Nebeneffekt muß bei der Bäderbehandlung geachtet werden. Die Substitution der verlorenen Stoffe durch geeignete Kosmetika oder rückfettende Ölbäder hilft, langanhaltende Hautschäden zu vermeiden.

Chemische Bäderwirkungen mit Mineralstoffen sind nur dann zu erwarten, wenn die in Tabelle 2 angegebenen Minimalkonzentrationen für „Bade-Heilwässer" deutlich über-

Tabelle 2. Notwendige Minimalkonzentrationen für Badeheilwässer. (Nach Pratzel 1982)

Stoff	Derzeitige Richt- werte[a] g/kg	Max. Konz. in Quellen g/kg	Minimal- konz. g/l
(Ammonium)	–	0,02	1
Natrium	0,4 (nur NaCl)	104	5,5
(Kalium)	–	4,4	nicht bew.
(Calcium)	–	1,5	nicht bew.
Magnesium	–	9,1	0,1
Eisen (III)	0,02	1,6	0,5
Eisen (II)	–		0,1
(Kupfer)	–	0,03	0,5
(Zink)	–	0,13	10
Mangan	–	0,06	0,1
Chlorid	0,6 (nur NaCl)	162	12
Jodid	0,001	0,13	0,01
Sulfat	–	66	20
CO_2	1,0	2,6	0,5
$H_2S + HS^-$	0,001	0,125	0,01

[a] Gemäß den Begriffsbestimmungen des Deutschen Bäderverbandes e.V. Bonn vom 30.6.79

schritten werden. Bei einigen Mineralstoffen sind solche Überschreitungen mit keinem natürlich vorkommenden Quellwasser zu erreichen, z.B. Ammonium, Kalium, Calcium, Kupfer, Zink. Die Minimalkonzentrationen beruhen einerseits auf Messungen der Stoffabgabe im Bad, andererseits auf dem Stofftransport durch die Haut nach innen, der durch den Permeationswiderstand der Haut und die Badewasserkonzentration für jeden einzelnen Stoff festgelegt ist.

Pharmakologische Wirkungen sind nur dann zu erwarten, wenn die Wirkstoffspiegel am Wirkort eine bestimmte Konzentration überschreiten. Das hängt neben dem Permeationswiderstand der Haut von der Konzentration eines solchen Stoffes im Badewasser, seiner Affinität zum Wirkort und seiner Elimination ab. Für viele Wirkstoffe ist die Applikationsform über das Bad wirtschaftlich unzweckmäßig, da zu hohe Konzentrationen notwendig sind und der Nutzungsgrad des Stoffes im Badewasser ungünstig ist. Damit bleibt die chemische Badenutzung nur auf solche Stoffe beschränkt, die aus kostenarmen Naturstoffquellen stam-

Tabelle 3. Perkutane Resorption für Terpene im Bad für 20–30 min Badedauer

Substanz	SHP $\mu l/cm^2$	Literatur umgerechnet nach
Camphen	71,8	Schwab (1982)
Limonen	60,9	Schwab (1982)
α-Pinen	28,2	Schwab (1982)
Cumarin	18,6	Keiffenheim (1977)
Campher	15,9	Jonientz (1977)
Borneol	5,9	Jonientz (1977)
β-Pinen	3,6	Schwab (1982)

men, d.h., auf wenige Mineralquellen und auf Pflanzenauszüge.

Der Permeationswiderstand der Haut ist ausschließlich durch die Struktur und Funktion der Hornschicht vorgegeben. Dieser ist für jeden Stoff verschieden und unterscheidet sich maximal um sechs Zehnerpotenzen. In der Hornschicht befinden sich zwei verschiedene Diffusionsmedien, solche mit lipophilen und solche mit hydrophilen Eigenschaften. Nur solche Substanzen permeieren rasch, die sich in beiden Medien optimal fortbewegen können.

Die Permeabilität wird mit der Standard-Haut-Permeation (SHP) angegeben, die dem Verhältnis von Massenfluß zu Konzentration des gelösten Stoffes im Badewasser entspricht. Als Meßgröße wird das Volumen des permeierten Badewasseräquivalents pro Hautfläche und Zeit verwendet. Geringe Permeabilität zeigen Ionen, besonders die polyvalenten $(0.01–0.001 \mu l/cm^2/h)$, hohe Permeabilität ist für Gase gegeben (CO_2: $320 \mu l/cm^2/h$). Alle in Wasser gelösten nicht flüchtigen Stoffe permeieren langsamer als Wasser (Wasser: $1 \mu l/cm^2/h$). Substanzen mit amphophilen Eigenschaften und flüchtige Stoffe wie Terpene (s. Tabelle 3) und Ester permeieren besser als Wasser. Um mit den weniger gut wasserlöslichen Terpenen und Estern ausreichende Konzentrationen im Bad zu erreichen, werden den Extrakten als Lösungsvermittler bestimmte Emulgatoren zugesetzt

Bei Verletzungen geht die selektive Permeabilität der Hornschicht verloren. Es ist anzunehmen, daß dann ein großer Teil aller Stoffe mit etwa $40 \mu l/cm^2/h$ durch die Haut diffundiert.

Über Bäder kann man nur solche Stoffe applizieren, für die kein Risiko der Überdosierung gegeben ist. Resorptionsmessungen an symmetrischen Hautstellen zur gleichen Zeit ergeben zwar gute Übereinstimmungen. Bei wiederholten Messungen nach längeren Abständen findet Schulze (1962) jedoch Abweichungen von 30%. Eine Besonderheit scheint die höhere Wasserdurchlässigkeit der Palmo-Plantar-Bereiche trotz wesentlich dickerer Hornschicht zu sein (Tabelle 4).

Die als Badezusätze häufig verwendeten Pflanzeninhaltsstoffe sind nur ganz vereinzelt untersucht worden. In Tabelle 3 werden Angaben über die Permeabilität der Haut für die Terpene aus Blutspiegelmessungen gemacht. Dabei wurde angenommen, daß sich etwa 5,5% im Intravasalraum befinden.

Wenn man aus Vernunftgründen ausschließen kann, daß chemische Wirkungen unterhalb der in Tabelle 2 angegebenen Konzentra-

Tabelle 4. Regionale Unterschiede der Wasserpermeabilität bei 30° C (Scheuplein 1971) im Vergleich zu Parathion (Maibach 1971), Hornschicht-Dicke und Zellzahl. (* Angaben von Holbrook 1974)

Hautregion	Wasser $mg/cm^2/h$	Parathion Quotient	Dicke μm	Zellzahl
Bauch	0,34	2,1	6,9–9,8*	15–20,9*
Arm volar	0,31	1,0	8,1–16,2*	16,7–30*
Rücken	0,29	–	8,2–11,3*	14–21,1*
Stirn	0,85	4,2	13,0	
Scrotum	1,70	11,8	5,0	
Handrücken	0,56	2,4	49,0	
Handinnenseite	1,14	1,3	400	
Fußsohle	3,90	1,6	600	

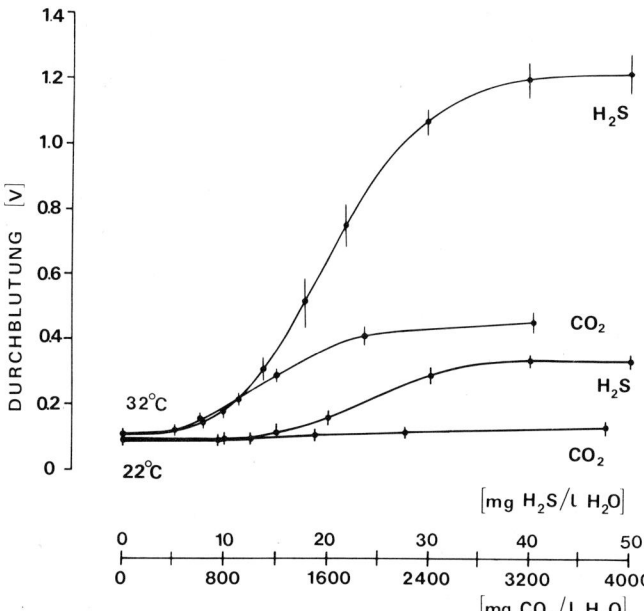

Abb. 24. Wirkung vom CO_2 und H_2S auf die Hautdurchblutung; Messungen mit der Laser-Doppler-Flowmetry. Darstellung der Dosis-Wirkungsbeziehungen bei 22° C und 32° C. (Nach Erdl und Schnizer 1984)

tionen möglich sind, so ist trotzdem für die meisten Badeinhaltsstoffe nicht bekannt, ob oberhalb dieser Konzentrationen überhaupt pharmakologisch wirksame Gewebespiegel erreicht werden können. Aber auch in den Fällen, wo pharmakologische Effekte durch die chemische Wirkung bestimmter Inhaltsstoffe nachzuweisen sind, fehlt heute immer noch weitgehend die Einsicht in den Zusammenhang zwischen physiologischem Effekt und der klassischen empirischen balneotherapeutischen Anwendung der sog. Heilwässer. So ist von den meisten mineralischen Quellinhaltsstoffen nicht immer bezüglich einer Therapierelevanz eine Aussage zu machen.

Mineralstoffe wirken sich beim Baden in ausreichend konzentrierten Lösungen bevorzugt auf das Hautorgan aus, wobei Enzyme aktiviert und gehemmt werden können. Den Nachweis der Wirkung von Magnesium-Bädern (0.1 mol/l) auf die Glykolyse in der Haut konnte Pratzel (1962) mit einer etwa 3fachen Erhöhung der Lactat-Abgabe der Haut belegen.

Auch die Wirkung von Pflanzeninhaltsstoffen aus Bädern wird bevorzugt das Hautorgan betreffen. So ist die Kälteempfindung von Menthol und Eukalyptus auf eine Erregung der Kälterezeptoren der Haut zurückzuführen. Hyperämisierend wirken die ätherischen Öle von Engelwurz, Wacholder, Arnika, Muskatnuß, Rosmarin, Lorbeer, sowie Kampfer. Ähnlich verhält es sich z.B. bei analgetischen und antiphlogistischen Effekten, die sich vorzugsweise in der Haut manifestieren.

Nur wenige Untersuchungen sind über systemische Wirkungen von ätherischen Ölen aus Bädern bekannt. Zusätze von Fichtennadel-, Melissen- und Rosmarinöl führen nach Untersuchungen von Römmelt (1978) zu einer eindeutigen Steigerung des Atemminutenvolumens gegenüber gleich temperierten Leitungswasserbädern.

Kohlensäurebäder beeinflussen die Mikrozirkulation der Haut. Eine Vasodilatation sowie eine Anregung der Vasomotion (s.a. 1.2) sind nach neueren Messungen von Schnizer und Erdl (1984) mit der Laser-Doppler-Flussmessung ab ca. 0.5 g CO_2/l im cutanen Gefäßsystem nachzuweisen (Abb. 24). Bis 1,4 g/l ist eine lineare Dosis-Wirkungsbeziehung abzulesen. Die Vasoreaktion setzt mit einer Latenzzeit von ca. 20–30 sec nach dem Eintauchen in das Kohlensäurebad ein und verschwindet nach dem Bad rasch wieder. Nach Fluoreszenzmessungen an der Haut von Pratzel (1984) unterscheidet sich eine biochemische Folge-reaktion von CO_2 von einer histaminbeding-ten. Durch CO_2 scheint es zu einem Ansteigen des NADH-Gewebespiegels zu kommen und durch Histamin zu einem NADH-Absinken.

Schwefelwasserstoff beeinflußt ebenfalls die periphere Mikrozirkulation durch Vasodilata-tion. Mit der Laser-Doppler-Flussmessung sind dazu nach Erdl und Schnizer (1984) min-destens Schwellenwerte von ca. 6–10 mg H_2S/l Wasser notwendig. Die Hyperämiereaktion ist stärker als die CO_2-vermittelte (Abb. 24). Schon bei Zutritt von Luftsauerstoff, insbe-sondere aber bei der hygienischen Aufberei-tung von Schwefelwasserstoff-haltigen Quell-wässern durch Zusatz von Chlor wird aber der Schwefelwasserstoff fast vollständig zu Sulfat oxidiert. Damit geht die Wirkung der Schwe-felbäder auf das Gefäßsystem vollständig ver-loren und die Bezeichnung „Schwefelbad" ist nicht mehr gerechtfertigt. Nach dem oben über die Resorptionsbedingungen Gesagten ist Sul-fat im Badewasser nicht von Interesse.

Solebäder haben durch die hoch konzentrier-ten Salzlösungen eine direkte osmotische Wir-kung nur auf die Hornschicht. Der hohe Per-meationswiderstand der Hornschicht koppelt die osmotische Aktivität einer Sole vom dar-unter liegenden Gewebe ab. Dieser Effekt wird durch die mit zunehmender Salzkonzentration geringer werdende Permeabilität der Horn-schicht verstärkt. Als Ursache wird dafür die bei höherer Salzkonzentration geringere Quell-fähigkeit des Keratins gesehen. In der hydrati-sierten Hornschicht liegen die endogenen Be-standteile in einer etwa 20%igen wässrigen Lö-sung vor. Beim Kontakt mit 20–25%igen So-len ist keine Quellung mehr nachweisbar (Boer, 1982). Die mangelnde Quellfähigkeit der Hornschicht begrenzt den mit zunehmender Konzentration vermehrt zu erwartenden Stofftransport in ganz entscheidendem Maße. Es ist anzunehmen, daß alle natürlich vorkom-menden Solelösungen in Bezug auf die Horn-schicht hypoton sind. Gefäßwirkungen an der Haut können nach neueren Untersuchungen nicht bestätigt werden.

Aus Bädern in thermoindifferentem Leitungs-wasser nimmt die Hornschicht über die ge-samte Körperoberfläche insgesamt etwa 20 g Wasser durch Quellung auf. Dieser Wert er-höht sich auch nach längerem Baden kaum. Erst nach stundenlangem Wasserkontakt kann die Hornschicht bis zum 3–4fachen an Wasser aufnehmen. Zusätzlich durchdringen die Haut stündlich 20 g Wasser von außen nach innen und umgekehrt, sodaß sich das Körpergewicht nur durch die Hornschichtquellung ändert. In einem Solebad nimmt der Körper wegen der geringeren Quellung der Hornschicht weniger an Gewicht zu. Nach Hellauer (1952) liegt der Indifferenzpunkt für die Wasseraufnahme bei 16% NaCl. Erst bei höher konzentrierten So-len, z.B. im Toten Meer, wäre eine Wasserab-gabe in das Bad zu erwarten.

Die Aufnahme anderer Stoffe in die Horn-schicht ist etwa gleich der Wasseraufnahme. Ausnahmen machen solche Stoffe, die eine be-sondere Affinität zu den Strukturelementen der Hornschicht haben. Die bessere Lös-lichkeit von organischen Substanzen in der Kittsubstanz der Hornschicht zieht häufig auch eine bessere Durchlässigkeit dieser Schicht nach sich. Andererseits behindert die hohe Affinität von Eisen-(III)-Ionen oder Ar-senit-Ionen zum Keratin deren Stofftransport durch die Hornschicht erheblich. Die Absorp-tion an anderen Orten als am Wirkort ist hin-derlich und bedeutet eine Einbuße an Biover-fügbarkeit. So ist eine hohe Depositionszahl in der Hornschicht so lange negativ zu werten, als nicht andere Wirkorte mit hoher Affinität nachgeschaltet sind, die dann aus einem sol-chen Hornschicht-Depot laufend versorgt wer-den.

Die in der Hornschicht deponierten Substan-zen werden je nach Mobilität (Bindungsfestig-keit) zum kleineren Teil resorbiert und über-wiegend durch Desquamation der Hornschicht vollständig abgeschilfert. Es ist fraglich ob die-sen bei der Bäderbehandlung in die Horn-schicht eingelagerten Substanzen eine medizi-nische Bedeutung zukommt, die über eine Wir-kung auf die Haut hinausgeht.

Die Hornschicht bietet der Stoffabgabe des Körpers den gleichen Widerstand entgegen, wie der Stoffaufnahme. Nicht weiter verfolgt sind ältere Befunde von Stüttgen (1956), die für Calcium, Sulfat und Phosphat reproduzierbar zehnfach höhere Flußraten durch die Haut nach außen im Vergleich zur Gegenrichtung ergaben. Es werden im Bad praktisch nur Hornschichtinhaltsstoffe ausgewaschen. Weniger als ein Viertel des Harnstoffbestands der Hornschicht geht beim Baden in das Badewasser über (das sind etwa 50 mg). Im gleichen Verhältnis werden auch andere wasserlösliche Bestandteile der Hornschicht herausgespült. Dabei kann die Haut jedoch nicht als unterstützendes Ausscheidungsorgan für Körperinhaltstoffe gesehen werden. Eine Ausnahme ist Wasser. Bühring (1976) fand bei Patienten mit eingeschränkter Diurese eine vermehrte perkutane Wasserausscheidung. Eine Sezernierung erfolgt nur durch die Schweißdrüsen, aber das geschieht ohne Mithilfe des Bades zwangsläufig als Nebeneffekt der Thermoregulation oder anderer vegetativer Regulationsmechanismen. Auf der Hautoberfläche liegende Schweißbestandteile sind bereits für den Organismus eliminiert. Die Rückresorption für Stoffe endogener Herkunft scheint unbedeutend.

Während einer Hydrotherapie ändert sich die relative Zusammensetzung der Hornschicht in Bezug auf die freien Aminosäuren. Besonders auffällig ist der Anstieg an basischen Aminosäuren, woraus eine pH-Verschiebung des Puffermantels der Haut vom Sauren zum Neutralen zu folgern ist (Pratzel 1981).

Vermutlich durch das Herausspülen von Zink kommt es zu einer Aktivierung des Enzyms Arginase in der Hornschicht (Pratzel und Geiger 1977). Gleichzeitig findet man besonders nach kurzen Badezeiten (unter 10 min) nach dem Baden eine deutliche Vermehrung des Harnstoffs in der Hornschicht.

Saure Bäder werden von der Haut besser vertragen als alkalische. Der pH-Wert der Hornschicht ist durch puffernde Substanzen im tieferen Bereich auf 4,5 und an der Hautoberfläche auf 5,5–6,7 eingestellt. Vermutlich ist der pH-Zustand der Hautoberfläche auch eine Folge exogener Faktoren. Die geringste Quellung hat das Hornschichtkeratin an seinem isoelektrischen Punkt bei pH 4.1. Für die Aufrechterhaltung des pH-Wertes sorgen puffernde Substanzen mit der Fähigkeit, eine in die Hornschicht eingedrungene Lösung mit einer Konzentration von etwa 0.6 mmol/l an H^+- oder OH^--Ionen nach vollständiger Verteilung soweit zu puffern, daß die pH-Verschiebung bei normaler Haut nicht größer als eine pH-Stufe wird. Da jedoch von den puffernden Substanzen der Hornschicht nur etwa ein Drittel für eine eindringende Lösung zur Neutralisation schnell verfügbar ist, werden von der normalen Hornschicht praktisch Lösungen mit höchstens 0.2 mmol/l auf eine pH-Stufe gepuffert.

Im Alkalischen kommt es neben der Quellung der Hornschicht zu einer Zerstörung der bindenden Kontaktstellen der Corneocyten. Der Badende nimmt diesen Effekt durch eine „wohltuende Geschmeidigkeit" der Haut nach dem Baden wahr. Die ungebundenen Corneocyten werden im Bad abgetragen, die Hornschicht wird dünner und die Permeabilität kann beträchtlich zunehmen (pro entfernter Hornschichtlage um etwa 30% bei einem Normalbestand von 14 Lagen).

Intensive Hautreizungen waren früher im Sinne einer „Bade-Dermatitis" ein gewünschter Badeeffekt bei balneologischen Behandlungen. Dieser Effekt ist sehr wahrscheinlich allein auf den Einfluß extremer Temperatur und pH-Werte zurückzuführen. Das Verhältnis von Nutzen und Schaden durch solche unspezifischen Reiz-Maßnahmen muß in Anbetracht der besonders intensiven Belastung des Integuments durch Beruf und hygienische Gewohnheiten bei längerer Lebenserwartung sicher heutzutage anders gesehen werden, als zu den klassischen Zeiten der Balneologie.

3 Physiologische Adaptation

Nach Adolph (1956), Brück (1969) sowie Hensel und Hildebrandt (1964) bedeutet „Adaptation" die Veränderung von Organen oder Funktionssystemen durch Einwirkung eines konstanten Reizes oder wiederholter Reizsetzung. Sie kann auch als „Modifikation" vorhandener homöostatischer Prozesse aufgefaßt werden (Hensel 1974). Die verschiedenen Reizformen der Physikalischen Therapie können auf diesem Wege Wirkungen entfalten, so daß nicht nur die Sofortwirkung (Immediateffekt), sondern die sich langfristig einstellenden Anpassungs- bzw. Adaptationsvorgänge das therapeutische Interesse bestimmen. Daraus hat sich die Vorstellung vom Wesen der Balneotherapie als einer „Adaptationstherapie" entwickelt (Bajusc 1958; Jordan 1971; Baier 1978).

Eine systematische Reizsetzung führt zur Ausbildung von „Adaptaten", die von Qualität und Quantität (Intensität, Dauer, Häufigkeit) der Stimuli geprägt werden. Reize können unterschiedlicher Modalität sein und außen oder im Inneren des Körpers ansetzen. Zur Rückbildung der Adaptate („Deadaptation") kommt es, wenn die Reizsetzung beendet oder unzureichend ist. Andererseits kann eine zu hohe und inadäquate Belastung eine Fehlanpassung bzw. „Dysadaptation" hervorrufen.

Im Rahmen der Hydro- und Balneotherapie interessieren naturgemäß thermische Reize, die in Form von Kalt-, Warm-, Heiß- oder Wechselreizen zur Anwendung kommen. Charakteristisch ist die serielle bzw. kurmäßige Applikation. Damit sind in erster Linie Anpassungsleistungen betroffen, die sich im thermoregulatorischen Funktionsbereich abspielen.

3.1 Adaptation auf thermische Reize

Thermoadaptive Vorgänge bzw. Akklimatisation sind in vielgestaltiger Form bei Mensch und Tier zu beobachten und lassen sich nach morphologischen Modifikationen, wie sie vor allem bei Tieren vorkommen, und funktionellen Kriterien unterscheiden (Abb. 25). Letztere sind Teil des thermischen Regelsystems, wobei nach Kapazitätsänderung der Effektorsysteme und Veränderungen der Charakteristik des Regelsystems zu gliedern ist (Brück 1985).

Kapazitätsänderung der Effektorsysteme bedeutet eine Erweiterung nach der Kalt- und/ oder Warmseite, ohne daß die autonome Temperaturregulation überfordert wäre. Beispiele sind die Entwicklung von braunem Fettgewebe bei kleineren Tieren als zusätzliche Quelle der Wärmebildung neben derjenigen des Kältezitterns. Beim erwachsenen Menschen aber spielt eine solche zitterfreie Thermogenese keine nennenswerte Rolle mehr. Eine metabolische Kälteanpassung durch Zunahme des Grundumsatzes ist aus Tierversuchen und von einigen ethnischen Bevölkerungsgruppen, die in kalten Klimata leben, bekannt. Sie senkt die kritische Umgebungstemperatur, bei welcher eine Steigerung der Wärmebildung durch Kältezittern erfor-

MORPHOLOGISCHE   **FUNKTIONELLE**
                    MODIFIKATIONEN

Passives System

Wärmeisolation
Felldichte
Fettpolster
Körpergröße und -gestalt
Bildung von braunem Fettgewebe

Kapazität der Effektorsysteme
Thermogenese
Schweißsekretionsrate
Periphere Durchblutung

Regelsystem

Charakteristik des Regelsystems
Schwellentemperatur und Empfindlichkeit von Effektorreaktionen
»Sollwert«

Abb. 25. Überblick über langfristige Modifikationen des thermoregulatorischen Systems. (Nach Brück 1985)

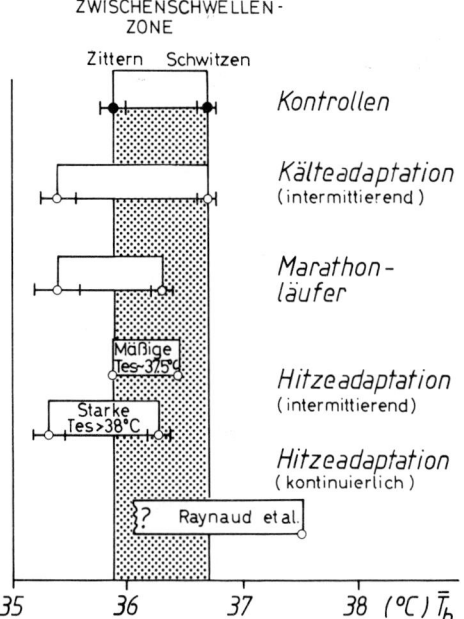

Abb. 26. Überblick über nachgewiesene Verschiebungen der Schwellen für Kältezittern und lokale Schweißsekretion (Brust) beim Menschen. (Nach Brück, 1985)

derlich ist. Eine Verbesserung der Effektorkapazität auf der Warmseite ist die Steigerung der Schweißsekretionsrate, so daß höhere Umgebungstemperaturen toleriert werden können.

Die andere Strategie der Anpassung an thermische Reize betrifft die Modifikation der Regelungscharakteristik thermoregulatorischer Vorgänge. In Abb. 26 sind die Ergebnisse einer Reihe von Studien über unterschiedliche Akklimatisationsbedingungen anhand von Schwellenverschiebungen der Schweißsekretion und des Kältezitterns dokumentiert (Brück 1985).

Acclimatisation in Richtung Wärme führt bei mäßiger intermittierender Hitzebelastung, ohne daß die Zitterschwelle sich ändert, zu einem Beginn der Schweißbildung bei niedereren Temperaturen und deren Kapazität nimmt zu (Schwennicke et al. 1976), während nach intensiven Hitzexpositionen auch eine gleichgerichtete Verschiebung der Zitterschwelle und der Vasodilatationsschwelle auftreten (Zeh

1984). Ferner stellt sich im Sinne einer Sollwertverstellung eine niedrigere mittlere Körperkerntemperatur ein. Bei Daueraufenthalt unter heißen klimatischen Bedingungen, z.B. in tropischen Regionen, läßt sich eine thermoregulatorische Toleranzadaptation feststellen, d.h. die Schweißsekretion setzt erst bei höherer mittlerer Kerntemperatur ein (Raynaud et al. 1981). Am anderen Pol der Akklimatisation, nämlich nach intermittierenden Kältebelastungen, findet sich eine Toleranzadaptation in Richtung Hypothermie, da die Zitterschwelle sich nach niedrigeren Körpertemperaturen verschiebt (Brück et al. 1976). Damit wird eine Energieeinsparung gewährleistet und der thermische Diskomfort gegenüber Kälte verringert sich.

Die bei längerfristiger Kälte- und Hitzebelastungen sich einstellenden Anpassungen im Sinne der Akklimatisation, welche die Mechanismen der physikalischen und der chemischen Wärmeregulation einbeziehen, können je nach den gewählten Bedingungen sowie individuellen und rassischen Besonderheiten unterschiedlich geprägt sein und verschiedene unter Umständen auch entgegengerichtete Funktionstendenzen kommen zum Tragen.

Die beim Hitzeakklimatisierten stabilere kardiovasculäre Regulation und die effizienteren Entwärmungsmechanismen, die eine vergleichsweise geringere Erhöhung der Kerntemperatur zur Folge haben, lassen bei Hitze-Exposition verminderte Antworten stressorischer Hormone erwarten. Die Literaturangaben dazu sind jedoch widersprüchlich. Während z.B. eine Abschwächung der Cortisolreaktion von Cochrane et al. 1979 beschrieben ist, konnten andere Autoren keinen modifizierenden Einfluß auf Streßhormone feststellen (Collins und Weiner 1968; Francesconi et al. 1984). Für das im Flüssigkeitshaushalt eine Rolle spielende Renin-Angiotensin-Aldosteronsystem wurde im Akklimatisationszustand ein geringerer hitzeinduzierter plasmatischer Anstieg von Renin und Aldosteron dokumentiert (Finberg und Berlyne 1977). Anders als bei Kältebedingungen ist für Aufenthalte in warmer Umgebung eine Verminderung der Wärmebildung wünschenswert, was vermutlich weniger hormonell gesteuert wird, sondern über

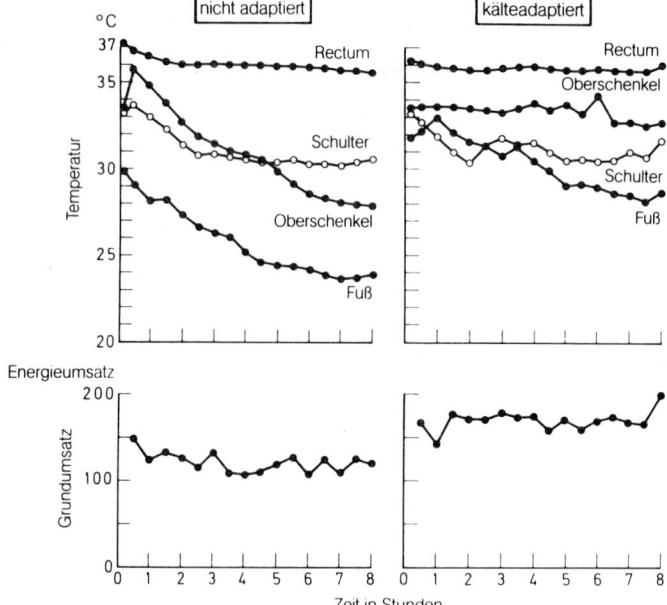

Abb. 27. Mittlere Verläufe der Rektaltemperatur, der Hauttemperaturen an Schulter, Oberschenkel und Fuß sowie des Energieumsatzes von Studenten, die unbekleidet bei einer Raumtemperatur von 20° C übernachteten, und zwar vor sowie 6 Wochen nach einer Kälteadaptation im norwegischen Bergland. Die Studenten trugen tagsüber leichte Sommerkleidung und schliefen nachts mit knapper Bekleidung im Freien. (Nach Scholander et al. 1958; zit. nach Brück 1964)

eine reduzierte Nahrungsaufnahme geschieht.

Bäderserien mit unterschiedlichen thermischen Bedingungen könnten experimentell weiterführen, wenn auch gegenüber Acclimatisationsbedingungen an der Luft, die dort erzielte vermehrte Schweißsekretion thermoregulatorisch im Wasser nicht zum Tragen kommt und die hydrostatischen Einflüsse andere Voraussetzungen schaffen. Die im Klima adaptativ geringer ansteigende Kerntemperatur und der Rückgang der tachycarden Reaktion unter Hitzeexposition treten nach Serien von Überwärmungsbädern daher nicht mehr auf (Bühring 1984). Trotzdem sind thermische Bäderreize ein geeignetes und gut standarisierbares Modell zum Studium der funktionellen thermischen Adaptation.

Es ist aber z.B. noch nicht zu entscheiden, ob die Sekretion der Nebennierenrinde „trainierbar" ist, wie die geringen von Knapp und Günther (1976) beobachteten Anstiege plasmatischer Cortisolspiegel bei täglich wiederholten Überwärmungsbädern andeuten, oder wie die nach einigen heißen Bädern bei Patienten mit einer Spondylarthritis gefundene verstärkte 17-Ketosteroidexkretion (Balaz et al. 1965) zu bewerten ist. Ein anderer Gesichtspunkt ist der einer adaptativen Steigerung physiologischer bzw. metabolischer Antworten auf unveränderte Hormonsekretion als Folge erhöhter Gewebssensibilität. In dieser Richtung diskutieren Bühring et al. (1982) die verminderte diuretische und natriuretische Reaktion nach einer Serie von Überwärmungsbädern bei gleichzeitig unveränderter Aldosteronexkretion im Urin. Ähnlich, d.h. mit der Veränderung adrenerger Rezeptorempfindlichkeit ist hypothetisch die adaptative Entwicklung auf Kaltreize in Zusammenhang gebracht worden, etwa im Sinne eines „Noradrenalintrainings" im Rahmen der sogenannten vegetativen Umstimmung bzw. veränderten vegetativen Reaktionsbereitschaft (Bühring 1976).

3.1.1 Herz-Kreislaufsystem

Für den Hitzeakklimatisierten bedeutet eine verbesserte Schweißsekretion eine Steigerung der wärmeabgebenden Vorgänge, peripherer und zentraler Kreislauf bleiben stabiler. Herzfrequenz und Kerntemperatur ändern sich vergleichsweise weniger, und die orthostatische Toleranz erhöht sich.

Kälteadaptationen können unterschiedlich ausfallen. Die oben angeführte Umstellung der Wärmebildungsregulation mit Steigerung des Energieumsatzes, wie dies auch in Abb. 27 zu erkennen ist, reduziert gleichzeitig die vaso-constrictorische Tendenz im Hautbereich. Nach wiederholten starken Kältebelastungen fällt andererseits sogar eine Steigerung der Ruhedurchblutung auf, so daß die Akren wärmer gefunden werden als beim Unadaptierten, was wiederum als Vorbeugung vor Kälteschäden gewertet werden muß. Eine solche Einstellung der peripheren Durchblutung läßt sich z.B. an in kalten Klimata arbeitenden Berufsgruppen nachweisen. Da aber dann an den zentralen Hautpartien sich vasoconstrictorische Tendenzen entwickeln, bleibt insgesamt das Prinzip der Wärmeeinsparung erhalten. Auf eine adaptative Verminderung der Drosselung der Hautdurchblutung auf wiederholte Kältereize hat bereits Hart (1957) aufmerksam gemacht.

3.1.2 Endokrines System

Trotz der Dominanz neuraler Kontrolle thermoregulatorischer Erfordernisse auf akute Kälte- und Wärmeexposition, läßt das enge und synergistische Zusammenspiel neuraler und neuro-endokriner Systeme auch adaptative Modifikationen vor allem jener hormonellen Veränderungen zu, die auf metabolische Wärmebildung und Bilanzierung des Salz- und Wasserhaushaltes Einfluß nehmen. Darüber geben eine Vielzahl tierexperimenteller Untersuchungen Auskunft, wenn auch mit dem Hinweis auf erhebliche Speziesabhängigkeit. Zudem sind die Befunde nicht immer eindeutig als Folge thermischer Einwirkungen zu interpretieren, da oftmals andere Einflüsse, z.B. Ernährungsänderungen interferieren.
Unter Kältebedingungen zeigen sich Auswirkungen im endocrin kontrollierten Energiemetabolismus. In vielen kälteacclimatisierten Tieren tritt, obwohl eine erhöhte Wärmeproduktion beibehalten wird, eine Verminderung des Kältezitterns auf. Dies ist auf die Entwicklung der sogenannten zitterfreien Thermogenese zurückzuführen, in welcher die metabolisch wirksamen Hormone der Schilddrüse, Neben-

nierenrinde und Katecholamine wirksam werden (Smith und Hoijer 1962). Der adaptative Vorgang resultiert hauptsächlich aus einer erhöhten Empfindlichkeit von braunem Fettgewebe und anderen Geweben gegenüber Noradrenalin. Allerdings scheint beim Menschen der metabolische Beitrag von braunem Fettgewebe gering zu sein (Chaffee und Roberts 1971). Auch bei ihm dürfte eine erhöhte kalorigene Empfindlichkeit auf exogen zugeführtes Noradrenalin bestehen. Dem Noradrenalintest kommt aber keine eindeutige Beweiskraft zu (Brück 1976), so daß nicht sicher auf eine zitterfreie Thermogenese geschlossen werden kann. Hinsichtlich weiterer hormoneller Veränderungen in der Kälteadaptation gibt es keine überzeugenden Hinweise, daß beim Menschen thyreoidale Hormone oder Glucocorticoide vermehrt benötigt werden.

3.2 Spezifität der Adaptate – Habituation – Kreuzadaptation

Betrachtet man die Reizsetzungen der Hydrotherapie bzw. der Physikalischen Therapie als stressorische Einwirkungen im Sinne des „systemic stress" (Selye 1946), so wird man sie als unspezifische Therapie mit unspezifischen Reaktionsantworten bezeichnen müssen. Unter anderem Blickwinkel stellt sich die Frage nach der Spezifität der Modifikationen, d.h. ob nur der thermische Faktor entscheidend ist, oder andere Stressoren zum selben Ergebnis führen. Dies betrifft die sogenannten Kreuzadaptationen, die in den therapeutischen Überlegungen zu Wirkungsweise und Wirksamkeit physikalisch-therapeutischer Anwendungen einen hohen Stellenwert einnehmen, und die gerade im Bereich thermischer Adaptationen untersucht worden sind.
In der Beweisführung zur Existenz von Kreuzadaptationen ist auf tierexperimentelle Untersuchungen und Befunde am Menschen verwiesen worden. So konnte gezeigt werden, daß kälteadaptierte Ratten sog. „Streßulcera" der Magenschleimhaut vergleichsweise in geringem Maß ausbilden (Reimann et al. 1977), woraus die Möglichkeit einer streßabschirmenden Wirkung infolge Kälteadaptation ver-

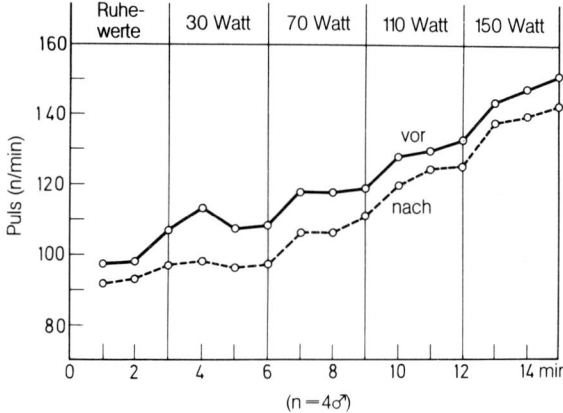

Abb. 28. Verlauf der Herzfrequenz in Ruhe und bei ansteigender körperlicher Belastung bis 150 Watt vor und nach regelmäßigen kalten Seebädern von vier männlichen Probanden. Die mittlere Wassertemperatur lag bei 12,5–15° C, die Dauer betrug jeweils 10 min. (Nach Jungmann und Fleischhauer 1970)

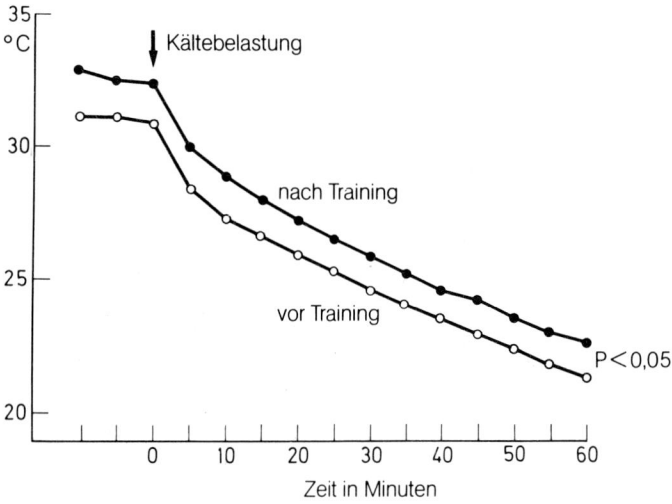

Abb. 29. Mittlere Hauttemperatur im Verlauf einer Standardkältebelastung über 60 min vor und nach einem körperlichen Training. (Nach Heberling und Adams 1957)

mutet worden ist. In Richtung Kreuzadaptation werden die Ergebnisse von Jungmann und Fleischhauer (1970) diskutiert, wonach im ergometrischen Belastungstest, gemessen an der Herzfrequenz, die Wirkung kalter Seebäder auf eine Steigerung der Ausdauerfähigkeit hinweist (Abb. 28). Auf eine Abschwächung der kälteinduzierten Vasoconstriction nach einem körperlichen Training haben bereits Heberling und Adams (1957) hingewiesen (Abb. 29). Hinsichtlich des Ruheenergieumsatzes kann mit Kreuzadaptationen zwischen Kälte, Ausdauerbelastung und Nahrungszufuhr gerechnet werden (Brück 1985).

Es ist daran zu denken, daß das Übergreifen adaptativer Vorgänge in mehrere Funktions-

systeme, wie es der Kreuzadaptation unterstellt werden muß, weniger auf spezifischen Antworten des Organismus beruht, sondern gemäß der jeweiligen Reizcharakteristik die Stellglieder verschiedener Funktionskreise aktiviert werden und zudem die autonom vermittelten „Begleitreaktionen" eine Veränderung erfahren. Ersteres läßt sich am Beispiel der Schwellenverschiebung von Schweißsekretion und Kältezittern beim Marathonläufer veranschaulichen (Abb. 26), die auf die arbeitsbedingte Hyperthermie zurückgehen dürfte; denn ein körperliches Training, welches die metabolische Wärme thermoregulatorisch gut zu kompensieren in der Lage ist, führt nicht zu diesen Schwellenverschiebungen (Hessemer

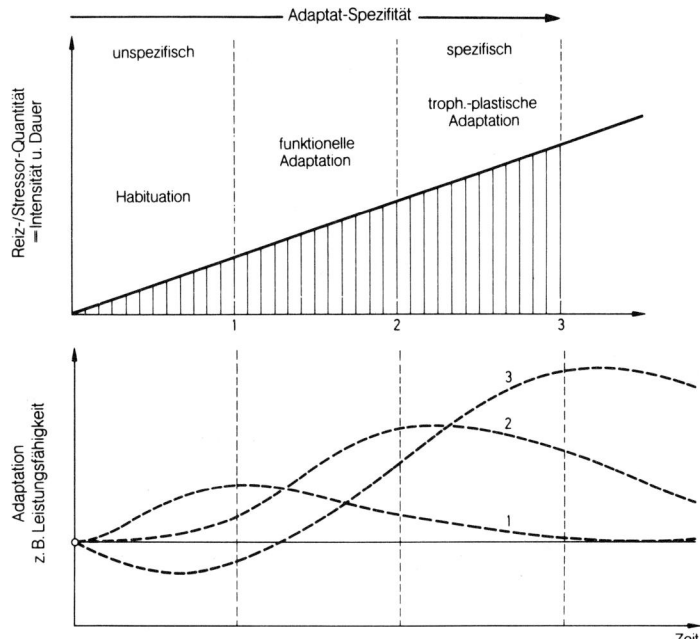

Abb. 30. Schema der adaptativen Modifikationsebenen: 1. Habituation, 2. funktionelle Adaptation und 3. trophisch-plastische Adaptation (*oben*) sowie des Zeitbedarfs und der Zeitkonstanz dieser Modifikationen. (Nach Baier 1978)

et al. 1983). Sie sind aber temperaturspezifisch, wobei in der Verschiebung der Zitterschwellen zwischen Hitze und Kälte Kreuzadaptation auftritt.

In der Ausbildung von Adaptation kann eine Form auftreten, die als Habituation bezeichnet wird. Das Erscheinigbild der Habituation wird bestimmt von Reaktionsabschwächungen nach kurz hintereinander wiederholter Reizsetzung, die im Sinne einer Gewöhnung gesehen werden können (Strempel 1976), wobei aber nach Beendigung der Reizserie wieder rasche Erholung auftritt. So läßt sich z.B. die Herzfrequenzsteigerung in einer Serie von Cold pressure Tests dämpfen. Der Vorgang ist streng reizspezifisch. Brück (1985) bezeichnet die Habituation als das Abklingen einer systemunspezifischen Begleitreaktion, während Adaptation eine reiz- und wirkungsspezifische oder typische Modifikation beinhaltet.

Die Adaptationsvorgänge lassen sich, gemäß ihrer Abhängigkeit von Qualität und Quantität der Reizsetzung, durch unterschiedliche Ausbildungsebenen kennzeichnen. Abbildung 30 zeigt ein Schema mit 3 Modifikatio-

nen, die Habituation, die funktionelle Adaptation und trophisch-plastische Adaptation. Der unspezifische Charakter wird auf der Ebene der funktionellen Adaptation, welche das eigentliche Anliegen physikalisch-medizinischer Anwendungen darstellt, geringer. Zur Ausbildung solcher Adaptate bedarf es keiner reizintensiven Stimuli. Die trophisch-plastischen, d.h. morphologisch meßbaren Auswirkungen der dritten adaptativen Modifikationen nehmen viel Zeit in Anspruch bei hohem Reiz- und Trainingsaufwand.

4 Hydrotherapie und thermische Reize

Der hydrotherapeutische Reiz untersteht den allgemeinen Gesetzmäßigkeiten physikalisch-medizinischer Reize. Darunter versteht Glaser (1968) „jede Änderung der äußeren und inneren Umgebung", die eine Antwort als „Reaktion" auf den Reiz hervorruft. Diese physiologischen Reaktionen, sowie die adaptativen

Umstellungen bei serienmäßiger Reizsetzung sind die Basis zum Verständnis der Hydrotherapie wie überhaupt ein wichtiger Aspekt balneologischer Behandlungsformen. Sie sind im Sinne von „Abwehrmechanismen" (Hoff 1969) zu betrachten, die körpereigene Funktionen in Gang setzen, deren Anpassungsfähigkeit und Fähigkeit zur Selbstregulation fördern und eine erhöhte Ökonomie und Leistungsfähigkeit herbeiführen. Das adaptative Resultat bestimmt das Geschehen in Richtung „vegetativer Umstimmung" und trophotroper Einstellung der Kreislaufdynamik.

Die Hydrotherapie nach Kneipp ist überwiegend, aber nicht nur eine Kaltreizbehandlung, was insofern bedeutsam ist, als die periphere Gefäßregulation in besonderer Weise zur Kälteregulation prädestiniert. Hier kommt es zu funktionellen Modifikationen der thermo- und kreislaufphysiologischen Efferenzen im Sinne eines Trainings, besonders aller Regelvorgänge, die das Stellglied „Gefäßweite" betreffen.

In der Praxis findet sich eine umfangreiche Palette an Anwendungsformen, die jedoch auf wenige thermische Grundformen zurückgehen: Kalt-, Warm-, Heiß- und Wechselreize. Sie lassen innerhalb der Hydrotherapie eine differenzierte Handhabung auch im Sinne der individuellen Dosierung zu. Dabei ist die Dosierung und Effektivität von definierbaren Bedingungen abhängig (Wezler 1954), wie sie den Gesetzmäßigkeiten eines physischen Trainings nach Qualität und Quantität entsprechen: Art des Reizes (kalt, warm, usw.); Form des Reizes (zeitlicher Verlauf); Intensität des Reizes (Wassertemperatur); Zeitdauer der Reizeinwirkung; Reiztopographie (Thermorezeptorenverteilung, Reizfläche).

4.1 Kaltreize

Hydrotherapeutische Kaltreize sind kurzfristige örtliche Anwendungen im Temperaturbereich von ca. 12–16° C, die nicht den Wärmebestand des Körpers verändern, sondern die periphere Gefäßregulation ansprechen sollen. Dazu gehören Applikationsformen wie Waschungen, Güsse oder Teilbäder. Da Reizintensität und -dauer das Ausmaß der Gefäßreaktionen bestimmen, besteht die Notwendigkeit zur dosierenden Verordnung, die auch die individuellen und allgemeinen Varianten der Reizwirkung berücksichtigt (s.a. 4.4). Ferner unterliegen die vegetativen und hormonellen Begleitreaktionen der Kältebelastung in ähnlicher Weise diesen Bedingungen.

4.2 Warm- und Heißreize

Warmreize werden in einem Temperaturbereich von ca. 37–39° C verwendet und dienen häufig zur Aufwärmung der Körperoberfläche vor der Durchführung von Kaltprozeduren. Heißanwendungen bedienen sich Temperaturen von ca. 45° C und kommen z.B. als Blitzguß oder bei heißen Packungen vor. Warm- und Heißapplikationen führen zur kutanen Vasodilatation mit regulatorischen Änderungen im kardiovaskulären System. Daneben

Tabelle 5. Übersicht über die Beeinflussung der Sublingualtemperatur sowie des arteriellen Mitteldrucks bei unterschiedlicher Durchführung temperaturansteigender Armbäder (nach Ergebnissen von Hentschel et al. 1965). Dabei wurde im wesentlichen die Geschwindigkeit der Wassertemperaturzunahme variiert

Temperatur-anstieg	Zeitdauer	Anstieg der Sublingual-temperatur		Veränderung des arteriellen Mitteldrucks bei	
		einarmig	beidarmig	Normotonie	Hypertonie
von ... bis °C	min	°C	°C	mm/Hg	mm/Hg
34–39	20	0,1–0,3	0,2–0,5	− 5	− 10
34–42	20	0,2–0,4	0,3–0,9	− 5	− 10
34–45	20	0,3–0,8	0,3–1,0	0	− 5
34–45	30	0,3–0,7	0,6–1,3	±	− 5

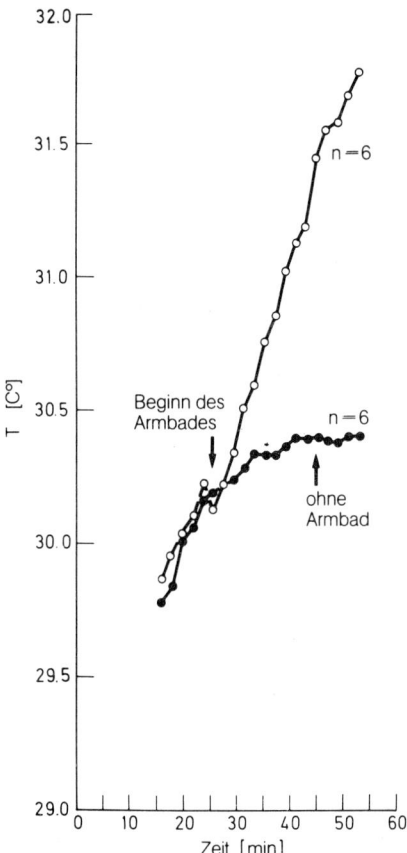

Abb. 31. Mittlere Verläufe der Hauttemperatur am Fuß aus jeweils sechs Versuchen bei Patienten mit arterieller Verschlußkrankheit mit und ohne Armbad. Das Armbad wurde im Liegen am linken Arm durchgeführt und die Temperatur in 10 min von 35° C auf 42° C erhöht. Die Gesamtdauer des ansteigenden Armbades betrug 30 min. (Nach Jungmann 1975)

sind die entspannenden Wirkungen auf den Muskeltonus therapeutisch zu nützen. Die Wirkungen der sogenannten temperaturansteigenden Teilbäder mit Zunahme der Herzfrequenz, Abnahme des peripheren Gefäßwiderstandes und des arteriellen Mitteldrucks, die gleichermaßen als direkte und konsensuelle thermische Effekte zu betrachten sind, können wiederum über geeignete Reizparameter (z.B. Wassertemperatur, Badezeit, exponierte Oberfläche, Temperaturanstieg) gesteuert werden (Hentschel et al. 1965; Tabelle 5). Die Abb. 31 zeigt die Ergebnisse einer experimentellen Untersuchung zur Objektivierung von konsen-

sueller Reaktion am Fuß durch ein Armbad (Jungmann, 1975).

4.3 Wechselwarme Anwendungen

Hinsichtlich wechselwarmer Temperaturreize kommen fast nur Teilbäder, eventuell auch Güsse, in Betracht. Der Warmreiz, mit dem die Anwendung begonnen wird, liegt im Minuten-, der Kaltreiz im Sekundenbereich. Der übliche dreimalige Wechsel wird mit dem Kaltreiz abgeschlossen. Das Verfahren wird vor allem bei ungenügender Vorerwärmung oder bei mäßiger vaskulärer Reaktionsbereitschaft verordnet. Es ist vorstellbar, daß das Wechselspiel von starken dilatatorischen und constrictorischen vasalen Reaktionen eine günstige Voraussetzung für ein Gefäßtraining darstellt. Nach Untersuchungen von Jungmann (1964) zur Kreislaufdynamik während Wechselreizen weisen die reaktiv erhöhten Herzfrequenzen und Blutdrucke im Verlauf nur geringfügige Schwankungen auf.

4.4 Varianten der Reizwirkung

Reagibilität und Ausmaß der Reaktionen auf thermische Reize werden durch eine Reihe von exogenen und individuellen Einflüssen geprägt wie Applikationsort, Alter, Geschlecht, konstitutionelle Varianten und thermische Ausgangslagen.

Unterschiede in der kutanen Gefäßversorgung, der Stärke thermischer Afferenzen und thermoregulatorischer Aufgaben führen dazu, daß Topographie und Applikationsort der Körperoberfläche die Wirkungen mitbestimmen. So sind von den an Thermorezeptoren reichen Arealen wie Stamm und Gesicht bei thermischer Stimulierung intensivere konsensuelle Reaktionen auszulösen als an den Extremitäten. Die Gefäßreaktionen auf Wärmereize sind am Fuß ähnlich denen an der Hand, jedoch meist weniger ausgeprägt und reaktionsschnell.

Die das zunehmende Lebensalter begleitenden funktionellen Einschränkungen und trägeren vegetativen Reaktionsweisen bedeuten für den

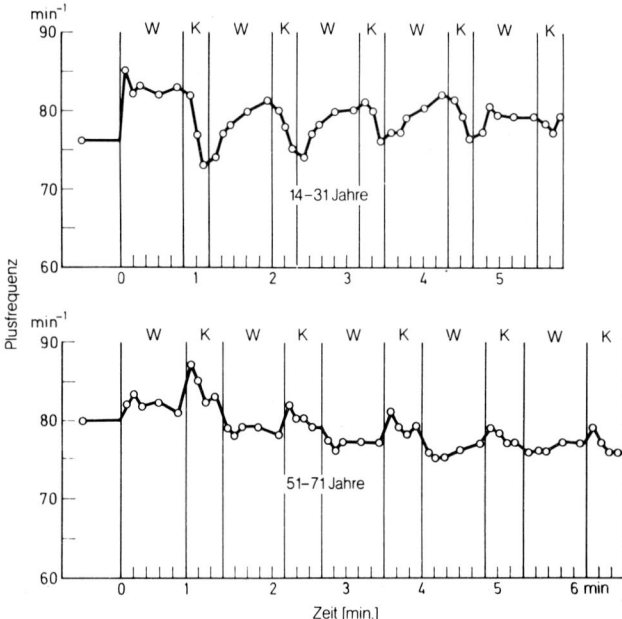

Abb. 32. Mittlere Verläufe der Herzfrequenz bei Wechselgüssen bei 10 jungen sowie 13 älteren gesunden männlichen Probanden. Dabei erfolgte ein fünfmaliger Wechsel der Wärmeapplikationen (*W*) von jeweils 50 sec Dauer und der Kälteapplikationen (*K*) von jeweils 20–30 sec Dauer. (Nach Jungmann 1964)

Organismus teils quantitativ aber auch qualitativ veränderte Reizantworten. In Abb. 32 ist das Ergebnis einer Untersuchung zum Pulsfrequenzverhalten während Wechselgüsse im Vergleich von jungen und älteren Probanden dargestellt (Jungmann, 1964). Typisch für den jungen Menschen ist die beim Wechsel von Warm- und Kaltreizen eintretende Zu- und Abnahme der Pulsfrequenz, während der Ältere ein entgegengesetztes Verhalten mit geringeren Schwankungen aufweist. Zu den Ursachen dürfte die zunehmende Regulationsstarre der Gefäße des älteren Menschen bzw. eine geringere Vasoconstrictionstendenz auf Kaltreize gehören (Jungmann 1964), z.B. befinden sich die Fußtemperaturen vergleichsweise auf höherem Niveau, so daß reaktiv eine veränderte Herz-Kreislaufeinstellung die Folge ist.

Wie Abb. 33 verdeutlicht, wirken ansteigende Armbäder bei jungen Frauen intensiver als bei Männern und haben zudem am Fuß, als Ausdruck geringerer Durchblutung, niedrigere Hauttemperaturen aufzuweisen. Ferner kann die zyklusabhängige Temperaturempfindlichkeit (Hildebrandt 1960, 1962), die sich postmenstruell in einer längeren akralen Wiedererwärmungszeit nach Kaltreiz zu erkennen gibt,

im Dosierungsschema der Hydrotherapie berücksichtigt werden. Danach wäre z.B. eine forcierte Verordnung von Kaltreizen erst in der zweiten und geringer kälteempfindlichen Zyklushälfte zu empfehlen.

Einflußfaktoren seitens der Körperkonstitution betreffen vor allem den Zusammenhang von Thermoregulation und wärmeisolierenden Eigenschaften der Körperdecke, wie z.B. in der Steuerung der peripheren Durchblutung eine Abhängigkeit von der mittleren Hautschichtdicke und dem subkutanen Fettgewebe festzustellen ist. Bei Kälteexposition sucht der leptosome Konstitutionstyp der drohenden Auskühlung frühzeitig über das Muskelzittern in der chemischen Thermoregulation zu begegnen, während der Adipöse zunächst überwiegend die Vasomotorik des Hautkreislaufs im Sinne der physikalischen Thermoregulation einsetzt (Pirlet 1970). Somit ist zu verstehen, daß sich die thermische Reagibilität mit zunehmender Hautschichtendicke verringert, und bei hydrotherapeutischen Anwendungen, auch ohne die Kerntemperatur nennenswert zu beeinflussen, der magere Mensch in seinen Kreislauf- und Stoffwechselreaktionen ausgeprägter beansprucht wird.

Die Reaktionen auf direkte thermische Reize

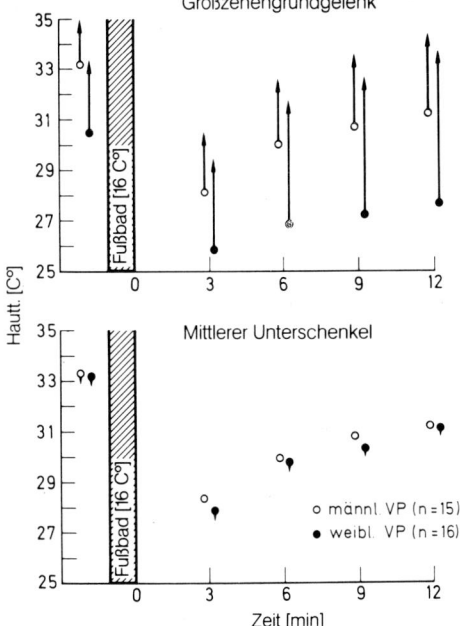

Abb. 33. Mittlere Hauttemperaturen an der Großzehe und an der Unterschenkelmitte vor und nach einem kalten Fußbad bei 15 männlichen (o) und 16 weiblichen (●) gesunden Probanden. Die Pfeile markieren den durch ein ansteigendes Armbad bewirkten Temperaturanstieg bzw. -abfall. Das kalte Fußbad erfolgte beim liegenden Probanden durch Eintauchen des Unterschenkels in Wasser von 15° C über 2 min. Die Armbäder wurden ebenfalls im Liegen über jeweils 30 min durchgeführt und die Wassertemperatur in 10 min von 35° C auf 42° C erhöht. (Nach Jungmann 1975)

werden von der allgemeinen thermoregulatorischen Tendenz bestimmt. So kann eine solche thermische Ausgangslage, z.B. ein hoher, vom Zentralnervensystem unterhaltener Vasoconstrictorentonus, eine dilatatorische Reaktion auf Wärmereize unterdrücken oder mindern. Im andern Falle gilt das ähnliche für constrictorische Reize. Somit spielen die raumklimatischen Ausgangsbedingungen für die Reizantworten eine bedeutsame Rolle.

Als beachtenswerte Einflußgröße ist die thermische Ausgangslage zu betrachten. Sie folgt dem tageszeitlichen Verlauf der Körpertemperatur mit einer thermoregulatorischen „Aufheizungsphase" von 3.00–15.00 Uhr und einer „Entwärmungsphase" von 15.00–3.00 Uhr (Heiser und Cohen 1933; Aschoff 1955, 1963). Darauf beruhen die experimentell ermittelten Tagesgänge der akralen Wiedererwärmungszeit nach hydrotherapeutischen Applikationen mit der längsten Wiedererwärmungszeit um 9.00 Uhr und der kürzesten gegen etwa 21.00 Uhr (Krage 1980). Es resultiert daraus, wie auch in Abb. 34 dokumentiert, eine für den Vormittag höhere vasoconstrictorische Wirkung von Kaltreizen, also eine vermehrte Tendenz zum Schutz gegen Wärmeverlust. Gegensinnig dazu verläuft die tageszeitliche Einflußnahme auf Warmreize mit gesteigerter Wärmeempfindlichkeit in der Entwärmungsphase zwischen 15.00 Uhr und 3.00 Uhr (Hildebrandt 1973).

Des weiteren wird die thermische Ausgangslage mitbestimmt von der thermischen Vorge-

Abb. 34. Tageszeitliche Unterschiede der akralen Wiedererwärmung 15 min vor und über 60 min nach einem kalten Unterguß nach Kneipp. Dargestellt sind die mittleren Verläufe der Hauttemperaturen an den Fußrücken von neun Männern, die an den tageszeitlichen Extrempunkten der Thermoregulation um 9.00 bzw. 21.00 Uhr den Guß erhielten (nach Krage 1980). Eingezeichnet sind außerdem die Halbwertzeiten der akralen Wiedererwärmung (*HWZ*)

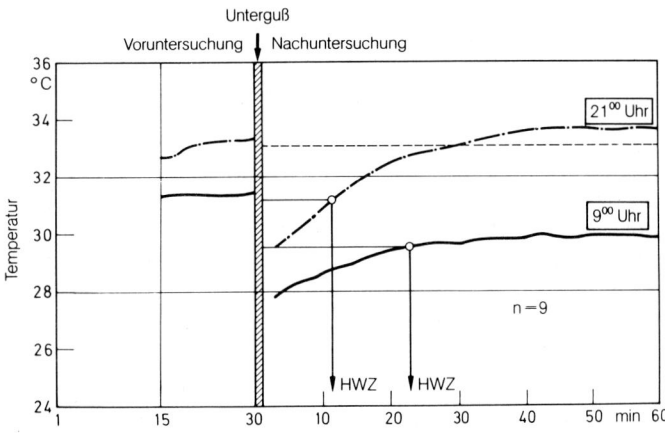

schichte bzw. dem thermischen Trainingszustand, in die auch der jahreszeitliche Klimawechsel eingeht, sowie von endogenen biologischen Jahresrhythmen (Hildebrandt 1965). Z.B. treten die kürzeren akralen Wiedererwärmungszeiten in den kühleren Jahreszeiten auf.

Die hier aufgeführten Modifikationsmöglichkeiten thermischer Reaktionen bedeuten Einschränkungen einer grundsätzlichen vasomotorischen Reaktionsbreite, wonach von Mittellagen aus in Richtung Durchblutungsdrosselung und Mehrdurchblutung der Gefäßtonus relativ gut beeinflußt werden kann. Andererseits hat Wilder (1931, 1967) in seinem Ausgangswertgesetz formuliert, daß die Reaktion auf thermische Reize umso stärker ausfällt, je niedriger die Ausgangswerte liegen.

4.5 Hydrotherapie und Kureffekte

Einer allgemein akzeptierten Vereinbarung nach beinhaltet die Bezeichnung Kureffekt jene Funktionsänderungen, die zum Kurende als Folge der Behandlungsmaßnahmen objektiviert werden können. Sie können mehr oder weniger diagnosebezogen auftreten und lassen sich definitorisch von der längerfristigen Beeinflussung des Krankheitsbildes abgrenzen,

das dem Kuraufenthalt zugrunde lag. Die wichtigsten Kureffekte sind das Resultat einer funktionellen Anpassung, die sich in den verschiedensten Funktionskreisen als ökonomisierende und leistungssteigernde Potenz zu erkennen gibt. Das kann in einer Besserung vorher gestörter Funktionen zum Ausdruck kommen und sich auch auf das Verhalten unter Belastung mit stabileren Regelvorgängen auswirken. Die hier sich vollziehende Tendenz einer Systemanpassung in Richtung Trophotropie berührt die Umstimmungstheorie nach Hoff (1957), der darunter eine Änderung der allgemeinen Reaktionslage im Sinne einer zentralnervös gesteuerten Umschaltung des Vegetativums in Richtung vagotoner Einstellung verstanden hat.

Die Komplexität und Mehrgestaltigkeit der während einer Kur auf den Patienten einwirkenden vorwiegend physikalisch-therapeutischen Behandlungsformen, insgesamt aber Faktoren wie Diät, Ruhe, Bewegung, Freiluft, Lichtexposition, psychische Führung und medikamentöse Behandlung macht es schwer, wenn nicht unmöglich, Effekte einzelner Therapiebestandteile gegeneinander abzugrenzen. Nichts anderes gilt für die Hydrotherapie, die sogar innerhalb der Kneipptherapie zwar eine wichtige, aber nur eine Komponente darstellt, deren separate Anteile den bisherigen Untersu-

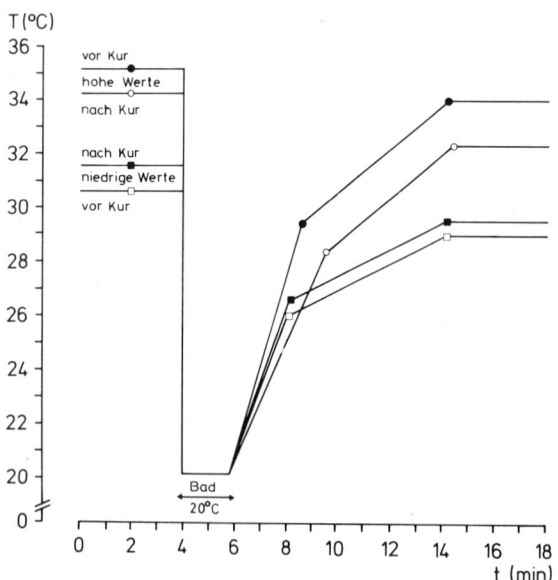

Abb. 35. Darstellung des Verlaufs der akralen Wiedererwärmung nach standardisiertem Teilbad im Vergleich vor und nach einer Kneippkur als Beispiel für eine „Normalisierung"; gegenläufiges Ändern hoher bzw. niedriger Ausgangswerte der Hauttemperatur (n = 53). (Nach Dirnagl 1955)

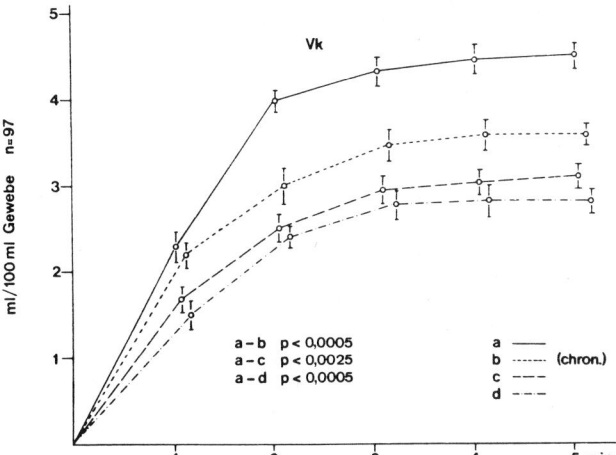

Abb. 36. Venenkapazitätsmessungen am Unterschenkel als Maß für den Venentonus bei Patienten mit postthrombotischem Syndrom; a = Ausgangswerte, b = chronische Kaltwasseranwendung, c = akute Kaltwasseranwendung, d = akute Kaltwasseranwendung nach Serienbehandlung. (Nach Rudofsky 1981)

chungen nicht zu entnehmen ist. Aus Kurverlaufsanalysen sind daher meist nur unspezifische Kureffekte herauszuarbeiten, die mit den Begriffen Normalisierung, Homogenisierung und reaktive Periodik umrissen worden sind. Als Normalisierung bezeichnet man das Zustreben von einzelnen Zustands-, Funktions- und Koordinationsgrößen auf einen Zielwert, den man einem durchschnittlich gesunden Kollektiv zuordnen würde (Drexel 1977). Die Bezeichnung Homogenisierung beschreibt das Angleichen kurzfristiger zeitlicher Änderungen von Verlaufsgrößen nach Größe und Richtung innerhalb der untersuchten Gruppe und reaktive Periodik charakterisiert dynamische Veränderungen im Kurverlauf.

Es ist naheliegend, unter physiologischem Aspekt der Hydrotherapie als einer vorwiegend iterativen Kaltreiztherapie Wirkungen an den Stellgliedern und den zentralen Vorgängen der autonomen Thermoregulation zuzuordnen. Davon betroffen sind an erster Stelle lokale und generalisierte Reaktionen des Gefäßsystems, ferner Stoffwechselgrößen und vielleicht auch endokrine Funktionen. Daraus lassen sich Verbesserungen der Kreislauffunktion bzw. -regulation in Ruhe und bei Belastung ableiten. Veränderungen der akralen Hauttemperaturen und der Wiedererwärmungszeit nach standardisiertem Kaltreiz, wie sie nach Kneipp'schen Kuren gefunden worden sind, deuten im Sinne eines Gefäßtrainings und des Begriffs Normalisierung in dieselbe Richtung

Abb. 35. Auf adaptative Veränderungen infolge serieller hydrotherapeutischer Reize dürften auch die von Rudofsky et al. (1977) beschriebenen Effekte am kapazitiven Gefäßsystem zurückgehen. Eine einwöchige Kaltwasseranwendung (tgl. 2 × 5 min kalte Unterschenkeldusche) führte bei Patienten mit chronisch venöser Insuffizienz zu höherem Venentonus mit Besserung der gestörten venösen Hämodynamik (Abb. 36). Es muß der zukünftigen experimentellen Forschung überlassen bleiben, weitere thermischen Adaptate in den mannigfachen Funktionskreisen zu objektivieren, den Aspekt der Dosierung weiter zu fundieren, um letztlich zu einer umfassenderen Systematik der Hydrotherapie zu gelangen.

5 Literatur

Adolph, E.F.: General and specific characteristics of physiological adaptations. Am. J. Physiol. *184*, 18 (1956)

Agishi, Y.: Endocrine reactions in hot and cold baths. Z. f. Phys. Med. *8*, 16 (1979)

Agostini, E., Gurtner, G., Torri, G., Rahn, H.: Respiratory mechanics during submersion and negative pressure breathing. J. Appl. Physiol. *21*, 251 (1966)

Angermann, Ch., Rübe, Ch., Lorenz, R., Weber, M., Jahrmärker, H.: Humorale und kardiovaskuläre Effekte des Cold-Pressure-Tests. Z. Kardiol. *72*, 228 (1983)

Anthony, A.J.: Funktionsprüfung der Atmung. Barth Verlag, Leipzig 1937

Arborelius, M. Jr., Balldin, U.I., Lilja, B., Lundgren, C.E.G.: Hemodynamic changes in man during immersion with the head above water. Aerospace Med. *43*, 592 (1972)

Arnett, E.L., Watts, D.T.: Catecholamine excretion in men exposed to cold. J. Appl. Physiol. *15*, 499 (1960)

Arvela, P., Huikko, M.: Effect of propranolol on plasma FFA-levels and urinary excretion of catecholamines during Finnish sauna bath. Acta Physiol. Scand. Suppl. *330*, 88 (1969)

Aschoff, J.: Der Tagesgang der Körpertemperatur beim Menschen. Klin. Wochenschr. *33*, 545 (1955)

Aschoff, J., Wever, R.: Kern und Schale im Wärmehaushalt des Menschen. Naturwissenschaften *45*, 477 (1958)

Aschoff, J.: In: Landois-Rosemann (Hrsg.), Lehrbuch der Physiologie des Menschen, S. 331, zit. nach Hensel, 1966. Urban & Schwarzenberg Verlag, München-Berlin 1960

Aschoff, J.: Diurnal rhythms. Ann. Rev. Physiol. *25*, 581 (1963)

Aschoff, J.: Temperaturregulation. In: Aschoff, J., Günther, B., Kramer, K. (Hrsg.), Energiehaushalt und Temperaturregulation, S. 43. Urban & Schwarzenberg, München-Berlin-Wien 1971

Atterhög, J.H., Carlens, P., Grauberg, P.O., Wallenberg, L.R.: Cardiovascular and renal responses to acute cold exposure in water-loaded man. Scand. J. Clin. Lab. Invest. *35*, 311 (1975)

Bachmann, K., Hoffmann, H., Günther, W., Zerzawy, R.: Ergebnisse telemetrischer Kreislaufuntersuchungen beim Saunabadevorgang. Sauna-Arch. *9*, 1 (1971)

Baier, H.: Die physiologischen Grundlagen der Kurortbehandlung. Münchener Medizinische Wochenschrift *120*, 351 (1978)

Bajusc, E.: Zit. nach Jordan 1971. Z. angew. Bäder- u. Klimaheilk. *5*, 446 (1958)

Balaz, V., Balazova, E., Liskova, R.: Das hyperthermale Mineralbad und die Funktion der Nebennierenrinde. Arch. phys. Ther. *17*, 323 (1965)

Balldin, U.J., Lundgren, C.E.G., Lundvall, J., Mellander, S.: Changes in the elimination of ^{133}Xenon from the anterior fibial muscle in man induced by immersion in water and by shifts in body position. Aerospace medicine *42*, 489 (1971)

Barcroft, H., Bock, K.D., Hensel, H., Kitchin, A.H.: Die Muskeldurchblutung des Menschen bei indirekter Erwärmung und Abkühlung. Pflügers Arch. *261*, 199 (1955)

Bazett, H.C., Thurlow, S., Corwell, C., Stewart, W.: Studies on the effects of baths on man. II. The diuresis caused by warm baths, together with some observations on urinary tides. Am. J. Physiol. *70*, 490 (1924)

Begin, R., Epstein, M., Sackner, M.A., Levinson, R., Dougherty, R., Duncan, D.: Effect of water immersion to the neck on pulmonary circulation and tissue volume in man. J. Appl. Physiol. *40*, 293 (1976)

Beste, K.-W., Struppek, K.: Venenverschlußplethysmographische Parallelmessung der Haut- und Muskeldurchblutung vor und nach Kryotherapie. Z. Phys. Med. Baln. Med. Klim. *12*, 331 (1983)

Le Blanc, J., Dulac, S., Côte, J., Girard, B.: Autonomic nervous system and adaptation to cold in man. J. Appl. Physiol. *39*, 181 (1975)

Boer, J., Schothorst, A.A., Boom, B., Hermans, J., Suurmond, D.: Influence of Water and Saltsolution on UVB Irradiation of Normal Skin and Psoriasis. Arch. Derm. Res., *273*, 247–259 (1982)

Britton, B.J., Hawkey, C., Wood, W.G., Peele, M., Kaye, J., Irving, M.H.: Adrenergic coagulation, and fibrinolytic responses to heat. Brit. Med. J. *4*, 139 (1974)

Brück, K.: Physiologische Grundlagen der Abhärtung. Arch. Phys. Ther. *16*, 7 (1964)

Brück, K.: Physiologische Aspekte der Anpassung. Arch. Phys. Med. *21*, 217 (1969)

Brück, K., Baum, E., Schwennicke, H.P.: Coldadaptive modifications in man induced by repeated short-term cold-exposures and during a 10-day and -night cold exposure. Pflügers Arch. *363*, 125 (1976)

Brück, K.: Temperature regulation and catecholamines. Isr. J. Med. Sci. *12*, 924 (1976)

Brück, K.: Möglichkeiten und Grenzen der thermischen Adaptation. Z. Phys. Med. Baln. Med. Klim. *14*, 21 (1985)

Bühring, M.: Zur Entwicklung der Kaltreizadaptation. Z. Phys. Med. *5*, 171 (1976)

Bühring, M.: Zur diuretischen Wirkung eines thermoindifferenten Bades. Z. angew. Bäder- und Klimaheilk. *24*, 44–55 (1977)

Bühring, M., Rosak, C., Magnet, W., Althoff, P.H.: Glucosteroidale Aktivität bei Hyperthermie. Z. Rheumatol. *39*, 359 (1980)

Bühring, M., Jungmann, E., Bachhaus, R., Kirn, G., Pirlet, K.: Mineralokortikoidale Aktivität bei serieller Hyperthermie. Z. Phys. Med. Baln. Med. Klim. *11*, 331 (1982)

Bühring, M., Mark, H., Hartmann, B., Göttl, K.-H.: Zur Nierenfunktion in einem Kohlensäurebad. Kontrollmessungen in Süßwasser unter identischen thermischen Bedingungen. Z. Phys. med. Baln. Med. Klim. *14*, 319 (1985)

Bühring, M.: Klinik der Hyperthermie. Hippokrates Copythek, 1984

Burki, N.K.: Effects of immersion in water and changes in intrathoracic bloodvolume on lung function in man. Clin. Sci. Mol. Med. *51*, 303 (1976)

Cannon, W.B.: The wisdom of the body. New York; Norton, 1932

Chaffee, R.R.J., Roberts, J.C.: Temperature acclimation in birds and mammals. Ann. Rev. Physiol. *33*, 155 (1971)

Chouko, A.M., Stein, J.H., Ferris, T.F.: Renin and kidney. Nephron 15, 279 (1975)

Cochrane, L.A., Davies, J.A., Edwards, R.J., Harrison, M.H.: Some adreno-cortical responses to heat acclimatization. J. Physiol. 30, 32 (1979)

Cohen, R., Saltzman, H.A., Bell, W.H.: Alveolar arterial oxygen pressure difference in man immersed up to the neck in water. J. Appl. Physiol. 35, 720 (1971)

Collins, K.J., Weiner, J.S.: Endocrinological aspects of exposure to high environmental temperatures. Physiol. Rev. 48, 785 (1968)

Collins, K.J., Few, J.D., Forward, T.J., Giec, L.A.: Stimulation of adrenal glucocorticoid secretion in man by raising the body temperature. J. of Physiology 202, 645 (1969)

Demling, L., Gromotka, R.: Darm- und Pfortaderdurchblutung des Menschen unter dem Einfluß konservativer Behandlung. Klin. Wochenschr. 37, 1133 (1959)

Dirnagl, K.: Die Reaktion der Vasomotoren auf einen hydrotherapeutischen Standardreiz und ihre Abwandlung durch die Kneippkur. In: Experimentelle Beiträge zur Kneipptherapie. Rösler Verlag, Bad Wörishofen 1955

Drexel, H., Dirnagl, K., Kampe, W.: Wärmestrommessungen im Bade. Arch. Phys. Ther. 12, 169 (1960)

Drexel, H.: Hydro- und Thermotherapie. In: Grober, J. (Hrsg.): Klinisches Lehrbuch der Physikalischen Therapie. G. Fischer Verlag, Jena, 1960

Drexel, H.: Hydro- und Thermotherapie. In: Klinisches Lehrbuch der Physikalischen Therapie. Grober, J. (Hrsg.), 4. Aufl., S. 227. Fischer Verlag, Jena 1963

Drexel, H.: Zum Wirkungsmechanismus der Kneippschen Hydrotherapie. Allg. Ther. 10 (1964)

Drexel, H.: Kurverlaufsanalyse. Z. f. Physikalische Medizin 6, 4 (1977)

Eckert, P.: Untersuchungen zur Rolle des antidiuretischen Hormons bei der volumenbedingten Diurese. Inauguraldissertation, Berlin, Freie Universität, 1965

Ekert, F.: Röntgenkymographische Untersuchungen der zentralen Kreislauforgane während therapeutischer Bäder und die hydrostatische Druckerhöhung. Ihre Technik, Ergebnisse und Entwicklungsmöglichkeiten. Arch. Phys. Ther. 8, 66 (1956)

Ellis, S.: Metabolic effects of epinephrine and related amines. Pharmacological Reviews 8, 485 (1956)

Epstein, M.: Renal effects of head-out water immersion in man: implications for an understanding of volume homeostasis. Physiological reviews 58, 529 (1978)

Erdl, R., Schnizer, W.: Wirkungen von Kohlendioxid und Schwefelwasserstoff auf die Mikrozirkulation der Haut. Messungen mit einem Laser-Doppler-Flowmeter. 89. Kongr. d. Deutsch. Ges. f. Physik. Med. und Rehab., Gießen 1984

Ernst, E., Magyarosy, I., Scherer, A., Schmidlechner, Ch.: Der Einfluß physikalischer Reize auf die Blutfluidität. Z. Phys. Med. Baln. Med. Klim. 13, 359 (1984)

Farhi, L.E., Linnarsson, D.: Cardiopulmonary readjustments during graded immersion in water at 35° C. Respiration Physiology 30, 35 (1977)

Few, J.D.: Effect of exercise on the secretion and metabolism of cortisol in man. J. Endocrinol. 62, 341 (1974)

Finberg, J.P.M., Katz, M., Gazit, H., Berlyne, G.M.: Plasma renin activity after acute heat exposure in nonacclimatized and naturally acclimatized man. J. Appl. Physiol. 36, 519 (1974)

Folkow, B., Fox, R.H., Krog, J., Odelram, H., Thoréu, O.: Studies on the reactions of the cutaneous vessels to cold exposure. Acta physiol. Scand. 58, 342 (1963)

Follenius, M., Brandenberger, G., Reinhardt, B., Simeoni, M.: Plasma aldosterone, renin activity, and cortisol responses to heat exposure in sodium depleted and repleted subjects. Eur. J. Appl. Physiol. 41, 41 (1979)

Franke, M., Kaufmann, W., Nieth, H.: Über die Wirkung balneotherapeutischer Maßnahmen auf die Kreislaufhämodynamik unter besonderer Berücksichtigung der Nierenfunktion. Z. f. Bäderund Klimaheilkunde 13, 415; 547 (1966)

Fredholm, B., Hägermark, Ö.: Acta Dermat. 50, 273 (1970)

Francesconi, R.P., Sawka, M.N., Pandolf, K.B.: Hypohydration and acclimation: Effects on hormone responses to exercise/heat stress. Aviation, Space, and Environmental Medicine 55, 365 (1984)

Gauer, O., Henry, J.P.: Circulatory basis of fluid volume control. Physiol. Rev. 43, 423–481 (1963)

Gauer, O.: Die hydrostatische Wirkung von Bädern auf den Kreislauf. Ein Beitrag zur Frage der reinen Volumensregulation. Dtsch. Med. J. 6, 462 (1955)

Gehrke, A., Ulbert, V., Siebert, B., Drexel, H.: Ausschüttungsmaxima von Adrenalin und Cortisol unter Streßbelastung durch hypertherme Badeformen (Sauna, Dampfbad, Whirlpool). 89. Kongreß Dt. Ges. Phys. Med. Rehab., 11.–13. Okt. 1984, Gießen

Gehrke, A., Ulbert, V., Siebert, B., Drexel, H.: Der Einfluß hyperthermer Badeformen (Sauna, Dampfbad, Whirlpool) auf immunologische Parameter (Komplementsystem). Z. Phys. Med. Baln. Med. Klim. 13, 15 (1984)

Gelfant, S.: Exptl. Cell. Res. 90, 458 (1975)

Glaser, E.M.: Die physiologischen Grundlagen der Gewöhnung. Thieme Verlag, Stuttgart 1968

Göpfert, H.: Psychol. Beiträge 2, 439 (1956)

Göttl, K.H., Bühring, M., Spiess, H.F., Czyttrich, G.: Zum Mechanismus der Kältetachykardie. Z. f. Phys. Med. 9, 84 (1980)

Golenhofen, K.: Zentralisation der Muskelaktivität bei Abkühlung des Menschen. Pfluegers Arch. 266, 665 (1958a)

Golenhofen, K.: Zum Verhalten der menschlichen Muskeldurchblutung bei Kälte. Pfluegers Arch. *263*, H. 1 (1958 b)

Golenhofen, K.: Zur Topographie der Muskelaktivität bei Kältebelastung des Menschen. Arch. Phys. Ther. *15*, 435 (1963)

Golenhofen, K.: Haut. In: Physiologie des Kreislaufs, Band I: Arteriensystem, Capillarbett, Organkreisläufe, Fetal- und Placentarkreislauf. Redigiert von E. Bauereisen. Springer Verlag, Berlin 1971

Gollwitzer-Meier, K.: Zur Frage der Wirkung des Kohlensäurebades auf die Herzenergetik. Balneologe *5*, 434 (1938)

Hensel, H.: Über die Steuerung der peripheren Durchblutung. Arch. Phys. Ther. *7*, 60 (1955)

Hensel, H., Hildebrandt, G.: Organ system in adaptation: the nervous system. In: Dill, D.B., Adolph, E.F., Wilber, C.G. (eds.), Adaptation to the environment, Handbook of physiology, Sect. 4, pp. 55, Washington 1964

Hensel, H.: Physiologie der menschlichen Hautdurchblutung. In: Bad Oeynhauser Gespräche VI, 29. u. 30.10.1962, S. 57. Springer Verlag, Berlin-Göttingen-Heidelberg 1964

Hensel, H.: Grundbegriffe und neuere Aspekte der physiologischen Adaptation. Kolloquien des Sonderforschungsbereiches „Adaptation und Rehabilitation" (SFB 122), Bd. II, S. 1, Marburg/Lahn 1974

Hentschel, H.-D., Ruiz Blanco, B., Iser, H.: Zur Frage der EKG-Veränderungen bei temperaturansteigenden Armbädern. Arch. Phys. Ther. *17*, 287 (1965)

Günther, R.G., Herold, M., Egg, D.: Plasmacortisol-Bestimmungen vor, während und nach Hyperthermie durch Überwärmungsbäder bei männlichen und weiblichen jugendlichen Versuchspersonen. Z. Phys. Med. *7*, 224 (1978)

Harrison, M.H.: Metabolic effects of a short exposure to a hot environment in man. Annals of Human Biology *2*, 41 (1975)

Hart, J.S.: Rev. Can. Biol. *16*, 133 (1957) zit. nach Brück, 1969

Heberling, E.J., Adams, Th.: J. Appl. Physiol. zit. nach Brück, 1964

Heiser, F.L., Cohen, L.H.: Diurnal Variations of skin temperature. Indust. Hyg. *15*, 243 (1953)

Hellauer, H.F.: Aufnahme natürlicher Heilmittel durch die Haut. Wiener Med. Wschr., *102*, 746–752 (1952)

Hensel, H.: Physiologie der Thermoreception. Ergebn. Physiol. *47*, 166–368 (1952)

Hessemer, V., Brück, K.: Thermally-controlled exercise – adaptive effects on thermoregulation in man. J. therm. Biol. *8*, 171 (1983)

Hessemer, V., Langusch, D., Brück, K., Bödeker, R.H., Breidenbach, T.: Effect of slightly lowered body temperatures on endurance performance in man. J. App. Physiol. *57*, 1731 (1984)

Hessemer, V., Zeh, A., Brück, K.: Comparison of the effects of passive heat adaptation and moderate sweatless conditioning on responses to cold and heat. In Vorbereitung

Hildebrandt, G., Golenhofen, K.: Zur Physiologie der Muskeldurchblutung des Menschen. Arch. Phys. Ther. *10*, 217 (1958)

Hildebrandt, G.: Spontane Schwankungen der Thermoregulation und Physikalische Therapie. Berl. Med. *11*, 37 (1960)

Hildebrandt, G.: Biologische Rhythmen und ihre Bedeutung für die Bäder- und Klimaheilkunde. In: Amelung, W., Evers, A. (Hrsg.), Handbuch der Bäder- und Klimaheilkunde, S. 730. Schattauer Verlag, Stuttgart 1962

Hildebrandt, G.: Saisonphysiologische Gesichtspunkte zur Bäder- und Klimabehandlung. Arch. Phys. Ther. *17*, 39 (1965)

Hildebrandt, G.: Ergebnisse der Rhythmusforschung und ihre Konsequenzen für die Praxis der Hydrotherapie. In: Würzburger Gespräche, Bd. 1, S. 14 Sebastian-Kneipp-Zentralinstitut, Bad Wörishofen 1973

Hille, H.: Über den Blutkreislauf der Haut. Ärztl. Forsch. *16*, 503 (1962)

Hines jr., E.A., Brown, G.E.: Standard stimulus for measuring vasomotor reactions; its application in study of hypertension. Proceeding Staff Meeting of Mayo Clinic *7*, 332 (1932)

Hiramatsu, K., Yamada, T., Katakura, M.: Akutwirkungen des cold pressure Tests auf Herzfrequenz, Blutdruck, Renin-Angiotensin-Aldosteronsystem, Cortisol und Catecholamine. Clinical and Experimental Pharmakology & Physiology *11*, 171 (1984)

Hoff, F.: Fieber, unspezifische Abwehrvorgänge, unspezifische Therapie. Thieme-Verlag, Stuttgart 1957

Hoff, F.: Wirkprinzipien der Therapie. Arch. Phys. Ther. *21*, 205 (1969)

Holbrook, K.A., Odland, G.F.: Regional Differences in the Thickness (Cell Layers) of the Human Stratum corneum: An Ultrastructural Analysis. J. invest. Dermatol., *62*, 415–422 (1974)

Holtz, J., Bassenge, E.: Der Blutdruck in der Abkühlphase des Saunabades: Untersuchungen mit einer phasengetreuen, nichtinvasiven, neuen Meßtechnik. Z. Phys. Med. Baln. Med., *10*, 247 (1981)

Irving, L., Scholander, P.F., Grinnell, S.W.: The regulation of arterial blood pressure in the seal during diving. Am. J. Physiol. *135*, 557 (1941)

Jonientz, H.: Untersuchungen über die perkutan und transpulmonal resorbierte Menge von Borneol und Campher aus einem terpenhaltigen Badezusatz, Dissertationsschrift Med. Fakultät der Ludwig-Maximilian-Univ. München, 1977

Jordan, H.: Grundlagen einer adaptativen Leistungstherapie. Z. Phys. Ther. *23*, 323 (1971)

Jungmann, H.: Über den Einfluß kalter, heißer und wechselwarmer Teilanwendungen auf den Kreislauf. Z. Angew. Bäder- u. Klimaheilkd. *11*, 138 (1964)

Jungmann, H., Fleischhauer, H.D.: Einfluß der Abkühlung durch Seebäder auf den Kreislauf bei Belastung. Z. Physikal. Med. *1*, 44 (1970)

Jungmann, H.: Hyperämie der Füße durch ansteigende Armbäder. Herz/Kreisl. *7*, 638 (1975)

Jungmann, H.: Koreferat zu Drexel, H.: Ergebnisse experimenteller Untersuchungen über die Wirkungen hydrotherapeutischer Anwendungen auf Herz und Kreislauf und deren Konsequenzen für die Praxis. Würzburger Gespräche über die Kneipptherapie, Bd. 1, S. 151. Sebastian-Kneipp-Zentralinstitut, Bad Wörishofen 1972

Kaiser, K., Dirnagl, K., Drexel, H.: Zur hydrostatischen Wirkung des Bades aus den Brust- und Bauchumfang. Arch. Phys. Ther. *18*, 395 (1966)

Keiffenheim, D.: Blutspiegelverlauf von Cumarin bei Aufnahme im Bad durch die Haut und durch Inhalation. Dissertationsschrift Med. Fakultät der Ludwig-Maximilian-Univ. München, 1977

Kitzing, J., Behling, K., Bleichert, A., Scharperi, M., Scharperi, S.: Antriebe und effektorische Maßnahmen der Thermoregulation bei Ruhe und während körperlicher Arbeit. I. Experimentelle Ergebnisse am Menschen. Int. Z. Angew. Physiol. *30*, 119 (1972)

Knapp, E., Günther, R.: Plasmacortisol bei Überwärmungsbädern. Z. f. Phys. Med. *5*, 197 (1976)

Kosunen, J.J., Pakarinen, A.J., Kuoppasalmi, K., Adlercreutz, H.: Plasma renin activity, angiotensin II, and aldosterone during intense heat stress. J. Appl. Physiol. *41*, 323 (1976)

Krage, H.J.: Untersuchungen über die tagesrhythmischen Einflüsse auf die acrale Wiedererwärmungszeit nach einem standardisierten Kaltreiz. Med. Inaug. Diss. Marburg, 1980

Kramer, K., Schulze, W.: Die Kältedilatation der Hautgefäße. Pflügers Archiv ges. Physiol. *250*, 141 (1948)

Kröling, P., Heil, W., Drexel, H., Dirnagl, K.: Untersuchungen zur Wirkung von Luftsprudelbädern gegenüber gleichtemperierten Wasserbädern. Z. Phys. Med. *8*, 257 (1979)

Kröling, P., Wengner, E., Drexel, H.: Hormonelle Reaktionen auf 20minütige Bäder bei 28, 36 und 40° C. Z. Phys. Med. *9*, 96 (1980)

Kröling, P., Vogt, W., Drexel, H., Wengner, E.: Serum-Hormonspiegel bei Vollbädern von 28, 36 und 40° C. Z. f. Bäder- und Klimaheilk. *27*, 390 (1980)

Lennquist, S.: Cold-induced Diuresis. Scand. J. of Urology and Nephrology, Suppl. 9 (1972)

Leppalouto, J., Ranta, T., Laisi, U., Partanen, J., Virkkunen, P., Lybeck, H.: Strong heat exposure and adenohypophyseal secretion in man. Horm. Metab. Res. *7*, 439 (1975)

Lewis, T., Haynal, I., Kerr, W., Stern, E., Laudis, E.M.: Observations upon the reactions of the vessels of the human skin to cold. Heart *15*, 177 (1930)

Lewis, G.P. u. And.: Br. J. exp. Path. *51*, 7 (1970)

Löllgen, H., Nieding, G. v., Krekeler, H.: Respiratory gas exchange and lung perfusion in man during and after head out water immersion. Undersea Biomed. res. *3*, 49 (1976)

Löllgen, H., Nieding, G. v., Horres, R.: Respiratory and hemodynamic adjustment during head out water immersion. Int. J. Sports Medicine *1*, 25 (1980)

Maibach, H.I., Feldmann, R.J., Milby, T.H., Serat, W.F.: Percutaneous Penetration in Man. Arch. Envir.-Health, *23*, 208–211 (1971)

Okada, Y., Miyai, K., Imatsubo, H., Kumahara, Y.: Human growth hormone secretion before and after cold exposure in normal adult subjects. J. Clin. Endocrinol. Metab. *30*, 393 (1970)

Okada, Y., Matsuoka, T., Kumahara, Y.: Human growth hormone secretion during exposure to hot air in normal adult male subjects. J. Clin. Endocrin. Metabol. *34*, 759 (1972)

Ott, V.R.: Die Sauna. Basel, 1948

Pabst, H.: Zit. in: Drexel, H.: Hydro- und Thermotherapie. In: Klinisches Lehrbuch der Physikalischen Therapie, Grober, J. (Hrsg.), 4. Aufl., S. 227. Fischer Verlag, Jena 1963

Petersen, K., Schlepper, M., Westermann, K., Witzleb, E.: Über den Tonus von Hautvenen unter dem Einfluß hydrostatischer Druckwirkungen. Z. f. Bäder- und Klimaheilkunde *13*, 450 (1966)

Pirlet, K.: Konstitutionelle Besonderheiten des Wärmehaushaltes und ihre Bedeutung für die Klima-Thalasso-Therapie. Z. Physikal. Med. *1*, 164 (1970)

Pratzel, H.: Zum Einfluß des Bades auf Hautfermente, in: Internationaler Kongreß für Balneologie und Medizinische Klimatologie, Verlag Banaschewski, Baden-Baden, 1962, 86–89

Pratzel, H.: Welche Bilanzänderung der Elektrolyte ist durch Baden in Heilwasser möglich? Z. Phys. Med. Bal. Med. Klim., *11*, 431–445 (1982)

Pratzel, H.: Aufnahme, Abgabe und Stoffwechsel von CO_2 beim Kohlensäurebad. Z. Phys. Med. Bal. Med. Klim., *13/S2*, 25–32 (1984)

Pratzel, H., Geiger, K.: Zur Biochemie der freien Aminosäuren im Stratum Corneum menschlicher Epidermis. I. Die Arginase Reaktion. Arch. Derm. Res. *259*, (1977), 151–156

Pratzel, H.: Verteilungsmuster der freien Aminosäuren in der Hornschicht. In: Stratum Corneum, Ed. F. Klaschka; Grosse Verlag Berlin, 1981, 160–176

Raynaud, J., Martineaud, J.P., Durand, J.: Upward shifting of the central temperature in adaptation to chronic heat and high altitude. In: Advances in Physological Sciences, Vol. 32: Contributions to Thermal Physiology, (ed) Szelenyi, Z., an Szeleky, M. Pergamon Press, Oxford, New York, pp. 285 (1981)

Reimann, H.-H., Meyer, H.-J., Schmal, A., Fischer, M., Lorenz, W.: Adaptation und Kreuzadaptation an Kälte und Restraint zur Vermeidung von

Streßulcusbildung bei der weiblichen Ratte. Z. Physikal. Med. *6*, 22 (1977)

Riedel, W., Kozawa, E., Iriki, M.: Renal and cutaneous vasomotor and respiratory rate adjustments to peripheral cold and warm stimuli and to bacterial endotoxin in conscious rabbits. J. Autonomic Nervous System *5*, 177–194 (1982)

Römmelt, H., Drexel, H., Dirnagl, K.: Wirkstoffaufnahme aus pflanzlichen Badezusätzen. Die Heilkunst, *91*, 249 (1978)

Rosak, C., Bühring, M., Busch, H.P., Schulz, F., Magnet, W.: Untersuchungen der Hypophysen-Nebennierenrindenachse bei Hyperthermie. Z. f. Phys. Medizin *9*, 67 (1980)

Rowell, L.B.: Human cardiovascular adjustments to exercise and thermal stress. Physiol. Rev. *54*, 75 (1974)

Rudofsky, G., Nobbe, F., Ehinger, W.: Zur Beeinflußbarkeit der venösen Hämodynamik durch thermische Reize. Med. Klin. *72*, 1639 (1977)

Sarre, H.: Die Veränderungen der respiratorischen Mittellage im Bad. Balneologe *2*, 101 (1935)

Scheuplein, R.J., Blank, J.H.: Permeability of the Skin. Physiol. Rev., *51*, 702–747 (1971)

Schmidt, K.L., zit. in: Ott, V.R.: Balneotherapie der Rheumaerkrankungen im Wandel der Medizin. Therapiewoche *29*, 38 (1979)

Schneider, U., Frimberger, R., Hegenbarth, F.: Experimentelle Untersuchungen zur Wirkung der Unterwasserdruckstrahlmassage. Arch. Phys. Ther. *12*, 15 (1960)

Schnizer, W., Magyarosy, J., Pratzel, H., Oswald, J., Drexel, H., Teichmann, W.: Vergleich der Katecholaminausscheidung nach Ergometerbelastung und Saunabad bei Postinfarktpatienten. Z. Phys. Med. Baln. Med. Klim. *13*, 27 (1984)

Schnizer, W., Erdl, R.: Zur Objektivierung der Wirkung von Kohlensäurebädern auf die Mikrozirkulation der Haut mit einem Laser-Doppler-Flowmeter. Z. Phys. Med. Baln. Med. Klim. (Sonderheft 2) *13*, 38 (1984)

Scholander, P.F., Hammel, H.T., Lange-Andersen, K., Løving, Y.: Metabolic acclimatisation to cold in man. J. Appl. Physiol. *12*, 1 (1958)

Schulze, W.: Unsere gegenwärtigen Kenntnisse über die perkutane Resorption. Ärztl. Forsch., *16*, 495–503 (1962)

Schwab, W.D.: Blutspiegelverlauf von Terpenen des Rosmarinöls bei Aufnahme im Bad durch die Haut in Abhängigkeit von der Badedauer. Dissertationsschrift Med. Fakultät der Ludwig-Maximilians-Univ. München, 1982

Schwennicke, P., Brück, K.: Thermoregulatory modifications in the course of repeated moderate heat exposures in man. Pflügers Arch. 365, Suppl. R 27 (1976)

Selye, H.: The General Adaptation Syndrome and the Diseases of Adaptation. J. Clin. Endocrinol. Metab. *6*, 117 (1946)

Smith, R.E., Hoijer, D.J.: Metabolism and cellular function in cold acclimation. Physiol. Rev. *42*, 60 (1962)

Strempel, H.: Der Tagesgang der Cold-Pressure-Reaktion unter Ausschluß von Kälte-Habituation. Z. Physikal. Med. *5*, 37 (1976)

Stüttgen, G., Betzler, A.: Zur Frage der Permeation von Elektrolyten durch die Haut. 1. Mitteilung: In-Vitro-Versuche mit radioaktiv markiertem Ca^2, SO_4^2 und PO_4-Ionen an Meerschweinchen- und Mäusehaut, Arch. Klin. Exp. Derm., 203, 472–482 (1956)

Taggart, P., Parkinson, P., Carruthers, M.: Cardiac responses to thermal, physical and emotional stress. Brit. Med. J. *3*, 71 (1972)

Trnavsky, G.: Vergleich von quantitativen Durchblutungsmessungen bei unterschiedlicher Lokalisation der Eisapplikation. Z. Phys. Med. *8*, 175 (1979)

Voudoukis, I.J.: Cold pressure test and hypertension. Angiology *29*, 429 (1978)

Wallenberg, L.R., Granberg, P.O.: Tubular sodium handling in cold-exposed man during inhibition of distal tubular reabsorption of sodium. Scand. J. Clin. Lab. Invest. *35*, 319 (1975)

Wezler, K.: Physiologische Grundlagen der Wärmestauung. Arch. Physikal. Ther. *2*, 9 (1950)

Wilder, J.: Das Ausgangswertgesetz. Ein unbeachtetes biologisches Gesetz, seine Bedeutung für Forschung und Praxis. Klin. Wochenschr. *10*, 1889 (1931)

Wilder, J.: Stimulis and response. The law of initial value. Bristol (1967)

Wilson, O., Hedner, P., Laurell, S., Nosslin, B., Rerup, C., Rosengren, E.: Thyroid and adrenal response to acute cold exposure in man. J. Appl. Physiol. *28*, 543 (1970)

Winternitz, W.: Die Hydrotherapie auf klinischer und physiologischer Grundlage. Vogel Verlag, Leipzig 1877

Yoshimura, H.: Organ systems in adaptation: the skin. In: Handbook of Physiology, Sect. IV: Adaptation to the environment, p. 109–131; Washington, D.C.: Am. Physiol. Soc. 1964

Zeh, A.: Inauguraldissertation, Fachbereich Humanmedizin, Physiologisches Institut, Justus-Liebig-Universität Gießen, 1984

Technik der Kneipp-Hydrotherapie

W. Brüggemann

1 Die hydrotherapeutischen Anwendungen

Die Wirkung physikalischer Behandlungsmaßnahmen hängt weitgehend von der exakten Durchführung der angeordneten Anwendungen ab.

1.1 Waschungen

Sie werden meistens morgens vor dem Aufstehen durchgeführt. Man benötigt für die Waschung ein grobleinenes Tuch von 50 × 50 cm (vierfach gelegt). Es wird dazu kaltes (12–16,0° C) oder bei sehr empfindlichen Patienten temperiertes Wasser (20–23,0° C) genommen. Dem Wasser kann Weinessig (ein Weinglas auf ein Liter) zugesetzt werden. Während der Waschung müssen der Raum temperiert und die Fenster geschlossen sein. Vor der Waschung muß sich der Patient warm fühlen. Das Waschungstuch wird in das Wasser eingetaucht, ausgedrückt, bis es nicht mehr tropft, und anschließend wird die Waschung vorgenommen. Die entsprechenden Körperteile sollen gleichmäßig befeuchtet, aber nicht frottiert werden. Die Ausführung muß schnell erfolgen, damit der Kranke nicht auskühlt. Nach der Wa-schung wird nicht abgetrocknet, sondern schnell das Nachthemd oder der Schlafanzug angezogen, der Patient in das warme Bett zurückgelegt und sorgfältig zugedeckt.

1.1.1 Oberkörperwaschung

Sie umfaßt den ganzen Oberkörper einschließlich der Arme. Zuerst wird der rechte Arm in mehreren Strichen gewaschen, dann nach Wechseln des Tuches zunächst der Hals, die Brust und der Bauch bis etwa Nabelhöhe und daraufhin die linke Hand und der linke Arm. Nach Waschung der Vorderseite wird das Tuch frisch eingetaucht, gut ausgewrungen und der Rücken bis zum Beckenkamm befeuchtet (Abb. 1).

1.1.2 Unterkörperwaschung

Sie erfaßt den Unterkörper von der Gürtellinie abwärts bis zu den Fußsohlen. Man beginnt die Waschung auf dem rechten Fußrücken, geht an der Außenseite des Beines mit dem Waschtuch hoch bis zum Beckenrand, darauf an der Vorderseite hinunter bis zum Fuß und an der Innenseite des Beines wieder hoch bis zur Leistenbeuge. Nach erneutem Eintauchen des Tuches folgt in gleicher Weise die Waschung des

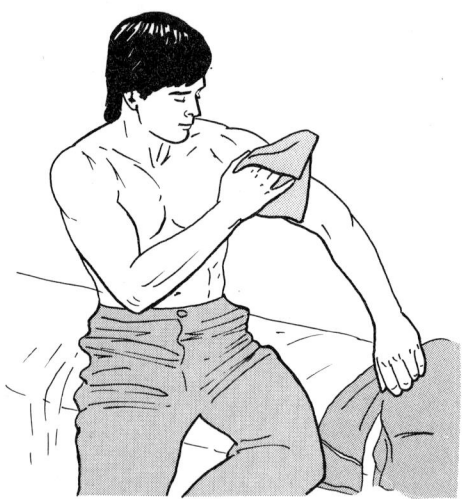

Abb. 1. Oberkörperwaschung

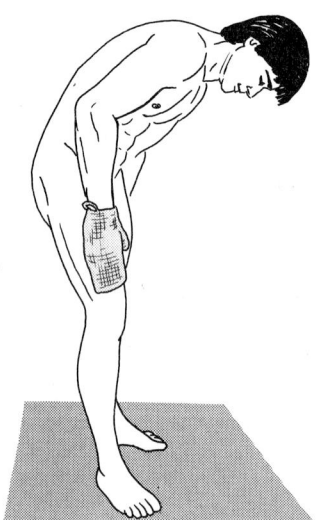

Abb. 2. Unterkörperwaschung

linken Beines. Darauf wird das Tuch nochmals eingetaucht oder die Tuchseite gewechselt und dann das Gesäß gut abgewaschen einschließlich der Kreuzgegend. Nach einem weiteren Eintauchen des Tuches wäscht man den Unterleib in Kreisen (Abb. 2).

1.1.3 Ganzwaschung

Kombination von Unter- und Oberkörperwaschung mit etwa der gleichen Technik. Sie wird im Stehen ausgeführt und muß schnell durchge-

führt werden, damit keine zu große Abkühlung erfolgt.

Bemerkung: Bei stark kälteempfindlichen Patienten kann die Waschung durch eine Trockenbürstung mit der gleichen Strichführung ersetzt werden.

1.1.4 Leibwaschung

Umfaßt ausschließlich den Leib. Man fährt mit dem nassen Tuch mit kreisförmigen Strichen etwa 20mal über den Leib. Man beginnt an der rechten Seite des Leibes in der Blinddarmgegend.

1.2 Wickel, Auflagen und Packungen

Wickel und Packungen werden im Bett verabreicht. Sie können kalt, temperiert und heiß gegeben werden. Verwendung von Zusätzen wie Essig, Lehm, Heublumen usw. ist möglich. Kalte Wickel dürfen nie angelegt werden, wenn der Patient fröstelt oder kalte Füße hat. Auf die vorherige Entleerung von Mastdarm und Blase ist zu achten. Heiße Wickel werden so heiß wie möglich angelegt, jedoch müssen Verbrennungen unbedingt vermieden werden. Beim Liegen im Wickel soll der Patient auch seine Arme unter der Bettdecke halten. Das Abnehmen des Wickels soll schnell erfolgen. Danach soll der Patient noch $^1/_2$ Std ruhen. Zu jedem Wickel gehören: grobes Leinen, Zwischentuch, ein bis zwei Wolltücher. Das Kneippleinen, das unmittelbar dem Körper aufliegt, muß grob porös sein, damit es genügend Feuchtigkeit aufsaugen kann sowie eine gute Ausdünstung gewährleistet. Das Zwischentuch – einfaches luftdurchlässiges Leinen- oder Baumwolltuch – soll 2 cm über das Wolltuch hinausragen.

1.2.1 Wickelmaße

Brustwickel	80 × 180 cm
Lendenwickel	80 × 180 cm
Kurzwickel	80 × 190 cm
Ganzpackung	190 × 230 cm
Fuß- oder Wadenwickel	80 × 80 bis 100 cm
Armwickel	60 × 90 cm
Heusäcke	25 × 40 bis 35 × 45 cm

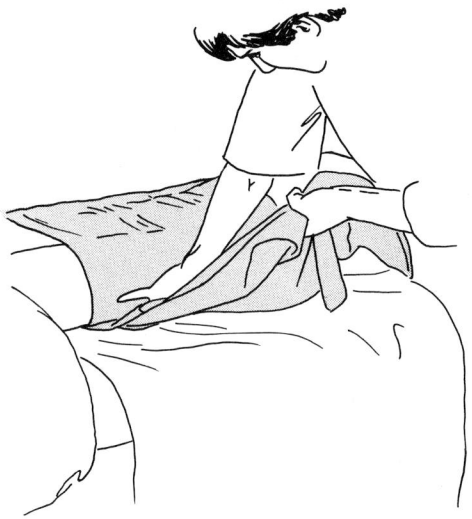

Abb. 3. Zug-Gegenzug-Verfahren beim Wickel

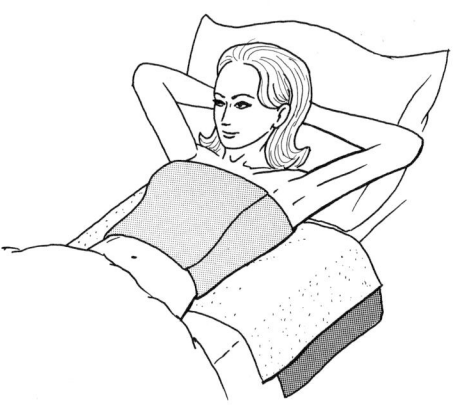

Abb. 4. Brustwickel

Alle Wickel müssen dicht an den Körper angelegt werden. Hierzu empfiehlt sich das Zug-Gegenzug-Verfahren. Dabei zieht die rechte Hand den untergelegten Wickel straff an, gleichzeitig strafft die linke Hand den um das Glied oder den Körperteil umgeschlagenen anderen Wickelteil im Gegenzug über den Körperteil und steckt ihn von unten nach oben fortschreitend falzartig unter. In dieser Weise wird mit jedem Einzelteil verfahren, bis alle drei Tücher festliegen (Abb. 3).

Beim Anlegen des Wickels soll die Zimmertemperatur mindestens 18,0° C betragen. Fenster müssen während des Anlegens geschlossen wer-

den. Der Patient muß wenigstens eine halbe Stunde vorher im Bett liegen, damit die nötige Körperwärme vorhanden ist. Größere Wickel dürfen nicht bei vollem Magen verabreicht werden. Das feuchte Leinentuch muß gut ausgewrungen werden.

1.2.2 Gebräuchliche Wickelformen

1.2.2.1 Brustwickel (Bw)

Er reicht von den Achselhöhlen bis unter den Rippenbogen. Nach Aufrichten des Patienten im Bett wird das Hemd über die Schultern genommen und die Tücher so auf das Bett gelegt, daß sie beim Zurücklegen des Patienten genau in die richtige Lage am Oberkörper kommen. Die Umwicklung geschieht bei mittlerer Atemstellung (Abb. 4).

1.2.2.2 Handwickel (Handw)

Die benötigten Tücher werden zum Dreieck gefaltet. Nach Aufeinanderlegen der Tücher kommt die Hand so auf die Mitte des Tuches, daß die Fingerspitzen zur Spitze des Dreiecks weisen, aber von dieser noch so viel freilassen, daß beim Zurückschlagen der Handrücken bedeckt wird. Von der Gegenseite zieht man den Seitenzipfel in Faltenlegung so heran, daß er die Spitze des Dreiecks auf dem Handrücken überdeckt und mit Zug über den Handrücken auch das Handgelenk fest umschließt. Der Zipfel wird hier eingesteckt. Mit dem anderen Zipfel verfährt man nach der Gegenseite in gleicher Weise. Zwischentuch und Wolltuch werden genauso gewickelt.

1.2.2.3 Armwickel (Aw)

Er ist eine Fortsetzung des Handwickels bis zur Schulter. Die Tücher werden oben etwas schräg nach außen derart umgeschlagen, daß die längere Seite des Wickeltuches nach der Außenseite des Armes zu liegen kommt (Abb. 5).

1.2.2.4 Fußwickel (Fw)

Er umfaßt den Fuß bis über die Knöchel. Technik wie beim Handwickel. Eine Abart des Fuß-

wickels stellen die nassen Socken dar. Man verwendet hierzu entweder die hierfür hergestellten
Leinensocken oder im Notfall eine Baumwoll-
socke (aber keine Wollsocke). Die nassen Sok-
ken werden so angelegt wie der Wickel, d.h.
an Stelle des nassen Tuches tritt eine gut aus-
gewrungene nasse Socke, das Zwischentuch
bleibt oder wird durch eine trockene Socke ersetzt, dasselbe gilt von dem Wolltuch, das durch
einen wollenen Strumpf ersetzt werden kann
(Abb. 6).

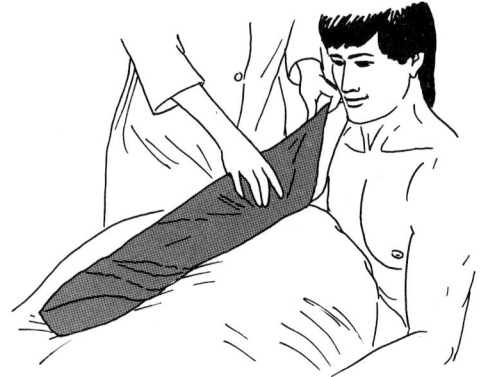

1.2.2.5 Wadenwickel (Ww)

Abb. 5. Armwickel

Er reicht von der Knöchelgegend bis zur Kniekehle und ist einfach anzulegen.

1.2.2.6 Beinwickel (Beinw)

Er ist eine Kombination von Fuß- und Wadenwickel mit Weiterführung bis zur Hüfthöhe.

1.2.2.7 Lendenwickel (Lw)

Der Wickel reicht vom Nabel bis zur Mitte der
Oberschenkel. Die Durchführung ist ähnlich
wie beim Brustwickel (Abb. 7).

1.2.2.8 Kurzwickel (Kw)

Der Wickel reicht von den Achselhöhlen bis
zur Mitte der Oberschenkel. Die Arme bleiben
frei.

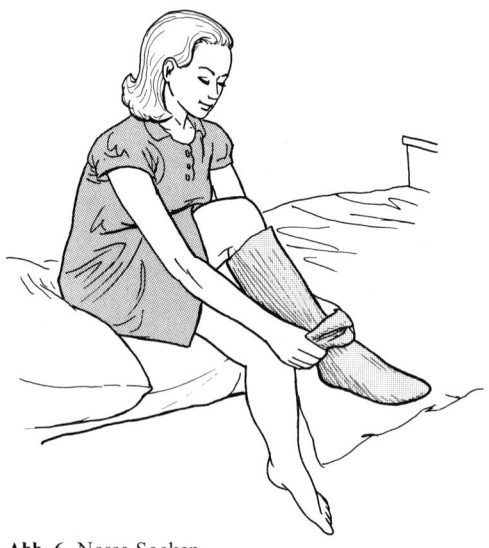

1.2.2.9 Unterwickel (Uw)

Abb. 6. Nasse Socken

Der Wickel reicht von der Achselhöhle bis zu
den Füßen. Die Arme bleiben frei.

1.2.2.10 Ganzwickel (Gw)

Der gesamte Körper mit Ausnahme des Kopfes
wird eingewickelt. Man legt die Tücher wie

beim Unterwickel an, nur etwas höher hinauf
bis zur Mitte des Hinterkopfes. Hier auch zur
besseren Abdichtung eine nach außen umge-
schlagene Falte. Über die Brust kommt ein eige-
nes feuchtes Handtuch. Mit dem Wickel beginnt

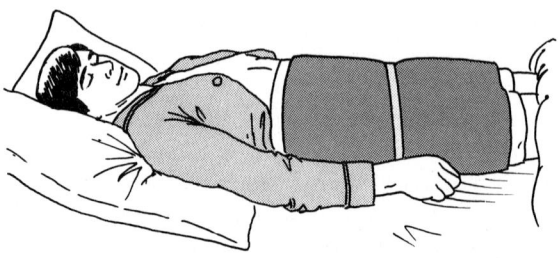

Abb. 7. Lendenwickel

man am Hals. Die Arme werden mit eingepackt.
Es gibt kalte und heiße Wickel.

1.2.3 Kalte Wickel

Bei den kalten Wickeln unterscheidet man:

1.2.3.1 Wärmeentziehende Wickel

Das grobe, poröse Leinentuch wird nach dem Eintauchen in kaltes Wasser (12–16,0° C) nur leicht ausgedrückt, nicht ausgewrungen, damit der Körper möglichst viel Wärme abgibt. Er soll nur 20–30 min liegenbleiben.

1.2.3.2 Wärmestauende Wickel

Das grobe Leinentuch wird nach dem Eintauchen in kaltes Wasser stark ausgewrungen. Vor Beginn der Schweißbildung wird der Wickel abgenommen – etwa nach $1–1^1/_2$ Std.

1.2.3.4 Schweißtreibende Wickel

Technik wie unter wärmestauende Wickel, aber Dauer $1^1/_2–2$ Std.

1.2.4 Heiße Wickel

Sie werden meistens mit Zusätzen wie Heublume, Haferstroh, Kamille etc. verabreicht. Sie sollen möglichst heiß (40–45,0° C) angelegt werden. Dauer etwa 30–45 min. Technik wie bei den kalten Wickeln.

1.2.5 Spezielle Wickel

1.2.5.1 Heublumensack (Hs)

Ein entsprechend großer Sack aus porösem Leinen wird trocken zu $^2/_3$ mit trockenen Heublumen gefüllt, zugeknöpft, mit kochendem Wasser übergossen und das Gefäß zugedeckt. Der Sack bleibt 5–10 min im heißen Wasser. Vor der Anwendung muß der Sack kräftig ausgepreßt werden. Noch besser benutzt man ein Gefäß mit einem Rost, unter dem Wasser zum Verdampfen gebracht wird. Das Wasser selbst soll dabei den Sack nicht berühren. Der durch-

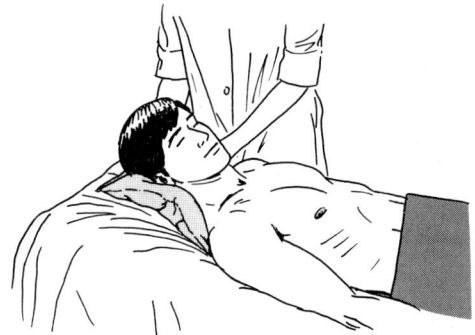

Abb. 8. Heusack

dampfte Sack ist sehr heiß, auspressen ist nicht nötig. Auf dem Wege zum Bett des Kranken schlägt man den heißen Sack in ein Gummituch und eine Wolldecke, damit er seine Hitze behält. Das Anlegen erfolgt ebenso wie das Einwickeln des Patienten in der üblichen Art (Abb. 8).

1.2.5.2 Leibauflage

Bei dieser wird ein mehrfach gefaltetes Tuch von solcher Größe, daß es den Leib vorne vom Rippenbogen bis zur Schamgegend bedeckt, je nach dem Zweck, in kaltes oder heißes Wasser getaucht, gut ausgewrungen und auf den Leib gelegt. Darüber wird ein trockenes Leinentuch als Zwischentuch und eine Wolldecke ganz um den Leib gewickelt. Das Zwischentuch überragt auch hier das Wolltuch.
Kalte Auflagen werden gewöhnlich entfernt, wenn sie gut warm geworden sind, und heiße, wenn sie anfangen kalt zu werden.

1.2.5.3 Kartoffelbreiauflage

Kartoffel werden in der Schale weich gedämpft und in einen Sack gefüllt. Nach Zubinden des Sackes drückt man die Kartoffeln breit, so daß keine Knollen mehr fühlbar sind. Trockenumhüllung und Einwickeln wie üblich.

1.2.5.4 Herzkompresse

Wird meist kalt angewandt. Das Tuch ist kleiner als bei der Leibauflage und wird auf die linke vordere Brustseite aufgelegt. Darüber

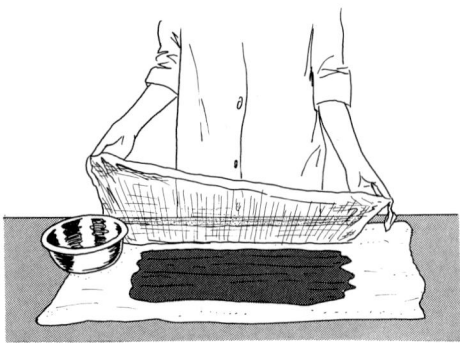

Abb. 9. Lehmwickel

trockenes Leinentuch und Wolltuch. Dauer: etwa 15–20 min.

1.2.5.5 Dampfkompresse

Das zur feuchten Einlage bestimmte Tuch wird mehrfach zusammengelegt, in heißes Wasser getaucht, anschließend in ein trockenes Handtuch eingewickelt und darin ausgewrungen. Das heiße Tuch wird in Wollflanell so eingeschlagen, daß an der Auflageseite nur eine Flanellage ist. Zwischentuch und Wolldecke sollen vorher im Bett schon vom Patienten angewärmt sein.

1.2.5.6 Quarkauflage

Quark wird mit Milch oder Molke zu einer Salbe verrührt und kommt fingerdick auf die Haut oder ein Mulltuch. Nach Umwicklung des Innentuches einpacken in der üblichen Weise.

1.2.5.7 Lehmwickel

Der Lehm wird in breiiger Form etwa 3 mm dick auf die Haut oder noch besser auf ein Mulltuch aufgetragen. Die Einwicklung erfolgt mit den üblichen Tüchern. Der Wickel wird im allgemeinen kalt angelegt und bleibt 30–40 min liegen. Der Lehm wirkt entfettend. Bei häufiger Anwendung muß deshalb die Haut eingefettet werden (Abb. 9).

1.2.5.8 Senfwickel (Sw)

Je nach der Größe des Wickels werden etwa 2–3 gehäufte Eßlöffel voll Senfmehl mit Wasser angerührt. (Im allgemeinen $1–1^1/_2$ Eßl. auf 1 l Wasser.) Das Ganze wird 10 min lang kalt angesetzt und anschließend mit heißem Wasser bis zu einer Temperatur von etwa 48,0° C aufgefüllt. Die Senfwickel sind immer heiß oder warm. Dauer 10–20 min. Etwa anhaftende Senfkörnchen werden durch eine warme Waschung entfernt. Vorsicht vor Verbrennungen!

1.3 Güsse

Die Güsse werden kalt, temperiert, wechselwarm oder heiß gegeben. Eine Sonderform sind die Blitzgüsse, die mit 3 Atü verabreicht werden. Die Wassertemperatur des kalten Gusses soll um 10–12,0° C, die des temperierten um 18–20,0° C und die des heißen um 40–42,0° C liegen.

Bei *Wechselgüssen* liegt die Temperatur des warmen Wassers bei 38,0° C, die des kalten bei 10–16,0° C. Im Einzelfall können die Temperaturen vom Arzt auf Grund des Krankheitsbildes und der Reaktionsweise des Patienten genau angegeben und variiert werden. Ein Guß im Kneippschen Sinn ist durch einen gebundenen, fast drucklosen Wasserstrahl gekennzeichnet, durch den das Wasser in Form einer möglichst gleichmäßigen „Wasserplatte" den Körper bespült. Das Wasser soll ruhig fließen, es darf nicht gespritzt werden. Zur Erprobung des richtigen Wasserdruckes hält man den Schlauch aufrecht. Der Strahl soll bei senkrechter Haltung etwa vier Querfinger breit herausprudeln. Der zur Durchführung benutzte Schlauch von 2–2,5 m Länge soll eine lichte Weite von 18–20 mm haben (Abb. 10). Die Dauer des kal-

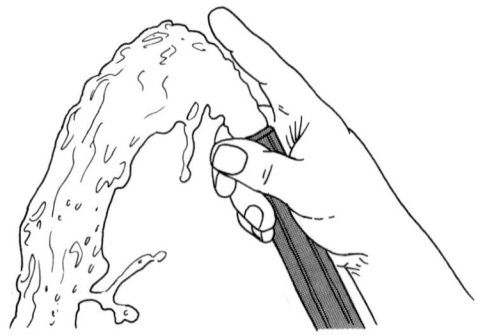

Abb. 10. Schlauchhaltung zur Druckprüfung

ten Gusses beträgt im allgemeinen 40–60 sec. In besonderen Fällen kann er auf 80 und mehr sec verlängert werden. Beim Wechselguß dauert der Warmwasserguß 1–2 min, der Kaltwasserguß etwa 20 sec. Beginn warm, zweimal Wechsel, kalt aufhören. Die Temperatur im Gießraum soll während der kalten Jahreszeit 18–20,0° C betragen.

Vor dem Guß muß der Patient die nötige Körperwärme besitzen, andernfalls muß zunächst warm vorgegossen werden. Auf vollen Magen sollen die Anwendungen nicht erfolgen. Nach der Hauptmahlzeit soll man z.B. 2 Std vergehen lassen. Während des kalten Gusses soll der Patient tief ein- und ausatmen. Der Patient soll nur soweit entkleidet werden, wie es zur Ausführung des Gusses notwendig ist. Nach dem Guß soll das Wasser vom Körper abgestreift werden, nicht abtrocknen! Lediglich die Körperteile, die nicht mit Kleidung bedeckt sind und direkt mit der Außenluft in Berührung kommen, können abgetrocknet werden. Die Kleidung soll warm sein, z.B. an den Füßen keine Perlon- sondern Wollstrümpfe. Nach dem Anziehen muß durch Bewegung, am besten durch schnelles Gehen (Dauer 5–10 min) die Durchblutung gefördert werden.

1.3.1 Knieguß (Kn)

Der Patient steht mit dem Rücken zum Bademeister. Beginn an den Zehen des rechten Fußes. Von dort wird der Wasserstrahl über den Fußrücken zur Ferse geleitet und anschließend langsam bis eine Handbreit über die Kniekehle geführt. Dort verweilt man unter leichten Hin- und Herbewegungen des Schlauches etwa 5 sec, danach an der Innenseite wieder zurück zur Ferse. Von dort Wechsel zum linken Bein und wieder von den Zehen über die Ferse handbreit über die linke Kniekehle und 5 sec verweilen. Dann sofort – ohne nach unten zu fahren – wieder nach rechts und 5 sec gießen, anschließend links wieder 5 sec und dann an der Innenseite des linken Beines zurück zur Ferse. Danach muß sich der Patient umdrehen. An der Vorderseite des rechten Beines außen wieder hoch bis handbreit über die Kniescheibe, dort 5 sec verweilen und an der Innenseite des rechten Beines wieder zurück. Sofort am linken Bein

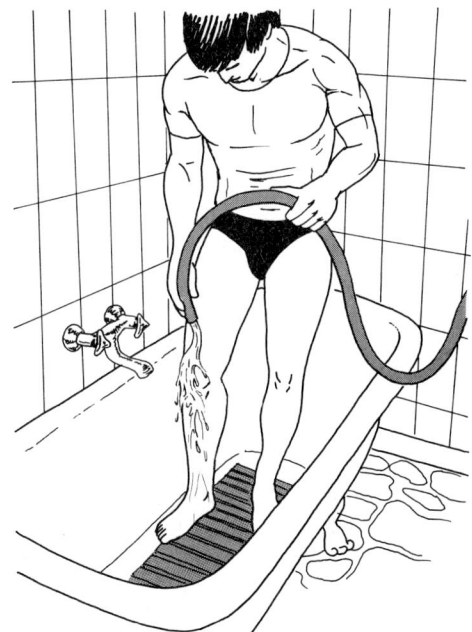

Abb. 11. Knieguß

außen hoch bis über die Kniescheibe, 5 sec dort gießen, ohne nach unten zu gehen nach rechts für 5 sec und dann wieder nach links für 5 sec, danach am linken Bein innen zurück. Als Abschluß werden noch die Fußsohlen kurz begossen (Abb. 11).

1.3.2 Schenkelguß (S)

Beginn wieder an der Rückseite vom rechten Vorderfuß zur Ferse, langsam an der Außenseite des rechten Beines hoch bis zum Gesäßmuskel und dort 5 sec bleiben. An der Innenseite des rechten Beines wieder zurück zur Ferse und von dort sofort am linken Bein in der gleichen Weise bis zum Becken und dort 5 sec unter leichter Hin- und Herbewegung des Schlauches verweilen. Anschließend ohne nach unten zu gehen 5 sec rechter Gesäßmuskel, wieder 5 sec zum linken Gesäßmuskel und dann an der Innenseite des linken Beines zurück zur Ferse. Jetzt muß sich der Patient umdrehen. An der Vorderseite des rechten Beines hoch zur Leistenbeuge, dort 5 sec bleiben und am rechten Bein innen zurück. Anschließend am linken Bein bis zur Leistenbeuge, 5 sec bleiben, 5 sec nach rechts und wieder 5 sec nach links, anschließend am linken Bein innen zurück zur Ferse. Als Abschluß kurzer Guß über die Fußsohlen.

1.3.3 Unterguß (U)

Beginn an der Rückseite vom rechten Vorderfuß über die Ferse an der Außenseite des rechten Beines hoch, Umspülen der rechten Beckenseite für 5 sec und an der Innenseite des Beines zurückgehen und dasselbe links ausführen. Von dort zum Gesäß nach rechts wechseln und aufwärts bis zum rechten Rippenbogen (12. Rippe) gehen und 5 sec gießen, zurück zum Becken und dasselbe links wiederholen. Dann dreht sich der Patient um. Am rechten Bein geht man jetzt außen hoch bis zum Gesäß. Von dort Wechsel nach links und Hinaufführung des Wassers bis in Zwerchfell- bzw. Rippenbogenhöhe, 5 sec gießen, wechseln nach rechts. Nach 5 sec wieder nach links und von dort an der linken Seite am Bein innen zurück. Als Abschluß noch die Fußsohle.

1.3.4 Rückenguß (R)

Beginn rückwärts vom rechten Vorderfuß über die Ferse an der Außenseite hoch bis zum Gesäß, kurz umspülen und innen zurück. Dasselbe am linken Bein, aber vom Gesäß nicht zurück, sondern nach vorheriger kurzer Abwaschung des Rückens den Strahl unter dem Gesäß zur rechten Hand führen. Mit der Schlauchmündung aufwärts (Kletterhaltung) wird der Wasserstrahl an der Außenseite bis zur Schulter geführt. Von dort wird die rechte Rückenhälfte fächerartig abgegossen für 5 sec. Anschließend an der rechten Rückenseite zurück unter das Gesäß zur linken Hand und die gleiche Schlauchführung wie an der rechten Seite. Von hier aus in kleinen Abwärtsbogen an der linken Seite und am linken Bein zurück und zum Schluß die Fußsohle begießen.

1.3.5 Vollguß (V)

Die Technik des Vollgusses ist ähnlich wie die beim Rückenguß. Man beginnt wieder am rech-

ten Fuß, geht mit dem Wasserstrahl bis zum Gesäß hoch und an der Innenseite des rechten Beines abwärts, an der linken Seite verfährt man ebenso, geht aber nicht abwärts, sondern gibt dem Patienten Wasser in die linke Hand zur Waschung der Brust- und Herzgegend, wäscht ihm selbst den Rücken, führt dann den Schlauch in Kletterhaltung am rechten Arm hoch bis zum Schulterblatt und hält ihn dann so, daß $^2/_3$ des Wassers den Rücken herunter- und $^1/_3$ die Brust herabfließt. Man wechselt dann wie beim Rückenguß, indem man an der rechten Seite des Rückens abwärts geht bis unterhalb des Gesäßes und den Schlauch dann am linken Arm ebenso wie am rechten hochführt bis zum Schulterblatt, wo man wiederum etwa $^2/_3$ des Wassers den Rücken und $^1/_3$ die Brust herunterfließen läßt. Der Wechsel vom linken Schulterblatt zum rechten vollzieht sich jetzt aber über den Nacken, nicht unterhalb des Gesäßes. Nach zweimaligem Wechsel geht man an der linken Seite abwärts bis zum Fuß. Vorn beginnt man wie beim Schenkelguß am rechten Fußrücken, geht an der Außenseite hoch und der Innenseite ab, dann am linken Bein genau so hoch bis zur Leistenbeuge, wechselt aber Mitte des Oberschenkels zur rechten Hand, von wo man in derselben Haltung des Schlauches den Wasserstrahl aufwärts bis zur Schlüsselbeingegend führt. Man läßt jetzt umgekehrt $^2/_3$ des Wassers über die Brust herunterfließen und $^1/_3$ über den Rücken. Man geht nun an der Vorderseite des Brustkorbes und des Leibes abwärts bis unterhalb der Schamgegend (Mitte Oberschenkel) und wechselt nach links herüber, indem man am linken Arm beginnt, wieder bis zur Schulterhöhe steigt, das Wasser genauso wie auf der rechten Seite fließen läßt und dann über das Brustbein von einer Seite zur anderen wechselt. Man geht an der linken Seite des Brustkorbs und des Leibes und an der linken Beinseite abwärts.

1.3.6 Armguß (Ag)

Beginn am rechten Handrücken, am rechten Arm hoch bis zur Schulter, an der Innenseite abwärts. Am linken Arm wird der Guß in gleicher Weise durchgeführt. Wiederholung mit Beginn an der rechten Innenseite (Patient dreht

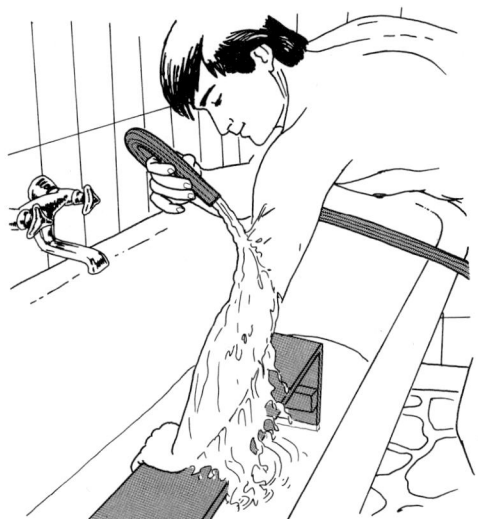

Abb. 12. Armguß

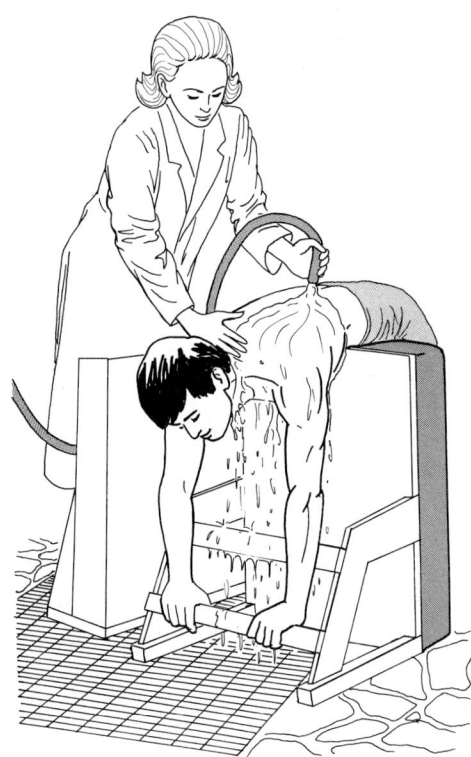

Abb. 13. Oberguß

dabei die Handfläche etwas nach außen), das-selbe am linken Arm. – Evtl. Kombination mit Gesichtsguß oder Nackenguß (Abb. 12).

1.3.7 Brustguß (Bg)

Man beginnt am rechten Handrücken wie beim Armguß, steigt bis zum Schultergelenk hoch und geht an der Innenseite des Armes abwärts. Dann hält man den Schlauch in Kletterhaltung mit der Ausflußöffnung nach oben und geht an der Innenseite des linken Armes hoch bis zur Achselhöhle, von hier langsam auf die Brust über, drei achterförmige Schleifen und geht am linken Arm wieder abwärts.

1.3.8 Oberguß (O)

Beginn am rechten Handrücken, bis zur rechten Schulter hoch und geht an der Innenseite des rechten Armes abwärts, an der Innenseite des linken Armes aufwärts, Achterschleifen Brust, über die rechte Seite zum Rücken, zunächst die rechte, dann die linke Seite breit begießen, am linken Arm abwärts. (Patient muß sich tief bük-ken, Hand des Bademeisters im Nacken des Pa-tienten) (Abb. 13).

1.3.9 Wechselgüsse

Die Wechselgüsse werden in der gleichen Anordnung durchgeführt. Man beginnt mit dem warmen Guß und hört normalerweise kalt auf. In besonderen Fällen kann aber auch warm der Guß beendet werden. Im allgemeinen wird zweimal und nur in Ausnahmefällen öfter ge-wechselt. Dauer des warmen Gusses 1–2 min, des kalten 10–20 sec. Temperatur des warmen Wassers 38,0° C, die des kalten 10–15,0° C, in Ausnahmefällen beim sogenannten temperier-ten Guß 20,0° C.

1.3.10 Heißgüsse

Heißgüsse werden ebenfalls in gleicher Weise durchgeführt. Die Wassertemperatur soll dabei bis an die Grenze der Erträglichkeit gehen. Die Gießdauer ist drei- bis viermal länger als die der Kaltgüsse. Der Patient muß danach unbe-dingt abgetrocknet werden und hinterher Bett-ruhe einhalten.

1.3.11 Blitzgüsse

Bei den Blitzgüssen kommt zu den thermischen noch der mechanische Reiz. In den normalen

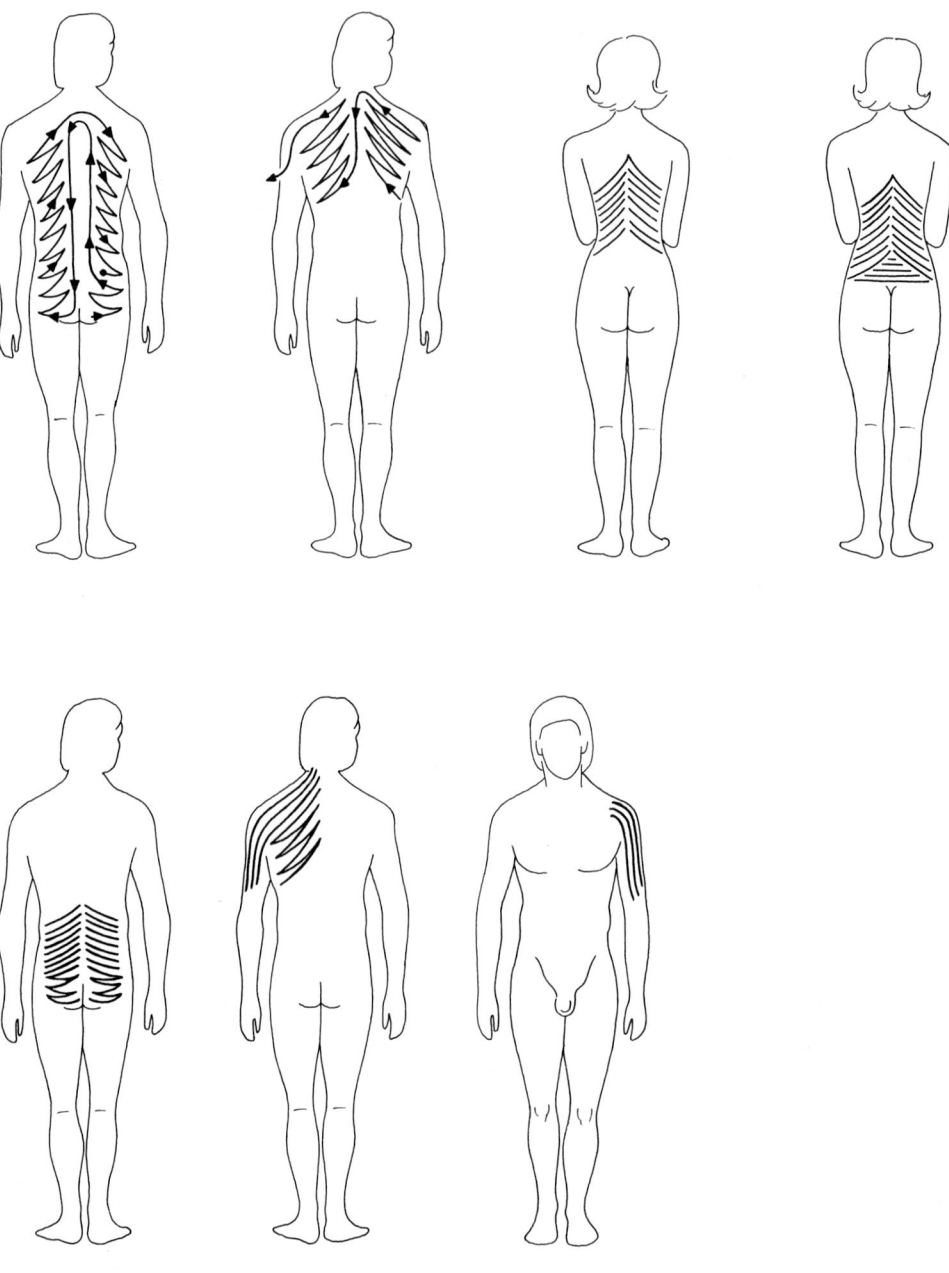

Abb. 14. a–c

Gießschlauch ist eine Blitzgußdüse mit einer lichten Weite von 3–5 mm eingesetzt. Der Druck soll 1–3 atü, die Entfernung mindestens 3 m betragen. Zur groben Orientierung über die Druckverhältnisse dient folgendes Verfahren: Man hält das Mundstück des Schlauches in waagerechter Lage 1 m vom Boden. Der Wasserstrahl soll dann in etwa 6 m Entfernung den Boden erreichen. Man unterscheidet kalte, wechselwarme und heiße Blitzgüsse, die als Bein-, Schenkel-, Rücken- und Vollblitzguß verabfolgt werden. In der Praxis hat sich der heiße

Rückenblitzguß am meisten eingebürgert. Bei Verdacht auf Varizen sind Blitzgüsse an den Extremitäten kontraindiziert!

1.3.11.1 Heißer Rückenblitz (nach Fey)

Temperatur 40–43,0° C (evtl. 45,0° C). Beginn mit temperiertem Regen (Druck der Fingerkuppen auf den Wasserstrahl an der Ausflußöffnung). Nie mit dem Druckstrahl auf einer Stelle verweilen, sondern in langsamer Strichführung nach Schema vorgehen. Beginn zickzackförmig am glut. max., dann parallel der Wirbelsäule (3 cm seitwärts der Dornfortsätze) bis zum Nacken, von dort auf der anderen Seite der Wirbelsäule nach unten, dann tannenbaumähnliche Strichführung bis in Schulterblatthöhe, Wechsel zur anderen Seite, gleiche Strichführung abwärts. Bei entsprechender Indikation kann die Nacken- und untere Rückenmuskulatur besonders intensiv bearbeitet werden. Dann etwa 2, 3–4 min Abschluß mit temperiertem Regen.

1.3.11.2 Blitzguß-Massagebad (nach Fey)

5 min $^3/_4$ Bad von 37–38,0° C mit Kräuterzusatz, z.B. Fichtennadel oder Heublume, heißer Rückenblitz, 5 min zweites $^3/_4$ Bad, heißer Rückenblitz, temperierter Regen. Anschließend Bettruhe 1–2 Std.

1.4 Bäder (B)

In der Kneipptherapie werden die Bäder als Vollbäder (Vb), Dreiviertelbäder ($^3/_4$), Halbbäder (H), Sitzbäder (Szb), Fußbäder (Fb) und Armbäder (Ab) gegeben. Diese Bäder können als kalte, temperierte, warme, Wechsel- und ansteigende Bäder, evtl. auch als Überwärmungsbäder gegeben werden. Bei den warmen Bädern kommen Zusätze wie Fichtennadeln, Rosmarin, Heublumen u.a. in Frage. Zu den kalten Bädern verwendet man das Wasser, wie es aus der Leitung kommt. Die temperierten Bäder werden je nach Verordnung von 16–22,0° C und die warmen Bäder mit etwa 38,0° C verabreicht. Temperatur des Wechselbades wie beim Wechselguß.

1.4.1 Dauer der Bäder

kaltes Bad 6–10 sec
temperiertes Bad 10–20 sec
warmes Bad 8–10 min

1.4.2 Wechselbad

5 min warm, 10–15 sec kalt, zweimaliger Wechsel, kalt aufhören. Nur in besonderen Fällen mehrmaliger Wechsel oder auch warm beenden.

1.4.3 Ansteigende Bäder

Beginn mit 33–34° C, langsamer Anstieg auf 39–40° C. Dauer 12–15 min (weitere Erhöhung der Temperatur bringt nach Hentschel keine bessere Wirkung).

1.4.4 Warme Bäder

Die warmen Bäder werden mit einer Waschung oder kalten Abgießung beendet. Bei sehr empfindlichen Patienten kann die Abgießung temperiert 18–22° C erfolgen.

1.4.5 Umfang der Bäder

Das *Vollbad* (Vb) umfaßt den ganzen Körper mit Ausnahme des Kopfes. Beim $^3/_4$ b soll die Brust über das Wasser herausragen. Der Patient liegt wie beim Vollbad in der Wanne. Beim *Halbbad* (H) soll das Wasser bis zur Magenge-

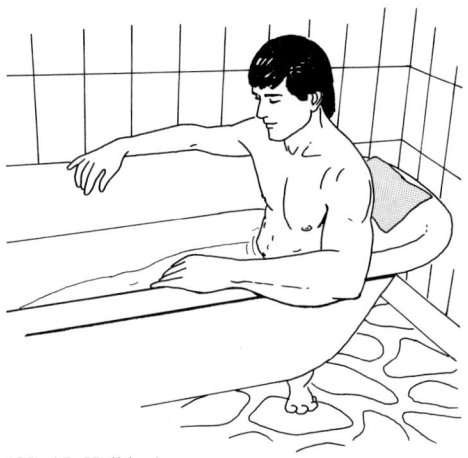

Abb. 15. Halbbad

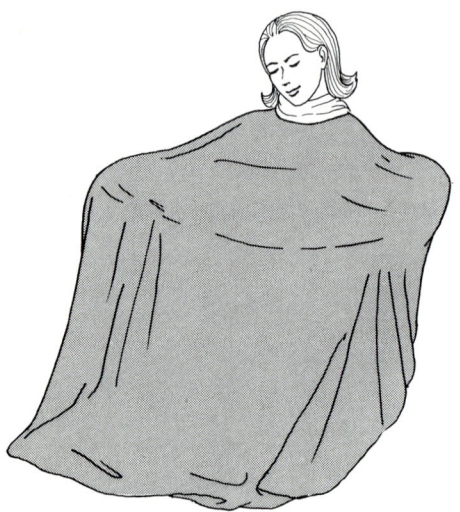

Abb. 16. Sitzbad

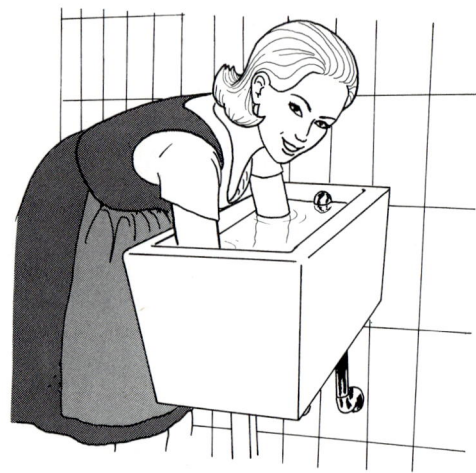

Abb. 18. Armbad

1.5 Dämpfe (D)

Die alte umständliche Methode der Dampfanwendung wird heute fast nur noch als Kopfdampfbäder mit Zusatz von Kamille, Eukalyptus-Öl etc. bei Erkältungskrankheiten angewandt.

Zweckmäßiger ist es, den Dampf von der Heizungsanlage zu beziehen und mittels einer entsprechenden Düse direkt auf den gewünschten Körperteil einwirken zu lassen. Man kann praktisch jede Körperstelle mit diesem Dampfstrahl behandeln. Dauer des Dampfbades 10–15 min. Abschluß: temperierter Regen als Abguß. Voraussetzung: gut gewärmter Raum – Entlüftung (Abb. 19).

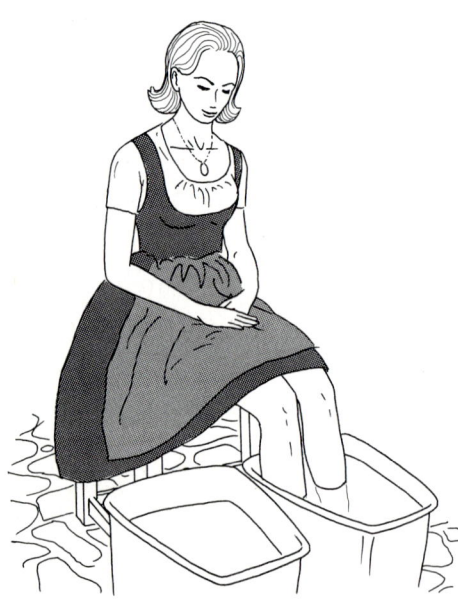

Abb. 17. Fußbad

gend reichen. Der Patient sitzt in der Wanne und hat die Arme außerhalb des Wassers (Abb. 15). Das *Sitzbad* umfaßt den Unterkörper ohne Beine (Abb. 16). Das *Fußbad* reicht bis handbreit unter die Kniekehle (Abb. 17), das *Armbad* bis Mitte Oberarm (Abb. 18).

Bei $^3/_4$ und Vollbädern kann durch gleichzeitige Bürstung des ganzen Körper die Wirkung verstärkt werden.

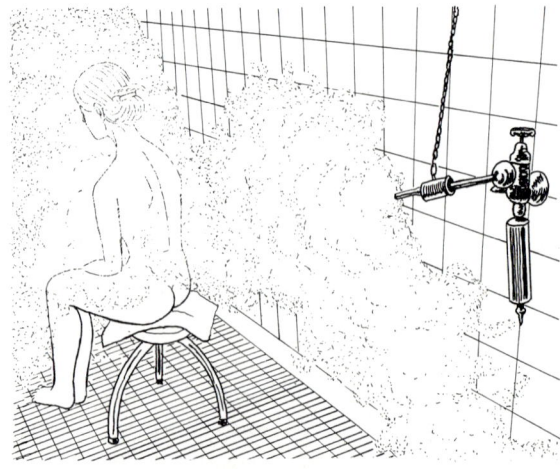

Abb. 19. Dampfbad mittels Düse

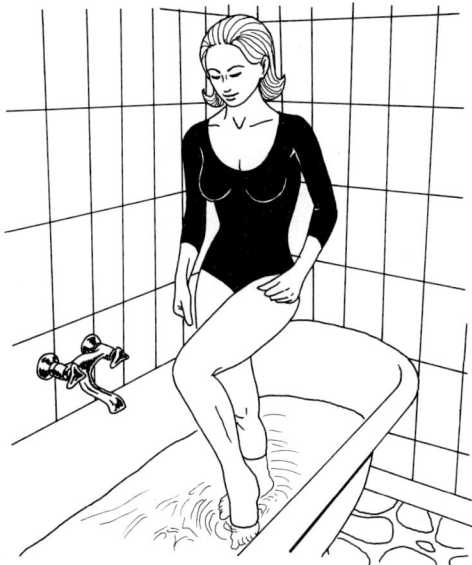

Abb. 20. Wassertreten

1.6 Wassertreten, Tautreten, Schneegehen, Trockenbürsten

1.6.1 Wassertreten

Wasserhöhe bis etwa $^3/_4$ Wade. Wenn kein Tretbecken vorhanden ist, läßt es sich in der Badewanne durchführen. Bei jedem Schritt muß das Bein aus dem Wasser herausgehoben werden. Die Temperatur des Wassers soll etwa 10–18,0° C betragen. Dauer 15–50 sec je nach Verträglichkeit. Nach Beendigung das Wasser mit der Hand abstreifen (nicht abtrocknen), trockene, wollene Strümpfe anziehen (keine Nylonstrümpfe) und einige Minuten schnell gehen. Es muß dann ein angenehmes Wärmegefühl auftreten (Abb. 20).

1.6.2 Tautreten

Dauer 3–5 min in feuchtem Gras, anschließend wieder trockene Strümpfe und schnelles Gehen für einige Minuten.

1.6.3 Schneegehen

Nur bei weichem Schnee möglich. Im Hause Füße freimachen, schnell einige Sekunden in den Schnee laufen und dann wieder in das warme Zimmer zurück. Füße kräftig reiben, trockene Strümpfe anziehen und einige Minuten im Zimmer hin- und hergehen.

1.6.4 Trockenbürsten (Trb)

Mit einer kräftigen Wurzelbürste den Ober- und Unterkörper bürsten in der Art, wie es bei der Waschung angegeben ist. Hinterher ebenso wie nach der Waschung ruhen.

Tabelle 1. Abkürzungen der wichtigsten Kneippanwendungen

Waschungen

Okw	= Oberkörperwaschung
Ukw	= Unterkörperwaschung
Gw	= Ganzwaschung
Lbw	= Leibwaschung

Bäder

Vb	= Vollbad
$^3/_4$b	= Dreiviertelbad
H	= Halbbad
Szb	= Sitzbad
Ab	= Armbad
Fb	= Fußbad
aH	= ansteigendes Halbbad
aSzb	= ansteigendes Sitzbad
aAb	= ansteigendes Armbad
aFb	= ansteigendes Fußbad

Güsse

Kn	= Knieguß
S	= Schenkelguß
U	= Unterguß
R	= Rückenguß
Ag	= Armguß
Bg	= Brustguß
O	= Oberguß
Ng	= Nackenguß
Kg	= Kopfguß
V	= Vollguß
Bl	= Blitzguß
BlMaBd	= Blitzgußmassagebad
Rhbl	= Rückenheißblitz
WKn	= Wechselknieguß
WS	= Wechselschenkelguß
WU	= Wechselunterguß
WR	= Wechselrückenguß
WAg	= Wechselarmguß
WBg	= Wechselbrustguß
WO	= Wechseloberguß
WNg	= Wechselnackenguß
WKg	= Wechselkopfguß
WV	= Wechselvollguß
WBl	= Wechselblitzguß

Tabelle 1. (Fortsetzung)

Wickel und Auflagen

Fw	= Fußwickel
Ww	= Wadenwickel
Aw	= Armwickel
Handw	= Handwickel
Bw	= Brustwickel
Sh	= Schal
Lw	= Lendenwickel
Kw	= Kurzwickel
Gwi	= Ganzwickel
Hw	= Halswickel
LAfl	= Leibauflage
HKr	= Herzkompresse
DKr	= Dampfkompresse
Beinw	= Beinwickel
Uw	= Unterwickel
Gp	= Ganzpackung

Dämpfe

Fd	= Fußdampf
Ud	= Unterleibsdampf
Kd	= Kopfdampf
Od	= Ohrendampf
Vd	= Volldampf
Rd	= Rückendampf

Verschiedenes

Essigw	= Essigwasser
Fi	= Fichtennadel
Ha	= Haferstroh
Hbl	= Heublumen
Hs	= Heusack
Kam	= Kamillen
Mel	= Melisse
Ros	= Rosmarin
Zkr	= Zinnkraut
Tpf	= Topfen, Quark
TrbG	= Ganztrockenbürstung
TrbO	= Trockenbürstung Oberkörper
TrbU	= Trockenbürstung Unterkörper
W	= Wechsel-Bad oder -Guß
Wtr	= Wassertreten

Tabelle 2.

Tag	früh (5–7 Uhr)	vor-mittags (8–11 Uhr)	nach-mittags (14–16 Uhr)	Beson-deres
Mo	TrbO	Fb/Ros	–	–
Di	Ukw	WAg	–	Wtr
Mi	Okw	$^3/_4$ b/Ros	Kn	Wtr
Do	TrbG	aFb	Bg	Wtr
Fr	Gw	WS	Ag	Wtr
Sa	Okw	Hs Lws		

die Zahl der Anwendungen – je nach der zur Verfügung stehenden Zeit – erheblich reduziert. Jede Hetze muß vermieden werden! Tabelle 2 zeigt als Beispiel einen Wochenplan hydrotherapeutischer Anwendungen während einer Kurbehandlung.

Nach der Frühanwendung soll der Patient gut zugedeckt bis zum Aufstehen ruhen, meistens schläft er nochmals ein; auf die übrigen soll ein körperliches Training, z.B. Gehen, Laufen, Gymnastik oder sonstige dynamische Übungen folgen und zwar nach kleinen Maßnahmen sofort, nach größeren im Anschluß an eine Ruhepause von $^3/_4$–1 Std.

Folgende Faustregeln gelten für die Verordnung hydrotherapeutischer Maßnahmen:

1. Beginn am krankheitsfernen Ort unter Ausnutzung der konsensuellen Reaktion.
2. Keine kalten Anwendungen an kalten Körperteilen, z.B. bei kalten Füßen kein kalter Kneiguß. Beim kalten Wickel muß der Patient gut vorgewärmt sein.
3. Im allgemeinen mit kleinen Reizen beginnen, im Laufe der Behandlung im Sinne eines Aufbautrainings individuell die Stärke der Maßnahmen steigern. Bei empfindlichen Patienten mit warmen Anwendungen beginnen und über wechselwarme allmählich zu kalten übergehen.
4. Berücksichtigung des zirkadianen Rhythmus der Thermoregulation mit der Aufheizungsphase von 3–15 Uhr und der Entwärmungsphase von 15–3 Uhr. Der jeweilige Reiz ist stärker bzw. die Reaktion auf den Reiz ist stärker, wenn er gegen diesen Rhythmus ver-

2 Aufstellung eines Therapieplanes mit kleinen Maßnahmen in geringer Zahl

Beginn mit kleineren Maßnahmen, Steigerung im Laufe der Behandlung. Große Anwendungen werden im allgemeinen in den Vormittagsstunden durchgeführt, nachmittags bevorzugt man mittelschwere, früh und abends leichte Maßnahmen. Bei ambulanter Behandlung wird

abfolgt wird, z.B. morgens kalte und nach-mittags warme oder heiße Anwendungen. Zu Beginn wird man daher, besonders bei nervösen Patienten, im Sinne dieser Rhythmik verfahren = „einebnen", im späteren Verlauf, wenn man stärkere Reaktionen hervorrufen will, auch gegenrhythmisch arbeiten, z.B. größere Kaltanwendungen morgens.

5. Auf die reaktive Phase = „Kurkrise" achten.
6. Die große Auswahlmöglichkeit der Anwendung je nach Zustand und Reaktion des Patienten voll ausnützen.

Unmittelbar nach Güssen oder Bädern, insbesondere Teilbädern, soll eine Rötung der Haut auftreten, die in der Kneipptherapie als „Reaktion" bezeichnet und als Ausdruck einer guten Wirkung betrachtet wird. Bleibt die Haut blaß oder wird sogar zyanotisch, so ist das eine schlechte Reaktion = ungünstiger Effekt.

Es ist zu empfehlen, daß der Bademeister nach der verabfolgten Anwendung nicht nur einen Stempel als Dokumentation der Ausführung in das Verordnungsbüchlein druckt, sondern × × bei guter, × bei ausreichender und 0 bei schlechter Reaktion dort einträgt. Damit erhält der Arzt eine wichtige Information über die lokale Wirkung seiner Verordnung.

Tabelle 3.

1. Woche	früh	morgens	nach-mittags	abends
Mo		Ros/Fb		Wtr
Di	TrbU	Fn/Ab	Fb	
Mi	TrbO	Mel/Fb	Kn	
Do	TrbU	WAg		Wtr
Fr	TrbO	WKn	Ab	Wtr
Sa	Ukw	Fn/$^3/_4$		Wtr
2. Woche	**früh**	**morgens**	**nach-mittags**	**abends**
Mo	Ukw	WBg	Kn	Wtr
Di	Okw	WFb	Ab	Wtr
Mi	Ukw	Fn/$^3/_4$	Fb	Wtr
Do	Okw	WKn	Ag	Wtr
Fr	Ukw	WBg	Lbw	Wtr
Sa	Okw	WS		Wtr
4. Woche	**früh**	**morgens**	**nach-mittags**	**abends**
Mo	Gw	WKn	Bg	Wtr
Di	Tautreten	O	WFb	Wtr
Mi	Okw	Kn	Sauna	Wtr
Do	Gw	HRbl	Ag + Ges Guß	Wtr
Fr	Ukw	Ag	Kn	Wtr
Sa	Okw	S		Wtr

3 Beispiel einer Kneipp-Hydrotherapie im Sinne einer „Abhärtung"

Prinzip: Beginn mit kleinen Anwendungen unter Beachtung des biologischen Rhythmus. Allmähliche Steigerungen der Reize, häufiger Einsatz von Kaltanwendungen und z.T. auch Reize, die dem zirkadianen thermischen Rhythmus (Aufheizungsphase von 3–15.00 Uhr Entwärmungsphase von 15–3.00 Uhr) nicht entsprechen, also gegenrhythmisch sind.

Dazu einige Beispiele (Tabelle 3).

Derartig viele Anwendungen sind natürlich nur möglich, wenn der Patient nicht arbeitet oder wenn eine Kneippkur durchgeführt wird. Wichtig ist jedoch, daß ein Teil dieser Maßnahmen in den Alltag eingebaut wird. Sie sind im häuslichen Milieu leicht durchzuführen und nehmen nicht viel Zeit in Anspruch. Ein bis zwei Anwendungen täglich sind anzustreben, wobei Kaltreize wie Kn, Ag, Wtr, Ab, Fb etc. im Vordergrund stehen. Daneben kommen Teilbäder mit Rosmarin, Fichtennadeln-Latschenkiefer, Heublumen, Melisse, Lavendel, Thymian und an Wochenenden $^3/_4$ Bäder mit diesen Zusätzen in Frage.

Dieses Schema ist nur als allgemeine Leitlinie gedacht. Je nach Reaktionslage des jeweiligen Patienten sollte es individuell variiert werden.

Dazu kommt noch eine Bewegungstherapie im Sinne eines Intervalltrainings nach dem Motto: Untätigkeit schwächt, Übung stärkt, Überlastung schadet. Faustregeln für die Belastung: Pulsbeschleunigungsgrenzen 180 min minus Alter, erschwerte Nasenatmung und Übergang zu Mundatmung. Eine Pulsbeschleunigung von

Tabelle 4. Dynamische Bewegungsübungen zur täglichen Anwendung. (Nach Mensen)

	20–40 Jahre		40–60 Jahre		über 60 Jahre	
	trainierte	untrainierte	trainierte	untrainierte	trainierte	untrainierte
Tägliches Soll (wahlweise oder kombiniert), mindestens jedoch 4 Maßnahmen pro Woche)						
Eine Stunde Spaziergang	+	+	+	+	+	+
Eine halbe Stunde Bergwandern	+	+	+	+	+	+
Eine halbe Stunde Radfahren (Ebene)	+	+	+	+	+	+
Eine Stunde intensive Hausarbeit	+	+	+	+	+	+
Sechs Minuten „Intervalltraining"[a]	+	+	+	+	+	+
Wünschenswert (wahlweise ober kombiniert)						
Täglich 5–10 min Hauttrockenbürsten[b]	+	+	+	+	+	+
Täglich 5–10 min „Zimmergymnastik"	+	+	+	+	+	+
Umhergehen mit Fußgymnastiksandalen[b]	+	+	+	+	+	+
Zweimal wöchentlich 10–20 min Schwimmen	+	+	+	+	+	+
Kann (wahlweise ein- bis zweimal wöchentlich)						
Mehrstündiges Wandern („Goldener Schuh", „Terrainkuren", „Parke und wandere!")	+	+	+	+	+	(+)
Mehrstündige Radtouren (Ebene)	+	+	+	+	+	(+)
Kegeln	+	+	+	+	+	(+)
Golf	+	+	+	+	+	(+)
Faustball	+	+	+	+	+	(+)
Tennis, Federball, Pingpong	+	+	+	(+)	(+)	–
Basketball	+	+	+	(+)	(+)	–
Eislauf	+	+	+	(+)	(+)	–
Paddelsport	+	+	+	(+)	(+)	–
Jagen und Reiten	+	+	(+)	(+)	(+)	–
Rudersport	+	+	(+)	–	(+)	–
Alpines Bergsteigen	+	+	(+)	–	(+)	–
Skilanglauf und -abfahrten	+	+	(+)	–	(+)	–
Fuß- und Handball, Rugby, Hockey	+	(+)	–	–	–	–

+ = empfehlenswert, (+) = nur mit Einschränkungen empfehlenswert (im Zweifelsfall den Hausarzt fragen!), − = nicht empfehlenswert.
[a] = 3 × 1 min schnelles Laufen oder Hüpfen auf der Stelle mit einer Pulsbeschleunigung von mindestens 30 über dem Ruhewert, 3 × 1 min Pause. Das sind insgesamt nur 6 min.
[b] Für Personen mit Angina pectoris, Herzinfarkt im Narbenstadium und/oder arteriellen Beindurchblutungsstörungen verbindlich!

etwa 30 über dem Ruhewert sollte immer erreicht werden. Empfehlenswerte Bewegungsübungen s. Tabelle 4.
Kraftübungen und „Preßatmung" vermeiden! Eine entsprechende Ernährung (s. Teil A) und nach Möglichkeit die Beachtung der im Kapitel Ordnungstherapie gegebenen Empfehlungen oder wenigstens eines Teiles derselben ist zur Aufrechterhaltung einer optimalen Funktion der zentralen Steuerungsorgane, die sich auch auf die allgemeine Abwehrlage auswirken, dringend zu empfehlen.

Literatur

Fey, Chr.: Kneippkur. Bad Wörishofen: Ärztl. Fortbildung 1952
Flamm, Hoff, A.: Die Kneippkur. Stuttgart: Paracelsus 1949
Kaiser, J.-H.: Kneippsche Hydrotherapie. Bad Wörishofen: Kneipp 1975

Physiologische Grundlagen der Bewegungstherapie

W. Müller-Limmroth

„Haben viele Stände nicht günstige Gelegenheit zur Erhaltung und Vermehrung ihrer Kräfte, so ist notwendig, daß diese geübt werden und daß alle Teile des Körpers in Tätigkeit kommen."

Sebastian Kneipp: „So sollt ihr leben", 1897

1 Einleitung

In der Kneipptherapie nimmt die Bewegungstherapie neben der Hydrotherapie einen hohen Rangplatz ein, allein deshalb, weil mit einem wohl dosierten Bewegungsprogramm nicht nur der Bewegungsapparat geübt wird, sondern auch

- das Herz-Kreislauf-System,
- das Atmungssystem,
- das vegetative Nervensystem,
- die endokrinen Drüsen und
- der Energiehaushalt

erfahren Anpassungen, aus denen eine erhöhte Leistungsfähigkeit resultiert. Die Auflistung dieser Auswirkungen einer Bewegungstherapie läßt erkennen, daß in der Kneipptherapie, die eine aktive Ganzheitstherapie darstellt, die Bewegung und Übung (= Training) des Bewegungsapparates wesentlich ist. Das gilt um so

mehr, weil mit der Hydrotherapie Reize gesetzt werden, die wegen der durch sie bewußt ausgelösten physiologischen Streßreaktionen körperlich, also aktiv „abreagiert" werden müssen (vgl. Kap. „Neurophysiologische Grundlagen der Hydrotherapie").

So hat die Bewegungstherapie viele Aspekte, sie ist ebenso eine präventive wie rehabilitative Medizin, die in fast allen medizinischen Disziplinen eingesetzt wird (Kohlrausch und Kohlrausch 1971). In der Kneipptherapie stellt sie ein notwendiges Adjuvans wie die Phytotherapie, Ordnungstherapie und Diätetik dar.

Um die bewegungstherapeutischen Effekte im Rahmen einer Kneipptherapie verstehen zu können, ist eine Darstellung der muskel- und der neurophysiologischen Fakten erforderlich, weil erst hieraus die angestrebten Lokal- und Fernwirkungen der Bewegungstherapie verständlich werden.

2 Die Grundlagen

Bei der aktiven Bewegung von Gliedmaßen, Gliederketten oder des Gesamtorganismus ist primär eine Auslösung eines Willensimpulses, also eine neurophysiologische Aktivität unter Einschluß einer adäquaten Motivation erforderlich, auf die eine Aktivierung des Erfolgsorgans, der Skelettmuskulatur erfolgt. Alle anderen Aktivierungen von Organsystemen (Herz-Kreislauf, Atmung, vegetatives Nervensystem, endokrine Drüsen, Energiehaushalt) sind sekundärer Natur. Darum ist die Kenntnis der Muskelphysiologie sowie der neuromuskulären Korrelationen Voraussetzung für das Verständnis der Bewegungstherapie.

2.1 Muskelphysiologie

2.1.1 Die motorischen Einheiten

Jede Willkürtätigkeit und auch der Muskeltonus werden von *motorischen Einheiten* ausgeführt. Unter dieser kleinsten funktionellen Größe versteht man ein α-Motoneuron mit seinem Axon, das eine Nervenleitungsgeschwindigkeit von 80–120 m/sec besitzt, und die Gesamtheit der von dieser Nervenfaser erreichten Muskelzellen. Ihre Zahl, d.h. die Größe der motorischen Einheit ist variabel. Während die äußeren Augenmuskeln wegen der Feinheit der von ihnen auszuführenden exakten Blickbewegungen ein Verhältnis Neuron/Muskelzellen von nur 1:20 aufweisen, wächst diese Relation auf 1:200 an der oberen und 1:2000 an der unteren Extremität. Die motorischen Einheiten sind offenbar um so größer, je gröber die mit den Muskeln auszuführenden Bewegungen sind.

2.1.2 Betätigungsarten der Muskulatur

Grundsätzlich ist die *Skelettmuskulatur in drei verschiedenen Arten aktivierbar:*

• isotonische Kontraktion,
• isometrische Kontraktion
• auxotonische Kontraktion

Bei einer *isotonischen Kontraktion* kann sich ein Muskel bei Aktivierung frei verkürzen und damit ein Gelenk bewegen. Unter seiner Verkürzung bleibt die Spannung im Muskel praktisch konstant (iso-tonisch). In der Arbeitsphysiologie spricht man in diesem Fall von *dynamischer Arbeit,* weil das charakterisierende Merkmal

einer solchen Betätigungsform die Bewegung ist.

Demgegenüber kann sich der Muskel bei einer *isometrischen Kontraktion* nicht verkürzen, z.B. bei den Kaumuskeln während des Aufeinanderbeißens der Zähne. In diesem Fall bleibt der aktivierte Muskel in seiner Länge gleich (isometrisch), entwickelt dafür Kraft. Arbeitsphysiologisch entspricht diese Betätigungsform der *statischen Arbeit,* also Haltearbeit. Der Muskel entwickelt Kraft, um einer äußeren Kraft entgegenzuwirken (z.B. Halten eines Gewichts).

Schließlich liegt bei einer *auxotonischen Kontraktion* in etwa eine Mischform aus der isotonischen und isometrischen Kontraktion vor. Es handelt sich somit um eine „*Bewegung gegen Widerstand",* eine in der Krankengymnastik wohl bekannte Übungsform. Erst wenn der Muskel zur Überwindung eines äußeren Arbeitswiderstandes eine diesem Widerstand entsprechende Kraft aufgebracht hat (isometrischer Anteil), propft sich eine Bewegung (isotonischer Anteil) unter Beibehaltung der Vorspannung auf.

Statische Arbeit ist bei vielen Arbeitsstellungen unvermeidlich. So erfordert das Stehen vom unteren Bereich der Rückenmuskulatur deshalb statische Arbeit, weil der *Körperschwerpunkt* auf der Bauchseite etwa 4–5 cm oberhalb der Hüftgelenkachse liegt und damit dessen Lot auf die äußere Grenze der Unterstützungsfläche fällt (vgl. Abb. 1 a). Die Unterstützungsfläche wird durch die Füße umgrenzt (4, 14) (Thörner 1959; Donskoi 1961). Weil sich der Körperschwerpunkt am Rand der Unterstützungsfläche befindet, befindet sich der stehende Mensch in einer labilen Gleichgewichtslage, d.h. er würde nach vorn fallen, wenn nicht die Rückenmuskulatur statische Arbeit aufbringen würde, um den Körperschwerpunkt wieder über die Unterstützungsfläche zu bringen.

Der *Schwerpunkt des Kopfes* (vgl. Abb. 1 b) liegt etwa 4 cm oberhalb des äußeren Gehörgangs und 3 cm frontal, während der Kopfdrehpunkt vom Atlanto-occipital-Gelenk gebildet wird. Darum würde der Kopf nach vorn absinken, wenn nicht die Nackenmuskulatur mit ständiger statischer Arbeit die Kopfstellung garantieren würde.

Im Verlauf der gegenwärtig stürmisch ablaufenden zweiten industriellen Evolution mit den Merkmalen der Mechanisierung, Rationalisierung und Automatisierung der Arbeit werden berufstätige Menschen immer ausgeprägter zu weniger dynamischer, dafür zu mehr statischer

Arbeit veranlaßt. Von den Arbeitsstellungen her ist dabei die Nacken- und Rückenmuskulatur besonders mit statischer Arbeit beaufschlagt. Das erklärt, daß sich bei vielen Patienten, die

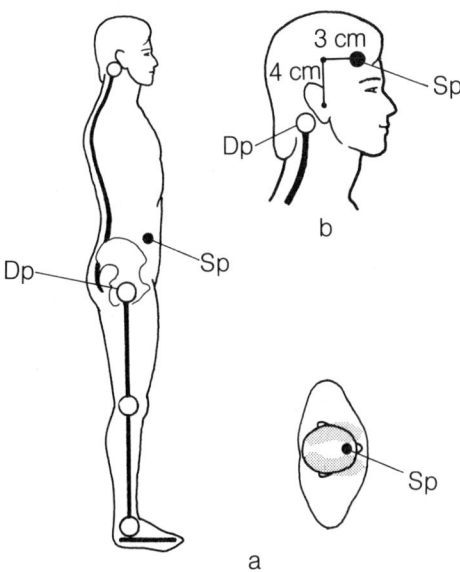

sich einer Kneipptherapie unterziehen, HWS- und LWS-Syndrome nachweisen lassen, die auf eine Überbeanspruchung der Nacken-, Schulter- und Lendenmuskulatur durch statische Arbeit hinweisen.

Der Nachteil der statischen Arbeit liegt in der mangelhaften Blutversorgung unter dieser Tätigkeit. Wie Abb. 2 demonstriert, erhöht sich bei statischer Arbeit der Muskelbinnendruck so stark, daß der Blutdruck in den in die Muskulatur ziehenden Arterien überwunden und darum die Blutgefäße „abgeklemmt" oder wenigstens in ihrem Lumen eingeengt werden. Die so entstandene Diskrepanz zwischen Durchblutung und Blutbedarf zwingt die Muskulatur zur anaeroben Energiebereitstellung, also aus einem Glykogenabbau über Glucose und Brenztraubensäure zu Milchsäure. Bei diesem Abbau werden pro Molekül Glucose nur 2 Moleküle Adenosintriphosphat (ATP) zur Energiebereitstellung für Muskelarbeit freigesetzt. Im Gegensatz dazu würden bei einer Einschleusung der Brenztraubensäure über Acetyl-Coenzym A in den Zitronensäurezyklus und die Durchführung der Atmungskettenphosphorylierung pro Molekül Glucose 32 Moleküle ATP freigesetzt werden.

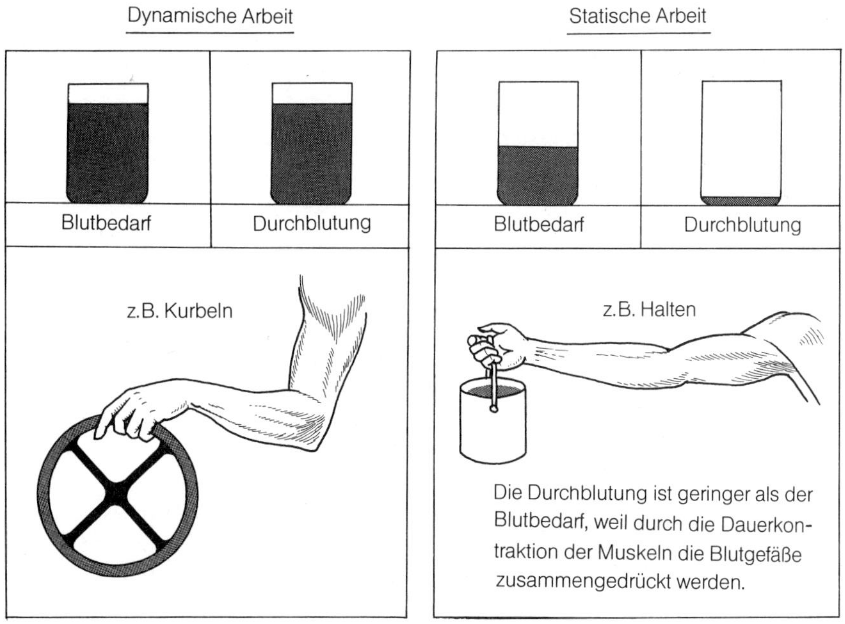

Abb. 1. Schematische Darstellung des Körperschwerpunktes beim stehenden Menschen (*a*) und des Kopfes (*b*). *Sp* Schwerpunkt; *Dp* Drehpunkt

	Dynamische Arbeit	Statische Arbeit	
Blutbedarf	Durchblutung	Blutbedarf	Durchblutung

z.B. Kurbeln

z.B. Halten

Die Durchblutung ist geringer als der Blutbedarf, weil durch die Dauerkontraktion der Muskeln die Blutgefäße zusammengedrückt werden.

Abb. 2. Gegenüberstellung von dynamischer und statischer Arbeit. Wegen der geringeren Durchblutung im Vergleich zum Blutbedarf ist statische Arbeit *(rechts)* ermüdender als dynamische Arbeit (Lehmann 1962)

Infolgedessen führt statische Arbeit (Haltearbeit) zur frühzeitigen Ermüdung. Die entstehende Milchsäure führt zugleich zu Aufquellungen der Muskeln in deren derber Faszie. Die dort vorhandenen Schmerzrezeptoren werden gereizt und führen zu den Muskelschmerzen z.B. beim Muskelkater.

Demgegenüber ist die *dynamische Arbeit* durch die vom Arbeitstempo her bestimmten Rhythmen mit Wechsel von Aktivität und Passivität gekennzeichnet. Typische Beispiele hierfür sind Gehen oder Radfahren in der Ebene. Trotz eines höheren Blutbedarfs bei dynamischer Arbeit kann bei *richtiger Wahl des Beanspruchungsgrades ein Gleichgewicht zwischen Blutbedarf und Durchblutung* hergestellt werden. Das liegt darin, daß die bei einem dynamischen Bewegungsrhythmus immer wieder vorkommenden Entspannungsphasen mit starken Senkungen des Muskelbinnendrucks ausreichen, um den Muskel ausreichend mit Blut zu versorgen. Die alternierende Muskeltätigkeit fördert als „Muskelpumpe" noch den venösen Abfluß und begünstigt so indirekt den Antransport arteriellen Blutes (Abb. 2b).

Die Gegenüberstellung der statischen und der dynamischen Arbeit führt zu der Feststellung, daß in der Kneipptherapie generell die *dynamische Arbeit im bewegungstherapeutischen Programm* allein aus in der Muskelphysiologie liegenden Gründen *Vorrang* haben sollte.

Bewegungen gegen Widerstand dienen in erster Linie der Kräftigung der Muskel (s. Abschnitt „Training" in diesem Kapitel) und dienen außerdem der Durchblutungssteigerung infolge lokalchemischer Einflüsse; denn die aus dem Muskelstoffwechsel stammende Milchsäure führt zu einer Blutgefäßdilatation. Wegen des Wasserwiderstandes stellt das Schwimmen eine hervorragende auxotonische Arbeit dar. *Im späteren Verlauf einer Bewegungstherapie ist somit das dynamische Arbeitsprogramm durch auxotonische Übungen zu ergänzen.*

2.2 Neurophysiologie

Wie erwähnt, wird eine motorische Einheit aus einem α-Motoneuron des Vorderhorns im Rückenmark, dem zugehörigen Neuriten und der Gesamtheit der davon erreichten Muskelzellen gebildet. Eine *Abstufung der Stärke einer* Willkürbewegung kann daher dadurch erfolgen, daß

- die Zahl der aktivierten α-Motoneurone verändert wird (wenige aktivierte motorische Einheiten = schwache Kontraktion): *räumliche Summation,*
- die Frequenz der vom α-Motoneuron zu den Muskelzellen geleiteten bioelektrischen Impulse verändert wird (100–150 Impulse/sec = vollständiger Tetanus = starke, glatte Kontraktion; niedrigere Impulsfrequenz = unvollständiger Tetanus = schwächere, weniger geglättete Kontraktion): *zeitliche Summation.*

Beide Abstufungsmöglichkeiten einer Willkürbewegung zeigen, daß diese Einstellmechanismen zentralnervös bedingt sind.

2.2.1 Das pyramidale System

Das Hauptursprungsfeld der Willkürbahnen (der Pyramidenbahnen, weil sie durch die Pyramide der Medulla oblongata ziehen) ist die *vordere Zentralwindung* (Gyrus praecentralis). Hier ist zwar die gesamte Körpermuskulatur auf dem Kopf stehend vertreten, jedoch hängt der Umfang ihrer Repräsentation stark von der motorischen Differenzierung der zugehörigen Körperregionen ab. Hände, Gesicht und Zunge besitzen erheblich ausgedehntere, mitunter noch unterteilte Ursprungsfelder als der Rumpf und die untere Extremität. Ferner sind auch noch frontale Areale sowie ein supplementäres motorisches Areal auf der Medianfläche der Hemisphäre beteiligt.

Die Pyramidenbahnen ziehen durch Capsula interna und kreuzen teilweise in der Pyramide zur Gegenseite und ziehen als *Pyramidenseitenstrang* abwärts. Der ungekreuzte Teil der Pyramidenbahnen bildet den *Pyramidenvorderstrang,* der erst im Austrittsegment des Rückenmarks zur Gegenseite wechselt. In Segmenthöhe nimmt nur ein *geringer Teil der Pyramidenfasern* direkten *synaptischen Kontakt mit den α-Motoneuronen* auf, *die meisten* Neuriten *bilden Synapsen mit Schaltzellen,* zu denen auch Erregungen aus dem extrapyramidal-motorischen System gelangen. Erst die Impulsmuster dieser Schaltzellen erregen die α-Motoneuronen. Somit wird klar, daß *jede Willkürtätigkeit unter Beteiligung des extrapyramidalen Systems* abläuft.

Generell wird von der vorderen Zentralwindung stets der gesamte Bewegungsplan einer Willkürbewegung veranlaßt. Daneben sind neben dem extrapyramidal-motorischen System vor allem Reflexe an der Willkürbewegung und an der Ausbildung des Muskeltonus beteiligt.

2.2.2 Das spinal-motorische System

Die Basis des spinal-motorischen Systems stellt der *Eigenreflex* oder propriozeptive Reflex dar, der in Abb. 3 schematisch dargestellt ist. Der Rezeptor des Eigenreflexbogens stellt die Muskelspindel dar. Hierbei handelt es sich um eine spindelförmige Bindegewebshülle, in der sich Muskelfasern (*intrafusale Fasern*) befinden, die nur in ihren Endstücken kontraktil sind. Das nicht kontraktile Mittelstück stellt ein *Sinnesorgan* dar, das *auf Dehnung und Dehnungsänderungen* mit Aktionspotentialen reagiert (Dilatorezeptoren), die mit einer rasch leitenden Aα-Faser (Leitungsgeschwindigkeit: 80–120 m/sec) über ein sensibles Neuron im Spinalganglion spinalwärts geleitet werden. Diese Spindelerregungen treten am Hinterhorn in das Rückenmark ein und über Reflexkollateralen wird über synaptischen Kontakt ein α-Motoneuron aktiviert. Die zur motorischen Einheit angeschlossenen Muskelzellen werden so zur Kontraktion gebracht. Je mehr α-Motoneurone synchron auf diese Weise erregt werden und je rascher die Impulse aufeinander folgen, desto mehr Muskelfasern werden zur tetanischen Kontraktion gebracht, so daß eine Muskelveränderung bzw. Kraftentwicklung eintritt. Hierbei gibt es α-Motoneurone, die sich *phasisch* und damit nicht mehr auf Dehnungsänderungen entladen, während andere mehr *tonisch*, also proportional zum Dehnungszustand reagieren.

Neben den dehnungsempfindlichen Muskelspindeln gibt es in den Muskeln noch weitere Fühler und zwar in den Golgi-Organen der Sehnen. Diese *Sehnenrezeptoren* entladen sich sowohl bei Dehnung der Muskulatur als auch bei ihrer Kontraktion, immer dann also, wenn die Sehne unter Spannung steht (Tensorezeptoren).

Da ein nicht kontrahierter Muskel – beispielsweise am herunterhängenden Arm – stets unter

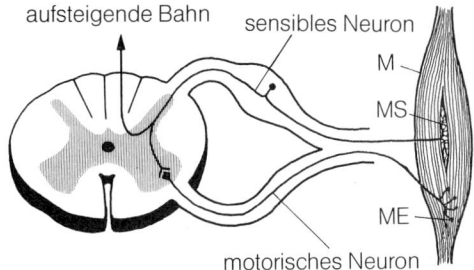

Abb. 3. Schema des Eigenreflexes. Die aus der dehnungsempfindlichen Muskelspindel (*MS*) über das sensible Neuron in das Rückenmark einlaufenden Erregungen werden über eine Reflexkollaterale auf ein α Motoneuron *(rechts unten)* übertragen und über neuromuskuläre Endplatten (*ME*) den Muskelzellen der angeschlossenen motorischen Einheit im Arbeitsmuskel (*M*) zugeführt (Caspers 1975)

einer gewissen Dehnung steht, entladen sich auch in Ruhe einige Muskelspindeln, die im übrigen auch eine niederfrequente, asynchrone Spontanentladung aufweisen. Infolgedessen werden auch in Ruhe einige Eigenreflexbogen erregt und somit auch einige motorische Einheiten. Ihre Aktivierung reicht zwar zu einer Bewegung nicht aus, gibt jedoch dem Muskel einen bestimmten *Reflextonus*.

Die Eigenreflexe, die in einem Agonisten durch Dehnung der Muskelspindeln ausgelöst werden, veranlassen simultan am α-Motoneuron des Antagonisten eine Hemmung (vgl. Schema in Abb. 4). Zwischen den Agonisten und Antagonisten existiert eine *reziproke Innervation*.

Die Muskelspindeln, die Rezeptoren des Eigenreflexes, besitzen keine konstant bleibende Empfindlichkeit. Wie erwähnt, sind die Endstücke der intrafusalen Fasern einer Muskelspindel kontraktil. Eine Kontraktion dieser Endstücke führt zu einer Vordehnung des nicht kontraktilen Mittelstücks, des dehnungsempfindlichen Rezeptorareals, dessen Empfindlichkeit dadurch erhöht wird. Die zu ihrer Erregung notwendigen Nervenfasern stammen von den in den Vorderhörnern liegenden *γ-Motoneuronen*, deren Neuriten zu den intrafusalen Muskelfasern der Spindel ziehen.

Werden beim Eigenreflex, z.B. beim Patellarsehnenreflex durch Schlag auf die Quadrizepssehne unterhalb der Patella, die Muskelspindeln im M. quadriceps plötzlich gedehnt, so führen die afferenten Spin-

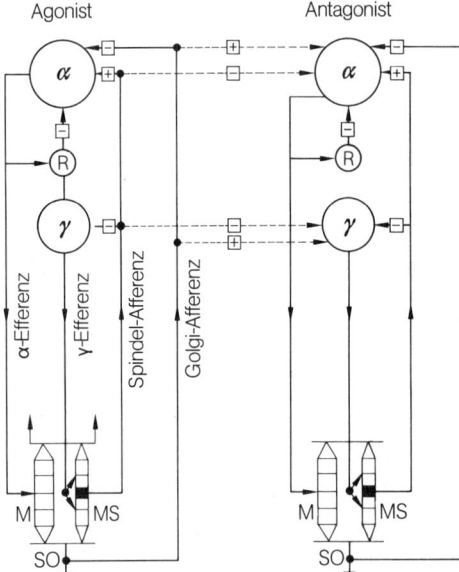

Abb. 4. Schematische Darstellung des Eigenreflexbogens. *M* Arbeitsmuskulatur; *MS* Muskelspindel; *R* Renshaw-Zelle; *SO* Sehnenorgane. Die Bahnungs- und Hemmungsvorgänge an den α- und γ-Motoneuronen des Agonisten *(links)* und des Antagonisten *(rechts)*, die sich nach Dehnung des Testmuskels *(links, Pfeile)* ergeben, sind durch Vorzeichen markiert; +bedeutet Bahnung, −Hemmung. (Caspers 1975)

delentladungen zu einer Erregung der α-Motoneurone und zum Auslösen des Eigenreflexes beim Agonisten bei gleichzeitiger Hemmung des Antagonisten (vgl. oben), jedoch werden mit diesen afferenten Spindelentladungen die zu den Muskelspindeln der Agonisten gehörenden γ-Motoneurone gehemmt (s. Abb. 4), was die gedehnten Muskelspindeln wieder entdehnt und so den Eigenreflex unterbricht. Die für die Muskelspindeln der Agonisten zuständigen γ-Motoneurone werden demgegenüber aktiviert (vgl. Abb. 4). Diese Phänomene tragen dazu bei, daß nach Ablauf eines Eigenreflexes zunächst eine *Innervationsstille* eintritt. Auf sie folgt ein *Erregungsrückschlag* (rebound), d.h. eine erneute Entladung der α-Motoneurone für die Agonisten. Ohne auf die weiteren Ursachen des Rebound-Phänomens näher einzugehen, ist vorstellbar, daß ein Eigenreflex nicht aus einer einfachen Muskelkontraktion besteht, sondern wie eine gedämpfte Schwingung abläuft. Wenn unter pathologischen Bedingungen die Hemmung ausfällt, die Dämpfung vermindert wird, läuft nach einem Reiz eine Serie von Eigenreflexen ab, die man *Kloni* nennt.

Der bei der Reflexprüfung „schlagartig" ausgelöste Eigenreflex ist bei der Garantie der Körperstellung und ihrer Änderung sowie bei der Feinmotorik maßgeblich beteiligt. Bei jeder Körperstellung befinden sich Muskeln in einer Dehnung, so daß diese, Agonist wie Antagonist, eine eigenreflektorisch bedingte Spannung entwickeln, die die Stellung der Glieder und Gelenke sicherstellt. Wird beispielsweise während des Stehens der Körperschwerpunkt noch weiter zur Bauchseite verlagert, so wird dadurch der M. gastrocnemius gedehnt, dessen Muskelspindeln entladen sich und führen eigenreflektorisch zur Kontraktion der Wadenmuskeln, wodurch der Körperschwerpunkt wieder über die Unterstützungsfläche (vgl. Abb. 1) gezogen wird.

Auch an einer Willkürbewegung sind Eigenreflexe immer beteiligt. Will man z.B. mit dem ausgestreckten Zeigefinger mit geschlossenen Augen auf die Nasenspitze zeigen, so wird über das pyramidale System (vgl. Abschn. 2.2.1) der gesamte Bewegungsplan initiiert, beginnend mit einer Aktivierung des M. biceps, die die Beugung des Ellenbogengelenks veranlaßt. Dadurch wird der Ellenbogenstrecker, der M. triceps gedehnt, der eigenreflektorisch die Beugebewegung mit einer Streckbewegung abbremst. Dadurch erfährt aber der Bizeps einen Dehnimpuls, wodurch die Beugung erneut aktiviert wird. So kommt es im Verlauf dieser Beugebewegung zu einer alternierenden, eigenreflektorischen Aktivierung von Agonist und Antagonist. Der Sinn dieser Regelung der Feinmotorik liegt in der Erreichung des angestrebten Bewegungsziels, im gewählten Beispiel also die Nasenspitze.

Neben den Afferenzen aus den Muskelspindeln im Rahmen des Eigenreflexes gelangen *auch aus den Schmerz-, Temperatur- und Mechanorezeptoren der Haut Afferenzen zu den α- und γ-Motoneuronen der Vorderhörner.* Diese Afferenzen aus der Haut werden den α- und γ-Motoneuronen nicht direkt zugeleitet, sondern *über Schaltneurone.* Da Reizstelle und Erfolgsorgan in verschiedenen Gebieten liegen, wird diese Reflexart im Gegensatz zu den Eigenreflexen (Reiz- und Antwortstelle im gleichen Organ) *Fremdreflex* genannt. Der Fremdreflex ist *polysynaptisch,* so daß die Afferenzen aus der Haut auf mehrere Muskeln und Muskelgruppen übertragen werden können. Im Gegensatz zu den Eigenreflexen führen die Hautafferenzen über Schaltneurone zu einer *gleichsinnigen Erregung der α- und γ-Motoneurone für die Agonisten bei gleichzeitiger und gleichsinniger Hemmung der α- und γ-Motoneurone für die Antagonisten.* Auch hier gibt es eine *reziproke Innervation auf der kontralateralen Seite.* Infolgedessen führt eine fremdreflektorisch ausgelöste Beugung zu einer Extremität (z.B. beim Anziehreflex) zu einer Streckung auf der Gegenseite. Daraus ist ableitbar, daß die *bilaterale reziproke Innervation* eine koordinative Leistung des Rückenmarks darstellt, die *für die Lokomotion* entscheidend ist. Außerdem trägt die Hautsensibilität vor allem Kalt- und Schmerzreize die dadurch bewirkte Aktivierung der γ-Motoneurone und Empfindlichkeitssteigerung der Muskelspindeln zum Reflextonus der Muskeln bei. Deshalb führt eine Kälteapplikation zu einer „Versteifung" der Bewegungsmuskeln. Ein Schmerzreiz an der Haut, z.B. durch Verbrennung, löst eine Verspannung der Beugereflexe aus. *Der fremdreflektorische Einfluß auf den Muskeltonus und die Motorik macht die Kombination balneologischer und phytotherapeutischer Maßnahmen (z.B. Rosmarin) mit der Bewegungstherapie verständlich.* Die wirksamen Bestandteile im Kneipp-Rosmarin-Ölbad oder im Kneipp-Rosmarin-Badesalz sind Cineol, Borneolester und vor allen Dingen Borneol. Dieses bewirkt eine Hautreizung, die sich fremdreflektorisch auf den Muskeltonus und die Motorik auswirkt. An den Extremitäten erstreckt sich überdies die Hyperämie auch auf die Muskeln.

2.2.3 Das extrapyramidal-motorische System

Das extrapyramidal-motorische System umfaßt verschiedene Kerngebiete des Zentralnervensystems mit motorischen Funktionen. Dazu rechnen einige Areale der Großhirnrinde, das Striatum, das Pallidum, das Corpus subthalamicum, der Nucleus ruber, der Nucleus niger, der Olivenkern, die Formatio reticularis, die Vestibulariskerne und das Kleinhirn (vgl. Caspers 1975). Von allen Kerngebieten ziehen gesonderte Bahnen in das Rückenmark: Tractus rubrospinalis, Tractus olivospinalis, Tractus tectospinalis, Tractus vestibulospinalis, Tractus reticulospinalis ventralis und lateralis und Tractus

cerebellospinalis. Alle Bahnen dieses extrapyramidal-motorischen Systems werden auf ihrem Weg zum Rückenmark mehrfach synaptisch unterbrochen, so daß sich Erregungsvorgänge aus den verschiedenen Kernen miteinander mischen können. Im Rückenmark landen die *extrapyramidal-motorischen Bahnen an den Schaltneuronen,* die dann die Erregungsmuster auf die motorischen Vorderhornzellen übertragen und zwar meist die γ-Motoneurone zuerst, so daß die dadurch herbeigeführte Empfindlichkeitserhöhung der Muskelspindeln den *eigenreflektorischen Muskeltonus erhöht.*

Das extrapyramidal-motorische System besitzt *bahnende und hemmende Strukturen* und zwar in der gleichen Weise wie bei der reziproken Innervation von Agonisten und Antagonisten (s. oben). Damit kann das extrapyramidal-motorische System Bewegungen fördern und auch hemmen. *Bei einer Bewegungstherapie ist zur Programmerstellung zu beachten, daß das extrapyramidal-motorische System laufend Erregungseinströmungen aus allen Sinnesorganen erhält, so daß visuelle, akustische, taktile und sonstige kutane Reize (Temperatur, Schmerz) sowie das vegetative Nervensystem Einfluß auf die Willkürmotorik nehmen.*

So werden Kaltreize, bestehende Schmerzen, Lärm und zu hohe Helligkeit als ungünstige Leistungsfaktoren für die Bewegungstherapie angesehen. Günstig sind dagegen Umgebungstemperaturen im thermoregulatorischen Indifferenzbereich, mittlere Beleuchtungsstärken und rhythmische akustische Unterstützung (Tamburin, Musik).

Das *extrapyramidal-motorische* System ist aber nicht nur an jeder Willkürbewegung beteiligt, sondern wird durch sie *mitaktiviert,* z.B. durch von der Großhirnrinde kommende Impulse über Axonkollaterale der Pyramidenbahnen. Darum braucht der vom Cortex stammende Willkürimpuls für einen Bewegungsablauf nur grob angelegt zu sein, da das subtilere Impulsmuster für die an der Bewegung beteiligten Muskeln im Hirnstamm sowie durch die Eigenreflexfunktion des Rückenmarks zusammengestellt wird. Diese *Lokalisation der Motorik in zwei Ebenen* ist sinnvoll, weil dadurch der *Bewegungsfluß und die Zielsicherheit* einer Bewegung sichergestellt wird. Das extrapyramidal-motorische System dient folglich der zeitlichen und räumlichen Koordination der Muskeltätigkeit.

Einige Kerngebiete des extrapyramidal-motorischen Systems haben Sonderfunktionen, Zu ihnen zählen die Stammganglien, der Vestibularapparat, einige Halsrezeptoren, das Kleinhirn und die Formatio reticularis. Zu den *Stammganglien* rechnen in erster Linie das *Pallidum und Striatum,* ferner *einige Thalamuskerne,* der *Nucleus ruber* und der *Nucleus niger.*

Bei der *Chorea* zeigt sich als Folge einer Degeneration kleinzelliger Teile *im Striatum* ein *hyperkinetisch-atonisches Syndrom* (Veitstanz), weil wegen der Striatum-Degeneration die Hemmungseinflüsse auf die Großhirnrinde und das Pallidum zu gering sind. Die spinalen Motoneurone sind übererregt und führen zum bekannten hyperkinetisch-atonischen Syndrom mit Bewegungsreichtum bei herabgesetztem Muskeltonus. Der Fortfall der inhibitorischen kleinzelligen Striatumanteile fördert offenbar die Synchronisation der motorischen Impulse (ruckartige choreatische Bewegungen).

Demgegenüber ist der Parkinsonismus durch eine Bewegungsarmut mit erhöhtem Muskeltonus (Rigor) gekennzeichnet. Zugleich besteht ein Tremor. Bei dieser Erkrankung besteht eine *Degeneration des Nucleus niger,* der vorwiegend Hemmungsimpulse zu den übergeordneten Basalganglien abgibt. Daraus entwickelt sich eine *Inaktivierung des Striatums* und eine *Enthemmung des exzitatorischen Pallidums :* Die Folge ist eine Zunahme der Entladungsfrequenz bei den α-Motoneuronen und eine Abnahme bei den γ-Motoneuronen.

Der *Vestibularapparat* ist das zuständige Sinnesorgan für die Vermittlung von Linear- und Winkelbeschleunigungen. Da die Erdbeschleunigung ständig auf dieses Sinnesorgan einwirkt, vermittelt es die *Empfindung der Lage und der Lageänderungen im Raum.* Die aus den Maculae staticae des Sacculus und Utriculus sowie aus den Cupulae der Bogengänge kommenden Impulse gelangen über den Vestibularisnerven zum Rautenhirn (Nuclei terminalis lateralis, medialis, dorsalis und spinalis), von wo aus *Verbindungen zu den Motoneuronen und zur Retikularformation* hergestellt werden. Ferner bestehen Verbindungen *zum Kleinhirn* und *zu den vegetativen Arealen des Hypothalamus* (Ursache für die Kinetosen). Schließlich gelangen vestibuläre Erregungen über den Fasciculus longitudinalis medialis *zu den Motoneuronen für die Halsmuskeln.*

Wenn bei Normalhaltung des Kopfes die Erdbeschleunigung auf die Maculae staticae einwirkt, führt das zu einer Aktivierung der γ-Motoneurone für die Strecker, deren Tonus sich dadurch erhöht. Auf diese Weise wird der *aufrechte Stand des Menschen garantiert.* Treten Zusatzbeschleunigungen auf wie bei der Landung nach einem Sprung oder beim Abgang von einem Sportgerät (z.B. Reck, Barren), so erhöht sich der Streckertonus noch mehr. Bekanntlich ist der *sichere Stand bei einer solchen turnerischen Übung* ein wichtiges Problem, wobei es auf die in Form einer gedämpften Schwingung ablaufenden Eigenreflexe unter reziproker Innervation (s. oben) ankommt (*Landereaktion*). Die Ankopplung an die nervalen Strukturen für die Halsmuskeln, unterstreicht die Bedeutung des Vestibularapparates für die *Kopfstellreflexe* (eigentlich: Halsreflexe). Überdies führen Kopfbewegungen, die ja Halsmuskeln u.a. auch dehnen, Tonusänderungen in der Extremitätenmuskulatur hervor. So kann eine Beugung des Kopfes (Ventralflexion) den Tonus der Extensoren an den Armen vermindern, den der Flexoren dort aber erhöhen. An den Beinen ist es demgegenüber umgekehrt: Dort führt die Kopfbeugung zu einer Tonuserhöhung bei den Extensoren unter Tonusverminderung bei den Beugern. Wird der Kopf nach hinten gestreckt (*Dorsalflexion*), so werden *alle* beschriebenen *Tonusänderungen umgekehrt.* Daraus geht hervor, *daß bei krankengymnastischen Übungen,* die Bewegungskoordination beider Extremitätenpaare sowie eine Tonusänderung in den Extremitätenmuskeln wesentlich durch *Einbeziehung von Kopfbewegungen* beeinflußt werden kann.

Ferner sind bei manchen Menschen diese *tonischen Halsreflexe asymmetrisch,* meist mit einer stärkeren Ausprägung nach rechts, wobei die stärkere tonische Innervation der Körpermuskulatur auf der rechten Seite eine Ursache für Skoliosen sein können.

Das *Kleinhirn* spielt im extrapyramidal-motorischen System die Rolle als *Kontrolleur der unwillkürlichen Muskeltätigkeit.* Außerdem sorgt es in Verbindung mit dem Vestibularapparat für die *Erhaltung des Gleichgewichts,* die *Tonusregelung* und für die *zeitliche Koordination* der Bewegungen.

Bei einem akuten Ausfall des *Archicerebellums* findet man entsprechend Gangstörungen (*Abasie*), Körperschwankungen im Stand (*Astasie*) und einen *zerebellaren Nystagmus.*

Das *Palaeocerebellum* empfängt Erregungen aus der gesamten Tiefen- und Oberflächensensibilität des Körpers und ist wie die Großhirnrinde somatotopisch gegliedert. Die aus diesem Teil des Kleinhirns kommenden Efferenzen zu den verschiedenen Kernen des extrapyramidal-motorischen Systems, vor allem zur Formatio reticularis, gelangen mit den absteigenden, retikulären Fasern der Kleinhirnimpulse zu den spinalen α- und γ-Motoneuronen. Umgekehrt erreichen die Entladungen aus den Muskelspindeln auch das Palaeocerebellum, so daß ein geschlossener Regelkreis entsteht. Auf diese Weise vermag das *Palaeocerebellum* den *Muskeltonus und die Muskelerregbarkeit zu beeinflussen.*

Das *Neocerebellum* steht mit der Großhirnrinde in Verbindung und sorgt so für die *zeitliche Koordination von Agonist und Antagonist.* Ein akuter Ausfall führt zur Adiadochokinese, d.h. zum Unvermögen eines raschen Wechsels von Pro- und Supination bei starker Senkung der Fähigkeit zu isometrischer Muskelkontraktion (*Asthenie*) und muskulärer *Hypotonie.* Bei chronischer Funktionsbeeinträchtigung sind die Ausfälle wesentlich geringer.

Im Sport wird im Training der Grundschnelligkeit die maximal erreichbare Geschwindigkeit bei einer zyklischen Bewegungsform geprüft und unter Berücksichtigung der nervösen und muskulären Ermüdung die Schnelligkeitsausdauer trainiert.

Schließlich gehört zum extrapyramidal-motorischen System noch die *Retikularformation,* deren Funktion im Kapitel „Neurophysiologische Grundlagen der Kneipptherapie", Abschnitt 5 (S. 8) besprochen wurde. Der motorische Anteil der Retikularformation ist in ein *Bahnungs- und Hemmungsareal* zu differenzieren. Für die Bewegungstherapie ist wichtig, daß das retikuläre Aktivierungsareal über Schaltzellen besonders die γ-Motoneurone aktiviert und damit den Muskeltonus erhöht. Weil u.a. aus allen Sinnesorganen Impulse in die Retikularformation einströmen, beeinflussen thermische, akustische u.a. sensorische Afferenzen die Motorik und den Muskeltonus.

Das retikuläre *Hemmungsareal* ist *schwächer* ausgeprägt. Es enthält Antriebe aus den Stammganglien, den Suppressorfeldern der Großhirnrinde und dem Kleinhirn. Auch Hemmungsimpulse greifen über spinale inhibitorische Schaltzellen in die Aktivität der α- und γ-Motoneurone ein.

Weil das Aktivitätsniveau der Retikularformation sich auf die *Schlaf-Wach-Periodik* auswirkt, in dem das Aktivierungssystem den Wachpegel anhebt, ist bei bewegungstherapeutischen Programmen die Tagesrhythmik zu berücksichtigen. *Eine Bewegungstherapie – in den Abendstunden ausgeführt –* vermag das *Einschlafen* der Patienten zu *erschweren.* Sie sollte daher *besser am späten Vormittag oder Nachmittag* durchgeführt werden.

3 Die Wirkungen der Bewegungstherapie

Bei der praktischen Durchführung stehen viele Methoden der Bewegungstherapie zur Verfügung. Neben der Gymnastik sind Waldlauf, Schwimmen, Radfahren und Skiwandern zu nennen, aber auch das Wandern, Boccia, Kegeln und Minigolf sind Bestandteile des Bewegungsprogramms einer modernen Kneipptherapie. Wie diese knappe Aufzählung der körperlichen Aktivitäten zeigt, sind die einzelnen Betätigungsformen recht unterschiedlich in ihrem Anstrengungsgrad. Wie bei der Hydrotherapie ist somit auch bei diesem Teil der Kneipptherapie die grundsätzliche Forderung erfüllt, *je nach dem Funktionszustand des Patienten dosieren* zu können. Die Kneipptherapie ist aber eine Reiztherapie. Infolgedessen ist die Intensität des Bewegungsprogramms so zu wählen, daß ein Trainingsreiz gesetzt wird. Nur dann treten die bei jeder Körperarbeit einsetzenden Umstellungen und Anpassungen an den Organsystemen, die das Therapieziel darstellen, auf. Aber: Jede Überforderung schadet.

3.1 Der Bewegungsapparat

Die Haupteigenschaften der Motorik sind

- Koordination
- Flexibilität
- Schnelligkeit
- Kraft
- Ausdauer

Eine *Koordination* der Bewegung wird durch die Kombination von Zentralnervensystem und Muskulatur erreicht. Sprung, Stoß, Schlag, Wurf, Lauf oder rhythmische Bewegungen sind Übungen zur Koordinationsförderung, an der maßgeblich die Eigenreflexe beteiligt sind.

Flexibilität stellt den willkürlichen Bewegungs-
bereich in einem oder mehreren Gelenken dar.
Ein Training der Flexibilität ist bei der Kon-
trakturbekämpfung angezeigt.
Die *Schnelligkeit* einer Bewegung stellt zwar das
Ergebnis einer Einwirkung von Kraft und
Masse dar, aber auch hierbei sind die in Abschnitt 2.1.1 beschriebenen neurophysiologischen Gegebenheiten beteiligt. Gedehnte Muskeln sind zu einer höheren Schnelligkeit zu bringen. Eine *Dehnungsgymnastik fördert daher die
Reaktionsschnelligkeit* eines Muskels oder einer
Muskelgruppe. Für die Grundschnelligkeit sind
leistungslimitierend:

- Kraft der beteiligten Muskeln
- Kontraktionsgeschwindigkeit
- Viskosität der Muskeln
- Flexibilität
- Koordination von Agonist und Antagonist

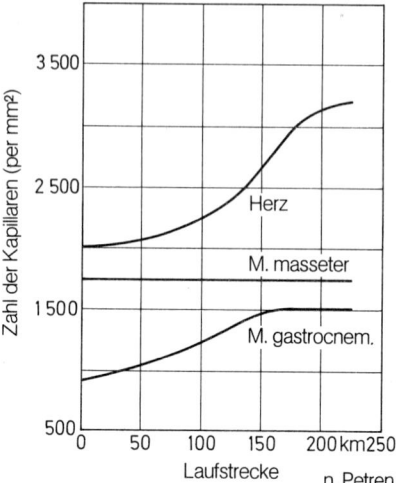

Abb. 5. Die Zahl der Blutkapillaren pro mm² *(Ordinate)* im Herzen, M. masseter und M. gastrocnemius im Lauftraining (Tierversuch) in Abhängigkeit
von der Laufstrecke *(Abszisse)*. (Nach Petren, aus
Mellerowicz und Meller 1975)

Bei der *Kraft* ist zwischen *statischer Kraft* (isometrische Kontraktion) und *dynamischer Kraft*
(auxotonische Kontraktion) zu differenzieren.
Für die *statische Kraft* sind *leistungsbestim-
mend:*

- Zahl der Muskelfasern
- Faserquerschnitt
- Zugwinkel
- Koordination der Muskeln innerhalb einer
  Gliederkette
- Motivation

Unter *dynamischer Kraft* versteht man (analog
der auxotonischen Kontraktion) die *Kraftent-
faltung während eines gezielten Bewegungsablaufs. Schnellkraft* stellt die *dynamische Kraft
pro Zeiteinheit dar.* An der dynamischen Kraft
sind beteiligt:

- statische Kraft
- Muskel- und Skelettmasse
- Kontraktionsgeschwindigkeit der Muskeln
- Koordination
- Muskelvordehnung (s. oben)
- Biomechanik des Bewegungsablaufs

Eine wohl dosierte Bewegungstherapie hat Auswirkungen auf die Muskulatur. Nur wenn statische Arbeit geleistet wird, isometrische Kon-

traktionen überwiegen, oder auxotonische Kontraktionen gegen stärkere Arbeitswiderstände
ausgeführt werden, nimmt die Masse der Muskelfasern (nicht die Faserzahl!) zu. Das beruht
auf einer *Zunahme der Myofibrillen* und damit
der Aktin- und Myosinmoleküle als kontraktile
Elemente. Zugleich nimmt bei den Muskelzellen
die *Zahl der Zellkerne und* vor allem der *Mito-
chondrien* zu. Das bedeutet eine Verbesserung
des oxidativen Muskelstoffwechsel, d.h. der Be-
reitstellung des energiereichen Phosphats ATP.
Soll also im bewegungstherapeutischen Bemühen eine Steigerung der Muskelkraft erreicht
werden, so müssen schon Übungen gegen nicht
zu geringe Arbeitswiderstände ausgeführt werden (z.B. Schwimmen, Bergwandern).
Für ältere Menschen und solche Patienten mit
pheripheren Durchblutungsstörungen (Raucherbein) kann die *trainingsbedingte Verbesserung der Kapillarisierung der Muskulatur* von
Nutzen sein (Abb. 5). Dabei beruht die gesteigerte Kapillarisierung in erster Line auf einer
Eröffnung präformiert vorhandener Reserveka-
pillaren. Dieser Effekt *steigert* nicht nur den
Sauerstoff- und Substratantransport, sondern beschleunigt auch den CO_2- bzw. *Laktatabtrans-
port* aus der arbeitenden Muskulatur.

In ständig beanspruchten Muskeln kommt es im Vergleich zur unterforderten Muskulatur zu einer *Stoffanreicherung*. So reichert sich *Glykogen* an, es wird rascher aufgebaut und auch rascher ausgenutzt. Auch der *Myoglobingehalt* ist erhöht, was sich unter Hypoxiebedingungen, gleichgültig ob kardial, pulmonal oder hämatogen bedingt, *auf die motorische Aktivität günstig* auswirkt. Trainierte Muskeln weisen einen höheren Gehalt an *ATP, Phosphokreatin und Magnesium* auf und besitzen darum eine höhere anaerobe Energiereserve. Hierzu paßt die Zunahme der Enzymkonzentration für den anaeroben Muskelstoffwechsel, für Enzyme, die Glykogen, Hexosephosphat, ATP und Phosphokreatin spalten. Ferner ist der *Kaliumgehalt* erhöht. Die Vermehrung der *Calcium*-Konzentration ist günstig für die elektro-mechanische Kopplung, sie beschleunigt die Auslösung der Kontraktion durch das Aktionspotential. Unterstützt werden alle diese positiven Veränderungen im trainierten Muskel durch die *Vermehrung der oxydativen Enzyme* wie die Cytochromoxidase, Pyruvatoxidase und Laktatdehydrogenase sowie des *Redox-Systems* Ascorbinsäure-Glutathion.

Alle genannten Veränderungen in der Skelettmuskulatur, die ständig beansprucht, geübt wird, bedeuten neben einem Zuwachs an Kraft und Leistung eine Steigerung der Erregbarkeit, so daß bei gleicher Kraftentwicklung die bioelektrische Aktivität geringer sein kann, und eine Erhöhung des Wirkungsgrades, des Verhältnisses des Energieaufwandes zur mechanisch geleisteten Arbeit. *Die mit dem Altern verbundenen Leistungseinbußen* werden *durch die trainingsbedingten Umstellungen des Bewegungsapparates verringert,* die Leistungsfähigkeit des Menschen verbessert.

Die unter der Bewegungstherapie regelmäßig auf Zug und Druck beanspruchten *Knochen* werden durch Verdickung der Spongiosa und Kortikalis belastbarer. Die *Gelenke* bleiben beweglicher und die *Ursprungsstellen der Muskeln* werden stärker ausgeprägt.

3.2 Das Herz- und Kreislaufsystem

Der erhöhte ATP-Bedarf in der arbeitenden Muskulatur und seine Sicherung erfordert einen oxydativen Stoffwechsel, da pro Glukosemolekül anaerob nur 2 Moleküle, nach der Endoxydation dagegen 32 Moleküle ATP bereitgestellt werden. Für den Sauerstofftransport ist die *Anpassung des Herzens an Arbeit* die entscheidende Größe. Das Ziel der Herzarbeit ist, eine in der Zeiteinheit möglichst große Blutmenge zu den Stellen des Bedarfs, also in die arbeitende Muskulatur zu transportieren.

Unter *Herzzeitvolumen (Herzminutenvolumen)* wird die pro Minute vom Herzen geförderte Blutmenge verstanden.

Sie ergibt sich aus dem Produkt:

Herzminuten- = Schlagvolumen × Herzfrequenz
volumen
HMV   =   SV   ×   HF

In Ruhe hat das Schlagvolumen eine Größe von 70 ml und die Herzfrequenz von 70/min. Somit hat das HMV in Ruhe eine Größe von 70 ml × 70/min = 4900 ml/min ~ 5 l/min. Die Gesamtblutmenge fließt in Ruhe pro Minute durch den Kreislauf, wenn man von den Blutmengen in den Blutdepots absieht. Durch Muskelarbeit kann das Herz an die äußersten Grenzen seiner Förderleistung gebracht werden mit einem HMV von 30–35 l/min, 80% dieses HMV werden dabei zur Muskeldurchblutung herangezogen. Das allein beweist, daß eine *Bewegungstherapie stets ein Herztraining* darstellt.

Die HMV-Zunahme erfolgt bei *Untrainierten* und damit auch bei Patienten zu Beginn der Kneipptherapie überwiegend durch positive *Chronotropie,* d.h. durch Herzfrequenzsteigerung. Bei körperlich *gut trainierten Menschen* ist Herzfrequenzerhöhung unter Muskelarbeit vergleichsweise geringer, im Vordergrund steht die Zunahme der Schlagvolumina durch positive *Inotropie,* d.h. durch Erhöhung der Herzkraft.

Die unter Arbeit vergrößerten Schlagvolumina werden aus dem am Ende einer jeden Systole im Ventrikel noch verbleibenden *Restblutvolumen* gespeist, das in Ruhe etwa gleich groß ist wie das Ruheschlagvolumen. Das im kaudalen Hypothalamus liegende Herzzentrum unter Beteiligung des motorischen Cortex und wegen emotioneller Einflüsse auch das limbische System sind hierfür die Ursache.

Nach dem *Frank-Straub-Starlingschen Gesetz* bestimmt das venöse Angebot über einen Einfluß auf die Anfangslänge der Herzmuskelfasern – sie wird durch Dehnung vergrößert – die Kraft der Systole. Dieser Mechanismus bewirkt, daß durch den bei Arbeit vermehrten venösen Rückstrom die Auswurfleistung sich automatisch erhöht.

Um am Herzen durch Bewegungstherapie einen Trainingsreiz zu setzen, muß der Mensch einer seinem Lebensalter entsprechenden Belastung ausgesetzt werden, auf die in Abschnitt 4 „Lebensalter und Geschlecht" eingegangen wird. Außerdem ist bei jeder Bewegungstherapie zu berücksichtigen, daß die bei Untrainierten vorherrschende *Herzfrequenzsteigerung* unter Arbeit stets *auf Kosten der Diastolendauer* geht. Jeder Kneipparzt muß sich diese Feststellung bei jeder Verordnung von Bewegungstherapie immer vor Augen führen, da *diese Gesetzmäßigkeit zwei Konsequenzen hat:*

- Wegen der mit steigender Tachykardie verkürzten Diastolendauer vermindert sich zwangsläufig auch die Zeit zur Ventrikelfüllung, die Füllungszeit. Ab einer kritischen *Herzfrequenz von 180/min* wird die Füllungszeit so kurz, daß die Schlagvolumina bei weiter steigender Tachykardie wieder abnehmen.

- Weil der endomurale Druck im Myokard während einer Systole größer ist als der koronare Perfusionsdruck, ist eine Myokardversorgung mit Sauerstoff und energieliefernden Substraten im wesentlichen nur im Ablauf der Diastole möglich. Wenn folglich bei einer arbeitsbedingten Tachykardie die Diastolendauer immer kürzer wird, verschlechtert sich zunehmend auch die Myokardversorgung, so daß jede übermäßige Herzbeschleunigung eine Hypoxie des Myokards bedeutet. Zu Therapiebeginn ist daher eine *Pulskontrolle* beim Patienten *erforderlich,* um Überanstrengungen und damit kardiale Überbeanspruchungen zu vermeiden. Therapiemaßnahmen, die die *Ausbildung eines Vagustonus,* einer Trainingsvagotonie begünstigen, sind in der Anfangsphase der Bewegungstherapie verstärkt zu ergreifen (z.B. Saunabesuch 1–2mal pro Woche: 1–2 Saunagänge von je 15 min Dauer maximal, *Gerschlersches Traben:* z.B. Waldlauf im wärmenden Trainingsanzug mit Unterzeug nach dem Intervallprinzip).

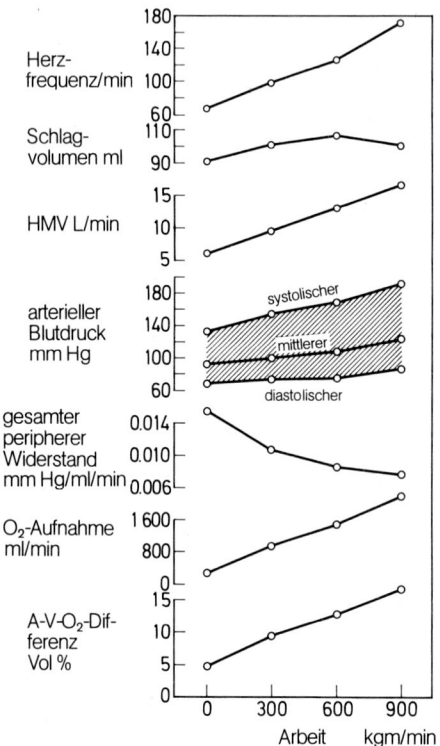

Abb. 6. Einfluß verschiedener Arbeitsbelastungen *(Abszisse)* auf die kardiovaskulären Funktionen *(Ordinate)*. (Nach Berne und Levy 1972, aus Ganong 1974)

Bei Arbeit steigt das HMV weniger an als es dem Sauerstoffverbrauch der arbeitenden Muskulatur entsprechen würde. Das liegt an den *veränderten Kreislaufverhältnissen unter Arbeit* und an einer verstärkten Ausnutzung des Sauerstoffgehalts im Blut, erkennbar an einer *Zunahme der arterio-venösen Sauerstoffdifferenz.*

Jede dynamische Arbeit ruft eine Arbeitshyperämie hervor, wobei die Durchblutungssteigerung in weiten Bereichen der Arbeitsstoffwechselsteigerung proportional ist. Die Mehrdurchblutung in der aktiven Muskulatur liegt an einer Verminderung des sympathikogen bedingten Konstriktorentonus und an einer druckpassiven Erweiterung der Arteriolen mit druckpassiver Eröffnung der nachgeschalteten Kapillaren. Ferner ist an der Arbeitshyperämie die metabolisch bedingte Absenkung des pH-Wertes im Blut beteiligt, möglicherweise auch die während der Arbeit eintretende Konzentrationsabnahme an energiereichen Phosphaten (ATP, Phosphokreatin). Demgegenüber wird in untätigen Körperregionen eine Durchblutungsdrosselung durch Vasokonstriktion veranlaßt.

Der *Blutdruck* fällt systolisch und diastolisch zu Beginn der Arbeit zunächst leicht ab, um nach 10 sec wieder auf ein neues Niveau anzusteigen. Der systolische Druck steigt stärker an, während der diastolische Druck konstant bleibt oder nur wenig zunimmt, so daß die Blutdruckamplitude wächst. Je leistungsfähiger ein Mensch ist, um so geringer steigt der diastolische Druck unter Arbeit an. Insgesamt sinkt der *pheriphere Gesamtwiderstand* des Gefäßsystems ab, allerdings nicht genau so stark, wie man nach der Abnahme der Einzelwiderstände erwarten sollte. Das liegt an der simultan einsetzenden Widerstandserhöhung durch Vasokonstriktion in untätigen Körperregionen. In Abb. 6 sind die wichtigsten Herz- und Kreislaufparameter dargestellt, die in der 8. Minute nach Beginn einer Körperarbeit gewonnen wurden. Ein tägliches, wohl dosiertes und nicht übertriebenes Bewegungstraining führt im übrigen zu einer Senkung eines zuvor erhöhten Blutdrucks.

Seitenstiche entstehen immer dann, wenn eine *Entleerung der Blutdepots* (Leber, Milz) über den Splanchnicusnerven notwendig wird, das zirkulierende Blut zur Sauerstoffversorgung der arbeitenden Körperperipherie ungenügend ist.

Soll eine Bewegungstherapie am Herz-Kreislauf-System einen Trainingsreiz setzen, so sollte die Intensität des Übungsprogramms so bemessen werden, daß *bei der Pulsfrequenz die Dauerleistungsgrenze überschritten* wird. Ist sie nicht erreicht, so arbeitet der Muskel aerob, Trainingsreize werden infolgedessen nicht gesetzt. Man überschreitet die Dauerleistungsgrenze immer dann, wenn zu dem Ruhepuls eines Menschen die Zahl der Arbeitspulse von 45 min überschritten wird. Daß die *Dauerleistungsgrenze alters- und geschlechtsabhängig* ist, zeigen der Sauerstoffverbrauch und der Energieumsatz an der Dauerleistungsgrenze in Abhängigkeit vom Lebensalter und Geschlecht in Abb. 7. Soll aber bei der Bewegungstherapie bewußt ein Trainingsreiz gesetzt, die Dauerleistungsgrenze überschritten werden, so muß der Kneipparzt sich immer vergegenwärtigen, daß unter einer

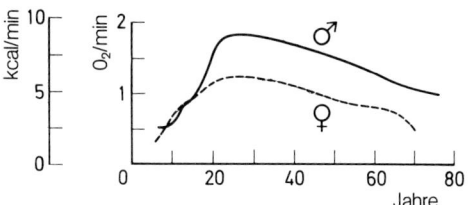

Abb. 7. Die durchschnittliche Dauerleistungsgrenze untrainierter Menschen, erfaßt am Energieumsatz und dem Sauerstoffverbrauch *(Ordinate)* in Abhängigkeit von Lebensalter *(Abszisse)* und Geschlecht *(Parameter)*. Nach Hollmann aus Stegemann 1975)

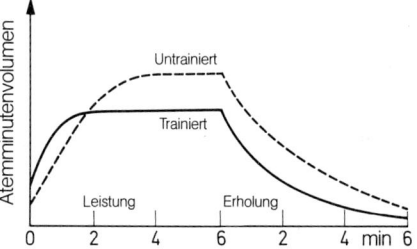

Abb. 8. Vergleichende schematische Darstellung des Atemminutenvolumes *(AMV, Ordinate)* einer untrainierten *(gestrichelte Kurve)* und einer trainierten Versuchsperson *(durchgehende Kurve)* während und nach gleicher Leistung. Man beachte den exponentiellen Erholungsverlauf. (Nach Mellerowicz und Meller 1975)

solchen körperlichen Anstrengung immer die Pulsfrequenz weiter ansteigt, bis die kritische Herzfrequenz erreicht ist, der Mensch erschöpft zusammenbricht. Die kritische Herzfrequenz, die beim 20jährigen um 200/min und beim 60jährigen um 160/min liegt, verkürzt die Dauer der Diastole so sehr, daß nicht nur die Zeit zur Ventrikelfüllung, sondern auch zur koronaren Myokardversorgung zu kurz geworden ist (s.o.). Infolgedessen stellt sich *bei der Bewegungstherapie immer die Frage nach der Übungsdauer*. Ein grobes Richtmaß kann die Regel sein, nach der ein Übungsprogramm immer dann beendet sein sollte, wenn die *Herzfrequenz* den Wert von *180/min minus Lebensalter erreicht* hat.

Die Herzfrequenz folgt *nach Beendigung des Übungsprogramms* wie alle anderen Parameter körperlicher Beanspruchung einer Exponentialfunktion (vgl. Abb. 8). Das bedeutet, daß in den ersten Minuten einer Pause der größte Erholungswert liegt. *Häufige Kurzpausen* sind darum in der Bewegungstherapie *besser als wenige, länger dauernde Pausen.* Die letzteren führen leichter zu den belastenden „Ermüdungsspitzen".

Diese Feststellung muß auch bei der *Wahl der Übungsart* beachtet werden. Alle Sportarten, die nach ihren typischen Merkmalen die Einhaltung häufiger Kurzpausen bereits enthalten, sind zu bevorzugen. Das sind grundsätzlich alle Ballspiele.

3.3 Atmungssystem und Blut

Bei noch im Wachstum befindlichen Menschen regt eine adäquat beanspruchende Bewegungstherapie den Thorax unter Verbreiterung zum Wachstum an. Allerdings muß dazu durch die körperliche Aktivität ein hohes *Atemzeitvolumen* (=AZV, Atemminutenvolumen in l/min) erforderlich werden. In *Ruhe* errechnet sich aus dem Produkt aus Atemzugvolumen (AV) und Atemfrequenz (AF):

$$AZV = AV \times AF$$
$$AZV = 500 \text{ ml/min} \times 16/\text{min} = 8 \text{ l/min}$$

Unter Körperarbeit kann dieser Wert auf den 15fachen Wert gesteigert werden.

Die Atmung soll sich normalerweise in einer Mittellage befinden, indem das normale Atemzugvolumen von 500 ml/min genau in der Mitte zwischen den mit je 1 500 ml gleich großen inspiratorischen und exspiratorischen Reservevolumina liegt. Diese Mittellage der Atmung ist aber bei körperlich unterforderten Menschen oft nicht mehr gegeben, weil die Atemarbeit für die In- und Exspiration verschieden ist. Die *Kontraktion der für die Inspiration* zuständige Atemmuskulatur muß *mehr Kräfte* bereitstellen als die Exspirationsmuskulatur. Das liegt daran, daß die *Inspirationsmuskulatur* folgende *Widerstände* zu *überwinden* hat:

- die elastische Retraktion der Lunge (Compliance) und des Thorax
- die bei der Bewegung von Lungen- und Thoraxgewebe entstehenden Reibungswiderstände
- den Widerstand gegen die in Bronchien und Bronchiolen entstehende Luftströmung

Demgegenüber erfolgt die normale *Exspiration passiv,* indem die während der Inspiration gedehnten Lungen und der Thorax auf Grund ihrer Eigenelastizität wieder in ihre Ausgangslage zurückfallen und das zuvor kontrahierte Diaphragma wieder entspannt wird. Da aber mit zunehmendem Lebensalter Elastizitätsverluste eintreten und der Thorax mehr oder weniger starr wird, wird im höheren Lebensalter die Ausatmung weniger ergiebig. Die Folge ist eine *verstärkte Einbeziehung der Bauchmuskulatur* in die Atemmechanik, die in jungen Jahren erst dann einsetzt, wenn das Atemzeitvolumen den Betrag von 70–90 l/min überschreitet. Bleibt dieser bewußt zu trainierende Kompensationsvorgang aus, so wird die Mittellage der Atmung in Richtung zum inspiratorischen Reservevolumen verschoben. Am Ende einer solchen unzureichenden Ausatmung befindet sich somit in der Lunge mehr Luft als bei ergiebiger Exspiration. Das bedeutet eine Verschlechterung der mit jedem Atemzug erfolgenden Lufterneuerung in den Lungenalveolen:

Am Ende einer normalen Exspiration befinden sich das exspiratorische Reservevolumen mit 1 500 ml, zuzüglich des an der Atmung nicht teilnehmenden Residualvolumens von 1 200 ml, also insgesamt 2 700 ml in den Lungen. Diese Luft hat einen Sauerstoffgehalt von 17%. Von der mit einer normalen Ruheinspiration eingeatmeten Luftmenge von 500 ml gelangen nur 360 ml in die Lungenalveolen mit einem Sauerstoffgehalt von 21%. 140 ml bleiben nämlich in den oberen Luftwegen, im sogenannten *Totraum der Atmung* liegen und nehmen am Gasaustausch nicht teil. Infolgedessen ändert sich die Lufterneuerung im Verhältnis von 360:2 700, also etwa im Verhältnis vom 1:8 (= *Ventilationskoeffizient*).

Der Unterschied im Sauerstoffgehalt zwischen der eingeatmeten Frischluft mit 21% O_2 und der in den Lungen befindlichen Luft mit 17% O_2 beträgt 4%. $^1/_8$ von 4% O_2 sind 0,5% O_2. Mit jedem Atemzug ändert sich also der Sauerstoffgehalt der Lungenluft nur um 0,5% O_2 (für das auszuatmende CO_2 gilt der gleiche Wert, weil der Unterschied in der CO_2-Konzentration der Ein- und Ausatmungsluft ebenfalls 4% beträgt).

Ist mit der Atmung der Thorax starr geworden, so vergrößert sich das Luftvolumen von 2 700 ml um 600 ml auf 3 300 ml. Der Ventilationskoeffizient beträgt dann nur noch 360:3 300 = 1:9, die Lufterneuerung in den Lungen erreicht nur O_2 – und CO_2 – *Änderungen von nur 0,4%,* also eine *deutliche Verschlechterung der Sauerstoffversorgung* des Menschen. Eine solche Situation existiert verstärkt beim

Vorliegen einer obstruktiven Ventilationsstörung wie beim Asthma bronchiale.

Die altersbedingten Veränderungen am Atmungsapparat zwingen den Kneipparzt zum regelmäßigen Training des Atmungssystems im Rahmen einer Bewegungstherapie. Dabei ist *besonderer Wert auf Übungen der Exspiration* zu legen. Zugleich ist eine Kräftigung der Atemmuskulatur, einschließlich der Auxiliarmuskeln, anzustreben. (Mm. intercostales externi et interni, die Bauchmuskeln, Halsmuskeln sowie die Muskeln, die vom Rumpf, den Schultergürtel überspringend, direkt am Oberarm ansetzen: z.B. M. pectoralis major, M. latissimus dorsi.) Daß sich dadurch das Atemminutenvolumen vergrößert, zeigt Abb. 8. Mit der Kräftigung der Atemmuskulatur und der Anregung des Thoraxwachstums bei Jugendlichen führt eine konsequent durchgeführte Bewegungstherapie zu einer Ökonomisierung der Atmung mit kleinerem Atemzeitvolumen, Atemäquivalent und Atemfrequenz in Ruhe und gleichen submaximalen Leistungen (vgl. Abb. 8) bei Verschiebung der Leistungsgrenze nach oben und verbesserter Sauerstoffausnutzung bei körperlicher Beanspruchung. Der Geübte muß darum eine größere Vitalkapazität, einen höheren Atemgrenzwert und auch eine bessere Sauerstoffaufnahme aufweisen als der Untrainierte. Kneipp sagte:

„Was die Wirkungen der Lungengymnastik angeht, so wird dadurch alle schlechte Luft aus den Lungen herausgeschafft, wohingegen frische, reine Luft bis in die äußersten Teile derselben vordringt".

Das *Brustschwimmen* unterstützt mit den Armbewegungen die angestrebte Atemgymnastik und die Wirkung des hydrostatischen Drucks auf den Thorax begünstigen die bewegungstherapeutisch zu verstärkende Exspiration.
Eine täglich durchgeführte Bewegungstherapie führt auf lange Sicht auch zu *Veränderungen im Blut:* So bewirkt ein Dauertraining eine Vermehrung der Erythrozyten, des Hämoglobins und des Blutvolumens. Der Sinn dieser Veränderungen liegt in einer Verbesserung der Versorgung der arbeitenden Körperperipherie. Therapeutisch bedeutet das nicht nur eine *Verbesserung* der physischen, sondern auch der *mentalen Leistungsfähigkeit*, weil die Hirnfunk-

tion auf die Sicherstellung der Gehirnversorgung mit ATP und Guanosintriphosphat (GTP) über einen wohl funktionierenden Glucosestoffwechsel angewiesen ist. Dafür ist aber eine gute Sauerstoffversorgung des Gehirns unbedingte Voraussetzung. Für das Gehirn ist im Hagen-Poiseuilleschen Gesetz

$$\frac{V}{t} = \frac{p \cdot r^4}{l} \cdot \frac{\pi}{8\eta}$$

die Größe p, also der Druck von Wichtigkeit („mens sana in corpore sano"), der von einem funktionstüchtigen Herzen aufgebracht wird. Der *Sauerstoffpartialdruck,* die entscheidende Größe für den Hirnstoffwechsel, wird neben dem Druck von der Sauerstoffkonzentration im Blut bestimmt und dieser hängt vom Hämoglobingehalt ab. Natürlich vermag ein Trainierter mit diesen Blutveränderungen *Hypoxiezustände* – gleich welcher Genese – *besser durchzustehen.*
Daß die *Pufferkapazität des Blutes* durch eine Bewegungstherapie wächst, stellt eine Leistungssteigerung dar, weil saure Metaboliten (z.B. Laktat), die den Ermüdungseintritt begünstigen, so eliminiert werden. Gleichzeitig ist noch beim Geübten die Laktat- und Pyruvatkonzentration im Blut niedriger.
In Ruhe ist die arterio-venöse Sauerstoffdifferenz beim Trainierten herabgesetzt, weil die Kapillarisierung der trainierten Muskulatur und die Trainingsauswirkungen am Muskelstoffwechsel dafür sorgen, daß die arbeitende Muskulatur mit weniger Sauerstoff auskommt, die oxidative Kapazität verbessert ist. Erhöhte *Lipid- und Lipoidkonzentrationen im Blut, eine Voraussetzung für die Ausbildung einer Arteriosklerose, werden durch eine angemessene Bewegungstherapie gesenkt.* Ein regelmäßiges Körpertraining ist dabei wirksamer als das Einhalten bestimmter Diätformen bei Fortbestehen von Immobilität.
Schließlich weisen trainierte Menschen eine *relative Lymphozytose* auf.

3.4 Sonstige Trainingseffekte

Wie tiefgreifend die trainingsbedingten Umstellungen im Organismus sind, zeigen die *bewe-*

gungstherapeutischen Wirkungen auf das vegetative und hormonelle System:
Die unter Bewegungstherapie regelmäßigen ausgeführten *Wechsel zwischen Ergotropie und Trophotropie,* also zwischen Sympathikotonie und Vagotonie, haben Auswirkungen auf das gesamte vegetative Nervensystem. Generell führt die Bewegungstherapie zu einer *rascheren, vegetativen Leistungseinstellung.* Insofern kann sich ein Geübter in einer kürzeren Anlaufzeit in Ergotropie, in Arbeitsbereitschaft bringen. Dabei sind die vegetativen Regulationen einer Ökonomisierung vor allem an Herz, Kreislauf und Atmung unterworfen.

Das *hormonelle System* wird im Verlauf einer Bewegungstherapie in erster Linie an der Nebennierenrinde und am Hypophysenvorderlappen beeinflußt. Ein intensives Training führt zu einer *Hypertrophie der Nebennierenrinde* unter vermehrter Kortikoidproduktion. Dieser Effekt kann eine gewisse *antiphlogistische Wirkung* entfalten, zwingt aber zugleich auch den Patienten zur Fortsetzung seiner Bewegungstherapie, damit diese Streßreaktion nicht leerläuft und zum gefährlichen Disstreß wird (vgl. Kapitel „Neurophysiologische Grundlagen der Kneipptherapie").
Auch der *Hypophysenvorderlappen hypertrophiert* unter einem intensiven Training. Wegen des dort produzierten *Somatotropins* stellt beim Jugendlichen ein Körpertraining einen Wachstumsimpuls dar. Andererseits muß ein Übertraining die Ausbildung akromegaler Züge begünstigen. Demgegenüber vermag die verstärkte Produktion von *Gonadotropinen* die Therapie von funktionellen Störungen im Bereich der Keimdrüsen zu unterstützen. Die gesteigerte *Thyreotropin*-Produktion erklärt die bei noch trainierten Dauerleistungssportlern festzustellende Schilddrüsenvergrößerung bei euthyreoter Funktion. Von größerer praktischer Bedeutung ist die Beobachtung, daß regelmäßige Muskelarbeit beim *Diabetiker* die *Kohlenhydrattoleranz erhöht* und den *Insulinbedarf herabsetzt.* Darum ist die Bewegungstherapie unabdingbar Bestandteil im Behandlungsplan für Diabetiker, unterstützt durch *Kneipp-Johannisbeersaft.* Johannisbeersaft wirkt mit seinem Basenüberschuß einer diabetischen Acidose entgegen und der Fructosegehalt beansprucht wesentlich

weniger die Langerhansschen Inseln. Da die Diabetiker-Diät wenigstens 25 g Kohlenhydrate (=2 BE) enthalten soll, sollten für diese Kohlenhydratzufuhr bis zu 400 ml Johannisbeersaft täglich getrunken werden.
Hoch trainierte Menschen haben nicht selten eine *vergrößerte Leber und Milz.* In der vergrößerten Leber ist der Glykogengehalt erhöht, die Oxidationskapazität und die Laktataufnahme gesteigert. Alle diese Veränderungen bewirken eine Steigerung der physischen Leistungsfähigkeit.

4 Training, Alter und Geschlecht

Im Sport sind für den Trainingserfolg in bezug auf Kraft, Beweglichkeit und Ausdauer folgende Größen maßgebend:

- Trainingsintensität
- Trainingsdauer
- Trainingshäufigkeit

Für die Bewegungstherapie gilt das gleiche: *Jeder Kneipparzt* muß unter *Berücksichtigung* der *Kondition,* der *Konstitution,* des *Krankheitszustandes* sowie des *Alters und Geschlechts* seiner Patienten Intensität und Dauer bewegungstherapeutischer Maßnahmen wohl dosieren. Eine zu schwache Dosis an bewegungstherapeutischer Aktivität ist wirkungslos, eine zu hohe Dosis löst zu starke, nicht voll adaptationsfähige Streßreaktionen aus.
Noch *schwieriger* ist die Bestimmung der *Häufigkeit* bewegungstherapeutischer Anwendungen, da es hierbei nicht allein auf die vorstehend genannten Parameter ankommt, sondern auf die Beachtung der Biorhythmen.
Hinzu kommt noch das schwierige Problem, den Patienten nach Beendigung einer an sich erfolgreich abgelaufenen Kneippkur zum Weitermachen nach Rückkehr in seinen häuslichen Bereich zu motivieren.
Um den Bewegungsapparat leistungsfähig zu machen, also Kraft, Schnelligkeit und Beweglichkeit zu erhalten, müssen zur Bewegungstherapie hydro- und phytotherapeutische Maßnahmen treten, um einen optimalen therapeutischen Effekt zu erzielen.

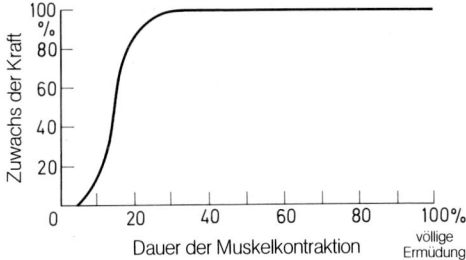

Abb. 9. Die Wirkung eines Krafttrainings bei Untrainierten in Abhängigkeit von der Dauer der isometrischen Muskelkontraktion *(Abszisse)*. *(Ordinate:* Kraftzuwachs in % des Ausgangswertes*)*. (Nach Hettinger und Müller, 1961, aus Mellerowicz und Meller 1975)

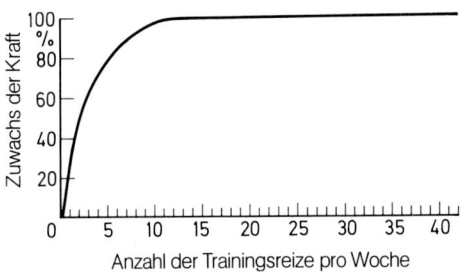

Abb. 10. Die Wirkung des Krafttrainings bei Untrainierten *(Ordinate* Kraftzuwachs in % des Ausgangswertes*)* in Abhängigkeit von der Zahl der pro Woche angesetzten Trainingsreize *(Abszisse)*. Ein optimaler Kraftgewinn ist erst bei 7 Trainingsreizen pro Woche, also durch tägliches Training zu erreichen. (Nach Hettinger und Müller 1961, aus Mellerowicz und Meller 1975)

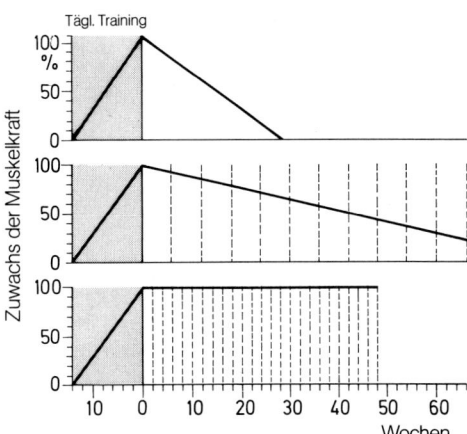

Abb. 11. Die Wirkung verschieden häufiger Trainingsreize *(gestrichelte Senkrechten)* auf die Muskelkraft *(Ordinate,* Kraftzuwachs in % des Ausgangswertes*)* nach einer 12 Wochen dauernden Periode mit täglichem Training *(graues Areal)*. (Nach Hettinger, 1966, aus Mellerowicz und Meller 1975)

Beim Krafttraining kann man allgemeingültig feststellen, daß bewegungstherapeutisch ein dynamisches Krafttraining, d.h. *Bewegungen gegen Widerstand* die *Methode der Wahl* ist. Wie ausgeführt, muß bei Bewegungen gegen Widerstand eine so große Muskelspannung aufgebracht werden, daß eine anaerobe Energiebereitstellung und damit eine Laktatbildung wegen der bestehenden Durchblutungsdrosselung notwendig wird. Hierzu sind Gewichte von wenigstens *60% der Maximalkraft* erforderlich. Sie sollen *bis zu 10mal pro Übungseinheit wiederholt* werden. Zweckmäßig wird mit geringerer Intensität begonnen und danach stufenweise gesteigert. Die *Zahl der Wiederholungen* pro Übung liegt bei 8–10, wobei jede Übungsserie wenigstens 3mal am Tage repetiert werden muß.

Die Kraftaufwendung für jedes einzelne Übungselement muß nicht so hoch sein, daß diese Einzelübung schon zur vollständigen Ermüdung führt. Wie aus Abb. 9 hervorgeht, genügen schon 30% der maximalen Haltedauer, um einen Trainingseffekt von 100% zu erreichen und Abb. 10 beweist, daß für einen optimalen Trainingsgewinn ein *täglich zu absolvierendes Übungsprogramm* erforderlich ist.

Zu einem Trainingsaufbau genügt ein tägliches Training für die Dauer von 12 Wochen (Abb. 11). Wie diese Darstellung belegt, genügt nach Ablauf dieser Zeit *eine wöchentliche Trainingswiederholung,* um den erreichten Trainingsgewinn zu erhalten. Dieser gesicherte Tatbestand muß den Patienten nach Ablauf seiner Kneippkur vom behandelnden Kneipparzt eindrücklich vor Augen geführt werden.

Für die *Förderung der Ausdauerleistung* eines Menschen gelten im Grunde die gleichen Gesetzmäßigkeiten. Hier wäre es allerdings besser, wenn nach der Periode mit täglichem Training *2mal pro Woche* das Trainingsprogramm *wiederholt* werden könnte (Schwimmen, Radfahren, Laufen).

Bei Dosierungsfragen bewegungstherapeutischer Programme sind *Alter und Geschlecht* limitierende Faktoren. So nimmt die absolute

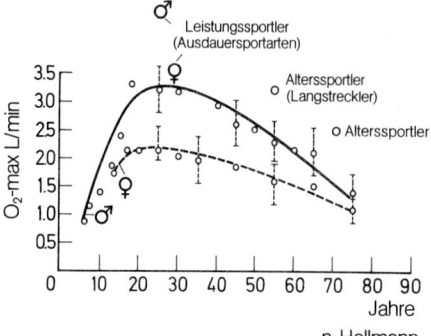

Abb. 12. Die Abhängigkeit der Sauerstoffkapazität des Menschen (in l/min *Ordinate*) vom Lebensalter (in Jahren *Abszisse*) und Geschlecht (Männer: *durchgehende Kurve*; Frauen: *gestrichelte Kurve*). 85% der Untersuchten haben Sport getrieben. Die Einzelwerte (Leistungssportler, Alterssportler) zeigen, daß durch Sport die Ausdauerleistung erheblich verbessert werden kann. (Nach Venrath und Hollmann 1965; aus Mellerowicz und Meller 1975)

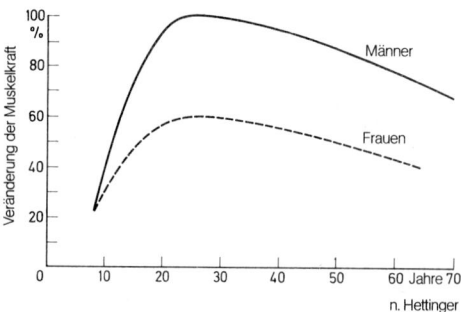

Abb. 13. Vergleichende Darstellungen der Muskelkraftänderung in % des Ausgangswertes *(Ordinate)* bei einem isometrischen Training in Abhängigkeit vom Lebensalter *(Abszisse)* und Geschlecht (Männer: durchgehende *Kurve*; Frauen: *gestrichelte*). (Nach Hettinger 1966, aus Mellerowicz und Meller 1975)

Trainierbarkeit im Jugendalter entsprechend der Leistungsentwicklung und der Sauerstoff-Kapazität (Abb. 12) zu. Dabei wird das *Maximum der Leistungsfähigkeit* bei Männern zum 18.–22. und *bei Frauen früher* zum 16.–20. Lebensjahr erreicht. Von diesen Altersbereichen an nimmt die Trainierbarkeit des Menschen stetig wieder ab. Obgleich es gesicherte Zahlenangaben über den altersbedingten Leistungsabbau bei Gesunden nicht gibt, können doch die in

Abb. 12 und 13 gemachten Angaben zur Entscheidung der Trainingsintensität herangezogen werden. Sicher ist, daß eine dem Alter angemessene Trainingsintensität geeignet ist, der fortschreitenden *muskulären Altersschwäche* und der die Ausdauer limitierenden *Verminderung der Herzkraft entgegenzuwirken.* Auch die *Atrophie des Bandapparates* einschließlich des *wachsenden Muskeltonus,* was für die *Alterssteifigkeit* der Gelenke verantwortlich ist, kann mit Bewegungstherapie beträchtlich *verzögert und abgeschwächt* werden. Wenn schließlich durch vermehrte Kapillarisierung der Muskeln und Verbesserung der Herzleistung sowie durch eine stärkere Sauerstoffausnutzung infolge körperlichen Trainings die Körperperipherie besser und leichter mit Sauerstoff und energieliefernden Substraten versorgt werden kann, so sind das gute Voraussetzungen zur *Verminderung der Altershypoxie.*

Bewegungstherapie ist zudem das *Herztraining* schlechthin; denn die Anpassung des Myokards auf ständige Trainingsreize und die koronare Anpassung mit Inbetriebnahme präformiert vorhandener Anastomosen sorgen für eine Erhaltung der kardialen Leistungsfähigkeit bis ins hohe Alter. Zugleich wird das Herz durch Einsparung seiner Druck- und Beschleunigungsarbeit entlastet. Immobilität erzeugt am Herzen einen Ökonomieverlust und ruft eine stärkere Arbeitsbeanspruchung hervor.

Die mit der Arteriosklerose einhergehende *Minderung der Wandelastizität,* wird unter Hinzuziehung der Hydrotherapie durch die regelmäßig durchgeführte Bewegungstherapie wesentlich *abgeschwächt,* erkennbar am geringeren Altersanstieg des arteriellen Blutdrucks und der Pulswellengeschwindigkeit.

Da mit dem Alter auch eine *Rückbildung der Nebennierenrinde und des Hypophysenvorderlappens* einsetzt, beide Hormondrüsen durch Bewegungstherapie als physiologische Streßreaktion eher zu Hypertrophie angeregt werden, ist die Bewegungstherapie *von beträchtlicher präventiver und rehabilitativer Bedeutung.* In diesem Zusammenhang ist die trainingsbedingte Umstellung des vegetativen Nervensystems auf eine vagotone Ausgangslage zu erwähnen. Sie wirkt sich günstig auf die *altersbedingten Funktionsstörungen im Magen-Darm-Kanal* sowie bei der

Schlaf-Wach-Regulation aus. Neben dem erwähnten günstigen Einfluß der Bewegungstherapie auf den *Atmungsapparat* ist noch die Erhaltung des Stoffwechselgleichgewichts zu nennen. So kann eine richtig dosierte, regelmäßig durchgeführte Bewegungstherapie bei vielen Altersleiden die Leistungsfähigkeit des Menschen wieder herstellen.

Neben dem Faktor „Lebensalter" muß der Kneipparzt für Dosierungsfragen bei der Bewegungstherapie stets den Faktor *„Geschlecht"* in Rechnung stellen. Man wird keinen größeren Fehler eingehen, wenn man bei Frauen die *Trainingsquantität nur* mit 60–80% derjenigen der Männer ansetzt, obwohl die geschlechtsgebundenen Unterschiede der absoluten Trainierbarkeit wesentlich geringer sind, wobei sich sogar noch diese Unterschiede mit zunehmender Trainingsdauer nahezu verwischen. Abb. 12 und 13 belegen als Beispiele für die Ausdauer (Sauerstoff-Kapazität) und die Muskelkraft die anlagebedingten, geschlechtlichen Unterschiede. Aus Abb. 12 geht aber auch hervor, daß eine austrainierte Frau durchaus die Leistungswerte eines gleichaltrigen, nur wenig Sport treibenden Mannes erreichen kann. *Beim Schwimmen* sind die *geschlechtsgebundenen Unterschiede am geringsten.* Die Gründe hierfür liegen in dem etwas geringeren spezifischen Gewicht des Frauenkörpers, seinem geringeren Wasserwiderstand (durch abgerundete Körperformen) und dem bei der Frau vorhandenen Unterhautfettgewebe, was zu geringeren Wärmeverlusten im Wasser führt.

„Man kann verschiedene Mittel empfehlen, aber unter allen ragen besonders zwei hervor:

erstens Übung der Körperkräfte und zweitens Anwendung des Wassers."
(Sebastian Kneipp: „So sollt ihr leben", 1889)

5 Literatur

Bauereisen, E.: Herz. In: Keidel, W.D. Kurzgefaßtes Lehrbuch der Physiologie, 4. Aufl. Stuttgart: Thieme 1975

Caspers, H.: Zentralnervensystem. In: Keidel, W.D. Kurzgefaßtes Lehrbuch der Physiologie, 4. Aufl. Stuttgart: Thieme 1975

Comroe, J.H.: Physiologie der Atmung. Stuttgart, New York: Schattauer 1968

Donskoi, D.D.: Biomechanik der Körperübungen. Berlin: Sportverlag 1961

Ganong, W.F.: Lehrbuch der medizinischen Physiologie, 3. Aufl., übers. v. Auerswald, W. Berlin, Heidelberg, New York: Springer 1974

Hettinger, Th.: Isometrisches Muskeltraining, 3. Aufl. Stuttgart: Thieme 1968

Hollmann, W., Liesen, H.: Beurteilung und Größe der körperlichen Leistungsfähigkeit. In: Hüllemann, K.-D. Leistungsmedizin – Sportmedizin. Stuttgart: Thieme 1976

Hülleman, K.-D.: Leistungsmedizin – Sportmedizin. Stuttgart: Thieme 1976

Keidel, W.D.: Kurzgefaßtes Lehrbuch der Physiologie, 4. Aufl. Stuttgart: Thieme 1975

Kohlrausch, W., Kohlrausch, A.: Bewegungstherapie und Rehabilitation. In: Grober, J. und Stieve, F.E. Handb. d. Physikal. Therapie, Bd. II/1. Stuttgart: Fischer 1971

Lehmann, G.: Praktische Arbeitsphysiologie, 2. Aufl. Stuttgart: Thieme 1962

Mellerowicz, H., Meller, W.: Training, 2. Aufl. Berlin, Heidelberg, New York: Springer 1975

Stegemann, J.: Leistungsphysiologie. In: Keidel, W.D. Kurzgefaßtes Lehrbuch der Physiologie, 4. Aufl. Stuttgart: Thieme 1975

Thörner, W.: Biologische Grundlagen der Leibeserziehung, 2. Aufl. Bonn: Dümmlers 1959

Phytotherapie
unter besonderer Berücksichtigung der Arzneitherapie
nach Kneipp

R. Hänsel

„Es gibt zwei bequeme Lösungen, die uns das Nachdenken sparen: an alles glauben oder an nichts glauben."

H. Poincaré

1 Allgemeiner Teil

1.1 Historische Vorbemerkungen

Bis zum Aufkommen der naturwissenschaftlichen Arzneimittelforschung bildeten Arzneipflanzen und daraus hergestellte Auszüge – die sogenannte Materia medica – das Rückgrat sowohl der ärztlichen Therapie als auch das einer nichtärztlichen Laienmedizin, die in Form der sogenannten Kräuterbuchliteratur von Generation zu Generation weiter gegeben wurde. Seit Paracelsus (1493–1541) findet sich neben der Bezeichnung Kräuterbuch die Bezeichnung „Apotheke Gottes" (Bardeau 1978), analog zur antiken Benennung der Heilpflanze als „Hände der Götter" (Jüttner 1983, Schadewaldt 1983). Das Therapiekonzept war im wesentlichen das der rational-antiken Humoralpathologie. Neben den Qualitäten (kalt, warm, feucht, trocken) diente die Wirkungsstärke zur Charakterisierung der Arzneipflanzenwirkung, und zwar stufte man die Einzelwirkung in einer Gradlinie als unmerklich, merklich, heftig oder sehr heftig ein. Neben der Humoralpathologie findet seit dem späten 16. Jahrhundert vermehrt die sogenannte Signaturenlehre Eingang in die Kräuterbücher (zur Signaturenlehre z.B. Müller-Jahnke 1984).

Die Bezeichnung Phytotherapie für diese traditionelle Art der Arzneipflanzenanwendung ist jungen Ursprungs, und zwar findet sie sich als Buchtitel erstmals im Jahre 1954 in dem „Précis de Phytotherapie" des Henri Leclerc (1870–1955). Leclerc versteht unter Phytotherapie die Verordnung von Simplicia, d.h. von Einzeldrogen. Damit greift er ein Hauptanliegen des Paracelsus auf, der sich bereits 4 Jahrhunderte vorher aufs schärfste gegen die Verwendung der aus vielen (oft über 30) Einzeldrogen bestehenden Composita ausgesprochen hatte (Haas 1956; *loc. cit.* S. 176).

Sebastian Kneipp hat keine neuen Arzneipflanzen in die Therapie eingeführt. Er stellt sich bewußt in die Tradition, die von der Materia medica des Dioscorides (1. Jahrhundert n. Chr.) über die Kräuterbücher der beginnenden Neuzeit zur neuzeitlichen Arzneipflanzentherapie reicht, wenn er von Heilpflanzen aus der „großen Apotheke des Herrgotts" spricht und wenn er wünscht, es mögen „die alten bekannten Pflanzen zu neuer Ehre gelangen" (Görz 1984; Kaiser 1984). Kneipp läßt bevorzugt heimische (mitteleuropäische) Arzneipflanzen verwenden sowie Arzneipflanzen, die eine milde Wirkung besitzen, d.h. er bevorzugt (in traditioneller Sprechweise) Arzneimittel der Grundstufen merklich und unmerklich, ohne dies freilich zu einem Prinzip zu erheben.

1.2 Definitionen

Für Arzneimittel pflanzlicher Herkunft haben sich mehrere Bezeichnungen eingebürgert: Gesundheitspflegemittel (kürzer: Gesundheitsmittel), Heilmittel, Naturarzneien, Naturheilmittel, Phytopharmaka und Phytotherapeutika. Über Umfang und Inhalt dieser Termini wurde bisher keine Einigkeit erzielt. Als einziger gemeinsamer Nenner läßt sich angeben, daß es sich um Pflanzenextraktpräparate handelt. Da jedoch die Arzneimittel der Homöopathie und der Anthroposophie ebenfalls Pflanzenauszüge darstellen, reicht das Merkmal der pflanzlichen Herkunft zur Charakterisierung nicht aus. Für die Zwecke der folgenden Abhandlung wird die Bezeichnung Phytotherapeutika im folgenden Sinne verwendet: **Phytotherapeutika** sind Arzneidrogen oder daraus hergestellte Auszüge, die zuerst in der traditionellen Materia medica verwendet wurden; mit therapeutischer Anwendung, die kausalnaturwissenschaftlich zu begründen bisher nicht oder nur unvollständig gelungen ist, jedoch mit Hinweisen für eine somatisch angreifende Wirkung in experimentellen, pharmakologischen oder anderen biologischen Versuchsanordnungen; mit großer therapeutischer Breite, so daß bei der Verwendung eine unmittelbare oder mittelbare Gefährdung der Gesundheit nicht zu befürchten ist (Graf 1981; Hänsel 1981).

Phytotherapie unterscheidet sich von der populären Kräuterheilkunde wesentlich dadurch, daß sie sich nicht mit der bloßen Weitergabe überkommener Anwendungen begnügt, sondern bestrebt ist, die Indikationsansprüche kausalanalytisch im Sinne der naturwissenschaftlich orientierten Medizin zu begründen.

Unter **Phytopharmaka** sollen Arzneimittel pflanzlicher Herkunft verstanden werden, deren Wirkung und Wirksamkeit im Sinne der naturwissenschaftlichen Medizin als gesichert gilt (s. a. Abb. 1).

Arzneistoff und **Arzneimittel**. Das Arzneimittelgesetz unterscheidet zwischen Stoffen und Zubereitungen aus Stoffen (Harnischfeger 1984; Hefendehl 1984). Dabei bedeutet Stoff in diesem Zusammenhang soviel wie Arzneistoff oder Pharmakon, und Zubereitung aus Stoffen soviel wie Fertigarzneimittel. Ein Arzneimittel ist nur selten identisch mit dem zugrundeliegenden Arzneistoff. So ist Atropin in Reinsubstanz kein Arzneimittel, sehr wohl hingegen die Atropinlösung. Im Falle der Phytotherapeutika führt diese Unterscheidung in Stoffe und Zubereitung aus Stoffen zu paradoxen Ergebnissen:

- Drogen oder Extrakte gelten als ein Arzneistoff, nicht Einzelkomponenten, aus denen sich Droge oder Extrakt zusammensetzen;
- Extrakte können, je nach Situation, beides sein, Stoff (z.B. Extractum Valerianae als Ausgangsmaterial für Baldriandragees) und Zubereitung (z.B. Tinctura Valerianae als Fertigarzneimittel)

Ob die Benennung einer Zubereitung als Arzneimittel gerechtfertigt ist, prüft und entscheidet das Bundesgesundheitsamt. Bei der Prüfung spielt eine Rolle, ob das Arzneimittel den Arzneistoff in einer wirksamen Konzentration enthält. Auch die Änderung der Applikationsform kann die Eignung eines Arzneistoffes als Arzneimittel aufheben. *Beispiel:* Bittermittel lösen Reflexsekretion nur aus, wenn sie in einer galenischen Zubereitung angeboten werden, nicht aber in Form von Dragees oder Tabletten, wie dies häufig geschieht. Oder:

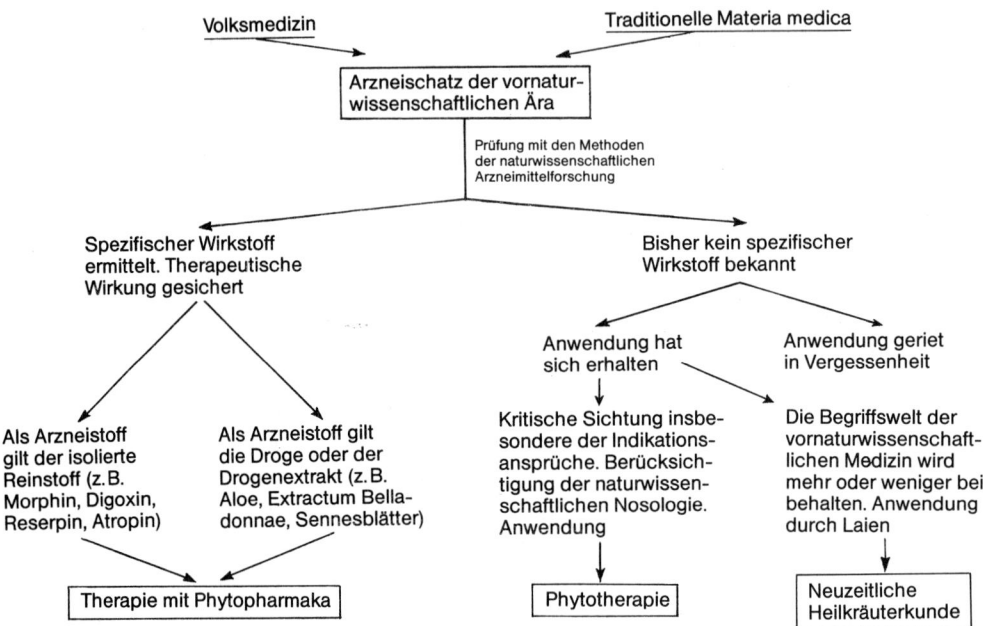

Abb. 1. Zur Abgrenzung der Begriffe Phytopharmaka, Phytotherapie und Heilkräuterkunde. Literatur zur neuzeitlichen Heilkräuterkunde: Börngen 1981; Fischer/Krug 1980; Flück 1978; Gäbler 1982;

Poletti/Schilcher/Müller 1982; Pahlow 1979; Pelt 1983; Sieber 1981; Thurzova 1976; Spaich 1978; Wichtl 1984; Weiß 1982

Pflanzliche Polysaccharide wirken immunstimulierend nur, wenn sie parenteral appliziert werden; oral gegeben, werden sie reaktionslos vertragen.

Diskussion. Eine Arzneidroge gleichermaßen wie eine chemische Monosubstanz (z.B. Acetylsalicylsäure) als einen Arzneistoff (EinzelArzneistoff) zu betrachten, mag arzneimittelrechtlich sinnvoll sein. Für den Arzt und den Apotheker ist es im Gegensatz dazu wichtig, daran zu denken, daß die Droge ein kompliziertes Vielstoffgemisch darstellt. Das bedeutet: es lassen sich aus ein- und derselben Droge, je nach Extraktionsbedingungen und abhängig von der weiteren Verarbeitung, unterschiedliche Fertigarzneimittel herstellen, die weder der chemischen Zusammensetzung noch der Wirkung nach vergleichbar sind. Beispiele: Melissensalbe gegen *Herpes labialis* und Melissentee als Carminativum; Baldrianpräparate, die Valepotriatmischungen darstellen und valepotriatfreie Präparate (Hänsel 1984); Ginsengpräparate der verschiedenen Hersteller weisen große Unterschiede auf: qualitative

hinsichtlich der verarbeiteten Droge und quantitative hinsichtlich der Extraktmenge, die im Fertigarzneimitel enthalten ist.

1.3 Zubereitungs- und Anwendungsformen von Phytotherapeutika

Pflanzensäfte

Die frisch geernteten Pflanzenorgane werden mit Wasser mazeriert und ausgepreßt. Durch Pasteurisierung oder Ultra-Kurzzeit-Hocherhitzung (=Uperisation) macht man sie haltbar. Nach Anbruch nur kurzzeitig haltbar. Pflanzensäfte werden aus den folgenden Arzneipflanzen und Drogen hergestellt: Artischocke, Baldrian, Birkenblätter, Borretsch, Brennessel, Brunnenkresse, Fenchel, Huflattich, Johanniskraut, Knoblauch, Löwenzahn, Melisse, Mistel, Paprika, Rettich, Rosmarin, Rote Beete, Sanddorn, Sauerkraut, Schafgarbe, Sellerie, Spitzwegerich, Thymian, Weißdorn, Zinnkraut.

Teedrogen und Teemischungen

Der Begriff *Tee* bedeutet zweierlei: die Tee-droge als Arzneistoff und die Zubereitung daraus, das Teegetränk. Eine Arzneidroge wird zur Teedroge dadurch, daß sie in einer geeigneten Zerkleinerungsform angeboten wird: Hölzer, Wurzeln und Blätter in grob- bis feingeschnittener Form als sogenannte *Concis*-Drogen; Früchte und Samen werden in der Regel zerquetscht, was pharmazeutisch durch den Terminus „*cont.*" (lat. *contusus* = gequetscht) angezeigt wird (z.B. *Foeniculi fructus cont.*). Werden mehrere Teekräuter gemischt, so spricht man von einer *Teemischung*, einer Kräutermischung oder einer *Species*. Eine Species kann entweder vom Arzt individuell rezeptiert werden, oder es kann auf den industriell hergestellten Tee zurückgegriffen werden.

Tee als Fertigarzneimittel. Unter einem Fertigarzneimittel (früher auch als Arzneispezialität bezeichnet) versteht man Arzneimittel, die im voraus hergestellt und in einer zur Abgabe an den Verbraucher bestimmten Packung in den Verkehr gebracht werden. Fertigarzneimittel aus Teedrogen umfassen die Teemischungen, die Teefilterbeutel und die Instant-Tees.

Teemischungen (Teegemisch, *Species*) bestehen aus drei bis 12, seltener noch mehr, zerkleinerten Tee-Einzeldrogen. Ein Teil der dem Gemisch zugesetzten Einzeldrogen bedingt die Wirksamkeit (*Remedia cardinalia, Remedia adjuvantia*), ein anderer Teil wirkt geschmacks- und geruchsverbessernd oder trägt zum Homogenbleiben der Mischung bei (*Korrigentia* und *Konstituentia*). Beispiele für Teegemische: Abführtee (*Species laxantes*), Brusttee (*Species pectorales*), Magentee (*Species stomachicae*), Nerventee (*Species nervinae*), Nieren- und Blasentee, Schlaftee, Wassertreibender Tee (*Species diureticae*), Windtreibender Tee (*Species carminativae*).

Teefilterbeutel = Tee in Aufgußbeuteln enthalten Teedrogen des Zerkleinerungsgrades Feinschnitt bis fein gepulvert. Der Teefilterbeutel hat gegenüber einem Tee in *Concis*form einige Vorteile: Durch die Portionierung ist eine bessere Dosierung möglich; durch den stärkeren Zerkleinerungsgrad wird die Droge besser extrahierbar; die Entmischungstendenz, wie sie beim Transport und Lagern von Teegemischen beobachtet wird, fällt weg. Mögliche Nachteile sind: Verluste an flüchtigen Inhaltsstoffen im Zuge der Zerkleinerung sowie durch Verdunsten während der Lagerung; die Drogenqualität ist schwieriger zu kontrollieren. Allerdings bürgt der Name renommierter Hersteller dafür, daß ihr Produkt pharmazeutischen Qualitätsnormen entspricht, insbesondere hinsichtlich der Forderungen: die Ausgangsdroge soll Arzneibuchqualität aufweisen; der Beutelinhalt soll vor Aromaverlust sowie gegen Feuchtigkeit geschützt sein. Tees in Aufgußbeuteln werden sowohl als Einzelkräutertees (Monodrogen) als auch als Teemischungen angeboten.

Instant-Tees. Die sogenannten Instant-Erzeugnisse wurden zuerst in der Lebensmittelindustrie entwickelt, und zwar durch Entwässern von Milch, Kaffee und Obstsäften unter Bildung von leicht benetzbaren und schnell und vollständig mit Wasser rekonstruierbaren Produkten. Die Qualität der pharmazeutischen Instant-Tees ist allerdings unterschiedlich zu sehen, je nachdem ob sie mittels Zerstäubungstrocknung (= Sprühtrocknung) hergestellt oder ob sie nach dem Granulationsverfahren hergestellt werden.

Instant-Tees aus Sprühextrakten. Es wird zunächst ein wäßriger Extrakt, gleichsam ein „Tee" hergestellt; diese Flüssigkeit wird durch Düsen vernebelt, und dem vernebelten Gut wird durch einen heißen Luft- oder Gasstrom in einem Turm das Wasser entzogen. Zur besseren Erhaltung der genuinen Aromastoffe kann der Extrakt vor dem Versprühen in Vakuumanlagen konzentriert und das im Rezipienten anfallende Aromakondensat dem Endprodukt wieder zugesetzt werden. Einige Hersteller setzen anderweitig gewonnenes ätherisches Öl zu. Das resultierende Sprühprodukt wird zur Volumenauffüllung mit Trägersubstanzen gestreckt, wozu man in der Regel teilabgebaute Stärkeprodukte, sogenannte Maltodextrine, heranzieht.

Auch beim Granulat-Tee geht man von einem flüssigen Drogenextrakt aus. Die Extrakte werden auf Trägermaterial – zumeist Saccharose (Rohrzucker) oder Dextrine – aufgesprüht und in der Wärme getrocknet. Die Trockenmasse wird in geeigneten Mahlwerken zu korn- oder zylinderförmigen Aggregaten zerkleinert.

Durch Sprühextraktion hergestellte Instant-Tees enthalten durchschnittlich 80%, Granulat-Tees nicht selten 97–98% Füll- und Trägerstoffe. Diese Füll- und Trägerstoffe – zumeist Saccharose oder Dextrine – müssen von Diabetikern bei der Berechnung der Broteinheiten berücksichtigt werden. Nachteilig ist ferner, daß Saccharose kariesfördernd wirkt; von der ausgiebigen Verwendung von Instant-Tees bei Säuglingen und Kleinkindern wurde daher gewarnt. Neuerdings werden „zahnschonende" Instant-Tees angeboten, die als Trägersubstanz in Wasser lösliches Eiweiß enthalten.

Beispiel für einen Instant-Abführtee: 100 g löslicher Tee enthalten Extractum Frangulae aquosum siccum 25 g; Extractum Anserinae aquosum 2,5 g; Extr. Pruni spinosi aquosum siccum 2,5 g; Oleum Carvi 0,1 g; Oleum Coriandri 0,015 g; Oleum Foeniculi 0,05 g. Die Addition der Bestandteile zeigt, daß runde 70% des Tees aus Trägermasse bestehen.

Tabletten und Dragees

Fein gepulverte Arzneidrogen oder Trockenextrakte können, ganz gleich wie chemische Arzneistoffgemische, in die Arzneiform Tablette und Dragee gebracht werden. **Tabletten** (*Compressi* Pharm. Eur.) werden durch Pressen eines konstanten Volumens von festen Substanzen hergestellt. In der Regel werden Füll-, Binde-, Spreng- und Gleitmittel zugesetzt: Einerseits um das Tablettieren zu ermöglichen, andererseits um die Abgabe von Wirkstoffen während der Magen-Darm-Passage zu gewährleisten.

Dragees sind weiter nichts als „mit einem Überzug versehene Tabletten". Gründe für das Dragieren sind in erster Linie Schutz der Arzneisubstanzen gegen äußere Einflüsse und Verdecken eines unangenehmen Geschmacks.

Tinkturen, Extrakte und Liquida-Präparate

Tinkturen sind Auszüge aus Drogen, die in der Regel mit Ethanol verschiedener Konzentration so hergestellt werden, daß 1 Teil Droge mit 5 Teilen Extraktionsflüssigkeit ausgezogen wird. Tinkturen werden in der Regel durch Mazeration oder Perkolation hergestellt, doch dürfen sie laut DAB 8 auch durch Lösen von Trockenextrakten in 70%-igem Ethanol hergestellt werden.

Extrakte. Unter Extraktion versteht man Auszüge (Mazerate, Perkolate usw.) aus Drogen, die entweder teilweise oder vollständig vom Extraktionsmittel befreit wurden. Je nach Restmenge an Lösungsmittel erhält man Produkte unterschiedlicher Beschaffenheit:
- Fluidextrakte (*Extracta fluida*, gießbar; Extraktivstoffe aus 1 Teil Droge sind in 2 Teilen Extrakt enthalten)
- Zähflüssige Extrakte (=Dickextrakt; *Extracta spissa*; 15–25% Restwasser enthaltend)
- Trockenextrakte (*Extracta sicca*; lassen sich zerreiben; Feuchtigkeitsgehalt maximal 5%)

Liquida-Zubereitungen. Industriell hergestellte Phytotherapeutika in „Tropfenform" werden durch Lösen von Trockenextrakten in Alkohol-Wasser hergestellt oder durch Mischen von Fluidextrakten.

Medizinische Weine werden hergestellt entweder durch Extraktion von Drogen mit Wein oder durch Mischen von Arzneistoffen, Tinkturen, Extrakten etc. mit Wein. Als Träger differenter Arzneimittel kommen medizinische Weine, schon aus Gründen einer ungenauen Dosierung, nicht in Frage. Sie sind beliebt als *Stomachica* und *Tonica*. Zu den unerwünschten Nebenwirkungen zählt, daß möglicherweise eine Alkoholkrankheit gefördert wird.

Beispiel: Chinawein, *Vinum Chinae*, hergestellt durch Mischen von 5 Teilen Chinafluidextrakt, 80 Teilen Xereswein, 1 Teil Pomeranzentinktur, 15 Teilen Rohrzucker und 0,15 Teilen Zitronensäure.

Aromatische Spirituose, auch als Arzneiliche Spirituosen (*Spirituosa medicata*) bezeichnet, sind lt. ÖAB 9 und NF XII alkoholische oder wäßrig-alkoholische Lösungen von flüchtigen Substanzen. In der Umgangssprache bezeichnet man sie als „Geiste" (Melissengeist, Karmelitergeist, Himbeergeist u.a.). Sie werden entweder durch Lösen von ätherischen Ölen in Alkohol hergestellt (z.B. *Spiritus Melissae comp.*, DAB 6) oder durch Destillation. Bei der Herstellung durch Destillation werden die zerkleinerten Drogen mit Alkohol versetzt; man läßt so lange stehen, bis die flüchtigen Bestandteile aus dem Drogenverband (den Ölzellen, Öldrüsen, Ölräumen) herausgelöst sind, und destilliert schließlich ab.

Unerwünschte Nebenwirkungen der Arzneilichen Spirituosen: Gefahr des Nicht-mehr-Aufhörenkönnens, d.h. es kann eine alte Alkoholkrankheit erneut aktiviert oder eine bestehende verstärkt werden.

Arzneiliche Öle sind Zubereitungen, die Arzneistoffe in nichttrocknenden Ölen (wie Olivenöl, Erdnußöl und Mandelöl) gelöst oder suspendiert enthalten. Die mit Öl aus Drogen extrahierbaren Stoffe sind im wesentlichen fette Öle, fettlösliche Vitamine, Phytosterine und Phytosterinester, fettlösliche Farbstoffe (Carotinoide, Chlorophyll), lipophile Mono- und Sesquiterpene (Kampher), einige Alkaloide als lipophile Basen u.a.m.

Beispiel: Johanniskrautöl, *Oleum Hyperici*, wird aus den Blüten von *Hypericum perforatum* hergestellt und enthält Hypericin, einen photosensibilisierenden Farbstoff

Arzneiliche Öle werden heute nur noch höchst selten verwendet; hingegen verarbeitet man ölige Drogenauszüge gerne zu Salben. Beispiele: Arnika-Salbe, Ringelblumen-Salbe.

1.4 Therapieadäquanz

Arzneimittel sind als „technische Gebrauchsgegenstände" des Menschen aufgefaßt worden (Dessauer 1959). Dies impliziert, daß sich ihr „Gebrauchswert", d.h. der therapeutische Nutzen nur bei der sachgemäßen Anwendung herausstellt. Vor allem gilt der Grundsatz von der Verhältnismäßigkeit der Mittel. Medikament und Schwere der Krankheit müssen im richtigen Verhältnis zueinander stehen: Für die lebensbedrohliche Akutsituation steht die Gruppe der essentiellen Arzneimittel (Gross 1979) zur Verfügung und für die rationale Therapie ein weites Arsenal spezifisch wirkender Arzneimittel. Diese beiden Arzneimittelgruppen werden in den Lehrbüchern der Pharmakologie und Arzneitherapie behandelt (z.B. Fülgraff und Palm 1979, Kewitz 1979; Kuemmerle, Hitzenberger und Spitzy 1984; Krüskemper 1978; Mutschler 1981). Auch Arzneimittel pflanzlicher Herkunft, beispielsweise Reserpin, Digoxin, Sennesblätter, Belladonnaextrakt, gehören hierher (Hänsel und Haas 1983).

Der wichtigste Grund für das Einsetzen von schwach wirksamen Präparaten liegt darin, daß viele Patienten nur unter leichten Beschwerden leiden, die zwar einer ärztlichen Behandlung bedürfen, jedoch keine Therapie mit stark wirksamen Präparaten rechtfertigen (Eggensberger 1982). Der menschliche Organismus verfügt im allgemeinen über ein zweckmäßiges Selbstheilungsvermögen („*vis medicatrix naturae*"), die der Arzt nicht durch die unbedachte Verordnung stark wirkender Arzneimittel stören darf. Ferner fürchten viele Patienten das Risiko von Arzneimittelschäden.

Was nun speziell die Kneipp-Phytotherapie anbelangt: Nach Brüggemann (1984) ist ihr Stellenwert in der Prävention, in der Rehabilitation sowie bei leichten Erkrankungen hoch, während bei akuten oder schweren Erkrankungen das Arsenal der rationalen Therapie einzusetzen ist. Bestimmte Phytotherapeutika sind allerdings auch in der Behandlung akuter Erkrankungen, dann als Adjuvanzien, nützlich, z.B. die Kamille äußerlich bei Dekubitus, Einreibungen bei Schmerzen innerer Organe, appetitanregende Mittel bei Leberleiden u.a.m.

In der Abb. 2 ist die Gruppe der eigentlichen Arzneimittel abgesetzt von den **Vorbeugungsmitteln** oder **Gesundheitspflegemitteln** (Gesundheitsmitteln nach Bock 1983). Darunter sollen zunächst einmal alle freiverkäuflichen Phytotherapeutika zusammengefaßt werden, die in der Laienmedizin verwendet werden, sei es durch Heilpraktiker, sei es im Rahmen einer Selbstmedikation. Es sei in diesem Zusammenhang daran erinnert, daß Krankheit keineswegs immer zur Arztkonsultation führt, daß im Mittel die Hälfte aller Krankheiten außerhalb des Arzt-Systems behandelt wird (Lüth 1982).

Auf das Schema der Abb. 2 zurückkehrend: In der Kneipptherapie spielen vor allem zwei der vier Arzneistoffgruppen eine Rolle: die

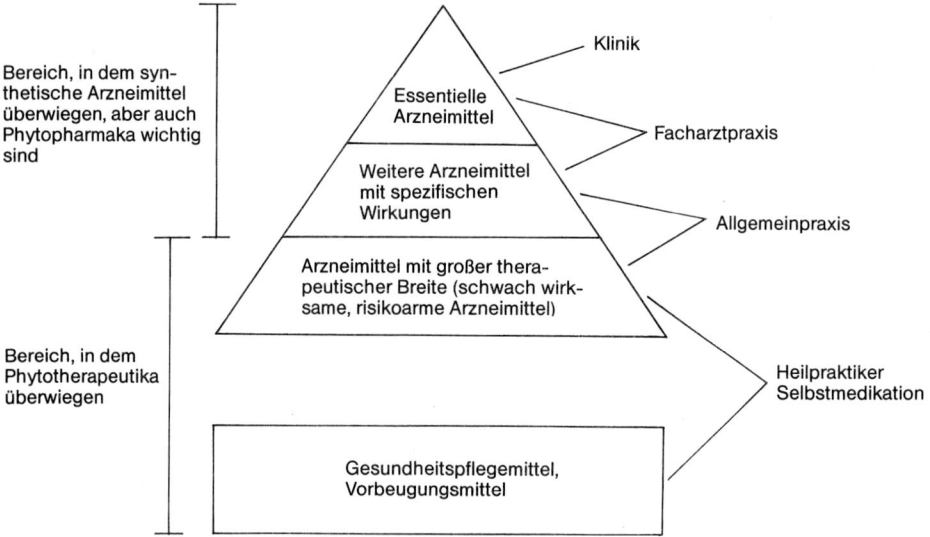

Abb. 2. Schema zur Therapie-Adäquanz. Die Medikation muß in einem angemessenen Verhältnis zur Art der Erkrankung stehen (Nutzen-Risiko-Abwägung). Differente Arzneimittel setzen Kenntnis der Diagnose voraus. Daher kommen im Rahmen einer expektativen Therapie und in der Laienmedizin nur Arzneimittel mit großer therapeutischer Breite in Frage

Phytotherapeutika mit großer therapeutischer Breite und die Vorbeugungsmittel (= Gesundheitspflegemittel). Lediglich die Laxanzien mit Anthraglykosiden gehören in keine der beiden Gruppen. Der zu behandelnde Stoff soll daher in Abweichung von der in der Abb. 2 wiedergegebenen Gliederung, wie folgt, eingeteilt werden:

- Phytotherapeutika zur Behandlung häufiger Symptome
- Vorbeugungsmittel (Gesundheitspflegemittel)

1.5 Randbedingungen der Darstellung

Die Phytotherapie (im engeren Sinne, wie oben definiert) gilt bisher nicht als Teil der naturwissenschaftlich orientierten Medizin, sondern bestenfalls als eine am Rande der Schulmedizin stehende Form der Arzneitherapie. Zu diesem Bild tragen vor allem die vielen unkritischen Heilpflanzenbücher bei, die bloße Behauptungen ohne Beweise vortragen und sich nicht selten auf Phänomene stützen, die mit einfachen Ergebnissen der Naturwissenschaf-

ten unvereinbar sind. Andererseits ist auch der Stand der experimentell-pharmakologischen Forschung auf dem Gebiete der Phytotherapeutika unbefriedigend: Es gelingt immer seltener, einen für die Wirksamkeit am Menschen verantwortlichen spezifischen Wirkstoff nachzuweisen. Und da der wissenschaftliche Ertrag der Phytopharmakologie seit längerem unergiebig ist, so ist die experimentell-pharmakologische Phytotherapeutikaforschung, zumindest an den Universitäten, heute nahezu erloschen.

Nun wird zwar behauptet, es sei für den niedergelassenen Arzt bedeutungslos, ob die Wirksamkeit eines Präparates im naturwissenschaftlichen Sinne bestätigt und erklärbar ist oder nicht (Eggensberger 1982): Dennoch will der vorliegende Beitrag nicht auf den Versuch verzichten, Angaben zur Wirksamkeit in der Terminologie der naturwissenschaftlichen Medizin vorzulegen. Es würde den Verzicht auf Wissenschaftlichkeit bedeuten, wollte man sich vor der Frage drücken, auf welche Weise (kausalanalytisch) die Wirksamkeit zustande kommt. Zwar fehlen in sehr vielen Fällen Beweise für den Begründungszusammenhang: Angaben über Wirkung und Wirksamkeit sollen dann zumindest so formuliert werden, daß sie nicht in Widerspruch zu positiven Ergebnissen der wissenschaftlich anerkannten Pharmakologie bzw. Pharmakotherapie stehen.

Wenig hilfreich ist dabei die Arbeitshypothese einiger Pharmakologen, alle Effekte, die sich nicht in bisher bewährte Denkschemata – Prinzip der Substitution, des Gegenmittels und der Chemotherapie – einfügen, als Plazeboeffekte zu erklären (W. Klaus 1983). Man kappt damit voreilig Ansätze zur Erforschung von indirekten Arzneimitteleffekten – das sind Effekte, welche nicht direkt pathogene Prozesse beeinflussen, sondern lediglich die allgemeinen Bedingungen, unter denen sie ablaufen, eine Perspektive, die durch die Forschungen von Meerson (1984), Selye (1971) und Schole (1978) eröffnet worden ist.

2 Spezieller Teil

2.1 Phytotherapeutika zur Behandlung häufiger Symptome

2.1.1 Anthrachinondrogen gegen Verstopfung

Vorbemerkung. Die Abführmittel, und die Anthrachinondrogen sind die wichtigsten, spielten in der älteren Medizin eine große Rolle. Etwas von dieser Tradition hat sich bis heute gehalten. Man verwendete Abführmittel keineswegs einzig darum, eine Verstopfung zu beeinflussen. Ihre Indikation war sehr weit gespannt; Abführen gehörte zu den sogenannten ausleitenden Verfahren. Laxieren stellte eine Allgemeinmethode dar, um zahlreiche Krankheiten indirekt zu beeinflussen. Mit anderen Worten: Mit dem Abführen wollte man Fernwirkungen auf den gesamten Organismus im Sinne einer Ableitung auf den Darm erzielen. Insbesondere gab man Abführmittel bei Beginn von Infektionskrankheiten, bei Erkrankungen der Organe von Bauch und Becken (Magen, Darm, Leber, Gallenblase, Nieren), sowie bei Hautkrankheiten und Stoffwechselstörungen. Man unterschied die kühlenden Abführmittel (Bittersalz, Rizinusöl u.a.) von

den erhitzenden Abführmitteln, zu denen die Anthrachinondrogen zählten, weil sie „zu einer Blutstauung mit Hitzegefühl im Unterleib" führen (Sandmeier, *loc. cit.* S. 50).

Nur aus dieser jahrhundertelangen Empirie heraus wird verständlich, warum in der Volksmedizin heute Abführdrogen eben nicht allein als Abführmittel eingenommen werden; sie fehlen in kaum einem Leber- und Galletee, und sie sind Hauptbestandteil der „Blutreinigungstees".

Die Emodindrogen und ihre Inhaltsstoffe. Hier einzuordnen sind (Reihenfolge in steigender Wirkungsstärke):

- Rhabarber (*Rhei radix*)
- Sennesblätter (*Sennae folium*)
- Sennesschoten (*Sennae fructus*)
- Faulbaumrinde (*Frangulae cortex*)
- Cascararinde (*Rhamni purshiani cortex*)
- Aloe

Man versteht unter Emodinen C_1-substituierte Hydroxyanthrachinonderivate mit mindestens zwei phenolischen Hydroxygruppen in den Positionen 1 und 8 des Moleküls; es ist dies eine Voraussetzung für laxierende Wirkung des Moleküls. Ansonsten ist die Variation des Moleküls groß. Es treten neben den oxidierten Anthrachinonen zwei reduzierte Formen auf, die Anthrone und die dimeren Bianthrone. Verschiedene Zucker können glykosidisch (C-O-Bindung) oder als Glykosyl (C-C-Bindung) direkt mit dem Emodinteil verknüpft sein. Schließlich variiert der C_1-Seitensubstituent, der als Methylgruppe (im Frangula-Emodin), als Hydroxymethylgruppe (im Aloe-Emodin) oder als Carboxylgruppe (im Rhein) ausgebildet sein kann.

Angaben zur Pharmakokinetik. Es ist relativ wenig Sicheres bekannt. Ein Teil der Emodinderivate erreicht unverändert den Dickdarm und wird dort durch die Intestinalflora in die eigentliche Wirkform überführt. Beispiel: Emodinglykosid → freies Emodin → Emodin-Anthron. Ein Teil wird im Dünndarm resorbiert und teils mit der Galle und teils mit dem Harn ausgeschieden (alkalisch reagierender

Harn nimmt eine rote Farbe an). Über die Verteilung auf die einzelnen Körperkompartimente weiß man ebenfalls wenig. Ein Teil gelangt bei stillenden Frauen auch in die Milch. Die Konzentration ist aber sehr gering und sie dürfte, entgegen der Lehrbuchmeinung, nicht ausreichen, um bei Säuglingen Diarrhö hervorzurufen (C.E. Curry 1982).

Angaben zur Wirkung. Die Wirkungsstärke der Emodindrogen ist unterschiedlich. Die Reihung nach ansteigender Stärke kann der Auflistung (S. 115) entnommen werden. Am mildesten wirkt der **Rhabarber**, was damit zusammenhängen dürfte, daß die Emodine von den antagonistisch wirkenden Gerbstoffen begleitet werden. Die Gesamtwirkung ist dosisabhängig, da offenbar Emodine und Gerbstoffe unterschiedliche Dosis-Wirkungs-Relationen aufweisen. In kleineren Dosen (Dosis 0,1–0,3 g) wirkt Rhabarber bei Gastritis und dyspeptischen Beschwerden adstringierend sowie bei leichten Diarrhöen stopfend. In höheren Dosen (1,0–4,0 g) wirkt er mild abführend. Da die relativen Gehalte Emodine zu Gerbstoff nicht konstant sind, ist die laxierende Wirkung etwas unsicher.

Aloe, der eingetrocknete, harzartige Saft bestimmter in Südafrika und auf Curaçao vorkommenden Aloe-Arten, steht mit seiner starken Wirkung am anderen Ende der Skala. Wegen seines intensiv bitteren Geschmacks muß das Aloeharz maskiert in Dragees verabreicht werden. Es genügen 0,1–0,3 g, damit es 8–12 Std nach der Einnahme zu einer breiigen Entleerung kommt.

Faulbaumrinde (*Frangulae cortex*), die abgelagerte Rinde des Faulbaumes (*Frangula alnus*) enthält Emodine vom Typus der Anthrachinonglykoside. Gilt als ein mildes bis mittelstarkes Laxans, an das, bei Anwendung als Tee, Gewöhnung nicht so rasch eintreten soll (Weiß, loc. cit. S. 132).

Sennesblätter und **Sennesfrüchte** stammen von *Cassia angustifolia* (liefert Tinnevelly-Ware) oder von *Cassia senna* (liefert Alexandriner-Ware). Die Drogen enthalten Bi-Anthrone in glykosidischer Bindung. Wirken kräftiger als Faulbaumrinde und Rhabarber. Mäßige Dosen (0,5–2,0 g) führen nach 6–8 Std zu einer

reichlichen, weichen Entleerung, die von mäßigem Bauchweh begleitet sein kann. Größere Dosen, 2–5 g verursachen gehäufte, zuerst halbfeste, später dünnflüssige Entleerungen, die von stärkerem Bauchgrimmen begleitet sind. Sennesfrüchte zeigen die bei der Überdosierung der Blätter beobachteten Spasmen weniger ausgeprägt; sie gelten daher als milder wirkend.

Cascara sagrada oder **Amerikanische Faulbaumrinde** stammt von *Rhamnus purshiana*, einem in Nordamerika beheimateten Baum, der botanisch mit dem europäischen Faulbaum verwandt ist. Trotzdem ähnelt die Amerikanische Faulbaumrinde, was die chemische Zusammensetzung anbelangt, weniger der Frangularinde als vielmehr überraschend der Aloe. Damit erklärt sich auch die stärkere Wirkung der Amerikanischen Faulbaumrinde verglichen mit der *Cortex Frangulae*.

Wirkweise. Emodindrogen passieren den Magen und den Dünndarm ohne daß sich auffallende Wirkungen beobachten ließen. Erst bei der Ankunft im Coecum setzt eine lebhafte motorische Tätigkeit ein. Mit dem Darminhalt passieren sie nunmehr den Dickdarm so schnell (1–2 Std), daß der Darminhalt nicht eingedickt wird. Somit sind die Emodindrogen ausgesprochene Dickdarmmittel mit vergleichsweise verzögert einsetzender Wirkung: 8–12 Std nach Einnahme; im Vergleich zum dünndarmwirksamen Rizinusöl, das innerhalb von 2–3 Std nach Einnahme von 15–30 ml zur Entleerung führt.

Über den Wirkungsmechanismus der Emodine liegen viele Ergebnisse vor, ohne daß man die Anteile abzuschätzen vermag, welche die Einzelmechanismen zur Gesamtwirkung beitragen (Zusammenfassungen mit Literaturhinweisen: siehe Goodman und Gilman, *loc. cit.* S. 1006).
Die Gesamtwirkung setzt sich aus zwei Hauptanteilen zusammen: aus der direkten Stimulation des neuromuskulären Apparates (via *Plexus myentericus*) und indirekt aus Reizen, die zu einem erhöhten Wassergehalt der Faeces führen. Erhöhter Wassergehalt wiederum kommt durch eine hydragoge und eine antiresorptive Wirkungskomponente zustande. Die lokale Reizwirkung der Laxanzien wirkt sich so aus, daß die Zwischenräume im Bereich der „Kittleisten" sich erweitern und indem die Zelloberflächen gleichsam partiell lädiert werden mit dem Ergebnis, daß

die Durchlässigkeit der Darmmukosa für Elektrolyten und Wasser zunimmt (hydragoge Wirkung). Ferner wird die membranständige Natrium/Kalium-ATPase gehemmt, so daß der volle Elektrolytkonzentrations-Quotient nicht mehr aufrecht erhalten bleibt; dieser enzymhemmende Effekt, der vom Choleratoxin her bekannt ist (hier allerdings im Dünndarm wirksam wird), wirkt sich als die Rückresorption hemmend aus (antiabsorptive Wirkung).

Anwendung und unerwünschte Wirkungen. Nach allgemeiner Auffassung (Gysling 1976; Riemann 1981; Forth, Henschler und Rummel 1983) besteht zwischen den pflanzlichen Laxanzien der Emodingruppe und den synthetischen Stimulantien (Typus Bisacodyl) kein entscheidender Unterschied. Die einmalige oder eine seltene Einnahme ist risikoarm. Hingegen ist die längerdauernde Anwendung auf alle Fälle abzulehnen. Zunächst einmal besteht das Problem der Gewöhnung. Präparate, die zunächst wirken, helfen mit der Zeit nicht mehr, so daß die Dosis gesteigert werden muß, um den gleichen Effekt zu erzielen. Daraus resultiert mit zunehmender Dauer der Laxanzien-Einnahme eine sich verstärkende Motilitätsstörung des Dickdarms, die sich in Schmerzen und Obstipation, manchmal im Wechsel mit heftigen Diarrhöen, äußern kann. Begleitend können Übelkeit, Erbrechen, Gewichtsabnahme und Zeichen der Malabsorption auftreten (nach Riemann 1981). Laxanzienabusus könne, so der gleiche Autor, Krankheiten vortäuschen, die zu kostspieligen gastrointestinalen Untersuchungen Anlaß geben. Somit dürfte die ärztliche Aufgabe viel häufiger darin bestehen, einen Patienten vom Laxanzien-Abusus zu entwöhnen, als darin, Laxanzien zu verordnen.

Dieses düstere Bild von der habituellen Obstipation als Zivilisationskrankheit, von der Selbstmedikation mit Abführmitteln und den großen Schäden, die dem Kranken das Leben verleiden, dieses Bild entspricht der heute voll gültigen Lehrmeinung. Dennoch seien gewisse Zweifel an dem Apodiktischen der Laxanzien-Verurteilung vorgebracht. Jeder Arzt und Apotheker kennt Patienten, die Abführmittel über Jahre, ja Jahrzehnte hin nehmen, ohne die Dosis zu erhöhen, und ohne daß dramatische Nebenwirkungen gesehen wurden. Bei einem Teil der Patienten scheint das Abführmittel eher Teil eines Rituals zu sein, und stellt vielleicht so etwas wie einen anerzogenen bedingten Reflex dar. In diesem Zusammenhang sei erwähnt, daß die Teemedikation viel seltener zu exzessivem Gebrauch verführt, als die bequeme Einnahme von Dragees.

2.1.2 Antidiarrhoika

Die pflanzlichen Antidiarrhoika eignen sich ausschließlich zur symptomatischen Behandlung leichter Darmerkrankungen; bei hartnäckigen oder profusen Durchfällen darf man sie bestenfalls nur als Adjuvanzien beiziehen. In Frage kommen: Pektine enthaltende Arzneidrogen, adstringierend wirkende Arzneidrogen sowie Spitzwegerich mit antibakterieller Wirkungskomponente. Nützlich ist sodann die Kaffeekohle.

Pektine sind chemisch Heteropolysaccharide mit Galakturonsäure bzw. Galakturonsäuremethylester als Bauelement. Ihre Wirkweise ist nicht völlig klar; Sie bilden mit Wasser viskose Lösungen, die – vergleichbar den Schleimen – mechanische und chemische Reize abdecken, was bei entzündlicher Schleimhaut des Verdauungstraktes nützlich sein kann. Möglich ist auch, daß sie durch die Intestinalflora zu Säuren abgebaut werden und durch pH-Verschiebung die unphysiologischen Mikroorganismen an der Vermehrung hemmen. Pektine verwendet man am besten in Form einer Apfeldiät: 1–1,5 kg rohe, geriebene Äpfel, auf 5 Mahlzeiten verteilt essen (2–3 Tage lang; keine andere Nahrungszufuhr). Fertigpräparate mit Apfelpektin bewähren sich besonders in der pädiatrischen Praxis.

Pflanzliche adstringierend wirkende Stoffe finden sich unter den zahlreichen *Gerbstoffdrogen*, die nicht im einzelnen besprochen werden können. In Frage kommen: Getrocknete Heidelbeeren oder Gerbstoffe enthaltende Tees, beispielsweise aus Brombeerblättern, Erdbeerblättern, Frauenmantel oder Gänsefingerkraut. Vielleicht schmeckt schwarzer Tee am besten (auf alle Fälle ungesüßt). Am meisten zu empfehlen ist Pfefferminztee. Es wird selten realisiert, daß die Pfefferminze eine ausgesprochene Gerbstoffdroge ist; das ätherische Öl verbessert Geruch und Geschmack.

Spitzwegerich. Angewendet werden sowohl die Spitzwegerichblätter (*Folium Plantaginis, Plantaginis lanceolatae folium*) als auch das Kraut (*Herba Plantaginis lanceolatae, Plantagolanceolata*-Kraut). An der obstipierenden Wirkung sind neben den chemisch nicht näher analysierten „Gerbstoffen" möglicherweise sogenannte Iridoide, darunter Aucubin, beteiligt. Iridoide werden vermutlich in den tieferen Darmabschnitten durch die bakteriellen β-Glykosidasen gespalten, und man weiß aus *in vitro*-Versuchen, daß sie „*in statu nascendi*", d.h. ehe sie als reaktionsfähige Körper polymerisieren, antibakteriell wirksam sind (Hänsel 1966, Elich 1962).

Kaffeekohle resultiert, wenn man Rohkaffee überröstet. Die Wirkung beruht auf ihrem Adsorptionsvermögen sowie auf antibakteriellen Eigenschaften der phenolischen Bestandteile

2.1.3 Hustenmittel

Husten ist ein im allgemeinen zweckmäßiger Abwehrvorgang, den zu unterdrücken, von ganz bestimmten Ausnahmesituationen abgesehen, ärztlich falsch ist. Immer richtig ist es hingegen, zusätzliche Reize zu vermeiden. Zusätzliche Reize stellen vor allem auch Inhalationen mit ätherischen Ölen (Terpentinöl, Latschenkiefernöl, Eukalyptusöl u.a.m.) dar, die daher bei akuter Bronchitis kontraindiziert sind. Überdies lösen die meisten ätherischen Öle eine Lähmung der Zilien aus (Dolder 1978) und weisen insofern geradezu eine antiexpektorative Wirkungskomponente auf. Dies dürfte aber nicht für das Kamillenöl gelten.

Zum Auslösen des Hustenreflexes bedarf es einer bestimmten Reizstärke. Ähnlich wie beim Niesen können unterschwellige Reize, wenn sie nur lange genug die Schleimhaut reizen, „summiert" werden und zum Ergebnis des Hustenstoßes führen. Mittel, welche die Reize auf die sensiblen Vagusfasern der Kehlkopf- und Tracheaschleimhaut abmildern, stellen daher gleichsam „physiologisch wirkende" Hustenmittel dar. Hustenreiz, der vom oberen Rachenraum seinen Ausgang nimmt, läßt sich mit schleimhaltigen Tees, mit Hustensäften, Lakritze und Hustenbonbons (Kräuterbonbons, Brustkaramellen) mildern, das

sind einhüllende *Mucilaginosa* welche den oberen Rachenraum wie mit einer Schleimschicht abdecken. Hinzu kommt: Durch willkürliches Schlucken kann sich ein anbahnender Hustenstoß unterdrücken lassen; Hustenbonbons vermehren die Speichelsekretion und lösen den Schluckreflex öfter aus (Walter 1979).

Wenn der Hustenreiz von unterhalb des *Larynx* seinen Ursprung nimmt, können Inhalationen mit Wasserdampf zweckmäßig sein. Der Patient atmet die Dämpfe ein, indem er das heiße Wasser vor sich stellt und über seinen Kopf und den offenen Topf ein Badetuch deckt. Sehr angenehm ist es, 2–3 Eßlöffel eines Kamillenkonzentrates zuzusetzen. Die folgenden pflanzlichen Arzneidrogen gehören in die Gruppe der *Mucilaginosa-Demulcentia*:

- Süßholzwurzel (*Liquiritiae radix*)
- Eibischwurzel (*Althaeae radix*)
- Isländisches Moos (*Cetrariae lichen*)
- Spitzwegerichblätter (*Plantaginis lanceolatae folium*)

Vielleicht ist man überrascht, die Süßholzwurzel unter den *Mucilaginosa* zu finden. Sie enthält über 20% Stärke. Mit heißem Wasser (von etwa 50° C an) quillt Stärke stark auf; es bildet sich eine kolloidale Lösung, die einen gewissen reizmildernden Muzilaginosumeffekt ausübt. Süßholzwurzel gehört nicht zu den Reflexexpektoranzien; zwar zählt man chemisch das Glycyrrhizin zu den Saponinen, doch gehen ihm die lokal irritierenden Eigenschaften der eigentlichen Saponine ab.

Anhang: Hustenbalsame enthalten ätherische Öle, wie Pfefferminzöl, Menthol, Eukalyptusöl, Latschenkiefernöl, Wacholderöl oder Zitronenöl. Man verwendet sie bevorzugt bei Kleinkindern. Ihr therapeutischer Nutzen wird in Zweifel gezogen. Man vermutet, daß sie eher die überbesorgten Erwachsenen in der unmittelbaren Umgebung der Kinder „beruhigen" (Walter 1979). Ob u.U. die ätherischen Öle über Hautreize bestimmte unspezifische Mechanismen der Immunabwehr mobilisieren und ob die Balsame auf diese Weise einen somatischen Effekt ausüben, ist bisher nicht geprüft worden.

Bei Säuglingen sind Überdosierungen sorgfältigst zu vermeiden. Es kann – auch beim bloßen Einreiben – zu resorptiven Vergiftungserscheinungen kommen.

2.1.4 Expektoranzien

Expektoranzien sind oral anzuwendende Arzneimittel, die expektorationsfördernd wirken. Von idealen Expektoranzien würde man die folgenden Eigenschaften erwarten: Sie sollen Viskosität abnorm zähflüssiger Bronchialsekrete herabsetzen; zugleich die normale physiologische Reinigungsfunktion des Hustens und der Flimmertätigkeit fördern; und schließlich gleichzeitig die Schleimhäute vor dem Austrocknen schützen.

Ideale Expektoranzien gibt es bisher nicht. Die Sputumsviskosität herabzusetzen kann gelingen: durch reichlich trinken lassen, durch hinreichende Luftfeuchte in den Aufenthaltsräumen, evtl. durch Kopfdampfbäder (siehe oben). Wasser ist das beste Expektorans.

Die Flüssigkeitszufuhr soll etwa 3 Liter pro Tag betragen. Einen Teil davon sollte man, der älteren Erfahrung folgend, in Form von Brust- oder Hustentees einnehmen. Die *Species pectorales* des DAB 6 enthalten: Eibischwurzel, Süßholz, Veilchenwurzel, Huflattichblätter und Wollblumen. In der Kneipptherapie verwendet man die gleichen Drogen, daneben aber auch noch die folgenden: Spitzwegerichkraut, Fenchelfrüchte, Thymiankraut, Schlüsselblumen mit Kelch sowie Bockshornkleesamen.

Einige Expektoranzien wirken dadurch, daß sie teilweise über die Bronchialdrüsen ausgeschieden werden und über eine direkte Stimulation der Sekretdrüsen das Expektorat flüssiger machen. Neben anorganischen Salzen, wie Kaliumjodid und Ammoniumchlorid, stellt man auch bestimmte ätherische Öle in diese Gruppe. Ätherische Öle werden nach systemischer Aufnahme zum Teil über die Lungen ausgeatmet und erscheinen deshalb in subjektiv wahrnehmbaren Konzentrationen in der Alveolarluft. Die expektorierende Wirksamkeit ätherischer Öle ließ sich am lebenden Tier (Meerschweinchen u. Katze in Urethannarkose) zwar bestätigen; doch war zum Nachweis eine etwa 100fach höhere Dosis (10–100 mg Öl pro kg Körpergewicht) erforderlich, als diejenige, die dem Menschen in der therapeutischen Situation zugeführt wird (Boyd 1954). Die Wirksamkeit ätherischer Öle erklärt sich vielleicht richtiger als auf reflektorischen Effekten basierend (siehe dazu weiter unten).

Auf eine wenig beachtete Arbeit von Boyd und Sheppard (1969) soll im vorliegenden Zusammenhange lokal wirkender Expektoranzien nachdrücklich hingewiesen werden. Sie läßt sich interpretieren als wissenschaftliche Rechtfertigung einer alten volksmedizinischen Maßnahme, ein Kopfdampfbad (siehe oben) unter Zusatz von wenig Alkohol (5–10 ml), meist als Rotwein (100 ml) durchzuführen. Inhalation geringer Mengen von Alkoholdämpfen führen – vermutet wird durch Reizung von Hustenrezeptoren in dem unterhalb der Epiglotis gelegenen Teile des Respirationstraktes – zu einer starken Zunahme von Schleimexpektorat (Boyd und Sheppard 1969).

Eine weitere Gruppe von Expektoranzien nennt man Reflexexpektoranzien. Luftwege und oberer Teil des Verdauungstraktes gehören dem Verteilungsgebiet der gleichen Nerven an und sind durch Reflexe miteinander verbunden. Anregung der Sekretion in Mund und Magen ist – es entspricht das auch der Alltagserfahrung – von der gleichen Wirkung im Nasen-Rachen-Raum und in den Alveolen begleitet.

Alle brechenerregenden Stoffe wirken in kleineren Dosen ($1/10$ der Brechdosis) expektorierend. Hierzu zählen die Brechwurzel (*Ipecacuanhae radix*) und die Saponindrogen:

- Senegawurzel (*Polygalae radix*)
- Primelwurzel (*Primulae radix*)
- Efeublätter (*Hedera-helix-Blatt*)

Kaum daran gedacht wird, daß alle scharf schmeckenden Gewürze expektorierende Eigenschaften haben. Langen Pfeffer, zusammen mit anderen Gewürzen, verwendet man in der traditionellen Medizin Indiens bei Heiserkeit, Erkältung (Katarrh) und Asthma (Nadkarni 1954). Senfpulver ist ein bewährtes Heilmittel, um Kinder – bei Verdacht, daß sie etwas Giftiges gegessen haben – zum Erbrechen zu bringen; man darf extrapolieren, daß kleine Dosen expektorierend wirken. Chillipfeffer, Paprika, Meerrrettich, Pfeffer, aber auch Knoblauch und Zwiebel, stimulieren die sekretorische Aktivität der Tränendrüsen, der Speicheldrüsen, der Drüsen in der Nasenschleimhaut und im Magen; reflektorisch werden auch die Bronchialdrüsen einbezogen (Ziment 1976).

Zwiebeln in Milch gekocht, gilt in der Volksmedizin noch heute als Expektorans. Vielleicht kommt dabei aber weniger das Senföl der Zwiebel zur Geltung als der subemetische Charakter der Zubereitung.
Daß die Nerven, welche die Drüsentätigkeit im Mund, im Nasen-Rachenraum, im Magen und in den Alveolen reflektorisch miteinander vernetzt sind, mit diesem Umstand erklärt sich auch die früher beliebte Verwendung von Niespulvern. Ein ganz einfaches Rezept (Sandmeier, loc. cit. S. 269): Pulverisiertes Majorankraut, bei Stockschnupfen und festsitzendem Schleim.

Ideale Expektoranzien (siehe oben) sollen die Tätigkeit des Flimmerepithels fördern. In in-vitro-Versuchen – Messung der Transportleistung des präparierten Flimmerepithels von Fröschen – ließ sich in einigen Fällen zeigen, daß Drogenextrakte die mukoziliare Aktivität steigern: aktiv erwiesen sich Huflattichblätter, Fenchelfrüchte und Ansifrüchte (Müller-Limmroth und Fröhlich 1980). Die therapeutische Relevanz dieser Ergebnisse ist schwer abzuschätzen, da sie an zwei Voraussetzungen gebunden ist: die mukoziliär aktiven Drogeninhaltsstoffe müssen über die Lunge ausgeschieden werden, und die Flimmerepithelbewegung muß unter den pathologischen Bedingungen noch steigerbar sein.

„Expektoranzien" bei Sinusitis

Eine Verbesserung des Sekretabflusses aus der Kieferhöhle läßt sich durch Sekretverflüssigung mittels Wasserdampf-Inhalationen erreichen. Als Ersatz für Wasserdampfgeräte oder Kaltvernebler, als ein ziemlich guter Notbehelf, dient das Kopfdampfbad (siehe oben). Dem Wasser setzt man Inhalationsmittel zu; in Frage kommen Kamillenblüten, Kamillen-Konzentrate, Salbeiblätter oder Salbeiblätter-Extrakte, die alle subjektiv als sehr angenehm

empfunden werden. Höhere Konzentrationen an Salbei sind wegen schleimhautirritierender Effekte zu vermeiden (Riethe, Schmelzle und Schwenzer 1980).

2.2 Phytotherapie funktioneller Syndrome (Auswahl)

2.2.1 Allgemeine Vorbemerkungen

Die Wortbildung „funktionelles Syndrom" wird im Sinne v. Uexkülls (1966, 1981) als somatisches Beschwerdebild ohne anatomische Veränderungen verstanden, als Resultat einer Funktionsstörung, die durch emotionale Vorgänge ausgelöst und/oder unterhalten wird. Funktionelle Beschwerdebilder können die Symptomatik fast aller inneren Krankheiten nachahmen, so daß die Differentialdiagnose zwischen funktionellen und organischen Krankheitsbildern außerordentlich schwierig sein kann. Funktionelle Syndrome treten sehr häufig auf, wobei als Regel gelten kann, daß sie in der Allgemeinpraxis seltener diagnostiziert werden (5,5%), in Facharztambulatorien wesentlich häufiger (81%; siehe dazu Wesiack 1974 und die dort zitierte Literatur). Vermutlich haben die divergierenden Ansichten über die Wirksamkeit vieler Phytotherapeutika hier ihre Wurzel: in der unterschiedlichen, trotz gleicher Symptomatik nicht vergleichbaren Situation, in der sie angewendet werden. Das Dilemma besteht im folgenden: Behandlung funktioneller Krankheitsbilder mit differenten und damit nebenwirkungsreichen Arzneimitteln führt zum „Übertherapieren" und verstärkt möglicherweise die Neigung des Patienten zur „chemiefreien" Laienmedizin. Behandlung organischer Krankheitsbilder mit Phytotherapeutika kann zu Therapiefehlern führen.
Phytotherapeutika zur Behandlung funktioneller Syndrome: Allgemeine Charakteristik.

● Pharmakologische Wirkungen sind in der Regel nachweisbar: Phytotherapeutika sind keine Placebos

- die pharmakologischen Effekte entsprechen oft der erwarteten Wirkung
- die Wirkungen sind aber von der Intensität her (maximale Wirkungsstärke plus Konzentration an Wirkstoff) zu gering, um den Gesamteffekt zu erklären
- an der Gesamtwirkung (Wirksamkeit) sind folglich neben den spezifischen Wirkungen noch unspezifische Wirkungen (Allgemeinwirkungen) beteiligt

Exkurs: Spezifische und unspezifische Arzneimittelwirkungen. Der Ausdruck „unspezifisch" wird in der Arzneimittelforschung in sehr unterschiedlichem Sinne gebraucht, sehr häufig geradezu als gleichbedeutend mit Placebowirkung. Es ist daher nötig, in aller gebotenen Kürze zu erläutern, in welchem Sinne „unspezifisch wirkend" im vorliegenden Zusammenhang verstanden wird.

Die großen Erfolge der Arzneimittelforschung in der Vergangenheit beruhen auf dem Denkansatz der Spezifität: auf der Lehre von der Spezifität der Krankheitsursache und von der Spezifität der Arzneimittelwirkung. Jede Krankheit hat nur eine Ursache; es gilt den „Fehler" zu finden und das entsprechende Mittel, diesen Fehler zu beseitigen oder zu kompensieren. Dieser Denkansatz, der heute herrschend ist, reicht, wie die Erfahrung zeigt, nicht aus, wirksame Arzneimittel für Krankheiten zu entwickeln, die multifaktoriell bedingt sind. Ebensowenig nützlich hat sich die Lehre von der Spezifität erwiesen, Wirkung und Wirksamkeit der Phytotherapeutika zu begründen. Es liegt die Frage nahe, ob es überhaupt sinnvoll ist, nach *den* spezifischen Wirkstoffen der Phytotherapeutika zu suchen, ob man nicht besser einen anderen Typus von Wirkungen und Wirkstoffen, ins Kalkül ziehen sollte.

Seit Beginn der naturwissenschaftlichen Arzneimittelforschung kennt man Wirkungen, die pejorativ als „unspezifische" Wirkungen bezeichnet werden. Heute wird allmählich erkannt, daß es mittels dieser „unspezifischen" Wirkungen möglich ist, die körpereigenen Abwehrmechanismen – die *vis medicatrix naturae* – zu beeinflussen. Die Grundlagen für diese Gedankengänge gehen auf Cannon (1932, 1975), Heilmeyer (1953), Hess (1962), Hoff (1957, 1962), Meerson (1984), Schole u. Mitarb. (1978) und Selye (1946, 1953, 1971) zurück. Als unspezifisch wird ein Wirkstoff dann bezeichnet, wenn er nicht direkt in den pathogenen Prozeß eingreift, sondern wenn er lediglich die allgemeinen Bedingungen beeinflußt, unter denen pathogene Prozesse ablaufen. Unmittelbar einsichtige Beispiele für unspezifische Wirkungen im definierten Sinne bieten die Anabolika, Tonika und Roborantia. Unspezifisch wirksam ist sodann jede Diätumstellung. Am längsten bekannt sind die unspezifischen Phänomene von den nicht-chemischen, den physiotherapeutischen Therapieformen

her: Ein beliebiger Reiz (= Stressor) kann die Widerstandskraft gegenüber einem anderen Reiz steigern (Phänomen der positiven Kreuzadaptation; siehe dazu Bajusz u. Selye 1960; Leblanc 1969) oder vermindern (Brück 1972). Die Steigerung der Widerstandsfähigkeit des Organismus durch physikalisches Training, kann durch die Gabe von chemisch unterschiedlichsten Stoffen – man nennt sie Adaptogene (Brekhman u. Dardymov 1969) – erleichtert oder sogar ersetzt werden.

Im Zusammenhang mit Problemen der Tierernährung hat sich im Nebenergebnis gezeigt, daß zahlreiche Nahrungs- und Gewürzstoffe pharmakologische Wirkungen haben: sie steigern die Widerstandskraft gegen Belastungen (siehe auch S. 128), sie steigern die Proteinsynthese und sie verbessern die Ökonomisierung des allgemeinen Zellstoffwechsels (Kaemmerer 1978, 1984; Kaemmerer u. Fink 1982).

Zu den unspezifischen Wirkungen lassen sich auch die mannigfaltigen sensorischen Wirkungen zählen. Daß Riechstoffe auf reflektorischem Wege über die sensiblen Nervenendigungen Atmung, Herz- und Kreislauftätigkeit und Magensaftabsonderung anregen, ist bekannt. Wichtiger im vorliegenden Zusammenhange sind Wirkungen auf das emotionale Verhalten, das in Richtung „Affektlage: Lust" verschoben werden kann. Psychosomatische Erkrankungen lassen sich so durch sensorische Reize beeinflussen (siehe dazu Karsten 1976).

Hinzu kommen psychodynamische Wirkungen im engeren Sinne: das Arzneimittel kann Träger einer maskierten positiven Autosuggestion sein, oder es kann über die Sensorik, eine störende Erwartungshaltung ändern.

2.2.2 Phytotherapeutika bei kardio-vaskulärem Syndrom

Hinsichtlich des subjektiven Beschwerdekomplexes und der objektiven Symptome sei auf die Literatur verwiesen (Uexküll 1966). Erinnert sei lediglich, daß allein die objektiven Symptome in vier Syndrome zerfallen: in ein orthostatisches und kardiologisches Syndrom, in ein Arrhythmie-Syndrom und in ein hypertensives Syndrom. Dieser breiten Palette vieler Einzelsyndrome entspricht die große Zahl an Indikationen, die für pflanzliche Arzneidrogen mit Wirkung auf das Herz-Kreislaufsystem in der traditionellen *materia medica* angegeben werden. Diese Vielzahl an Indikationsansprüchen entspricht nicht der Vorstellung der naturwissenschaftlichen Forderung von der spezifischen Arzneimittelwirkung und trägt nicht wenig zur Ablehnung der Phytotherapeutika durch die Schulmedizin bei: Inzwischen hat aber die psychosomatische Medizin gezeigt, daß die Vielzahl an Symptomen unter variabler Kombination typisch für funktionelle Krankheitsbilder sind. Somit ist die breite Indikationsliste, wie sie für die traditionell genutzten pflanzlichen Arzneimittel charakteristisch ist, geradezu ein Kriterium dafür, daß (1) ein funktionelles Krankheitsbild behandelt wurde, kein organisches, und daß (2) wahrscheinlich zutreffende Beobachtungen den Angaben zugrunde liegen.

Zur Behandlung des kardio-vaskulären Syndroms werden die folgenden pflanzlichen Arzneidrogen verwendet:

- Weißdorn (Weißdornblätter, Weißdornblüten, Weißdornblätter mit Blüten [*Crataegi folium cum flore* DAB 8], Weißdornfrüchte)
- Herzgespannkraut (*Herba Leonuri cardiacae*)
- Cactus grandiflorus (*Selenicereus-grandiflorus-Kraut*)
- Mistelkraut (*Herba visci albi*)
- Baldrianwurzel (*Valerianae radix* DAB 8)
- Johanniskraut (*Hyperici herba*)
- Adoniskraut (*Adonidis herba* DAB 8)

Sie stehen als ,,Monopräparate und auch als Kombinationspräparate zur Verfügung: als Tee und Pflanzensaft, als Alkohol enthaltendes Liquidapräparat und in Drageeform.

Baldrian – neben Melisse, Lavendel und Johanniskraut – ist in Rezepturen dann angezeigt, wenn innerhalb des objektiven Beschwerdekomplexes die ,,vegetativen Beschwerden" (Nervosität, Schlafstörungen, kalte Extremitäten, Parästhesien) dominieren.

Herzgespannkraut, Mistelkraut und **Cactus grandiflorus**: Zu diesen Drogen liegen keine pharmakologischen Untersuchungen vor, die irgendwelche Aussagen zur somatischen Wirkungskomponente erlauben würden.

Crataeguspräparate:

Bestimmte Fertigarzneimittel aus Blättern und Früchten des Weißdorn (*Crataegus laevigata* und verwandte *C.*-Arten) sind experimentell-

pharmakologisch eingehend geprüft worden (Literaturübersicht s. Ammon u. Händel 1981; Hänsel u. Haas 1983). Die Ergebnisse und Schlußfolgerungen, die für bestimmte Fertigarzneimittel gelten, lassen sich auf galenische Zubereitungen nur unter dem Vorbehalt übertragen, daß Zusammensetzung und Konzentration der Inhaltsstoffe vergleichbar sind, was in der Regel wohl nicht der Fall sein dürfte (Hänsel 1976).

An der Crataeguswirkung sind die folgenden Inhaltsstoffe beteiligt: Flavonoide vom Typus der Flavonolglykoside und der Flavonglykosyle, Catechine und Pycnogenole (= oligomere Procyanidine).

Pharmakologisch geprüft wurden teils Extrakte (siehe oben), teils definierte Inhaltsstoffe, wie sie auch in Crataegusextrakten vorkommen (Catechine).

- Catechin und Epicatechin aktivieren die Cytochromoxydase (Horn et al. 1970), steigern Glykolyse und oxydative Phosphorylierung und wirken stimulierend auf die *in vivo*-Biosynthese von ATP (Gajdos et al. 1969, 1972), sie beeinflussen die Membranpermeabilität (Ring et al. 1973), sie stabilisieren die lyosomalen Membranen (Niebes und Ponard 1975)
- Procyanidine steigern den koronaren Durchfluß, wirken positiv inotrop und positiv chronotrop (am mit Reserpin vorbehandelten Warmblütlerherzen); beeinflussen antagonistisch β-Rezeptorenblocker und Ca-Antagonisten; erweisen sich als kapillaraktiv durch Anti-Hypophysinwirkung (am Kapillarkreislauf des Mesenteriums der Ratte) (Weinges et al. 1972, 1974)
- Vorbehandlung mit Crataegus-Extrakt erhöht die Toleranz des Myokard gegenüber Sauerstoffmangel (Gabard und Trunzler 1983)

Anwendungsgebiete. Die Indikationsansprüche für Crataegus betreffen Krankheitsbilder, denen sich subjektive und psychische Faktoren überlagern können, zum Teil Krankheitsbilder ohne definierten pathophysiologischen Hintergrund: Altersherz, leichte Formen von Stenokardie, Myokardschwäche, leichte Verlaufsformen von Herz- und Koronar-Insuffizienz (Angaben aus der Roten Liste 1974), extrasystolische Arrhythmien, anginoide Beschwerden (Banzer 1964), Hypertonie und Hypotonie, kurz: Symptome, wie sie das funktionelle kardiovaskuläre Syndrom kennzeichnen.

Adoniskraut (*Adonidis herba*), eine bitter und scharf schmeckende Droge, gehört zu den sogenannten Digitaloiden, worunter man Arzneimittel mit Strophanthin-artiger Wirkung zusammenfaßt. Enthalten sind als Hauptwirkstoffe etwa 2,5% Cardenolide, darunter das Adonitoxin, das sowohl dem chemischen Aufbau nach als auch der pharmakologischen Wirkung nach dem g-Strophanthin vergleichbar ist. Es wäre ein Kunstfehler würde man Adonispräparate oder andere Digitaloide (Maiglöckchenkraut, Oleanderblätter) anstelle von Digitoxin oder Digoxin zur Behandlung der Herzinsuffizienz heranziehen. Auch leichte Herzinsuffizienzen gehören heute nicht mehr zu den verantwortbaren Indikationen der Digitaloide. Dagegen ist die Nachbehandlung von Myokardschäden nach vollkommener Wiederherstellung der Kompensation eine Indikation für Adonis-vernalis-Präparate (Weiß, loc. cit. S. 176).

Es ist zum Verständnis der „außerschulischen" Verwendung des Adoniskrautes notwendig, zwischen der Akutwirkung hoher Pharmakadosen und der Langzeitwirkung sehr niedriger Dosen scharf zu unterscheiden; ähnlich, wie ja einer akuten Nikotinvergiftung andere Wirkungsmechanismen zugrunde liegen als einer chronischen Nikotinvergiftung. Bei der Wirkung der Digitalisglykoside (erster Ordnung) läßt sich ebenfalls eine Akutwirkung von einer chronischen Wirkung auseinanderhalten (Greef 1977). Die Akutwirkung führt über eine temporäre Erhöhung der intrazellulären Na^+-Konzentration zur vermehrten Freisetzung von Kalziumionen, zur Aktivierung der Myofibrillen-ATPase und schließlich zur Steigerung der Kontraktionskraft. Die chronische Digitalisgabe führt zu einer adaptativen Mehrbildung der ATPase was zu einer Normalisierung der intrazellulären K^+- und Na^+-Konzentration führt mit dem Ergebnis einer verbesserten Anpassung an wechselnde Belastung und einer Wiederherstellung der physiologischen Autoregulation des Herzmuskels. Es sei in diesem Zusammenhang an die älteren Beobachtungen von Ferdinand Hoff (1962) erinnert, wonach weit unter einem Hundertstel der normalen Digitalisdosen liegende Tagesdosen für die Daueranwendung wirksam waren. „Ihre

Wirksamkeit können wir ausdrücklich bezeugen, da nach Fortlassen dieser kleinen Dosen bei unseren Kranken wiederholt prompt schwere Herzschwäche und starke Wassersucht auftreten" (Hoff, loc. cit. S. 264).

Prämedikation mit *Strophanthus*- und *Convallaria*-Glykosiden, und damit höchstwahrscheinlich auch mit *Adonis-vernalis*-Präparaten, erhöht im Tierversuch die Hypoxietoleranz (Astrachanzewa 1977 und die dort zitierte Literatur; Kubicek und Reisner 1973). Die Anwendung von *Adonis vernalis* als Adjuvans bei Angina pectoris (Chrubasik u. Chrubasik, loc. cit. S. 46) ließe sich insoweit rechtfertigen. Hauptindikationen: funktionelle Herzbeschwerden.

Herzsalben, Herzbalsame. Eine besondere Arzneiform stellen die äußerlich anzuwendenden Einreibungen dar, bekannter unter der Bezeichnung Herzsalben. Sie enthalten Stoffe mit lokal hyperämisierend wirkenden Eigenschaften, häufig Rosmarinöl und/oder Kampfer. Externe Kardiaka sind nützlich bei Herzsensationen, wie Herzgefühl (*heartconsciousness*), Druck, Beklemmung und Schmerz. Sie wirken über die Headsche Zone; vielleicht daß auch über die sensiblen Nervenendigungen der Nasenschleimhaut ausgelöste Reflexe eine Rolle spielen.

Hinweis: Für die Abgrenzung funktioneller Herzbeschwerden von organisch bedingten, für die natürlich andere Maßnahmen angezeigt sind, sei auf die Literatur verwiesen (v. Uexküll 1966).

2.2.3 Phytotherapeutika bei funktionellem Syndrom im gastrointestinalen Bereich

Zur Symptomatologie, Epidemiologie, Differentialdiagnose und Therapie sei auf die Literatur verwiesen (Schüffel und v. Uexküll 1981).

An Medikamenten empfehlen die Autoren (*loc. cit.* S. 483), wenn auch unter gewissen Vorbehalten, die Gabe von Spasmolytika und Psychopharmaka. Der Vorbehalt zielt dahin, daß die Medikamentengabe die Furcht der Patienten vor einem organischen Leiden nicht verstärken darf. Dieser Vorbehalt trifft voll auch für die Phytotherapeutika zu. Phytotherapeutika für die innerliche Anwendung enthalten Stoffe, welche die Magensekretion fördern, die Galle zur Tätigkeit anregen oder Blähungen lösen: Mittel mit diesen Eigenschaften – die Amara, die Cholagoga und die Karminativa – sind an anderer Stelle (s.S. 134) beschrieben.

2.2.4 Prämenstruelles Syndrom (siehe dazu auch den Beitrag von F. Brantner, S. 376)

Da für die verschiedenen Beschwerden eine Ätiologie nicht bekannt ist, werden die unterschiedlichsten Medikamentengruppen zur Behandlung herangezogen. Orale Kontrazeptiva erleichtern bestimmte dysmenorrhoische Beschwerden, doch beeinflussen sie weder die Blutung selbst noch die Wasserretention. Zur Bekämpfung der prämenstruellen Wasserretention werden neuerdings stark wirkende Diuretika vom Typ des Furosemids empfohlen. Freiverkäufliche Präparate enthalten – besonders in den USA – Ammoniumchlorid, das als acidotisch wirksamer Stoff zu einer 1–2 Tage lang andauernden Diuresesteigerung führt. Die Kombination mit Coffein ist sinnvoll, da die diuretischen Wirkungsmechanismen der beiden Stoffe unterschiedlich ist. Wegen ihres Rufes, ebenfalls diuretisch zu wirken, enthalten einige Antidysmenorrhoika Bärentraubenblätter (*Uva ursi folium*) und Buccoblätter (*Barosma-betulina*-Blätter). Eine Reihe überkommener Teerezepturen enthalten emmenagog wirkende Drogen, darunter auch solche, die zugleich laxativ wirken. Rein emmenagog wirken u.a. Gartenraute (*Herba Rutae graveolentis*), Römische Kamillen (*Anthemidis flos*; *Chamaemelum-nobile*-Blüten), Rosmarinblätter (*Rosmarini folium*), Zimtrinde (*Cinnamomi zeylanici cortex*). Zur Zeit sind in der Bundesrepublik Deutschland *Agnus-castus*-Präparate beliebt. Es handelt sich um Auszüge aus den Früchten eines im Mittelmeergebiet heimischen Strauches *Vitex agnus castus*. Droge und daraus hergestellte Tinkturen schmecken pfefferartig scharf und aromatisch. Über die Wirkweise ist sehr wenig bekannt. Experimentell konnte eine

Corpus-luteum-ähnliche Wirkung festgestellt werden; doch ließen sich irgendwelche Veränderungen in der Hormonlage der Frau bisher nicht nachweisen.

2.2.5 Nervöse Verstimmungszustände, Einschlafstörungen

Sie können mehr oder weniger alle funktionellen Erkrankungen begleiten. Anscheinend treten sie auch isoliert auf. Für das medikotherapeutische Eingreifen stehen die folgenden pflanzlichen Beruhigungsmittel zur Verfügung: Baldrianpräparate, Hopfenpräparate, Melisse, Lavendel und Johanniskraut.

Baldrianpräparate. Es ist angebracht, streng zwei Gruppen von Baldrianpräparaten auseinander zu halten: die aus dem offizinellen Baldrian (von *Valeriana officinalis*) hergestellten Baldrianpräparate, welche valepotriatfrei sind; und die aus nichtoffizinellem Baldrian (von *V. wallichii* und *V. edulis*, ssp. *procera*) hergestellten Valepotriatpräparate (Hänsel 1984). Zu differenzieren ist wichtig, denn es besteht die Möglichkeit, daß die Valepotriate als alkylierend wirkende Agentien (Braun et al. 1982) die Schleimhäute des Magen-Darm-Traktes schädigen könnten. Solange diese Befürchtungen nicht dadurch ausgeräumt sind, daß die Ergebnisse einer chronischen Toxizitätsprüfung vorgelegt werden, sollten die traditionellen Präparate aus der *Valeriana-officinalis*-Wurzel bevorzugt werden. Der gegenwärtige Stand der Wirkstoff-Frage stellt sich folgendermaßen dar:

- Baldrian hat keine sedativ-hypnotischen Wirkungen vergleichbar dem Alkohol, den Benzodiazepinen oder den Ureiden
- Zwar kommen im ätherischen Öl Stoffe vor (Valerensäurederivate), die spasmolytisch und muskelrelaxierend wirken, doch ist die Konzentration, in denen sie dem Organismus zugeführt werden, viel zu gering, um eine Schlafinduktion über Muskelrelaxation erklären zu können
- ein hoher Prozentsatz der Patienten, die unter nervösen Unruhezuständen und Ein-

schlafstörungen leiden, empfinden die Baldrianpräparate als wirksam
- es gibt Anhaltspunkte dafür, und zwar sowohl aufgrund von Tierversuchen (Macht 1921; Brüggemann 1984) als auch aufgrund von Beobachtungen am Menschen (Bajog 1983), daß geruchssensorische Reize zur Wirksamkeit beitragen

Versuche, spezifische Wirkstoffe, mit zentral sedierenden Eigenschaften im Baldrian aufzufinden, müssen vorerst als gescheitert angesehen werden. Für die Praxis ist jedoch allein die Wirksamkeit von Bedeutung, die hinsichtlich der folgenden Indikationsansprüche als gesichert gelten kann: Nervöse Erregungszustände, Einschlafstörungen, nervös bedingte, krampfartige Schmerzen im Magen- und Darmbereich. Eine intellektuelle Überhöhung der Ansprüche, diese Anwendung im Sinne spezifischer Wirkungsweise zu begründen, birgt die Gefahr in sich, ausgerechnet die möglicherweise schädlichen Stoffe (Valepotriate) anzureichern und zur Anwendung zu bringen.

Präparate: Tee (zur Infusbereitung) und Baldrianpflanzensaft als alkoholfreie Zubereitungen; falls keine Bedenken gegen die Zufuhr von Alkohol bestehen: Baldriantinktur oder Baldrianwein.
Bei Baldrianextrakten in Drageeform geht die sensorische Komponente verloren; doch wird möglicherweise die psychodynamische Wirkungskomponente im Sinne einer bedingten Konditionierung verstärkt.
Hopfenpräparate enthalten Extrakte der Hopfenzapfen, die auch zum Würzen und Konservieren des Bieres verwendet werden. Hopfenextrakt wird kaum als „Monopräparat" verwendet, sondern in Kombination mit Baldrianextrakt, dessen Wirkung und Wirksamkeit dadurch verstärkt wird. Im Tierexperiment senken Baldrian-Hopfen-Kombinationen deutlich die Motilität und Evipan-Schlafzeit bei Mäusen (Kaemmerer 1984). Die Wirksamkeit am Menschen konnte durch Versuche im sogenannten Schlaflabor gezeigt werden (Müller-Limmroth und Ehrenstein 1977).
Johanniskraut (*Hyperici herba*) enthält als cha-

rakteristische Inhaltsbestandteile die sogenannten Hypericine, das sind rote Pigmente mit photosensibilisierenden Eigenschaften. Ähnliche Stoffe kommen auch in der auf Madagaskar heimischen *Haronga madagascariensis* vor, die bei uns seit etwa zwei Jahrzehnten als Carminativum verwendet wird. *Haronga* und *Hypericum* sind im übrigen botanisch verwandt und gehören beide zur Familie der *Hypericaceae*. Beide Drogen enthalten Gerbstoffe und werden daher in der Volksmedizin – zu Recht – als Antidiarrhoika verwendet.
In der Bundesrepublik Deutschland zählt man Extrakte aus *Hypericum-perforatum*-Kraut zu den Psychopharmaka (Rote Liste 1984, Stoffgruppe 70 A), ein Anspruch, den sie, gemessen an dem Psychopharmaka-Begriff der wissenschaftlichen Welt, nicht einlösen können. Auch in der Gruppe der miktionsbeeinflussenden Mittel ist *Hypericum perforatum*-Extrakt vertreten. Diese außerordentlich heterogenen Indikationsansprüche deuten auf eine vornehmlich psychodynamische Wirkung von *Hypericum*.
Melissenblätter (*Melissae folium*) und **Lavendelblüten** (*Lavandulae flos*) enthalten beide ein ätherisches Öl mit angenehmer Duftnote. Sie entfalten ihre zentrale Wirksamkeit vornehmlich im Sinne einer Aromatherapie (zur Aromatherapie siehe Karsten 1976). Zentral beruhigende Stoffe im Sinne des Sedativa-Narkotikabegriffs der Pharmakologie sind in keiner der beiden Drogen nachgewiesen worden. An der choleretischen Wirkung dürften die phenolischen Inhaltsstoffe vom Typus der Rosmarinsäure beteiligt sein.

Indikationsansprüche: Nervös bedingte Einschlafstörungen und Magen-Darm-Beschwerden; Appetitlosigkeit.

2.3 Phytotherapeutika, welche protektive Effekte haben

2.3.1 Vorbemerkungen

Die Vermischung von protektiv-präventiven und kurativ-therapeutischen Effekten ist eine Quelle großer Irrtümer in der Medikotherapie.

An der Gesunderhaltung interessierte Ärzte und Laien glauben an den Lehrsatz: Das, was heilt, kann, in kleineren Dosen dem Organismus zugeführt, auch vorbeugen (Beispiel: Rheumatees). Und zur inversen Situation: In der Experimentalpharmakologie existieren zahlreiche Versuchsanordnungen, in denen protektive Pharmaka-Effekte gemessen werden; viele Arzneimittelforscher vertreten den Grundsatz: das, was experimentell protektiv wirksam ist, kann in der therapeutischen Situation auch kurieren (Beispiel: Leberschutzmittel).

Im folgenden werden phytotherapeutische Mittel behandelt, bei denen der protektive Effekt überwiegt. In der akuten therapeutischen Situation oder bei chronischen Krankheitsprozessen kann man ihnen allenfalls einen die Progredienz hemmenden Effekt zuschreiben.

2.3.2 Zerebrale Antihypoxidotika

Zerebrale Antihypoxidotika sind Arzneimittel, die unabhängig von der Art ihrer primären pharmakologischen Wirkung dazu benutzt werden, Störungen des zerebralen Zellstoffwechsels und der Substrat- und Sauerstoffversorgung der Hirnzellen zu mildern oder zu beseitigen. Es ist experimentell auf verschiedenem Wege möglich, die Hirndurchblutung zu fördern, doch sei diesbezüglich auf Spezialliteratur verwiesen (z.B. Wieck 1981). Allerdings wird der praktisch-therapeutische Nutzen einer Langzeitbehandlung mit durchblutungsfördernden Arzneistoffen – die meisten von ihnen sind synthetische Verbindungen – in Abrede gestellt (Schönhöfer und Fülgraff 1979). Da sich das Therapieziel „langfristige Besserung von Funktionsausfällen" mit den gegenwärtig zur Verfügung stehenden Arzneistoffen nicht erreichen läßt, muß man sich bei zerebrovaskulärer Insuffizienz damit begnügen, die Arzneimittel als bloße Adjuvanzien einzusetzen. Um so wichtiger ist es, im Sinne einer Nutzen-Risiko-Abwägung, nur solche Arzneimittel zu verwenden, die keine unerwünschten Nebenwirkungen aufweisen. Unter den Phytotherapeutika kommt als toxikologisch unbedenklich *Ginkgo biloba*-Extrakt in Frage.

Ginkgo biloba-Extrakt gewinnt man aus den Blättern des in Ostasien beheimateten *Ginkgo biloba*. Spezifische Wirkstoffe sind nicht bekannt. Die pharmakologischen und klinischen Prüfungen werden mit standardisierten Extrakten durchgeführt, in denen u.a. die folgenden Inhaltsbestandteile nachgewiesen wurden: Flavonolglykoside, die sich vom Querzetin und Kämpferol ableiten und als Esterglykoside vorliegen; oligomere Dehydrocatechine vom Prodelphinidintyp sowie laktonische Diterpene, die sogenannten Ginkgolide. Ratten, die mit 100 mg Extrakt/kg Körpergewicht vorbehandelt wurden (i.p.) zeigten unter hypobaren Hypoxiebedingungen eine längere Überlebensdauer als unbehandelte Kontrollen (Karcher *et al.* 1984). Weitere Literatur zur Pharmakodynamik und klinischen Prüfung: siehe Hänsel und Haas, *loc. cit.* S. 68–69.

Anwendung. Wie grundsätzlich alle Antihypoxidotika (Wieck, *loc. cit.* S. 169) als Zusatztherapeutikum zur Förderung der Hirndurchblutung.

Anhang: Hinweis auf Ouabain (= g-Strophanthin) und Digitaloide. Als unterstützende Therapie bei Schlaganfallpatienten wird immer wieder Ouabain empfohlen, und zwar auch dann, wenn keine Anzeichen einer kardialen Dekompensation bestehen. Daß das Ouabain, nicht aber Digitoxin oder Digoxin, die Hirndurchblutung fördert, dürfte wohl – auch wenn es noch immer bestritten wird – als gesichert gelten. Für den Menschen haben u.a. Heiss und Mitarbeiter (1976) Belege vorgelegt. Tierexperimentelle Arbeiten haben zuerst russische Wissenschaftler durchgeführt (Astrachanzewa, *loc. cit.* S. 187 und die dort zitierte Literatur). Am stärksten wirkten neben Strophanthin das Convallatoxin, das Hauptcardenolid des Maiglöckchenkrautes.

2.3.3 Venenmittel

Venenmittel dienen als Adjuvanzien zur Behandlung bei Venenerkrankungen. Sie sind entweder zur innerlichen Einnahme bestimmt (Dragee- und Liquida-Formen), zum Injizieren oder Auftragen auf die Haut (Salben, Gele, Cremes).

Die oral einzunehmenden Venenmittel enthalten Flavonoide, wie Rutin, Querzetin, Hesperidin, oder sie enthalten Saponine, am häufigsten Roßkastaniensaponin, aber auch Saponine aus dem Mäusedorn (*Ruscus aculeatus*). Die äußerlich anzuwendenden Präparate enthalten in der Regel Heparin und Heparinoide; daneben aber auch Flavonoide und Roßkastaniensaponin.

Bei der Behandlung von Varizen stehen die nichtmedikamentösen Maßnahmen an oberster Stelle. Ob die Venenmittel das Leiden bessern, darüber herrscht unter Phlebologen und Pharmakologen keine einhellige Meinung. In vielen Ländern, etwa in den USA, stehen sie im Rufe, überflüssige Placebomittel zu sein. Wenn das Therapieziel darin besteht, bestehende Varizen zum Schwinden zu bringen oder schlußunfähige oder zerstörte oder fehlende Venenklappen wieder funktionsfähig zu machen, dann kann dieser Auffassung nur zugestimmt werden.

Die Medikotherapie muß aber nach dem viel bescheideneren Therapieziel beurteilt werden, eine bloße Zusatztherapie zu der heute allgemein anerkannten phlebologischen Therapie (Kompression, Bewegungstherapie, Hydrotherapie, Verödung oder Operation) zu sein.

Nach Ansicht führender Phlebologen wirken die Venenmittel protektiv-antiödematös (Fischer 1981), d.h. sie sind imstande, die Ödementstehung zu erschweren und dadurch entzündlichen Prozessen vorzubeugen. Ausschlaggebend sei dabei, daß ausreichend hoch dosiert werde. Ob die ödemprotektive Wirkung allerdings ausreicht, eine Phlebitis tatsächlich zu verhindern, wird angezweifelt (Donath 1980).

Sehr beliebt sind Salben, Gele und Cremes, die Heparin und Heparinoide enthalten, d.h. Wirkstoffe, die antikoagulierend wirken können. Die perkutane Resorption wird kritisch beurteilt. Auch für andere Zusätze, wie Aescin, Bioflavonoide oder Arnika-Extrakt fehlen bisher Angaben zur Pharmakokinetik (Resorbierbarkeit) und zur Wirkweise.

Arnika-Extrakte können, sie müssen aber nicht in allen Fällen Allergene enthalten, die zu Kontaktder-matitiden führen. Es sind Drogenherkünfte bekannt, bei denen die allergenwirksamen Helenalinester durch die inaktiven Dihydroderivate ersetzt sind (Willuhn 1984).

Daß die örtliche Anwendung von Salben und Gelen von den Patienten zur Erleichterung der Beschwerden führt und wohltuend empfunden wird, wird vielfach bestätigt (z.B. Haid 1984). Dennoch sei noch einmal auf den reinen Adjuvans-Charakter aller Venenmittel, es gilt dies auch für die synthetischen Stoffe und für die halbsynthetischen Alkaloide, hingewiesen: Es besteht die Möglichkeit, daß bei alleinigem Verlaß auf Venenmittel, die Insuffizienz fortschreitet und zu Komplikationen führt (Wesener 1967).

2.3.4 Leberschutzmittel

Leberschutzmittel haben nichts mit der traditionellen „*Materia medica*" zu tun. Sie verdanken ihre Entstehung voreiligen Übertragungen experimentell-pharmakologischer Beobachtungen auf die therapeutische Situation am Menschen. Die experimentellen Beobachtungen bestehen darin: durch Prämedikation bestimmter Stoffe (Catechin, Silybumflavone) läßt sich eine nachfolgende Intoxikation mittels typischer Lebergifte, unter ihnen Galactosamin, Brombenzol, Alkohol, Tetrachlorkohlenstoff und die Gifte des Knollenblätterpilzes, verhindern. Die Antidotwirkung ist aber nur dann ausgeprägt, wenn das Leberschutzmittel *präventiv* gegeben wird. Weder die Zeitgebung (präventive, nicht therapeutische Gabe) noch das „Krankheitsmodell" spiegeln die tatsächliche Situation – akut entzündliche oder chronisch verlaufende Lebererkrankungen des Menschen – wieder. Jedenfalls herrscht bei den führenden Hepatologen Einigkeit darüber, daß für keines der auf dem Arzneimittelmarkt befindlichen Leberschutzmittel (Leberhydrolysate, lipotrope Substanzen, Vitamine, Orotsäure, Phytotherapeutika) der Beweis erbracht wurde, daß Lebererkrankungen dadurch geheilt, gebessert oder in ihrem Verlauf aufgehalten werden konnten (Sewing 1979; Strohmeyer 1978; Thaler 1970; 1984).

Eine kranke Leber unterscheidet sich von jedem anderen Organ darin, daß Wirkort und

Ort der Metabolisierung die gleichen sind: Die kranke Leberzelle muß somit zusätzliche metabolische Arbeit leisten, indem das zugeführte Arzneimittel, für den Organismus ein Fremdstoff, entgiftet werden muß. Je lipophiler ein Stoff, um so aufwendiger die metabolische Arbeit: Insofern sollte man die in Mode gekommene Vitamin E-Therapie sorgfältig beobachten (über unerwünschte Wirkungen bei Mißbrauch von Vitamin E: siehe Roberts 1981; Reinicke 1984). Eine noch größere Gefährdung geht natürlich von einer Therapie mit differenten Stoffen aus.

Somit besteht die eigentliche Leberschutztherapie darin, Arzneimittel jedweder Art zu meiden: Die Schonung vor Xenobiotika stellt die eigentlich naturgemäße Heilweise bei Lebererkrankungen dar.

Eine heiße Auflage auf die Leber mit Heublumen – also nasse Wärme – wird oft als wohltuend empfunden. Heublumen sind die Abfälle der Heulagerung, die sich am Boden sammeln. Sie bestehen aus Samen, Blüten, kurzen Stengeln und Blättern verschiedener Wiesengräser und Wiesenpflanzen. Je nach Herkunft wechselt die Zusammensetzung. Fertigpackungen mit Heublumen – auch als Heusack bezeichnet – werden in gleichbleibender Qualität angeboten.

2.4 Gesundheitspflegemittel, Vorbeugungsmittel

2.4.1 Vorbemerkungen

Die Bezeichnung Gesundheitspflegemittel soll darauf hinweisen, daß das Präparat nicht zur Behandlung akuter Erkrankungen, sondern zur Erhaltung der Gesundheit bestimmt ist. Als Vorbeugungsmittel bezeichnete man früher alle freiverkäufliche Arzneimittel, im Gegensatz zu den „echten Arzneimitteln", die apothekenpflichtig waren. Der Begriff Vorbeugung hatte dabei keinen wissenschaftlich faßbaren Inhalt, etwa im Sinne einer medizinischen Prophylaxe.

Die Gesundheitspflegemittel sind hinsichtlich ihres medizinischen Wertes zwischen den Diätetika und den Arzneimitteln angesiedelt. Der Zusammensetzung nach handelt es sich in der Regel, aber keineswegs in allen Fällen, um Bestandteile der täglichen Nahrung, die dann meist in angereicherter Form, angeboten werden. Klassische Beispiele dafür bieten die Vitamine, die sogenannten semi-essentiellen Pflanzenstoffe (Kühnau 1973), Ballaststoffe und Geschmacksstoffe (Amara, Amara-Aromatika, Aromatika); doch sind die Beziehungen zwischen Nahrungsbestandteilen und physiologischen-pharmakologischen Wirkungen noch weitreichender.

Allein schon die isokalorische Änderung der Nahrung kann die Abwehrlage des Organismus gegen Noxen, vor allem gegen pathogene Infektionserreger, verändern. Hohes Kohlenhydratangebot führt, wie zahlreiche Tierexperimente zeigen, zu Resistenzminderungen gegenüber Virusinfektionen, bakterielle Infektionen und auch gegen Helminthenbefall; isokalorischer Ersatz von Kohlenhydrat durch Fette führt dagegen zu auffallender Resistenzsteigerung (Schole et al. 1978, *loc. cit.* S. 37–47 und die dort zitierte Literatur). Nach der Zweikomponententheorie von Schole (1978) erklären sich diese Beobachtungen, wie folgt: die Art der Nahrungsbestandteile hat Einfluß auf die Konzentration und auf das Mengenverhältnis von anabolen und katabolen endokrinen Komponenten und damit auf den Gleichgewichtszustand zwischen zytoplasmatischen Syntheseleistungen und energieliefernden mitochondrialen Abbauprozessen. In welcher Relation zueinander Kortikosteroide und somatotropes Hormon mobilisiert werden, von dieser „Reaktionslage" (Heilmeyer 1953), hängt die Widerstandskraft der Gewebe und Organe gegenüber Belastungen unterschiedlichster Art ab.

2.4.2 Anabole Faktoren

Eine vergleichbare Verschiebung der endokrinen Stoffwechsellage mit Erhöhung der Widerstandskraft gegen Infektionen und Stressoren läßt sich durch Substanzen erzielen, die als trophanobole Wirkstoffe (Kaemmerer und Fink 1980) oder kürzer als anabole Faktoren („Anabolic Agents" nach Lu und Rendel 1976) bezeichnet werden. Es handelt sich um Nicht-Steroide, und zwar um eine chemisch heterogene Wirkstoffklasse, umfassend aliphatische Diole, Phenole, die Orotsäure, zahlreiche Antibiotika bis hin zu den Ginsenosiden der Ginsengwurzel und den Lignanen der *Eleutherococcus*wurzel. Im veterinärmedizinischen Bereich hat man große Anstrengungen unternommen, zur Tieraufzucht Stoffe zu finden, welche das Wachstum der Tiere fördern und die Futterverwertung verbessern; und die weder Steroide noch Antibiotika darstellen. Zahlreiche Gewürz- und Arzneidrogen erwiesen sich in entsprechenden Versuchen als „anabol" wirksam, darunter Zwiebel- und Knoblauchpulver, Arekanuß, Enzian, Meerrettich und Tormentillwurzel (Kaemmerer und Fink 1982).

Anabole Faktoren lassen sich in sehr unterschiedlichen Versuchsanordnungen nachweisen und messen, beispielsweise – durch die Eiweißsyntheseleistung von Leberzellmikrosomen im *in vitro*- und im *in vivo*-Versuch (Kaemmerer und Dey-Hazra 1980) – durch die Förderung des Wachstums des *Musculus levator ani* (MLA) der kastrierten männlichen Ratte

- durch die wachstumsfördernde Wirkung im Aufzuchtversuch mit Ratten
- indirekt durch Belastungstest (körperliche Belastung, Befallsrate nach Infektionen, Tumoren, psychischen Streß; (siehe dazu Schole *et al.* 1978)

Anabole Faktoren sind wahrscheinlich an der Wirkung der **Roborantia** und **Tonika** beteiligt, zweier Präparategruppen, die schlecht voneinander abgrenzbar sind. Roborantia und Tonika dienen allgemein zur Behebung körperlicher und geistiger Erschöpfungszustände. In der Volksmedizin vieler Länder spielen sie eine große Rolle; beispielsweise gelten von 189 in Südostasien häufig verwendeten Arzneipflanzen allein 46 von ihnen als tonisierend wirksam (Brekhman und Dardymov 1969).

Phytotherapeutika, die roborisierend und tonisierend wirken, verwendet man gerne während Zuständen von Müdigkeit, Schwäche und Abmagerung, sowie in der Rekonvaleszenz. Hinter unbestimmten Schwächezuständen können sich gefährliche Krankheiten verbergen; die Verordnung eines Tonikums darf

selbstverständlich nicht den Weg für eine mögliche ätiologische Therapie versperren. In der Therapie haben Roborantia-Tonika bestenfalls eine Adjuvansfunktion. Für den Nichtkranken sind sie Hilfsmittel zur Abhärtung: zur Ergänzung des körperlichen Trainings; sportliche Leistungen können verbessert werden.

Anabole Faktoren wurden als Stoffe definiert, die keine Steroidstruktur haben, und denen folglich auch androgene und/oder östrogene Wirkungen fehlen. Die Dissoziation von anaboler und sexagener Wirkung trifft aber nicht für alle Pflanzenstoffe zu. So enthält die Luzerne, eine bekannte Futterpflanze (*Medicago sativa*), die auch unter der angelsächsischen Bezeichnung **Alfalfa** angeboten wird, Isoflavone vom Typus des Cumöstrols (Lindner 1976). Cumöstrol weist eine dem Stilböstrol durchaus vergleichbare östrogene Aktivität auf. Alfalfa gilt als „Geheimtip" für Kraftsportler, und zwar wirke es „muskelbildend", durchaus vergleichbar den anabolen Steroiden, ohne aber deren „gesundheitsschädigende Nebenwirkungen zu entwickeln" (?).

2.4.3 Semi-essentielle Nährstoffe

2.4.3.1 Allgemeine Charakterisierung

Nach Kühnau (1973) eine Gruppe von Nahrungsbestandteilen neben den essentiellen und nicht-essentiellen (entbehrlichen), deren Fehlen beim Menschen zwar nicht den Tod, wohl aber Störungen des allgemeinen Wohlbefindens, des Appetits, der Verdauungsfunktionen und der Stoffwechselregulationen auslöst. Gesundheit und Leistungsfähigkeit sind keineswegs allein schon deshalb hinreichend gesichert, wenn die Nahrung ausreichend Kalorien, Eiweiß, Vitamine und Mineralstoffe enthält; es existieren nach neueren Forschungen (Kühnau 1973) außer den klassischen Nahrungskomponenten noch eine große Zahl bisher kaum bekannter Kostbestandteile, die durch die verschiedensten physiologischen Effekte zur Aufrechterhaltung des körperlichen und geistigen Normalzustandes beitragen. Hierher gehören die phenolischen Pflanzeninhaltsstoffe, insbesondere die sogenannten Bioflavonoide, sowie die Aroma- und Geschmacksstoffe der Nahrung.

2.4.3.2 Beispiel Bioflavonoide

Das Praefix „*Bio*" soll kennzeichnen, daß es sich im Gegensatz zu den vielen synthetisierten Flavonoiden um die im Pflanzenreich vorkommenden Vertreter handelt. Bisher sind an die 1 000 Bioflavonoide bekannt. Chemisch sind sie dadurch gekennzeichnet, daß zwei aromatische Ringe über eine C_3-Kette miteinander verbunden sind. Zur *de novo*-Synthese aromatischer Ringe ist nur der pflanzliche Organismus in der Lage, wodurch sich zugleich der Umstand erklärt, daß im Tierreich Flavonoide nicht verbreitet sind. Flavonoide finden sich in allen Organen grüner Pflanzen (in Blättern, Stengeln, Wurzeln, Blüten, Samen, Früchten), speziell auch in pflanzlichen Nahrungsmitteln – vor allem in Obst und Gemüse, aber auch im Getreide – sowie in Getränken und Genußmitteln auf Pflanzenbasis: in Tee, Kaffee, Kakao, Schokolade, Rot- und Weißwein, Fruchtsäften.

Auf protektive Wirkungen von Flavonoiden hat kein geringerer als Szent-Györgyi, der Entdecker des Vitamin C, als erster aufmerksam gemacht. Er fand, daß rohe pflanzliche Produkte kapillare Schädigungen bei skorbutischen Meerschweinchen besser verhindern können, als ihrem Vitamin C-Gehalt entspricht. Wegen der antihämorrhagischen, die Gefäßpermeabilität herabsetzenden Wirkung nannte man das zuerst aus Zitronen isolierte und als ein Flavanon identifizierte Prinzip Permeabilitätsvitamin (= Vitamin P). Der Vitamincharakter gilt heute als widerlegt, da eine lebensbedrohliche P-Avitaminose zu erzeugen, nicht gelingt. Nicht widerlegt ist die Möglichkeit, daß Bioflavonoidmangel zu einer gleichsam schleichenden, nicht manifesten und sehr langsam verlaufenden „Avitaminose" führt. Langzeiteffekte sind experimentell wesentlich schwieriger nachzuweisen als Immediateffekte. Nicht bezweifelt werden kann, daß Flavonoide Membraneigenschaften verändern können. Flavonoide sind eingehend pharmakologisch untersucht worden: An die 80 unterschiedliche Wirkungen wurden entdeckt, über die nicht im Einzelnen referiert werden kann (Sammelreferate siehe Böhm 1967, Farkas et al. 1982, Gabor 1975, Hausteen 1983, Lang 1979). Sehr zu beachten ist: Flavonoide sind zwar pharmakologisch aktive Substanzen, aber nur im Sinne von Schutzfaktoren, nicht im Sinne von restitutiv wirksamen (kurativ wirksamen) Pharmaka. Hervorgehoben seien die folgenden protektiven Wirkungen:

(1) Flavonoide wirken ödemprotektiv, nachweisbar durch die Hemmung experimentell erzeugter Ödeme der Rattenpfote.

(2) Flavonoide wirken gefäßschützend durch Erhöhung der Kapillar-Resistenz, nachweisbar beispielsweise im Petechientest, und durch Verminderung der Kapillar-Permeabilität, nachweisbar durch Hemmung des Austritts von injizierten Farbstoffen aus den Hautkapillaren.

(3) Flavonoide wirken antioxidativ.

In vitro: Sie schützen die sehr oxidationsempfindliche Ascorbinsäure vor dem Abbau, so daß in der Nahrung oder in Fruchtsäften die Vitaminwirkung erhalten bleibt. In ähnlicher Weise hemmen die Flavonoide die Lipidperoxidation; sie schützen die sehr empfindlichen mehrfach ungesättigten Fettsäuren vor dem Oxidiertwerden.

In vivo: Die Radikalfängereigenschaft der Flavonoide machen sie zu allgemeinen Schutzfaktoren *par excellence*, da die Lipidperoxidation der Zellmembranen die Initialreaktion darstellt, die jeden pathologischen Prozeß einleitet, nachdem eine Zelle, auf welche Art auch immer, geschädigt wurde (Abb. 3). Eine ausführliche Diskussion dieses Fragenkomplexes findet man bei Meerson in „Adaptation, Streß und Prophylaxis" (*loc. cit.* S. 242–294). Die Flavonoide haben somit die gleichen antioxidativen Eigenschaften wie das α-Tocopherol (Vitamin E), die Ascorbinsäure und die synthetischen Antioxodanzien vom Typus des 2,6-Di-tert-butyl-l-p-kreosols (BHT); sie alle verhindern im Tierexperiment die durch Sauerstoffmangel induzierten Ischämieschäden im Gehirn und am Herzen.

Mit den antioxidatischen Eigenschaften der Flavonoide hängt wahrscheinlich auch deren antiatheromatöse Wirkung zusammen (s. Abb. 3). Verfütterung von Flavonoiden im Rahmen einer thrombogenen Diät verlängert

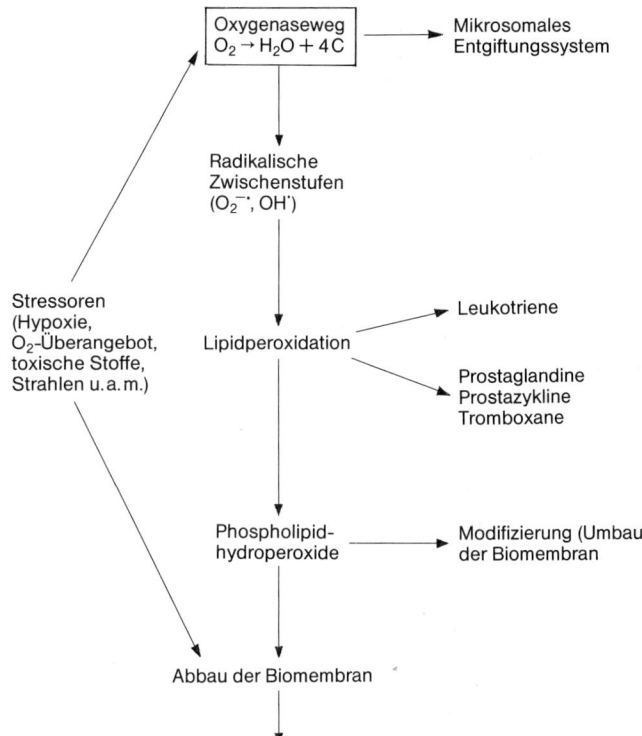

Abb. 3. Die Reduktion des molekularen Luftsauerstoffs, bekannt als Oxygenaseweg, kann als ein Mechanismus aufgefaßt werden, der im Dienste der biologischen Abwehr steht: er ermöglicht die Entgiftung körpereigener Stoffe durch Hydroxylierung, die hierdurch in lösliche (harnfähige) Verbindungen überführt werden; Er ermöglicht über die Lipidperoxidation (LP) Anpassungen an Umweltänderungen durch Neubildung oder Umbau von Membranen und durch die Kontrolle der Aktivität von membrangebundenen Enzymen. Die LP spielt eine Rolle bei der Biosynthese der Prostaglandine und Leukotriene sowie bei der Phagozytose und Pinozytose (Kagan et al. 1978). Diese physiologisch-nützliche Adaptationsfunktion des Oxygenasewegs schlägt in einen pathologischen und dem Organismus schädlichen

Mechanismus um, sobald die Stressoren nach Intensität und/oder Dauer ein bestimmtes Maß überschreiten. Es kommt dann zur Ansammlung von Radikalen. Stoffe mit Radikalfängereigenschaften, Elektronenakzeptoren, Antioxidanzien und Chelatbildner verhindern die Ansammlung von Radikalen und verhindern pathologische Vorgänge im biochemischen Initialstadium (Meerson, loc. cit. S. 252). Aliphatische Alkohole, Tocopherole (Vitamin E), Ascorbinsäure, Steroidhormone, Ubichinone und synthetische Antioxidantien vom Typ des BHT wirken antioxidativ, insbesondere aber auch die in Pflanzen vorkommenden Phenole vom Typus der Lignane (Oliveto 1972), Catechine (Slater 1981) und Flavone (Baumann et al. 1980, 1982; Hausteen 1983; Maridonneau et al. 1982)

die Lebensdauer der Tiere (Robbins 1967); flavonoidreiche Extrakte aus Alfalfa (*Medicago sativa*) zeigen denselben Effekt (Zemplényi 1975, *loc. cit.* S. 325). Man vermutet, es könne die lebensverlängernde Wirkung der Verfütterung von Orangensaft bei Ratten ebenfalls auf die darin enthaltenen Flavonoide zurückzuführen sein (Lit. bei Lang 1979, *loc. cit.* S. 611).

Für den Menschen wird Ähnliches behauptet. Nach einer Studie von Dougnac (1935; zitiert nach Kühnau 1973, *loc. cit.* S. 125) soll die Bevölkerung der Weingegend Medoc, die immer viel Rotwein getrunken hat, deutlich länger leben, im Vergleich zur Lebenslänge der Bauern in anderen Gebieten Westfrankreichs. Auch sei die Krankheitsanfälligkeit geringer (siehe dazu auch Kliewe 1981).
Die Polyphenole des Rotweins gehören den unterschiedlichsten Flavonoidgruppen an: den Flavonolen, Anthozyanen, Catechinen, Flavan-3,4-diolen

und oligomeren Procyanidinen. Dieses Flavonoidspektrum ist nicht einmalig, sondern findet sich in einer Reihe weiterer Produkte pflanzlicher Herkunft, so insbesondere auch in Crataegusextrakten (Extrakte aus Blättern und Früchten des Weißdorn). Wollte man die antihypoxidotischen Flavonoideffekte ausnutzen, ohne die vielfach unerwünschte Alkoholwirkung des Weines in Kauf nehmen zu müssen, so stehen außer unvergorenen Traubensäften die Crataeguspräparate (Weißdornpräparate) zur Verfügung.

Zur **Bioverfügbarkeit** der Flavonoide lassen sich keine generalisierenden Aussagen machen, da Resorption und Elimination vom jeweiligen Flavonoidtypus abhängen. Flavone und Flavonole (d.s. 3-Hydroxyflavone) – zu diesem Typus gehören Rutin und Quercetin – werden, wenn überhaupt, nur unvollständig resorbiert. Es ist im wesentlichen nur mit topischen Effekten zu rechnen, beispielsweise mit einer antiphlogistischen Wirkung auf die Schleimhäute des Magen-Darm-Traktes. Beispiel: Kamillenblüten mit Apigenin als Hauptwirkstoff.

Flavonoide mit nicht-planarem Molekülbau werden nach *per os*-Gabe verhältnismäßig gut resorbiert. Angaben liegen vor für die oligomeren Procyanidine (Masquelier 1981), für Dihydroflavonole (= Silybumflavone; Lorenz et al. 1982) und für das Katechin (Wurm 1975; Balant 1981).

Die **Toxizität** der Flavonoide ist nach allen bisher vorliegenden Untersuchungen sehr gering. Beispielsweise vertragen gesunde Versuchspersonen Rutin in Tagesdosen bis zu 2,25 g ohne unerwünschte Nebenwirkungen (Lahman und Purucker 1974). Möglicherweise hängt aber im speziellen Falle der Quercetinderivate die gute Verträglichkeit mit der geringen Resorptionsquote zusammen. Katechine, die nach Resorption in der Leber metabolisiert werden, sind allerdings gleichermaßen untoxisch (Hennings 1981): Rhesusaffen vertragen *i.v.*-Gaben bis zu 25 mg/kg über einen Zeitraum von 13 Wochen reaktionslos; Ratten, Kaninchen und Hunde orale Gaben von 1000 mg/kg über einen Zeitraum von 26 Wochen. Bei einer Langzeitanwendung von Katechinen muß nach Remmer (1983) mit dem Auftreten von allergischen Reaktionen gerechnet werden. Dem ist entgegen zu halten, daß Tee (Grüner und Schwarzer Tee von *Camellia sinensis*), welcher reich an Catechinen ist, dennoch tagtäglich von Millionen Menschen reaktionslos vertragen wird.

Vorkommen von Flavonoiden. Bioflavonoide kommen in allen Nahrungs- und Genußmitteln pflanzlicher Herkunft vor. Pro Tag dürften durchschnittlich 1 g Bioflavonoide aufgenommen werden. Besonders flavonoidreich sind die Zitrusfrüchte und, wie schon erwähnt, der Tee.

Medizinische Verwendung. Bioflavonoide sind ihrer antihypoxidotischen und membranstabilisierenden Eigenschaften wegen unspezifische Schutzfaktoren gegen Stressoren jeder Art. In Ergänzung zum körperlichen Präventivtraining (Ausdauertraining in Dauer- oder Intervallform) fördern sie die oxidative Kapazität des Organismus und wirken präventiv-protektiv auf das kardio-pulmonale System sowie auf das Kapillarsystem.

Arzneimittel. Flavonoide werden mit jedem Phytotherapeutikum dem Organismus zugeführt. Besonders flavonoidreich sind die folgenden Arzneidrogen:

Birkenblätter, Buchweizenkraut, Gingkoblätter, Goldrutenkraut, Hauhechelwurzel, Heidelbeeren, Holunderblüten, Mariendistelfrüchte, Orthosiphonblätter, Pomeranzenschale, Ringelblumenblüten, Stiefmütterchenkraut, Strohblumenblüten, Süßholzwurzel, Weißdornblätter, Weißdornblüten, Weißdornfrüchte, Wollblumen.

2.4.4 Gewürze und Genußsäuren

2.4.4.1 Ernährungsphysiologische Bedeutung

Neben den Kalorienträgern enthält die tägliche Nahrung Riech- und Schmeckstoffe (engl. *Flavors*), um den Wohlgeschmack und das Aroma der Speisen zu verbessern. Erst die geruchs- und geschmackswirksamen Begleitkomponenten machen das Gemisch aus Proteinen, Kohlenhydraten, Fetten und Vitaminen zum genießbaren Essen. Schmackhafte Speisen fördern den Appetit und steigern die

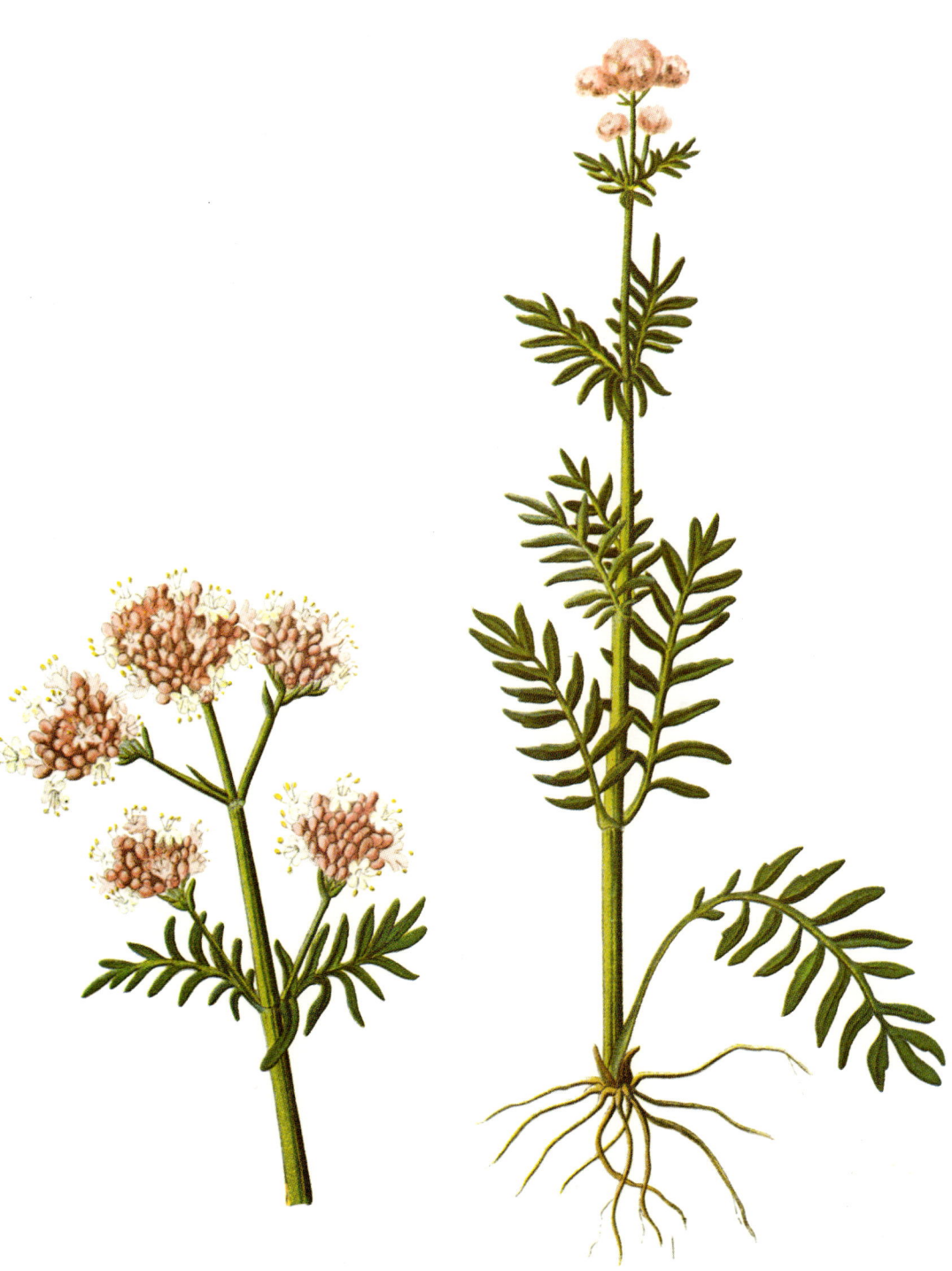

Valeriana officinalis Linné. Baldrian.

In den Wäldern ganz Europas verbreitet. Verwendet werden die Wurzeln und die aus denselben bereitete Tinktur.

Baldrian-Präparate sind z. B. Seda-Kneipp®-Dragees, Kneipp® Baldrian-Tee und Kneipp® Sedativ-Bad (Baldrian-Melisse-Aquasan®)

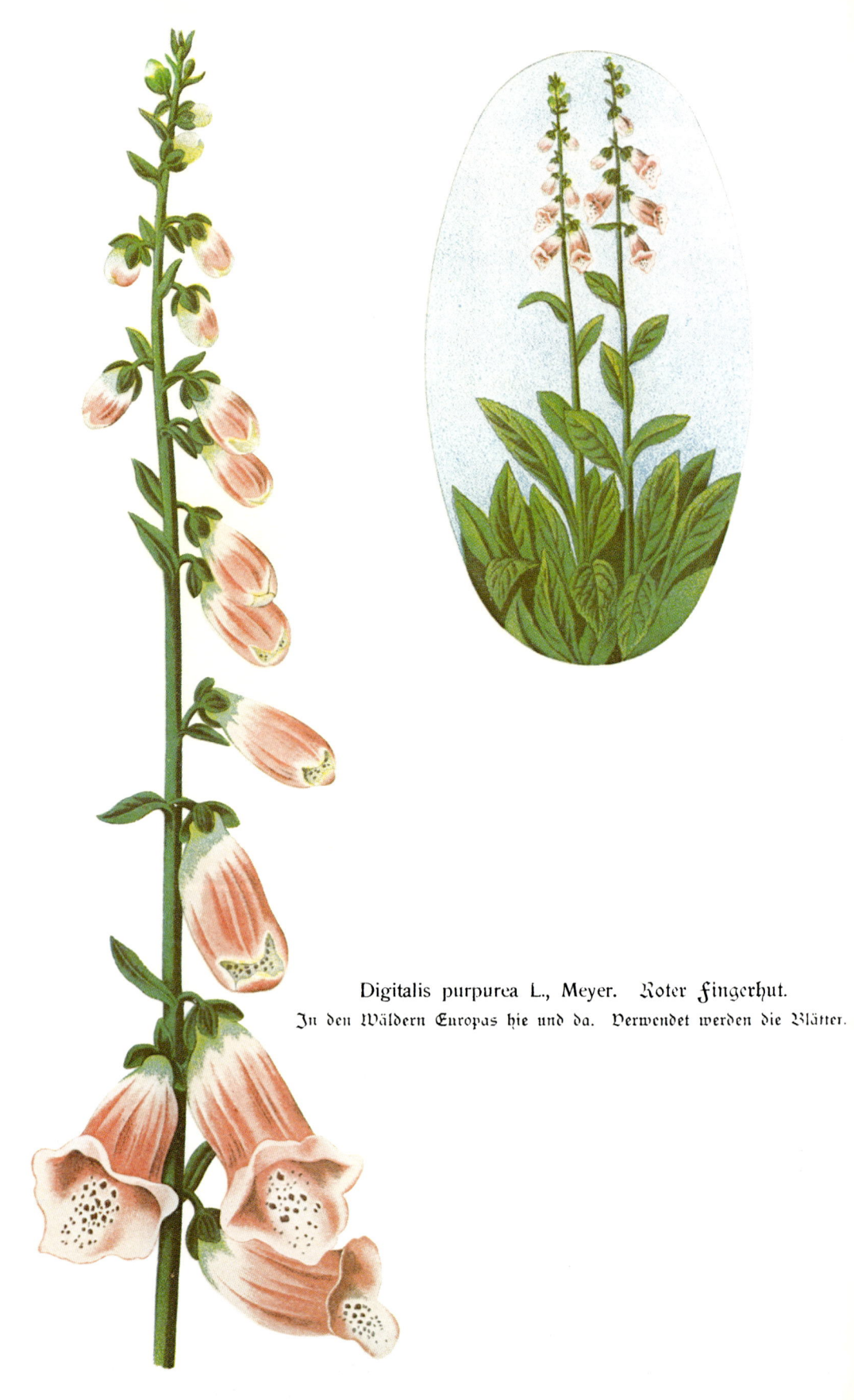

Digitalis purpurea L., Meyer. Roter Fingerhut.

In den Wäldern Europas hie und da. Verwendet werden die Blätter.

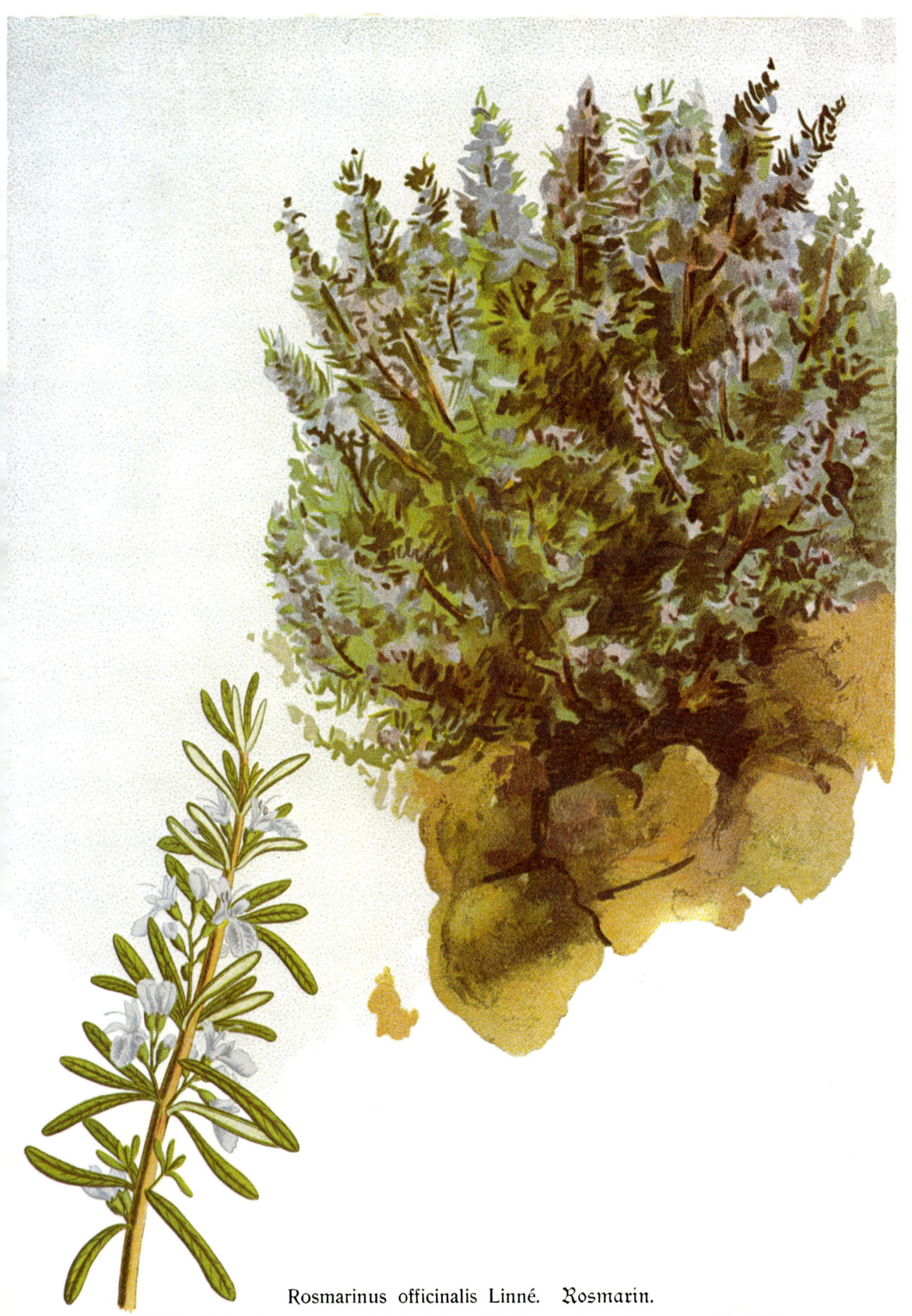

Rosmarinus officinalis Linné. Rosmarin.

Einheimisch in Südeuropa, ansonst in Gärten kultiviert. Verwendet werden die Blätter.

Rosmarin-Präparate sind z. B. Kneipp® Herzsalbe und Kneipp® Rosmarin-Ölbad.

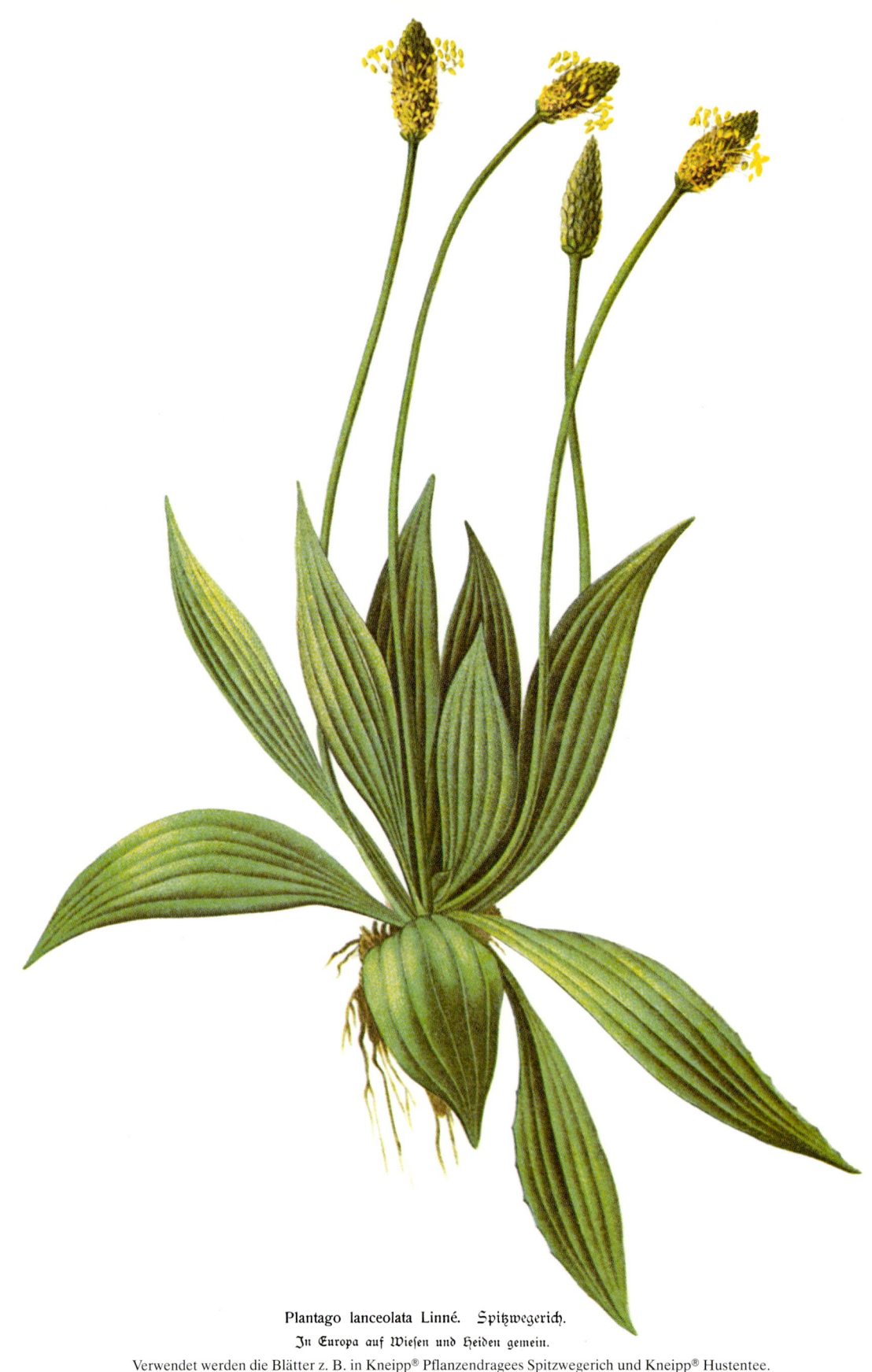

Plantago lanceolata Linné. Spitzwegerich.

In Europa auf Wiesen und Heiden gemein.

Verwendet werden die Blätter z. B. in Kneipp® Pflanzendragees Spitzwegerich und Kneipp® Hustentee.

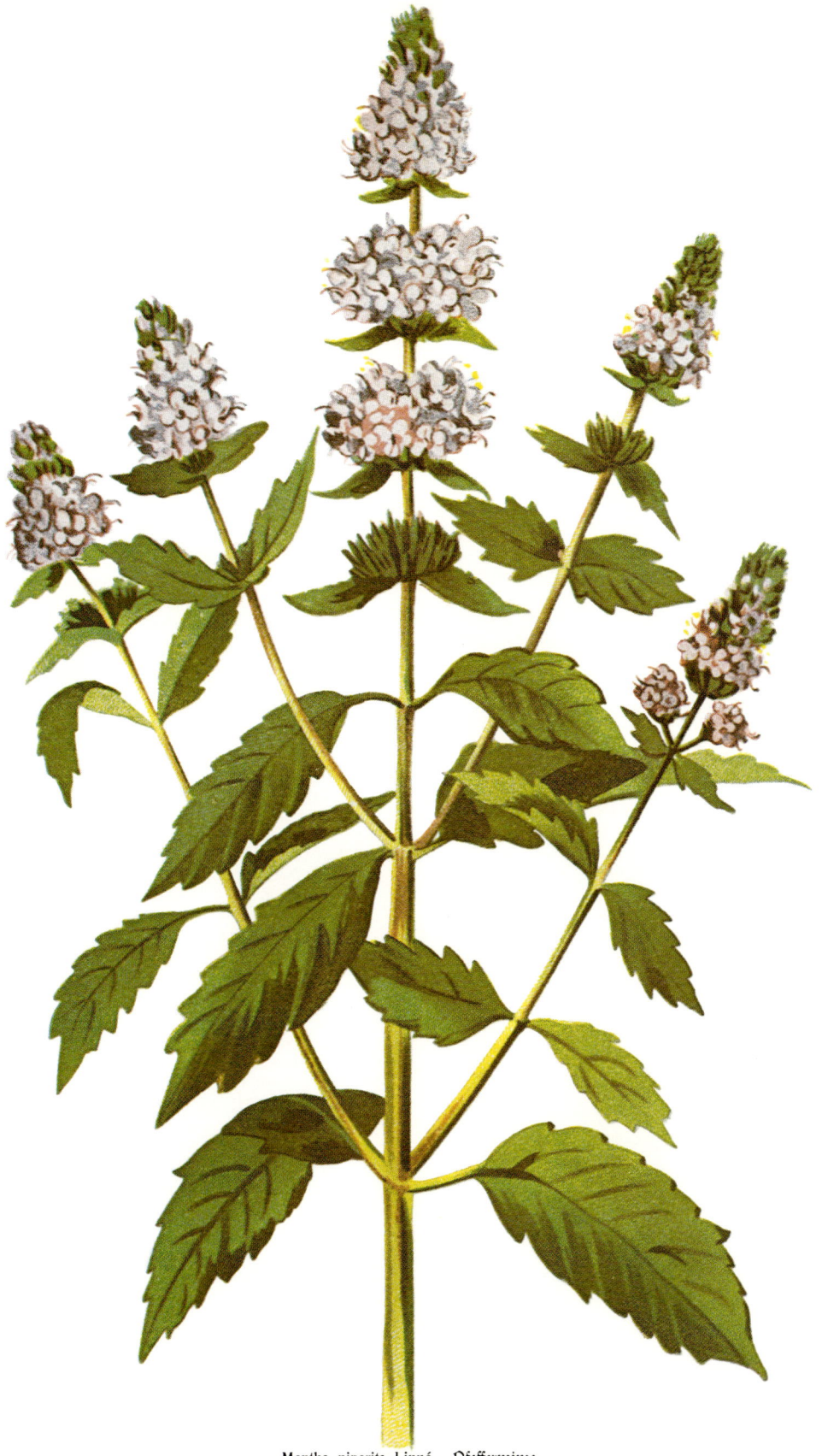

Mentha piperita Linné. Pfefferminze.

An Fluß- und Bachufern an sumpfigen Stellen in ganz Europa. Verwendet werden die Blätter und das aus ihnen gewonnene Öl.
Die Pfefferminze wird verwendet in Kneipp® Galle- und Leber-Tee und in Kneipp® Minzöl.

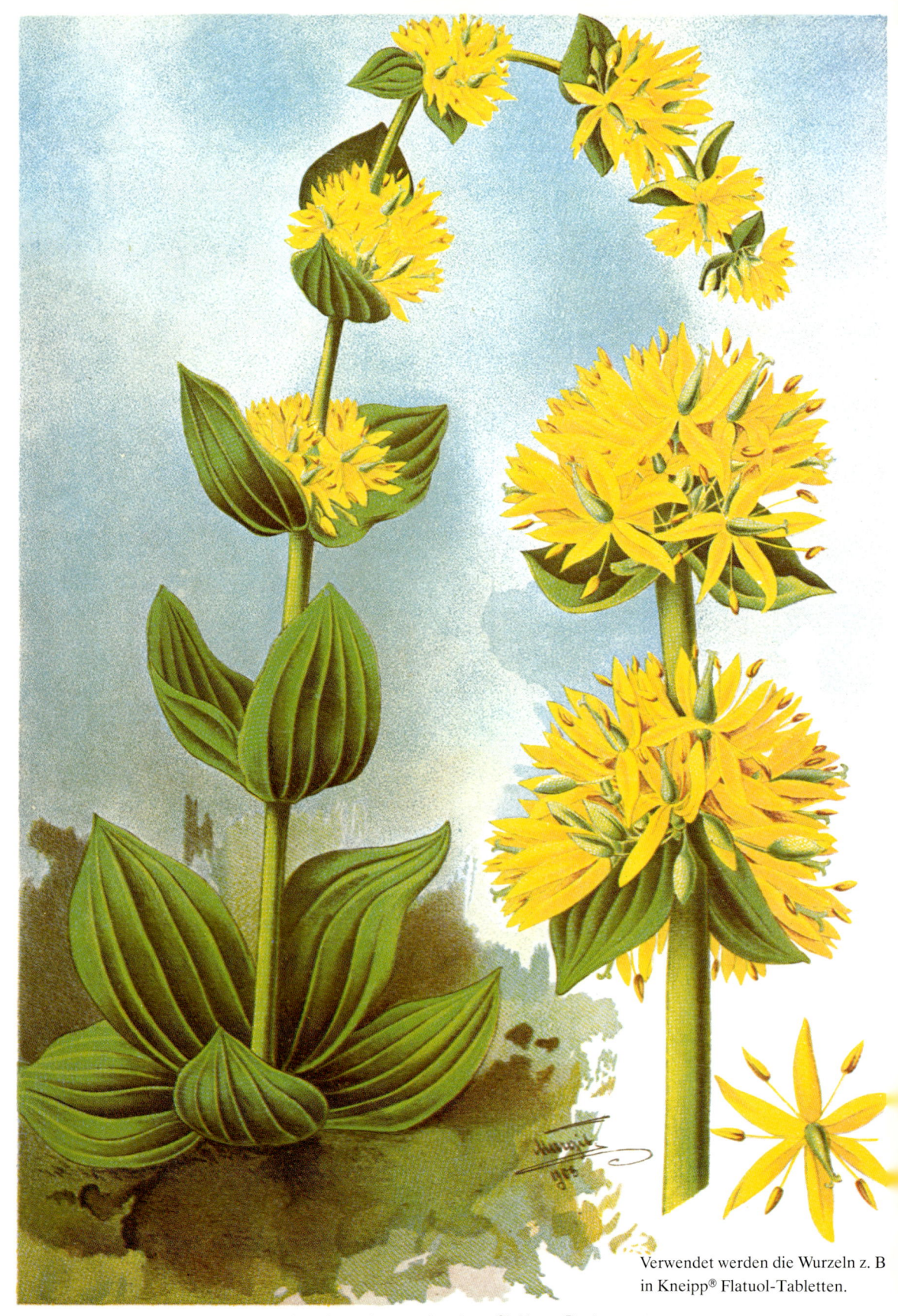

Verwendet werden die Wurzeln z. B
in Kneipp® Flatuol-Tabletten.

Gentiana lutea Linné. Gelber Enzian.
In den europäischen Alpen auf Wiesen.

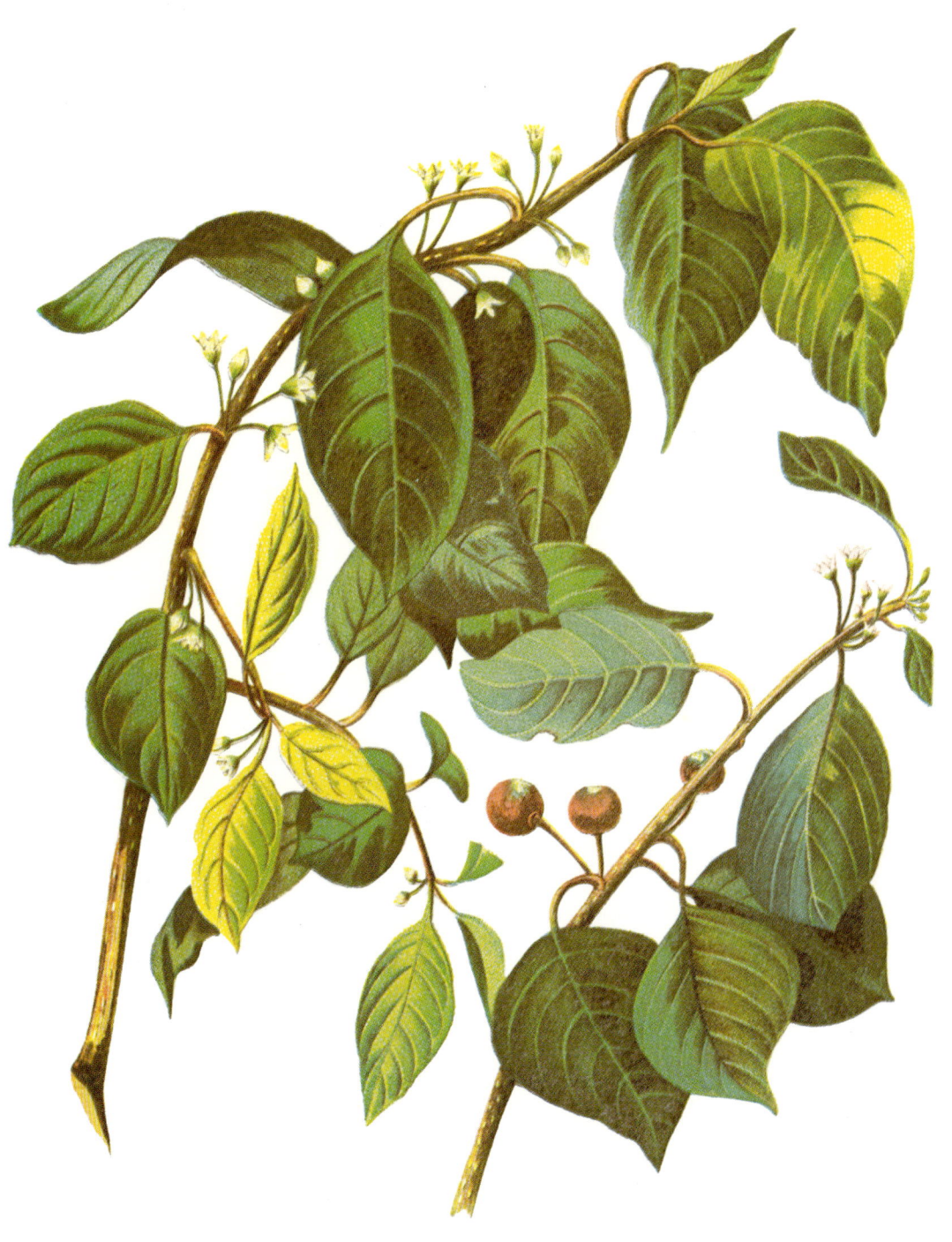

Rhamnus Frangula Linné. **Frangula Alnus Miller.** **Faulbaum.**

In den europäischen Wäldern und an Hecken häufig.

Verwendet werden die Früchte und die Rinde, aus welcher z. B. Kneipp® Pflanzendragees Faulbaum hergestellt werden.

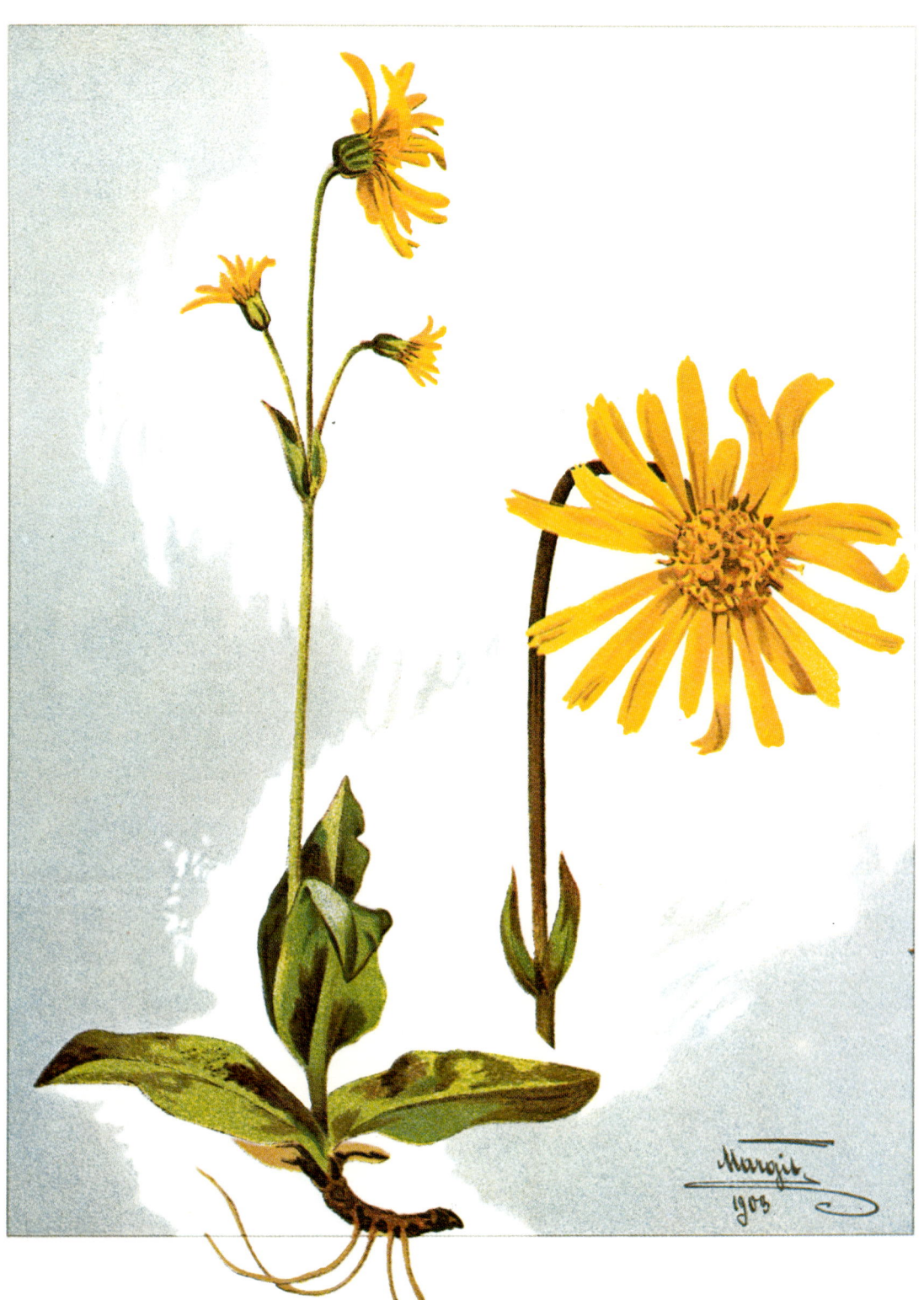

Arnica montana Linné. Arnica, Bergwohlverleih.

In kalkfreiem Boden in den Alpen Europas.

Verwendet werden die Blüten z. B. in Arnica-Kneipp®-Salbe.

Speichel- und Magensaftsekretion. Aus Notzeiten ist bekannt, daß der Widerwille gegen ein monotones „geschmackloses" Essen stärker werden kann als der Hunger und daß dem Verhungern nahe Menschen dann die weitere Nahrungsaufnahme verweigern (Glatzel 1968). Gewürze haben offenbar auf Gesundheit und Wohlbefinden einen Einfluß. Wahrscheinlich tragen sie auch zur Versorgung des Organismus mit Mineralstoffen und Vitaminen bei.

Die wichtigsten appetitanregenden Mittel sind die eigentlichen Gewürze, die Bittermittel und die Genußsäuren. Viele Gewürze haben einen bitteren Beigeschmack und viele Bittermittel riechen und schmecken gewürzhaft: Daher wird in der Folge zwischen diesen beiden Gruppen nicht streng unterschieden werden.

Eine Reihe von Gewürzen – z.B. Thymian, Wacholder, Gewürznelken, Knoblauch – haben stark antiseptische Eigenschaften, weshalb sie seit den ältesten Zeiten als gleichsam „natürliches" Konservierungsmittel verwendet werden (siehe dazu auch Eichholtz 1956).

Mit einem Gewürz verbindet man in der Regel die Vorstellung von getrockneten und eventuell zerkleinerten Pflanzenorganen, wie Blüten (Nelken, Kapern), Blätter (Majoran), Rinden (Zimt), Früchten (Koriander, Pfeffer, Kubeben, Kümmel) oder Wurzeln (Curcumawurzelstock). Für Rohkost und in der Salatküche bevorzugt man frische Kräuter (Meyer-Camberg 1977) oder Pflanzensäfte (Hofmann 1976).

Gewürze haben neben ihrer ernährungsphysiologischen Bedeutung in zweierlei Hinsicht medizinisches Interesse: bei der Zusammenstellung spezifischer Diäten und direkt als Arzneimittel.

Unentbehrlich sind Gewürze bei der Zubereitung einer salzarmen Diät, wo sie geradezu als Kochsalzersatz fungieren (siehe dazu in diesem Buch den Beitrag von Anemüller S. 146). Andererseits gibt es Fälle, in denen mit bestimmten Gewürzen vorsichtig umgegangen werden muß, beispielsweise sollte die Diät Magenkranker keine Gewürze mit lokal reizenden Inhaltsstoffen (Pfeffer, Paprika, Senf, Meerrettich) enthalten. Die Vorsicht darf aber nicht so weit gehen, daß die Vorstellung aufkommen kann, Diät sei eine nach nichts schmeckende, monotone und reizlose Kost. Spezielle Zubereitungen aus Gewürzdrogen, die für arzneiliche Zwecke bestimmt sind, belegt man nach wie vor mit traditionellen, d.h. der älteren Medizin entlehnten Termini: Man spricht von Amara, Aromatika, Amara-Adstringentia, Amara-Aromatika, Acria, Acria-Aromatika, von Stomachika, Karminativa und Cholagoga. Die zuerst genannten Bezeichnungen nehmen auf sinnesphysiologische Wirkungen Bezug, die drei zuletzt erwähnten Termini auf die Anwendung.

2.4.4.2 Bittermittel und Stomachika

Amara sind die einfachen Bittermittel, d.h. Drogen oder Drogenzubereitungen, die keine weiteren auffallenden sinnesphysiologischen Wirkungen aufweisen. Zu dieser Gruppe gehören die Artischocke, die Enzianwurzel, das Tausendgüldenkraut und das Quassiaholz.

Als *Aromatika* bezeichnet man wohlriechende Tinkturen, Wässer oder Drogen, die als Geruchskorrigenzien verwendet werden. Beispiel: Rosenwasser.

Wohlriechende ätherische Öle sind Bestandteile aromatischer Bäder. Indikation: vegetative Störungen.

Amara-Aromatika enthalten außer Bitterstoffen ätherisches Öl von aromatisch-würzigem Geschmack. Die ätherischen Öle verstärken die Wirkung der Bitterstoffe dadurch, daß sie als lokal reizende Substanzen eine leichte Hyperämie der Magenschleimhaut auslösen und wahrscheinlich auch die Magenperistaltik fördern. Diese Gruppe wird vertreten durch die Hopfenzapfen, das Wermutkraut, das Beifußkraut, die Eberraute, das Kardobenediktenkraut (mit Vorbehalt, da der Gehalt an ätherischem Öl sehr gering ist), die Pomeranzenschale und die *Angelica-archangelica*-Wurzel.

Amara-Adstringentia, vertreten durch die Chinarinde, enthalten neben Bitterstoffen auch Gerbstoffe.

Amara-Mucilaginosa, vertreten durch das Isländische Moos, führen außer Bitterstoffen noch Schleimstoffe.

Als *Acria* bezeichnet man die Scharfstoffdrogen Paprika, Cayennepfeffer, Pfeffer, den Schwarzen sowie den Weißen Senf, die Kapuzinerkresse, die Gartenkresse, den Meerrettich, die Brunnenkresse und das Löffelkraut.

Die *Acria-Aromatika* sind durch das gemeinsame Auftreten von scharf-brennenden Geschmacksstoffen und ätherischen Ölen gekennzeichnet. In erster Linie denkt man dabei an den Ingwer, den Galgant, an den Curcumawurzelstock (Bestandteil der Curry-Gewürze) und an die Curcuma (= *Temoelawak*).

Es trifft aber auch für eine Reihe weiterer Gewürze zu, daß sie einen, wenn auch nur mild wirkenden, brennenden Geschmack aufweisen (Beispiel: Fenchel). Es sind wohl generell an der Gewürzwirkung Aroma-, Bitter-, Scharf- und Gerbstoffe in jeweils wechselnder Mischung beteiligt, so daß sich das breite Spektrum der Geschmacksrichtungen ergibt.

Stomachika. Dieser Ausdruck wurde ursprünglich als Oberbegriff für symptomatisch wirkende „Magenmittel" (Antazida, Amara, Karminativa) verwendet. Man gebraucht ihn heute kaum noch, und dann im Sinne eines appetitanregenden Mittels. Viele Präparate enthalten Alkohol, der in gleicher Weise wie die Geruchs- und Geschmacksstoffe über eine Gastrinfreisetzung die Sekretion des Magens anregt.

Gewürzte und bittere Weine enthalten 7–10 Vol.% Alkohol, Magentonika („Bitter-Tonics") zwischen 24 und 43 Vol.%. Wenn die Umstände gegen die Anwendung von Alkohol sprechen, können Pflanzensäfte oder Magentees verordnet werden. Beispiele für appetitanregende Pflanzensäfte: Knoblauch-Pflanzensaft, Paprika-Pflanzensaft, Meerrettich-Pflanzensaft, Wermut-Pflanzensaft, Zwiebel-Pflanzensaft.

2.4.4.3 Karminativa

Als Karminativa bezeichnete man in der alten Medizin blähungstreibende Mittel. Karminativa sollen das Austreiben von Gasansammlungen aus dem Gastrointestinaltrakt – Aufstoßen und Abgang von Flatus – erleichtern. Zufuhr bestimmter Nahrungsmittel, wie Kohl-

arten, Hülsenfrüchten, frischem Brot, vor allem aber eine üppige Nahrungsaufnahme, induzieren Gärungs- oder Fäulnisprozesse, die zu Blähungen führen können. Auch Mitverschlucken von Luft bei der Nahrungsaufnahme kommt als Ursache in Frage. In hochgradigen Fällen können die Blähungen zu Zwerchfellhochstand führen und auf reflektorischem Wege funktionelle Kreislaufbeschwerden (*Roemheld*-Syndrom) auslösen.

Als Karminativa verwendet man medizinisch heute in erster Linie Fenchel, Anis, Kümmel und Pfefferminze. Früher war der Baldrian, vor allem in den angelsächsischen Ländern, als Karminativum hochangesehen. Zu den karminativ wirksamen Küchengewürzen zählen: Bohnenkraut, Dill, Ingwer, Koriander, Kümmel, Majoran, Thymian und die Zwiebel.

Es ist bisher nicht eindeutig gelungen, die karminative Wirksamkeit auf pharmakologische Wirkungen zurückzuführen. Im allgemeinen wird angenommen, daß spasmolytische und antiseptische (gärungs- und fäulniswidrige) Eigenschaften der ätherischen Öle dabei eine Rolle spielen. Ob wirksame Konzentrationen im Magen-Darmtrakt erreichbar sind, ist aber ungeklärt.

Anwendung. Karminativa sind als nützliche Adjuvanzien zur symptomatischen Behandlung von Meteorismus und „Verdauungsstörungen" anzusehen. Gegen Blähungserscheinungen beim Säugling kommt in erster Linie Fencheltee in Frage.

2.4.4.4 Cholagoga

Vorbemerkungen. Der Terminus Cholagoga, d.h. gallentreibende Mittel, wird heute im unterschiedlichen Sinne verwendet: Zum einen im Sinne eines übergeordneten Begriffes, umfassend die Choleretika und die Cholekinetika (Thiele, *loc. cit.* S. 380; Schaldach, *loc cit.* S. 249), zum andern als Synonym für Cholekinetika (Forth, Rummel, loc. cit. S. 311). **Choleretika** sollen an der Leberzelle angreifen und dort eine erhöhte Gallenproduktion bewirken. Unter **Cholekinetika** versteht man Mittel, welche eine Gallenentleerung herbeiführen, d.h.

es handelt sich um eine Wirkung auf die Gallenblase und auf die Gallenwege.

Zwischen Choleretika und Cholekinetika besteht kein grundsätzlicher Unterschied. Nach Choleretikagabe (Typus: Dehydrocholsäure) kommt es zur Ausscheidung dünnflüssiger Lebergalle ins Duodenum, nach Cholekinetikagabe (Typus: Olivenöl, Eigelb) zur Ausscheidung dickflüssiger Blasengalle. Auch eine gemischte Galle kann abgegeben werden. Daher wohl unterscheiden einige Autoren zwischen „echten" Choleretika und Hydrocholeretika. Bei den ersteren soll der vermehrte Gallenfluß zwar mit einer prozentualen Verminderung der gelösten Gallenbestandteile einhergehen, ihre ausgeschiedene Gesamtmenge jedoch deutlich erhöht sein. Bei den Hydrocholeretika wird die erhöhte Produktion von Gallenflüssigkeit weitgehend durch eine verstärkte Wasserausscheidung bewirkt. Als wichtig erscheint festgehalten zu werden: daß Choleretika eine echte Neubildung von Gallensäuren bewirken könnten, eine *Cholepoiesis* (Harvey 1980), die zudem über einen längeren Zeitraum hin aufrecht erhalten bliebe, dafür gibt es keine Beweise. Im Gegenteil, da die *Clearance* gallenpflichtiger Substanzen aus dem Blut nicht zunimmt, eher abnimmt, muß die Leistungssteigerung der Leberzelle nach Choleretikagabe als eine Art „Auswascheffekt" verstanden werden (Thaler 1984). Wünschenswert wäre eine echte Mehrbildung von Gallensäuren, da mangelnde Gallensäurebildung als Mitursache der Steinbildung betrachtet wird. Choleretika sind jedenfalls keine Substitutionstherapeutika, auch normalisieren sie keine Synthese-Insuffizienz. Eine klinische Empfehlung, sie bei der durch Gallenmangel bedingten Obstipation einzusetzen (Maiwald 1983), ist daher aus theoretischer Sicht vorerst nicht erklärbar.

Überzogene Erwartungen und Indikationsansprüche sind aber nur ein Grund von mehreren Gründen, die gesamthaft dazu geführt haben, den Gallemitteln ihre Daseinsberechtigung überhaupt abzusprechen (Thaler, *loc. cit.* S. 26). Zunächst einmal gibt es Zweifel daran, daß die Fertigarzneimittel, wie sie heute angeboten werden, choleretisch wirksam sind. Stichproben ergaben: Obwohl bestimmte Präparate in einer Dosierung angewandt werden, welche die empfohlene Dosis um das 2- bis 5-fache überstieg, konnte kein sicherer Effekt nachgewiesen werden, während beispielsweise Dehydrocholsäure, Sekretin oder eine Probemahlzeit choleretische Wirkungen zeigten (Eulenburg und Bode 1976). Dagegen läßt sich vorbringen, daß die Wirkungslosigkeit eines Fertigarzneimittels nicht zugleich bedeutet, daß auch die verarbeiteten Arzneistoffe, hier Drogen und Drogenextrakte, unwirksam sind. Die mit einem Dragee angebotene Dosis liegt oft wesentlich unter der mit einem gewöhnlichen Tee oder einem Pflanzensaft zugeführten Dosis. Vor allem aber verzichtet man bei der Verarbeitung zu Dragees und Tabletten auf die reflektorische Wirkungskomponente. Die cholagog wirksamen Arzneidrogen sind in ihrer Mehrzahl zugleich Gewürze, d.h. sie sind infolge ihres angenehmen Geruchs und Geschmacks sogenannte Saftlocker. Wenn nun die bloße Erwartung einer Mahlzeit zu einer Kontraktion der Gallenblase und zur Ausschüttung von Gallenflüssigkeit ins Duodenum führen kann (Glatzel, *loc. cit.* S. 133), dann bedarf es zur vollen Wirksamkeit, zumindest der Cholekinetika, unbedingt der Mitwirkung der Sinnesorgane des Menschen. Tierversuche und klinische Versuche – Anlegen von Duodenalsonden – sind keine voll adäquaten Modelle für die Prüfung der seit langem empirisch verwendeten pflanzlichen Gallemittel.

Wenn die Cholagoga (Choleretika plus Cholekinetika) heute in der wissenschaftlichen Medizin abgelehnt werden, dann ist ein weiterer Grund in der Gewohnheit zu sehen, sie wahllos und unkritisch bei jeder Erkrankung der Gallenblase und Gallenwege einzusetzen. Es sei dies sinnlos und entbehre jeder wissenschaftlichen Begründung (Thaler, *loc. cit.* S. 26).

Ist nun ein Brückenschlag denkbar zwischen den positiv wissenschaftlichen Erkenntnissen einerseits und der ärztlichen Erfahrungstherapie auf der anderen Seite? Es gibt gute Gründe dafür, die Verordnung von pflanzlichen Cholagoga als eine nützliche Allgemeinmaßnahme zur Gallensteinprophylaxe anzusehen. Zu dieser Auffassung führen die folgenden Überlegungen:

15–20% aller Erwachsenen in Europa haben

Gallensteine, die aber nur bei einem Teil zu klinischen Symptomen führen. Auch nach einem vereinzelten Gallensteinanfall besteht zu einer weitgehenden Aktivität der Therapie kein Anlaß; es ist immer möglich, daß bei vernünftiger Lebensweise die Gallensteine keine Beschwerden mehr machen (Hoff 1962; Conrad und Wienbeck 1978). Da Übergewicht zur Gallensteinbildung prädisponiert, muß eine kalorisch dem Verbrauch angepaßte Ernährung als Gallensteinprophylaxe angesehen werden. Im vorliegenden Zusammenhang wichtig ist: lange Nüchternintervalle zwischen den Mahlzeiten begünstigen allem Anschein nach die Entstehung von Gallensteinen (Conrad und Wienbeck, *loc. cit.* S. 153). Diesem Diätziel einer das Stauungsmoment der Steinbildung berücksichtigenden „aktiven Gallenwegbehandlung" (Drainage und Training nach Schöndube 1956) kommen die pflanzlichen Cholagoga in idealer Weise nahe; sie wirken auf die Verdauungsdrüsen wie Nahrungsmittelreize, d.h. sie regen auf reflektorischem Wege die Gallensekretion an, ohne dabei den Organismus kalorienmäßig zu belasten. Die pflanzlichen Cholagoga wirken indirekt über die Geruchs- und Geschmacksrezeptoren: Die Annahme einer direkten Wirkung nach Resorption und Ausscheidung via Gallenwege, ist kaum erwägenswert, da die Konzentration an Wirkstoffen, die dem Organismus zugeführt werden, dazu nicht ausreicht. Für die Praxis ergeben sich aus dieser Vorstellung zwei Folgerungen:

● Pflanzliche Cholagoga soll man nur in solchen Arzneiformen anwenden, welche die sensorischen Qualitäten der Drogen voll zur Geltung bringen. In Erster Linie kommen in Frage: der Tee, der Pflanzensaft neben Liquidaformen; aber auch sogenannte Eleosacchara, am einfachsten z.B. 3 Tropfen Pefferminzöl auf Würfelzucker (Hoff, *loc. cit.* S. 657)
● Pflanzliche Cholagoga sollen nicht zu den Mahlzeiten, sondern zwischen den Mahlzeiten eingenommen werden.

Anmerkung. Man hat versucht, die Spasmolysewirkung, die einigen pflanzlichen Cholagoga

eigentümlich ist, in ein „Wirkungsprofil" einzubringen (Maiwald 1983a, b). Die maximale Wirkungsstärke ist jedoch sehr gering und die applizierte Konzentration sehr niedrig, so daß in praxi der Gesamteffekt vernachlässigbar ist.
Beispiel: Die Dosierung, in der Schöllkrautalkaloide dem Patienten angeboten werden, betragen bestenfalls 0,65 mg pro Einzeldosis; in anderen Präparaten werden Konzentrationen angeboten, die unter den analytischen Nachweisgrenzen liegen (Scholz et al. 1976). Die wirksame Einzeldosis wird demgegenüber auf mindestens 50–100 mg geschätzt.

Cholagog wirkende Pflanzeninhaltsstoffe (Beispiele):

Ätherische Öle: Pfefferminzöl, Menthol, Ätherisches Öl des *Curcuma-xanthorrhiza*-Rhizoms, Anisöl, Bergamottöl, Kümmelöl, Nelkenöl, Thymianöl, Zimtöl.

Hydroxyzimtsäuren: Chlorogensäure und Kaffeesäure (kommen außer im Kaffee in Gemüse, Kartoffeln und Obst vor), Cynarin (Inhaltsstoff der Artischocken).

Diarylheptanoide: Curcumin und Curcuminoide (gelbe Farbstoffe des *Curcuma-xanthorrhiza*-Rhizoms und des *Curcuma-longa*-Wurzelstocks); partiell hydrierte Curcuminoide (in Ingwer und Galgant).

Kumarine: Isofraxidin, Scopoletin, Umbelliferon (u.a. enthalten in Extrakten aus der Eberraute = *Artemisia abrotanum*).

Alkaloide: Boldin (enthalten neben ätherischem Öl im Extrakt der Boldoblätter des in Chile vorkommenden Baumes *Peumus boldus*).

Flavonoide: Chalkone der Sandstrohblume (*Stoechados flos = Helichrysum arenarium*-Blüten)

Pflanzliche Arzneidrogen, die cholagog wirken:

● Andornkraut (*Marrubii herba*)
● Boldoblätter (*Boldo folium*)

- Galgant (*Galangae rhizoma*)
- *Helichrysum arenarium*-Blüten (*Stoechados flos*)
- Javanische Gelbwurz (*Curcumae xanthorrhizae rhizoma*)
- Pfefferminzblätter (*Menthae piperitae folium*)
- Wermutkraut (*Absinthii herba*)

Anmerkung. Ältere Angaben über die choleretische Wirkung des Löwenzahn (*Taraxaci radix* u./o. *Taraxaci radix cum herba*) und des Rettich (Rüben von *Raphanus sativus* L. *var. niger*) konnten bisher nicht bestätigt werden (H. Ammon, persönl. Mitteilung 1983; R. Hänsel und Djimbi 1982; unveröffentlicht).

2.4.4.5 Saure Stoffe. Fruchtsäuren

Träger des sauren Geschmacks sind neben der Essigsäure bestimmte organische Säuren, die als Fruchtsäuren bezeichnet werden. Es handelt sich hierbei hauptsächlich um die Milch-, Zitronen-, Äpfel- und Weinsäure. Die mit der Nahrung zugeführten organischen Säuren haben eine über die sensorischen Qualitäten hinausreichende Bedeutung als Diätetika und Arzneimittel.

Milchsäure ist der säuernde Bestandteil in Sauermilch, Yoghurt, im Sauerkraut und in anderen sog. Gärungsgemüsen; sie bildet sich mikrobiell aus Kohlehydratvorstufen im Zuge einer gelenkten Gärung.

Milchsäurehaltige Produkte steigern die Darmbewegung, weshalb sie als Diätetika bei chronischer Stuhlverstopfung angezeigt sind. Andererseits haben sie auch antidiarrhoische Wirkung, die darauf beruht, daß die Milchsäure das Aufkommen einer pathogenen Darmflora hemmt. Die Milchsäure enthält ein asymmetrisches Kohlenstoffatom im Molekül und kommt daher in drei verschiedenen Formen vor: als rechtsdrehende L-(+)-Milchsäure, als linksdrehende D-(−)-Milchsäure und als Gemisch der beiden enantiomeren Formen, d.h. als razemische Milchsäure. Der Mensch bildet im Organismus die rechtsdrehende Milchsäure; Mikroorganismen erzeugen linksdrehende oder razemische Milchsäure

(= Gärungsmilchsäure). Mit gesäuerten Lebensmitteln – Sauermilch, Yoghurt, Sauerkraut – nimmt daher der Mensch neben der „physiologischen" oder „körpereigenen" L-(+)-Milchsäure (Rechtsmilchsäure) auch die für ihn unphysiologische D-(−)-Milchsäure (Linksmilchsäure) auf. Zum Abbau der Linksmilchsäure verfügt der Säugetierorganismus über keine entsprechend spezifische Dehydrogenase. Linksmilchsäure scheint somit für den menschlichen Organismus eher eine Belastung zu sein, weshalb verschiedene Hersteller säurehaltiger Diätetika versuchen, den Gehalt ihrer Produkte an Linksmilchsäure möglichst zu reduzieren.

Einschränkend muß allerdings hinzugefügt werden, daß die Linksmilchsäure so „körperfremd" auch wiederum nicht ist, weil sie im menschlichen Organismus – wenn auch nur wenig – durch Glyoxylase gebildet wird. Ferner besteht hinsichtlich der Verwertung zwischen Links- und Rechts-Milchsäure kein qualitativer sondern bloß ein quantitativer Unterschied, dergestalt, daß der Abbau der Linksmilchsäure bedeutend schlechter und langsamer verläuft.

Sauerkraut und Sauerkrautsaft. Die diätetische Bedeutung beruht auf dem Gehalt an Milchsäure und an Ascorbinsäure. Hergestellt wird Sauerkraut durch gelenkte Milchsäuregärung. Die Milchsäure bildet sich aus dem im Kohl enthaltenen Zucker. In der Regel wird dem Gäransatz 1,5–2,5% Kochsalz zugefügt, was beim Zusammenstellen kochsalzarmer Kost zu beachten ist. Ein kochsalzarmes Sauerkraut läßt sich bei Bedarf selbst herstellen.

Zitronensäure kommt in geringer Konzentration überall in pflanzlichen und tierischen Zellen vor, denn sie ist Glied des Zitronensäurezyklus. In vielen Früchten wird sie in größeren Mengen als Endprodukt gespeichert. Hauptquelle der Zitronensäure für den Menschen sind die Zitrusfrüchte und die Zitrussäfte; beispielsweise enthält eine große Zitrone bis zu 4 g Zitronensäure.

Äpfelsäure ist wie die Zitronensäure ein Glied des Zitronensäurezyklus und wird daher vom Organismus rasch, unter Oxidation zu CO_2, verwertet. Größere Mengen kommen vor allem im Kern- und Steinobst vor. Besonders reich an Äpfelsäure sind die Früchte der Berberitze und der Eberesche (Vogelbeere).

Weinsäure (Rechtsweinsäure) gehört nicht zu den „physiologischen" Säuren: Sie wird nur von Pflanzen als L-(+)-Weinsäure gebildet und kommt in tierischen Organismen nicht vor. Nach oraler Zufuhr wird sie zu etwa 20–30% aus dem Darm resorbiert, nach Resorption zum Teil verwertet und zum Teil unverändert im Harn ausgeschieden. Die Toxizität dürfte zu vernachlässigen sein; zumindest vertragen Ratten eine Beifütterung von 1,2% für die gesamte Lebensdauer symptomlos (Literatur siehe Lang, *loc. cit.* S. 52). Weinsäure kommt in vielen Früchten frei oder an Kalium oder Kalzium gebunden vor. Fast nur auf Weinsäure entfällt die Säurefraktion der Tamarinden, während bei den Weintrauben nur 40–80% der Gesamtsäuren auf die Weinsäure entfallen und hier nicht selten die Äpfelsäure dominiert.

Einige Drogen, die Fruchtsäuren enthalten

Hagebuttenfrüchte (*Cynosbati fructus cum semine*) bestehen aus den Scheinfrüchten, sogenannten Sammel-Nußfrüchten bestimmter *Rosa*-Arten, insbesondere der *Rosa canina* (Hundsrose) und der *Rosa pendulina* (= *R. alpina*, Alpen-Heckenrose). Neben Pektinen, Gerbstoffen, Zuckern und Carotinoidfarbstoffen enthalten sie Ascorbinsäure (z.T. als Dehydroascorbinsäure), Äpfel- und Zitronensäure. Wegen ihres säuerlichen Geschmacks verwendet man Hagebutten als Ersatz für den koffeinhaltigen schwarzen Tee.

Hibiscusblüten (*Hibisci flos, Flores Hibisci*) bestehen aus den zur Fruchtzeit geernteten, getrockneten Kelchen und Außenkelchen von *Hibiscus sabdariffa*. Die pharmazeutische Bezeichnung der Droge als Blüte ist irreführend, da, wie aus der Definition ersichtlich, es sich um die Kelchblätter handelt. *Hibiscus* ist mit der Gattung *Malva* botanisch verwandt; der Hibiscusblütentee wird häufig auch Malventee genannt. Ein Aufguß aus der Droge färbt sich schön weinrot und schmeckt angenehm säuerlich. Bei den Farbstoffen handelt es sich um ein komplexes Gemisch mehrerer Anthocyane. Der Gehalt an Fruchtsäuren kann 15–30% (?) betragen, darunter Zitronensäure, Äpfelsäure, Weinsäure und ein Derivat der Zitronensäure, die Hydroxyzitronensäure, welche zyklisiert als Lakton vorliegt und als Hibiscussäure bezeichnet wird. Hibiscusblütentee wird gern als koffeinfreier Tee-Ersatz getrunken. In größeren Mengen wirkt er aufgrund der nichtresorbierten Anteile an Fruchtsäuren leicht laxierend.

Pflaumen. Pflaumen, die Früchte von *Prunus domestica* ssp. *domestica*, wirken mild abführend, insbesondere, die nicht voll ausgereiften Früchte. An der Wirkung dürften neben Fruchtsäuren (hauptsächlich Äpfelsäure) auch Pektine, Arabane und zelluloseähnliche Ballaststoffe beteiligt sein. Angeboten werden sie als Pflaumentrunk (siehe dazu den folgenden Abschnitt) zur Anregung der Darmbewegungen bei Neigung zur Darmträgheit.

Fruchtsäfte. Fruchtsäfte oder „Süßmoste" sind die neben Mineralwässern wichtigsten Vertreter der alkoholfreien Getränke. Nach dem Lebensmittelrecht sind Obstsüßmoste zum unmittelbaren Genuß bestimmte, praktisch alkoholfreie Getränke, die aus unvergorenem frischen Obst gewonnen, nach bestimmten vorgeschriebenen Verfahren vorbehandelt (geklärt) und durch Pasteurisierung, Entkeimungsfiltration oder Einlagerung unter Kohlendioxiddruck bei Temperaturen um 2° C haltbar gemacht werden. Die pH-Werte der Fruchtsäfte (zumeist 3,0 bis 3,5) liegen in einem Bereich, der keine lokalen Schädigungen des Verdauungstraktes bewirkt.

Am bekanntesten sind die Zitrussäfte, insbesondere wohl der Orangen- und Grapefruit-Saft. In den Zitrussäften können Fruchtsäuren in Mengen von 20 g je Liter enthalten sein; davon entfallen 70–75% auf die Zitronensäure, 15% auf die Bernsteinsäure und 9% auf die Äpfelsäure. Wie bereits erwähnt, bedingen diese Säuren keine Säurebelastung des Organismus, da sie raschest im Stoffwechsel oxidiert werden. Salze der Säuren wirken alkalisierend, da das saure Anion ja verbrannt wird. Für Orangensaft wurde eine alkalisierende Wirkung von 20–40 mval je Liter gefunden. Die diätetischen Eigenschaften der Obstsäfte beruhen auf dieser alkalisierenden Wirkung (Lang, *loc. cit.* S. 50).

2.4.4.6 Adstringierende Stoffe

Die in größter Mannigfaltigkeit im Pflanzenreich vorkommenden Stoffe mit phenolischen Gruppen haben alle eine mehr oder weniger ausgeprägte zusammenziehende Wirkung. Man braucht dabei nicht nur an die Gerbstoffe und die Gerbstoffdrogen im engen Sinne denken. Auch oligomere Flavandiole und Catechine bilden mit Proteinen Komplexe; wenn sie mit den Eiweißkörpern der Zungen- und Mundschleimhaut reagieren, modifizieren sie stark Geschmack und Aroma („*Flavor*") der Lebens- und Genußmittel, und es kommt auf diese Weise zur Ausbildung der typischen Geschmacksqualitäten von Wein, Kaffee, Tee, Kakao und Schokolade. Auch die besonderen sensorischen Qualitäten vieler Medizinaltees beruhen wesentlich mit auf den phenolischen Inhaltsstoffen. Da die Sensorik unter Vermittlung des vegetativen Nervensystems und der bedingten Reflexe die psychische Reaktionslage zu beeinflussen vermag, sollte man auf die psychodynamische Wirkungskomponente der Teemedikation nicht dadurch verzichten, daß man reichlich süßt („Instanttees") oder die Extraktivstoffe in Dragees versteckt.

2.4.4.7 Ballaststoffe

Als Ballaststoffe (Übersichtsreferat siehe: Matzkies 1976) bezeichnet man die unverdaulichen Bestandteile der Nahrung, genauer derjenigen hochmolekularen Körper, die von den körpereigenen Enzymen des Gastrointestinaltraktes nicht abgebaut werden. In den tieferen Darmabschnitten erfolgt durchaus ein Teilabbau durch die Symbiontenflora. Durch die Resorption der bei der Verdauung anfallenden niedermolekularen Stoffe, nimmt die Füllung des Darmes ständig ab; doch gewährleisten die Ballaststoffe eine gewisse Füllung, die für eine Weiterbewegung des Darminhaltes durch die Peristaltik notwendig ist.
Bis zu einem gewissen Grade gibt es eine Anpassung an eine sehr ballastreiche und auch an eine ballastfreie Kost. Man hat sogar in Frage gestellt, ob eine ganz ballastfreie Nahrung irgendwelche Nachteile mit sich bringt.

Menschen, die sich längere Zeit ballastfrei ernährten, wie die Astronauten, haben keine Beeinträchtigung ihres Wohlbefindens erlitten (Rapoport 1969). Für einen relativ kurzen Beobachtungszeitraum mag das richtig sein. Lange Beobachtungszeiträume führen zu gegenteiligen Aussagen. Nach der sogenannten „*Fiber*"-Hypothese (vom englischen *fiber* = Pflanzenfaser, Faserstoff) wird eine große Zahl der in westlichen Ländern häufigen Erkrankungen in ihrer Entstehung durch einen zu geringen Ballaststoffverzehr begünstigt. Dazu zählen: Hiatushernie, Obstipation, irritables Kolon, Kolonpolypen, Kolonkarzinom, Gallensteine, Adipositas, Diabetes mellitus, Hyperlipidämie, Varicosis und Venenthrombose (H. Kasper 1983).
In chemischer Sicht zählen zu den Ballaststoffen Zellulose, Hemizellulosen, Lignine und Pektine. Diese Stoffe können, zu Diätetika und Arzneimitteln verarbeitet, dazu dienen, eine zu ballastarme Ernährungsweise auszugleichen und damit ein Manifestwerden der genannten (multifaktoriell bedingten) Krankheiten zu verzögern. Ob diese Medikation im Sinne der „*Fiber*hypothese" wirksam ist, dazu liegen voll beweisträchtige, allgemein anerkannte epidemiologische Studien bisher allerdings nicht vor.

Ballaststoffe, die arzneilich und/oder diätetisch verwendet werden

Weizenkleie. Das „Weizenkorn" ist botanisch eine Frucht (Karyopse), bei der Frucht- und Samenschale miteinander verwachsen sind und die beide das Nährgewebe (Endosperm) und den Keimling umschließen. Das Nährgewebe ist stärkereich; es wird auch als Mehlkörper bezeichnet und macht 83% des Weizenkorns aus. Die Kleie, auf die 17% entfallen, besteht aus der Fruchtschale, der Samenschale und der eiweißreichen Aleuronschicht. Die Kleie, wie sie beim Mahlprozeß anfällt, enthält, abhängig vom Ausmahlungsgrad, gewisse Anteile des Mehlkörpers. Somit ist Weizenkleie keineswegs kalorienfrei. Es enthalten 100 g Kleie im typischen Fall (Belitz/Grosch, *loc. cit.* S. 517):

Gesamtkohlenhydrate . . .	63 g
davon Stärke	9 g
Zucker	5 g
Zellulose	22 g
Pentosane und	
Hemizellulosen	27 g
Eiweiß	15 g
Fett	5 g
Mineralstoffe	7 g
Wasser	< 10 g

Somit haben 100 g Weizenkleie einen kalorischen Nutzwert von 153 kcal = 641 kJ. Zum Vergleich: 100 g Weizenmehl: 370 kcal = 1549 kJ. Etwa die Hälfte der Kleie besteht aus unverdaulichen Ballaststoffen, darunter, die in Wasser quellenden Pentosane.

Anmerkung. Weizenkleie-Präparate müssen den Vorschriften des Lebensmittelgesetzes entsprechen, insbesondere was den Gehalt an Pflanzenschutzmitteln anbelangt (Höchstmengenverordnung). Vor der Verwendung der billigen Futterkleie ist abzuraten.

Wirkung und Anwendung (Matzkies 1980). Weizenkleie ist ein Diätetikum, um eine ballastarme Kost zu ergänzen. Nach der Einnahme wird das Sättigungsgefühl rasch erreicht; die Verweildauer der Nahrung im Magen wird verlängert und das Hungergefühl verzögert; Weizenkleie ist folglich ein Hilfsmittel bei der kalorienarmen Ernährung. Die Quellung der Pentosane vergrößert das Volumen des Darminhaltes, die Peristaltik wird verstärkt, die Darmpassage beschleunigt, der Stuhl wird lockerer und geschmeidiger. Die Symbiontenflora baut die Pentosane teilweise bis zu kurzkettigen Fettsäuren ab, die stimulierend auf die Darmmotorik wirken können. Weizenkleie erleichtert somit die Darmentleerung, was beispielsweise bei Hämorrhoidalbeschwerden nützlich sein kann. Es gibt sodann Hinweise dafür, daß Weizenkleie den Blutfettgehalt der Gallenflüssigkeit vermindert und der Bildung von Gallensteinen vorbeugt.

Dosierung und Hinweise zur Einnahme. 20 g bis maximal 30 g pro Tag. Um Veränderungen im Mineralstoffwechsel zu minimieren, möglichst als Zwischen- und Spät-„Mahlzeit" einneh-

men, d.h. getrennt von der üblichen Nährstoffzufuhr. Mit viel Flüssigkeit einnehmen. Besonders Obstsäfte haben sich bewährt; auch mit Yoghurt oder entrahmter Milch.

Unerwünschte Nebenwirkungen. Meteorismus, als Folge bakteriellen Abbaus unverdaulicher Pentosane im Kolon, wobei Kohlendioxid gebildet wird. Bei mißbräuchlicher Anwendung von zu hohen Dosen ist Beeinträchtigung des Elektrolythaushaltes mit Verlust von Kalium denkbar.

Leinsamen (*Lini semen*), länglich, eiförmige, meist lackartig glänzende, braune bis rötlichbraune Samen bestimmter Züchtungen der Lein- oder Flachs-Pflanze (*Linum usitatissimum*).

Inhaltsstoffe. In der Samenschale, sonach an der Drogen-Oberfläche lokalisiert, Schleim (3–6%), der in Wasser quillt; reichlich fettes Öl (30–45%) und Eiweiß (etwa 25%) neben zahlreichen Phytosterolen; erwähnenswert 0,1–1,5% cyanogene Glykoside, d.h. Glykoside, die unter bestimmten Umständen – enzymatisch mittels der pflanzeneigenen Linamarase – Blausäure abspalten; 6–9% Zellulosen und Hemizellulosen (Rohfaser); etwa 4% Mineralstoffe.

Anwendung. Zur Vermehrung des Stuhlvolumens bei Fehlernährung. Als Adjuvans zur Adipositastherapie, aber nur, wenn Leinsamen als ganze Samen (*in toto*) oder als leicht gequetschte Samen genommen werden. Leinsamen haben ansonsten den hohen kalorischen Nutzwert von 470 kcal (1970 kJ) pro 100 g.

Flohsamen (*Psyllii semen*), die reifen Samen der Spitzwegericharten *Plantago afra* und *P. areraria* enthalten in der Samenepidermis etwa 10% Schleim. Ebenso der indische Spitzwegerich *P. ovata*, bei dem es zudem technisch gelingt, die Schleimepidermis vom Samenkorn abzutrennen (*Plantaginis ovatae testa*). Die Drogen werden als Füll- und Quellmittel ähnlich wie Weizenkleie verwendet.

Weitere Ersatzstoffe für faserreiche Kost sind:

- **Agar-Agar**, eine farblose bis gelbliche Masse, die durch Auskochen von getrockneten Braunalgen gewonnen wird.

- **Tragant**, ein pflanzliches Gummi, das aus der Rinde von *Astragalus*-Arten durch Verletzen gewonnen wird
- **Indischer Tragant**, auch **Karaya-Gummi** genannt, ähnlich dem echten Tragant, doch von *Sterculia*-Arten gewonnen; hat gute Quellfähigkeit im alkalischen Darmsaft
- **Guar** oder **Guarmehl** wird aus den Samen der Guarbohne (*Cyamopsis tetragonoloba*) durch Abtrennung der äußeren Schichten und des Keimlings als weitgehend reines Endosperm gewonnen. Es besteht zur Hauptsache aus dem Heteropolysaccharid Guaran, an dessen Aufbau neben wenig Galaktose vor allem Mannose beteiligt ist. Mit der Nahrung zugeführt – die Einzeldosis beträgt 5 g – erhöht es stark die Viskosität des Nahrungsbreies, so daß die Resorption von Kohlenhydraten verlangsamt wird, was sich wiederum als insulinsparend auswirkt.

Bei unachtsamer Einnahme, verklumpt und verklebt sich das Mehl, so daß es zu einer totalen Blockade der Ösophaguspassage kommen kann (s. Arzneitelegramm 7/1982 S. 65).

3 Literatur

Ammon, H.P.T., Händel, M.: Crataegus, Toxikologie und Pharmakologie. Planta Med. *43*, 105–120; 209–239; 313–322 (1981)

Astrachanzewa, L.Z.: Geriatrische Pharmakologie. Verlag Volk und Gesundheit. Berlin 1977 (insbesondere S. 187)

Bajog, M.: Schlechte Luft? Ätherische Öle helfen beim Einschlafen. Ärztliche Praxis *35* Nr. 70 vom 30.8.1983

Bajusz, E., Selye, H.: Über die durch Streß bedingte Narkoseresistenz des Herzens. Ein Beitrag zum Phänomen der „gekreuzten Resistenz". Naturwissenschaften *47*, 520 (1960)

Balant, L.: Clinical Pharmacology of (+)-Cyanidanol-3: A synopsis with Emphasis on Pharmacokinetics. In: Conn, H.O. (Hrsg.). International Workshop on (+)-Cyanidanol-3 in Deseases of the Liver. London, Toronto, Sydney: Academic Press. New York, San Francisco: Grune and Stratton, S. 49–54, 1981

Banzer, G.: Arzneitherapie des praktischen Arztes, 7. Aufl. Berlin, München: Urban und Schwarzenberg 1964

Bardeau, F.: Die Apotheke Gottes. Ullstein-Buch Nr. 4098 Frankfurt a.M., Wien 1978 (Französischer Originaltitel: La Pharmacie du bon Dieu)

Baumann, J., Wurm, G., Bruchhausen, F. v.: Hemmung der Prostaglandinsynthetase durch Flavonoide und Phenolderivate im Vergleich mit deren O_2^--Radikalfängereigenschaften. Arch. Pharm. (Weinheim) *313*, 330–337 (1980)

Baumann, J., Bruchhausen, F. v., Wurm, G.: Flavonoids and arachidonic acid metabolism. In: Farkas, L., Gabor, M., Kallay, F., Wagner, H. (Hrsg.). Flavonoids and bioflavonoids. Amsterdam, Oxford, New York: Elsevier, S. 411–419, 1982

Belitz, H.-D., Grosch, W.: Lehrbuch der Lebensmittelchemie. Berlin, Heidelberg, New York: Springer 1982

Bock, H.E.: Die Phytotherapie und ihre medizinische Relevanz. In: Menßen, H.G. (Hrsg.). Phytotherapeutische Welt. Frankfurt a.M.: PMI-Verlagsgesellschaft GmbH, S. 5–14, 1983

Böhm, K.: Die Flavonoide. Eine Übersicht über ihre Physiologie, Pharmakodynamik und therapeutische Verwendung. Aulendorf/Württ. Editio Cantor 1967

Börngen, S.: Pflanzen helfen heilen. Berlin: VEB Verlag Volk und Gesundheit 1981

Boyd, E.M.: Expectorans and respiratory tract fluid. Pharmacol. Rev. *6*, 521–542 (1954)

Boyd, E.M., Sheppard, E.P.: Expectorant action of inhaled alcohol. Arch. Otolaryng. *90*, 138–143 (1969)

Braun, R., Dittmar, W., Machut, M., Weickmann, S.: Valepotriate mit Epoxidstruktur – beachtliche Alkylantien. Deutsche Apotheker-Zeitung *122*, 1109–1113 (1982)

Brekhman, I.I., Dardymov, I.V.: New substances of plant origin which increase nonspecific resistance. Ann. Rev. Pharmacol. *9*, 419–430 (1969)

Brück, K.: Physiologische Grundlagen der Anpassung. Med. Mschr. *26*, 350–356 (1972)

Brüggemann, W.: Phytotherapie, ein Teil der modernen Medizin. In: Czygan, F.-C. (Hrsg.). Biogene Arzneimittel. Wiesbaden: Vieweg Braunschweig, S. 221, 1984

Brüggemann, W.: Aromatherapie. Kneipp-Informationsdienst 14. Jhrg. Nr. 3 1984. Kneipp-Mittelzentrale (Hrsg.) Würzburg, Bad Wörishofen

Cannon, W.B.: The wisdom of the body. New York: Norton 1932

Cannon, W.B.: Wut, Hunger, Angst und Schmerz. München, Wien: Urban und Schwarzenberg 1975

Chrubasik, S., Chrubasik, J.: Kompendium der Phytotherapie. Stuttgart: Hippokrates 1983

Conrad, W., Wienbeck, M.: Erkrankungen der Gallenblase und der Gallenwege. In: Therapie, Ein kurzes Handbuch, 2. Aufl. Stuttgart, New York: Schattauer, S. 153–156, 1978

Curry, C.E., Jr.: Laxative products. In: Handbook

of Nonprescription Drugs. Washington: Americ. Pharmac. Assoc., S. 69–92, 1982

Dessauer, F.: Streit um die Technik. Basel, Wien, Freiburg: Herder 1959

Dolder, R.: Arzneiformen zur Anwendung an Auge, Ohr und Nase. In: Sucker, H., Fuchs, P., Speiser, P. (Hrsg.). Pharmazeutische Technologie. Stuttgart: Thieme, S. 727, 1978 (passim)

Donath, K.: Erkrankungen der Gefäße. In: Hamm, H. (Hrsg.). Allgemeine Familienmedizin. Stuttgart, New York: Thieme, S. 167–176, 1980

Eggensberger, W.: Die „gesicherte Wirksamkeit eines Präparates" aus der Sicht des niedergelassenen Arztes. Medikament und Meinung Nr. 10 vom 15.10.1982, S. 3

Eichholtz, F.: Die toxische Gesamtsituation auf dem Gebiete der menschlichen Ernährung. Berlin, Göttingen, Heidelberg: Springer, S. 1–8, 1956

Elich, J.: Die antibakterielle Aktivität einiger einheimischer Plantago-Arten. Dissertation FU Berlin 1962; siehe auch Deutsche Apotheker-Zeitg. *106*, 428 (1966)

Eulenburg, F., Bode, J.Ch.: Einfluß einiger Choleretika auf Volumen und Inhaltsstoffe der Galle beim Menschen. Z. Gastroenterol. *14*, 354 (1976)

Farkas, L., Gabor, M., Kallay, F., Wagner, H.: Studies in organic chemistry 11: Flavonoids and bioflavonoids. Proceedings of the Internat. Bioflavonoid Symposium München 1981. Amsterdam, Oxford, New York: Elsevier 1982

Fischer, G., Krug, E.: Heilkräuter und Arzneipflanzen, 6. Aufl. Heidelberg Karl Haug Verlag: 1980

Fischer, H. (Hrsg.): Venenleiden. Eine repräsentative Untersuchung in der Bevölkerung der Bundesrepublik Deutschland (Tübinger Studie). München, Wien, Baltimore: Urban und Schwarzenberg 1981

Flück, H.: Unsere Heilpflanzen, 6. Aufl. Thun: Ott Verlag 1978

Forth, W., Henschler, D., Rummel, W. (Hrsg.): Allgemeine und spezielle Pharmakologie und Toxikologie 4. Aufl.. Mannheim, Wien, Zürich: B-I-Wissenschaftsverlag 1983

Fülgraff, G., Palm, D. (Hrsg.): Pharmakotherapie, Klinische Pharmakologie. Stuttgart, New York: Fischer 1979

Gabard, B., Trunzler, G.: zur Pharmakologie von Crataegus. In: Rietbrock, N., Schnieders, B., Schuster, J. (Hrsg.). Wandlungen in der Therapie der Herzinsuffizienz. Braunschweig, Wiesbaden: Vieweg, S. 43–53, 1983

Gäbler, H.: Arzneipflanzen in Medizin und Pharmazie. München: Verlag Müller und Steinicke, 1982

Gábor, M.: Abriß der Pharmakologie von Flavonoiden unter besonderer Berücksichtigung der antiödematösen und antiphlogistischen Effekte. Budapest: Akadémiai Kiadó (Akademie-Verlag) 1975

Gajdos, A., Gajdor-Török, M., Horn, R.: The effect of (+)-catechin on the hepatic level of ATP. Biochem. Pharmacol. *21*, 595 (1972); Augmentation du taux hepatique de l'ATP chez le rat blanc par administration de (+)-cetachine. C.R. Soc. Biol. Paris *163*, 2089 (1969)

Gilman, A.G., Goodman, L.S., Gilman, A.: Goodman and Gilman's. The pharmacological basis of therapeutics. Sixth Edition. New York, Toronto, London: Macmillan Publishing 1980

Glatzel, H.: Die Gewürze. Herford: Nicolaische Verlagsbuchhandlung, S. 54–59, 1968

Görz, H.: Das Kneipp Buch. München: Heyne 1984

Graf, E.: Die Stellung der Phytotherapie in der modernen Medizin. Der Kassenarzt *21*, 5036–5048 (1981)

Greef, K.: Zum Wirkungsmechanismus der herzwirksamen Glykoside. In: Verhandlungen der Deutschen Gesellschaft für innere Medizin. *83*, 27–29 (1977) München: Bergmann

Gross, F.: Die pharmazeutische Industrie auf der Suche nach essentiellen Arzneimitteln in „Vorlesungsreihe Schering" Berlin und Bergkamen 1979

Gysling, E.: Behandlung häufiger Symptome. Bern, Stuttgart, Wien: Huber 1976

Haas, H.: Spiegel der Arznei. Ursprung, Geschichte und Idee der Heilmittelkunde. Berlin, Göttingen, Heidelberg: Springer 1956

Haid, H.: Kneipp-Physiotherapie bei venösen Durchblutungsstörungen. Kneipp-Physiotherapie *4*, 8–12 (1984)

Hänsel, R.: Glykosidische Bitterstoffe der Monoterpenreihe. Deutsche Apotheker Zeitung *106*, 1761 (1966)

Hänsel, R.: Crataegus, Wirkstoffe und Wirkungen. In: Brüggemann, W. (Hrsg.). Würzburger Gespräche über die Kneipptherapie, Band 3. Wörishofen: Verlag Sebastian-Kneipp-Zentral-Institut, S. 86–99, 1976

Hänsel, R.: Phytopharmaka zur Selbstmedikation und zur Prävention. In: Schriftenreihe der Bundesapothekerkammer zur wissenschaftlichen Fortbildung, Bd. XIX/Gelbe Reihe, S. 173–196 (1981)

Hänsel, R., Haas, H.: Therapie mit Phytopharmaka. Berlin, Heidelberg, New York, Tokyo: Springer 1983

Hänsel, R.: Bewertung von Baldrianpräparaten, Differenzierung wesentlich. Deutsche Apotheker Zeitung *124*, 2082 (1984)

Harnischfeger, G.: Rahmenforderungen für die Standardisierung von Drogen und Extrakten im industriellen Bereich. In: Eberwein, B. (Hrsg.). Pharmazeutische Qualität von Phytopharmaka. Stuttgart: Deutscher Apotheker Verlag, S. 35–40, 1984

Harvey, St.C.: Gastric Antacids and Digestants. In: Goodman, A., Goodman, L.S., Gilman, A. (Hrsg.). The pharmacological basis of therapeutica, 6. Aufl. New York: Macmillan, S. 989–1001, 1980

Hausteen, B.: Flavonoids, a class of natural products of high pharmacological potency. Biochemical Pharmacology *32*, 1141–1148 (1983)

Hefendehl, F.W.: Anforderungen an die Qualität pflanzlicher Arzneimittel. In: Eberwein, B. (Hrsg.). Pharmazeutische Qualität von Phytopharmaka. Stuttgart: Deutscher Apotheker Verlag, S. 25–34, 1984

Heilmeyer, L.: Allgemeine klinische Bedeutung des Hypophysen-Nebennierenrindensystems. In: Weissbecker, L. (Hrsg.). Probleme des Hypophysen-Nebennierenrindensystems. Berlin, Göttingen, Heidelberg: Springer, S. 163–181, 1953

Heiss, W.-D., Reisner, Th., Reisner, H., Havelee, L., Kubicek, F., Dietmann, K.: Beeinflußbarkeit der Hirndurchblutung durch Ouabain. Wiener klin. Wochenschr. *88*, 171–174 (1976)

Hennings, G.: Biochemical, Pharmacological and toxicological evaluation of (+)-Cyanidanol-3. In: Conn, H.O. (Hrsg.). International Workshop on (+)-Cyanidanol-3 in Diseases of the liver. London, Toronto, Sydney: Academic Press. New York, San Francisco: Grune and Stratton, S. 7–9, 1981

Hess, W.R.: Psychologie in biologischer Sicht. Stuttgart: Thieme 1962

Hoff, F.: Fieber, Unspezifische Abwehrvorgänge, Unspezifische Therapie. Stuttgart: Thieme 1957

Hoff, F.: Klinische Physiologie und Pathologie, 6. Aufl. Stuttgart: Thieme 1962

Hoff, F. unter Mitarbeit von Federlein, K.: Krankheiten der Leber und der Gallenwege. In: Behandlung innerer Krankheiten. Richtlinien und Ratschläge für Studierende und Ärzte, 10. Aufl. Stuttgart: Thieme, S. 642–662, 1962

Hofmann, H.: Kneipp Rezeptbuch für Pflanzensäfte. Sebastian-Kneipp-Naturmittel Verlag 2. Auflage Würzburg 1976

Horn, R., Vondermühl, M., Conte, M., Grandroques, C.: Action de quelques catechines zur l'activite d'on enzyme (la cytochromeoxydase) de la chaine respiratoire. Experientia *26*, 1081 (1970)

Jüttner, G.: Therapeutische Konzepte und soziales Anliegen in der frühen Kräuterbuchliteratur. In: Imhof, A.E. (Hrsg.). Der Mensch und sein Körper. München: Beck, S. 118–130, 1983

Kaemmerer, K.: Gedanken über Geruchs- und Geschmacksstoffe. Ber. Aktuelle Themen der Tierernährung (Lohmann) *1978*, 51–59

Kaemmerer, K.: Betrachtungen zur biologischen Wirkung von Pflanzeninhaltsstoffen. Vortrag, gehalten am 9.11.1984 anläßlich der Tagung des Verbandes deutscher Badeärzte in Würzburg

Kaemmerer, K., Dey-Hazra, A.: In vivo- und in vitro-Untersuchungen über die Eiweißsynthese von Lebergewebe mit nutritiven Wirkstoffen. Veterinär-Medizinische Nachrichten *2*, 99–112 (1980)

Kaemmerer, K., Fink, J.: Untersuchungen von Eleutherococcus-Extrakt auf trophanobole Wirkung bei Ratten. Prakt. Tierarzt *61*, 748–753 (1980)

Kaemmerer, K., Fink, J.: Alte Weisheiten für neue Aufgaben: Naturstoffe für die Tierernährung 1. Mittlg. Kraftfutter *8*, 296–300 (1982)

Kagan, V.E., Shedova, A.A., Novikova, K.N.: On phospholipase participation in "reperation" on photoceptor membranes sujected to peroxidation. Biofizika *23*, 279–284 (1978), zitiert bei Meerson, F.Z., loc. cit. S. 242

Kaiser, H. (Hrsg.): Das Große Kneipp Hausbuch, München: Ehrenwirth 1975. Als Knaur-Taschenbuch München 1984

Karcher, L., Zagermann, P., Krieglstein, J.: Effect of an extract of Ginkgo biloba on rat brain energy metabolism in hypoxia. Archiv of Pharmacol. *327*, 31–35 (1984)

Karsten, H.: Duft-Farb-Ton-Therapie bei psychosomatischen Erkrankungen. Heidelberg: Haug 1976

Kasper, H.: Ballaststoffe – das Allheilmittel? Therapiewoche *33*, 652–658 (1983)

Kewitz, H. (Hrsg.): Medizinisch und wirtschaftlich rationale Arzneitherapie. Verlag, Berlin, Heidelberg, New York: Springer 1979

Klaus, W.: Phytotherapie aus der Sicht des Pharmakologen. Therapiewoche *33*, 2436–2449 (1983)

Kliewe, H.: Wein und Gesundheit. Neustadt/Weinstr.: Meininger, S. 103, 1981

Krüskemper, H.L. (Hrsg.): Therapie. Ein kurzes Handbuch, 2. Auflage. Stuttgart, New York: Schattauer 1978

Kubicek, F., Reisner, Th.: Hypoxietoleranz bei koronarer Herzkrankheit unter der Einwirkung von Digoxin und g-Strophanthin. Therapie der Gegenwart *112*, 747–769 (1973)

Kuemmerle, H.-P., Hitzenberger, G., Spitzky, K.H.: Klinische Pharmakologie, 4. Aufl. ecomed 1984

Kühnau, J.: Die Flavonoide und ihre Rolle in der menschlichen Ernährung: Ein Beitrag zur Kenntnis semi-essentieller Pflanzenstoffe. Qualitas Plantarum et Materiae vegetabiles. Plant Foods hum. nutr. *23*, (1–3), 119–127 (1973). In englischer Sprache: World Rev. Nutr. Diet. *24*, 117 (1976)

Lahmann, H., Purucker, H.: Bioflavonoide, Vitamin, P. In: Ammon, H.P.T., Dirscherl, R. (Hrsg.). Fermente, Hormone, Vitamine, 3. Aufl., Bd. III/1. Stuttgart: Thieme, S. 962–983, 1974

Lang, K.: Biochemie der Ernährung. 4. Aufl. Darmstadt: Steinkopf, S. 608–615, 1979

Leblanc, J.: Stress and interstress adaption. Federation Proceedings *28*, 996–1000 (1969)

Leclerc, H.: Précis de phytothérapie. Paris: Masson u. Co., 1954

Lindner, H.R.: Occurence of anabolic agents in plants and their importance. In: Agents in animal production. Stuttgart: Thieme, S. 151–158, 1976

Lorenz, D., Mennicke, W.H., Behrendt, W.: Untersuchungen zur Elimination von Silymarin bei cholezystektomierten Patienten. Planta Med. *45*, 216–223 (1982)

Lu, F.C., Rendel, J. (Hrsg.): Anabolic agents in animal production. Stuttgart: Thieme 1976

Lüth, P.: Auf der Suche nach der richtigen Medizin. Zwischen Listenmedizin und alternativer Heilkunst. Medikament und Meinung, Nr. 1 vom 15.1.1982, S. 4

Macht, D.I., Ting, G.Ch.: Experimental inquiry into the sedative properties of some aromatic drugs and fumes. J. Pharm. Pharmacol. exp. Ther. *18*, 361–366 (1921)

Maiwald, L.: Pflanzliche Cholagoga. Therapiewoche *33*, 2467–2472 (1983a)

Maiwald, L.: Cholagogum (Nattermann)-Beispiel einer phytotherapeutischen Wirkungskombination durch Kombination pflanzlicher Extrakte. Zeitschrift für Allgemeinmedizin *59*, 718–725 (1983b)

Maridonneau, I., Braquet, P., Garay, R.P.: Bioflavonoids protect human erythrocytes against the K^+–Loss induced by free radicals. In: Farkas, L., Gabor, M., Kallay, F., Wagner H. (Hrsg.). Flavonoids and bioflavonoids. Amsterdam, Oxford, New York: Elsevier, S. 427–436, 1982

Masquelier, J.: Recent advances in the therapeutical activity of procyanidins. In: Beal, J.L., Reinhard, E. (Hrsg.). Natural products as medicinal agents. Stuttgart: Hippokrates, S. 243–256, 1981

Matzkies, F.: Bedeutung der Pflanzenfasern in der Nahrung. Fortschritte der Medizin *94*, 11–14 (1976)

Matzkies, F.: Über die Wirkung von Weizenkleie auf Partialfunktionen von Darm und Stoffwechsel. Fortschritte der Medizin *98*, 905–910 (1980)

Meerson, F.Z.: Adaptation, Stress and Prophylaxis. Berlin, Heidelberg, New York, Tokyo: Springer 1984

Meyer-Camberg, E.: Das praktische Lexikon der Naturheilkunde. München: Mosaik-Verlag, S. 104–105, 1977

Müller-Jahnke, W.-D.: Ordnung durch Signatur. Deutsche Apotheker-Zeitung *124*, 2184–2188 (1984)

Müller-Limmroth, W., Ehrenstein, W.: Untersuchungen über die Wirkung von Seda-Kneipp auf den Schlaf schlafgestörter Menschen. Medizinische Klinik *72*, 1119–1125 (1977)

Müller-Limmroth, W., Fröhlich, H.H.: Wirkungsnachweis einiger phytotherapeutischer Expektorantien auf den mukoziliaren Transport. Fortschr. Medizin *98*, 95–101 (1980)

Mutschler, E.: Arzneimittelwirkungen. Stuttgart: Wissenschaftliche Verlagsgesellschaft mbH 1981

Nadkarni, A.K.: Indian Materia medica. 2 Bände Popular Book Depot Bombay, Band 1. S. 966–967, 1954

Niebes, P., Ponard, G.: Stabilization of rat liver lyso-

mes by cyanidanol-3 *in vivo*. Biochem. Pharmacol. *24*, 905 (1975)

Oliveto, E.P.: Nordihydroguaiaretic acid, A naturally occurring antioxidant. Chem. and Ind. *1972*, 677–679

Pahlow, M.: Das große Buch der Heilpflanzen, München: Gräfe und Unzer (1979)

Pelt, J.-M.: Pflanzenmedizin. Düsseldorf, Wien: Econ Verlag 1983

Poletti, A., Schilcher, H., Müller, A.: Heilkräftige Pflanzen. Walter Hädecke Verlag 1982 Weil der Stadt

Rapoport, S.M.: Medizinische Biochemie, 5. Aufl. Berlin: VEB Volk und Gesundheit, S. 944–945, 1969

Reinicke: Hochdosiertes Vitamin E nicht unbedenklich. Med. Mo. Pharm. *7*, 351 (1984)

Remmer, H.: Arzneimitteltherapie bei Lebererkrankungen. Med. Mo. Pharm. *6*, 171–177 (1983)

Riemann, J.-F.: Abführmittel, Abführmittelmißbrauch und seine Auswirkungen auf den Verdauungstrakt. Deutsche Apotheker-Zeitung *121*, 1350–1355 (1981)

Riethe, H., Schmelzle, R., Schwenzer, N.: Arzneimitteltherapie in der Zahn-, Mund- und Kieferheilkunde. Stuttgart, New York: Thieme, S. 184, 1980

Ring, K., Lang-Heinrich, W., Ehle, H., Rohde, E.: Effect of catechins on membrane permeability in streptomyces hydrogeneous and Ehrlich Ascites tumor cells. Pharmacol. Res. Commun. *5*, 367 (1973)

Robbins, R.G.: J. Atheroscler. Res. *7*, 3 (1967) zitiert in: Hypolipidemic Agents Kritchevsky, D. (Hrsg.). Berlin, Heidelberg, New York: Springer, S. 325, 1975

Roberts, H.J.: Perspective on vitamin E as therapy. JAMA (The Journal of the American Medical Association) *246*, 129–131 (1981) und die dort zitierte Literatur

Sandmeier, M.: Gesundheitsbuch. Gesammelte alte und neue Rezepte erprobter Natur- und Volksheilmittel. Zürich, Frankfurt, Innsbruck: Stauffacher-Verlag 1962

Schadewaldt, H.: Arzneien, die Hände der Götter. In: Thomson, W.A.R. (Hrsg.) Heilpflanzen und ihre Kräfte. Köln: Lingen 1983. Titel der Originalausgabe: Medicines from the Earth. Maidenhead, U.K., McGraw-Hill: 1978

Schaldach, H. (Hrsg.): Wörterbuch der Medizin. 6. Aufl. Stuttgart: Thieme Verlag 1980

Schöndube, W.: Die Erkrankungen der Gallenwege. Stuttgart: Enke 1956

Schönhofer, P.S., Fülgraff, G.: Arteriosklerose und Durchblutungsstörungen. In: Fülgraff, G., Palm, D. (Hrsg.). Pharmakotherapie, Klinische Pharmakologie, 3. Aufl. Stuttgart, New York: Fischer, S. 103–114, 1979

Schole, J., Harisch, G., Sallmann, H.-P.: Belastung, Ernährung und Resistenz. Hamburg, Berlin: Parey 1978

Scholz, C., Hänsel, R., Hille, C.: Quantitative Dünn-schichtchromatographie der Chelidonium-Hauptalkaloide. Pharmazeutische Zeitung *121*, 1571–1574 (1976)

Schüffel, W., v. Uexküll, Th.: Funktionelle Syndrome im gastrointestinalen Bereich. In: Uexküll, Th. v. (Hrsg.). Lehrbuch der psychosomatischen Medizin, 2. Aufl., München, Wien, Baltimore: Urban und Schwarzenberg, S. 476–484, 1981

Schuster, J.: Wirkung und Wirksamkeit – die Relativität des Wirksamtkeitsbegriffs. Pharma-Recht *4*, 57–61 (1981)

Selye, H.: The general adaptation syndrome. J. clin. Endocr. *6*, 117 (1946)

Selye, H.: Einführung in die Lehre vom Adaptationssyndrom. Stuttgart: Thieme 1953

Selye, H.: Hormones and Resistance 2 Bände. Berlin, Heidelberg: Springer 1971

Sewing, K.-Fr.: Erkrankungen des Magen-Darm-Traktes. In: Fülgraff, G., Palm, D. (Hrsg.) Pharmakotherapie, Klinische Pharmakologie, 3. Aufl. Stuttgart, New York: Fischer, S. 140–152, 1979

Sieber, F.: Die Kneippkur. Ein Wegweiser für Gesunde und Kranke, 5. Aufl. München: Goldmann 1981

Slater, T.F.: Free Radical Scavengers. In: Conn, H.O. (Hrsg.). International Workshop on (+)-Cyanidan-3 in Deseases of the liver. London, Toronto, Sydney: Academic Press. New York, San Francisco: Grune and Stratton, S. 11–15

Spaich, W.: Moderne Phytotherapie, Heidelberg: Haug Verlag 1978

Strohmeyer, G.: Erkrankungen der Leber. In: Krüskemper, H.L. (Hrsg.). Therapie, ein kurzes Handbuch. Stuttgart, New York: Schattauer, S. 145–151, 1978

Thaler, H.: Kritische Betrachtungen der Grundlagen unserer Lebertherapie. Dtsch. med. Wschr. *95*, 526 (1970)

Thaler, H.: Pharmakotherapie des Verdauungsapparates. In: Kuemmerle, H.-P., Hitzenberger, G., Spitzy, H. (Hrsg.). Klinische Pharmakologie, 2. Aufl., Kap. IV-4.11, 5.1–30. München: Ecomed 1984

Thiele, G.: Handlexikon der Medizin. Studienausgabe, 2 Bände. München, Wien, Baltimore: Urban und Schwarzenberg 1982

Thurzová, L.: Lexikon der Heilpflanzen, Köln: Lingen 1976

Uexküll, Th. v.: Funktionelle Krankheitsbilder in der inneren Medizin. Der Landarzt, Zeitschrift für Allgemeinmedizin *42*, 1125–1131 (1966)

Uexküll, Th. v. (Hrsg.): Lehrbuch der psychosomatischen Medizin. München, Wien, Baltimore: Urban und Schwarzenberg 1981

Walter, H.: Einsatz von kostenbeeinflussenden Arzneimitteln. In: Walter, H. (Hrsg.). Klinische Pharmakologie. Berlin: VEB Verlag Volk und Gesundheit, S. 360–364, 1979

Weinges, K., Koss, P., Trunzler, G., Schuler, E.: Über kreislaufwirksame dimere und oligomere Dehydro-Catechine. Planta Med. Suppl. 4/1974, S. 61

Weinges, K., Kloss, K., Jaggy, H.: Über dimere und oligomere Dehydrocatechine. Arzneim. Forsch. *22*, 166 (1972)

Weiß, R.F.: Lehrbuch der Phytotherapie, 8. Auflage. Stuttgart: Hippokrates 1982

Wesener, G.: Pharmakodynamische Zusatztherapie, insbesondere Diuretika. In: Die Bedeutung des Ödems bei Diagnose und Therapie der sogenannten Beinleiden. Uelzen: ML Verlag Blume u. Co., S. 66–69, 1967

Wesiack, W.: Grundzüge der psychosomatischen Medizin. München: Beck, S. 90, 1974

Wichtl, M. (Hrsg.): Teedrogen. Stuttgart: Wissenschaftliche Verlagsgesellschaft mbH 1984

Wieck, H.H. (Hrsg.): Zerebrovaskuläre Insuffizienz, 2. Aufl. Erlangen: Perimed 1981

Willuhn, G.: Arnikablüten. In: Wichtl, M. (Hrsg.). Teedrogen. Stuttgart: Wissenschaftliche Verlagsgesellschaft, S. 55–59, 1984, siehe besonders Deutsche Apotheker-Zeitung *124*, 2024 (1984)

Wurm, G.: Flavonoide als Arzneimittel: Biologische Verfügbarkeit und Biotransformation. Deutsche Apotheker-Zeitung *115*, 355–360 (1975)

Zemplényi, T.: Vascular metabolism, vascular enzymes and the effect of drugs. In: Kritchevsky, D. (Hrsg.). Hipolipidemic Agents. Berlin, Heidelberg, New York: Springer, S. 291–408, 1975

Ziment, J.: What to expect from expectorans. JAMA *236/2*, 193–194 (1976)

Ernährung

H. Anemueller

1 Bedeutung der Ernährung

Die Ernährung ist ein Faktor, der den Organismus in Struktur und Funktion wesentlich beeinflußt. Mit der Nahrung nimmt der Organismus Substanzen auf, die ihn aufbauen, erhalten, mit Energie versorgen und für zahlreiche Funktionen notwendig sind. Einige dieser Substanzen kann er nicht herstellen und ist auf deren Zufuhr angewiesen.

Stärkste Beziehung besitzt die Ernährung zu im Organismus ablaufenden biochemischen Prozessen. Zweifellos wird die Funktion des Stoffwechsels von der Ernährung am meisten beeinflußt. Physiologisch normale Stoffwechselreaktionen sind auf Anwesenheit und Aktivität körpereigener Wirkstoffe angewiesen, die nur aufgebaut werden können, wenn bestimmte essentielle Nährstoffe zur Verfügung stehen. Zudem sind Stoffwechselablauf und dazugehörige Regulationsmechanismen erheblich von der quantitativen Zufuhr energieliefernder Hauptnährstoffe (Kohlenhydrate, Fett, Eiweiß) abhängig. Über die Zusammensetzung der Nahrung kann man den Stoffwechselablauf in diese oder jene Richtung lenken.

Möglichst normal ablaufende Stoffwechselvorgänge sind für den Organismus und seinen Status von größter Bedeutung. Insofern ist Stoffwechsel die sicher wichtigste Basisfunktion. Dazu gehören eine normale Aufschließung und Resorption der Nährstoffe, ein ungestörter Stoffaustausch zwischen Kapillaren und Zellen, ein präziser Ablauf der in den Zellen stattfindenden biochemischen Prozesse und eine zügige Ausscheidung der Stoffwechselendprodukte. Gleichfalls zur Funktion des Stoffwechsels gehörig sind die Mechanismen, die Appetit und Sättigung steuern oder für die Regulation des Bestandes an Wasser, Elektrolyten sowie Säuren und Basen verantwortlich sind. Dauernd ist die Zusammensetzung des Blutes zu regulieren.

Stoffwechselabläufe, die von der physiologischen Norm abweichen, beeinflussen den Organismus negativ und können pathophysiologische und pathogenetische Entwicklungen in Gang setzen. In latenten Vorstadien ernährungsabhängiger Krankheiten sind Stoffwechselstörungen meist anzutreffen. Oft ist es quantitative und qualitative Fehlernährung, die sie auslöst. Bis aus solchen zunächst unspezifischen Störungen manifeste und spezifische Schäden entstehen, kann längere Zeit vergehen.

Erhebliche Korrelation besitzt die Ernährung zu den Funktionen, die die körpereigene Resistenz aufrecht erhalten. Humorale und zelluläre Abwehr ist deutlich von der Zufuhr be-stimmter essentieller Nährstoffe, vielleicht auch solche bisher noch unbekannter Identität, abhängig. Oft genug ist qualitative Mangelernährung Ursache für eine gesteigerte Anfälligkeit gegenüber Krankheitserregern oder für das Verhalten von Zellen, die durch zügellose mitotische Teilungen aus der Ordnung des Zellenstaates ausbrechen.

Auswirkungen haben Faktoren der Ernährung auch auf die Funktion des Kreislaufs. Insbesondere werden die Verhältnisse in der kapillaren Strombahn, was die Struktur der Kapillarmembranen und des interstitiellen Gefäßbindegewebes sowie die Fließeigenschaften des Blutes (rheologische Parameter) betrifft, tangiert. Jeder alimentäre Einfluß auf die Kreislauffunktion hat darüberhinaus Rückwirkungen auf das Stoffwechselgeschehen.

Beeinflussung der drei Basisfunktionen Stoffwechsel, Kreislauf und Abwehr macht die Bedeutung der Ernährung am deutlichsten. Für den Organismus haben diese Basisfunktionen unspezifische Allgemeinwirkung, die alle Organe und sämtliche Funktionen berührt. Dementsprechend sind ernährungstherapeutische Maßnahmen hauptsächlich Teil allgemeiner Therapie. Diese Auffassung entspricht der ganzheitsmedizinischen Zielsetzung der Kneipptherapie und es ist selbstverständlich, daß die Ernährung zu ihrem Konzept gehört.

2 Bedeutung ernährungstherapeutischer Basisbehandlung

Die Bedeutung ernährungstherapeutischer Basisbehandlung liegt darin, daß wichtige Zeitkrankheiten erhebliche pathogenetische Beziehungen zur Ernährung aufweisen (z.B. Diabetes, Arteriosklerose, Gicht). Dysalimentation beeinträchtigt vorzüglich den Stoffwechselablauf. Die Folgen sind, daß sich in disponierten Funktionsbereichen und Organsystemen pathologische Entwicklungen manifestieren. Bedeutung besitzt ernährungstherapeutische Basisbehandlung schon in Phasen, die ernährungsabhängigen Krankheiten mit unspezifischer Symptomatik vorauslaufen. In diesen

Stadien pathogenetischer Entwicklung ist angezeigt, den Organismus durch umfassende Diätetik zur physiologischen Ordnung zurückzuführen. Moderne Kneipptherapie liefert hierfür in der Kombination von Hydrotherapie, Bewegungstherapie, seelisch-geistiger Beeinflussung und Ernährungsumstellung ein vorzügliches Modell. Dieses lehnt sich an die klassische Diaita-Diätetik an, eine Methodik, die die Präventivmedizin wieder beleben sollte. Dabei hat Ausrichtung der Ernährung die Aufgabe, entgleiste Stoffwechselfunktionen zur physiologischen Norm zurückzubringen oder von der Ernährung beeinflußbare Risikofaktoren zu beseitigen.

Ebensogroß wie die präventivmedizinische ist die therapeutische Bedeutung der Ernährungsbehandlung – beispielsweise im Zusammenhang mit Hyperlipoproteinämien, Koronarsklerose, Myokardinfarkt, manifestem Diabetes, Gicht, gastroenterologischen Indikationen oder auch Krebserkrankungen.

So erhebt sich die Frage, warum Ernährungstherapie in diätetische Basisbehandlung eingeschlossen, noch so häufig in praxi vernachlässigt wird und weshalb man sich ihrer nicht systematischer bedient? Sicher in erster Linie deshalb, weil ihre Durchführung relativ mühevoll ist und auf mehr oder weniger große Schwierigkeiten stößt. Vor allem steht ihrer Anwendung wohl die allgemeine Erwartung der Patienten entgegen, therapeutische Effekte müßten sich rasch zeigen und mit möglichst geringer Selbstbeteiligung zustande kommen. Diese Vorstellungen sind offenbar unter erheblicher Beteiligung der Medizin und einer oft falsch akzentuierten Gesundheitspolitik zustande gekommen. Sie stehen nun vielem entgegen, was unternommen werden müßte, um eine Medizin mit angewandter klassischer Diätetik durchzusetzen.

3 Methodik der Ernährungstherapie

Ernährungstherapie der meisten ernährungsabhängigen Krankheiten kann sich von recht einheitlichen Prinzipien leiten lassen. Der Leit-

gedanke ist, die Ernährung quantitativ und qualitativ so zu gestalten, daß möglichst optimale Einflüsse auf die Funktionen des Stoffwechsels, des Kreislaufs und der Abwehr zustande kommen.

Die physiologisch programmierte Ordnung des Organismus stellt bestimmte Ansprüche, von denen auszugehen ist, wenn ernährungstherapeutische Grundsätze formuliert werden. Diese Ansprüche wechseln nicht von Fall zu Fall. Sie sind eine gleichbleibende Norm, auf die man sich einstellen muß. Das vereinfacht die Methodik. In einer schon vor Jahren für die Langzeit-Ernährungstherapie formulierten Grund- oder Basisdiät ist dies vom Autor bereits so aufgefaßt worden (Anemueller 1959, 1962, 1980).

Heute paßt sich die klinische Diätetik dieser Auffassung an und der Trend geht zur Vereinfachung. Zahlreiche differente Diätschemats, die seit der Jahrhundertwende eingeführt sind, werden ausrangiert. Man hat erkannt, daß sie entbehrlich sind. Ihr Ziel war, einzelne Funktionen oder Organe durch Verbote bestimmter Nahrungen zu schonen. Bisherige Ulkusdiäten oder Leberschonkostformen bieten kennzeichnende Beispiele. Heute treten Entlastungskonditionen und lokalistische Betrachtungsweise immer mehr in den Hintergrund. Wesentlich ist, daß diätetisch ausgerichtete Ernährung primär auf den Gesamtorganismus regulatorisch und stabilisierend wirkt. So sind grundsätzlich zunächst Ernährungsbedingungen herzustellen, die die Basisfunktionen des Organismus fördern.

Vereinfachung von Ernährungsprävention und Ernährungstherapie bedeutet daher, sich auf eine Standardformel zu einigen, die der Ernährungstherapie wichtiger ernährungsabhängiger Krankheiten zugrunde gelegt werden kann. Zweifellos ist auch die Einsicht wichtig, daß langfristig durchzuführende ernährungstherapeutische Maßnahmen (Langzeit-Ernährungstherapie) zur Beeinflussung ernährungsabhängiger Krankheiten ausschlaggebend sind. Sie übertreffen eine nur eingeschränkte Bedeutung spezieller ernährungstherapeutischer Regimina, die gegebenenfalls geeignet sind, Langzeit-Ernährungstherapie einzuleiten oder in eine solche interkurrent eingeschaltet zu werden. Nicht nur Diabetiker benötigen in erster Linie Langzeit-Ernährungstherapie – für Patienten mit Übergewicht, Fettstoffwechselstörungen, Hypertonie, Koronarerkrankung, Myokardinfarkt, Gicht oder chronischen gastroenterologischen Erkrankungen trifft dies ebenso zu.

Im Rahmen von Langzeit-Ernährungstherapie muß eine Ernährung geboten sein, die alles bietet, was zur Erhaltung von Leistung, Lebensfreude und psychischem Wohlbefinden notwendig ist. Kein Ernährungsprogramm kann für Langzeit-Ernährungstherapie taugen, das einseitig konzipiert oder auf Dauer nicht zu realisieren ist. Immer mehr geht man dazu über, langfristiger Ernährungsbehandlung eine möglichst „normale", jedoch auf ideale ernährungsphysiologische Zieldaten bilanzierte Kost zugrunde zu legen. Man sollte sie nicht „Normalkost" nennen, da diese mit Fehlernährung meist identisch ist. Die Ausrichtung hat eine „Idealkost" zum Ziel, die der physiologischen Ordnung des Organismus zugute kommt. Sie läßt sich auch *Grund-* oder *Basisdiät* nennen, sofern man bereit ist, „Diät" als Ordnungsnahrung und nicht als Krankenkost zu definieren.

Entschieden andere Auffassungen haben sich bezüglich der Ernährungstherapie gastroenterologischer Erkrankungen ergeben. Hier war die Zahl spezieller „Schondiäten" besonders groß und lokalistische Ausrichtung der Diät auf einzelne Organe und ihre Funktionen üblich. Dabei hatte man vergessen, daß auch Erkrankungen des Magens, des Darmes oder der Leber den ganzen Organismus in Mitleidenschaft ziehen und somit Allgemeinerkrankungen sind. Heute hat sich eine sogenannte gastroenterologische Grunddiät herauskristallisiert, eine weitgehend „normale Idealkost", in der nur relativ wenig, erfahrungsgemäß unverträgliche Nahrungsmittel, Getränke und Speisen auszulassen sind. Lediglich einige gastroenterologische Zustände oder Krankheiten fordern speziellere und eingeschränkte ernährungstherapeutische Maßnahmen.

Im übrigen müßte die bisherige Nomenklatur eine Aufarbeitung erfahren. Begriffe wie „Kurzzeit-Ernährungstherapie mit intensiv-ernährungstherapeutischen Regimina" oder „Langzeit-Ernährungstherapie mit Grunddiät und Grunddiät-Varianten" oder „Ernährungstherapie mit Sonderdiäten bei speziellen Indikationen" sollten zur Verwendung kommen. In dieser Darstellung einer in die Physiotherapie nach Kneipp zu integrierenden Ernährungstherapie ist dies bereits versucht.

4 Langzeit-Ernährungstherapie mit Grunddiät

Als Grunddiät ist jene Kost zu definieren, die bei gesundheitlich gefährdeten und mit Risikofaktoren belasteten Personen die Ernährung präventiv ausrichtet und beim Gros ernährungsabhängiger Krankheiten zu langfristiger Behandlung geeignet ist.

Grunddiät wird als vollwertige Ordnungsnahrung mit vernünftigen ernährungsphysiologischen Zieldaten aufgefaßt. Eine Standardformel ist hierfür festgelegt (s. 5). Sie ist durch Angaben zu ergänzen, die Modifikationen berücksichtigen, wenn die Grunddiät bei bestimmten Indikationen (z.B. Übergewicht, Diabetes, Gicht etc.) eingesetzt und variiert werden muß. Nur wenn System und Methodik einfach bleiben, ist Ernährungsprävention und Ernährungstherapie zu realisieren und effektiv zu machen. Mit einem derzeitigen Trend der „Arbeitsgemeinschaft klinischer Diätetik", in praxi angewandte Kostformen zu vereinfachen, ist dies zu vereinbaren. Soweit wie möglich ist anzustreben, die Standardformel der Grunddiät auch bei ihren Modifikationen beizubehalten. Logische Vereinfachung ist nicht unzulässige Simplifizierung.

Aus dieser Auffassung heraus ergibt sich für die Anwendung der Grunddiät eine Bandbreite, die folgende Indikationen einschließt:

• Anpassung der Ernährung an zeitgemäße Lebensbedingungen und Schutz gegenüber Stoffwechselstörungen, Übergewicht und ernährungsabhängigen Krankheiten (=allgemeine Ernährungsprävention)

• Gefährdung durch diagnostizierte Risikofaktoren (=gezielte Ernährungsprävention)

● Übergewicht und Adipositas
● Hinweise auf potentiellen Diabetes bei genetisch belasteten Individuen und Frauen, die übergewichtige Kinder geboren oder wiederholt Schwangerschaftskomplikationen durchgemacht haben
● Frühdiabetische Stoffwechselstörungen und asymptomatischer bzw. latenter Diabetes
● Manifester Diabetes
● Ernährungsabhängige Fettstoffwechselstörungen (Hyperliporoteinämien)
● Risikobefunde, die Koronarerkrankung bzw. Herzinfarkt begünstigen
● Atherosklerotische Gefäßerkrankungen (insbesondere Koronarsklerose und Rehabilitation nach Herzinfarkt)
● Essentielle Hypertonie und Kreislaufinsuffizienz
● Purinstoffwechselstörung und manifeste Gicht
● Gastroenterologische Erkrankungen (chronische Gastritis, Ulcus ventriculi, Ulcus duodeni, chronische Enteritis, chronische Colitis, Hepatopathien, Cholezystopathien, chronische Pankreatitis, chronische ernährungsabhängige Obstipation)
● Präkanzerose und Krebserkrankungen

Modifikationen der Grunddiät sind besonders bei Übergewicht, manifestem Diabetes, Fettstoffwechselstörungen, Hyperurikämie, Gicht, Hypertonie, Kreislaufinsuffizienz und gastroenterologischen Erkrankungen erforderlich. Sie beinhalten nur gewisse Änderungen, sind jedoch nie so umfangreich, daß die Standardformel der Grunddiät umgestoßen werden müßte.

So ist zumindest für den ausschlaggebenden Bereich der Langzeit-Ernährungstherapie aus einem bisher unübersichtlichem Programm zahlreicher Diätformen herauszukommen und zu einer in praxi nützlichen Vereinfachung des Systems der Verordnung und Organisation von Ernährungstherapie zu gelangen.

5 Standardformel Grunddiät

● Begrenzung der Nahrungsmenge auf den individuellen Energiebedarf

● Ausrichtung der Nahrungsqualität durch bevorzugte Verwendung von Nahrungsmitteln mit hohem Gesundheitswert (ernährungsphysiologische Qualität)
● Nährstoffrelation zwischen 50–55% Kohlenhydrat-Energieanteil, 10–15% Eiweiß-Energieanteil und 30–35% Fett-Energieanteil (bezogen auf Gesamtenergiezufuhr)
● Ausrichtung der Kohlenhydrataufnahme zugunsten von Nahrungsmitteln mit Polysacchariden + begleitenden essentiellen Nährstoffen + begleitenden Ballaststoffen
● Weitgehend Ausschaltung von Nahrungsmitteln mit isolierten Mono- und Disacchariden
● Ausreichend vegetabile Frischkost (Rohobst, Rohgemüse)
● Ausrichtung der Fettaufnahme zugunsten möglichst naturbelassener pflanzlicher Fette + Fettbegleitstoffen
● Ausrichtung der Eiweißaufnahme zugunsten von Proteinen aus Milch und Vegetabilien (laktovegetabiler Trend)
● Einschränkung der Zufuhr von Kochsalz und vielseitige Verwendung von Küchenkräutern und Gewürzen
● Sparsame und mäßige Aufnahme von Genußmitteln (Kaffee, Tee, Alkohol), evtl. Ausschaltung
● Wertschonende küchentechnische Verarbeitung der Nahrungsmittel
● Einfache, natürliche und perfekte Zubereitung der Speisen
● Einfache Komposition der Mahlzeiten
● Evtl. Verteilung der täglichen Nahrungsmenge auf mehrere kleine Mahlzeiten

Diese Standardformel ist zu modifizieren, wenn die Grunddiät bei bestimmten Indikationen zum Einsatz kommt. Erforderliche Veränderungen sind später angegeben, doch wird dabei ersichtlich werden, daß das Gesamtkonzept gültig bleibt.

5.1 Ausrichtung der Nahrungsmenge

Der Energiebedarf wird in Kalorien (kcal) oder Joule (kJ) gemessen und ist auf Normalgewicht gemäß Broca-Formel zu kalkulieren.

- Normalgewicht (Sollgewicht): Körperlänge in cm weniger 100 = Normalgewicht in Kilogramm.
- Der auf Normalgewicht bezogene Energiebedarf einer Person/Tag kann nur überschlagsweise kalkuliert werden. Exakte Berechnung ist nicht möglich.
- Energiegehalte der Nahrungsmittel und Angaben über den Energiebedarf sind bisher in Kilokalorien (kcal) gemessen worden. Seit 1960 ist das internationale Einheitensystem diesbezüglich auf Joule (kJ) umgestellt. Diese Maßnahme ist auch in der Bundesrepublik Deutschland amtlich eingeführt und bei Angaben auf Lebensmittelpackungen (Deklarationen) vorgeschrieben. Bei Umrechnungen ist 1 kcal mit 4,184 kJ zu bewerten, so daß Kalorienangaben mit dem Faktor 4,2 multipliziert werden müssen.

Fünf Rechenschritte zur Kalkulation des individuellen Energiebedarfs werden vorgeschlagen:

1. Kalkulation des Normalgewichtes in Kilogramm (kg).
2. Kalkulation des Energie-Grundbedarfs (Grundumsatz) nach der Formel Normalgewicht in Kilogramm × 24 = Energie-Grundbedarf/24 h.
3. Kalkulation des Arbeitszeit-Energiebedarfs (leichte Arbeit ca. 60 kcal/h, mittelschwere Arbeit ca. 120 kcal/h, schwere Arbeit ca. 180 kcal/h, schwerste Arbeit über 200 kcal/h.
4. Kalkulation des Freizeit-Energiebedarfs (Sitzen in Ruhe oder Nichtstun ca. 20 kcal/h, Spazierengehen ca. 50 kcal/h, Wandern ca. 100 kcal/h, leichte Gartenarbeit ca. 100 kcal/h, Radfahren ca. 400 kcal/h, Skiwandern ca. 300 kcal/h, Tennisspielen ca. 400 kcal/h, Golfspielen ca. 150 kcal/h, Rudern ca. 500 kcal/h, Tischtennis ca. 300 kcal/h, Gymnastik ca. 25 kcal/pro 5 min, Trimmgerät ca. 30 kcal/pro 5 min).
5. Addition von Energie-Grundbedarf + Arbeitszeit-Energie + Freizeitbedarf-Energie = Energiegesamtbedarf/24 h.

Freizeit-Energiebedarf ist auch mit einem durchschnittlichen Wert von 200–300 kcal/

Tabelle 1. Gesamtkalorienbedarf für Personen verschiedener Altersgruppen mit überwiegend sitzender Tätigkeit

	Energie kcal/Tag		Energie kJ/Tag	
	m	w	m	w
Erwachsene				
25 Jahre	2 600	2 200	10 900	9 200
45 Jahre	2 400	2 000	10 000	8 400
65 Jahre	2 200	1 800	9 200	7 500
Jugendliche				
15–19 Jahre	3 100	2 500	13 000	10 500
Schwangere				
ab 6. Monat		2 600		10 900
Stillende		2 800		11 700

Tag anzusetzen. Dieser ist für Personen annähernd zutreffend, die sich in der Freizeit körperlich kaum betätigen.

Grobe Anhaltspunkte über den Gesamtenergiebedarf liefern Angaben der Deutschen Gesellschaft für Ernährung (DGE) zur empfehlenswerten Höhe der Energiezufuhr (Wirths 1975) (s. Tabelle 1). Diese Werte gelten für Personen mit vorwiegend sitzender Tätigkeit (Leichtarbeiter). Für andere sind Zuschläge erforderlich: Mittelschwerarbeiter ca. 600 kcal (2 500 kJ), Schwerarbeiter ca. 1 200 kcal (5 000 kJ), Schwerstarbeiter ca. 1 600 kcal (6 700 kJ).

Physiologische Brennwerte der energieliefernden Nährstoffe: Protein 4,1 kcal (17 kJ), Reinfett 9,3 kcal (39 kJ), Stärke 4,2 kcal (18 kJ), Monosaccharide 3,75 kcal (16 kJ), Milchsäure 3,6 kcal (15 kJ), Alkohol 7,0 kcal (29 kJ). Für Überschlagsrechnungen mögen die von Atwater vorgeschlagenen „general factors" genügen: Protein 4 kcal, Fett 9 kcal, Kohlenhydrate 4 kcal (Wirths 1975).

5.2 Ausrichtung der Nahrungsqualität

Die ernährungsphysiologische Qualität der Gesamtnahrung ist das Resultat der ernährungsphysiologischen Qualität der in einer Nahrung enthaltenen Nahrungsmittel. Nahrungsmittelqualität ist ein vielseitiger Begriff. Mögliche Bezugsgrößen sind äußere Beschaffenheit, Genußwert, Haltbarkeit oder Gebrauchswert. Ernährungsmedizinisch ausschlaggebend ist jedoch der Wert, den ein Nahrungsmittel besitzt, um als Bestandteil der Nahrung den physiologischen Status des Organismus zu bewahren und die Gesundheit zu erhalten. Für diese Qualitätseigenschaft ist der Begriff „Gesundheitswert" eingeführt und im DGE-Ernährungsbericht 1976 wie folgt definiert: „Der Gesundheitswert (biologischer Wert, ernährungsphysiologische Qualität) wird u.a. bestimmt durch den Gehalt an Nährstoffen wie Protein, Fett, Kohlenhydrate, Vitamine, Mineralstoffe und Spurenelemente, durch physiologische Faktoren wie Verdaulichkeit, Sättigungswirkung und Bekömmlichkeit sowie durch hygienisch-toxikologische Faktoren wie Gehalt an Zusatzstoffen, Rückständen und Keimgehalt."

Im wesentlichen ist dieser Definition zuzustimmen. Schon zuvor hatte der Autor vorgeschlagen, daß der „Gesundheitswert" der Nahrungsmittel durch die Parameter Grad der Naturbelassenheit, Potential naturgegebener essentieller Nährstoffe und Schadstoffbeschaffenheit bestimmt werden sollte.

Essentielle Nährstoffe sind Nahrungsbestandteile, die der Organismus nicht synthetisieren kann. Sie müssen mit der Nahrung aufgenommen werden, um Strukturen aufzubauen, körpereigene Wirkstoffe zu komponieren und lebenswichtige Funktionen zu sichern. Ihr Beitrag zur Aufrechterhaltung der physiologischen Ordnung im Organismus ist deshalb ausschlaggebend.

Bisher sind über 50 essentielle Nährstoffe, zu denen in erster Linie Vitamine, Mineralstoffe, Spurenelemente, Linolsäure und bestimmte Aminosäuren zählen, bekannt. Noch nicht identifizierte essentielle Nährstoffe sollten angenommen werden. Hiervon ausgehend wäre die Auffassung vernünftig, daß komplette Versorgung mit essentiellen Nährstoffen am besten zu sichern ist, wenn regelmäßig und bevorzugt möglichst naturbelassene Nahrungsmittel in der Nahrung enthalten sind. Industrielle Bearbeitungsprozesse bringen das Risiko von Verlusten naturgegebener essentiel-

Tabelle 2. Gehalt an Vitaminen und Spurenelementen in Vollkorn- und Weißmehl

Vitamine Mineralstoffe	Vollkornmehl mg/kg	Weißmehl mg/kg	Verlust in %
Vitamin B1	5,1	0,7	86
Vitamin B2	1,3	0,4	69
Vitamin B6	4,4	2,2	50
Niacin	57	7,7	86
Vitamin E	24	0	100
Eisen	44	7	84
Kupfer	6	1,5	75
Magnesium	250	120	52
Mangan	70	20	72
Kalium	4730	1150	77

ler Nährstoffe mit sich. So ist der Grundsatz, naturbelassene Lebensmittel stärker raffinierten Nahrungsmitteln vorzuziehen, sicher berechtigt. Inzwischen hat dieser von W. Kollath in die Ernährungslehre eingebrachte Grundsatz weitgehend Anerkennung gefunden.

Es wäre jedoch falsch, die These aufzustellen, naturbelassene Lebensmittel böten immer beste Ernährungsmöglichkeiten. Schließlich können nicht alle Lebensmittel in naturbelassener Form verzehrt werden und der von W. Kollath propagierte Grundsatz „Laßt die Nahrung so natürlich wie möglich" bedeutet nur, daß es vernünftig ist, so zu verfahren, wenn hierfür Möglichkeiten vorhanden sind.

Tabelle 2 zeigt beachtliche Differenzen an Vitaminen und Spurenelementen in Vollkornbzw. Feinmehl. Gesundheitswert bzw. ernährungsphysiologische Qualität werden hiervon bestimmt. Nahrungsmittel, die ausschließlich oder vorwiegend energieliefernde Substanzen und keine oder kaum essentielle Nährstoffe enthalten, tragen wenig dazu bei, die Ernährung vollwertig und gesundheitsfördernd auszurichten. Kennzeichnende Beispiele sind isolierte Raffinadezucker und Nahrungsmittel, denen solche in größerer Menge zugesetzt sind. Je mehr die Nahrung „leere Kalorien" liefert, desto größer wird das Risiko qualitativer Dysalimentation.

Immer stärker wird Beachtung finden müssen, in welchem Maße Nahrungsmittel mit „Schadstoffen" kontaminiert sind. In erster Linie sind Pestizidrückstände, Schwermetalle (Blei,

Quecksilber, Kadmium), polyzyklische aromatische Kohlenwasserstoffe (z.B. Benzyprene), polychlorierte Biphenyle (PCB's), Nitrosamine, bestimmte Mykotoxine und Tierarzneimittelrückstände diesbezüglich relevant. Unbekannt ist, wie zahlreiche in der Nahrung befindliche „Schadstoffe" in Summation auf den Organismus wirken, auch wenn jeder einzelne unterhalb zulässiger Toleranzgrenzen bleibt. Der DGE-Ernährungsbericht 1972 hatte dieses Problem angesprochen.

Nahrungsmittel, deren Rohstoffe in biologisch-ökologisch orientierten Landwirtschaften mit dem Ziel möglichst geringer Schadstoffbehaftung produziert werden, leisten sicher Beiträge zur Verbesserung der Ernährung.

5.3 Ausrichtung der Nährstoffrelation

Empfehlungen zur Nährstoffrelation müssen sich auf stoffwechselphysiologische Überlegungen und Erfahrungen der klinischen Diätetik stützen. Zuzugestehen ist, daß es keine sichere Basis gibt, um die zweckmäßigste und stoffwechseladäquateste Nährstoffrelation anzugeben. Es bleiben Fragen offen. Dennoch gibt es die Möglichkeit, aufgrund vorhandener Erkenntnisse eine Nährstoffrelation zu empfehlen, die zweckmäßig und sinnvoll erscheint.

Grundsätzlich sind extreme Ausrichtungen der Nährstoffrelation abzulehnen, beispielsweise mit sehr eingeschränkter Kohlenhydrat- und dafür ausgeweiteter Fettzufuhr (s. Atkins-Diät). Extreme Beschränkungen der Kohlenhydratzufuhr bereiten im Stoffwechselablauf Schwierigkeiten, wenn gleichzeitig, was meist unvermeidlich ist, die Fettaufnahme vergrößert wird. Zudem kommt eine Einschränkung des Verzehrs an Obst, Gemüse, Kartoffeln, Vollkornprodukten und Milch zustande, was nicht zu befürworten ist, da diese Nahrungsmittel nicht nur Kohlenhydratträger sind, sondern viel dazu beitragen, optimal essentielle Nährstoffe zu liefern.

Ein etwas höherer Eiweiß-Energieanteil mag wünschenswert sein. Bei eiweißbetonten Mahlzeiten stellt sich ein verstärkter Trend an Appetithemmung, Sättigungsgefühl und Lipolyse ein. Darüber hinaus ist die besondere spezifischdynamische Wirkung der Proteine nutzbar zu machen. Sie bedeutet eine weniger ökonomische Energieverwertung, um bei Bewegungsmangel Übergewicht entgegenzuwirken. Ein Eiweiß-Energieanteil von 15% ergibt bei einer Gesamtenergiezufuhr von 2500 kcal bzw. 10500 kJ eine tägliche Eiweißmenge von ca. 90 Gramm. Diese Menge Eiweiß wird den Organismus nicht belasten, wenn die gesamte Nahrungsmenge beschränkt und angemessen ausgerichtet ist.

In jedem Fall ist der Fett-Energieanteil zu beschränken, denn keine Ernährung kann für heutige Lebensbedingungen zweckmäßig sein, die übermäßig Fett enthält. Fett besitzt den pro Gewichtseinheit höchsten Energieanteil, und schon verhältnismäßig kleine Mengen fettreicher Nahrungsmittel lassen eine angemessene Energieaufnahme unbemerkt rasch überschreiten.

Insgesamt ist wichtig, in der Gesamtkohlenhydrataufnahme rasch verfügbare Kohlenhydrate weitgehend auszuschalten. Sie führen zu höheren Blutglukosespitzen und dadurch ausgelösten Insulinausschüttungen. Hierdurch wird eine lipogenetische Stoffwechseltendenz begünstigt und provoziert, da nach kohlenhydrathaltigen Mahlzeiten der Blutglukosespiegel reaktiv stärker absinkt.

Selbstverständlich ist eine Beschränkung der Energiezufuhr aus Alkohol vorzunehmen. Nach DGE-Angaben entstammen etwa 10% (ca. 300 kcal/Tag) derzeit durchschnittlich aufgenommener Nahrungsenergie aus alkoholischen Getränken. Es ist wichtig, diesen Anteil zu reduzieren oder auszuschalten.

Bei der Ausrichtung der Nährstoffrelation ist eine vernünftige mittlere Linie einzuhalten, da dies am besten eine ausgewogene, abwechslungsreiche und praktikable Ernährung, die sich auf wichtigste Grundnahrungsmittel (die meist Kohlenhydratträger sind) stützen kann, ermöglicht.

5.4 Ausrichtung der Kohlenhydrataufnahme

Möglichst konsequent sind als Kohlenhydratträger Nahrungsmittel einzusetzen, die Koh-

lenhydrate als Polysaccharide und in Begleitung essentieller Nährstoffe (möglichst auch
Ballaststoffe) enthalten. Dies läuft darauf hinaus, reine Raffinadezucker und hiermit hergestellte Nahrungsmittel weitgehend zu reduzieren, und die Aufnahme der Kohlenhydrate auf
Nahrung aus Vollgetreide, Gemüse und Kartoffeln zu konzentrieren.

Vollgetreidenahrung ist von besonderem Wert.
Sie ist Lieferant von Vitaminen, Mineralstoffen, Spurenelementen, Ballaststoffen, Energie
und Eiweißsubstraten. Fast ist Vollgetreidenahrung zu vollwertiger Ernährung ausreichend. Nur wenige Nahrungsinhaltsstoffe, die
zur Vollwert-Ernährung nötig sind, fehlen darin. Im Verdauungsprozeß wird Vollgetreide
besonders langsam aufgeschlossen, zu Zucker
abgebaut und als Glukose in das Blut übernommen. Das Blutzuckerniveau steigt nur
langsam an, so daß geringere Insulinausschüttungen nötig sind. Eine wichtige Regulation
im Stoffwechselablauf wird hierdurch entlastet. Von großer Bedeutung ist, daß Vollgetreidenahrung 5–10% Ballaststoffe enthält (Zellulose, Hemizellulosen, Pentosane, Pektine,
Pflanzenschleime). Vorzüglich sind es Pentosane mit besonders guter Quell- und Schleim-
abgabefähigkeit.

In jeder Mahlzeit ist Vollgetreidenahrung zu
plazieren. Besten Platz finden Frischkorn-
schrotgerichte, Vollgetreideflockengerichte
oder Vollgetreideschrotbreie in der Früh-
stücksmahlzeit. Hier erzielen sie Sättigungsef-
fekte und helfen, sonst übliche Mengen an
Aufstrichfette, Konfitüren, Wurst oder Käse
einzusparen (s. Tabelle 3). Neben Vollgetreidenahrung ist Gemüse-Kartoffelnahrung zur
Kohlenhydrataufnahme geeignet. Sowohl Gemüse wie Kartoffeln sind Lebensmittel mit geringem Energiegehalt, jedoch relativ hoher
Dichte von Vitaminen und Mineralstoffen.
Zudem sind auch sie Träger unverdaulicher
Ballaststoffe und Lieferanten von Valenzen,
die den Organismus mit Basen anreichern bzw.
die Alkalireserve vergrößern. Ihr Gesundheitswert ist hoch einzustufen. Höchsten Gesundheitswert hat nicht erhitzte Gemüsenahrung
(Rohgemüse, Rohsalate) (s. Tabelle 4).

Der Verzehr von Raffinadezucker beträgt in
der BRD derzeit zwischen 105 und 110 g/Tag.

Tabelle 3. Vollgetreidenahrung

Frischkorngerichte aus ganzen, gekeimten Getreide-körnern
Frischkorngerichte aus Vollgetreideschrot
Vollgetreideflockengerichte (Typ Kollath-Früh-stück, Bircher-Müsli)
Vollgetreideschrotbreie (erhitzt)
Schleime aus Vollgetreideflocken- und schrot
Vollreis-Gerichte
Hirse-Gerichte
Vollkornbrot
Knäckebrot
Vollkorngebäck
Backwaren aus Vollkornmehl
Vollkornteigwaren-Gerichte

Tabelle 4. Gemüse-Kartoffelnahrungen

Gemüsesäfte, Gemüsemoste
Gemüsebrühe, Gemüsesuppe
Kartoffelbrei (aus frisch gegarten Kartoffeln)
Gedämpfte Kartoffeln (erst nach dem Garen ent-pellt)
Backkartoffeln (in der Schale gebacken)
Rohgemüse (frisch angerichtet)
Gärgemüse (Sauerkraut, Gurken, Bohnen, rote Rü-ben)
Gemüsegerichte (gedünstet)
Hülsenfrüchte (Erbsen, Bohnen, Linsen)

Haushaltszucker macht weniger als die Hälfte
dieser Zufuhr aus (s. DGE-Ernährungsbericht
1976). Größere Mengen Raffinadezucker werden aus gezuckerten Nahrungsmitteln und Getränken aufgenommen. Die Ernährung wird
hierdurch mit über 400 „leeren Kalorien" belastet. Raffinadezucker (Saccharose, Glukose,
Fruktose, Maltose, Sorbit) sind reine Energie-
substrate, die an essentiellen Nährstoffen
nichts mit sich führen. Erheblich wird die Qualität der Nahrung gemindert, wenn sie die
Kohlenhydrataufnahme in größerem Maße
bestimmen.

5.5 Vegetabile Frischkost

Vegetabile Frischkost ist reich an essentiellen
Nährstoffen (Vitamine, Mineralstoffe, Spurenelemente), bringt Volumen (durch Ballaststoffe) und geringe Energiedichte. Ihr ernäh-

Tabelle 5. Vegetabile Frischkost

Gemüsesäfte (frisch gepreßt)
Obstsäfte (frisch gepreßt)
Mandelmilch aus Mandelmus
Haselnußmilch aus Haselnußmus
Rohsalate
Rohgemüse (zerkleinert und frisch angerichtet)
Frischkostsauerkraut (Gärgemüse)
Rohobst (evtl. zerkleinert)
Nüsse, Samen

---

rungsphysiologischer Wert ist heute anerkannt. M. Bircher-Benner hatte dafür noch streiten müssen. Vegetabile Frischkost, die nicht zusätzlich mit Kochsalz bzw. Natrium versehen ist, hat auf den Organismus folgende Auswirkungen:

- Entlastung des Kreislaufs und der Herzarbeit
- Verbesserung des Stoffaustausches zwischen kapillarer Strombahn und Organzellen
- Verbesserung der Fließeigenschaften des Blutes (rheologische Parameter)
- Entlastung des Säure-Basen-Haushaltes bzw. Vergrößerung der Alkalireserve
- Auffüllung der Organzellen mit Kalium

Grunddiät, die die Basisfunktionen Stoffwechsel, Kreislauf und Abwehr günstig beeinflussen soll, muß vegetabile Frischkost (Rohobst, Rohgemüse) in entsprechender Menge enthalten. Größte Sorgfalt ist ihrer Zubereitung zu widmen, da andernfalls beträchtliche Verluste ernährungsphysiologisch bedeutsamer Inhaltsstoffe erfolgen. Bei Störungen im Bereich der Verdauungsorgane ist vegetabile Frischkost in der Darreichungsform zu selektieren und individuell anzupassen (Tabelle 5).

5.6 Ballaststoffe

Unverdauliche Quell- und Gerüstsubstanzen der Nahrung werden als Ballaststoffe bezeichnet. Substantiell sind es Zellulose, Hemizellulosen, Pentosane und Pektine. Sogenannte Rohfasergehalte der Nahrungsmittel umfassen nur einen Teil der Ballaststoffe. So liegt nach Thomas (1976) der Gehalt an Ballaststoffen in Vollgetreideprodukten wesentlich höher als der in Nahrungsmittel-Tabellen angegebene Rohfasergehalt. Von besonderer Bedeutung sind quellfähige und schleimbildende Pentosane. Ihr Nutzen für Darm und Darmfunktion dürfte außer Zweifel stehen.

Feinfaserige Ballaststoffe kommen im Darm durch Wasseraufnahme zur Quellung und verursachen peristaltikanregende Dehnungsreize. Sie geben darüberhinaus Schleimstoffe ab, die den Stuhl voluminöser und geschmeidiger machen. Zudem binden Ballaststoffe schleimhautreizende Substanzen und mindern deren Kontakt mit den Mucosazellen der intestinalen Epitheldecke. Gleichfalls dürfte durch Ballaststoffe die Sekretion der Schleimhautdrüsen angeregt und die Darmbakterienflora günstig beeinflußt werden.

Verlängerte Transitzeiten des Darminhaltes bei Europäern gegenüber nicht urbanisiert lebenden afrikanischen Negern, die Burkitt et al. feststellten, sind auf einen geringeren Ballaststoffgehalt der europäischen Zivilisationskost zurückzuführen. Eine durchschnittlich wesentlich größere Stuhlmenge afrikanischer Neger (400–500 g/Tag) steht mit einem wesentlich höheren Ballaststoffgehalt ihrer Nahrung in Zusammenhang.

Nach Mitteilung von Thomas und Rienermann (1976) ist in Deutschland zwischen 1880 und 1971 der Rohfaserverzehr von 12,56 g/Tag auf 5,15 g/Tag zurückgegangen. Angaben der DGE beziffern die derzeitige Rohfaseraufnahme mit knapp 5 g pro Kopf und Tag. Die durchschnittliche Rohfaseraufnahme amerikanischer Verbraucher, die sich aus Supermarktprodukten ernähren, ist bei einem Mittelwert von nur 2,8 g/Tag angetroffen worden.

Die Grunddiät mit Ballaststoffen anzureichern geht am einfachsten durch Vollgetreideprodukte, Rohgemüse und Rohobst. Im Sinne einer Supplementierung lassen sich Ballaststoffe aus Leinsaat und Weizenkleie in die Nahrung einbringen.

5.7 Ausrichtung der Fettaufnahme

Eindeutig ist übermäßiger Fettverzehr ein Faktor, der Übergewicht, bestimmte Stoffwechselstörungen und atherosklerotische Gefäßdegeneration begünstigt. Der Auffassung, viel Fett zu essen, sei keineswegs schädlich, muß entschieden widersprochen werden. In besonderer Weise ist der quantitative Fettverzehr von in Nahrungsmitteln verborgenem Fett abhängig. Etwa 50% der Gesamtfettzufuhr stammt aus dieser Quelle.

Auffassungen über Notwendigkeit oder Nutzen einer Ausrichtung des Fettverzehrs zugunsten bestimmter Nahrungsfette gehen auseinander. In der Regel dürfte folgender Formulierung zuzustimmen sein: Im Normalfall, wenn keine Stoffwechsel- oder Verdauungsstörungen vorhanden sind, ist bei vernünftiger Beschränkung des quantitativen Fettverzehrs und der Gesamtenergieaufnahme nicht unmittelbar wichtig, welche Nahrungsfette aufgenommen werden. Zu empfehlen ist jedoch, regelmäßig Pflanzenöle und Pflanzenfette in der Nahrung zu haben, die bei möglichst naturbelassener Beschaffenheit reichlicher Polyensäuren enthalten. In besonderen Fällen sind bei Fettstoffwechselstörungen (Hyperlipoproteinämien), Koronarerkrankung, Herzinfarkt und Diabetes (mit meist vorhandener Disposition zu Fettstoffwechselstörungen und Arteriosklerose) polyensäurereiche Pflanzenöle und Pflanzenfette zu bevorzugen. Ebenso ist bei gastroenterologischen Erkrankungen angezeigt, den Fettverzehr nur auf verträgliche und leicht resorbierbare Nahrungsfette zu beschränken.

Möglichst naturbelassene Pflanzenöle und Pflanzenfette, Sahne und Butter sind normalerweise nebeneinander zum Einsatz in der Grunddiät geeignet. Auch ausreichende Zufuhr essentieller Linolsäure (8–10 g/Tag zur Deckung des Mindestbedarfes) wird hierdurch erreicht.

Wahrscheinlich üben Nahrungsfette mit höherem Gehalt an Polyensäuren (Linolsäure, Linolensäure, Arachidonsäure) gewisse Schutzwirkungen aus, indem sie über vermehrte Polyensäurezufuhr dazu beitragen, den Serumcholesterinspiegel normal zu halten bzw. zu senken. An einer den Serumcholesterinspiegel beeinflussenden Wirkung polyensäurereicher Pflanzenfette ist kaum zu zweifeln. In vielen klinisch kontrollierten Diätstudien ist nachgewiesen, daß erhöhte Serumcholesterinspiegel sinken, wenn der p/s-Quotient einer Diät durch Regulation der Zufuhr von gesättigten Fettsäuren (s) und Polyensäuren (p) auf 1,0 und mehr ausgerichtet wird. Dies ist für die Grunddiät jedoch nur bei bestimmten Indikationen (z.B. Hypercholesterinaemie mit relativ erhöhtem LDL Wert) zu fordern.

Beschaffenheit und Eigenschaften der Nahrungsfette sind aufgrund folgender Parameter zu bewerten:

- Grad der Naturbelassenheit
- Gehalt an essentiellen Fettbegleitstoffen (Vitamin A, Vitamin E, Vitamin D, essentielle Linolsäure)
- Relation des Gehaltes an Polyensäuren zu gesättigten Fettsäuren (p/s-Quotient)
- Relation des Gehaltes an Polyensäure zu Tokopherolen
- Relation Lezithin zu Cholesterin
- Gehalt an Cholesterin
- Schmelzpunkt
- Frischezustand (Gehalt an freien Fettsäuren und Peroxiden)
- Gehalt an Reaktionsprodukten nach Hydrierung (Transfettsäuren, aromatische Fettsäuren)
- Gehalt an Schadstoffrückständen

Besonders wertvoll bezüglich ihres Potentials an Fettbegleitstoffen sind Pflanzenöle, die nur durch Pressung gewonnen sind (Vorpreßöle). Bei Extraktionsverfahren werden Gehalte an Vitamin E und anderen Fettbegleitstoffen reduziert.

Als sogenannte „naturbelassene Pflanzenöle" oder „Vollöle" können nur Öle bezeichnet werden, bei deren Pressung keine höheren Temperaturen als 50° C aufgetreten und die nachträglich keiner wesentlichen Raffination unterworfen worden sind.

Die ernährungsphysiologische Qualität von Pflanzenfetten und Margarine bestimmen deren Gehalt an naturbelassenen, kaltgepreßten Vollölen innerhalb ihres Gesamtfettanteils. Deklarationen sollten über den Prozentgehalt naturbelassener Vollöle im Gesamtfett genaue Angaben machen (Vitaquell Vollöl-Margarine deklariert 60% des Fettanteils als naturbelassenes kaltgepreßtes Vollöl); chemische Eingriffe wie Hydrierung (Fetthärtung) oder Umesterung sind bei Reform-Margarine-Qualitäten ausgelassen.

Sahne und Butter sind wertvolle, naturbelassene Nahrungsfette. In besonderen Fällen ist nachteilig, daß sie nur bis maximal 5% Polyensäuren enthalten, während bestimmte Pflanzenöle und Margarinesorten zwischen 50 und 80% Polyensäuren (bezogen auf Gesamtfettsäuren) aufweisen. Auch ist u.a. von Bedeutung, daß Milchfett die exogene Cholesterinzufuhr vergrößert, während alle pflanzlichen Fette praktisch cholesterinfrei sind.

Anzumerken ist, daß polyensäurereiche Pflanzenfette nicht auf Temperaturen über 200° und niemals wiederholt erhitzt werden sollten. Sie sind sowohl luft-, licht- und hitzeempfindlich. Keinesfalls gehören sie in Friteusen. Zusammenfassend gilt für die Ausrichtung der Fettaufnahme in der Grunddiät: Quantitativ ist die Fettaufnahme zu begrenzen und mehr oder weniger auf bestimmte pflanzliche Fette umzustellen.

5.8 Ausrichtung der Eiweißaufnahme

Milch, Sauermilchen, Quark, Käse, Ei, Soja, Fleisch und Fisch dienen als Eiweißnahrung. Sie enthalten den unentbehrlichen Nährstoff Eiweiß (Protein) in besonderen Mengen.

Über eine Basisversorgung mit vegetabilem Eiweiß aus Vollgetreide, Gemüse und Kartoffeln hinaus, ist die Eiweißaufnahme aus diesen Eiweißnahrungen aufzufüllen. Vorzüglich werden hierzu Milch, Sauermilchen, Quark und fettarme Käse, nur in beschränkter Menge Eier, Fleisch und Fisch empfohlen. Fleisch und Fisch sind als Eiweißnahrung nicht erforderlich. Die Grunddiät kann laktovegetabil ausgerichtet sein.

Immer deutlicher stellen sich Vorteile laktovegetabiler Ernährung heraus. Ergebnisse von Untersuchungen in Bevölkerungsgruppen mit laktovegetabiler Ernährung sind: Weniger häufig erhöhte Blutdruckwerte, weniger häufig erhöhte Gehalte des Blutes an Cholesterin, Fett- oder Harnsäure, weniger häufig chronische Darmverstopfung und seltener Dick-

darmkrebs. Andererseits scheint übermäßiger Fleisch- und Fleischwarenverzehr über höhere Zufuhr harnsäurebildender Purine, gesättigter Fettsäure und Cholesterin, Purinstoffwechselstörungen, Gichterkrankungen, Fettstoffwechselstörungen, Bluthochdruck und Atherosklerose zu begünstigen.

Nahrungseiweiße haben unterschiedliche biologische Wertigkeiten. Sie werden daran gemessen, wie kleine Mengen eines Eiweißes oder einer Proteinkombination sein können, um den Organismus mit Stickstoff- bzw. Eiweißgleichgewicht zu halten. Wieviel Eiweiß benötigt wird, ist deshalb von der biologischen Wertigkeit miteinander aufgenommener Proteine abhängig. Bei besonders sinnvoller Zusammenstellung der Eiweißnahrung, ist mit relativ wenig Eiweiß auszukommen und der Eiweißhaushalt ökonomisch zu beeinflussen. Kombinationen von Eiweiß aus Vollgetreide, Kartoffeln, Gemüse, Milch oder Vollei ergeben optimale Ergänzungen jeweiliger Eiweißbausteingemische mit entsprechend hoher biologischer Eiweißwertigkeit.

Das von Kofrányi und Jekat definierte Bilanzminimum ist Parameter der Proteinwertigkeit. Es ist die kleinste Menge eines Proteines oder einer Proteinkombination, mit der der Organismus auch langfristig im Stickstoff- bzw. Eiweißgleichgewicht zu halten ist. Bilanzminimum und Eiweißwertigkeit sind reziproke Daten: Je kleiner das Eiweißbilanzminimum, desto größer die Eiweißwertigkeit.

Bestimmte Proteinkombinationen übertreffen die bisher am höchsten eingestufte Wertigkeit des Vollei-Proteins. Dies gilt in besonderer Weise für die Kombination von Vollei- und Kartoffelprotein. Schon mit 15–20 g/Tag dieser Proteinmischung ist das Stickstoff- bzw. Eiweißgleichgewicht langfristig aufrechtzuerhalten. Überraschend ist auch die Erkenntnis, daß vegetabiles Kartoffel-Protein selbst für sich allein in der biologischen Wertigkeit außerordentlich günstig liegt (s. Tabelle 6 und 7).

Angemessene Eiweißaufnahme kann allein aus Vegetabilien, Milch und Ei (= laktovegetabile Grunddiät-Variante) oder aus Vegetabilien, Milch, Ei und Fleisch (= Mischkost-Variante der Grunddiät) erfolgen. Es erscheint jedoch

Tabelle 6. Bedarf und Wertigkeit von Proteinen

Proteine	Minimalbedarf in mg/kg KG	Wertigkeits-ziffer
Vollei	500	100
Kartoffeln	512	98
Rindfleisch	547	91
Milch	568	88
Fisch	575	87
Soja	581	86
Käse	597	84
Reis	620	81
Bohnen	685	73
Mais	699	72
Erbsen	715	70

Tabelle 7. Bedarf und Wertigkeit von Protein-Kombinationen

Protein-Kombination	Prozentanteile %	Minimalbedarf in mg/kg KG	Wertigkeitsziffer
Vollei + Kartoffel-Protein	36 + 64	369	136
Vollei + Soja-Protein	60 + 40	405	123
Vollei + Milch-Protein	71 + 29	409	122
Milch + Weizen-Protein	76 + 24	455	110
Vollei + Reis-Protein	60 + 40	471	106
Bohnen + Mais-Protein	51 + 49	501	100

nützlich, der Grunddiät laktovegetabilen Trend zu geben, was in praxi bedeutet, den Fleischverzehr zu verringern und Proteine bevorzugt aus Milch, Sauermilchen, Quark, Käse und Vegetabilien (auch Soja) zuzuführen. Für Modifikationen der Grunddiät bei Hyperurikämie, Gicht, Hepatopathien, Leberzirrhose und Krebserkrankungen dürfte dies besonders zutreffen.

5.9 Ausrichtung der Kochsalz- bzw. Natriumaufnahme

Alle Speisen sind sparsam mit Kochsalz oder natriumhaltigen Würzmitteln zu versehen.

Tabelle 8. Gewürze und Würzmittel zur natriumarmen Variante der Grunddiät

Gewürze:
Schwarzer Pfeffer, weißer Pfeffer, Basilikum, Estragon, Rosenpaprika, Curry, Kümmel, Fenchel, Muskat, Nelken, Lorbeerblätter, Senfkörner, Vanille, Zimt, Wacholderbeeren

Frische Kräuter:
Petersilie, Schnittlauch, Dill, Kerbel, Basilikum, Estragon, Bohnenkraut

Würzmittel:
Zitrone, ungesüßter Sanddornsaft, Obstessig, Weinessig, Zwiebel, Knoblauch, Meerrettich, natriumarmer Senf, Hefeflocken, natriumarmer Hefeextrakt, natriumarmes Tomatenmark, Paprikamark

Nur so können gewünschte Effekte eines in die Grunddiät integrierten Anteils vegetabiler Frischkost genutzt werden. Zum Würzen sind hauptsächlich frische Kräuter, Gewürze und natürliche Würzmittel zu verwenden (s. Tabelle 8).

Arbeiten H. Glatzels (1968) haben die Erforschung der physiologischen Wirkung von Gewürzen sehr vorangebracht. U.a. konnte nachgewiesen werden, daß Zwiebel, Knoblauch, Paprika, Chili und Senf Gerinnungseigenschaften des Blutes günstig beeinflussen, was bei Neigung zu Thrombosen und Embolien m.E. ernährungstherapeutisch zu nutzen ist. Kümmel und Fenchel lindern Darmbeschwerden, Meerrettich und Kresse enthalten bakterienfeindliche Wirkstoffe.

Kochsalz und natriumhaltige Würzmittel sind zu reduzieren, da übermäßige Natriumzufuhr zur Ablagerung von Natrium-Elektrolyten (Na^+) im interstitiellen Gefäßbindegewebe führt. Sekundär werden hierdurch die Kapillargefäße permeabler und Arteriolen gegenüber vasopressorischen Aminen (Adrenalin, Noradrenalin) sensibilisiert.

Im Normalfall sollte die Grunddiät nicht mehr als 5–8 g Natriumchlorid/Tag enthalten. Durch sparsames Zusalzen, geschmackserhaltende Kochtechnik und gutes Würzen mit frischen Kräutern, Zitrone, Zwiebel, Knoblauch, Meerrettich, Gewürzen oder Obstessig und anderen natürlichen Würzmitteln ist dies

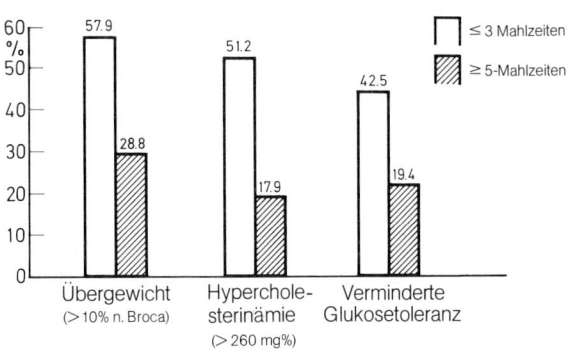

Abb. 1. Beziehung zwischen Anzahl der täglichen Mahlzeiten und Häufigkeit von Übergewicht, Hypercholesterinämie und veränderter Glukosetoleranz bei 376 Männern im Alter zwischen 60 und 64 Jahren. (Nach Fabry et al.)

zu erreichen. Hypertonie, Kreislaufinsuffizienz und bestimmte Nierenerkrankungen machen eine Modifikation der Grunddiät zur natriumarmen Variante (1 200 mg Natrium bzw. ca. 3 g Natriumchlorid/Tag) erforderlich. Meersalz statt gewöhnlichem Kochsalz zu verwenden, bringt keinen Vorteil bezüglich der Verringerung der Natriumzufuhr, da Meersalz zu 98% aus Natriumchlorid besteht.

5.10 Ausrichtung der Mahlzeitenzahl

Immer deutlicher artikuliert sich die Empfehlung, die tägliche Nahrungsmenge auf mehrere kleine Mahlzeiten zu verteilen. Zusammenhänge zwischen Mahlzeiten und postprandialer Regulation von Blutglukose und Blutlipiden sind erkennbar geworden.
Es liegen Untersuchungsergebnisse vor, die zeigen, daß bei drei größeren Mahlzeiten Fettansatz, Körpergewicht und Serumcholesterinwerte signifikant höher liegen als bei 5–7 kleineren Mahlzeiten. In den beobachteten 3-Mahlzeiten-Gruppen waren zudem positive Glukose-Toleranzteste (GTT) signifikant häufiger (42,9% positive GTT in der 3-Mahlzeiten-Gruppe, 19,4% positive GTT in der 5–7 Mahlzeiten-Gruppe (s. Abb. 1).
An stationär behandelten Übergewichtigen konnte N. Zöllner (1973) zeigen, daß auf mehrere kleine Mahlzeiten verteilte Reduktionsdiät größere Gewichtsabnahmen bringen. Bei isokalorischer und in der Nährstoffrelation gleicher Reduktionskost betrug der durchschnittliche Gewichtsverlust in der 3-Mahlzeiten-Gruppe 6 kg, gegenüber 12 kg in der

Gruppe, die die gleiche Diät in 5–7 Mahlzeiten zugeteilt bekommen hatte.
Das Problem der Mahlzeitenzahl sollte jedoch nicht dogmatisiert werden. Grunddiät bzw. Grunddiät-Varianten sind sowohl mit 3 als auch mit 5–7 Mahlzeiten durchzuführen. Absolut notwendig sind mehrere Mahlzeiten (5–7) in der Grunddiät-Variante für Diabetiker, vermutlich empfehlenswert in Grunddiät-Varianten für Übergewicht und Fettstoffwechselstörungen.

5.11 Speisenzubereitung

Speisen sind möglichst einfach, möglichst frisch, möglichst natürlich und perfekt zuzubereiten. Auf Erhaltung wertgebender Inhaltsstoffe ist besonders zu achten. Zu vermeiden ist, Kartoffeln und Gemüse in Wasser auszulaugen, in offenen Töpfen unter Luftzufuhr zu garen, Speisen wieder aufzuwärmen, Gemüse- oder Kartoffelwasser wegzuschütten, Gemüse zu zerkochen, bei zu hohen Temperaturen in Fett zu braten oder den Speisen zuviel Salz zuzusetzen. Gewürze sind akzentuiert, jedoch nicht übermäßig zu verwenden, damit Lebensmittel und Speisen Eigengeschmackswerte bewahren. Je einfacher, frischer und natürlicher Speisen zubereitet sind, desto größer ist ihre Bekömmlichkeit, was in der Grunddiät-Variante bei gastroenterologischen Erkrankungen von besonderer Bedeutung ist.

5.12 Komposition der Mahlzeiten

Mahlzeiten sollten möglichst einfach zusammengesetzt sein. Je weniger innerhalb einer

Mahlzeit gemischt aufgenommen wird, desto größer deren Bekömmlichkeit (besondere Bedeutung bei gastroenterologischer Grunddiät-Variante).

5.13 Ausrichtung der Flüssigkeitsaufnahme

Relativ reichlich ist Flüssigkeit aufzunehmen (Quellwasser, Mineralwässer, Kräutertees, nicht gesalzene Gemüsesäfte, ungezuckerte Fruchtsäfte, Molke). Je weniger die Nahrung Kochsalz bzw. Natrium enthält, um so reichlicher kann die Flüssigkeitsaufnahme sein. Wasser dient auch dazu, im Organismus zwischen Kapillargefäßen und Organzellen verbreitetes „Grundgewebe" (interstitielles Gefäßbindegewebe) zu „durchspülen" und zu „reinigen".

6 Modifikationen der Grunddiät
(Grunddiät-Varianten)

Die angegebene Standardformel der Grunddiät ist m.E. unverändert gültig, um die Ernährung mit präventivmedizinischer Zielsetzung derzeitigen Lebensbedingungen anzupassen. Das Resultat ist eine auf vernünftige ernährungsphysiologische Zieldaten ausgerichtete Kost. Aber auch bei ernährungstherapeutischen Indikationen sind im Normalfall kaum Änderungen der Standardformel nötig. Nur bestimmte Indikationen verlangen Modifikationen (Grunddiät-Varianten). Meist sind erforderliche Abwandlungen geringfügig. Das Gesamtkonzept wird hierbei nicht umgeworfen.
Bedingungen zur Ableitung der Grunddiät bei Übergewicht, Diabetes, Purinstoffwechselstörungen, Gicht, Hypertonie, Fettstoffwechselstörungen, Arteriosklerose, Rehabilitation nach Herzinfarkt oder Schlaganfall und gastroenterologischen Erkrankungen (chronische Gastritis, Magengeschwür, Zwölffingerdarmgeschwür, chronische Hepatopathien, Pankreatitis) sind unter Ziffer 6.1 bis 6.7 zusammengefaßt. Sie ergeben entsprechende Grunddiät-Varianten.

6.1 Modifikation der Grunddiät
bei Übergewicht
(energiereduzierte Grunddiät-Variante)

Bei Übergewicht ist ein angemessenes Energiedefizit einzurichten. Dieses sollte 1000–1500 kcal bzw. 4200–6300 kJ/Tag betragen. Wöchentliche Gewichtsabnahmen von 1–1,5 kg sind hierdurch zu erzielen.
Meist haben Übergewichtige bei leichter körperlicher Tätigkeit einen durchschnittlichen Energiebedarf/Tag von 2000–2500 kcal bzw. 8400–10500 kJ.
Neben einem Limit der Energiezufuhr ist die Nährstoffrelation zu bilanzieren. Nur die Energiezufuhr zu drosseln oder nach dem Motto „FdH" zu verfahren, reicht nicht aus, um die günstigste Stoffwechsellage herzustellen und trotz verringerter Nahrungsmenge optimal essentielle Nährstoffe zuzuführen. Mißerfolge ernährungstherapeutischer Behandlungen gehen häufig auf das Fehlen bilanzierter bzw. gezielt ausgerichteter Reduktionskost zurück.
Mit Hilfe akzentuierter Eiweißaufnahme ist eine Stoffwechsellage zu bewirken, die vermehrt Appetithemmung und Lipolysetendenz begünstigt. Die Kohlenhydratzufuhr ist maßvoll zu verringern und konsequent auf Polysaccharid-Kohlenhydrate umzustellen, damit im Blutzucker-Tagesprofil höhere Glukosegipfel vermieden werden und keine größeren Insulinausschüttungen zustande kommen. Bekanntlich fördert Insulin hypoglykämische Gegenregulationen, Appetitsignale und Lipogenese.
Einige Autoren empfehlen kohlenhydratarme und relativ fettreiche Reduktionskost. Dabei können kaum Rohobst, Rohgemüse, Vollkornbrot und Milch (Laktoseträger) gegeben werden. Hochwertige Grundlebensmittel, die essentielle Nährstoffe mit sich führen, fallen weitgehend aus. Schwieriger wird auch die Gestaltung abwechslungsreicher Kostpläne. Zudem ist nicht sicher, wie sich langfristig Kostformen auswirken, die bei geringer Kohlenhydrat- und relativ großer Fettzufuhr Ketoazidose bewirken. U.a. hat solche Bedenken, Schlief (1971) zum Ausdruck gebracht. Vernünftig ist sicher davon auszugehen, daß

Langzeit-Ernährungstherapie Stoffwechsel und Organismus optimal beeinflussen sollten. Obwohl kohlenhydratarme und relativ fetthaltige Reduktionskost, wie klinische Versuche von H. Kasper (1976) zeigen, Erfolge bringen, sieht Ernährungstherapie im Rahmen von Physiotherapie nach Kneipp keinen Anlaß, sie ausdrücklich zu empfehlen.

Modifikationsbedingungen

- Einstellung eines individuell angemessenen Energiedefizits
- Nährstoffrelation in Richtung auf etwas größere Eiweißenergie- und etwas geringere Kohlenhydratenergieanteile verschieben
- Ausschaltung Traubenzucker, Fruchtzucker, Malzzucker, Rohr- oder Rübenzucker, auch Zuckeraustauschstoff Sorbit
- Ausschaltung von Nahrungsmitteln und Getränken mit Zusatz von Raffinadezucker oder Zuckeraustauschstoffen
- Statt verbotener Zucker energie- und kohlenhydratfreie Süßstoffe (Saccharin, Cyclamat)
- Ausschaltung alkoholischer Getränke
- Vegetabile Frischkost regelmäßig zu Beginn der Mahlzeiten (Voraussättigung durch voluminöse Nahrung mit geringer Energiedichte)
- Speisen konsequent fettarm zubereiten (Grillgeräte, Grillpfannen, spezialbeschichtete Pfannen, Römertopf, Alu-Folie)
- Spezielle ernährungstherapeutische Regimina (z.B. eiweißergänztes Fasten mit Diät-Kurmolke, kohlenhydratergänztes Saft-Fasten, vegetabile Vollrohkost, F.X. Mayr-Diät) vorschalten oder periodisch integrieren (Schalttage)

6.2 Modifikation der Grunddiät bei Diabetes (kohlenhydratdefinierte Grunddiät-Variante)

Jeder Diabetiker ist auf Dauer mit gezielt ausgerichteter Ernährung zu versorgen. Diese Ernährung ist heute „idealer Kost" weitgehend angeglichen und daher unschwer aus der Grunddiät abzuleiten.

Nie ist zu versäumen, vorhandenes Übergewicht zu beseitigen, denn jedes überflüssige deponierte Gramm Fett bedingt verringerte Insulinaktivität. Bei Übergewicht ist die Ernährungstherapie mit im Energiegehalt reduzierter Grunddiät zu beginnen.

Zweifellos ist gezielte Ernährung (im Rahmen diätetischer Basisbehandlung) wirksamste Vorsorge gegenüber Diabeteskomplikationen und Spätschäden. Nur mit Tabletten behandelte Diabetiker geraten am ehesten in diabetische Angiopathien und Atherosklerose. Häufig wird bei oraler Antidiabetika-Behandlung die Diät vernachlässigt, so daß deren ausschlaggebender Effekt, Diabeteskomplikationen zu verhüten, ausfällt.

Auch potentielle Diabetiker (Big-Baby-Mütter, Frauen mit Schwangerschaftskomplikationen, genetisch belastete Individuen) und Personen mit diagnostizierten frühdiabetischen Stoffwechselstörungen oder asymptomatischem Diabetes müssen gezielt ernährt werden, wobei man sich darauf beschränken kann, die allgemeinen Regeln der Grunddiät durchzusetzen oder vorhandenes Übergewicht zu beseitigen. Für die Grunddiät-Variante bei Diabetes sind vollwertige Grundnahrungsmittel am wichtigsten, weniger spezielle diätetische Lebensmittel. Diese sind sogar größtenteils entbehrlich. Sie enthalten meist mehr oder weniger große Mengen zugesetzter Zuckeraustauschstoffe (Sorbit, Fruktose), die nur „leere Kalorien" in die Nahrung einführen. Diabetiker-Mehle, Diabetiker-Brote oder Diabetiker-Teigwaren, deren Kohlenhydratanteil verringert ist, haben kaum noch Bedeutung. Der Spielraum für die Kohlenhydratzufuhr ist so groß geworden, daß normales Mehl, normales Brot und normale Teigwaren verwendet werden können. Diabetiker-Tees sind praktisch wirkungslos. Von Bedeutung sind unter den diätetischen Lebensmitteln eigentlich nur Diabetiker-Konfitüren, kalorienreduzierte Produkte und m.E. Diabetiker-Gebäcke.

Sehr sparsam ist mit Zuckeraustauschstoffen (Sorbit, Fruktose, Xylit) umzugehen. Sie enthalten gleich anderen Zuckern pro Gramm ca. 4 kcal bzw. ca. 17 kJ. Übergewichtige Diabetiker sollten sie bis zur Regulation des Körpergewichtes überhaupt nichts bekommen. Gemäß neuer Fassung der Diät-Verordnung

(Diät-VO) sind alle Zuckeraustauschstoffe im Gegensatz zu früher als belastende Kohlenhydrate anzusehen und auf Broteinheiten (BE) anzurechnen. Festgesetzt ist, daß der sogenannten „Neuen BE" 12 g Stärke, Glukose oder Zuckeraustauschstoff (Sorbit, Fruktose, Xylit) entsprechen.

Die Berechnung der Kohlenhydrataufnahme kann nach Gramm-Kohlenhydraten oder Broteinheiten (BE) erfolgen. Bei Berechnung nach BE ist die offizielle Kohlenhydrat-Austausch-Tabelle der Deutschen Diabetes-Gesellschaft zu benutzen. Die einer Broteinheit (BE) entsprechenden Gramm-Mengen kohlenhydrathaltiger Nahrungsmittel sind hier angegeben. Sie können gegenseitig ausgetauscht werden, ohne die Zufuhr belastender Kohlenhydrate zu ändern. Nach Möglichkeit sollte ein Austausch jedoch nur jeweils innerhalb der Nahrungsgruppen Obst, Gemüse oder Brot-Nährmittel erfolgen.

Zahlreiche Gemüsearten enthalten so wenig und erfahrungsgemäß so gut verträgliche Polysaccharid-Kohlenhydrate, daß sie kaum berechnet werden brauchen. In der Kohlenhydrat-Austausch-Tabelle sind sie gesondert aufgeführt.

Günstig auf die Stoffwechsellage wirkt der Verzehr von Rohgemüse. Wahrscheinlich wirkt Insulin aktiver, wenn durch Zufuhr basenvalenter Nahrung der Säure-Basen-Haushalt nach der alkalischen Seite akzentuiert ist. Deshalb ist ratsam, aus „anrechnungsfreien Gemüsesorten" möglichst regelmäßig basenvalente pflanzliche Frischkost zuzuführen.

Modifikationsbedingungen

- Bei vorhandenem Übergewicht mit energiereduzierter Grunddiät-Variante nicht unter 1 000 kcal bzw. 4 200 kJ/Tag beginnen
- Saccharosezucker (weißer oder brauner Küchenzucker), Traubenzucker und Malzzucker ausschalten, auch hiermit hergestellte Produkte
- Bei Übergewicht statt erlaubter Zuckeraustauschstoffe energie- und kohlenhydratfreie Süßstoffe (Saccharin, Cyclamat)
- Ausschaltung aller Nahrungsmittel und Getränke, die von Natur aus reichlicher Glu-

kose, Maltose oder Saccharose enthalten (Honig, Rübensirup, Trockenobst, überreife Früchte, Weintrauben, normales Bier, Malzbier und süße Weine)
- Berechnung der täglichen Kohlenhydratzufuhr nach Gramm-Kohlenhydraten (belastende und nicht belastende Kohlenhydrate) oder Broteinheiten. 1 „Neue BE" = 12 g Stärke, Glukose oder Zuckeraustauschstoff (Sorbit, Fruktose, Xylit)
- 6–7 kleinere Mahlzeiten und erlaubte Kohlenhydratmenge hierauf verteilen
- Gemüsesorten bevorzugen, die wenig belastende Kohlenhydrate enthalten und deren Kohlenhydratanteil gut vertragen wird: Broccoli, Blumenkohl, Champignons, Chinakohl, Endivie, Feldsalat, Pfifferlinge, Radieschen, Rettich, Rhabarber, Sauerkraut, Spargel, Spinat, Tomaten, Weißkohl, Wirsing (s. Kohlenhydrat-Austausch-Tabelle)
- Vorgeschriebene kohlenhydrathaltige Mahlzeiten pünktlich, regelmäßig und mit komplettem Kohlenhydratanteil (insbesondere bei Verabfolgung von Insulin oder Antidiabetika) einnehmen.
- Sauermilchprodukte, die fast ausschließlich rechtsdrehende L(+) Milchsäure bzw. nur begrenzte Mengen linksdrehender D(−) Milchsäure enthalten (um D(−) Milchsäure-Laktazidose mit negativer Auswirkung auf die Stoffwechsellage von Diabetikern zu vermeiden)
- Verbotene Getränke: Normales Bier, Malzbier, normal gezuckerte Limonaden, normal gezuckerte Süßmoste, normal gezuckerter Sekt, Liköre und süße Weine. In kleinen Mengen erlaubt: Diätpils, ausgegorene herbe Weine, trockener Sekt und klare Spirituosen

6.3 Modifikation der Grunddiät bei Fettstoffwechselstörungen
(fettmodifizierte Grunddiät-Variante)

Hyperlipoproteinämien kennzeichnen erhöhte Serumkonzentration einzelner oder mehrerer an Proteine gebundener Lipide. Genetisch bedingte primäre Hyperlipoproteinämien werden von sekundären Hyperlipoproteinämien, die in

Tabelle 9. Cholesteringehalte der wichtigsten cholesterinhaltigen Nahrungsmittel

Pro 100 g/mg Cholesterin

Fleisch mager	70–90	Fettkäse	75
Huhn	70–80	Dreiviertelfettkäse	60
Leber	360–420	Halbfettkäse	30
Hirn	3 100	Viertelfettkäse	10
Kaviar	300	Sahneeis	45
Hummer	150	Butter	280
Austern	150	Schweineschmalz	100
Krabben	150	Kokosfett	0
Fisch	30–50	Pflanzenöle	0
Vollmilch	10	Pflanzenmargarine	0
Magermilch	3	Eiklar	0
Doppelrahmkäse	105	Eigelb	1 400
Vollfettkäse	90	1 Hühnerei	280

Tabelle 10. Gehalte der wichtigsten Nahrungsfette an gesättigten Fettsäuren (s) und Polyensäuren (p) (bezogen auf Gesamtfettsäure)

Nahrungsfette	Gesättigte Fettsäuren(s) (%)	Polyen-säuren (p) (%)
Olivenöl	20	7–10
Erdnußöl	20	30
Sonnenblumenöl	10	55–65
Maiskeimöl	10–15	55–60
Distelöl (Safloröl)	10	70–80
Butter	60–65	2–5
Schweineschmalz	40–45	8–10
Rinderfett	50–60	3–5
Tafelmargarine	wechselnd	5–10
Delikateßmargarine	wechselnd	15–25
Reformmargarine (Spitzensorte)[a]	25–30	48–55
Spezialmargarine	25	50–60
Kokosfett	90	1–2
Backfette (Shortenings)	wechselnd	2–20

[a] 60% des Fettanteiles naturbelassene Vollöle (Vollöl-Margarine)

Begleitung verschiedener Grundkrankheiten auftreten, unterschieden. Am häufigsten sind sekundäre Hyperpoproteinämien bei Adipositas, Diabetes, Hyperurikämie, Gicht, Fettleber und Nephritis mit nephrotischem Syndrom. Diagnostische Differenzierung im Blut befindlicher Lipide bzw. Lipoproteine durch Lipidelektrophorese lassen nach Frederickson fünf Hyperlipoproteinämie-Typen (I–V) unterscheiden. Die wichtigsten und am häufigsten vorkommenden Formen sind die Typen II und IV. Bei Typ II (Hypercholesterinämie bzw. Hyper-beta-Lipoproteinämie) befinden sich im Serum vermehrt innerhalb von beta-Lipoproteinen transportiertes LDL-Cholesterin. Triglyzeride sind normal oder leicht erhöht. Im Gegensatz hierzu zeigt Typ IV (Hypertriglyzeridämie bzw. prä-beta-Hyperlipoproteinämie) höhere Gehalte an in der prä-beta-Lipoproteinfraktion transportierten endogen synthetisierten Triglyzeriden. Zudem ist der Serumcholesteringehalt häufiger erhöht. Induziert wird der Typ IV durch übermäßige Kohlenhydrat- und Energiezufuhr. Zuckerkohlenhydrate dürften die größte Rolle spielen. Typ II wird dagegen mehr von Quantität und Qualität des Fettverzehres beeinflußt.

Verminderung der Energiezufuhr ist in jedem Fall wirksamste ernährungstherapeutische Maßnahme. Lipidtransportsystem und Fettklärmechanismus werden hierdurch am besten entlastet. Ebenso sinken bei reduzierter Energiezufuhr endogene Synthesen von Triglyzeriden und Cholesterin fast automatisch ab.

In praxi lassen sich die HPL-Typen II, IV und V mit einer Grunddiät behandeln, die in der Fett- und Kohlenhydrataufnahme modifiziert ist. Differenzierung der Nährstoffrelation, so daß voneinander abweichende Diätkostformen entstehen, ist nicht erforderlich.

Bei Behandlung des Typ II ist Modifikation des Fettverzehrs mit konsequentem Austausch gesättigter Fettsäuren gegen Polyensäuren ausschlaggebend (gezielte Einstellung des p/s-Quotienten). Zudem ist eine gewisse Begrenzung der exogenen Cholesterinzufuhr (ca. 300 mg/Tag) vorzunehmen (s. Tabellen 9 und 10).

Modifikationsbedingungen

- Bei vorhandenem Übergewicht mit energiereduzierter Grunddiät-Variante beginnen
- Konsequent Aufnahme von Fett aus fetthaltigen Nahrungsmitteln (um Zufuhr gesättigter Fettsäuren zu verringern) reduzieren

- Zubereitungs- und Aufstrichfett auf naturbelassene, kaltgepreßte Pflanzenöle sowie
Pflanzenfette und Margarine mit höheren
Anteilen an Polyensäuren beschränken (um
Zufuhr hochungesättigter Fettsäuren zu
steigern)
- Butter und andere Nahrungsfette mit vorwiegend gesättigten Fettsäuren ausschließen
(gegen vorgenannte Pflanzenöle, Pflanzenfette und Margarine austauschen)
- Nicht mehr als 3 Eier pro Woche (um exogene Cholesterinzufuhr zu verringern)
- Einstellung des p/s-Quotienten auf mindestens 1,0
- Verteilung der Nahrungsmenge auf mehrere
kleine Mahlzeiten
- Einschränkung oder Ausschaltung alkohol-
haltiger Getränke
- Evtl. vorübergehend spezielle ernährungstherapeutische Regimina (z.B. eiweißergänztes Fasten mit Diät-Kurmolke, kohlenhydratergänztes Saft-Fasten, vegetabile Vollrohkost)

6.4 Modifikation der Grunddiät bei
arteriosklerotischen Gefäßerkrankungen
(Koronarerkrankung, Infarkt-Rehabilitation,
zerebrale Arteriosklerose, periphere
Arteriosklerose)

Zahlreiche Ernährungsversuche und klinische
Diätstudien zeigten, daß regulierte Ernährung
Koronarerkrankung und Herzinfarkt präventiv und therapeutisch beeinflußt. Vorzüglich
hat diätetische Basisbehandlung von der Ernährung beeinflußbare Risikofaktoren zu beseitigen oder auszugleichen (Übergewicht, Hyperlipoproteinämien, Hyperurikämie, Hypertonie, diabetische Stoffwechselstörungen, Diabetes).
Die Standardformel der Grunddiät braucht
kaum geändert werden. Zweckmäßig erscheint
nur konsequente Modifikation des Fettverzehrs. Evtl. sind Modifikationsbedingungen
der Grunddiät bei Hyperlipoproteinämien zu
beachten.
Nur in besonderen Fällen ist eine natriumarme
Variante der Grunddiät erforderlich (beglei-

tende Hypertonie oder Kreislaufinsuffizienz).
Vorübergehend eingesetzte spezielle ernährungstherapeutische Regimina (z.B. kohlenhydratergänztes Saft-Fasten, eiweißergänztes
Molke-Fasten, vegetabile Vollrohkost, Reis-
Obst-Diät) können nützlich sein.

6.5 Modifikation der Grunddiät
bei Purinstoffwechselstörung und Gicht
(purinarme Grunddiät-Variante)

Der Purinstoffwechsel spielt sich zwischen
exogener Purinaufnahme durch purinhaltige
Nahrungsbestandteile, endogener Harnsäure-
und Purinsynthese, Auf- und Abbau purinhal-
tiger Körpersubstanz (Nukleinsäuren in Zell-
kernen und Zellplasma, Nukleotide in Coenzy-
men) und renaler Harnsäureausscheidung ab.
Purinaufnahme, endogene Purinsynthese,
Reutilisation endogen abgebauter Purinbasen
und Harnsäureausscheidung befinden sich in
einem steady state, das je nach Purinzufuhr
und Harnsäureausscheidung auf verschiedener
Höhe eingestellt ist. Ist die Nahrung purinfrei,
wird nur endogen Harnsäure gebildet und ausgeschieden. Diese Menge wird als „endogene
Uratquote" bezeichnet und ist ein ungefähres
Maß für den Umsatz körpereigener harnsäurebildender Purine. Aus exogener Aufnahme
harnsäurebildender Purine (es gibt auch Purine, die keine Harnsäure bilden), resultiert die
„exogene Uratquote". Unter normalen und
durchschnittlichen Bedingungen betragen endogene und exogene Uratquote jeweils ca.
350 mg/Tag. Etwa 80% der Harnsäure wird
renal ausgeschieden.
Purinarme oder purinfreie Diät beeinflußt den
Purinstoffwechsel deutlich. Nach Zöllner und
Gröbner (1973) kommt bei gesunden Personen
unter Diät mit weniger als 10 mg Purin-Stick-
stoff/1000 Kalorien und 10% Protein-Ener-
gieanteil innerhalb von 9–10 Tagen ein mittlerer Serumharnsäurespiegel von 3,8 mg% und
eine mittlere renale Harnsäureausscheidung
von 365 mg/Tag zustande.
Ernährungstherapie hat bei primärer Hyperurikämie und Gicht beste Möglichkeiten. Sie
muß (ähnlich wie bei Diabetes) als Langzeit-

therapie geführt werden. Es geht darum, die Purinzufuhr zu reduzieren, die renale Harnsäureausscheidung zu erleichtern und den Serumharnsäurespiegel auf Dauer zu regulieren bzw. niedrig zu halten.

Es reicht jedoch nicht aus, nur die exogene Purinzufuhr zu verringern, obwohl dies eine wichtige Maßnahme ist. Das pathologische Geschehen ist nicht nur in der Störung des Purinstoffwechsels zu sehen und verlangt (wie bei Diabetes) Ernährungstherapie, die den Gesamtorganismus beeinflußt und Komplikationen verhütet. Häufig sind begleitende Zustände, vor allem Übergewicht und Hypertonie in die Ernährungstherapie einzubeziehen. Überdurchschnittlich häufig sind primäre Hyperurikämie oder Gicht hiermit kombiniert. Nicht selten liegen auch diabetische Stoffwechselstörungen vor.

Als Langzeit-Ernährungstherapie ist laktovegetabile Grunddiät am zweckmäßigsten. Vorauszusetzen sind knappe Energieaufnahme, hoher Anteil basenvalenter vegetabiler Frischkost, Beschränkung der Eiweißaufnahme auf ca. 10% der Gesamtenergiezufuhr, Begrenzung der Fett- und Zuckeraufnahme und Alkoholausschaltung. Fast automatisch sichern solche Maßnahmen, daß harnsäurebildende Purine unter 300 mg/Tag aufgenommen und die Serumharnsäurekonzentration niedrig bleibt.

Ausschaltung von Zucker und Alkohol ist wichtig, da Alkohol die renale Harnsäureausscheidung hemmt und Zucker (auch Fruktose und Sorbit) die endogene Purinsynthese fördern. Kaffee, Tee und Kakao können in purinarmer Grunddiät bleiben, da deren methylierte Purine (Coffein, Theobromin) nicht zu Harnsäure abgebaut werden.

Modifikationsbedingungen

- Bei vorhandenem Übergewicht mit energiereduzierter Grunddiät-Variante beginnen
- Eiweiß-Energieanteil auf ca. 10% reduzieren
- Beschränkung der exogenen Purinzufuhr auf 300 mg/Tag
- Ausschaltung aller Nahrungsmittel mit höheren Gehalten harnsäurebildender Purine

(Herz, Leber, Niere, Milz, Lunge, Bries, Zunge, Speck, Schinken, Wurst, Sardinen, Sardellen, Sardellenpaste, Anchovis, Anchovispaste, Appetitsilt, Fischkonserven, Austern, Kaviar, Krebse, Hummer, Muscheln, Hering, Sprotten, Erbsen, Bohnen, Linsen, Spinat, Spargel, Blumenkohl, Fleischextrakt, Hefeextrakt, Bouillon, dunkles Bockbier, alter Rotwein, Portwein, Dessertwein)

- Ausschließlich Eiweißaufnahme aus Milch, Quark, Käse, Ei, Soja und Vegetabilien (laktovegetabile Grunddiät)
- Raffinadezucker (Küchenzucker, Traubenzucker, Fruchtzucker, Zuckeraustauschstoffe) und hiermit hergestellte Nahrungsmittel fast ausschließen
- Ausschaltung alkoholischer Getränke (bis auf kleine Mengen z.B. ein Glas Bier oder ein Glas Wein/Tag)
- Konsequent reichliche Zufuhr pflanzlicher Frischkost (Rohobst, Rohgemüse)
- Konsequent reichliche Zufuhr von Flüssigkeiten (Mineralwasser, Tee, ungezuckerte Fruchtsäfte, Gemüsesäfte, Molke)
- Sauermilchen, die im Gesamtmilchsäuregehalt vorwiegend rechtsdrehende $L(+)$ Milchsäure aufweisen (um Laktazidose durch $D(-)$ Milchsäure mit daraus resultierender Beeinträchtigung der renalen Harnsäureausscheidung zu verhüten)
- Vorübergehend spezielle ernährungstherapeutische Regimina, z.B. eiweißergänztes Fasten mit Diät-Kurmolke oder vegetabile Vollrohkost

6.6 Modifikation der Grunddiät bei gastroenterologischen Erkrankungen (gastroenterologische Grunddiät-Variante)

Eine von Gastroenterologen (Knick, Kuhn, Kasper 1971) heute empfohlene „Gastroenterologische Grunddiät" ist aus der Grunddiät abzuleiten und bei den meisten Erkrankungen des Magens, des Darmes, der Leber, der Gallenwege und der Bauchspeicheldrüse anwendbar. Früher übliche „Schondiäten" werden hierdurch überflüssig.

Zum Ausrangieren bisheriger „Schondiäten" hat die Erfahrung beigetragen, daß sie meist keine Besserung des Krankheitsverlaufes bewirken. Häufig veranlaßten sie nur unterwertige Versorgung mit essentiellen Nährstoffen oder über Mangel an Ballaststoffen chronische Obstipation mit entsprechend negativer Rückwirkung auf die Funktion aller Verdauungsorgane. Nachweisen ließ sich auch, daß selbst reizlose Speisen (z.B. gezuckerter Grießbrei) Hyperazidität oder andere Beschwerden verursachen können. Viele bisher fixierte Vorstellungen über Verträglichkeit bzw. Unverträglichkeit bestimmter Nahrungsmittel, Getränke oder Speisen sind letzthin in Frage zu stellen.

Nach wie vor müssen jedoch zu kurzfristiger ernährungstherapeutischer Behandlung akuter Stadien gastroenterologischer Erkrankungen spezielle ernährungstherapeutische Regimina zur Verfügung stehen. Hierzu sind u.a. geeignet: Tee-Karenz, Schleimdiät, Weizenbreidiät, F.X. Mayr-Diät, Milchdiät, Molkediät, Karottendiät, Rohapfeldiät, Heidelbeerdiät. Mit solchen Maßnahmen ist die Behandlung jedoch nur zu beginnen und so schnell wie möglich eine gastroenterologische Grunddiät-Variante einzuleiten.

Modifikationsbedingungen

● Ausschaltung erfahrungsgemäß unverträglicher Nahrungsmittel, Getränke und Speisen: Unverdünnte saure Fruchtsäfte, Süßmoste, saures und nicht ausgereiftes Obst, Zwiebel, Paprika, Lauch, Rettich, grobe Kohlgemüse, Hülsenfrüchte, frisches Brot, grobe Vollkornbrote, sehr süße Gebäcke, fritierte Gebäcke, Torten, Kuchen, Süßwaren, unverdünnter Honig, Fischkonserven, Fischmarinaden, sehr süße Speisen, scharfe Suppen, scharfe Saucen, fritierte Speisen, scharf gebratene Speisen, Ziehfette, Schweineschmalz, Gänsefett, Nierenfett, Hammelfett, kohlensäurehaltige Getränke, röststoffhaltiger Bohnenkaffee, röststoffhaltiger Malzkaffee, gezuckerte Limonaden, saure Weine, süße Weine, gezuckerter Sekt, Liköre, sehr heiße und sehr kalte Getränke

● Konsequent Aufnahme von Raffinadezucker (Küchenzucker, Traubenzucker, Fruchtzucker) und hiermit hergestellte Nahrungsmittel oder Getränke einschränken

● Ausrichtung der Fettzufuhr auf Nahrungsfette mit niedrigem Schmelzpunkt, rascher Resorption und bester Verträglichkeit: Frische Sahne, frische Butter, hochwertigste pflanzliche Öle, hochwertigste Margarine, Kokosfett. Evtl. Spezialmargarine mit mittelkettigen Triglyzeriden (MCT)

● Keine stärkere Fetterhitzung bei der Speisenzubereitung, keine Zubereitung in Friteusen

● Konsequente Anwendung bestimmter Gartechniken (Dämpfen, Dünsten, Grillen, Backen in Alu-Folie, Backen im Römertopf, Braten in Spezialpfannen, Garen im Kochbeutel, Garen im Mikrowellenherd)

● Konsequent einfache Speisenzubereitung und einfache Komposition der Mahlzeiten

● Grundsätzlich gut würzen, Vorsicht nur mit Chilli, scharfem Senf, Pfeffer, Paprika, Meerrettich und Knoblauch (bei feiner Dosierung jedoch fast alle Gewürze erlaubt)

● Flüssigkeitszufuhr besser zwischen als zu den Mahlzeiten

● Regelmäßig verträgliche vegetabile Frischkost (Gemüsesäfte, Fruchtsäfte, verträgliche Rohsalate, verträgliches Rohobst)

● Dosierte Zufuhr darmfreundlicher Ballaststoffe (aus Vollkornflocken, Knäckebrot, feinkrumigen Vollkornbroten, Leinsaat, Weizenkleie)

● Konsequent kleine aber häufigere Mahlzeiten

6.7 Modifikation der Grunddiät bei Indikationen zu natriumarmer Diätführung (natriumarme Grunddiät-Variante)

Indikationen für eine natriumarme Grunddiät-Variante sind Kreislaufinsuffizienz, Hypertonie, bestimmte Nierenerkrankungen und Aszites.

Natriumarme Diätführung sollte medikamentöse Saluretika-Therapie immer ergänzen. Hierdurch wird die Wirkung der Saluretika verstärkt und die Notwendigkeit ihres Einsatzes eingeschränkt. Nahrungsmittel enthalten kein NaCl, sondern dissoziierte Na^+- und Cl^--Elektrolyte. Für die Auswahl der Nahrungsmittel bei natriumarmer Diätführung ist daher nicht der Gehalt an NaCl, sondern Na^+-Elektrolyten maßgeblich. Alte Tabletten, deren Angaben auf von Chloridbestimmungen auf NaCl-Gehalte umgerechnete Werte beruhen, sind nicht mehr brauchbar.

In der natriumarmen Variante der Grunddiät ist die Natriumzufuhr auf 51 mäq Na^+ bzw. 1 200 mg Natrium/Tag zu begrenzen. Dies entspricht einem NaCl-Gehalt von ca. 3 g/Tag. Kochsalz, Meersalz, natriumhaltige Würzmittel und Nahrungsmittel mit höherem Gehalt an Natrium müssen ausgeschlossen werden.

Tabelle 11. „Natriumgehalte in Lebens- und Nahrungsmitteln" (sehr niedrige Gehalte bis 20 mg Na/100 g, niedrige Gehalte bis 120 mg Na/100 g, hohe Gehalte bis 400 mg Na/100 g, sehr hohe Gehalte über 400 mg Na : 100 g)

Obst	1– 5 mg
Gemüse	2– 60 mg
Kartoffeln	3– 5 mg
Hülsenfrüchte	2– 10 mg
Nüsse	1– 5 mg
Vollgetreide	2– 5 mg
Margarine (nicht gesalzen)	60– 70 mg
Fisch (nicht gesalzen)	40– 100 mg
Fleisch, Geflügel (nicht gesalzen)	50– 100 mg
Innereien (nicht gesalzen)	80– 120 mg
Trinkmilch	40 mg
Magerquark	40 mg
Brot, Backwaren (gesalzen)	300– 400 mg
Gemüse, Naßkonserven	200– 350 mg
Käse (gesalzen)	450–1 200 mg
Wurstwaren	bis 2 500 mg
Fischdauerwaren	500 bis über 5 000 mg

Modifikationsbedingungen

- Kochsalz, Meersalz, Diätsalz und Würzmittel, die nicht ausdrücklich als „natriumarm" gekennzeichnet sind, ausschalten
- Zum Würzen ausschließlich frische Kräuter, frischen Zitronensaft, Obstessig, Weinessig, Kräuteressig, Rohzwiebel, Rohknoblauch, Rohmeerrettich, Paprikamark, natriumarmer Leinölsenf, natriumarmen Hefeextrakt, Hefeflocken und Gewürze (Pfeffer, Basilikum, Liebstöckl, Kümmel, Paprika, Majoran, Muskat, Zimt, Vanille) verwenden
- Evtl. natriumarme Kochsalzersatzmittel (z.B. Natura-Diätsalz, Sina-Salz, Alevita-Diät-Würzmittel) einsetzen
- Lebensmittel, Nahrungsmittel und Getränke, die reichlich Natrium (Na) enthalten, ausschalten: Gesalzenes Brot, gesalzene Backwaren, gesalzene Getreideflocken, gesalzener Käse, gesalzene Quarkzubereitungen (Fertigprodukte), gesalzene Wurstwaren, gepökelte und geräucherte Fleischwaren, Fleischkonserven, Fischdauerwaren, Gemüsenaßkonserven, Kartoffel-Fertigprodukte, Salzgurken, Ketchup, Mayonnaise, Oliven (eingelegt), Fleischextrakt, normal gesalzene Fertigsaucen, Fertigsuppen und andere Fertigprodukte

- „Natriumarm" deklarierte Vollkornbrote und „natriumarm" deklarierte Diätkäse gegen normales Brot und gesalzene Käse austauschen
- Praktische Hinweise: Natriumarmes Vollkornbrot toasten und mit natriumarmen Tomatenmark oder natriumarmen Hefeextrakt dünn bestreichen. Natriumarmes Vollkornbrot mit Knoblauchzehe bestreichen. Natriumarmes Vollkornbrot mit Paprikaschoten oder Radieschen oder Rettich oder natriumarmen Gewürzgurken kombinieren. Vollreis- oder Hirsegerichte mit Paprikaschoten, Paprikamark oder natriumarmen Tomatenmark zubereiten. Natriumarme Diätkäse mit Rettich oder Radieschen oder Paprikaschoten oder natriumarmen Gewürzgurken oder frisch geriebenen Meerrettich oder Melone oder Weintrauben oder Ananas anrichten. Gemüse in Pflanzenöl vordünsten (evtl. mit geriebenem natriumarmen Käse und natriumarmen Tomatenmark überbacken). Rohsalate mit reichlich Rohzwiebel anrichten. Kräftig schmeckende, naturbelassene Kaltpreßöle zur Zubereitung von Rohsalaten verwenden (s. Tabelle 11)

7 Kurzzeit-Ernährungstherapie mit speziellen ernährungstherapeutischen Regimina

Neben Grunddiät oder Grunddiät-Varianten können im Rahmen ernährungstherapeutischer Behandlungen eine Reihe spezieller ernährungstherapeutischer Regimina verordnet werden, mit denen der Organismus von der Ernährung her kurz oder kürzerfristig intensiv zu beeinflussen ist. Ihre Wirkung besteht darin, Stoffwechsel und Kreislauf zu entlasten, die Ausscheidung angehäufter Stoffwechselendprodukte zu erleichtern, „reinigend" auf bestimmte Gewebe (z.B. Grundgewebe) zu wirken und dem Organismus insgesamt „Luft zu verschaffen", wenn zuvor belastende Ernährungsbedingungen bestanden hatten. Bei vorhandenem Übergewicht ermöglichen sie rascheren Abbau von Depotfett bzw. Fettkörpermasse. Gegebenenfalls ist mit ihrer Hilfe der Organismus so „anzustoßen" oder „umzustimmen", daß pathophysiologisch eingefahrene Fehlsteuerungen zu beeinflussen sind. Sie realisieren zudem ein Kaloriendefizit und erhöhen im Stoffwechselablauf das Ausscheidungsgefälle. Fasten und modifizierte Formen des Fastens gehören in erster Linie zu solchen speziellen Regimina. Über die Zeit ihrer Anwendung entscheidet der Fall, ebenso Gegebenheiten und Möglichkeiten, die die Belastbarkeit des Patienten betreffen.

Wichtigste ernährungstherapeutische Maßnahmen, die in diesem Sinne in Praxis und Klinik oder Kurort durchgeführt werden können, sind:

- Totales Fasten (Null-Diät)
- Protein- und kohlenhydratsubstituiertes Fasten mit Diät-Kurmolke (Heirler Diät-Kurmolke mit 30 g Albumin-Globulin-Protein pro Liter Tagesration)
- Molke-Trinkkur (= Diät-Kurmolke + Heilpflanzensäfte)
- Kohlenhydratsubstituiertes Saft-Fasten (nach Buchinger/Lützner)
- Vegetabile Vollrohkost (nach Bircher-Benner)
- Verschiedene Rohobst-Diäten (z.B. Traubenkur)
- Darmsanierungsdiät (nach F.X. Mayr)

Eiweißergänztes Molke-Fasten (mit Einsatz von Diät-Kurmolke) ist bei Übergewicht besonders erfolgreich. Es ergeben sich dabei unter guter Gewichtsabnahme (ca. 400 g/Tag) nur geringste Verluste körpereigener Eiweißsubstanz. Nach vierwöchigem Fasten mit Diät-Kurmolke resultierten in von H. Ditschuneit durchgeführten bilanzierten Untersuchungen lediglich Eiweißverluste von durchschnittlich 240 g (im Gegensatz zu 1145 g bei totalem Fasten und 445 g bei proteinsubstituiertem Fasten mit aus dem Diätpräparat „modifast" zubereiteten „Ulmer-Trunk"). Bei intensivernährungstherapeutischen Maßnahmen im Rahmen von Kneipp-Kuren sollte man Diät-Kurmolke mit der Verabfolgung von Frischpflanzen- bzw. Heilkräutersäften verbinden und hiermit die Molketrinkkur hippokratischer Medizin (= klassische Molkentrinkkur) reproduzieren. Eine besondere Indikation hierzu wären u.a. auch Purinstoffwechselstörungen und Gicht. Im Gegensatz zu anderen Formen des Fastens bleiben beim Fasten mit Molke vorübergehende Anstiege der Serumharnsäurekonzentration weitgehend aus.

Bei ambulanter Behandlung ist der Patient über den Modus der Durchführung solcher intensivernährungstherapeutischer Maßnahmen relativ leicht zu informieren. Therapeutische Ergebnisse werden in der Regel rasch verspürt.

Besondere Möglichkeiten findet Intensiv-Ernährungstherapie mit speziellen ernährungstherapeutischen Regimina am Kurort bzw. im Rahmen der Kurort-Medizin. Hier können sie besonders gut in eine diätetische Ordnungstherapie integriert werden – vorzüglich im Kneipp-Kurort in Verbund mit Hydrotherapie, Bewegungstherapie, Phytotherapie und Psychohygiene.

Zu berücksichtigen ist, kurz- oder kürzerfristig durchgeführte Intensiv-Ernährungstherapie nicht allein stehenzulassen, sondern in eine Langzeit-Ernährungstherapie mit Grunddiät oder Grunddiät-Varianten zu überführen. Sinnvoll ist auch, Grunddiät oder Grunddiät-Varianten periodisch durch intensiv-ernährungstherapeutische Regimina zu unterbrechen, um sie im Anschluß an solche „Schalttage" oder „Schaltperioden" fortzusetzen.

8 Ernährungstherapie mit Sonderdiäten bei speziellen Indikationen

Einige Krankheiten benötigen Kostformen, die mit der dargestellten Grunddiät-Formel nicht in Übereinstimmung zu bringen sind. Solche Fälle, die das Gros diätbedürftiger Patienten jedoch nicht betreffen, machen „Sonderdiäten" erforderlich. Dazu gehören in erster Linie: Gluteninduzierte Enteropathien (Zöliakie, Sprue), Colitis ulcerosa, Morbus Grohn, Steatorrhoe bei exokriner Pankreasinsuffizienz, Zustände nach Magenresektion, Status bei Anus praeter, dekompensierte Leberzirrhose mit Enzephalopathie und chronische Nierenerkrankungen (besonders chronische Niereninsuffizienz). Die bei diesen Indikationen notwendige Diätführung ist nicht Gegenstand dieser Darstellung.

9 Literatur

Anemueller, H.: Grundsätze der Ernährungstherapie, Ärztl. Praxis im Bild 6 (1959)

Anemueller, H.: Das Grunddiät-System – Leitfaden der Ernährungstherapie. Stuttgart: Hippokrates-Verlag 1982

Anemueller, H: Das Grunddiät-System – ein Beitrag zur Ernährungstherapie, euromed 12 (1981)

Anemueller, H.: Neues Konzept der Verordnung und Organisation ernährungstherapeutischer Maßnahmen, Ärztl. Praxis 46 (1981)

Anemueller, H.: Intensiv-Ernährungstherapie. Die Heilkunst, 10 (1982)

Anemueller, H.: Ernährung bei Herz- und Gefäßerkrankungen. Die Heilkunst 2 (1981)

Anemueller, H.: Ernährung nach dem Infarkt. Physikalische Medizin und Rehabilitation 1 (1979)

Anemueller, H., Hoenck, C.: Bericht über therapeutische Ergebnisse klassischer Molkentrinkkur als Heilverfahren im Kneipp-Kurort. Ärztezeitschrift für Naturheilverfahren 10 (1981)

Anemueller, H.: Methodik der Ernährungstherapie bei Fettstoffwechselstörungen. Physikalische Medizin und Rehabilitation 3 (1980)

Anemueller, H.: Ernährung im Alter. Ärztezeitschrift für Naturheilverfahren, 8 (1982)

Anemueller, H.: Diät bei Krebskranken. Physikalische Medizin und Rehabilitation 6 (1974)

Anemueller, H.: Allgemeine Fragen zu diätetischer Vorsorge und Behandlung des Übergewichtes. Physikalische Medizin und Rehabilitation 8 (1977)

Anemueller, H.: Welche Möglichkeiten haben ernährungstherapeutische Maßnahmen bei Tumorerkrankungen? Der praktische Arzt, Österreichische Zeitschrift für Allgemeinmedizin, Kongreßband 13, Kongreß der Akademie für Allgemeinmedizin (Februar 1983)

Cremer, H.D., Büttner, W.: Vor- und Nachteile von Zwischenmahlzeiten. In: Grundfragen der Ernährungswissenschaft. Freiburg: Rombach 1971

Deutsche Gesellschaft für Ernährung (DGE): Ernährungsbericht 1972. Frankfurt/Main: Deutsche Gesellschaft für Ernährung, S. 148, 1972

Deutsche Gesellschaft für Ernährung (DGE): DGE-Empfehlungen für die Nährstoffzufuhr. Frankfurt/Main: Umschau, S. 14, 1973

Deutsche Gesellschaft für Ernährung (DGE): Ernährungsbericht 1976. Frankfurt/Main: Deutsche Gesellschaft für Ernährung, S. 323, 1976

Glatzel, H.: Die Gewürze, Herford: Nicolaische Verlagsbuchhandlung 1968

Kasper, H.: Probleme bei Adipositas. Stuttgart: Schattauer 1973

Kasper, H., Rabast, U.: Kritisches zur diätetischen Behandlung der Adipositas. Aktuel. Ernährungsmed. I, 1 (1976)

Knick, B.: Gastroenterologische Diät. Leber, Magen, Darm I, 27–31 (1971)

Kohlenhydrat-Austausch-Tabelle für Diabetiker, Stuttgart: Thieme 1977

Mehnert, H., Förster, H.: Diabetes mellitus. In: Stoffwechselkrankheiten. Stuttgart: Thieme 1970

Mehnert, H.: Diätbehandlung des Diabetes mellitus. Aktuel. Ernährungsmed. I (1976)

Schlierf, G.: Diätbehandlung bei Hyperlipidämien. In: Fettstoffwechselstörungen. Stuttgart: Thieme, S. 69, 1971

Schlierf, G., Wolfram, G.: Ernährungstherapie in der Praxis. München: J.F. Lehmanns 1971

Thomas, B., Rienermann, U.: Rohfaseraufnahme in den letzten 100 Jahren. Ernähr.-Umsch 10 (1976)

Wirths, W.: Energiebedarf. Ernähr.-Umsch 22 (1975)

Zöllner, N.: Gicht. In: Stoffwechsel-Ernährung-Endokrinium. Berlin, Heidelberg, New York: Springer 1973

Chronobiologische Grundlagen der Ordnungstherapie

G. Hildebrandt

1 Einleitung

1.1 Was ist Ordnungstherapie?

Der Begriff „Ordnungstherapie" umfaßt alle
Bemühungen, im Rahmen von Prävention,
Krankenbehandlung und Rehabilitation der natürlichen Ordnung der Lebensvorgänge Rechnung zu tragen und deren Störungen auszugleichen. Ein solches Anliegen ist wohl in allen
Epochen der Medizingeschichte, wenn auch mit
unterschiedlichen Schwerpunkten, formuliert
und verfolgt worden. So hat auch Kneipp in
der Verwirklichung einer gesunden „Lebensordnung" ein wichtiges Ziel seiner therapeutischen
und gesundheitserzieherischen Bemühungen ge-

sehen, wobei diese Lebensordnung den somatischen und den psychischen Bereich gleichermaßen betrifft (vgl. Brüggemann 1976).

Die moderne Ordnungstherapie will in besonderem Maße der Tatsache Rechnung tragen, daß
Ordnung im Bereich des Lebendigen nicht nur
räumliche Ordnung (Raumgestalt), sondern vor
allem auch zeitliche Ordnung im Ablauf der
Lebensvorgänge (Zeitgestalt) bedeutet. Gerade
unter funktionellen Gesichtspunkten wird die
Zeitstruktur des Organismus zum entscheidenden Ordnungskriterium (vgl. Grote 1961; Hildebrandt 1967a, b, 1974a).

Wenngleich auch in dieser Hinsicht bereits bemerkenswerte Ansätze früherer Epochen zu verzeichnen sind (z.B. Hufeland 1796: „Makrobio-

tik"; v. Feuchtersleben 1879: „Zur Diätetik der Seele"), hat doch erst die moderne Chronobiologie, die biologische und medizinische Rhythmusforschung, den ganzen Umfang der Möglichkeiten und Probleme aufgedeckt. Wir können heute davon ausgehen, daß zeitliche Ordnung im Biologischen immer rhythmische Gliederung bedeutet und der Organismus über eine hierarchisch aufgebaute rhythmische Funktionsordnung verfügt, deren nähere Kenntnis die Grundlage für jeden Versuch einer wissenschaftlich begründbaren Ordnungstherapie darstellen muß.

1.2 Autonome und heteronome Ordnung

Die Organisation der Lebensvorgänge kann auf zwei ganz verschiedene Ziele hin ausgerichtet werden. Das eine Ziel ist die Fähigkeit zu spezifischen Leistungen (Bewegung, Sekretion, Erregung etc.). Je nach dem geforderten Umfang der Leistung werden dabei mehr oder weniger alle Funktionssysteme in den Dienst der spezifischen Leistung gestellt. Dies geschieht entweder durch Steigerung ihrer eigenen Leistung, wenn diese dem geforderten Funktionsziel entspricht (z.B. Steigerung von Atmung und Kreislauf bei Muskelarbeit), oder auch durch kompensatorische Einsparung und Verzicht auf Eigenleistung (z.B. kompensatorische Durchblutungseinschränkung).

Eine solche, einer gemeinsamen Leistung dienende Ausrichtung der Funktionen stellt eine *„heteronome Ordnung"* dar, sie wird durch *ergotrope* Einstellung der vegetativen Regulationssysteme erreicht. Sie geht mit einer Empfindlichkeitssteigerung der Regelvorgänge einher und tendiert auf schnelle und überschießende Erfüllung der durch die spezifische Leistung entstehenden Bedürfnisse. Eine einseitige und anhaltende ergotrope Ausrichtung der Körperfunktionen muß zur Erschöpfung des Organismus führen (vgl. Hildebrandt 1961, 1967a).

Andererseits kann das Zusammenspiel der Lebensvorgänge auch im Sinne einer völlig unspezifischen *„autonomen Ordnung"* auf Bestand, Erholung und Regeneration ausgerichtet sein, wobei sich jede Teilfunktion in harmonischem Gleichgewicht mit allen anderen Funktionen befindet. Eine solche Ausgeglichenheit führt zu höchster Funktionsökonomie und wird am stärksten ausgeprägt im Nachtschlaf verwirklicht. Voraussetzung ist eine *trophotrope* Einstellung der vegetativen Regulationen, durch welche die Ansprechbarkeit der Regelsysteme auf ein lebensnotwendiges Minimum herabgesetzt wird.

Diese trophotrop-autonome Ordnung ist zwar die Grundlage für die Erhaltung des Organismus und setzt die Funktionsnormen aus dem Gesamtzusammenhang heraus, sie kann aber gleichfalls nicht permanent aufrechterhalten werden, da sie durch Unterforderung zu Leistungsentwöhnung und Adaptationsverlust führt.

Das notwendige gesunde Gleichgewicht zwischen heteronomer und autonomer Ordnung wird bei allen Lebensvorgängen in einem zeitlichen Nacheinander hergestellt. Dieser rhythmisch geordnete Wechsel erfolgt spontan in sehr verschiedenen Größenordnungen und auf allen Ebenen der Organisation, von den zellulären Stoffwechselprozessen bis zu den komplexen Umstellungen des Gesamtorganismus, z.B. im Wechsel zwischen Aktivität und Schlaf.

Ordnung als therapeutisches Ziel kann daher letzten Endes nur als zeitliche Ordnung im Wechsel autonomer und heteronomer Bestimmung der Lebensfunktionen begriffen werden, d.h. als eine rhythmische Funktionsordnung (vgl. Hildebrandt 1961, 1967a, b).

1.3 Die rhythmische Funktionsordnung des Menschen

Die rationale Handhabung einer chronobiologisch orientierten Ordnungstherapie setzt eine Kenntnis des gesamten Spektrums der rhythmischen Funktionen und seiner Ordnungsmerkmale voraus. Abb. 1 zeigt daher eine Zusammenstellung der Haupttypen rhythmischer Vorgänge beim Menschen, geordnet nach der Periodendauer. Das Spektrum umfaßt etwa zwölf Zehnerpotenzen.

Bei näherer Untersuchung erweist sich das Spektrum in mehrfacher Hinsicht als eine orga-

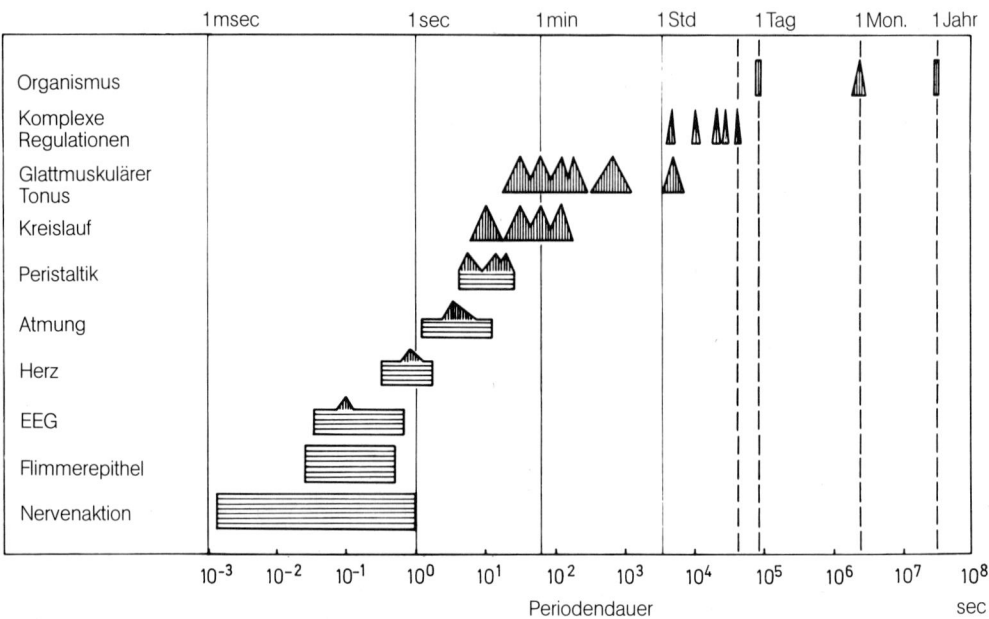

Abb. 1. Gesamtspektrum der Periodendauer rhythmischer Funktionen beim Menschen. Horizontal schraffierte Felder: Bereich der Frequenzänderung bei Funktionsbeanspruchung. Vertikal schraffierte Dreiecke: statistische Frequenzvariabilität in Ruhe. (Nach Hildebrandt 1967 b)

nische Zeitstruktur (Zeitgestalt). Einmal nimmt die Komplexität der Rhythmen mit steigender Periodendauer zu, so daß sich eine hierarchische Gliederung ergibt, in welcher immer mehr Teilfunktionen zu gemeinsamer Aktion zusammengeschlossen werden. Erst bei den langwelligen Rhythmen (Tages-, Monats- und Jahresrhythmus) handelt es sich um vegetative Gesamtumstellungen, die die Eigenschaften des ganzen Organismus rhythmisch verändern.

Mit dem langwelligen Teil des Spektrums ist der Organismus zugleich den Zeitordnungen der geophysikalischen und kosmischen Umwelt eingegliedert, indem periodische Zeitgeberwirkungen der Umwelt die inneren Umstellungen synchronisieren. Die Intaktheit dieser Eingliederung der organismischen Zeitstrukturen in die Umweltzeitordnung ist ein chronobiologisches Kriterium der Gesundheit, speziell in bezug auf den Tages- und Jahresrhythmus. Bereits Hufeland (1796) bezeichnete den Tag-Nacht-Rhythmus als die Einheit unserer natürlichen Chronologie.

Im kurzwelligen Teil des Spektrums ist die Zeitordnung der Funktionen dagegen nur noch rein endogen. Hier unterhalten Rhythmen von verschiedener Frequenz direkte Wechselwirkungen, die zu einer Abstimmung (Koordination) von Frequenz und Phase führen. Abb. 2 zeigt als Beispiel empirisch gewonnene Häufigkeitsverteilungen der Frequenz bzw. Periodendauer verschiedener Kreislauf- und Atmungsrhythmen. Die Häufigkeiten sind von beiden Seiten her zur Mitte hin aufgetragen. Alle Häufigkeitsgipfel, d.h. alle Vorzugsfrequenzen und Frequenznormen stehen untereinander in einfachen ganzzahligen Frequenzproportionen. Zugleich ist für verschiedene Funktionsgruppen erwiesen, daß ihre rhythmischen Aktionen auf ganz bestimmte bevorzugte Koaktionslagen abgestimmt werden. Abb. 3 zeigt Beispiele für die Phasenbeziehungen zwischen Herzrhythmus und Atemrhythmus (Inspirationsbeginn) beim wachen und schlafenden Menschen. Analoge Ordnungsbeziehungen lassen sich z.B. auch für Atmung und Blutdruckrhythmus sowie zwischen verschiedenen glattmuskulären Aktionen nachweisen (Lit.-Übersicht s. Hildebrandt 1967 b). In diesem Bereich des Spektrums ist Gesundheit durch eine harmonisch abge-

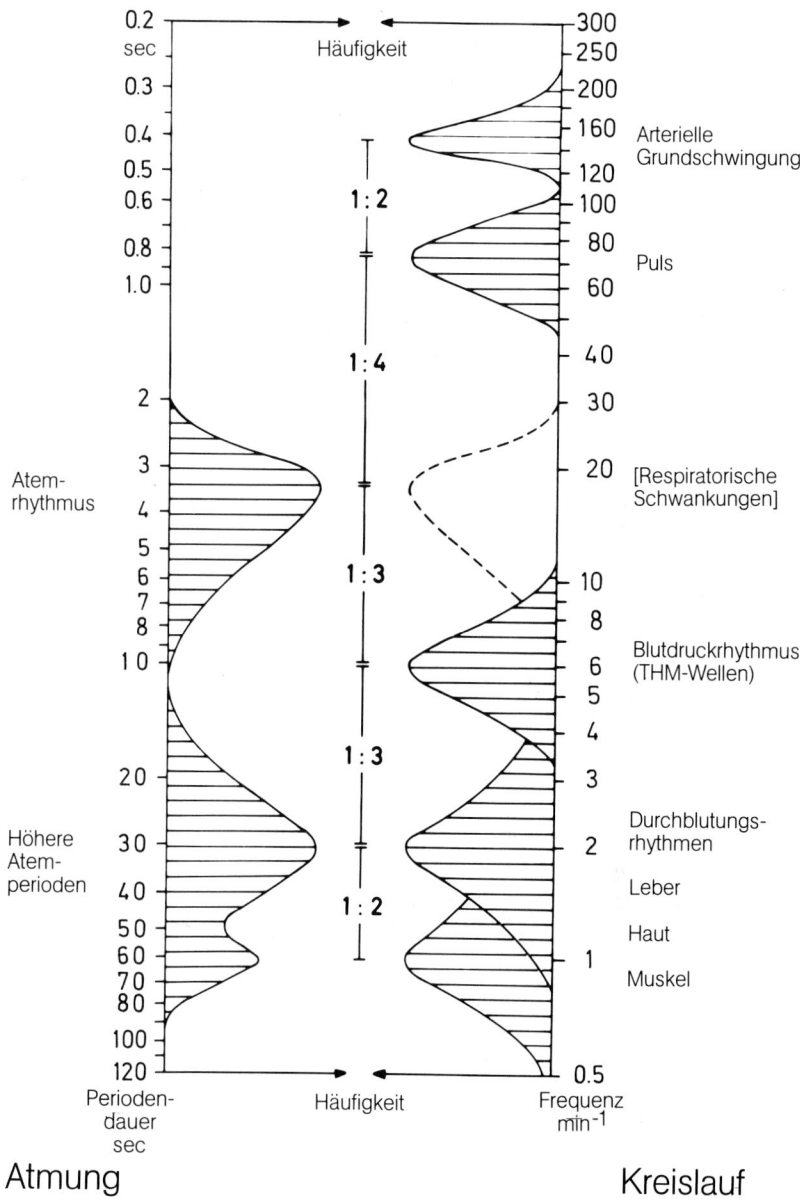

Atmung

Kreislauf

Abb. 2. Häufigkeitsverteilung der Frequenz und Periodendauer verschiedener Atmungs- und Kreislaufrhythmen bei größeren Personengruppen. Die

Häufigkeiten sind jeweils relativ zur Mitte hin aufgetragen. (Nach Hildebrandt 1967b)

stimmte Frequenz- und Phasenordnung der rhythmischen Funktionen charakterisiert.

Die Untersuchung des Gesamtspektrums ergibt demnach einen hierarchisch gegliederten Zeitorganismus, dessen Langwellenbereich im Hinblick auf die Therapie von überwiegender Bedeutung sein muß, weil hier die Vorgänge von

größter Komplexität sind und zugleich mit der Umweltordnung korrespondieren. Im kürzerwelligen Bereich sind dagegen die Ordnungskriterien labiler und dürften daher insbesondere als Indikatoren für funktionelle Störungen der Zeitstruktur geeignet sein (vgl. Hildebrandt 1964, 1967c, 1974a).

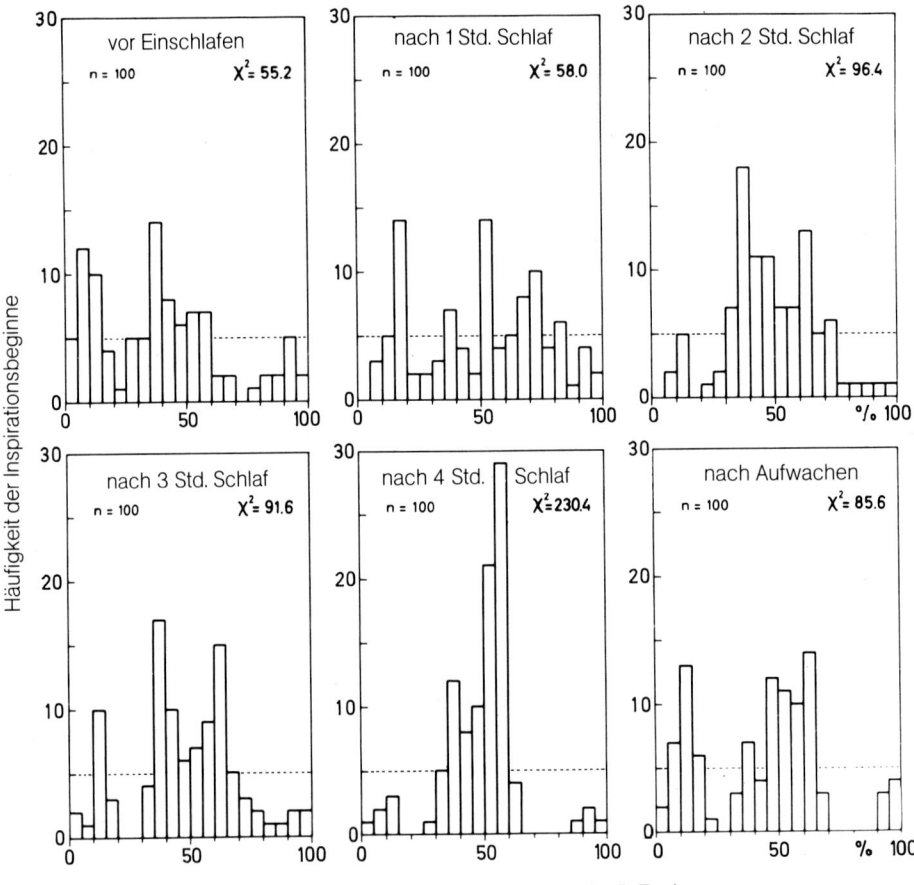

Abb. 3. Beispiel für die Veränderungen der Häufig-   Herzperiode während des Nachtschlafes. Gesunde
keitsverteilung des Inspirationsbeginns über die   Versuchsperson. (Nach Storch 1967)

1.4 Gliederung der Ordnungstherapie

Für eine chronobiologisch orientierte Ordnungstherapie lassen sich verschiedene Aufga-
benstellungen abgrenzen:

1. Im Verlaufe des rhythmischen Wechsels zwischen ergotroper Leistungseinstellung und trophotroper Erholungseinstellung verändern sich
die inneren Voraussetzungen jeder Therapie.
Ordnungstherapie muß daher den wechselnden
Voraussetzungen durch eine entsprechende *therapeutische Zeitordnung* Rechnung tragen, mit
welcher Zeitpunkt, Dauer und Zeitfolge aller
Maßnahmen sinnvoll auf die jeweiligen Gegebenheiten abgestimmt werden. Diese Aufgaben-
stellung wird heute bereits in größerem Umfange von der sogenannten Chronotherapie
(vgl. Reinberg und Halberg 1971; Halberg et al.

1977; Reinberg und Smolensky 1983; Lemmer
1984) wahrgenommen. Im wesentlichen handelt es sich dabei um eine tages-, menstrua-
tions- und jahresrhythmische Ordnung der
Therapie.

2. Wenn Gesundheit an eine intakte rhythmische Ordnung der Lebensfunktionen gebunden
ist, muß erwartet werden, daß Krankheiten zu
Störungen dieser Ordnung führen oder deren
Folge sind. Die zunehmende Emanzipation des
Menschen aus seinen natürlichen Lebensordnun-
gen besteht ja insbesondere auch in der zunehmenden Durchbrechung zeitlicher Ordnungen,
z.B. durch Unregelmäßigkeit der Lebensweise,
Gebrauch von Weck- und Schlafmitteln, Nacht-
und Schichtarbeit, Flugreisen mit Tages- und
Jahreszeitenwechseln, hormonale Eingriffe in
rhythmische Vorgänge u.a.m. Damit wird die

Wiederherstellung der normalen Zeitordnung der Lebensfunktionen zum therapeutischen Ziel, insbesondere im Hinblick auf die Zivilisationskrankheiten. Ordnungstherapie gewinnt die Aufgabe einer *zeitordnenden Therapie*.

3. Fließende Übergänge bestehen zwischen einer solchen zeitordnenden Aufgabe der Therapie zu einer allgemeinen Prävention von Zeitordnungsstörungen durch eine *Chronohygiene,* d.h. eine allgemeine und umfassende, chronobiologisch orientierte Ordnung der Lebensführung, die einer krankhaften Störung organischer Zeitstrukturen vorbeugen kann (Hildebrandt 1976a, 1978a). Eine solche Chronohygiene kann natürlich auch Bestandteil der Krankenbehandlung sein, muß aber darüber hinaus als Lebensgrundlage weiterwirken können (z.B. auch in der sogenannten Zweitprävention).

Die Grundlagen für diese drei Aufgabenbereiche der Ordnungstherapie sind zwar keineswegs

hinreichend entwickelt, doch liegen auf vielen Gebieten bereits experimentelle wie praktische Erfahrungen vor, die berücksichtigt werden und zum Ausgangspunkt weiterer Entwicklung dienen können.

2 Therapeutische Zeitordnungen

2.1 Tagesrhythmus (Zirkadianrhythmus)

Wenn man davon ausgeht, daß alle Körperfunktionen gemeinsam tagesrhythmischen Schwankungen unterliegen, so ist zu erwarten, daß auch die Reaktionen auf therapeutische Reize infolge der wechselnden Ausgangsbedingungen zu verschiedenen Tageszeiten unterschiedlich ausfallen.

So sind für die *Thermo- und Hydrotherapie* die tagesrhythmischen Umstellungen der Thermo-

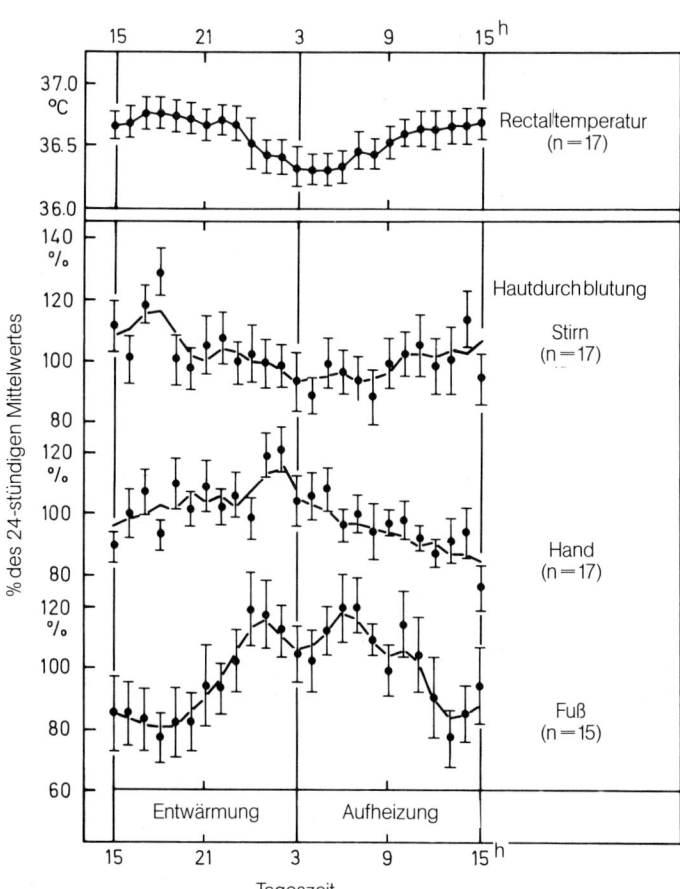

Abb. 4. Mittlere Tagesgänge der Hautdurchblutung an Stirn, Hand und Fuß von 17 Versuchspersonen unter gleichbleibenden Ruhebedingungen in der Klimakammer bei einstündlicher Kontrolle, im Vergleich zum Tagesgang der Rektaltemperatur. Die unterlegten Kurven sind das Ergebnis einer einmaligen Glättung der Stundenmittelwerte durch übergreifende Dreiermittelung. Die Klammern bezeichnen den Bereich des mittleren Fehlers der Mittelwerte. (Nach Damm et al. 1974)

regulation von besonderer Bedeutung. Der bekannte Tagesgang der Körperkerntemperatur ist das Ergebnis zielstrebiger Umstellungen von Wärmeabgabe und Wärmebildung. Der am Vormittag des biologischen Tages (Hildebrandt 1962) etwa zwischen 3 und 15 Uhr zu beobachtende Anstieg der Kerntemperatur beruht auf einer Einschränkung der Wärmeabgabe an den Extremitäten durch Herabsetzung von Hautdurchblutung und Hauttemperatur bei gleichzeitiger Steigerung oder zumindest erhöhter Reaktionsbereitschaft des Energiestoffwechsels (sogenannte Aufheizungsphase). Der nachmittägliche Rückgang der Körpertemperatur, etwa zwischen 15 und 3 Uhr, geht mit starker Zunahme von peripherer Wärmeabgabe, Hautdurchblutung und Hauttemperatur bei gleichzeitiger Einschränkung des Ruheumsatzes einher (Entwärmungsphase). Hautdurchblutung und Hauttemperatur an Rumpf und Kopf laufen dabei parallel zur Kerntemperatur (Lit.-Übersicht s. Damm et al. 1974; Hildebrandt 1973, 1974b) (Abb. 4).

Infolge dieser Umstellungen zeigt die Reagibilität gegenüber thermischen Reizen starke Unterschiede zwischen den beiden Phasen. Unter sonst gleichen Bedingungen ist die Wiedererwärmungszeit nach Kaltreizen (z.B. Handbad, Armbad, Oberguß, Unterguß, Wassertreten) vormittags im Bereich von 9 Uhr maximal verlängert, während sie am Abend oder in der Nacht das Minimum durchläuft. Die am Vormittag gesteigerte Gefäßkonstriktionsneigung drückt sich auch in einem Maximum des Blutdruckanstiegs nach Kaltreizen aus, zugleich ist auch die Stoffwechselreaktion, z.B. im kühlen

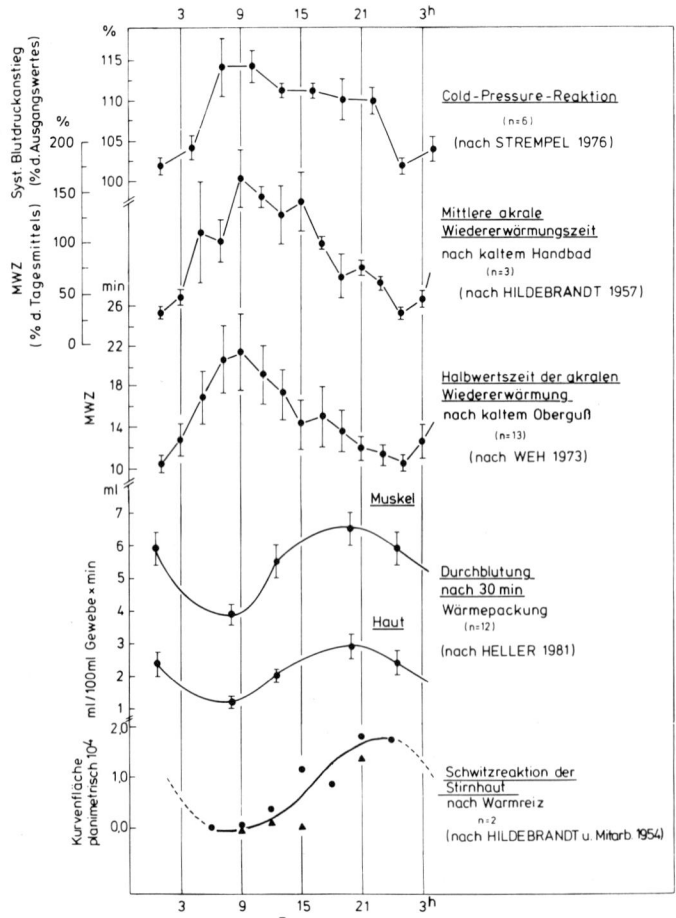

Abb. 5. Mittlerer Tagesgang verschiedener Parameter der thermischen Reagibilität des Menschen. Die Klammern bezeichnen den Bereich des mittleren Fehlers der Mittelwerte. (Nach Hildebrandt 1974a, verändert)

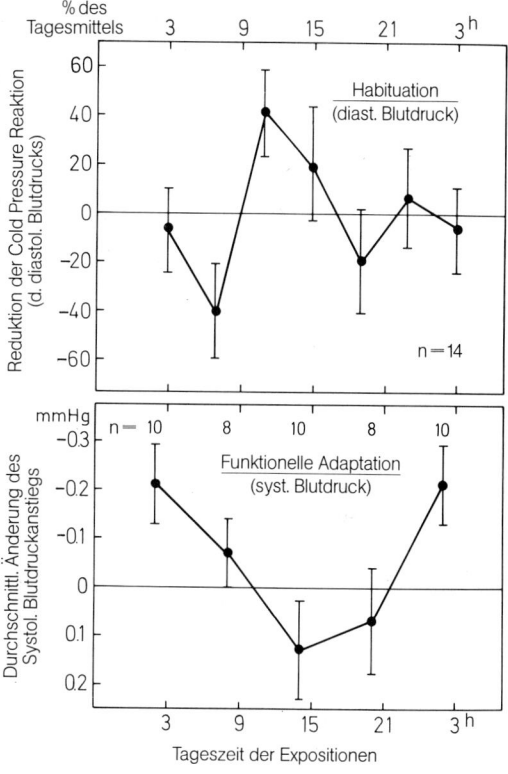

Abb. 6 *Oben:* Mittlerer Tagesgang der Habituation der Cold-Pressure-Reaktion im Laufe von 7 1minütigen Expositionen mit 1minütigen Pausen, gemessen an der Reduktion der diastolischen Blutdruckreaktion. (Nach Daten von Baumgart und Strempel; aus Hildebrandt und Strempel 1977).
Unten: Mittlerer Tagesgang der Steilheit der sogenannten funktionellen Adaptation der systolischen Blutdruckreaktion beim Cold-Pressure-Test im Laufe von 21 aufeinanderfolgenden Tagen. (Nach Daten von Strempel)

Bade, maximal. Es besteht dabei eine erhöhte Neigung zum Kältezittern (Abb. 5).

Umgekehrt verhalten sich die Reaktionen auf Wärmeanwendungen (z.B. bei ansteigenden Teilbädern, Packungen, Schwitzprozeduren). Die Neigung zur therapeutisch erwünschten Vasodilatation und die Schwitzbereitschaft sind vormittags minimal und erreichen während der nachmittäglichen Entwärmungsphase ihr Maximum.

Der Organismus ist demnach während der tagesrhythmischen Aufheizungsphase gesteigert kälteempfindlich, während der Entwärmungsphase des Nachmittags maximal wärmeempfindlich. Diese Unterschiede sind nicht nur unter Laborbedingungen nachweisbar, sondern auch unter ambulanten Bedingungen in gleichem Ausmaß vorhanden (Hildebrandt et al. 1954; Weh 1973).

In neueren Untersuchungen sind sie auch für die hormonalen Reaktionen auf thermische Belastungen nachgewiesen (Agishi et al. 1977).

Zu beachten ist, daß die Maxima und Minima der Reagibilität zeitlich nicht mit dem Maximum oder Minimum der Körperkerntemperatur zusammenfallen, sondern im Durchschnitt um etwa 6 Std phasenverschoben sind. Dies weist darauf hin, daß die Schwankungen der Reaktionsgröße nicht statisch von der jeweiligen Ausgangslage abhängig sind, sondern dynamisch von Richtung und Steilheit der Phasenänderung. Früher Vormittag und späterer Abend sind daher die Extremzeiten unterschiedlicher Reagibilität gegenüber thermischen Reizen (Hildebrandt 1957; Hildebrandt et al. 1977a).

Außer den körperlich faßbaren Reaktionsunterschieden gegenüber thermischen Reizen sind auch die psychisch-emotionalen Reaktionen gegenüber Störungen der thermischen Bilanz tagesrhythmisch verschieden, wobei das Maximum der Empfindlichkeit im Laufe der tagesrhythmischen Entwärmungsphase während der Nacht durchlaufen wird (Cabanac et al. 1976; Hildebrandt 1984).

Alle diese Erfahrungen zeigen übereinstimmend, daß die akute Beantwortung thermischer Reize von der tagesrhythmischen Phase abhängig ist. Dies bedeutet zugleich, daß die effektive

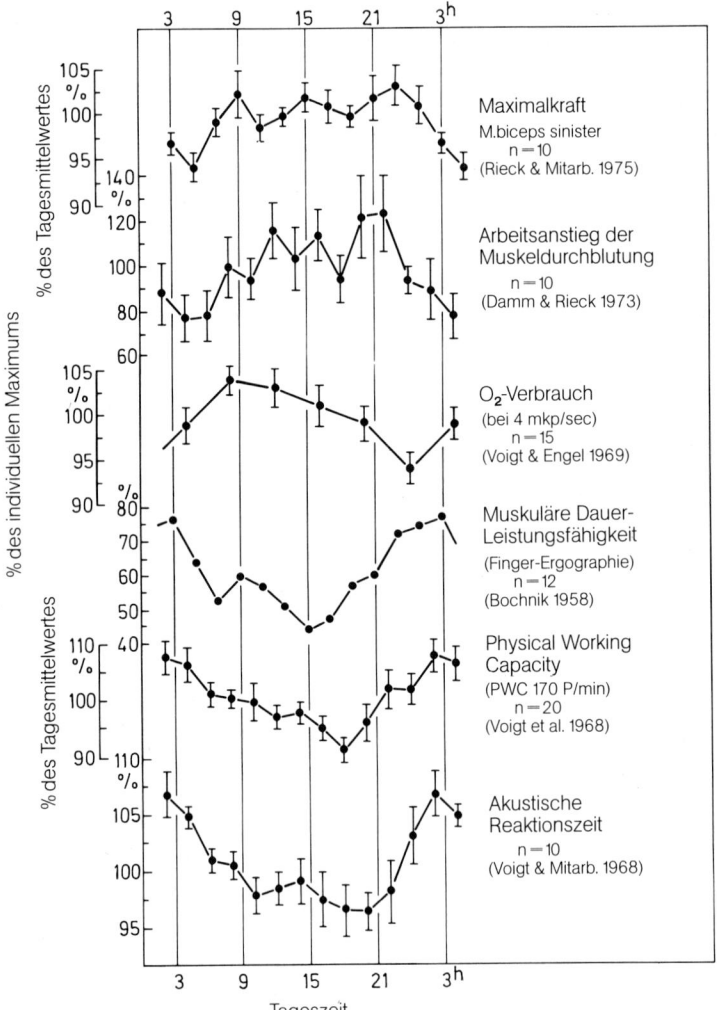

Abb. 7. Tagesgänge verschiedener Parameter der Leistungsfähigkeit, zusammengestellt nach Ergebnissen der Literatur. Die Klammern bezeichnen den Bereich des mittleren Fehlers der Mittelwerte

Reizstärke der Thermo- und Hydrotherapie bei gleichen Anwendungen tagesrhythmisch schwankt. Durch die Zeitwahl einer thermischen Anwendung kann demnach deren Reizstärke modifiziert werden. Entsprechende praktische Erfahrungen liegen bereits bei der Steigerung der Reizstärke im Laufe von Kneippkurbehandlungen vor, wo größere Kaltreize anfangs nur nachmittags und erst im späteren Verlauf der Kur auch vormittags appliziert werden.

Nach neueren Erfahrungen sind aber nicht nur die immediaten Reizantworten, sondern auch

deren sekundäre Modifikationen von der tagesrhythmischen Phase abhängig. So unterliegt z.B. die schnellste Form der Adaptation (Habituation) an kurzfristig wiederholte Cold-Pressure-Reaktionen tagesrhythmischen Veränderungen mit einem Maximum an Habituationsfähigkeit am Vormittag, d.h. zu einem Zeitpunkt, an dem auch die immediaten Reizwirkungen am meisten verstärkt werden (Hildebrandt und Strempel 1977) (Abb. 6, oben).

Aber auch langfristige Adaptationsprozesse gegenüber thermischen Reizen haben sich als abhängig von der Tageszeit der wiederholten Reiz-

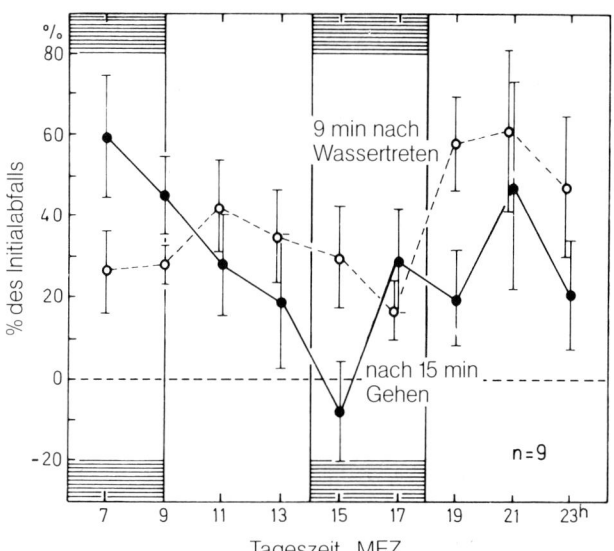

Abb. 8. *Durchgehende Kurve:* Mittlerer Tagesgang der Hauttemperaturänderung an beiden Großzehenkuppen nach 15 min Gehen gegenüber der 1. Minute nach vorhergehendem Wassertreten, in Prozent des dabei erfolgten Initialabfalls. *Gestrichelte Kurve:* Mittlerer Tagesgang der Wiedererwärmung an den Großzehenkuppen von der 1. bis zur 9. Minute nach Wassertreten, gleichfalls in Prozent des Initialabfalls (1. Minute nach Wassertreten). Die schraffierten Zeitabschnitte bezeichnen die Aufheizungsphasen, die Klammern den Bereich des mittleren Fehlers der Mittelwerte. (Nach Hildebrandt und Crnjak 1970)

expositionen erwiesen, z.B. die über Wochen verlaufende funktionelle Adaptation der Cold-Pressure-Reaktion beim Eintauchen einer Hand in sehr kaltes Wasser (Strempel und Hildebrandt 1977) (Abb. 6, unten).

Es ist daher gerechtfertigt, auch in der Thermo- und Hydrotherapie konkrete Versuche zu unternehmen, mit einer tageszeitlichen Ordnung der Reizanwendungen den therapeutischen Erfolg zu verbessern und individuelle Voraussetzungen differenzierter zu berücksichtigen.

Auch die biologischen Bedingungen der *Bewegungstherapie* unterliegen tagesrhythmischen Schwankungen. Abb. 7 zeigt einerseits den Tagesgang der maximalen Muskelkraft mit seinem nächtlichen Minimum, andererseits den Spontanverlauf mehrerer Indikatoren der Ausdauerleistungsfähigkeit, die übereinstimmend ein nächtliches Maximum an Dauerleistungsfähigkeit bei minimalem Energieverbrauch und Durchblutungsbedarf anzeigen.

Diese Verhältnisse sind insofern besonders wichtig, als deutlich wird, daß die trophotrope Einstellung in der Nacht zwar zu einem Maximum an Ökonomie mit gesteigerter Dauerleistungsfähigkeit führt, daß diese Phase aber normalerweise durch ein Minimum an psychischer Leistungsbereitschaft (vgl. den Tagesgang der Reaktionszeit in Abb. 7) abgeschirmt und nicht ausgenutzt wird. Diese Phasenkonstellation erweist sich damit als entscheidende Voraussetzung für die nächtlichen Regenerationsprozesse. Ein Auseinanderreißen dieser Ordnung muß daher zu unzureichenden Erholungsbedingungen führen (Hildebrandt 1976 b).

Die in der Kneipptherapie übliche Kombination von Kalt- und Bewegungsreizen führt im Bereich von 15 Uhr zu besonders ungünstigen Bedingungen für die Wiedererwärmung der Haut, da in dieser tagesrhythmischen Phase der konkurrierende Blutbedarf der Arbeitsmuskulatur maximal wird und z.B. nach Wassertreten während 15 min Gehen jede akrale Wiedererwärmung verhindert (Abb. 8) (Hildebrandt und Crnjak 1970). Zu diesem Zeitpunkt sind offenbar forcierte Bewegungsbelastungen erforderlich, um die kompensatorische Hautkonstriktion durch stark erhöhte Wärmeproduktion zu durchbrechen (vgl. Melchior und Hildebrandt 1967).

Da das Ziel der Bewegungstherapie letztlich in der Auslösung adaptiver Prozesse liegt (Übung, Training), ist es besonders wichtig, daß neuere Untersuchungen gezeigt haben, daß Ausmaß und Dynamik auch solcher adaptiven Vorgänge vom Tagesrhythmus, d.h. von der Tageszeit der Reizapplikationen abhängig sind. So variiert sowohl die Geschwindigkeit der Kraftzunahme beim isometrischen Muskeltraining (Abb. 9) als auch der Leistungszuwachs beim Ausdauertrai-

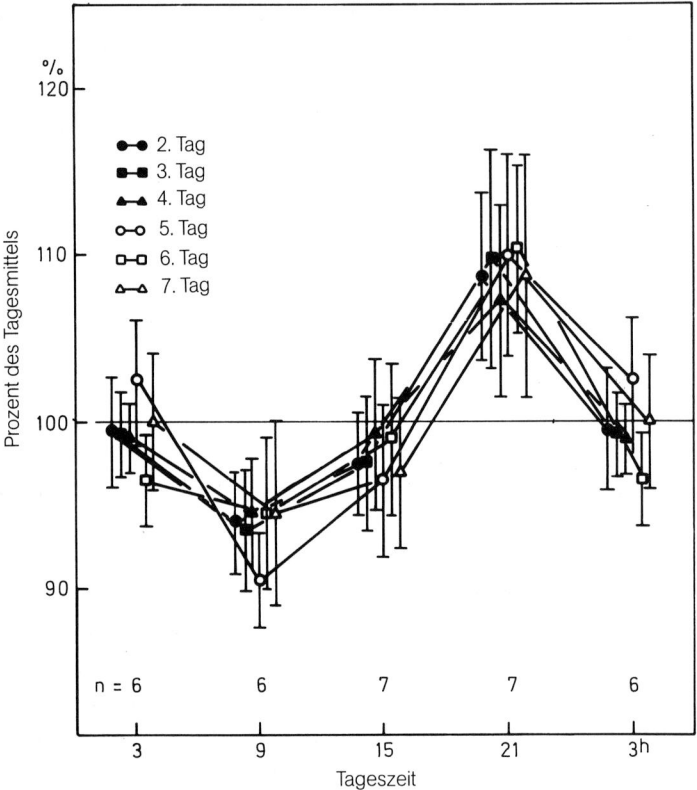

Abb. 9. Tagesgang des mittleren relativen Trainingserfolges (Zuwachs der maximalen Muskelkraft) bei einem 7tägigen isometrischen Muskelkrafttraining von drei verschiedenen Muskelgruppen (Unterschenkelstrecker, Unterarmstrecker, Unterarmbeuger) von vier Probandengruppen, die jeweils um 3, 9, 15 oder 21 Uhr trainierten. Zur besseren Übersicht des Tagesgangs wurden die Daten des 3-Uhr-Trainings zweimal aufgetragen. (Nach Hildebrandt et al. 1977c)

ning mit der Tageszeit der wiederholten Trainingsbelastungen. Das Maximum der adaptiven Reaktionen liegt in beiden Fällen beim abendlichen Training, während das morgendliche Training minimale Effekte zeitigt (Abb. 10) (vgl. Hildebrandt et al. 1977a; Baier und Rompel 1977).

Die besonders günstigen Vorbedingungen der tagesrhythmischen Abendphase für den Erfolg des Ausdauertrainings lassen sich auch für die im Prinzip gleiche Wirkung des Sauerstoffmangels auf die Erythropoese bestätigen. Abb. 11 zeigt das Ausmaß dieser adaptiven Reaktion nach 4 Wochen an verschiedenen Parametern in Abhängigkeit von der Tageszeit von 2stündigen Unterdruckexpositionen, die an 6 aufeinanderfolgenden Tagen vorgenommen wurden (Heckmann et al. 1979).

Die Ausnutzung der optimalen Tageszeiten muß aber berücksichtigen, daß die Geschwindigkeit des Trainingszuwachses nach älteren Erfahrungen (Hettinger 1972) in umgekehrter Beziehung zu seiner Stabilität steht, so daß es keineswegs immer optimal ist, eine maximale Trainingsgeschwindigkeit zu fordern. Es fehlen auch noch nähere Untersuchungen darüber, wie unterschiedliche Ausgangslagen des Trainingszustandes zu verschiedenen Tageszeiten auf die Trainingsbelastung reagieren. Wahrscheinlich müssen hierbei die individuell unterschiedlichen Voraussetzungen berücksichtigt werden (vgl. S. 200).

Für die *Phytotherapie* liegen zwar bisher keine speziellen oder systematischen Untersuchungen über tageszeitlich abhängige Schwankungen von Wirkung und Wirksamkeit vor, doch sind

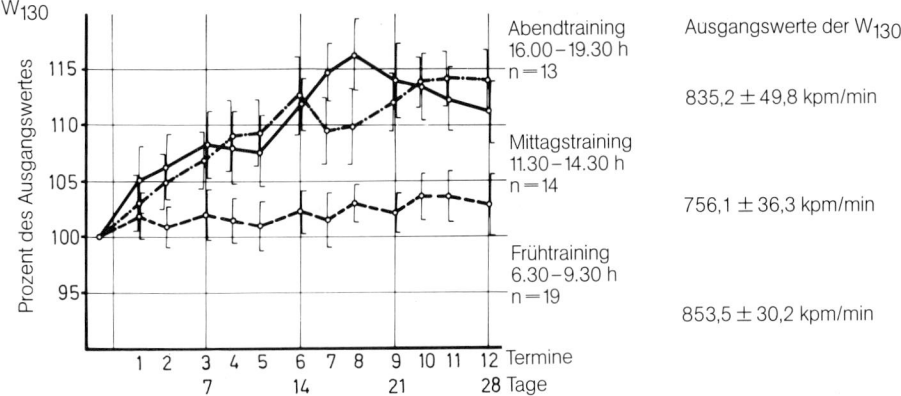

Abb. 10. Mittlerer Verlauf der körperlichen Leistungsfähigkeit (W 130) von drei Personengruppen, die bei gleichen raumklimatischen Bedingungen zu drei verschiedenen Tageszeiten über vier Wochen auf dem Laufbandergometer trainiert wurden. Am rechten Bildrand sind die mittleren Ausgangswerte der körperlichen Leistungsfähigkeit angegeben. Die Klammern bezeichnen den Bereich des mittleren Fehlers der Mittelwerte. (Nach Baier und Rompel 1977)

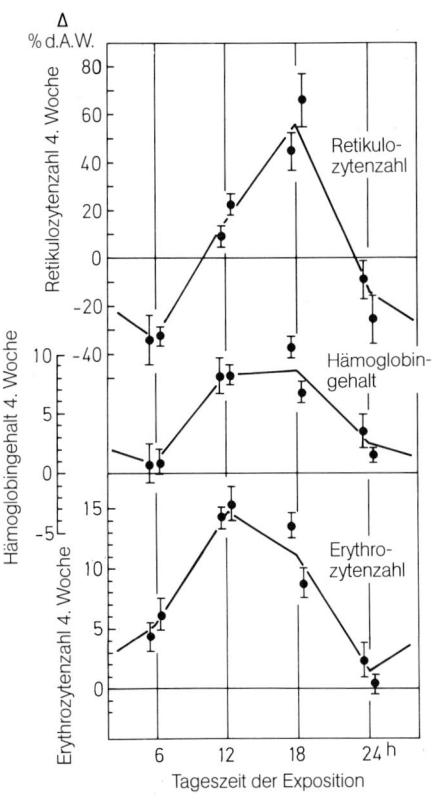

Abb. 11. Mittlere Veränderungen von Retikulozytenzahl, Hämoglobingehalt und Erythrozytenzahl in der vierten Woche nach Unterdruckexposition (Nennhöhe 2000 m) bei je zwei Probanden, die an sechs aufeinanderfolgenden Tagen um 6, 12, 18 oder 24 Uhr für jeweils 2 Std exponiert wurden. Die Klammern bezeichnen den Bereich des mittleren Fehlers der Mittelwerte. (Nach Hildebrandt et al. 1978)

solche nach den umfangreichen Erfahrungen der modernen Chronopharmakologie (vgl. Reinberg und Halberg 1971; Reinberg 1976; Reinberg und Smolensky 1983; Lemmer 1984) durchaus und mit z.T. beträchtlicher Amplitude zu erwarten. Der „Stumpfsinn des 3mal täglich" (Jores) ist also auch in der Phytotherapie zu überwinden. Die tagesrhythmischen Umstellungen des Organismus verändern die pharmakokinetischen Bedingungen, die Resorptions-, Abbau- und Ausscheidungsgeschwindigkeit sowie insbesondere auch die Reagibilität der Systeme. Im einzelnen sind tagesrhythmische Wirkungsunterschiede z.B. für analgetische (Abb. 12), narkotische, toxische und antiallergische Wirkungen sowie für den Effekt von mitosehemmenden, sympathiko- und parasympathikomimetischen Substanzen beschrieben worden (Lit.-Übersicht s. Scheving et al. 1974; Lemmer 1984). In der Regel handelt es sich dabei allerdings um die Prüfung von Immediatwirkungen, während Wirkungsunterschiede von Langzeitbehandlungen zu verschiedenen Tageszeiten bisher nur für wenige Medikamente vorliegen, z.B. für Cortisol (Reinberg 1978). Für die Differenzierung von phytotherapeutischen Wirkungen wären aber gerade solche Langzeitstudien von entscheidender Bedeutung.

Daß auch für die *Diätbehandlung* eine tagesrhythmische Ordnung wichtig ist, geht schon aus den starken tagesrhythmischen Schwankungen

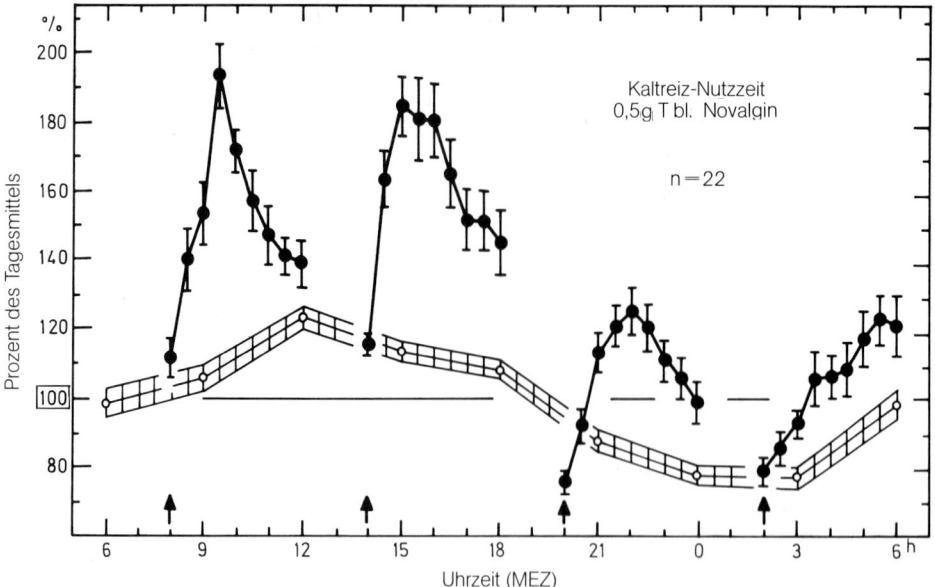

der Verdauungssekretion hervor (Lit.-Übersicht s. Hildebrandt 1962; Menzel 1962; Conroy und Mills 1970). Aber auch Änderungen der Stoffwechsellage und der Reagibilität des Stoffwechsels müssen berücksichtigt werden, wie sie z.B. für die Belastbarkeit des Kohlenhydratstoffwechsels beim Gesunden und Diabetiker bekannt sind. Abb. 13 zeigt den Tagesgang der spezifisch-dynamischen Wirkung einer eiweißreichen Testmahlzeit. Die durch die Nahrungsaufnahme auslösbare Stoffwechselsteigerung ist am Vormittag im Bereich der maximalen unspezifischen Reagibilität (vgl. S. 199) flächenmäßig fast doppelt so groß wie 12 Std später am Abend. Dem entsprechen neuere Befunde, nach denen bei Aufnahme der gesamten Nahrung am Morgen eine Gewichtsabnahme von durchschnittlich etwa 1 kg/Woche eintritt, während bei Nahrungsaufnahme am Abend das Körpergewicht gehalten wird oder etwas ansteigt, und zwar unabhängig davon, ob die Nahrungsmenge mit 2000 Cal oder nach Wunsch bemessen wird (Hirsch et al. 1975; Jacobs et al. 1975). Bereits vor drei Jahrzehnten wurden Versuche gemacht, die assimilatorische Phase des Tages-

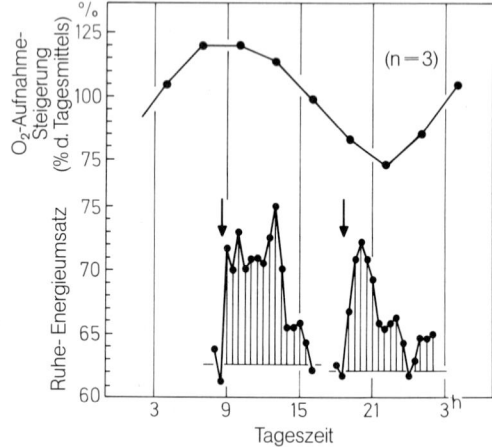

Abb. 13. *Oben:* Mittlerer Tagesgang der spezifisch-dynamisch bedingten Steigerung der O_2-Aufnahme nach Zufuhr gleicher Nahrungsmengen in 3stündigen Abständen bei drei gesunden Versuchspersonen bei Bettruhe. *Unten:* Verlauf des Ruhe-Energieumsatzes nach Aufnahme von je 200 g Fleisch, 200 ml Milch und 100 g Brot am Morgen um 8.30 Uhr und am Abend um 18.30 Uhr *(Pfeile).* (Nach Hildebrandt, unveröffentlicht)

rhythmus durch zeitlich gezielte Glukosezufuhr in der Nachmittagshälfte des biologischen Tages zu verstärken (vgl. Menzel 1955). Inwieweit die Nahrungsgewohnheiten hinsichtlich qualitativer Zusammensetzung, Menge und Zeitwahl den tagesrhythmischen Gegebenheiten angepaßt sind bzw. angepaßt werden können, ist trotz zahlreicher Einzelbefunde (Lit.-Übersicht s. Reinberg 1974a, b) noch nicht genügend systematisch untersucht worden. Hier bestehen enge Beziehungen zu den Fragen der Chronohygiene (vgl. S. 205).

Schließlich schwanken auch die Voraussetzungen für die *Psychotherapie* mit Sicherheit im Tagesrhythmus, und zwar für den Patienten wie für den Therapeuten. Dafür sprechen schon die ausgeprägten Tagesgänge von Vigilanz, Leistungsbereitschaft, Stimmungslage, Lernfähigkeit u.a. (vgl. z.B. den Tagesgang der Reaktionszeit in Abb. 7). Nachdem Ergebnisse darüber vorliegen, daß der Erfolg des Autogenen Trainings von Schwankungen der vegetativen Reaktionslage abhängig ist (vgl. S. 194), ist auch mit einer Beeinflussung durch die tagesrhythmische Phase zu rechnen. Aber auch hier liegen noch keine systematischen Ergebnisse vor. Bemerkenswert sind neuere Belege dafür, daß auch Placebo-Effekte tagesrhythmischen Veränderungen unterliegen (Pöllmann und Hildebrandt 1977).

2.2 Menstruationsrhythmus

Der Menstruationsrhythmus der geschlechtsreifen Frau ist mit umfassenden Umstellungen im ganzen Organismus verbunden (Lit.-Übersicht s. Artner 1954; Hauser 1960; Hildebrandt 1962), so daß er gleichfalls die Voraussetzungen für die Therapie in starkem Maße beeinflussen kann. Da aber für den Menstruationsrhythmus die häufig vermutete Synchronisation mit lunarperiodischen Vorgängen nicht mehr nachweisbar ist (Hosemann 1950), kann hier – abweichend vom Tages- und Jahresrhythmus – keine kollektive, sondern nur eine individuelle therapeutische Zeitordnung ausgebildet werden. Die Voraussetzungen werden weiterhin dadurch kompliziert, daß durch die heute verbreitete hormonale Kontrazeption unphysiologische

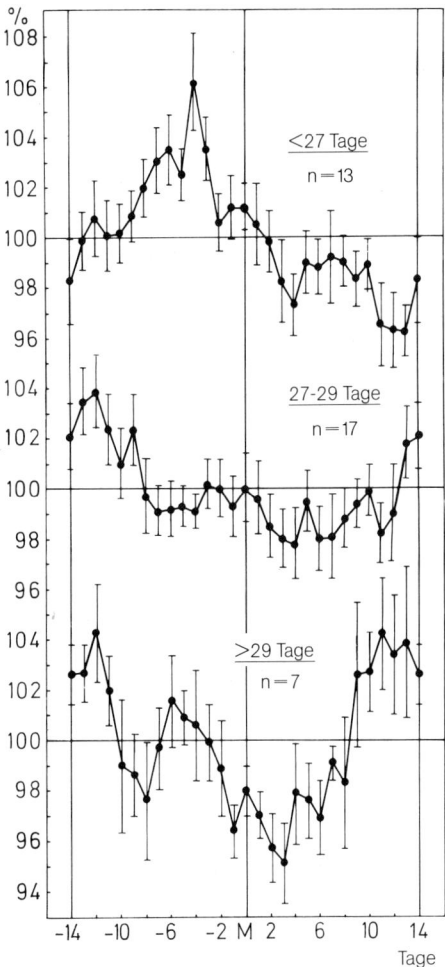

Abb. 14. Mittlerer Verlauf der Reaktionszeit im Menstruationszyklus in Teilgruppen mit unterschiedlicher Zyklusdauer. Synchronisation über dem Menstruationsbeginn (M). (Nach Hildebrandt und Witzenrath 1969)

Verhältnisse geschaffen werden, die z.B. die Spontanschwankungen der Leistungsfähigkeit vollständig unterbinden (Böckler 1970). Die nachfolgenden Gesichtspunkte beziehen sich daher zunächst nur auf die physiologischen Verhältnisse bei intaktem Menstruationszyklus.

Neuere Untersuchungen haben gezeigt, daß die Phasenlage der vegetativen Umstellungen im Menstruationszyklus individuell sehr unterschiedlich sein kann, und zwar in Abhängigkeit von der individuellen Zyklusdauer. Wie Abb. 14 am Beispiel der Reaktionszeitschwankungen zeigt, fällt z.B. das Minimum bei Frauen mit

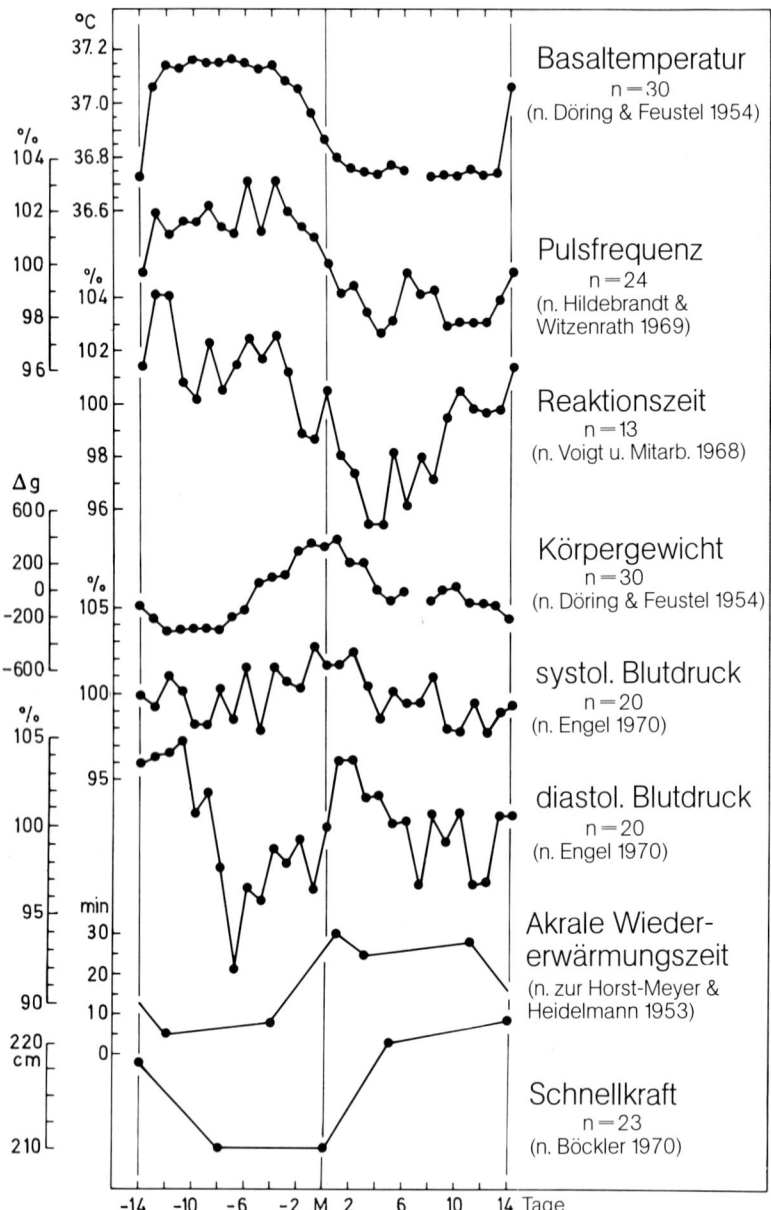

Abb. 15. Schwankungen verschiedener Funktions-   menstellung nach Daten der Literatur (vgl. Lit.-Ver-
größen im Verlauf des Menstruationszyklus. Zusam-   zeichnis)

kurzen Zyklen in den Bereich des Ovulationster-   rungen im Zyklus festgestellt (Hildebrandt und
mins, bei solchen mit etwa 28tägigem Zyklus   Witzenrath 1969; Engel 1970). Hier besteht eine
auf den 6. Tag nach Menstruationsbeginn, bei   gewisse Analogie zu individuellen Unterschieden
Frauen mit verlängerten Zyklen aber bereits in   der zirkadianen Phasenlage (vgl. S. 200). Ganz
den Bereich des Menstruationstermins. Ähn-   abgesehen davon, daß solche Verhältnisse inter-
liche Schwankungen wurden auch für die Pha-   essante Schlüsse auf die regulatorischen Grund-
senlage der Pulsfrequenz- und Blutdruckände-   lagen der Menstruationsrhythmik zulassen, be-

deuten sie zugleich, daß Aussagen über die therapeutischen Voraussetzungen im Zyklus nur für den groben Durchschnitt gemacht werden können, im Einzelfall aber zusätzlich noch die Verhältnisse hinsichtlich der individuellen Zyklusdauer berücksichtigt werden müssen.

Befunde über zyklische *Schwankungen der thermischen Reagibilität* liegen seit langem vor (zur Horst-Meyer und Heidelmann 1953) und sind neuerdings bestätigt worden (Abb. 15). So ist die akrale Wiedererwärmungszeit nach kalten Handbädern in der Follikelphase verlängert, in der Corpus-luteum-Phase verkürzt, was auf eine stärkere Kälteempfindlichkeit während der postmenstruellen Phase mit Neigung zu Frösteln schließen läßt. Während der Corpus-luteum-Phase ist dagegen bei erhöhtem Grundumsatz und erhöhten peripheren Temperaturen mit einer gesteigerten Wärmeempfindlichkeit zu rechnen (Baatz 1967).

Bei der *Bewegungstherapie* sind die zyklischen Änderungen der körperlichen Leistungsfähigkeit und Leistungsbereitschaft zu berücksichtigen. Muskelkraft, Schnellkraft und Reaktionszeit zeigen deutliche Schwankungen (Abb. 15), die bei hormonaler Kontrazeption vollständig verschwinden (Böckler 1970). Untersuchungen über die körperliche Ausdauerleistungsfähigkeit stehen noch aus, sind aber schon infolge der unterschiedlichen Kreislaufeinstellung in den beiden Phasen des Menstruationsrhythmus zu erwarten (Lit.-Übersicht s. Hildebrandt 1962). So dürfte die betont trophotrope Einstellung der Follikelphase die günstigeren Voraussetzungen für Dauerleistungen bieten.

Diätetisch ist u.U. die Umstellung des Wasserhaushaltes im Zyklus zu berücksichtigen. Die prämenstruelle Wasserretentionsneigung, die mit z.T. beträchtlichen Körpergewichtssteigerungen einhergeht (Abb. 15), kann sich im Einzelfall zur „Wasserintoxikation" mit Ödemneigung und Permeabilitätsstörungen steigern (Prämenstruelles Syndrom) (Döring und Feustel 1954).

Die *Psychotherapie* muß mit beträchtlichen Schwankungen von Vigilanz, Stimmung u.a. rechnen, zumal diverse, besonders prämenstruelle Verhaltensabnormitäten empirisch belegt sind (Lit.-Übersicht s. Klaus und Noack 1961; Hildebrandt 1962).

Speziell im Hinblick auf die *Kurbehandlung* wird empfohlen, den Kurbeginn möglichst unmittelbar nach vorangegangener Menstruation anzuberaumen, wofür die vegetativen Umstellungen im Zyklus maßgebend sein sollen (Baatz 1967; Hillebrand 1967). Unter dem Gesichtspunkt adaptiver Reaktionen im Kurverlauf ist diese Empfehlung allerdings nur in ersten Ansätzen untersucht worden (vgl. Hildebrandt 1980a). Der Menstruationsbeginn selbst erfordert u.U. eine Unterbrechung der Anwendungsfolge, z.B. bei Bädern (Lit.-Übersicht s. Hildebrandt 1962).

2.3 Biologischer Jahresrhythmus (Zirkannualrhythmus)

Die Umstellungen des Organismus im Jahresrhythmus sind gekennzeichnet durch eine zunehmend ergotrope Einstellung der vegetativen Funktionen während der aufsteigenden Jahreshälfte und eine zunehmende Trophotropie während der absteigenden Jahreshälfte. Die Extremphasen des biologischen Jahres liegen im Durchschnitt im Februar und August (Abb. 16). Ähnlich wie beim Tagesrhythmus handelt es sich beim biologischen Jahresrhythmus um einen endogenen Rhythmus, der durch Zeitgeberwirkungen der Umwelt synchronisiert wird. Im Gegensatz zu den mehr funktionellen Umstellungen des Tagesrhythmus nehmen am Jahresrhythmus Wachstums- und Involutionsprozesse, insbesondere der endokrinen Drüsen, teil (Lit.-Übersicht s. de Rudder 1952; Hildebrandt 1962; Halberg 1969; Pengelley 1974).

Daß der Jahresrhythmus die Voraussetzungen für Krankheit und Heilung beeinflußt, ist durch die Erfahrungen über saisonale Krankheitshäufungen und Schwankungen der Immunitätslage seit langem bekannt. Die rhythmisch schwankenden Voraussetzungen für die Therapie und insbesondere für die Reaktions- und Adaptationstherapie sind aber erst in jüngerer Zeit eingehender untersucht worden. Hierbei hat sich gezeigt, daß die jahresrhythmischen Veränderungen häufig keinem einfachen sinusförmigen Gang folgen, der Jahresrhythmus vielmehr durch schnellere Perioden überlagert sein kann, die zu einem doppel- oder mehrgipfeligen Verlaufsbild führen können (reaktive Frequenzmul-

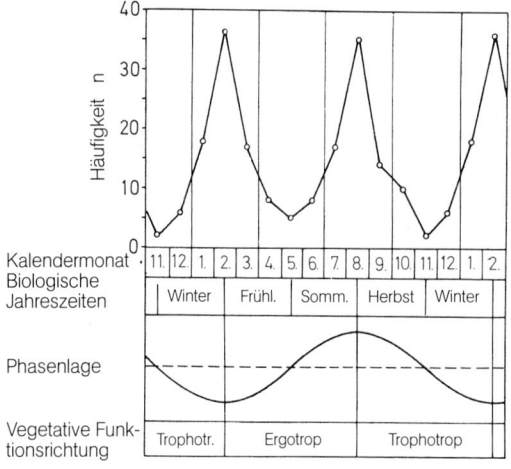

Abb. 16. *Oben:* Häufigkeit jahresrhythmischer Maxima und Minima von verschiedenen Funktionsgrößen in den Kalendermonaten zur Bestimmung der Wendezeiten des biologischen Jahres.
Unten: Resultierende Phasenlage und vegetative Funktionsrichtung des Jahresrhythmus in den biologischen Jahreszeiten. (Nach Hildebrandt 1962)

tiplikation, vgl. Hildebrandt 1962, 1965; Klinker 1969; Wendt 1977b).

Für eine jahresrhythmische Ordnung der *Thermo- und Hydrotherapie* interessieren zunächst die Schwankungen der thermischen Empfindlichkeit und Reagibilität. Wie Abb. 17 zeigt, nimmt in der aufsteigenden Jahreshälfte die Kälteempfindlichkeit sowohl nach Maßgabe der subjektiven Empfindungen als auch bei objektiver Messung der akralen Wiedererwärmungszeiten stark zu, um in der absteigenden Hälfte des biologischen Jahres wieder abzunehmen. Aber auch die allgemeine neurovegetative Erregbarkeit, die zentralnervöse Belastbarkeit (Streß-Toleranz) und andere Parameter der Reagibilität unterliegen ausgeprägten jahresrhythmischen Schwankungen (Lit.-Übersicht s. Hildebrandt 1962, 1976b).

Bezüglich der Voraussetzungen für die *Bewegungstherapie* ist schon länger bekannt, daß der Erfolg des isometrischen Muskelkrafttrainings einen doppelgipfeligen Jahresgang mit Maxima im späten Frühjahr und Spätherbst aufweist (Hettinger und Müller 1955). Ein ähnlicher Jahresgang wurde neuerdings auch für die Erfolge des Ausdauertrainings bei der 4wöchigen aktivierenden Kneippkurbehandlung gefunden (Baier 1971, 1972) (Abb. 21). Experimentelle Trainingsuntersuchungen in kalter und warmer Umgebung konnten die jahreszeitlichen Unterschiede zumindest teilweise auf die saisonalen Schwankungen der klimatischen Bedingungen zurückführen (Baier und Rompel 1977). Die

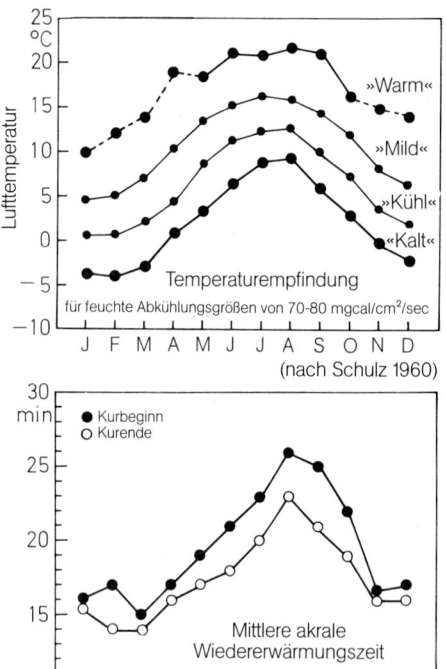

Abb. 17. *Oben:* Jahresgänge der mittleren Lufttemperatur für verschiedene subjektiv skalierte Temperaturempfindungen beim Heraustreten ins Freie; im Bereich feuchter Abkühlungsgrößen von 70–80 mgcal/cm²/s. (Nach Ergebnissen von Schulz 1960).
Unten: Jahresgang der mittleren akralen Wiedererwärmungszeit bei Kurpatienten eines Ostseebades, die jeweils zu Kurbeginn und am Kurende untersucht wurden. Geglättete monatliche Mittelwerte. (Nach Hentschel und Schirgel 1960)

Abb. 18. *Oben:* Jahresgang des Häufigkeitsverhältnisses von frühreaktiven (D) und spätreaktiven (C) Kurverlaufstypen bei 2monatlicher Zusammenfassung von Kurtagebucherhebungen während der Kneippkurbehandlung.
Mitte: Jahresgang der mittleren reaktiven Periodendauer (Maxima- und Minimaabstände) in den monatlich zusammengefaßten Häufigkeitsverläufen von Befindensangaben in Kurtagebüchern.
Unten: Jahresgang des mittleren Kureffektes, dargestellt als relative Abweichung vom Jahresmittelwert, berechnet aus der mittleren Abnahme von Befindensstörungen nach Kurtagebucheintragungen. Zur besseren Übersicht sind alle Kurven zweimal hintereinander aufgetragen. Klammern bezeichnen den Bereich des mittleren Fehlers der Mittelwerte. Unterlegte Kurven sind das Ergebnis einer einmaligen Glättung durch übergreifende Dreiermittlung. (Nach Hildebrandt und Frank 1975)

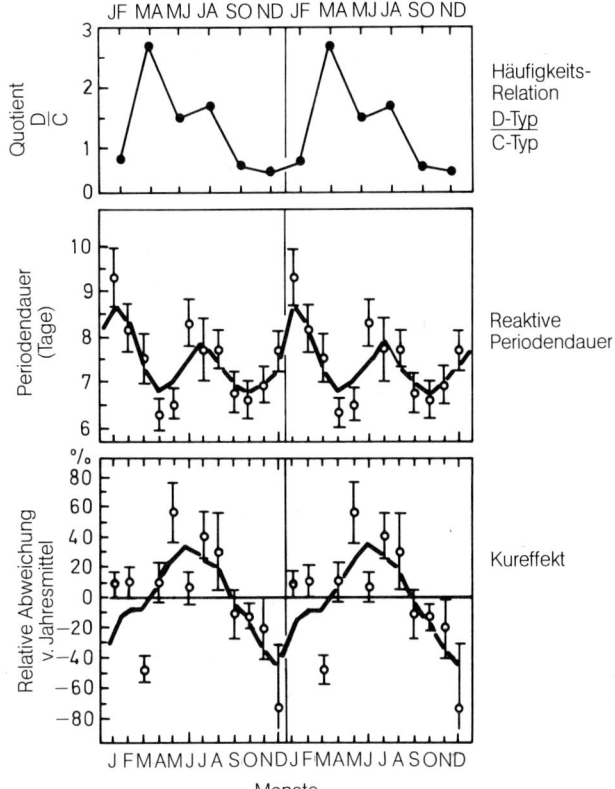

Unterschiede betreffen insbesondere die anfängliche Steilheit der Leistungsfähigkeitssteigerung im Kurverlauf. Verlängert man die Kur von 4 auf 6 Wochen, so gleichen sich die Unterschiede im Kureffekt weitgehend aus. Untersuchungen über die Stabilität eines schnell oder langsam erreichten Leistungszuwachses im Kurverlauf liegen noch nicht vor, es ist aber vom isometrischen Muskelkrafttraining bereits bekannt, daß schnell erreichter Kraftzuwachs weniger stabil ist (Hettinger 1972).

So sind praktische Folgerungen im Sinne der Unterscheidung von günstigen und ungünstigen Jahreszeiten für die aktivierende Kneippkurbehandlung aus solchen Befunden zunächst nur mit großer Zurückhaltung zu ziehen. Am besten begründet ist noch die Konsequenz, während der Wintermonate des biologischen Jahres bei fehlendem oder geringem Leistungszuwachs die Kurdauer zu verlängern. In der Tat sprechen auch andere Untersuchungen dafür, daß der Verlauf der Kneippkurbehandlung durch jah-

resrhythmische Schwankungen der gesamten Reaktionsdynamik beeinflußt wird, und zwar in dem Sinne, daß im Winter eine verzögerte „spätreaktive" Verlaufsform, im Sommer dagegen eine „frühreaktive" Verlaufsform dominiert (vgl. S. 202). Dabei verändert sich auch die Periodendauer der reaktiven Periodik des Kurverlaufs in entsprechender Weise (Abb. 18).

Die naheliegende Vermutung, daß auch die Effekte einer *medikamentösen Behandlung* von der biologischen Jahresrhythmik beeinflußt werden, ist kürzlich durch tierexperimentelle Ergebnisse bestätigt worden (v. Mayersbach und Philippens 1978).

Eine jahresrhythmische Ordnung der *Diätbehandlung* müßte nicht allein die saisonalen Schwankungen des Nahrungsangebotes (z.B. Vitamingehalt), sondern auch die endogenen Umstellungen berücksichtigen (Lit.-Übersicht s. Hildebrandt 1962; Reinberg 1974a, b), die z.B. den Erfolg einer gewichtsreduzierenden Behandlung beträchtlich beeinflussen können

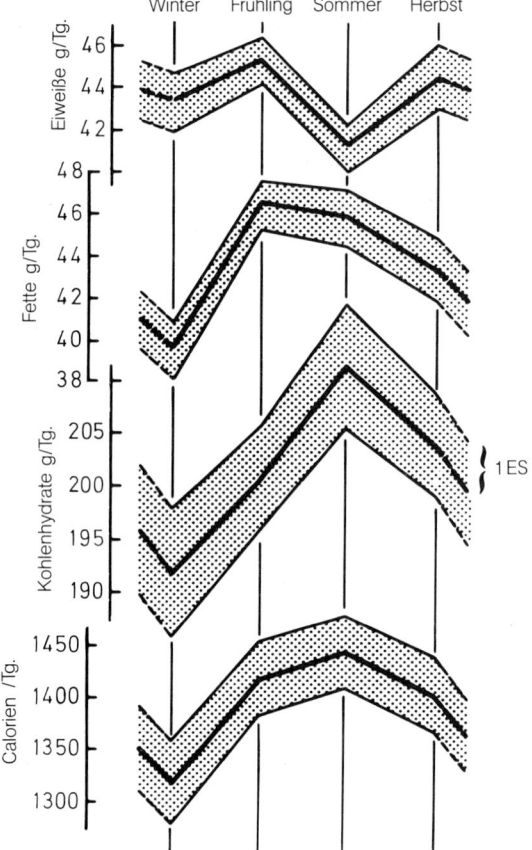

Abb. 19. Jahresrhythmische Schwankungen der Wochenmittelwerte der spontanen täglichen Aufnahme an Eiweiß, Fetten und Kohlenhydraten sowie der Gesamtkalorienzufuhr bei 4 Jahre alten Kindern, die ihre Nahrung frei wählen konnten. (Nach Debry et al. 1974; aus Reinberg 1974)

(Abb. 21). Während im Tierreich ausgeprägte jahreszeitliche Änderungen von Nahrungsaufnahme und Stoffwechsel bekannt sind, fehlen Kenntnisse über Stoffwechselumstellungen beim Menschen im Jahresrhythmus weitgehend. Untersuchungen an Kindern im Vorschulalter mit freier Kostwahl erbrachten bemerkenswerte jahresrhythmische Schwankungen in der Aufnahme der verschiedenen Nahrungsstoffe sowie in der aufgenommenen Kalorienmenge (Abb. 19), die Phasenlage entsprach aber nicht früheren Befunden an Erwachsenen, so daß mit Unterschieden in Abhängigkeit vom Lebensalter zu rechnen ist (Lit.-Übersicht s. Reinberg 1974a; Reinberg und Smolensky 1983).

Immerhin gibt es auch eine Fülle von althergebrachten, z.T. kultisch verankerten Ordnungen, vor allem die Fastenzeiten und „Entschlackungskuren". Die besondere Konzentration von schonenden Maßnahmen im Frühjahr kann darauf hinweisen, daß im Zeitbereich der sogenannten Winter-Frühjahrsrelation (vgl. de Rudder 1952) die steile Zunahme der UV-Einstrahlung mit ihren Folgen im vegetativ-hormonalen System, die ja auch für die Zeitgeber-Synchronisation des Jahresrhythmus in Anspruch genommen wird, eine erhebliche Belastung des Organismus darstellt.

Auch die *psychotherapeutische Führung* der Patienten bedarf sicherlich einer jahresrhythmischen Orientierung, wenn dazu auch bisher kaum wissenschaftlich begründete Leitlinien vorliegen. Immerhin ist mit jahresrhythmischen Schwankungen von Vigilanzleistung, nervöser Belastbarkeit, Stimmung u.a. zu rechnen. Wie komplex in diesem Bereich die jahresrhythmischen Einflüsse sein können, geht besonders aus neueren Untersuchungen hervor, nach denen Verhaltensunterschiede von Erwachsenen bereits durch frühkindlich erfahrene Jahresrhyth-

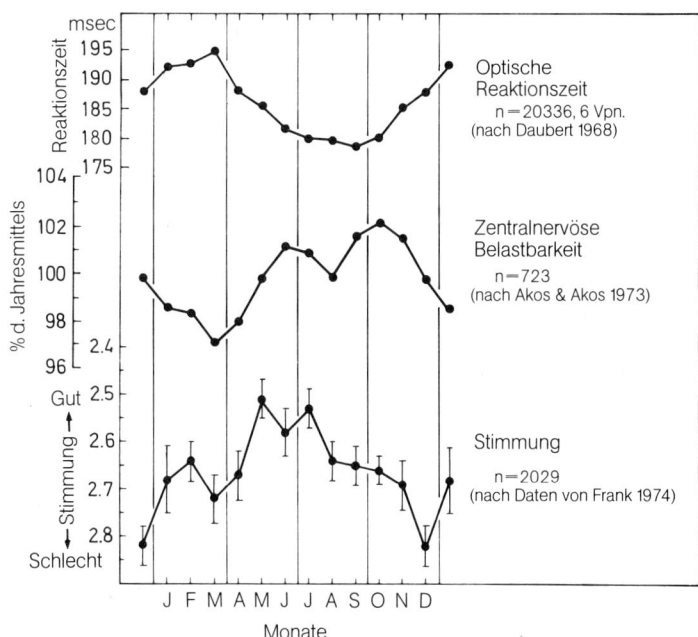

Abb. 20. Mittlere Jahresgänge von optischer Reaktionszeit, zentralnervöser Belastbarkeit und subjektiv skalierter Stimmungslage, zusammengestellt nach Daten der Literatur

men geprägt werden (Wendt 1974). Wie Abb. 20 zeigt, kann die Phasenlage des Jahresrhythmus verschiedener Parameter unterschiedlich sein. So folgt die Stimmungslage offenbar dem Jahresgang der Belichtungsintensität, während die Änderungen der Reaktionszeit die Phasenlage des biologischen Jahres aufweisen.

Eine Zusammenstellung der bisherigen Erfahrungen über jahresrhythmische Einflüsse auf *Kureffekte* (Abb. 21) läßt einerseits eingipfelige Verläufe mit dem Optimum im Sommer erkennen, andererseits aber auch zwei- und mehrgipfelige Verlaufsformen, bei denen zumeist im späten Frühjahr und Spätherbst Phasen mit besonders günstigen Kureffekten durchlaufen werden. Hier muß aber erneut darauf hingewiesen werden, daß der am Kurende feststellbare Kureffekt keineswegs identisch ist mit dem erst später abgrenzbaren Kurerfolg (vgl. Lühr 1959). Zugleich ist zu bedenken, daß die bisherigen Befunde zumeist erst an einem Kurort und für eine bestimmte Kurform gewonnen wurden und daher nicht ohne weiteres auf andere Behandlungsbedingungen übertragen werden können. Immerhin machen die bisherigen Erfahrungen die Notwendigkeit deutlich, sich überall die notwendigen Unterlagen für eine jahresrhythmische Ordnung der Kneipptherapie zu verschaffen, was mit einfachen Mitteln und unter sinnvoller Verwendung der üblichen Krankendokumentation möglich sein sollte, z.B. auch durch Führung von Kurtagebüchern (vgl. Hildebrandt 1978 b).

2.4 Reaktive Perioden

Die inneren Voraussetzungen des Organismus für die Therapie schwanken nicht nur im Rahmen der vorgenannten spontan-rhythmischen Vorgänge, sondern auch in Abhängigkeit von periodischen Umstellungen, die durch die therapeutischen Reize selbst oder die damit verbundenen Einwirkungen (Milieu-, Klimawechsel u.a.) ausgelöst werden. Solche *reaktiven Perioden* haben eine von den Spontanrhythmen abweichende Periodendauer, stehen aber mit diesen in ganzzahliger Frequenzkoordination (vgl. S. 203). Sie treten nur vorübergehend auf und klingen in der Regel mit fortschreitender Kom-

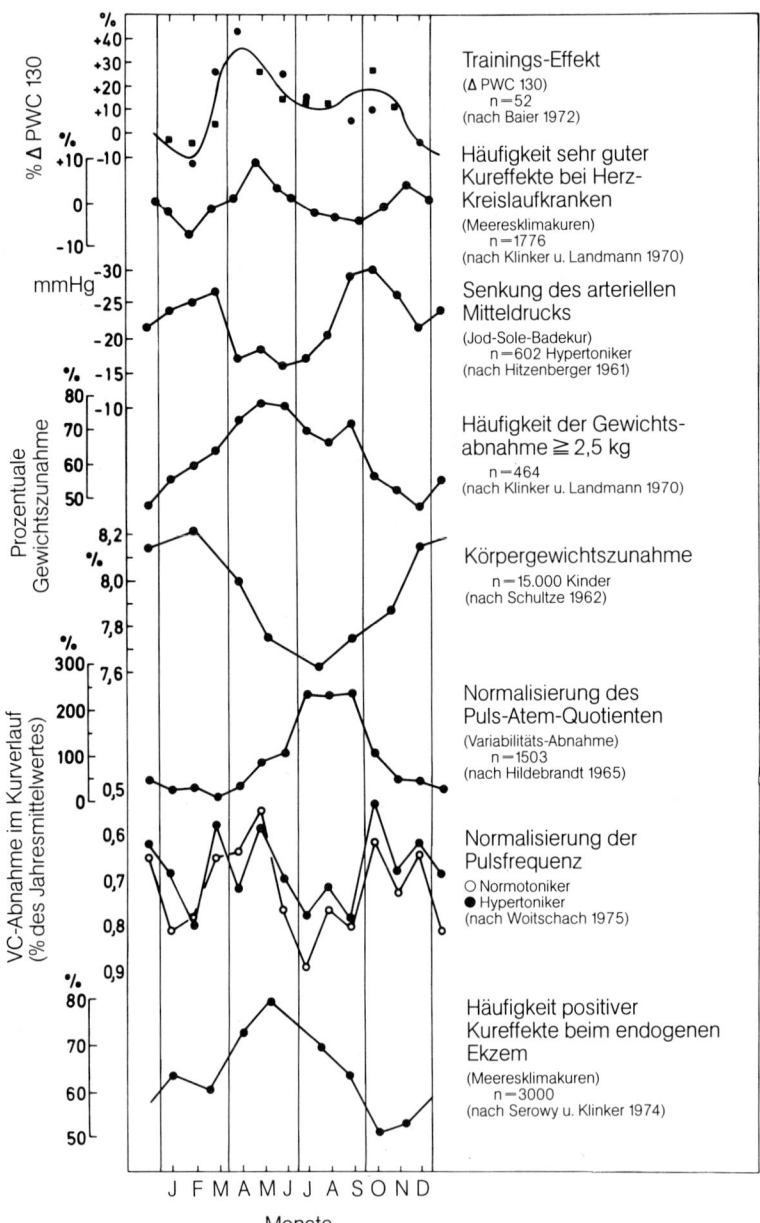

Abb. 21. Jahresgänge verschiedener Kureffekte, zusammengestellt nach Ergebnissen der Literatur (s. Lit.-Verzeichnis)

pensation der Reaktion gedämpft ab. Als weiteres Merkmal steht ihre Phasenlage in bestimmter Beziehung zum Reizzeitpunkt (Lit.-Übersicht s. Hildebrandt 1962, 1968, 1969, 1975). Die üblichen physikalisch-therapeutischen Einzelreize lösen meist periodische Reaktionen von nur mehrstündiger Periodendauer aus, die den Tagesgang der Funktionen überlagern und bevorzugt Frequenzmultiple des 24-Std-Rhythmus darstellen. Demgegenüber werden die sekundären, adaptiven Reaktionen, die erst im Laufe der seriellen Behandlungsreize bzw. im Kurver-

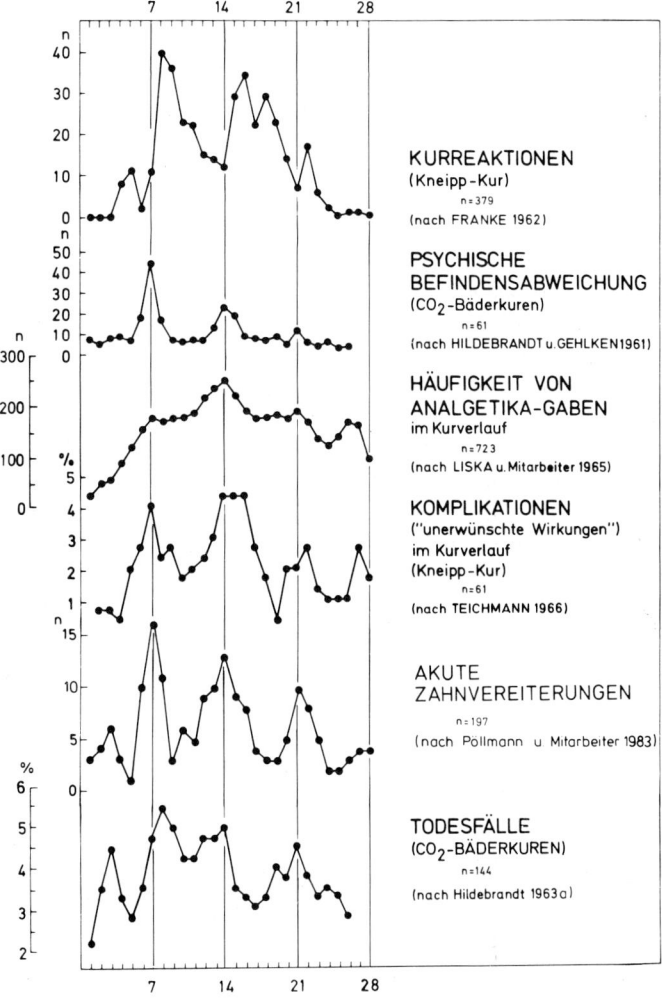

Abb. 22. Häufigkeitsverlauf verschiedener Indikatoren für Kurkrisen, zusammengestellt nach Ergebnissen der Literatur, die bei verschiedenen Formen der Kurbehandlung gewonnen wurden. (Nach Hildebrandt 1975, verändert)

lauf entstehen, von Perioden mit etwa 6–10tägiger Periodendauer gegliedert (sogenannte Zirkaseptanperiodik) (vgl. Dérer 1956; Hildebrandt 1969, 1975; Baier et al. 1974; Dirnagl et al. 1974; Halberg et al. 1974). Sie entsprechen sogenannten vegetativen Gesamtumschaltungen (Hoff 1957), die auch die zeitliche Gliederung von Abwehr- und Selbstheilungsprozessen bestimmen.

Die reaktiven Perioden des Kurverlaufs (vgl. auch S. 203) gehen mit erheblichen Schwankungen von Leistungsfähigkeit, Resistenz und Reaktionsvermögen einher. Die ergotropen Ex-

tremauslenkungen rufen jeweils die sogenannten Kurkrisen hervor, die an zahlreichen verschiedenen Indikatoren faßbar sind und sich im Extrem sogar in einer vorübergehenden Steigerung der Sterblichkeit anzeigen (Hildebrandt 1975, 1978 b) (Abb. 22). Diese Beziehungen zeigen die Notwendigkeit einer praktischen Kontrolle und Berücksichtigung der Phasen des reaktiv-periodischen Verlaufs bei der Führung der seriellen Reiztherapie und Kurbehandlung.

Hierfür können allerdings keine allgemein gültigen Regeln aufgestellt werden, da es auch bei diesen langwelligen Reaktionen individuelle Unterschiede der Reaktionsdynamik im Behandlungsverlauf gibt. Im wesentlichen lassen sich aber zwei Verlaufsmuster unterscheiden (vgl. dazu Abb. 24): Bei dem frühreaktiven Muster, das insbesondere bei ergotroper Ausgangslage vorkommt, dominiert eine etwa 7tägige Periodik mit schon anfangs großer Amplitude, die im Laufe von 3–4 Wochen gedämpft abklingt. Die Hauptauslenkung im Sinne der Kurkrise liegt dabei im Bereich des 7. Behandlungstages. Das spätreaktive Muster wird überwiegend von einer etwa 10tägigen Periodik geformt, deren Amplitude erst aufschwingt, so daß die ergotrope Hauptauslenkung erst im Bereich des 20. Behandlungstages auftritt. Diese Reaktionsform ist für trophotrope Ausgangslagen charakteristisch (Hildebrandt 1975).

Die Kenntnis dieser Zeitstrukturen des Reagierens ist auch deswegen wesentlich, weil sie biologisch begründbare Schlüsse auf die erforderliche Behandlungsdauer zuläßt (vgl. Hildebrandt 1972), die ja gleichfalls einen wichtigen Parameter der therapeutischen Zeitordnung darstellt. Zugleich ist die periodische Struktur der therapeutisch ausgelösten Reaktionen auch die rationale Grundlage für die Entwicklung einer biologisch begründeten Handhabung des therapeutischen Intervalls. So gelingt es z.B., gleich große Fieberreaktionen durch gleiche Dosen von Pyrifer auszulösen, wenn die Injektionen in 1wöchigem Abstand vorgenommen werden. Bei kürzeren Intervallen sind dagegen steigende Dosen erforderlich (Hoff 1957). Beim isometrischen Krafttraining lassen sich Richtlinien für die Handhabung des Trainingsintervalls aus der Kenntnis des Zeitverlaufs der adaptiven Reaktion ableiten (vgl. Hettinger 1972). Analoge Verhältnisse kommen auch für kurzfristig wiederholte Reizanwendungen in Betracht, wie sie im Rahmen der Kneippschen Hydrotherapie angewendet werden. So haben neuere Untersuchungen gezeigt, daß die Habituation der Cold-Pressure-Reaktion nur bei Unterschreiten eines bestimmten Zeitabstandes zwischen den Expositionen aufrechterhalten oder verstärkt werden kann (Strempel und Tändler 1977) (vgl. Abb. 23).

Eine Abhängigkeit *hydro- und thermotherapeuti-*

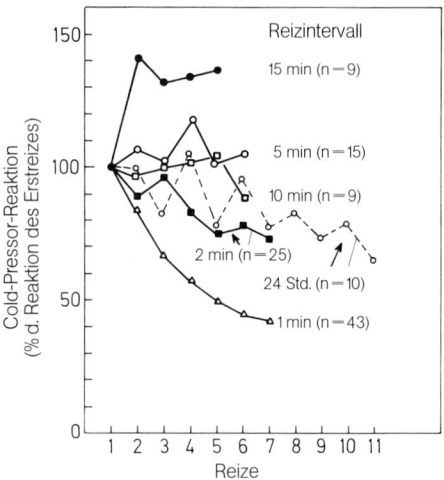

Abb. 23. Mittlerer Habituationsverlauf der Cold-Pressor-Reaktion des diastolischen Blutdrucks in Abhängigkeit von der Größe der Reizintervalle. (Nach Strempel und Tändler 1977)

scher Reaktionen von der zirkaseptanen Reaktionsperiodik des Kurverlaufs muß als sicher angenommen werden, nachdem bekannt ist, daß die Körperkerntemperatur, die peripheren Hauttemperaturen und der Ruheenergieumsatz im Rhythmus dieser reaktiven Perioden schwanken (Hildebrandt et al. 1967; Zeising et al. 1978). Untersuchungen der Wiedererwärmung nach Wassertreten und kalten Teilbädern ergaben Anhalte für entsprechende Schwankungen der thermischen Reagibilität im Kurverlauf (Crnjak 1970; Demuth u. Mitarb. 1984), hinreichend systematische Untersuchungen stehen aber noch aus.

Dagegen sind die im Zirkaseptanrhythmus schwankenden Voraussetzungen der *Bewegungstherapie* im Laufe der aktivierenden Kneippkurbehandlung ausführlich dargestellt und auch nach den individuellen Verlaufsmustern differenziert worden (Abb. 24). Die ergotropen Kurkrisen bzw. Phasen gehen mit z.T. beträchtlichen Minderungen der körperlichen Leistungsfähigkeit einher (Baier et al. 1974). Auch die spontane Bewegungslust (psychomotorische Aktivität) ist, wie Längsschnittkontrollen mit Schrittzählern ergaben, während der Kurkrisen vermindert (Hildebrandt und Gehl-

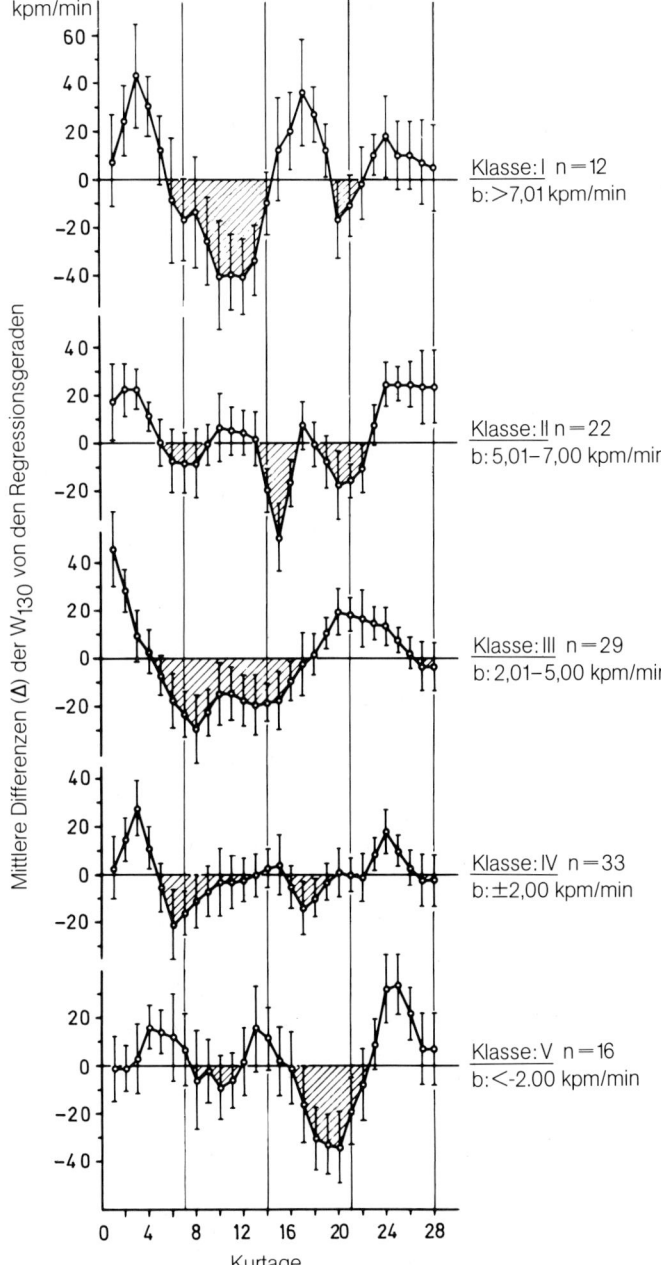

Abb. 24. Mittlerer Kurvverlauf der Abweichung der Arbeitskapazität für 130 Pulse/min von der individuellen mittleren Verlaufsrichtung in fünf Patientengruppen, die nach Klassen der Verlaufsrichtung (Regressionskoeffizient des Kurvverlaufs) zusammengefaßt sind. Die Kurven zeigen den Übergang von einer frühreaktiven Verlaufsform *(oben)* zum spätreaktiven Verlaufsmuster *(unten)*. Die Klammern bezeichnen den Bereich des mittleren Fehlers der Mittelwerte. (Nach Baier et al. 1974)

ken 1961). Schließlich spiegeln sich auch die Schwankungen der Leistungsbereitschaft in periodischen Änderungen der Reaktionsgeschwindigkeit (Engel et al. 1963; Klingelhöfer 1973) und anderen psychophysiologischen Parametern (Geyer 1980).

Inwieweit auch die Bedingungen für die *diätetische Behandlung* infolge der zirkaseptanen Reaktionsperiodik des Behandlungsverlaufs schwanken, ist nicht im einzelnen untersucht. Bekannt ist aber bereits, daß neben dem Grundumsatz auch das Körpergewicht an den perio-

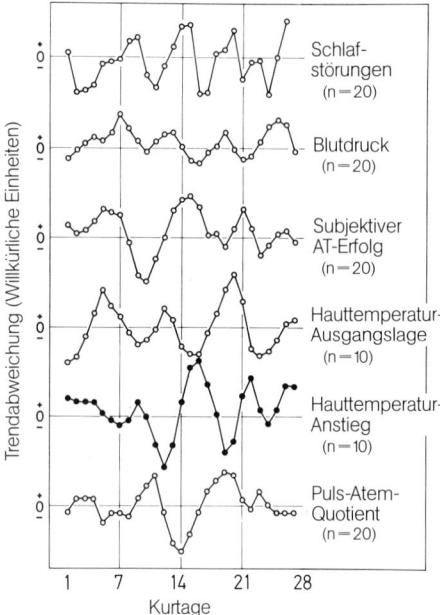

rung und den Blutdruckänderungen, von den Phasen der Zirkaseptanperiodik mitbestimmt wird (Zeising et al. 1978) (Abb. 25).

Versuche mit einer auf die Reaktionsperiodik abgestimmten *Pharmakotherapie* liegen offenbar noch nicht vor (vgl. dazu Levi und Halberg 1982). Die zirkaseptanen Perioden des Kurverlaufs zeichnen sich allerdings auch in der Häufigkeit der Verordnung von sedativen und analgetisch wirkenden Medikamenten ab (Lit.-Übersicht s. Hildebrandt 1975) (Abb. 22). Auch die günstigen Erfahrungen, die bei der Behandlung mit Nebennierenrindenhormonen hinsichtlich der Verhütung von Substitutionsschäden gemacht wurden, wenn diese in dreitägigen Perioden mit gleichlangen Pausen verabfolgt werden; müssen in diesem Zusammenhang beachtet werden.

Abb. 25. Reaktiv-periodische Schwankungen im Kurverlauf der Häufigkeit von Schlafstörungen, des Blutdrucks, des subjektiv erlebbaren Erfolges des Autogenen Trainings, der Ausgangslage und des Anstiegs der Hauttemperatur am Handgelenk beim Autogenen Training sowie des Puls-Atem-Quotienten während einer kombinierten Kurbehandlung. Die Schwankungen sind als Trendabweichungen vom mittleren Kurverlauf dargestellt. (Nach Zeising et al. 1978)

2.5 Zur praktischen Durchführung therapeutischer Zeitordnungen

Erfahrungsgemäß stehen einer praktischen Verwirklichung biologisch begründeter therapeutischer Zeitordnungen häufig erhebliche Schwierigkeiten entgegen. Diese sind teilweise arbeitsorganisatorischer Art, was speziell für die tageszeitliche Ordnung der Therapie gilt. Während im Umgang mit der technischen Arbeitswelt aus ökonomischen und anderen Gründen viel weitergehende Konzessionen (z.B. Nacht- und Schichtarbeit) für selbstverständlich erachtet werden, gilt die Durchführung therapeutischer Maßnahmen zu ungewohnten Tageszeiten als personell und organisatorisch nicht zumutbar. Dabei handelt es sich ja in der Regel nicht einmal darum, bestimmte Behandlungsverfahren statt am Tage während der Nacht durchzuführen. Vielmehr besteht infolge der dynamischen Abhängigkeit der Reaktionen von den tagesrhythmischen Umstellungen (vgl. S. 177) viel häufiger die Alternative zwischen einer Maßnahme am Morgen bzw. Vormittag oder am Nachmittag bzw. Abend.

Die Berücksichtigung von Menstruationszyklus und Jahresrhythmus in der Therapie verlangt neben den organisatorischen Voraussetzungen

dischen Umstellungen im Kurverlauf beteiligt ist (Hildebrandt et al. 1967; Rompel et al. 1977).

Erhebliche Auswirkungen hat die reaktive Periodik des Behandlungs- und Kurverlaufs auf die *Psychotherapie*. Nach den umfangreichen Erhebungen aus Explorationen und Kurtagebuchaufzeichnungen, die durch psychophysiologische Messungen ergänzt wurden, nehmen Befindlichkeit, Antrieb, Stimmungslage u.a. in starkem Maße an den vegetativen Gesamtumschaltungen der reaktiven Periodik teil. Daß dabei auch die Voraussetzungen für psychotherapeutische Maßnahmen verändert werden, geht aus neueren Untersuchungen hervor, nach denen der Erfolg des Autogenen Trainings, gemessen am subjektiven Erfolgserlebnis wie auch an der objektiven akralen Hauttemperatursteige-

eine stärkere Abstimmung auf die individuellen Gegebenheiten.

Grundsätzlicher sind die Schwierigkeiten und Hemmnisse, die sich dadurch ergeben, daß die biologischen Zeitstrukturen bisher weder im medizinisch-therapeutischen Denken noch im Beobachten am Krankenbett hinreichend berücksichtigt werden. Die meisten Untersuchungsmethoden und Meßinstrumente des heutigen Arztes sind auch für die dazu erforderlichen Längsschnittbeobachtungen nicht geeignet. Neben einer methodischen Schwerpunktverlagerung kann hier aber auch die stärkere Einbeziehung der Selbstbeobachtungen des Patienten (z.B. durch Kurtagebücher) bessere Voraussetzungen schaffen (vgl. Hildebrandt 1978 b).

Schließlich aber ergeben sich aus der Zielsetzung therapeutischer Zeitordnungen weitere Fragen und Probleme. So ist die Ausnutzung optimaler Voraussetzungen für bestimmte therapeutische Effekte durch Zeitwahl der geeigneten Phasensituation zwar ein sehr einleuchtendes Prinzip der Chronotherapie, das auch zum Schutz vor Überlastung und ganz allgemein zur Dosierung verwendet werden kann, doch dürfen dabei mindestens zwei weitere Gesichtspunkte nicht außer acht gelassen werden: Zum einen darf sich die Wahl der optimalen Phase nicht allein auf die angezielte spezifische Wirkung beziehen, sondern muß die Gesamtsituation des Organismus zu diesem Zeitpunkt in die Beurteilung miteinbeziehen. So darf z.B. bei der Bewegungstherapie des Koronarkranken für die Wahl der Tageszeit nicht allein das Optimum der Trainierbarkeit maßgebend sein, vielmehr muß zugleich der Tagesgang der Ischämieempfindlichkeit des Herzmuskels u.a. abgewogen werden (vgl. Zipp und Zipp 1977). Die Aufstellung einer therapeutischen Zeitordnung setzt also umfassendere Kenntnisse der rhythmischen Funktionsordnung voraus.

Zum anderen aber muß die Frage aufgeworfen werden, was die Ausnutzung einer optimalen Phasensituation zur Steigerung erwünschter Effekte für die rhythmische Funktionsordnung selbst bedeutet. Grundsätzlich werden Reaktionen, die der herrschenden Phasenrichtung eines Rhythmus entsprechen, vom Organismus gefördert, während solche, die der spontanen Phasenrichtung widersprechen, gehemmt oder unterdrückt werden (Hildebrandt 1974a). Hier wird deutlich, daß die therapeutischen Reize neben der „Phasenausnutzung" auch nach der Stärke der fördernden oder störenden Wirkung auf die bestehende spontanrhythmische Ordnung bewertet werden müssen (Hildebrandt 1962). Wie sich hier „Phasenförderung" und „Phasenstörung" bei einmaliger und wiederholter Anwendung letzten Endes auswirken, ist für die meisten therapeutischen Effekte bisher noch nicht genügend untersucht. Im Prinzip handelt es sich um die Frage, inwieweit die bisher behandelten Gesichtspunkte einer therapeutischen Zeitordnung mit denen einer zeitordnenden Therapie (s.u.) in Einklang gebracht werden können.

3 Zeitordnende Therapie

Bei der Frage, inwieweit physiotherapeutische Reize und Maßnahmen die biologischen Rhythmen selbst beeinflussen, sie verändern und bei Störungen zur Norm zurückbringen können, muß zunächst besonders beachtet werden, daß es sich dabei niemals um die isolierte Beeinflussung einzelner rhythmischer Funktionen handeln kann. Die geschilderte hierarchische Struktur der rhythmischen Funktionsordnung (vgl. S. 171) und die Wechselwirkung aller beteiligten Funktionen lassen vielmehr stets Auswirkungen auf das Gesamtsystem rhythmischer Ordnungen erwarten. Außerdem werden alle Einwirkungen in unterschiedlicher Weise beantwortet und wirksam werden, je nachdem in welchen Bereich des Spektrums diese eingreifen.

3.1 Endogene Koordination und vegetative Umstellungen

Im kurzwelligen Bereich des Spektrums reagieren die Rhythmen auf Reizbelastungen und spezifische Leistungsansprüche vorzugsweise mit Frequenzmodulationen, die im Laufe der Erholung wieder auf das normale Frequenzniveau zurückgestellt werden. Diese Ruhe-Normen

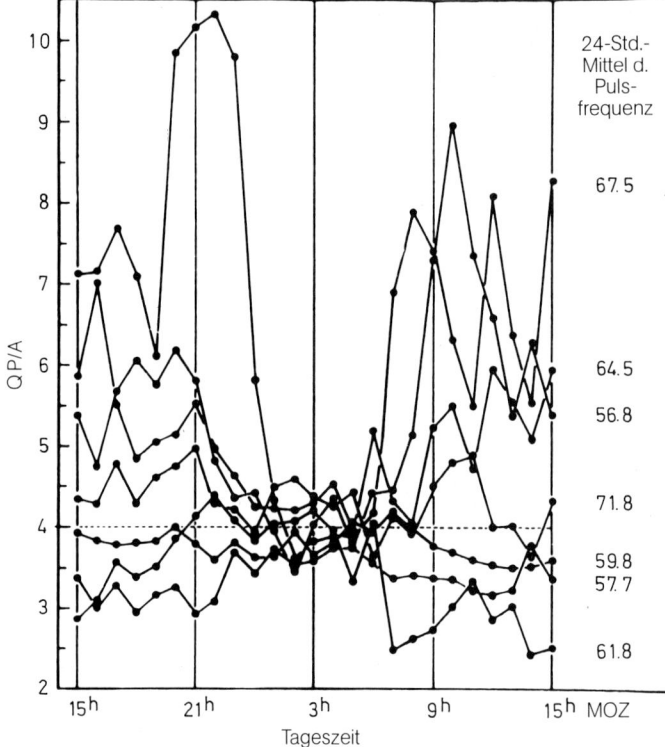

Abb. 26. Tagesgänge des Puls-Atem-Quotienten bei verschiedenen Pulsfrequenzlagen (24-Std-Mittel) mit nächtlicher Normalisierung. Gesunde Versuchspersonen bei Bettruhe und gleichmäßig verteilter Nahrungsaufnahme. Stündliche Messungen. (Nach Hildebrandt 1961)

sind durch den koordinativen Zusammenhang aller rhythmischen Funktionen vorgegeben und stellen in der Regel zugleich Funktionsoptima dar. Wiederholte Belastungen und Auslenkungen können im Sinne überschießender Erholung (Training, Adaptation) zu einer Steigerung der Koordinationen mit Straffung der normalen Frequenz- und Phasenabstimmung zwischen den Rhythmen führen.

Bis zu einem gewissen Grade lassen sich solche Vorgänge der *Normalisierung* bereits bei den physiologischen Erholungsvorgängen und besonders im Nachtschlaf beobachten. Abb. 26 zeigt als Beispiel, wie das Frequenzverhältnis von Herz- und Atemrhythmus, das am Tage breit variiert, während des Nachschlafes bei allen Probanden auf die normale ganzzahlige Relation von 4:1 eingestellt wird. Im Nachtschlaf durchläuft auch die Strenge der Phasenkoppelung zwischen Herzschlag und Atmung (Inspirationsbeginn) das Maximum ihres Tagesganges (Abb. 27). Auch für die Koordination zwischen Herzrhythmus und arterieller Grundschwingung ist eine entsprechende Normalisierung im

Zusammenhang mit dem Nachtschlaf gefunden worden (Hildebrandt und Klein 1969).

Die rhythmische Funktionsordnung ist somit dem spontanen Wechsel zwischen ergotrop-heteronomer und trophotrop-autonomer Einstellung des vegetativen Systems unterworfen. Ihr Ordnungsgrad zeichnet daher auch die Änderungen der vegetativen Reaktionslage ab, die im Laufe physiotherapeutischer Reizserien eintreten. Abb. 28 zeigt Beispiele für den Verlauf von Mittelwert und Streuung des Puls-Atem-Quotienten von Probanden- bzw. Patientengruppen während verschiedener Formen kurmäßiger Reizbelastung. Überall nähert sich der Mittelwert der Norm 4:1, und die Streuung nimmt ab und zeigt an, daß alle Mitglieder der Gruppe an diesem Normalisierungsprozeß mit Straffung der Koordination beteiligt sind. Analoge Befunde wurden z.B. für die Koordination zwischen Herzrhythmus und arterieller Grundschwingung dargestellt (Lit.-Übersicht s. Hildebrandt 1969).

Eine solche Intensivierung und Normalisierung der harmonischen Frequenz- und Phasenord-

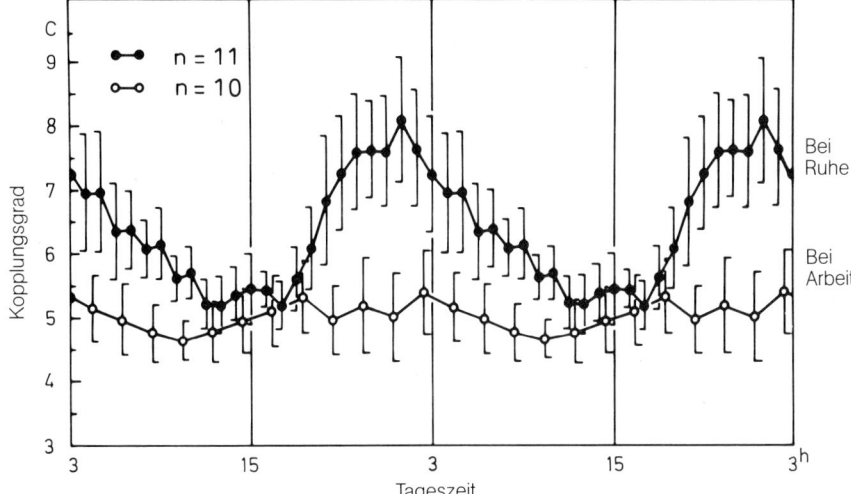

Abb. 27. Mittlerer Tagesgang des Koppelungsgrades zwischen Herzrhythmus (R-Zacke im EKG) und Atemrhythmus (Inspirationsbeginn) von gesunden Versuchspersonen bei permanenter Bettruhe und bei 2stündlich interpolierter kurzer Belastung mit dosierter Ergometerarbeit, wodurch die nächtliche Intensivierung der Phasenkoppelung verhindert wird. (Nach Engel et al. 1969)

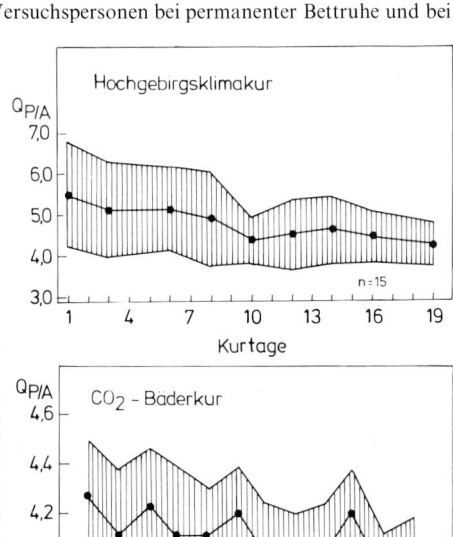

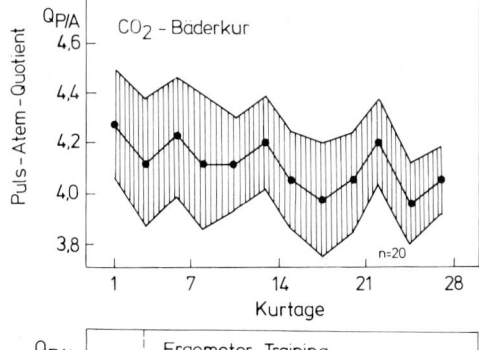

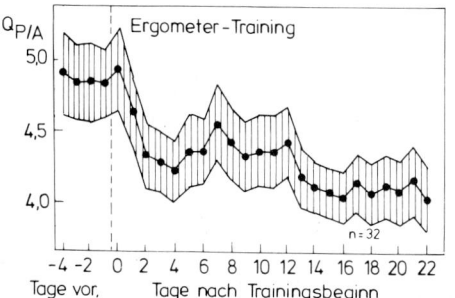

nung der Rhythmen im kurzwelligen Bereich des Gesamtspektrums ist aber niemals das Ergebnis einer Immediatwirkung, vielmehr entwickelt sich diese erst sekundär im Rahmen der adaptiven Reaktionen des vegetativen Systems, wobei die Fortschritte jeweils bestimmten Phasen der reaktiv-periodischen Gliederung solcher Prozesse zugeordnet sind. Methodisch ist es wichtig, daß solche Vorgänge auch in der Praxis ohne großen Aufwand kontrolliert werden können.

3.2 Phasenwirkungen im Langwellenbereich (Zeitgeber-Effekte)

Veränderungen im Bereich der synchronisierten Langwellen sind nur mit sehr großem Untersuchungsaufwand zu verfolgen. Zur Frage der therapeutischen Einflußnahme auf die Phasenlage

Abb. 28. Mittlerer Verlauf des Puls-Atem-Quotienten und seines Streuungsbereiches bei Probanden- bzw. Patientengruppen während Hochgebirgsklimakuren (oben), CO_2-Bäderkuren (Mitte) und Ausdauerleistungstraining auf dem Fahrradergometer (unten). (Nach Daten von Raas und Halhuber 1965; Fechner 1980; Sasse und Heckmann 1982)

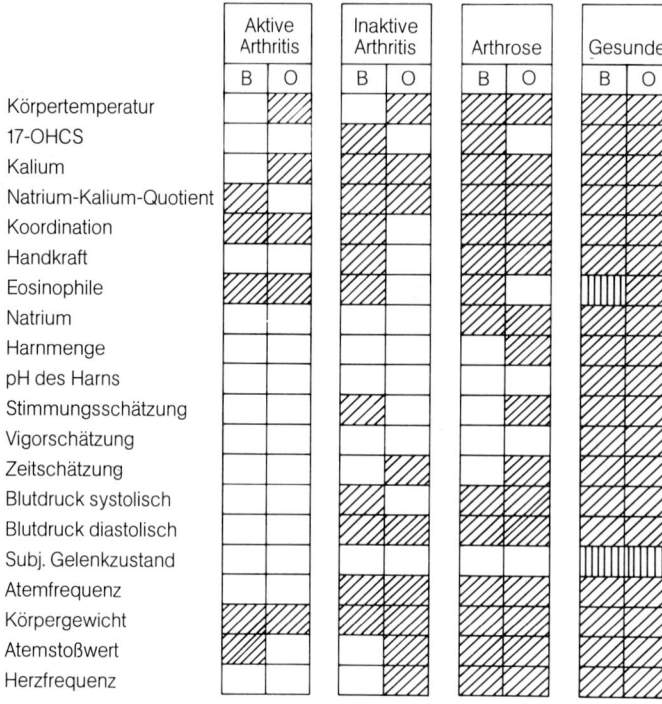

Abb. 29. Ausprägungsgrad der Zirkadianrhythmik von 20 Körperfunktionen während der Kurbehandlung mit (B) und ohne (O) Thermalbäder bei Patienten mit aktiver und inaktiver rheumatoider Arthritis, Patienten mit Arthrose sowie gesunden Normalpersonen. *Weiße Felder:* kein signifikanter Zirkadianrhythmus; *schräg schraffierte Felder:* signifikanter Zirkadianrhythmus; *senkrecht schraffierte Felder:* nicht untersucht. (Nach Günther et al. 1971)

solcher Rhythmen liegen daher bislang nur wenige Untersuchungen vor. Besonders in der kurmedizinischen Literatur und speziell auch für Kneippkuren finden sich aber von jeher Vorstellungen darüber, daß ein tagesrhythmisch streng geordnetes Behandlungsregime zur Harmonisierung der biologischen Rhythmik führen oder beitragen könne. Dies gilt nicht nur im Sinne eines Abbaus von Störwirkungen, wie sie im Rahmen der Chronohygiene behandelt werden (vgl. S. 205), sondern auch im Sinne einer Intensivierung der rhythmischen Vorgänge und ihrer besseren Abstimmung auf die natürlichen Gegebenheiten (Hildebrandt 1979; Marktl 1984). Die neueren Versuche der Chronotherapie, durch gezielte, chemisch vermittelte Umsynchronisation des Zirkadianrhythmus einzelner Systeme bestimmte Effekte, z.B. mitosehemmende Wirkungen, gezielter wirksam zu machen, stellen ein extremes Anwendungsbeispiel dar und sollen hier außer Betracht bleiben (Halberg et al. 1973).

Systematische Untersuchungen bei Gesunden und Kranken über das Verhalten tagesrhythmischer Funktionen während der Kurortbehandlung liegen bisher nur von Günther et al. (1971) sowie Marktl (1983) vor. Bei den gesunden Probanden, die zum Vergleich auch vor und nach der Kur untersucht werden konnten, waren während des Aufenthaltes am Kurort in allen Funktionen signifikante Tagesrhythmen nachweisbar, während diese in der Vor- und Nachperiode in zahlreichen Funktionen fehlten. Dabei bestand kein Unterschied, ob Bäder verabfolgt wurden oder nicht. Die Autoren sahen in diesem Befund in erster Linie eine Folge der mehr geordneten Lebensweise am Kurort, also einer gewissen Entstörung der Umweltordnung und des Verhaltens. Bei Patienten mit chronisch-entzündlichen und degenerativen Erkrankungen des Bewegungsapparates, die nur während der Kurbehandlung kontrolliert wurden, war der Ausprägungsgrad der Tagesrhythmen geringer (Abb. 29). Obwohl in letzter Zeit einzelnen physiotherapeutischen Anwendungen, z.B. sogar der Trinkkur (Schäfer und Mielke 1968), synchronisierende Zeitgeberwirkungen auf die Tagesrhythmik zugeschrieben wurden, ist es noch keineswegs hinreichend geklärt, in welcher Weise und in welchem Umfange man durch zeitgerechte Anordnung von solchen Reizapplikationen die

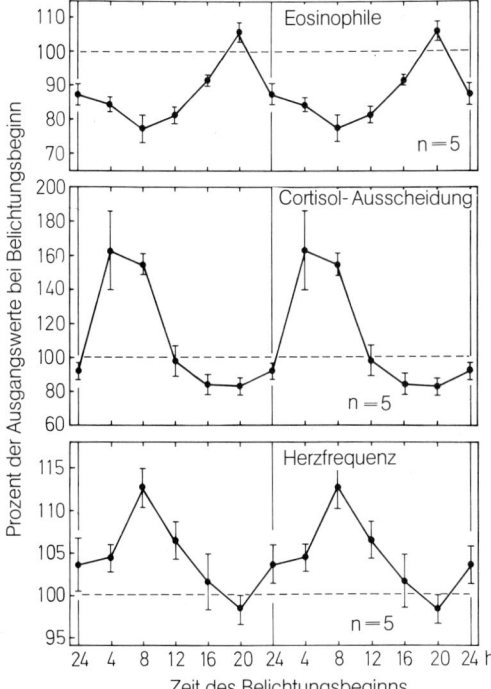

Abb. 30. Mittlerer Tagesgang der Änderung der Eosinophilenzahl nach 2 Std Belichtung *(oben)*, der Änderung der Cortisolausscheidung im Mittel der beiden ersten Belichtungsstunden *(Mitte)* sowie der Herzfrequenzänderung während der ersten Belichtungsstunde *(unten)* nach jeweils 8 Std Dunkelruhe bei 5 Versuchspersonen. Die Klammern bezeichnen den Bereich des mittleren Fehlers der Mittelwerte. Zur besseren Übersicht ist der Tagesgang zweimal hintereinander aufgetragen. (Nach Hildebrandt und Lowes 1972)

Umweltsynchronisation des Organismus fördern und regulieren kann (vgl. Hildebrandt 1979; Marktl 1984).

Im Prinzip kann jeder Reiz, insbesondere der seriell wiederholte Reiz, als Zeitgeber rhythmischer Funktionen wirken. Für die umfassenden langwelligen Rhythmen, vor allem für den Tagesrhythmus mit seinen vegetativen Gesamtumschaltungen, kommen aber nur Reize in Betracht, die zu entsprechend umfangreichen vegetativen Mitreaktionen führen. Wir wissen, daß dies beim Menschen in erster Linie für die sozioökologischen Zeitgeber zutrifft. Die synchronisierenden Effekte sind aber weitgehend unspezifisch, die Zeitgeberreize können sich demnach auch gegenseitig vertreten. Wahrscheinlich

kann sogar das Zeitbewußtsein des Menschen bis zu einem gewissen Grade die effektiven Umwelteinwirkungen ersetzen.

Die Wirksamkeit eines Zeitgeberreizes hängt aber nicht nur von Qualität, Stärke und weiteren Reizparametern ab, sondern auch von der zum Reizzeitpunkt herrschenden Reaktionsbereitschaft des Organismus. Abb. 30 zeigt als Beispiel das wechselnde Ausmaß der vegetativen Reaktionen auf Lichteinfall in das Auge, wenn dieser nach jeweils 8 Std Dunkelruhe zu verschiedenen Tageszeiten appliziert wird (Hildebrandt und Lowes 1972). Bei Belichtung zur gewohnten „Licht-an-Zeit" des Morgens ist die Anregung der Kortisolausscheidung am stärksten, der Eosinophilenabfall im Blut am größten und auch die begleitende Kreislaufaktivierung maximal. Zwölf Stunden später am Abend besteht dagegen eine völlige Lichtimmunität des Systems. Man sieht, wie sich der Organismus infolge seiner gleichfalls tagesrhythmisch schwankenden Reagibilität dem synchronisierenden Umweltreiz in 24stündigen Intervallen mit Phasen maximaler Empfindlichkeit anbietet und dadurch die Zeitgeberwirkung zum richtigen Zeitpunkt verstärkt, die Synchronisation stabilisiert.

Ganz entsprechende Verhältnisse gelten auch für die unspezifischen Aktivierungsreaktionen gegenüber Kaltreizen (Strempel 1976), Lärmreizen (Käss 1978), kurzzeitigen Blendreizen (Knoerchen et al. 1976), chemischen Reizen, z.B. durch Zigarettenrauchen (Bestehorn et al. 1977) sowie für die spezifisch-dynamische Wirkung der Nahrungsaufnahme (vgl. Abb. 13). Überall findet sich das Maximum der unspezifischen sympathischen Mitaktivierung am Vormittag im Bereich von 9 Uhr, das Minimum abends im Bereich von 21 Uhr.

Die tagesrhythmische Phasenlage dieses Systems der unspezifischen Mitaktivierung ist demnach nicht identisch mit der des normalen biologischen Tages der Funktionen in Ruhe, deren Maxima und Minima die Zeitpunkte 3 und 15 Uhr bevorzugen (vgl. Hildebrandt 1962; Hildebrandt et al. 1977a). Vielmehr besteht eine Phasendifferenz von etwa 90°. Abb. 31 zeigt zum Vergleich die Häufigkeitsverteilung der Maxima und Minima von Herzfrequenz und Körpertemperatur bei einer Gruppe Gesunder,

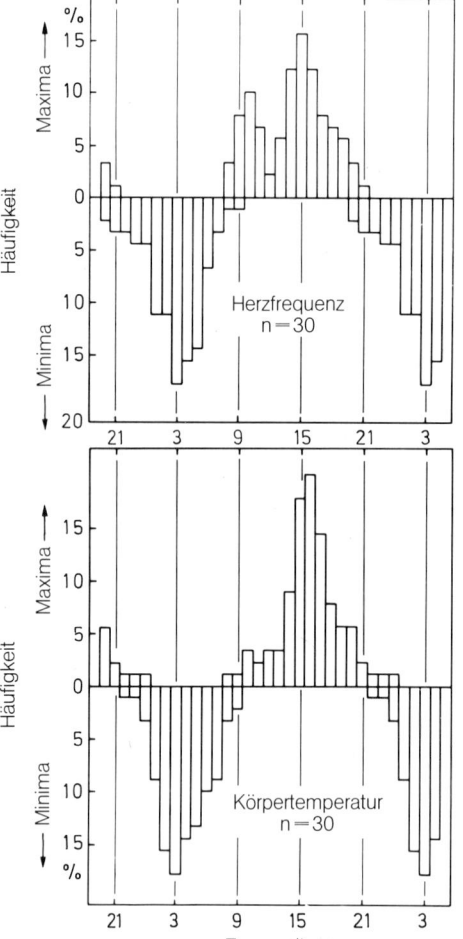

Abb. 31. Zeitliche Häufigkeitsverteilung der tagesrhythmischen Maxima und Minima von Herzfrequenz *(oben)* und Körpertemperatur *(unten)* von 30 gesunden Probanden, die unter strengen Ruhebedingungen in der Klimakammer 1 stündlich kontrolliert wurden. Die stündlichen Häufigkeiten wurden durch übergreifende Dreiermittelung einmal geglättet und zur besseren Übersicht um 6 Std überlappend aufgetragen. (Nach Hildebrandt et al. 1977a)

die unter konstanten Ruhebedingungen in der Klimakammer kontrolliert wurde.

Zur Einstellung dieser normalen Phasenlage müssen demnach die Zeitgeberreize am frühen Vormittag zum Zeitpunkt der maximalen Reagibilität einwirken. Man kann für die Praxis daraus ableiten, daß für eine Regulierung der Tagesrhythmik dem Zeitbereich der morgendlichen Aktivierung und insbesondere ihrer

pünktlichen und regelmäßigen Wiederholung eine entscheidende Bedeutung zukommt. Mit welchen Reizqualitäten eine solche Akzentuierung vorgenommen wird, ist offenbar weniger wichtig. Entsprechendes gilt auch für die Einleitung der trophotropen Umstellung zum Zeitpunkt der minimalen unspezifischen Aktivierbarkeit am Abend, wenn auch hier keine eigentlichen Zeitgeberwirkungen, sondern nur Abschirmeffekte in Betracht kommen (vgl. Hildebrandt 1974a).

3.3 Berücksichtigung interindividueller Unterschiede

Bei der Untersuchung tagesrhythmischer Funktionsabläufe zeigt sich, daß interindividuell teilweise erhebliche Unterschiede der Phasenlage bestehen, die auch im Verhalten ihren Ausdruck finden. So weisen „Morgentypen" eine Voreilung der zirkadianen Phasenlage gegenüber dem Durchschnitt des sogenannten biologischen Tages, „Abendtypen" eine Phasenverzögerung auf (vgl. Abb. 32). Nach den Ergebnissen der Literatur sind diese individuellen Besonderheiten recht stabil und von konstitutionellem Rang, obwohl im Laufe des Lebens Veränderungen eintreten können.

Nach neueren Erfahrungen steht die individuelle Phasenlage der Zirkadianrhythmik in enger Beziehung zur vegetativen Reaktionslage. Dies ist auch theoretisch zu erwarten, wenn man berücksichtigt, daß die synchronisierende Wirkung der Umweltreize von der Stärke der sympathischen Mitaktivierung abhängig ist und die spontane zirkadiane Periodendauer des Menschen bei Ausschluß aller Zeitgeber im Durchschnitt länger als 24 Std ist (Aschoff 1967, 1973).

Beurteilt man die individuelle vegetative Reaktionslage mit dem Puls-Atem-Quotienten, so ergibt sich für eine Gruppe mit ergotroper Reaktionslage (über 4 erhöhter Puls-Atem-Quotient) eine tagesrhythmische Phasenvoreilung im Sinne des Morgentyps bei maximaler Größe der morgendlichen Aktivierungsreaktion (Abb. 33). Die trophotrop eingestellte Gruppe (unter 4 erniedrigter Puls-Atem-Quotient) zeigt dagegen eine Phasenverspätung des Tagesgangs bei fast fehlender morgendlicher Aktivierungsreaktion.

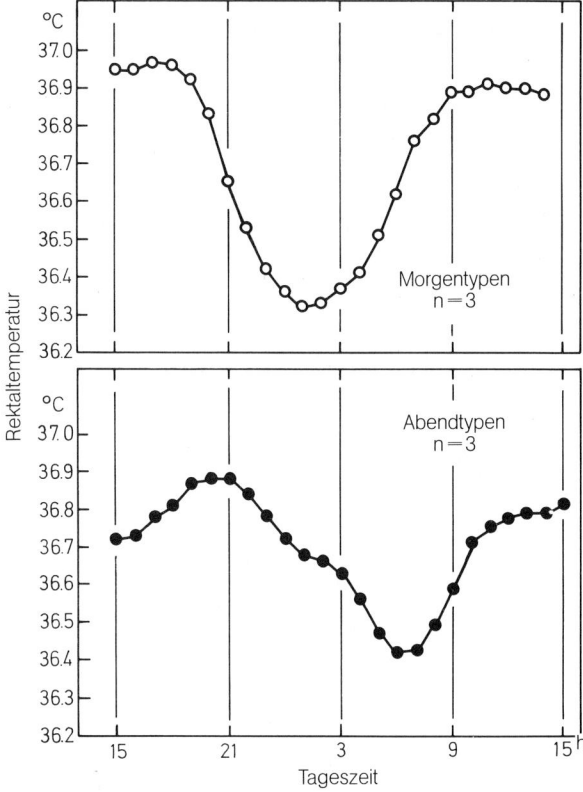

Abb. 32. Mittlerer Tagesgang der Körpertemperatur von je drei gesunden Versuchspersonen mit morgentypischer und abendtypischer Phasenlage des Tagesrhythmus unter gleichmäßigen Ruhebedingungen in der Klimakammer mit gleichmäßig verteilter Kost. (Nach Hildebrandt et al. 1977 b)

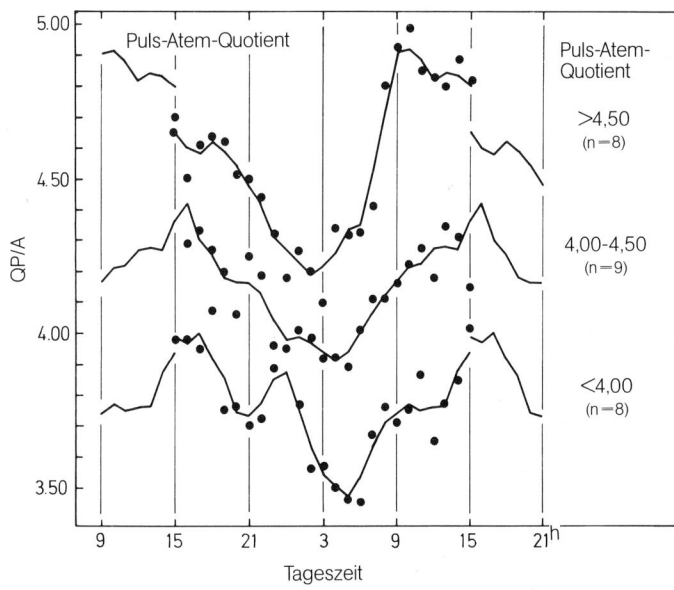

Abb. 33. Mittlerer Tagesgang des Puls-Atem-Quotienten in drei Gruppen gesunder Versuchspersonen mit unterschiedlichem Niveau des Puls-Atem-Quotienten (Mittelwert zwischen 9 und 11 Uhr). Die eingezeichneten Kurven sind das Ergebnis einer einmaligen Glättung der Stundenmittelwerte durch übergreifende Dreiermittelung. (Nach Hildebrandt et al. 1977 b)

Die mittlere Gruppe mit Puls-Atem-Quotienten im Normalbereich von 4 hat eine mittlere Phasenlage. Die normale Phasenposition des Tagesrhythmus setzt offenbar eine ausgeglichene vegetative Reaktionslage voraus. Sie ist demnach nicht allein durch Applikation eines zeitlich gezielten Zeitgeberregimes zu erreichen, sondern setzt zugleich die normalisierende Wirkung

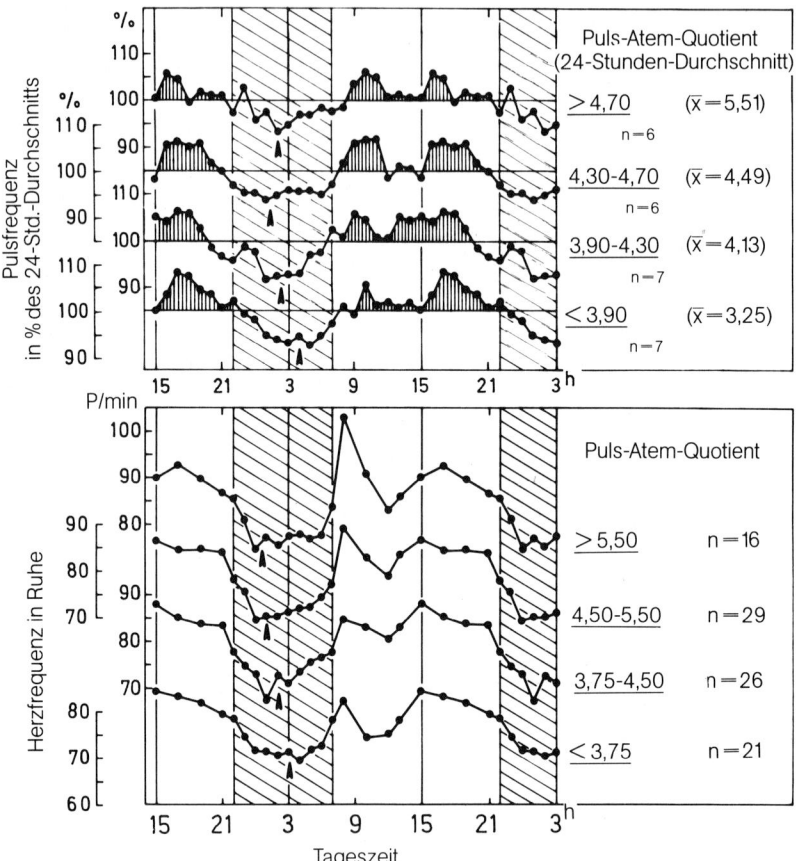

Abb. 34. *Oben:* Mittlerer Tagesgang der Ruhepuls-frequenz in 4 Gruppen gesunder Versuchspersonen mit unterschiedlicher Höhe des Puls-Atem-Quotienten (24-Std-Mittelwert). (Nach Hildebrandt 1976a).

Unten: Mittlerer Tagesgang der Pulsfrequenz in 4 Gruppen von Schülern mit unterschiedlicher Höhe des Puls-Atem-Quotienten bei normaler Lebensweise in einem Internat. (Nach Daten von Zerm und Bestehorn 1975, unveröffentlicht). (Aus Hildebrandt 1976b)

eines Ausgleichs extremer Reaktionsweisen des gesamten vegetativen Systems voraus.

Obwohl diese Beziehungen zwischen zirkadianer Phasenlage und vegetativer Reaktionsweise an verschiedenen Parametern mehrfach bestätigt werden konnten (Werner 1978; Hildebrandt und Ishag George 1973), reichen die Grundlagen heute für konkrete therapeutische Empfehlungen noch keineswegs aus.

Die enge Beziehung zwischen zirkadianer Phasenlage und vegetativer Reagibilität kann aber umgekehrt zur Reaktionsprognostik in der Physiotherapie genutzt werden. Schon der reaktionsprognostische Fragebogen von Lampert (1954) und Pirlet (1955) enthielt Fragen nach

dem tagesrhythmischen Verhalten, die mit objektiven Parametern der vegetativen Reaktionslage nachweislich am höchsten korrelierten (Hildebrandt und Ishag George 1973). Lampert (1962) selbst kennzeichnete den ergotrop eingestellten B-Typ als „Frühzünder", den trophotrop eingestellten A-Typ als „Spätzünder" für therapeutische Reaktionen.

Wie Abb. 34 am Verhalten der Ruhepulsfrequenz zeigt, läßt bereits der Tagesgang mit der morgendlichen Aktivierungsreaktion die Beziehungen zwischen individueller Reaktionsdynamik und tagesrhythmischer Phasenlage erkennen. In den vier Teilgruppen der Abbildung sind nach Maßgabe des Puls-Atem-Quotienten Probanden mit unterschiedlicher Reagibilität zusammengefaßt. Sie wurden unter gleichmäßigen Ruhebedingungen kontrolliert. In den oberen Gruppen mit ergotroper Reaktionsweise steigt die Pulsfrequenz bei stärkerer morgendlicher Aktivierungsreaktion bereits am frühen Vormittag auf das absolute Tagesmaximum, während die nachfolgenden Wellen gedämpft ausklingen. Zugleich zeigt die Lage des nächtlichen Pulsminimums (Pfeil!) eine morgentypische Phasenvoreilung des Tagesrhythmus an. Bei trophotroper Reaktionsweise (untere Teilgruppen) liegt das nächtliche Pulsminimum später, und die Reaktion auf die morgendliche Aktivierung ist nur gering. Sie schwingt sich aber in einer gleichfalls periodischen Reaktionsform in der zweiten Tageshälfte zum Tagesmaximum auf. Die mittleren Gruppen zeigen Übergänge zwischen dem „frühreaktiven" und „spätreaktiven" Verhalten.

Der Unterschied der Reaktionsweise betrifft demnach nicht allein die Größe der morgendlichen Aktivierungsreaktion und deren synchronisierenden Einfluß auf die tagesrhythmische Phasenlage, sondern betrifft auch den weiteren Verlauf, die ganze Dynamik dieser Reaktion, die sich in periodischer Gliederung über den ganzen Tag hin fortsetzt und dem 24-Std-Rhythmus überlagert ist.

3.4 Zeitstruktur therapeutischer Reaktionen

Im Hinblick auf die Möglichkeiten einer therapeutischen Beeinflussung der rhythmischen Funktionsordnung muß grundsätzlich beachtet werden, daß es sich dabei primär niemals um eine direkt wirkende Korrektur an den spontanrhythmischen Vorgängen handeln kann. Dies gilt insbesondere für die hier interessierenden Formen der Reiz-, Reaktions- und Adaptationstherapie, deren Wirkprinzip in der Auslösung von Reaktionen besteht.

Auf jeder Stufe der zeitgestaltlichen Organisation bedeutet Reagieren zunächst immer eine Störung der spontanrhythmischen Grundordnung. Die nähere Untersuchung zeigt aber, daß eine solche Störung durch das Auftreten neuer periodischer Vorgänge gekennzeichnet ist, die sich als Intensivierung der organischen Zeitordnung und als zeitordnende Reaktionen verstehen lassen (sogenannte Reaktive Perioden, vgl. dazu S. 189).

Im Prinzip ist es seit langem bekannt, daß die Reaktionen des Organismus phasisch-periodisch verlaufen (Hoff 1930, 1957; Wachholder und Beckmann 1952, 1953). Dies ist auch vom regelungstheoretischen Standpunkt schon näher analysiert worden (vgl. Drischel 1973; Zwiener 1976). Die Zeitstruktur der Reaktionen ist aber lange Zeit weniger beachtet worden. Erst in jüngerer Zeit hat die chronobiologische Forschung eingehender belegt, daß die Periodik des Reagierens in sehr differenzierten Beziehungen zum Spektrum der Spontanrhythmen steht.

Ordnet man die therapeutisch auslösbaren Reaktionen nach der Größe der Periodendauer (Abb. 35), so ergibt sich, daß es sich dabei um eine hierarchische Gliederung von zunehmender Komplexität handelt, die mit ihren Zeitstrukturen in das Gesamtspektrum der rhythmischen Funktionen eingegliedert ist (vgl. dazu Abb. 1, S. 172). Die Periodendauern der Reaktionen sind zwar keineswegs identisch mit denen der Spontanrhythmen, sie liegen aber jeweils dazwischen und stehen bevorzugt in einfachen ganzzahligen Frequenzproportionen zu den Spontanrhythmen. Dies bedeutet aber, daß auch die Reaktionen, die ja nur „Notordnungen" (Grote 1961) darstellen, in harmonischer Beziehung zu der spontanen Zeitordnung des Organismus stehen. Der reagierende Organismus wahrt also den Bestand seiner inneren Zeitstruktur dadurch, daß er seine heteronom bestimmten Reaktionen durch Koordination in sein rhythmisches Ordnungsgefüge ·eingliedert. Zugleich wird durch Frequenzänderungen nach dem Intervallprinzip die Leistungsfähigkeit der selbstordnenden Systeme verstärkt (Hildebrandt 1982).

Nach ihrer therapeutischen Funktion läßt sich die Stufenfolge der Reaktionen folgendermaßen gliedern (Abb. 35) (Hildebrandt 1975, 1977): Die kurzwelligen Reaktionen der untersten Stufe dienen nur der Beseitigung lokaler Ermüdung. Die zentral-koordinierten Kompensationen der nächsten Stufe haben darüber hinaus schon zeitordnende Funktionen. Die eigentlichen reaktiven Heilungsvorgänge spielen sich erst im Bereich der Submultiplen des Monatsrhythmus ab. Sie haben den Charakter polyva-

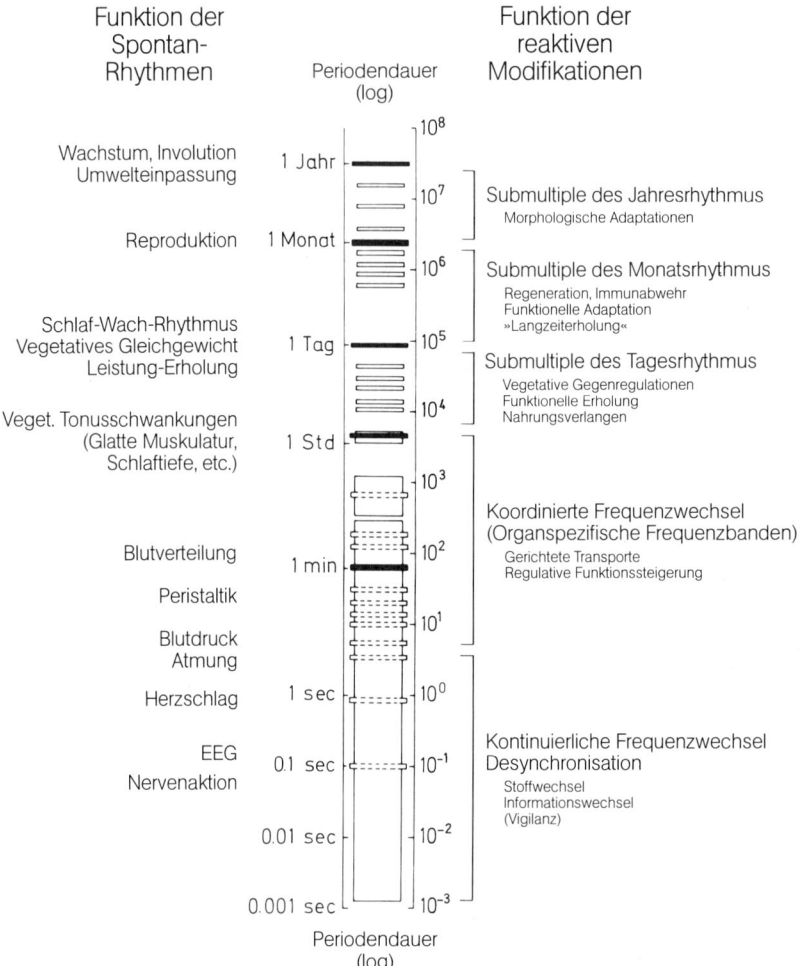

Abb. 35. Übersicht über die bevorzugten Periodendauern (Frequenzbanden) rhythmischer Funktionen beim Menschen. Die Skala der Periodendauer ist logarithmisch geteilt. Auf der linken Seite sind die spontan-rhythmischen Funktionen angegeben (vgl. Abb. 1), auf der rechten Seite sind die reaktiven Vorgänge für die jeweils umklammerten Frequenzbereiche zusammengestellt. (Nach Hildebrandt 1975)

lent-unspezifischer Adaptationen (Brück 1969). Auf einer weiteren Stufe von noch höherem Zeitbedarf führen die therapeutischen Reaktionen zur spezifischen, morphologisch fixierten Adaptation, die kompensatorische Leistungssteigerung, aber auch Chronifizierung der Selbstheilungsprozesse bedeuten kann.

Alle therapeutisch auslösbaren Reaktionen bestehen in der Regel nur vorübergehend. Sie klingen gedämpft aus, wenn sie ihre Funktion erfüllt haben. Man könnte auch von einem harmonischen Zurückspringen der Funktionen in die spontane Grundordnung sprechen. Entscheidend ist dabei, daß auch im Hinblick auf die biologischen Rhythmen der eigentliche therapeutische Effekt erst in der sekundären Wiederherstellung der Grundordnung durch die Anregung gesteigerter Selbstordnungsleistungen des Organismus besteht.

In diesem Sinne sind z.B. auch die Erfolge der modernen Schlafentzugsbehandlung bei mindestens solchen Formen von Depression zu verstehen, bei denen Störungen der Zirkadianrhythmik und ihrer Synchronisation nachweisbar sind. Der Schlafentzug stellt eine starke Störung der Zeitstruktur dar und führt erst sekundär zu einer reaktiven Intensivierung der rhythmischen Funktionsordnung (Lit.-Übersicht s. Heimann und Pflug 1978).

Die Aufgabe einer zeitordnenden Therapie im Hinblick auf die Auslösung solcher zeitordnenden Reaktionen bestünde darin, die Parameter der therapeutischen Reize so zu handhaben, daß die therapeutisch erforderliche Reaktionsstufe mehr oder weniger gezielt angeregt wird. Hier sind unsere Kenntnisse noch wenig systematisch und gehen oft über allgemeinere Erfahrungen nicht hinaus. Neben der Reizintensität spielt zweifellos der Zeitfaktor für den Umfang der Reaktionen eine dominierende Rolle, und zwar sowohl in Form der Reizdauer als auch der Größe der Reizintervalle.

4 Chronohygiene

Ebenso wie für die therapeutische Einflußnahme auf die rhythmische Funktionsordnung des Menschen sind auch die wissenschaftlichen Grundlagen für eine rational begründbare Chronohygiene im Rahmen der Ordnungstherapie und Prävention bisher nur wenig systematisch verfügbar (Heiss und Franke 1964; Hildebrandt 1976a, b, 1978a). Die Wirkungen eines zeitgeordneten Verhaltens, einer rhythmischen Lebensordnung als Verhaltenshygiene, sind vorerst weniger durch positive Effekte zu belegen als vielmehr durch die negativen Auswirkungen systematischer Verstöße gegen eine solche Ordnung.

Während Pflanze und Tier in völligem Einklang mit den Rhythmen ihrer geophysikalischen Umwelt leben, hat der Mensch im Laufe seiner zivilisatorischen Entwicklung immer mehr Freiheitsgrade gewonnen, die es ihm ermöglichen, sich unabhängig von den Umweltrhythmen zu verhalten. Seine inneren rhythmischen Umstellungen machen ihn zwar noch geneigt, sie zwingen ihn aber nicht. Der dadurch entstehende biologische Zeitkonflikt betrifft insbesondere die langwelligen komplexen Rhythmen des Ta-

ges, der Woche, des Jahres und somit die Basis der zeitgestaltlichen Organisation (vgl. S. 172).

4.1 Tagesrhythmus

4.1.1 Schlaf-Wach-Rhythmus

Die Problematik einer zeitlichen Desorganisation des Verhaltens ist am Beispiel der Nacht- und Schichtarbeit am besten untersucht. Die willkürliche Ablösung des Schlaf-Wach-Rhythmus von den spontanen tagesrhythmischen Umstellungen im vegetativen Bereich kann offenbar ganz unterschiedliche Folgen haben. Abb. 36 zeigt im oberen Teil, wie der Tagesgang der Körperkerntemperatur als Beispiel einer vegetativen Funktionsgröße sich im Laufe von 18 aufeinanderfolgenden Tagen mit Nachtarbeit stark abgeflacht hat. Ein solches „Flattening" scheint eine relativ günstige Reaktionsform darzustellen und eine gewisse Anpassung zu ermöglichen, die im Tagesschlaf hinreichende Erholungsbedingungen gewährleistet. Das zweite Beispiel zeigt eine deutliche Phasenverschiebung, die eine Angleichung des vegetativen Rhythmus an die umgekehrte Lebensweise anzeigt. Im dritten Beispiel tritt stattdessen eine Frequenzmultiplikation des 24-Std-Rhythmus auf. Es besteht eine 12-Std-Periodik mit vergrößerter Amplitude, was als ein stark reaktiver Zustand gewertet werden muß, wie er in der Regel nur während der ersten Tage der Umstellung durchlaufen wird.

Die Frage, in welcher Form und innerhalb welcher Zeit im Einzelfall die Umkehr der Lebensweise beantwortet wird, hängt in erster Linie von dem Grade der Vollständigkeit ab, mit der diese Umkehr erfolgt. Bei kompletter Umkehr von Lebensweise und Umweltrhythmik, wie sie nach Flugreisen mit Zeitzonensprüngen gegeben ist, dauert die Übergangsphase bis zur vollständigen Neusynchronisation je nach Größe der Phasenverschiebung von wenigen Tagen bis zu etwa 3 Wochen, wobei die einzelnen Funktionssysteme unterschiedlich resistent sind. Die Umsynchronisation wird aber beschleunigt, je intensiver von vornherein an der normalen Lebensordnung des Zielortes teilgenommen wird, während jede abwartende „Zeit-Quarantäne"

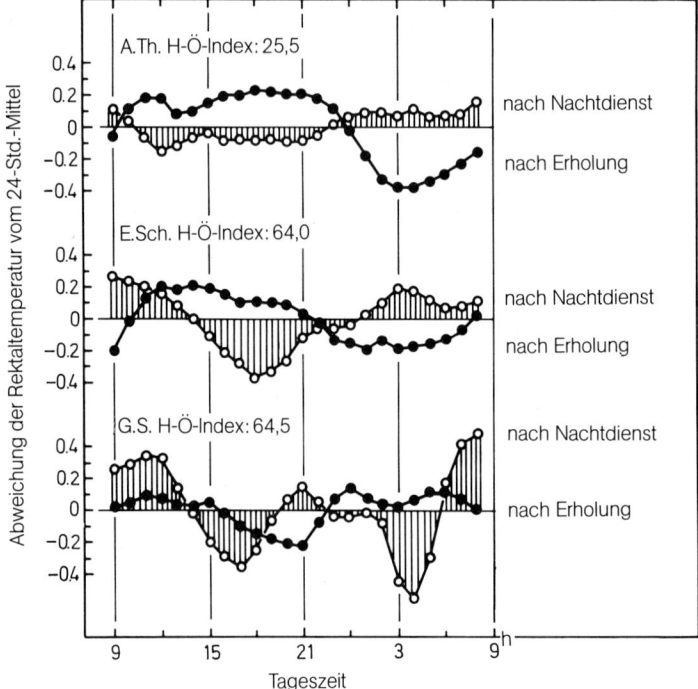

Abb. 36. Drei Beispiele für den Tagesgang der Körperkerntemperatur unmittelbar im Anschluß an eine Nachtarbeitsperiode und nach einer längeren Erholungszeit mit normaler Lebensweise. Zum Niveauausgleich der jeweils zu vergleichenden Kurvenpaare geben die Ordinaten die Abweichung vom individuellen 24-Std-Mittel der Körpertemperatur an. Die schraffierten Flächen bezeichnen den Flächenwert der Belastungskurve, der zu der entsprechenden Fläche der Erholungskurve in Beziehung zu setzen ist (=Flattening-Index). H.Ö.-Index nach Östberg 1976. (Nach Hildebrandt et al. 1977b)

die Umstellung des Gesamtorganismus nur verzögert (Klein et al. 1970).

Bei Nachtschwestern, die sich über 3 Wochen hin ganz auf ihren Nachtdienstrhythmus einstellen können und während der Nacht keine Ruhezeit haben, kommt es nach neueren Erfahrungen in der Mehrzahl der Fälle im Laufe von 8–14 Tagen zu einer vollständigen Phasenverschiebung der vegetativen Funktionen mit Anpassung an den neuen Lebensrhythmus (Temperaturregulation, Kreislauf, Elektrolyt- und Wasserhaushalt). Die Rückbildung ist nach 12 Tagen Erholungszeit mit normaler Lebensweise mit wenigen Ausnahmen vollständig (Gehse 1978).

Im Familienzusammenhang und beim Fehlen störungsfreier Ruhebedingungen am Tage wird die Umkehr der Lebensweise dagegen oft behindert, was zu ungenügender, d.h. nur oberflächlicher Umstellung einiger Funktionssysteme

führt, während andere ihre normale Phasenlage beibehalten können oder nur mit Frequenzmultiplikationen reagieren. Dies scheint besonders auch bei sehr unregelmäßigen Schichtplänen der Fall zu sein (vgl. Hildebrandt 1976c; Rutenfranz 1978).

Während bei einer solchen unvollständigen Umsynchronisation eine interne Dissoziation der verschiedenen Funktionen über die ganze Periode der Nachtarbeit bestehen bleibt, ist dieser gesundheitlich zweifellos belastende Zustand in Fällen mit vollständiger Umsynchronisation nur ein vorübergehender. Hier kommen sicherlich alle Übergangsformen vor, die durch Frequenzmultiplikationen noch kompliziert werden können, ohne daß aber bisher eine vollständige Übersicht gewonnen wäre (vgl. Felton 1970, 1976; Rutenfranz 1978; Hildebrandt 1980b). Wichtig sind Befunde, die zeigen, daß die Störung der rhythmischen Ordnung kei-

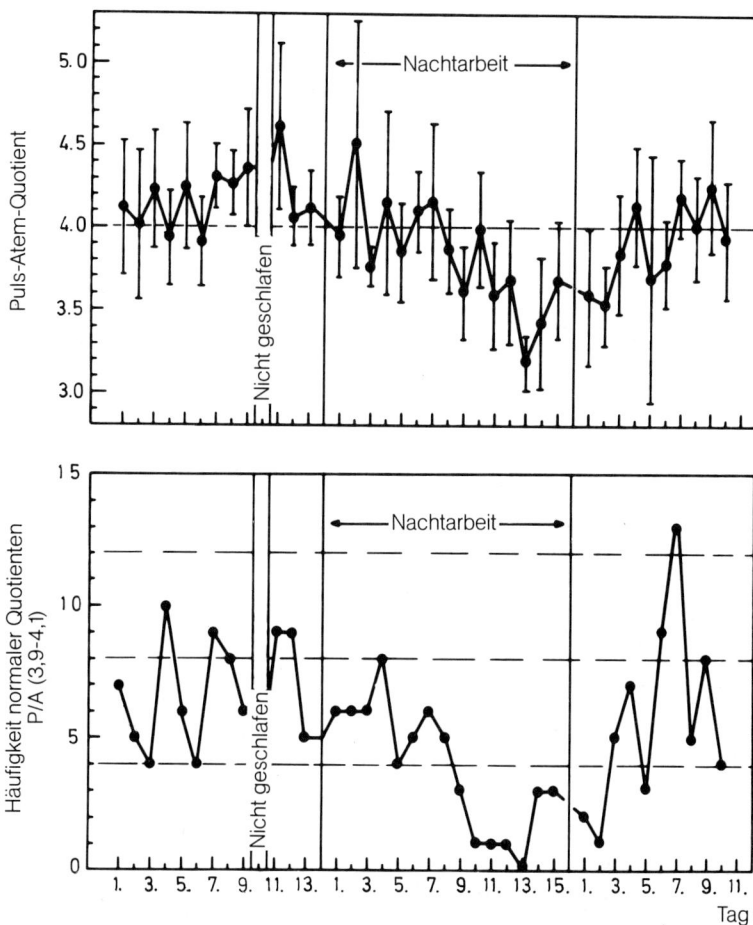

Abb. 37. *Oben:* Verlauf des mittleren Puls-Atem-Quotienten während der jeweils letzten beiden Schlafstunden einer gesunden Versuchsperson, die für 15 Tage ihre Lebensweise um ca. 180° umkehrte und während weiterer 10 Tage nach Rückkehr zur normalen Lebensweise weiter beobachtet wurde.

Unten: Verlauf der Häufigkeit normaler Puls-Atem-Quotientenwerte (3,9–4,1) während der gesamten Schlafzeiten bei 15minütlicher Bestimmung im selben Versuch. (Nach Pöllmann 1975)

neswegs auf die Zirkadianrhythmik beschränkt bleibt, sondern auch im Bereich der Koordinationen, z.B. von Herz- und Atemrhythmus, nachweisbar wird (Engel et al. 1971; Pöllmann 1975) (Abb. 37).

Bei dem beträchtlichen Zeitbedarf der Umsynchronisation der biologischen Tagesrhythmik ist es möglich, den Zustand der internen Dissoziation zu vermeiden, indem man die Umkehr der Lebensweise oder der Umweltbedingungen nur auf eine Nacht oder möglichst kurze Zeit beschränkt. So können beim Flugpersonal durch schnellen Anschluß von Hin- und Rück-

flug offenbar Synchronisationsstörungen weitgehend vermieden werden (Lavernhe 1970). Für Nachtarbeiter wird im gleichen Sinne empfohlen, nur eingestreute Nachtschichten mit mindestens 24 Std nachfolgender Ruhezeit und Rückkehr zu normaler Lebensweise zuzulassen (Rutenfranz 1971, 1978).

Erfahrungsgemäß bestehen erhebliche interindividuelle Unterschiede in der Toleranz von Störungen der normalen tagesrhythmischen Umweltbeziehung. Da äußere wie innere Synchronisationswirkungen mit der Reaktionsfähigkeit der vegetativen Systeme zusammenhängen,

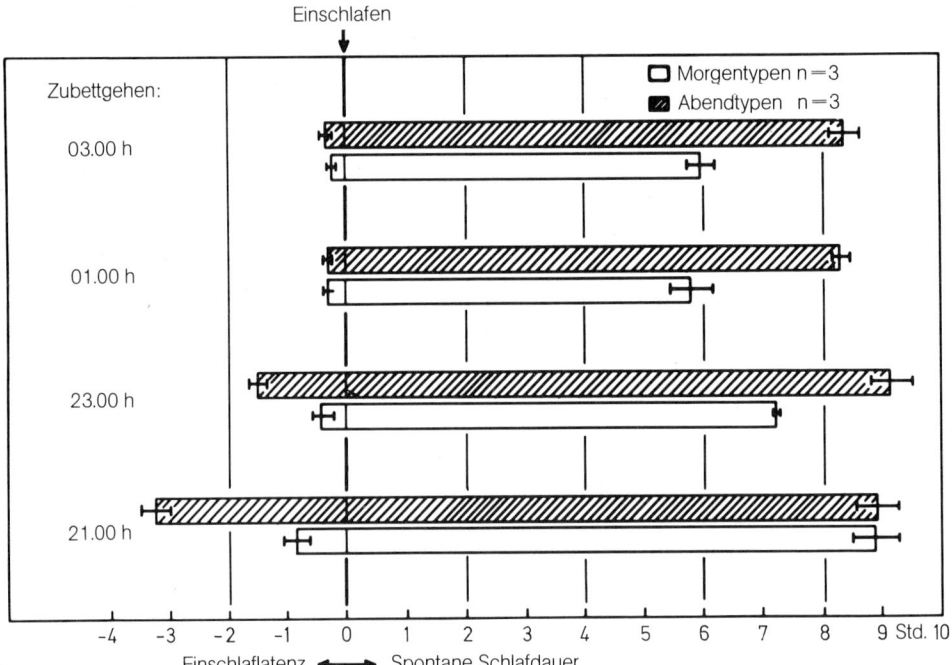

Abb. 38. Mittlere Einschlaflatenzzeiten und spontane Schlafdauern von je drei Morgen- und Abendtypen nach unterschiedlichen Zeiten des Zubettgehens. Synchronisation über dem Einschlafzeitpunkt.

Die Klammern bezeichnen den Bereich des mittleren Fehlers der Mittelwerte. (Nach Döhre 1978; aus Hildebrandt et al. 1977)

nimmt es nicht wunder, daß diese Unterschiede mit der individuellen Reaktionsweise bzw. der damit verbundenen tagesrhythmischen Phasenlage (vgl. S. 200) in Beziehung stehen. Mehrfach wurde darüber berichtet, daß die Toleranz gegenüber Nachtarbeit bei den sogenannten Abendtypen mit trophotroper Reaktionslage größer ist, während Morgentypen mit ergotroper Reaktionslage häufig aus gesundheitlichen Gründen die Nachtarbeit aufgeben müssen (Lit.-Übersichten s. Hildebrandt 1976a, b, 1980b; Hildebrandt et al. 1977).

Nach neueren Erfahrungen büßen Morgentypen schon bei geringfügigen Verspätungen der Nachtschlafzeit an spontaner Schlafdauer ein (vgl. Abb. 38), während Abendtypen in der Lage sind, auch bei 6stündigen Verschiebungen der Zubettgehzeit ihre volle Schlafdauer beizubehalten (Hildebrandt et al. 1977; Breithaupt et al. 1977). Nach längerer Nachtarbeitsperiode wurde bei Abendtypen eine starke Neigung zur Abflachung der tagesrhythmischen Amplitude festgestellt, während Morgentypen zur Vergrö-

ßerung der tagesrhythmischen Amplitude neigen und zugleich auch subjektiv stärkere Störsymptome aufweisen (Hildebrandt und Stratmann 1977; Hildebrandt et al. 1977).

Nach diesen Erfahrungen bedarf der ergotrop eingestellte Morgentyp, dessen Puls-Atem-Quotient über die Norm 4 erhöht ist, einer besonders strengen Einhaltung seiner Tagesordnung und insbesondere seines Schlaf-Wach-Zyklus. Nachtarbeit kann ihm offenbar nur zugemutet werden, wenn dabei eine möglichst geschlossene Umstellung aller, auch der sozialen Umweltfaktoren durchgeführt werden kann. Möglicherweise liegt die unterschiedliche Störempfindlichkeit der zirkadianen Phasentypen darin begründet, daß der ergotrope Morgentyp stärker von äußeren Zeitgeberwirkungen her bestimmt wird (heteronome Ordnung), während der trophotrop eingestellte Abendtyp stärker vom inneren Zusammenhang der Funktionen her bestimmt ist (autonome Ordnung) und daher toleranter gegen Störungen seines Tagesrhythmus ist. Diese interindividuellen Unterschiede sind zwar noch keineswegs hinreichend erforscht (Wendt 1977a, b; Moog und Breithaupt 1978), die bisherigen Befunde weisen aber darauf hin, daß die Anforderungen an ein chronohygienisches Verhaltensregime nicht absolut gesetzt werden können, sondern auf die individuelle Toleranz abgestimmt werden müssen.

4.1.2 Tageseinteilung und Mittagsruhe

Der durchschnittliche Tagesgang der Leistungsbereitschaft weist zwei Gipfel auf, am Vormittag und am späten Nachmittag, das Hauptminimum liegt nachts im Bereich von 3 Uhr, das Nebenminimum kennzeichnet die sogenannte Mittagssenke im Bereich von 15 Uhr. Eine entsprechende zeitliche Gliederung des Verhaltens läßt sich z.B. aus dem Tagesgang des technischen Energieverbrauchs ablesen (Abb. 39). Vormittägliche und nachmittägliche Phase gesteigerter Vigilanz und Aktivität sind aber qualitativ keineswegs gleich zu bewerten, nachdem nachgewiesen ist, daß die Reaktionen des Organismus nicht allein statisch von der jeweiligen Ausgangslage der Funktionen abhängig sind, sondern meist stärker dynamisch von Steilheit und Richtung der tagesrhythmischen Änderungen bestimmt werden (Hildebrandt et al. 1977a). Insofern ist es verständlich, daß die althergebrachte Tageseinteilung die ergotropen Funktionen am Vormittag betont und die trophotrop-autonomen Faktoren in der Nachmittagshälfte des biologischen Tages zunehmend in den Vordergrund treten läßt. Aber auch hierbei treten, z.B. im Hinblick auf die Frage der besten Arbeitszeiten, starke interindividuelle Unterschiede hervor, die mit den Differenzen der zirkadianen Phasenlage in Zusammenhang stehen und allgemein gültige Empfehlungen zunächst ausschließen, jedenfalls solange Gesichtspunkte der Leistungsfähigkeit im Vordergrund stehen.

Hinzu kommt, daß die Phasenlage verschiedener Funktionen auch ein und desselben Individuums im Tagesrhythmus nicht gleich ist, so daß qualitativ unterschiedliche Konstellationen zu jeder Phase des Tagesrhythmus zu erwarten sind. Dies gilt insbesondere auch für psychologische Parameter, wo z.B. deutliche Phasendif-

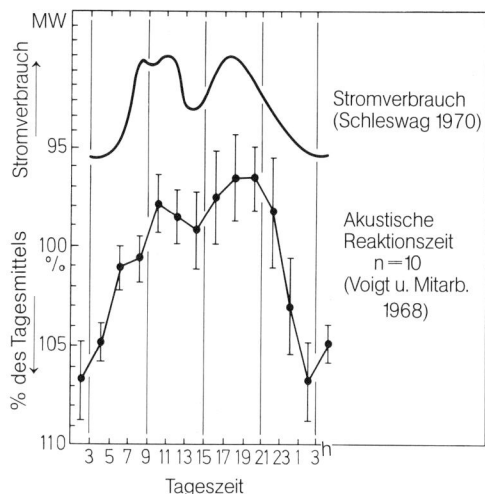

Abb. 39. *Oben:* Mittlerer Tagesgang der Stromabgabe eines großen regionalen Elektrizitätserzeugers im Winter 1970 (Schleswig-Holsteinische Stromversorgungs-AG, Schleswag, Rendsburg).
Unten: Mittlerer Tagesgang der akustischen Reaktionszeit von 10 gesunden Versuchspersonen bei 2stündlicher Kontrolle. Die Ordinate ist in Prozent der individuellen Tagesmittelwerte umgekehrt aufgetragen, um die Gleichsinnigkeit des Verlaufs deutlich zu machen. (Nach Voigt et al. 1968)

ferenzen im Tagesgang des subjektiv erlebten Erschöpfungsgrades und des Motivationsgrades nachgewiesen sind (Lit.-Übersicht s. Wendt und Palmerton 1976). Wie die Ergebnisse der Abb. 40 erkennen lassen, fällt jedenfalls auch das tageszeitliche Optimum des körperlichen Befindens nicht mit dem Stimmungsoptimum zusammen.

Für die zeitliche Anordnung von Arbeit und Erholung gilt ganz allgemein das Intervallprinzip, nach welchem der Wechsel um so häufiger erfolgen muß, je stärker die Belastung ist. Es ist aber bisher nicht hinreichend berücksichtigt, inwieweit besonders günstige Bedingungen für diesen Wechsel dadurch erreicht werden können, daß dieser in seiner Periodendauer und Phasenlage an bestehende biologische Perioden angegliedert wird (z.B. an reaktive Frequenzmultiple des Tages-, Stunden- oder Minutenrhythmus; vgl. dazu Abb. 35).

Unter den gleichen Gesichtspunkten muß auch die Bedeutung der Mittagsruhe beurteilt werden. Schon Menzel (1955) stellte fest, daß schlaf-

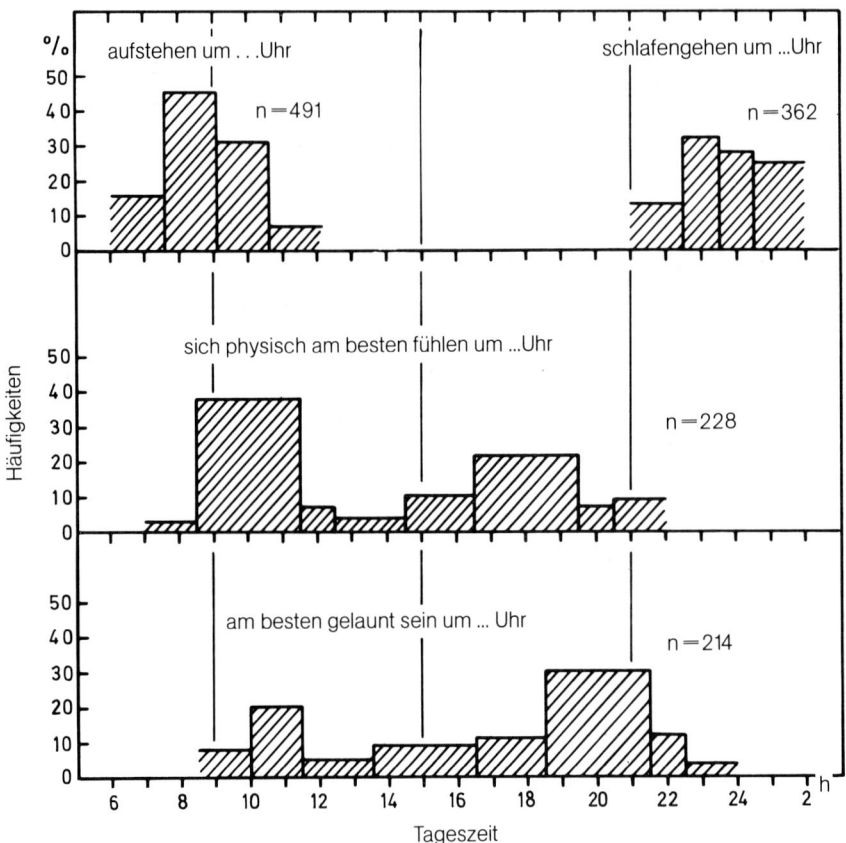

Abb. 40. Tageszeitliche Häufigkeitsverteilung der subjektiv erwünschten Aufsteh- und Zubettgeh-Zeiten *(oben)*, der Tagesstunden des subjektiv optimalen Befindens *(Mitte)* sowie der Tagesstunden optimaler Stimmung *(unten)* nach Erhebungen an gesunden Versuchspersonen. (Nach Daten von Moog 1978)

gestörte Patienten statt der 24-Std-Rhythmik eine 12stündige Periodik im Tagesgang ihrer Funktionen aufwiesen, wobei die trophotrope Mittagssenke die gleiche Größe erreichte wie die nächtliche Senke. Wie die Beispiele der Abb. 41 zeigen, nimmt die Ausprägung der Mittagssenke (hier beurteilt an der Häufigkeit von Fehlleistungen) im Vergleich zum normalen Tagesgang der Reaktionszeit mit zunehmendem Erholungsdefizit zu, wobei Unfälle durch Einschlafen am Steuer und gravierende Bedienungsfehler beim Wechselschichtdienst der Lokomotivführer im Bereich der Mittagssenke in ähnlichem Ausmaß vorkommen wie während des nächtlichen Tiefpunktes der Leistungsbereitschaft. Das Erholungsdefizit fördert offenbar über eine Steigerung der Reagibilität die Auslösung einer 12stündigen Reaktionsperiodik, die

den Tagesgang überlagert und die starke Mittagssenke herbeiführt. Es ist demnach sicher gut begründet, Erholungsdefizite durch eine zusätzliche Mittagsruhe auszugleichen. Dementsprechend muß auch für die Krankenbehandlung die Einhaltung der Mittagsruhe empfohlen werden.

Aber auch die Überlagerung des Tagesgangs mit 8- oder 6stündigen reaktiven Perioden, die in der Regel durch die morgendliche Aktivierung ausgelöst werden, bringt ein biologisch begründetes Bedürfnis nach (vermutlich entsprechend kürzerer) Mittagsruhe mit sich, wobei auch gewisse zeitliche Verschiebungen zu erwarten sind. Die Amplitude der reaktiven Schwankungen dürfte dabei wiederum Ausdruck der individuellen Reagibilität sein, so daß auch typologische Unterschiede im Bedürfnis nach Mit-

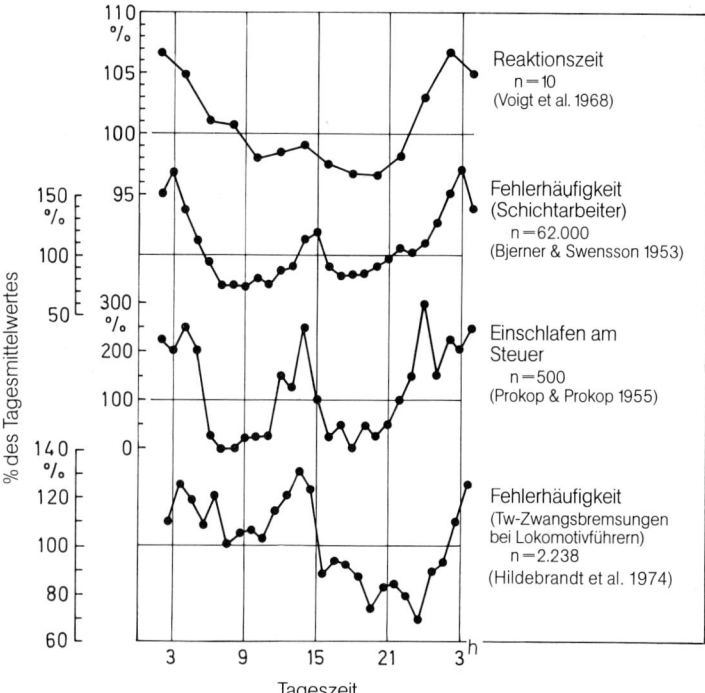

Abb. 41. Tagesgänge verschiedener Indikatoren der Vigilanzleistung beim Menschen mit unterschied- lichen Erholungsbedingungen. (Zusammengestellt nach Hildebrandt 1976 b)

tagsruhe zu erwarten sind (vgl. Hildebrandt und Ishag George 1973). Für eine genauere Zuordnung fehlen aber noch entsprechende Untersuchungen.

4.1.3 Rhythmus der Nahrungsaufnahme

Der Beschränkung der Nahrungsaufnahme auf den Tag entspricht die tagesrhythmische Schwankung der Verdauungssekretion, die während der Nacht ein Minimum durchläuft. Das Auftreten nächtlichen Hungergefühls deutet dementsprechend – analog der Schlafstörung – auf eine Störung der Tagesrhythmik. Die nähere Untersuchung der zeitlichen Verteilung spontan gewählter Mahlzeiten und die beim Aussetzen von Mahlzeiten auftretenden vegetativen Symptome (z.B. Änderungen des Hautwiderstandes) haben schon seit langem Hinweise dafür erbracht, daß bei der zeitlichen Ordnung der Nahrungsaufnahme noch weitere endogene rhythmische Vorgänge zu berücksichtigen sind (Regelsberger 1952). Insbesondere die neueren Untersuchungen des Nahrungsverlangens beim

Säugling haben gezeigt, daß der Abstand der Mahlzeiten keineswegs eine Frage der aufgenommenen Nahrungsmenge ist. Vielmehr wird von Anfang an ein etwa 4stündiger Rhythmus des Nahrungsverlangens beobachtet, der zunächst den ganzen 24-Std-Tag durchläuft. Erst mit der Ausbildung einer größeren tagesrhythmischen Amplitude fallen zunächst ein, dann zwei Termine aus diesem 4-Std-Rhythmus fort und lassen die 8- und später 12stündige Nahrungspause der Nacht sprunghaft entstehen (Morath 1974). Abb. 42 zeigt dies an der Häufigkeitsverteilung der Nahrungsintervalle eines Säuglings. Es besteht demnach offenbar ein Grundrhythmus der Nahrungsaufnahme von 4 Std Periodendauer, der im Laufe der Entwicklung lediglich nachts unterschwellig wird bzw. gedämpft ausklingt. Damit weist dieser gewisse Kennzeichen einer reaktiven Periodik auf, zumal er zugleich eine Frequenzmultiple des 24-Std-Rhythmus darstellt.

Entsprechende Untersuchungen an Erwachsenen ohne Zeitorientierung stehen noch aus. Sie müßten klären, ob ein solcher 4stündiger

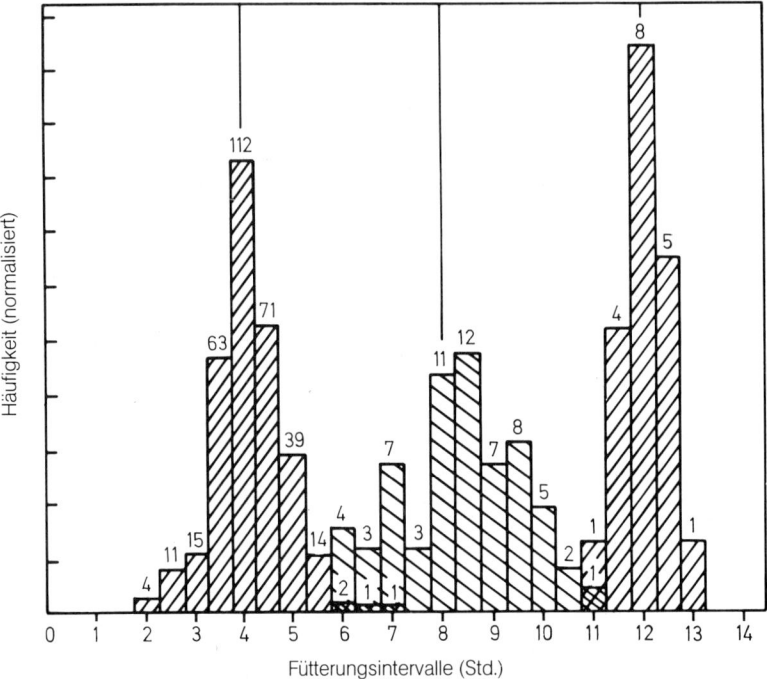

Abb. 42. Häufigkeitsverteilung der Intervalle zwischen zwei selbst verlangten Mahlzeiten bei Säuglingen bis zur 20. Lebenswoche. (Nach Morath 1974)

Rhythmus der Mahlzeiten, der auch 8- und 12stündige Pausen zuläßt, den physiologischen Bedingungen auch später am besten entspricht und dadurch zugleich zur Stabilisierung des 24-Std-Rhythmus beitragen kann. Theoretisch wäre es denkbar, daß die Gliederung des Tagesrhythmus durch überlagerte reaktive Perioden (vgl. Abb. 34 und 35) von anderer Periodendauer, z.B. 6- oder 8stündige Perioden, auch andere zeitliche Ordnungen der Nahrungszufuhr begünstigt. Dabei wären dann auch interindividuelle Unterschiede zu erwarten.

In jedem Falle aber zielt ein solcher physiologisch begründeter Rhythmus der Nahrungszufuhr natürlich auf eine möglichst gute Ausnutzung der Nahrung aufgrund optimaler Verdauungsfunktionen. Es ist daher interessant, daß die Empfehlungen moderner Ernährungswissenschaftler, die eher eine verminderte Ausnutzung der Nahrung zur Vermeidung von Übergewicht anstreben, dahin gehen, die Nahrungsaufnahme in abweichendem Rhythmus auf 7 Mahlzeiten über den Tag zu verteilen (Kühnau 1973). Hier sind aber noch systematische Untersuchungen erforderlich, vor allem auch hinsichtlich einer optimalen qualitativen und quantitativen Verteilung der Nahrung auf die Mahlzeiten (Rompel 1978) (vgl. auch S. 181).

4.2 Wochenrhythmus

Das biologische Äquivalent der Wocheneinteilung sind periodische vegetative Gesamtumschaltungen, die der Organismus erwiesenermaßen mit einer Periodendauer von etwa 7 Tagen erzeugen kann (Zirkaseptanperiodik). Eine solche Zirkaseptanperiodik tritt insbesondere als reaktive Periodik auf (vgl. S. 189), d.h. als kompensatorische Reaktion auf eine permanente oder seriell wiederholte Reizbelastung. So sind Infektionskrankheiten mit guter spontaner Heilungstendenz durch eine solche gedämpft ausklingende Periodik gegliedert (Hildebrandt 1977), weiterhin die Immunreaktionen, z.B. auch die Abstoßungsreaktionen nach Organ-

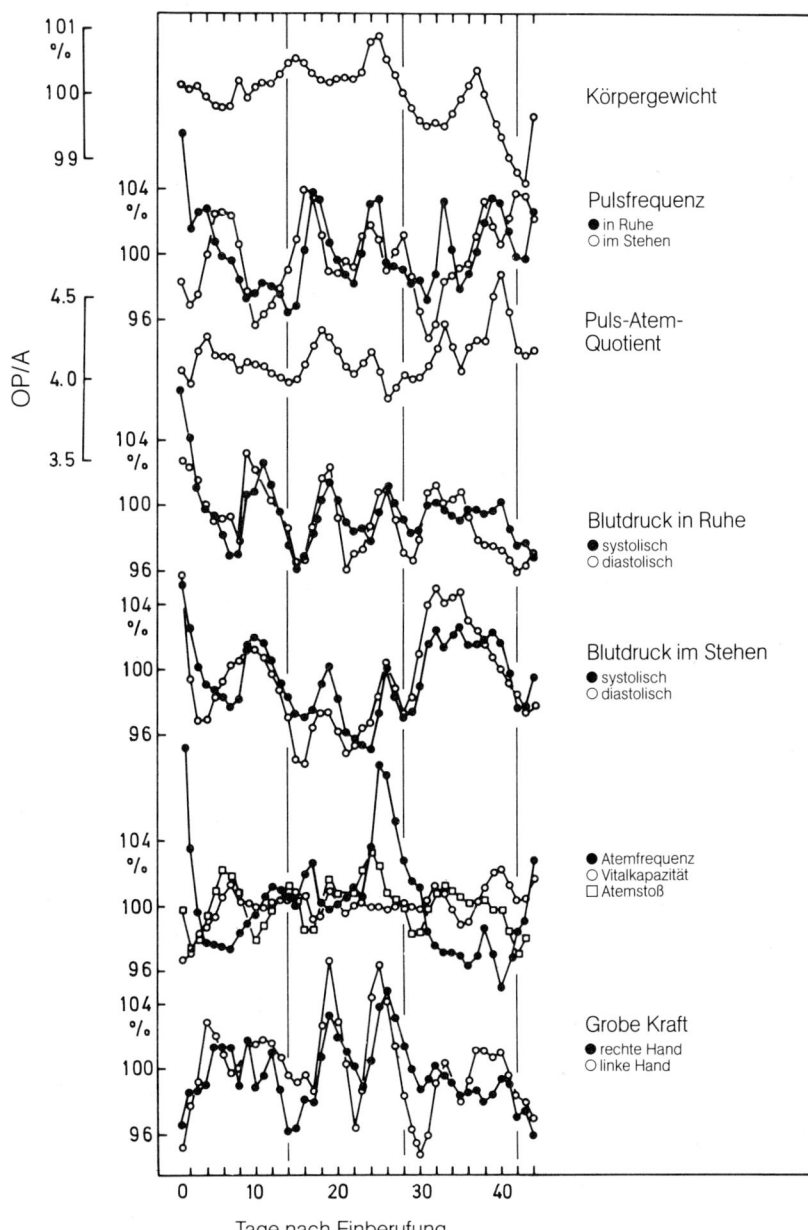

Abb. 43. Zirkaseptane Periodik im mittleren Verlauf verschiedener Meßgrößen bei 24 Rekruten, die während der ersten 6 Wochen nach der Einberufung in 2tägigen Abständen kontrolliert wurden. (Nach Holzrichter 1977)

transplantation (de Vecchi et al. 1978), die unspezifischen Reaktionen nach operativen Eingriffen (Engel et al. 1977), das regenerative Wachstum nach Verletzungen und das kompensatorische Wachstum (Hübner 1969), die adaptiven Reaktionen auf verschiedenste Stressoren, u.a. auch gegenüber Milieuänderungen (Holzrichter 1977) (Abb. 43). Schließlich ist die Zirkaseptanperiodik mit ihren vegetativen Gesamtumschaltungen auch die basale Dynamik der bei Kurbehandlung auslösbaren Umstimmungsvorgänge (vgl. S. 191).

Im Vergleich zu den periodischen Reaktionen des Körpers mit anderen Periodendauern liegt die dominierende Bedeutung der Zirkaseptanperiodik in der zeitlichen Strukturierung der Heilungs- und Regenerationsprozesse, der Anpassungsvorgänge, und zwar solange diese auf Normalisierung von Form und Funktion zielen. Darüber hinausgehende spezifische Anpassungsprozesse mit Überschreitung des normalen Leistungsbereichs haben demgegenüber längere Zeitkonstanten (Hildebrandt 1977, 1982).

Aus diesen physiologischen Eigenschaften ergibt sich die chronohygienische Bedeutung einer 7tägigen Wochenrhythmik der Lebensweise. Diese kultisch-soziale Zeitordnung ist in ihrer Abstimmung auf die physiologischen Gegebenheiten geeignet, die Bedingungen für eine ausreichende Kompensation aller derjenigen Belastungen sicherzustellen, deren Folgen nicht allein durch den spontanen Schlaf-Wach-Rhythmus ausgeglichen werden können.

Unter gewohnten Bedingungen ist die Zirkaseptanperiodik des Menschen nur sehr gering ausgeprägt und dürfte dann mit der äußeren Wocheneinteilung über das Verhalten synchronisiert sein. Im Wochengang lassen sich jedenfalls z.B. Schwankungen der Leistungsbereitschaft (Reaktionszeit), der Unfallhäufigkeit, der Selbstmordrate und Sterblichkeit nachweisen, obwohl diese teilweise rein exogene Ursachen haben können (Lit.-Übersicht s. Undt 1976). Unter außergewöhnlichen Belastungen, die stärkere Kompensationsleistungen zur Normalisierung und Anpassung erfordern, tritt dagegen eine Zirkaseptanperiodik mit initial großer Amplitude auf, deren Phasen streng auf den Reizzeitpunkt bezogen sind und deren Schwankungen in der Regel innerhalb von 3–4 Wochen abklingen. Dies gilt auch für therapeutische Belastungen, wie sie etwa mit der Kurbehandlung verbunden sind (Hildebrandt u. Mitarb. 1982). Nach dem heutigen Stand des Wissens kann somit kein Zweifel daran bestehen, daß bei der Bewältigung aller Anforderungen, die den Menschen treffen, der Wochengliederung eine besondere Bedeutung im Hinblick auf die Hygiene des Zeitverhaltens zukommt. Dies gilt selbstverständlich auch für jede Form der Langzeittherapie. Die Kurbehandlung – wie jede Form der Langzeitbehandlung – sollte daher auch den

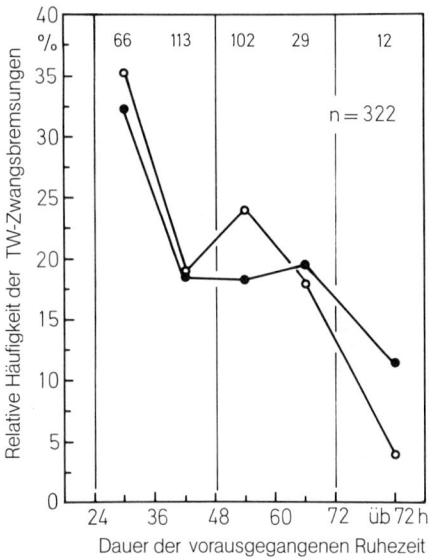

Abb. 44. Verlauf der relativen Häufigkeit von Zwangsbremsungen als Folge von Bedienungsfehlern bei Lokomotivführern in Abhängigkeit von der Dauer der vorangehenden Ruhezeit. Zwei verschiedene Kollektive. Der steile erholungsbedingte Abfall der Kurven wird im Bereich zwischen 48 und 72 Std Ruhezeit als Folge des „Dritten Tages" kritisch unterbrochen. (Nach Hildebrandt et al. 1975)

Wochenrhythmus in den therapeutischen Reizbelastungen betonen. Da die fortgesetzten vegetativen Gesamtumschaltungen der Zirkaseptanperiodik enge Beziehungen zum Allgemeinen Adaptationssyndrom (Selye 1953) besitzen (vgl. Hildebrandt 1975, 1977), ist es auch in diesem Zusammenhang interessant, daß mit einer zeitlich ähnlich gegliederten Cortisol-Behandlung gute Erfahrungen hinsichtlich der Vermeidung von Therapieschäden gemacht wurden.

In den Rahmen des Wochenrhythmus gehört auch die Problematik des Wochenendes. Die Einführung von zwei arbeitsfreien Tagen hat entgegen den Erwartungen den Erholungseffekt des Wochenendes nicht gesteigert, sondern nach Maßgabe verschiedener Indikatoren vermindert, insbesondere in bezug auf die Leistungsfähigkeit am Montag. Diese Tatsache ist mit der sogenannten Krise des dritten Tages in Zusammenhang gebracht worden (Hittmair 1960; Halhuber 1960). Bei Klima- und Bäderkuren ist bekannt, daß der dritte Tag mit einem kritischen Absinken der Leistungsfähigkeit, einem erhöhten Komplikationsrisiko und einem Anstieg der Sterblichkeit verbunden ist (Hildebrandt 1963, 1975; Brüning 1978). Dies ist mit einer frühen Auslenkung der vegetativen Gleichgewichtslage im Rahmen der angestoßenen reaktiven Periodik des Adaptationsprozesses in Zusammenhang zu bringen.

Neuere Untersuchungen des Erholungseffektes verschieden langer Ruhezeiten nach Maßgabe von Bedienungsfehlern von Lokomotivführern haben bestätigt, daß auch bei deadaptiven Vorgängen im Zeitraum zwischen 48 und 72 Std eine vorübergehende kritische Minderung des Erholungserfolges eintritt (Hildebrandt et al. 1975) (Abb. 44). Auch wenn man von dem häufigen Mißbrauch der zweitägigen Erholungszeit des verlängerten Wochenendes absieht, bleibt hier ein chronohygienisches Problem bestehen, das besonders im Hinblick auf den Wochenrhythmus des jungen und kranken Menschen stärker beachtet werden sollte.

4.3 Jahresrhythmus

Trotz der rasch anwachsenden Kenntnisse über die Veränderungen des Organismus im biologischen Jahresrhythmus ist es heute noch schwierig, Gültiges zu den chronohygienischen Fragen des Jahresrhythmus auszusagen. Der biologische Jahresrhythmus tendiert mit seiner zunehmend ergotropen Einstellung der Funktionen in der aufsteigenden Jahreshälfte und der trophotropen Umstellung in der absteigenden Jahreshälfte zweifellos auf eine physiologische Winterruhe, wie sie bei naturnaher Lebensweise bis zu einem gewissen Grade verwirklicht wird (Lit.-Übersichten s. de Rudder 1952; Hildebrandt 1962, 1965). Beim technisch zivilisierten Menschen wird diese biologische Tendenz nicht nur im Leistungsverhalten völlig eingeebnet, sondern zugleich auch der Jahresrhythmus der wechselnden äußeren Bedingungen weitgehend beseitigt. Durch künstliches Licht wird der Tag verlängert, durch Klimatisierung des Lebensraumes der jahreszeitliche Klimawechsel ferngehalten, durch chemische Präparate oder weiträumige Transporte das wechselnde Vitaminangebot nivelliert oder schließlich auch die winterliche Ultraviolettnacht durch künstliche Strahler oder Ortswechsel ausgeglichen.

Obwohl dies alles folgerichtig erscheint, um auch für den Winter volle Leistungsvoraussetzungen zu schaffen, stellt sich doch zugleich die chronohygienische Frage, ob und bis zu welchem Grade der Mensch die Einebnung seines biologischen Jahresrhythmus auf die Dauer tolerieren kann. Diese Frage wird noch dadurch kompliziert, daß ihre Voraussetzungen in verschiedenen Zonen der Erde unterschiedlich sind. Zweifellos ist die kulturgeschichtliche Entwicklung der Menschheit eng mit den besonderen jahreszeitlichen Bedingungen der gemäßigten Klimazonen verknüpft.

Nach neueren experimentellen Belegen handelt es sich beim biologischen Jahresrhythmus gleichfalls um einen endogenen Prozeß, der von äußeren Zeitgebern synchronisiert wird (vgl. Hildebrandt 1965, 1972; Pengelley 1974). Es ist daher theoretisch anzunehmen, daß eine qualitativ und quantitativ gleichbleibende Beanspruchung des Organismus im Jahreslauf zu Störungen des biologischen Gleichgewichtes führen kann. Ein Hinweis darauf ist z.B. die berechtigte Vermutung, daß die Akzeleration der Jugend mit der Einebnung der physiologischen Wachstumsruhe des biologischen Winters zusammenhängt (Lit.-Übersicht s. Hildebrandt 1962). Beunruhigend ist dabei die aus der Trainingsphysiologie geläufige Kenntnis, daß schnell erworbener Zuwachs an Leistungsfähigkeit weniger stabil und resistent ist als langsam erworbener (vgl. Hettinger 1972). Bezieht man die mit dem biologischen Jahresrhythmus verbundenen Phänomene der Saisonkrankheiten und physiologischen Resistenzschwankungen immunologischer Art in die Betrachtung ein (vgl. de Rudder 1952), so wird durchaus die Aufgabe erkennbar, in die präventiven und therapeutischen Aufgaben der Chronohygiene auch eine jahresrhythmische Verhaltensordnung einzubeziehen, die die gesamten Umweltbeziehungen des Menschen umfassen muß.

4.4 Zur Verwirklichung der chronohygienischen Forderungen

Anknüpfend an die zu Beginn des Kapitels angeführten Überlegungen muß hier noch einmal die grundsätzliche Frage gestellt werden, ob es

– abgesehen von speziellen therapeutischen Erfordernissen – überhaupt richtig ist, für eine gesunde Lebensweise ein absolut rhythmusgerechtes Verhalten zu fordern (Hildebrandt 1974a). Einerseits muß bedacht werden, daß es überhaupt nur bis zu einem gewissen Grade möglich ist, allgemein verbindliche Richtlinien aufzustellen, bestehen doch schon beim Gesunden erhebliche individuelle Unterschiede, z.B. in der Phasenlage des biologischen Tagesrhythmus (vgl. S. 200). Nach neueren Erfahrungen ist auch mit Geschlechtsunterschieden bei Tages- und Jahresrhythmus zu rechnen (Wendt 1977a, b; Wendt und Ritter 1977). Andererseits ist es aber durchaus wahrscheinlich, daß der Mensch von den errungenen Möglichkeiten zur Freiheit auch in gewissem Umfange Gebrauch machen muß, um sich gesund entwickeln zu können. Hier gelten offenbar die auch für die Reiztherapie maßgebenden Regeln, nach denen ein gewisses Maß an Störungsreizen erforderlich ist, um die inneren Ordnungen des Organismus anzuregen und auf einem gesunden Niveau zu halten.

So haben Untersuchungen der rhythmischen Funktionsordnung bei Patienten während therapeutischer Reizbelastungen, z.B. während der Kurbehandlung, tatsächlich ergeben, daß der Organismus auf richtig dosierte Belastungen mit einer Intensivierung seiner Koordinationen antwortet (Lit.-Übersicht s. Hildebrandt 1969). Auch hier zeigte sich aber, daß solche Fähigkeiten stark von der individuellen Ausgangslage der vegetativen Ordnung mitbestimmt werden. Die Belastbarkeit des Organismus durch Störungen seiner Zeitordnung ist demnach sicher individuell sehr unterschiedlich. Neuere Untersuchungen der Tagesrhythmik bei Greisen haben ergeben, daß deren Ausprägung in hohem Maße von der individuellen Aktivität abhängig ist (Siegmar 1978). So wird es schließlich auch bei der Gestaltung präventiver und therapeutischer Zeitordnungen stets auf das richtige Mittelmaß zwischen absoluter (autonom bestimmter) Ordnung und individuell erlaubter (heteronom bestimmter) Freiheit ankommen.

5 Literatur

*Übersichtsarbeiten

Agishi, Y., Saito, K., Itoh, S.: Some endocrine responses to hot and cold water immersion in man, with special reference to the circadian differences of the responses. J. Interdiscipl. Cycle Res. 7, 261–267 (1976)

Ákos, K., Ákos, M.: Pseudo-seasonal rhythm of human cerebral stress bearing capacity in the psychochronographic (PCG) test. Acta Med. Acad. Sci. Hung. 30, 127–137 (1973)

Artner, J.: Die vegetative Steuerung des Cyclus. Arch. Gynaekol. 185, 85–110 (1954)

Artner, J.: Die rhythmischen Schwankungen im vegetativen System im Verlaufe des Zyklus. Geburtshilfe Frauenheilkd. 14, 677–687 (1954)

Aschoff, J.: Adaptive Cycles: Their Significance for Defining environmental Hazards. Int. J. Biometeorol. 11, 255–278 (1967)

*Aschoff, J.: Das circadiane System. Grundlagen der Tagesperiodik und ihre Bedeutung für angewandte Physiologie und Klinik. Verh. Dtsch. Ges. Inn. Med. 79, 19–31 (1973)

Baatz, H.: Die gynäkologischen Indikationen für die Moortherapie. Arch. Phys. Ther. 19, 227–234 (1967)

Baier, H.: Die Beeinflussung von körperlicher Leistungsfähigkeit und Kreislauffunktion durch aktivierende Kurbehandlung bei Patienten mit funktionellen Herz- und Kreislaufstörungen. Z. Phys. Med. 2, 356–370 (1971)

Baier, H.: Über die Objektivierbarkeit des Kureffektes und der reaktiven Kurperiodik bei der aktivierenden Kurbehandlung (Kneipp-Kur). Zentralarch. Physiother. II, 23–43 (1972)

Baier, H., Friedrich, D., Hildebrandt, G.: Zur Frage der reaktiven Periodik im Kurverlauf. Z. angew. Bäder- und Klimaheilkd. 21, 97–103 (1974)

Baier, H., Rompel, Chr.: Der Einfluß thermischer Umgebungsbedingungen auf den Trainingserfolg beim Ausdauertraining. Arbeitsber. d. Sonderforschungsbereichs „Adaptation und Rehabilitation" (SFB 122), Bd. IV: 547–582. Marburg/Lahn 1977

Besthorn, H.-P., Hildebrandt, G., Strempel, H.: Tagesrhythmische Schwankungen der unspezifischen Reagibilität und adaptiven Kapazität beim Menschen. Z. Physikal. Med. 6, 32–33 (1977)

Bjerner, B., Swensson, A.: Schichtarbeit und Rhythmus. Acta Med. Scand., Suppl. 278, 102–107 (1953)

Bochnik, H.J.: Tagesschwankungen der muskulären Leistungsfähigkeit. Dtsch. Z. Nervenheilkd. 178, 270–275 (1958)

Böckler, H.: Sportliche Leistungsfähigkeit während des menstruellen Zyklus und unter Östrogen-Gestagen-Kombination. Dtsch. Med. Wochenschr. 95, 2482–2487 (1970)

Breithaupt, H., Hildebrandt, G., Döhre, S., Josch, R., Sieber, U., Werner, M.: Tolerance to shift of sleep related to the individual circadian phase position. 4. Internat. Symp. on Night- and Shiftwork. Ergonomics 21: 767–774 (1978)

Brück, K.: Physiologische Aspekte der Anpassung. Arch. Physikal. Ther. 21, 217–228 (1969)

Brüggemann, W.: Was ist Ordnungstherapie? Ärztl. Praxis 28, 1986–1990 (1976)

Brüning, W.: Chronobiologische Untersuchungen

über die Sterbehäufigkeit von Kurpatienten im Verlauf von Bäderkuren. Med. Inaug.-Diss. Marburg/Lahn 1978

Cabanac, M., Hildebrandt, G., Massonnet, B., Strempel, H.: Behavioural study of the nycthemeral cycle of temperature regulation in man. J. Physiol. (Lond.) *257*, 275–291 (1976)

*Conroy, R.T.W.L., Mills, J.N.: Human circadian rhythms. London: Churchill 1970

Crnjak, D.: Über die Bedeutung der Tageszeit für die Hydrotherapie. Untersuchungen über das Wassertreten. Med. Inaug.-Diss. Marburg/Lahn 1971

Damm, F., Döring G., Hildebrandt, G.: Untersuchungen über den Tagesgang von Hautdurchblutung und Hauttemperatur unter besonderer Berücksichtigung der physikalischen Temperaturregulation. Phys. Med. Rehab. *15*, 1–5 (1974)

Daubert, K.: Das kausale Problem der Wetterfühligkeit. Heilkunst *81*, 2–10 (1968)

Debry, G., Bleyer, R., Reinberg, A.: Circadian, circaseptan and circannual rhythms in spontaneous nutrient and caloric intake of 4 ± 1.5 year old healthy children (im Druck). Zit. b. Reinberg (1974)

Demuth, F., Breithaupt, H., Feunko B.: Thermischer Komfort im Verlauf einer Kneippkur. Z. Phys. Med. *13*:12–14 (1984)

Dérer, L.: Concealed macroperiodicity in the reactions of human organism. Rev. Czech. Med. *2*, 5 (1956)

Dirnagl, K., Drexel, H., Kleinschmidt, J.: Analyse des Kurverlaufs. Ergebnisse von Längsschnittuntersuchungen in verschiedenen Kurorten. Münch. Med. Wochenschr. *116*, 11:529–536 (1974)

Döring, G.K., Feustel, E.: Menstruationszyklus und Wasserhaushalt. Med. Welt, 1713–1714 (1954)

*Drischel, H.: Einführung in die Biokybernetik. Berlin: Akademie-Verlag 1973

Engel, P.: Über Schwankungen der morgendlichen Aufwachwerte des Blutdrucks im Menstruationszyklus. Med. Welt *21* (N.F.), 496–501 (1970)

Engel, P., Hildebrandt, G., Bergér, H.: Zur Objektivierung psychophysischer Umstellungen im Kurverlauf. Arch. Physikal. Ther. *15*, 335–342 (1963)

Engel, P., Hildebrandt, G., Voigt, E.-D.: Der Tagesgang der Phasenkoppelung zwischen Herzschlag und Atmung und seine Beeinflussung durch dosierte Arbeitsbelastung. Int. Z. Angew. Physiol. *27*, 339–355 (1969)

Engel, P., Hildebrandt, G., Pöllmann, L.: Die Wirkung von Schlafunterbrechung und Nachtarbeit auf die Frequenz- und Phasenkoordination von Herzschlag und Atmung. Schriftenr. Arbeitsmed., Sozialmed., Arbeitshyg. *38*, 95–104 (1971)

Engel, P., Schenk, R., Witzenrath, A.: Längsschnittuntersuchungen zur Kreislaufadaptation nach orthopädischen Operationen. Z. Physikal. Med. *6*, 27 (1977)

Fechner, M.: Untersuchungen über die Beeinflussung der psychovegetativen Reagibilität durch passiv-balneologische und aktiv-trainierende

Kurbehandlung. Med. Inaug.-Diss. Marburg/Lahn 1980

Felton, G.: Effect of time cycle change on blood pressure and temperature in young women. Nurs. Res. *19*, 48 (1970)

Felton, G.: Body rhythm effects on rotating work shifts. Nurs. Digest, Jan./Febr.: *29* (1976)

Feuchtersleben, E. von: Zur Diätetik der Seele. Leipzig: Universal-Bibliothek Nr. 1281, P. Reclam, 1879

Frank, D.: Der subjektive Verlauf einer aktivierenden Kneipp-Kurbehandlung in Abhängigkeit von reaktiv-periodischen und jahreszeitlichen Einflüssen. Med. Inaug.-Diss. Marburg/Lahn 1974

Gehse, M.: Untersuchungen über den zeitlichen Verlauf der Umsynchronisation verschiedener circadianer Funktionen bei Nachtschwestern. Med. Inaug.-Diss. Marburg/Lahn 1980

Geyer, F.: Die circaseptane Reaktionsperiodik im Kurverlauf von Vigilanzparametern und ihre Beziehung zur Wochenrhythmik. Med. Inaug.-Diss. Marburg/Lahn 1980

Grote, L.R.: In: K.E. Rothschuh (Hrsg.), Der Arzt im Angesicht von Leben, Krankheit und Tod. Stuttgart: Hippokrates 1961

Günther, R., Halberg, F., Knapp, E.: Veränderungen des Tagesrhythmus (Circadianrhythmus) bei chronisch Rheumakranken und ihre Beeinflussung durch Balneotherapie. Z. Physikal. Med. *2*, 180–197 (1971)

*Halberg, F.: Chronobiology. Annu. Rev. Physiol. *31*, 676–725 (1969)

Halberg, F., Carandente, F., Cornelissen, G., Katinas, G.S.: Glossary of Chronobiology. Chronobiologia IV, Suppl. 1. Milano: Casa Editrice Il Ponte 1977

Halberg, F., Haus, E., Cardoso, S.S., Scheving, L.E., Kühl, J.F.W., Shiotsuka, R., Rosene, G., Pauly, J.E., Runge, W., Spalding, J.F., Lee, J.K., Good, R.A.: Toward a chronotherapy of neoplasia: tolerance of treatment depends upon host rhythms. Experientia *29*, 909–934 (1973)

Halberg, F., Ratte, J., Kuhl, F.W., Najarian, J., Popovic, V., Shiotsuka, R., Chiba, Y., Cutcomp, L., Haus, E.: Chronobiologie. Rythmes circaseptidiens – environ 7 jours – synchronisés ou avec semaine social. C.R. Acad. Sci. *278*, 2675–2678 (1974)

Halhuber, M.J.: Aus der medizinischen „Wissenschaft vom Urlaub." Homburg-Informat. f. d. Werksarzt *7*, 26–34 (1960)

Hauser, G.A.: Die Rolle des neurovegetativen Nervensystems in der Gynäkologie und Geburtshilfe. Fortschr. Geburtsh. Gynäkol. *10*, 17–258 (1960)

Heckmann, Chr., Hildebrandt, G., Hohmann, E., Klemp, G., Raschke, F.: Über den Einfluß der Tagesrhytmik auf die erythropoetische Reaktion. Untersuchungen nach intermittierender Unterdruckbelastung. Z. Phys. Med. *8*:135–144 (1979)

*Heimann, H., Pflug, B., (Hrsg.): Rhythmusprobleme in der Psychiatrie. Stuttgart, New York: G. Fischer 1978

*Heiss, F., Franke, K. (Hrsg.): Der vorzeitig verbrauchte Mensch. Stuttgart: Enke 1964

Heller, M.: Die Wirkung lokaler Wärmeanwendungen (Fango-Paraffin-Packungen) auf Kreislauf und Thermoregulation bei Applikationen zu verschiedenen Tageszeiten. Med. Inaug.-Diss. Marburg/Lahn 1981

Hentschel, G., Schirgel, L.: Beobachtungen über Funktionsänderungen der akralen Durchblutung als klimatherapeutischer Effekt. Arch. Physikal. Ther. *12*, 235–240 (1960)

Hettinger, Th.: Isometrisches Muskeltraining. Stuttgart: Thieme 1972

Hettinger, Th., Müller, E.A.: Die Trainierbarkeit der Muskulatur im jahreszeitlichen Verlauf. Int. Z. Angew. Physiol. *16*, 90–94 (1955)

Hildebrandt, G.: Über tagesrhythmische Steuerung der Reagibilität. Untersuchungen über den Tagesgang der akralen Wiedererwärmung. Arch. Physikal. Ther. *9*, 292–303 (1957)

Hildebrandt, G.: Rhythmus und Regulation. Med. Welt, 73–81 (1961)

*Hildebrandt, G.: Biologische Rhythmen und ihre Bedeutung für die Bäder- und Klimaheilkunde. In: Amelung, W., Evers, A. (Hrsg.), Handbuch der Bäder- und Klimaheilkunde, S. 730–785. Stuttgart: Schattauer 1962

Hildebrandt, G.: Probleme des Kurverlaufs bei Bäder- und Klimakuren. Balneol. Beibl. d. Ärztl. Mitteilungen, Nr. 5/6 (1963)

Hildebrandt, G.: Störungen der biologischen Rhythmik. In: Heiss, F., Franke, K. (Hrsg.), Der vorzeitig verbrauchte Mensch, S. 303–316 Stuttgart: Enke 1964

Hildebrandt, G.: Saisonphysiologische Gesichtspunkte zur Bäder- und Klimabehandlung. Arch. Physikal. Ther. *17*, 39–49 (1965)

Hildebrandt, G.: Rhythmus und Regulation unter besonderer Berücksichtigung der Blutdruckregulation. Z. Gesamte Inn. Med. *22*, 206–213 (1967)

*Hildebrandt, G.: Die Koordination rhythmischer Funktionen beim Menschen. Verh. Dtsch. Ges. Inn. Med. *73*, 922–941 (1967)

Hildebrandt, G.: Störungen der biologischen Rhythmik. Heilkunst *80*, H. 9 (1967)

Hildebrandt, G.: Reaktive Perioden im Kurverlauf. In: W. Teichmann (Hrsg.), Kurverlaufs- und Kurerfolgsbeurteilung, S. 135–148 Bad Wörishofen: Sanitas 1968

*Hildebrandt, G.: Rhythmologische Aspekte der Selbstordnung. Arch. Physikal. Ther. *21*, 237–249 (1969)

Hildebrandt, G.: Rhythmologische Gesichtspunkte zur Zeitwahl und Dauer der Kurortbehandlung. Heilbad und Kurort, Z. Gesamte Bäderwesen *24*, 298–313 (1972)

*Hildebrandt, G.: Ergebnisse der Rhythmusforschung und ihre Konsequenzen für die Praxis der Hydrotherapie. In: Brüggemann, W. (Hrsg.), Würzburger Gespräche über die Kneipp-Therapie, Bd. 1, Hydrotherapie, S. 14–33. Bad Wörishofen: Sebastian-Kneipp-Zentral-Inst. 1973

Hildebrandt, G.: Chronobiologische Grundlagen der sogenannten Ordnungstherapie. Therapiewoche *24*, 3883–3901 (1974)

Hildebrandt, G.: Circadian variations of thermoregulatory responses in man. In: Scheving, L.E., Halberg, F., Pauly, J.E. (eds.), Chronobiology. Stuttgart: Thieme 1974

Hildebrandt, G.: Wissenschaftliche Grundlagen der modernen Balneologie. Therapiewoche *25*, 4122–4130 (1975)

*Hildebrandt, G.: Outline of Chronohygiene. Chronobiologia *III*, 113–127 (1976)

Hildebrandt, G.: Chronobiologische Grundlagen der Leistungsfähigkeit und Chronohygiene. In: Hildebrandt, G. (Hrsg.), Biologische Rhythmen und Arbeit, S. 1–19 Wien, New York: Springer 1976

*Hildebrandt, G. (Hrsg.): Biologische Rhythmen und Arbeit. Wien, New York: Springer 1976

*Hildebrandt, G.: Hygiogenese. Grundlinien einer therapeutischen Physiologie. Therapiewoche *27*, 5384–5397 (1977)

Hildebrandt, G. (Hrsg.): Tagesrhythmische Einflüsse auf das Adaptationsvermögen des Menschen (Muskelkrafttraining, sensomotorisches Lernen, Kältehabituation). Arbeitsber. d. Sonderforschungsbereichs „Adaptation und Rehabilitation" (SFB 122), Bd. IV, S. 157–208. Marburg/Lahn 1977

Hildebrandt, G.: Chronobiologische Grundlagen der Prävention und Rehabilitation. Z. Angew. Bäder- u. Klimaheilkd. *25*, 18–38 (1978)

Hildebrandt, G.: Kurkrisen und reaktiver Kurprozess. Z. Physikal. Med. *7*:145–159 (1978)

Hildebrandt, G.: Chronobiologische Aspekte der Physiotherapie. Z. Physiother. (Leipzig) *31*:173–198 (1979)

Hildebrandt, G.: Chronobiological aspects of cure treatment. Jap. J. A. Phys. M. Baln. Clim. *44*:1–37 (1980)

Hildebrandt, G.: Survey of current concepts relative to rhythms and shift work. In: Scheving, L.E. & Halberg, F. (Eds.): Chronobiology: Principles and applications to shifts in schedules. NATO Advance study institutes series D, No. 3. Sijthoff & Noordhoff International Publishers B.V., Alphen aan den Rijn 1980, pp. 261–292

Hildebrandt, G.: Zur Zeitstruktur adaptiver Reaktionen. Z. Physiother. *34*:23–34 (1982)

Hildebrandt, G.: Tagesrhythmik der Thermoregulation. Zum Andenken an Prof. Dr. med. Herbert Hensel. Funkt. Biol. Med. *3*:189–196 (1984)

Hildebrandt, G., Bestehorn, H.-P., Strempel, H.: Circadian Variations of a Non-specific Activation System in Man. In: Tromp, S.W. (ed.), Progress in human biometeorology, Vol. 1, Part II (Pathological biometeorology), pp. 223–232. Amsterdam: Swets & Zeitlinger 1977

Hildebrandt, G., Breithaupt, H., Döhre, S., Stratmann, I., Werner, M.: Arbeitsphysiologische Bedeutung und Bestimmung der circadianen Phasentypen. Z. Arb. wiss. *31* (3 NF), 98–102 (1977)

Hildebrandt, G., Crnjak, D.: Zur tageszeitlichen Ordnung der Hydrotherapie. – Untersuchungen über das Wassertreten. Phys. Med. *1*, 51–61 (1970)

Hildebrandt, G., Engelbertz, P., Hildebrandt-Evers, G.: Physiologische Grundlagen für eine tageszeitliche Ordnung der Schwitzprozeduren. Z. Klin. Med. *152*, 446–468 (1954)

Hildebrandt, G., Frank, D.: Der subjektive Verlauf der aktivierenden Kneipp-Kurbehandlung und seine Abhängigkeit vom biologischen Jahresrhythmus. Z. Physikal. Med. *3*, 177–194 (1975)

Hildebrandt, G., Gehlken, K.: Aktuelle Probleme der Balneologie. Ärztl. Forsch. *15*, I/76–84 (1961)

Hildebrandt, G., Geyer, F., Brüning, W.: Circaseptan adaptive periodicity and weekly rhythms. In: Hildebrand, G., Hensel, H. (Eds.): Biological Adaptation. Thieme-Verlag, Stuttgart-New York 1982, pp. 113–116

Hildebrandt, G., Heckmann, Chr., Hohmann, E., Klemp, G.: Untersuchungen über die Zeitgeberwirkung von intermittierenden Unterdruckbelastungen auf die Tagesrhythmik der Erythropoese. Z. Physikal. Med. *7*, 15–16 (1978)

Hildebrandt, G., Ishag George, B.: Untersuchungen über die Bedeutung anamnestischer Fragen für die Bestimmung vegetativer Reaktionstypen. Z. angew. Bäder- u. Klimaheilkd. *20*, 237–385 (1973)

Hildebrandt, G., Jaeck, G., Pontoppidan, E.: Der Grundumsatz im Verlauf von CO_2-Bäderkuren. Arch. Physikal. Ther. *19*, 455–461 (1967)

Hildebrandt, G., Klein, H.-R.: Untersuchungen über den Tagesgang der Koordination von Herzrhythmus und arterieller Grundschwingung. Arch. Kreislaufforsch. *59*, 235–259 (1969)

Hildebrandt, G., Lowes, E.-M.: Tagesrhythmische Schwankungen der vegetativen Lichtreaktion beim Menschen. J. Interdiscipl. Cycle Res. *3*, 289–301 (1972)

Hildebrandt, G., Rohmert, W., Rutenfranz, J.: 12 & 24 H Rhythms of Error Frequency of Locomotive Drivers and the Influence of Tiredness on it. Int. J. Chronobiol. *2*, 175–180 (1974)

Hildebrandt, G., Rohmert, W., Rutenfranz, J.: The Influence of Tiredness and Recovery Periods on the Circadian Variation of Error Frequency in Shift Workers (Engine Drivers). In: Colquhoun, P., Folkard, S., Knauth, P., Rutenfranz, J. (Hrsg.): Experimental Studies of Night- and Shiftwork, Dortmund 1974. Westdeutscher Verlag, Opladen *1975*, pp. 174–187

Hildebrandt, G., Stratmann, I.: Circadian system response to night work in relation to the individual circadian phase position. Int. Arch. Occup. Environ Health *43*:73–83 (1979)

Hildebrandt, G., Strempel, H.: Chronobiological Problems of Performance and Adaptational Capacity. Chronobiologia *4*, 103–115 (1977)

Hildebrandt, G., Witzenrath, A.: Leistungsbereitschaft und vegetative Umstellung im Menstruationsrhythmus. Die cyclischen Schwankungen der Reaktionszeit. Int. Z. Angew. Physiol. einschl. Arbeitsphysiol. *27*, 266–282 (1969)

Hillebrand, O.: Aufgaben und Möglichkeiten mo-

derner Balneologie. Münch. Med. Wochenschr. *109*, 559–564 (1967)

Hirsch, E., Halberg, E., Halberg, F., Goetz, F.C., Cressey, D., Wendt, H., Sothern, R., Haus, E., Stoney, P., Minors, D., Rosen, G., Hill, B., Hilleren, M., Garett, K.: Body weight change during 1 week on a single daily 2000-caloric meal consumed as breakfast (B) or dinner (D). Chronobiologia *II*, Suppl. 1, 31–32 (1975)

Hittmair, A.: Freizeit und Urlaub als Therapie und Prophylaxe. Monatskurse f. Ärztl. Fortbild. *10*, Nr. 6 (1960)

Hitzenberger, G.: Vergleichende Untersuchungen über die Wirkungen der Bad Haller Jodkur bei Hypertonikern. Arch. Physikal. Ther. *13*, 91–94 (1961)

*Hoff, F.: Unspezifische Therapie und natürliche Abwehrvorgänge. Berlin: Springer 1930

*Hoff, F.: Fieber, unspezifische Abwehrvorgänge, unspezifische Therapie. Stuttgart: Thieme 1957

Holzrichter, P.: Untersuchungen über den Verlauf vegetativer Umstellungen bei Rekruten während der ersten sechs Wochen der allgemeinen Grundausbildung. Med. Inaug.-Diss. Marburg/Lahn 1977

Horst-Meyer, H. zur, Heidelmann, G.: Menstruationszyklus, Gravidität und akrale Hautdurchblutung. Schweiz. Med. Wochenschr. *83*, 450–452 (1953)

Hosemann, H.: Unterliegt der Menstruationszyklus der Frau und die tägliche Geburtenzahl solaren und lunaren Einflüssen? Dtsch. Med. Wochenschr. *75*, 815–819 (1950)

Hübner, K.: Die Periodik der DNS-Synthese nach unspezifischen Reizen. Arch. Physikal. Ther. *21*, 251–260 (1969)

Hufeland, Chr.W.: Makrobiotik, oder die Kunst, das menschliche Leben zu verlängern, 5. Aufl. Reutlingen: Fleischhauer und Bohm 1817

Jacobs, H., Thompson, M., Halberg, E., Graeber, C., Levine, H., Haus, E.: Relative body weight loss on limited free-choice meal consumed as breakfast rather than as dinner. Chronobiologia *II*, Suppl. 1, 33 (1975)

Käss, H.: Tagesrhythmische Schwankungen von Hörschwelle und akustischer Adaptation. Med. Inaug.-Diss. Marburg/Lahn 1981

Klaus, E.J., Noack, H.: Frau und Sport. Stuttgart: Thieme 1961

Klein, K.E., Brüner, H., Holtmann, H., Rehme, H., Stolze, J., Steinhoff, W.D., Wegmann, H.M.: Circadian rhythm of pilot's efficiency and effects of multiple time zone travel. Aerospace Med. *41*, 125–132 (1970)

Klingelhöfer, R.: Längsschnittuntersuchungen der akustischen und optischen Reaktionszeiten zur Beurteilung der aktivierenden Kurbehandlung. Med. Inaug.-Diss. Marburg/Lahn 1973

Klinker, L.: Deutungsversuch der biologischen Jahresrhythmik. Arch. Physikal. Ther. *21*, 497–500 (1969)

Klinker, L., Landmann, W.: Saisonale Einflüsse auf den Kureffekt bei funktionellen und organischen

Herzpatienten. Arch. Physikal. Ther. *22*, 135–142 (1970)

Knoerchen, R., Gundlach, E.-M., Hildebrandt, G.: Tagesrhythmische Schwankungen der visuellen und vegetativen Lichtempfindlichkeit beim Menschen. In: Hildebrandt, G. (Hrsg.), Biologische Rhythmen und Arbeit, S. 43–53 Wien, New York: Springer 1976

Kühnau, J.: Vortrag Arbeitstgg. f. Polizeiärzte des Bundes und der Länder, Hamburg 1973. (Ref.: Praxis-Kurier *11*, 26 (1974))

Lampert, H.: Die Bedeutung der Reaktionstypenlehre für die Therapie, im besonderen die Hydrotherapie. Hippokrates *25*, 11–15 (1954)

Lampert, H.: Die Reaktionstypenlehre und ihre Bedeutung für Balneologie und Klimatologie. Arch. Physikal. Ther. *14*, 3–10 (1962)

Lavernhe, J.: Wirkungen der Zeitverschiebung in der Luftfahrt auf das Flugpersonal. Münch. Med. Wochenschr. *112*, 1746–1752 (1970)

Lemmer, B.: Chronopharmakologie. Tagesrhythmen und Arzneimittelwirkung. Wissenschaftliche Verlagsgesellschaft mbH 1983

Levi, F. & Halberg, F.: Circaseptan (about-7-day) bioperiodicity – spontaneous and reactive – and the search for pacemakers. La ricerca in Clinica e in Laboratorio *XII*: 323–370 (1982)

Lühr, K.: Objektivierung und Objektivierbarkeit des Kurerfolges. Arch. Physikal. Ther. *11*, 3–18 (1959)

Marktl, W.: Biologische Rhythmen verschiedener Hormone und von Plasmaproteinparametern im Verlauf von Kuren. Wiener Klin. Wschr. *95*: 183 (1983)

Marktl, W.: Die allgemeine Bedeutung chronophysiologischer Phänomene und deren Beeinflussung durch Kuren. Z. Phys. Med. *13*: 280–286 (1984)

Mayersbach, H. von, Philippens, K.: Seasonal Influence on the Drug Response of Highly Standardized Laboratory Rats. Int. J. Chronobiol. *5*, 427–428 (1978)

Melchior, H., Hildebrandt, G.: Die Hautdurchblutung verschiedener Körperregionen bei Arbeit. Int. Z. Angew. Physiol. einschl. Arbeitsphysiol. *24*, 68–80 (1967)

*Menzel, W.: Therapie unter dem Gesichtspunkt biologischer Rhythmen. In: Lampert, H. u.Mitarb. (Hrsg.), Ergebnisse der Physikalisch-diätetischen Therapie, Bd. 5, S. 1–38. Dresden und Leipzig: Steinkopff 1955

*Menzel, W.: Menschliche Tag-Nacht-Rhythmik und Schichtarbeit. Basel, Stuttgart: Schwabe 1962

Moog, R., Breithaupt, H.: Fortschritte bei der Konstruktion eines Fragebogens zur Bestimmung der individuellen circadianen Phasenlage. Koll. d. Sonderforschungsbereichs „Adaptation und Rehabilitation" (SFB 122), Bd. 7, S. 19–22. Marburg/Lahn 1978

Morath, M.: The four-hour feeding rhythm of the baby as a free running endogenously regulated rhythm. Int. J. Chronobiol. *2*, 39–45 (1974)

Östberg, O.: Zur Typologie der circadianen Phasenlage. Ansätze zu einer praktischen Chronohygiene. In: Hildebrandt, G. (Hrsg.), Biologische Rhythmen und Arbeit, S. 117–137. Wien, New York: Springer 1976

*Pengelley, E.T.: Circannual Clocks. Annual Biological Rhythms. New York, San Francisco, London: Academic Press Inc. 1974

Pirlet, K.: Ein Fragetest zur Bestimmung der individuellen Reaktionsweise. Ärztl. Forschung *9*, I/ 560–564 (1955)

Pöllmann, L.: Continuous measurements of heart and respiratory rate during a long-term experiment with an inverted activity cycle. In: Colquhoun, P., Folkart, S., Knauth, P. u. Rutenfranz, J. (ed.), Experimental studies of shiftwork, pp. 94–102. Forschungsber. d. Landes Nordrhein.-Westfalen Nr. 2513. Opladen: Westdeutscher Verlag 1975

Pöllmann, L.: Über tageszeitliche Unterschiede der Wirksamkeit eines Analgetikums. Dtsch. Zahnaerztl. Z. *31*, 812–814 (1976)

Pöllmann, L., Hildebrandt, G.: Über die suggestive Steuerbarkeit der Schmerzschwelle an gesunden Zähnen. Dtsch. Zahnaerztl. Z. *32*, 343–345 (1977)

Pöllmann, L., Hildebrandt, G., Heller, M.: Das Auftreten von eitrigen Prozessen im Mund-Kiefer-Bereich während Rehabilitationsmaßnahmen. In: Rettig, H.M. (Hrsg.): Biomaterialien und Nahtmaterial. Springer-Verlag, Berlin-Heidelberg 1984, S. 328–330

Prokop, O., Prokop, L.: Ermüdung und Einschlafen am Steuer. Dtsch. Z. Ger. Med. *44*, 343–355 (1955)

Raas, E., Halhuber, M.J.: Medizinische Untersuchungen an Urlaubern. Z. Angew. Bäder- u. Klimaheilkd. *12*, 107–136 (1965)

Regelsberger, H.: Der bedingte Reflex und die vegetative Rhythmik des Menschen. Wien: Springer 1952

*Reinberg, A.: Aspects of Circannual Rhythms in Man. In: E.T. Pengelley (ed), Circannual clocks. Annual biological Rhythms, pp. 423–505. New York, San Francisco, London: Academic Press Inc. 1974

Reinberg, A.: Chronobiology and Nutrition. Chronobiologia *1*, 22–27 (1974)

*Reinberg, A.: Advances in Human Chronopharmacology. Chronobiologia *III*, 151–166 (1976)

Reinberg, A.: Clinical Chronopharmacology, an Experimental Basis for Chronotherapy. In: Biologische Rhythmen. Einflüsse auf individuelle Aktionen und Reaktionen. 12. Deidesheimer Gespräch. Editio-Cantor, Aulendorf *1979*, S. 136–152

*Reinberg, A., Halberg, F.: Circadian Chronopharmacology. Ann. Rev. Pharmacol. *11*, 455–492 (1971)

Reinberg, A. & Smolensky, M.H.: Biological Rhythms and Medicine. Springer-Verlag, New York-Berlin-Heidelberg-Tokyo 1983

Rieck, A., Damm, F.: Circadian Variations in Blood Flow of the Extremities at Rest and during Work. Pfluegers Arch./Eur. J. Physiol., Suppl. 355, R 25

Rieck, A., Kaspareit, A.: Zur Frage tagesrhythmischer Änderungen von maximaler Muskelkraft und Extremitätendurchblutung nach isometrischer Kontraktion. In: Hildebrandt, G. (Hrsg.), Biologische Rhythmen und Arbeit, S. 21–29 Wien, New York: Springer 1976

Rompel, Chr.: Praktische Aspekte der Ernährungstherapie in einer Kurklinik. Z. angew. Bäder- u. Klimaheilkd. 25, 47–58 (1978)

Rompel, Chr., Baier, H., Hildebrandt, G.: Der normalisierende Einfluss der aktivierenden Kurbehandlung auf das Körpergewicht. Z. angew. Bäder- u. Klimaheilkd. 24, 31–39 (1977)

*Rudder, B. de: Grundriß der Meteorobiologie des Menschen. Berlin, Göttingen, Heidelberg: Springer 1952

Rutenfranz, J.: Probleme der Schichtarbeit. Werksärztliches 2/3, 1–27 (1971)

*Rutenfranz, J.: Arbeitsphysiologische Grundprobleme von Nacht- und Schichtarbeit. Rheinisch-Westfälische Akad. d. Wissenschaften, Vorträge N 275, S. 7–50. Opladen: Westdeutscher Verlag 1978

Sasse, C., Heckmann, Chr.: Über die Zeitstruktur des Adaptationsverlaufes bei einem vierwöchigen Ausdauerleistungstraining. Z. Phys. Med. 11:248–250 (1982)

Schäfer, K.Ph.W., Mielke, U.: Die Trinkkur als Synchronisator biologischer Rhythmen. Z. angew. Bäder- u. Klimaheilkd. 15, 231–245 (1968)

*Scheving, L.E., Halberg, F., Pauly, J.E. (eds.): Chronobiology. Stuttgart: Thieme 1974

Schultze, E.-G.: Einfluss des Meeresküstenklimas. In: Amelung, W., Evers, A. (Hrsg.), Handbuch der Bäder- und Klimaheilkunde, S. 683–700. Stuttgart: Schattauer, 1962

Schulz, L.: Der jahreszeitliche Gang der Temperaturempfindung des Menschen anhand einer zehnjährigen Beobachtungsreihe. Arch. Physikal. Ther. 12, 245–255 (1960)

Selye, H.: Einführung in die Lehre vom allgemeinen Adaptationssyndrom. Stuttgart: Thieme 1953

Serowy, C., Klinker, L.: Saisonrhythmisches Verhalten von Morbidität, Kureffektivität und Kurerfolg beim endogenen Ekzem. Dermatol. Monatsschr. 160, 735–741 (1974)

Siegmar, L.: Circadiane Rhythmen im Greisenalter, in Abhängigkeit vom Grad der individuellen Aktivität. Med. Inaug.-Diss. Marburg/Lahn 1982.

Strempel, H.: Der Tagesgang der Cold-Pressure-Reaktion unter Ausschluss von Kälte-Habituation. Z. Physikal. Med. 5, 37–41 (1976)

Strempel, H., Hildebrandt, G.: Zur Prognostik funktioneller Adaptationsverläufe. Z. Physikal. Med. Ergänzungsbd., 227–232 (1977)

Strempel, H., Tändler, P.: Über die Bedeutung des Intervalles bei der Adaptation an serielle Kältereize. Z. Physikal. Med. 6, 16–17 (1977)

Storch, J.: Methodische Grundlagen zur Bestimmung der Puls-Atem-Koppelung beim Menschen und ihr Verhalten im Nachtschlaf. Med. Inaug.-Diss. Marburg/Lahn 1967

Undt, W.: Wochenperioden der Arbeitsunfallhäufigkeit im Vergleich mit Wochenperioden von Herzmuskelinfarkt, Selbstmord und täglicher Sterbeziffer. In: Hildebrandt, G. (Hrsg.), Biolo-

gische Rhythmen und Arbeit, S. 73–79. Wien, New York: Springer 1976

Vecchi, A. de, Halberg, F., Sothern, R.B., Cantaluppi, A., Ponticelli, C.: Circaseptan Rhythmic Aspects of Rejection in Treated Patients with Kidney Transplants. Int. J. Chronobiol. 5, 432 (1978)

Voigt, E.-D., Engel, P.: Tagesrhythmische Schwankungen des Energieverbrauchs bei Arbeitsbelastung. Pfluegers Arch. 307, 89 (1969)

Voigt, E.-D., Engel, P., Klein, H.: Über den Tagesgang der körperlichen Leistungsfähigkeit. Int. Z. Angew. Physiol. einschl. Arbeitsphysiol. 25, 1–12 (1968)

Wachholder, K., Beckmann, A.: Weisses Blutbild und vegetatives Nervensystem. Klin. Wochenschr. 30, 1030–1034 (1952)

Wachholder, K., Beckmann, A.: Rhythmische reziprok alternierende Schwankungen des weissen Blutbildes und ihre Bedeutung für die Erkenntnis der Funktionsweise des vegetativen Nervensystems. Acta Med. Scand., Suppl. 278, 79–82 (1953)

Weh, W.: Tageszeitliche Wirkungsunterschiede des Obergusses nach Kneipp. Ein Beitrag zur Tagesrhythmik der Thermoregulation. Med. Inaug.-Diss. Marburg/Lahn 1973

Wendt, H.W.: Early circannual rhythms and adult human behaviour. Components of a chronobehavioural theory and critique of persistent artifacts. Int. J. Chronobiol. 2, 57–86 (1974)

Wendt, H.W.: Population, Sex and Constitution in Typologies Based on Individual Circadian Rhythms. J. Interdiscipl. Cycle Res. 8, 286–290 (1977)

Wendt, H.W.: Kreislaufumstellungen bei physikalischer Therapie in Abhängigkeit von Jahreszeit und Lebensalter. Z. Physikal. Med. 6, 24–25 (1977)

*Wendt, H.W., Palmerton, P.: Chronobihaviour. In: E. Simonson (ed.), Physiology of work capacity and fatigue, Vol. 2. Springfield, Ill.,: Thomas 1976

Wendt, H.W., Ritter, H.R.: Einige Probleme bei der Erfassung der circadianen Phasenlage aus Verhaltensinventaren und subjektiven Indikatoren. Koll. d. Sonderforschungsbereichs „Adaptation und Rehabilitation" (SFB 122), Bd. 5, S. 37–38. Marburg/Lahn 1977

Werner, M.: Objektive und subjektive Bestimmung der circadianen Phasenlage beim Menschen. Med. Inaug.-Diss. Marburg/Lahn 1978

Woitschach, G.: Jahresrhythmische Einflüsse auf die Normalisierung von Blutdruck und Pulsfrequenz während CO_2-Bäderkuren in Bad Orb. Med. Inaug.-Diss. Marburg/Lahn 1977

Zeising, M., Hildebrandt, G., Stornfels, W.: Autogenes Training und reaktiver Kurprozess. Z. Phys. Med. 8:40–41 (1979)

Zipp, Chr., Zipp, H.: Tagesrhythmische Schwankungen der Ischämiereaktion im Belastungs-EKG und ihre Beziehung zur Herzdynamik. Med. Welt 25 (N.F.), 1288–1292 (1974)

Zwiener, U.: Pathophysiologie neurovegetativer Regelungen und Rhythmen. Jena: Fischer 1976

Ordnungstherapie im Sinne einer Lebensordnung

W. Brüggemann

1 Wertmaßstäbe

Wenn man Ordnung in sein Leben bringen will, muß man zunächst einen Standpunkt beziehen, von dem aus man Wertmaßstäbe für sein Leben setzt und von dem aus man unterscheidet, was für sein Leben wichtig ist oder nicht. Dieser Standpunkt kann sehr verschieden sein, besonders bei den Menschen in der Hochzivilisation. Die verschiedenen Religionen, Humanismus, Marxismus und sonstige Weltanschauungen seien hier genannt. Von diesem Standpunkt aus müssen „normative Zielvorstellungen" für ein sinnvolles Leben entwickelt werden. Bei einfachen Menschen und Völkern werden diese Dinge durch gläubige Hingabe an eine Religion unreflektiert gelöst und sind kein Problem. Mit zunehmender Bildung, Freiheit und „Mündigkeit", von der heute so viel geredet wird, ist das erheblich schwieriger und erfordert wesentlich mehr Arbeit an sich selbst. Insbesondere fällt dem modernen Menschen die Anerkennung von nicht Objektivierbarem schwer. Der Atomphysiker Heisenberg schreibt aber z.B., daß das Objektivierbare nur ein kleiner Teil unserer Wirklichkeit ist (Heisenberg 1969). Nicht Objektivierbares als Wirklichkeit anzuerkennen wird aber weitgehend abgelehnt. Das Metaphysische muß jedoch als eine Grunddimension menschlicher Existenz angesehen werden, deren Ausklammerung nicht ohne Folgen bleiben kann. Wertmaßstäbe, die sich allein auf Zweckmäßigkeit, Leistung, vordergründigen Erfolg beziehen, können auf die Dauer nicht befriedigend sein. Konkret gesagt: Arbeit, Leistung, materieller Gewinn sind für ein sinnvolles Leben Voraussetzung. Sie versetzen uns erst in die Lage, die in uns liegenden Möglichkeiten auszuschöpfen. Wenn aber diese Voraussetzung zum Inhalt des Lebens wird, ist der Sinn des Lebens verfehlt.

1.1 Tradition

Mein eigener Standpunkt ist der eines katholischen Christen von der „progressiven" Richtung. Die Betonung liegt dabei auf Christ. Bei der Zugehörigkeit zur katholischen Kirche mögen traditionelle Faktoren eine Rolle gespielt haben. Wegen der Worte traditionell und progressiv sei ein kurzes Wort über die Bedeutung und den Wert der Tradition erlaubt.

1. Unreflektierte Tradition, also ein Verhalten, das Tradition von den Vorfahren unverändert, orthodox-starr übernimmt, ist zutiefst unmenschlich und auch unchristlich. Das Statische ist nicht unsere Dimension. Nur das, was wir als Gott bezeichnen, trägt die Attribute des Statischen, wie unveränderlich, allwissend, allgegenwärtig, ewig, unsterblich usw. Unsere Welt und wir dagegen sind dynamisch-evolutiv und in stetem Wandel begriffen. Dazu zwei Beispiele:

- Aus der Natur: Tiere aller Art, die sich an veränderte Umweltbedingungen nicht anpassen konnten, ihre alte Form unverändert beibehielten, sind ausgestorben.
- Aus der Technik: Das Auto von Mercedes-Benz aus dem Jahre 1925 war zu der damaligen Zeit ein anerkanntes, gutes Auto. Welcher Techniker oder welche Firma könnte es sich leisten, aus Gründen der Tradition dieses Auto weiterzubauen nach dem Motto: „Was unsere Väter für gut befunden haben, ist und bleibt gut und darf nicht geändert werden." Ein derartiges Verhalten ist absurd und indiskutabel.
Was für die Naturwissenschaften gilt, gilt auch für die Geisteswissenschaften. Beide sind untrennbar miteinander verbunden.

2. Völliges Ablehnen jeder Tradition ist unsinnig und illusionär. Dazu wieder zwei Beispiele:

- In der gesamten belebten Natur werden Konstruktionen und Funktionssysteme von niederen Tierklassen auf höhere übertragen und auch vom Menschen übernommen, z.B. Kreislauf, Lunge, Nervensystem, Genetik usw.
- Nicht anders verfahren wir in der Technik: Das Grundprinzip der Konstruktion des Mercedes-Benz 1925, der Vergasermotor und viele andere Dinge wurden übernommen und bis zu dem derzeitigen modernen Auto weiterentwickelt.

Fazit: Eine reflektierte Tradition, die bewährte Konstruktionen und Verhaltensweisen übernimmt und weiterentwickelt, ist die optimale Methode. „Ex ovo" neu beginnen zu wollen, ist eine illusionäre Schwärmerei, der man ein klares Nein entgegenhalten muß.

Das Beibehalten einer Tradition im Sinne der Erinnerung, des Gedenkens oder der Folklore ist eine andere Sache. Sie hat ihre Berechtigung und gehört zum Menschsein.

1.2 Dynamik des Lebens

Die zweite Schwierigkeit eines reflexiv erarbeiteten Standpunktes ist seine Dynamik. Welt und Mensch sind in ständigem Wandel begriffen. Man muß daher auf seiner Lebensreise, die wohl bei niemandem immer geradeaus geht, sondern manchen Schlenker und manche Kurve macht, von Zeit zu Zeit eine „Standpunktortung" vornehmen, seinen Kompaß hervorziehen und die Richtung peilen, damit man sie im Gestrüpp des Alltags nicht verliert. Man muß die Änderung seiner Umwelt und seine eigene Änderung im Laufe der Jahre in eine Relation bringen, um nicht einer Isolation, Verständnislosigkeit, einem Jammer über die derzeitigen schlechten und sentimentalen Erinnerungen an die guten alten Zeiten – deren Güte meist auch fragwürdig war – anheimzufallen. Karl Jaspers schildert Grenzsituationen des Lebens als Anlaß zu einer derartigen Ordnung. Mit großer Wahrscheinlichkeit werden im Laufe des Lebens einige Kurskorrekturen notwendig sein. Das gilt für jeden von uns und für alle Institutionen und Vereinigungen.
Bei der heutigen Akzeleration kann man gar nicht genug auf der Hut sein und gar nicht oft genug eine „Standpunktortung" vornehmen. Eine derartige Lebenseinstellung hat medizinisch den großen Vorteil, daß man nicht jeden Alltagsärger zum Problem macht und dadurch einem ständigen Disstreß ausgesetzt ist, daß man die uns überflutenden Informationen und Ärgernisse selektiert und so gewissermaßen sich einen „psychischen Filter" einbaut. Dadurch werden erstens Störungen unserer Funktionssysteme mit den daraus folgenden bekannten Schäden deutlich gemildert, zweitens wird durch Entspannung und Aufnahmebereitschaft erhöhte Lebensfreude ermöglicht. Wir brauchen dann auch nicht mehr so viel autogenes Training, Yoga usw. Wenn jedoch die Aufnahmebereitschaft im Alltagsstreß, im Konkurrenzkampf, in Hetze und Arbeit verkümmert,

schwindet auch immer mehr die Möglichkeit eines echten Genusses, eines echten Glücks (Brüggemann 1976).

2 Sinnfragen des Lebens

Die Zeit selbstzufriedener, im Grunde naiver Wissenschaftsgläubigkeit ist vorbei. Existentielle Zweifel, existentielle Frustration und Angst sind an seine Stelle getreten.
Die Technik hat uns in den letzten Jahrzehnten einen ungeheueren Fortschritt beschert, es ist aber ihr nicht „systemimmanent", daß sie uns sagt, wie wir uns verhalten sollen, um ein „humanes", dem Menschsein einigermaßen adäquates Leben führen zu können.

2.1 Seelische Gesundheit

Nach Schomburg beinhaltet „seelische Gesundheit" eine relative Freiheit von Angst, Bedrohung und Haßgefühlen; ferner eine positive Einstellung zur eigenen Person, zu den Mitmenschen, zum Schicksal. Er spricht von sechs seelischen Grundbedürfnissen, deren Beachtung er dringend empfiehlt:

1. Liebe als erstes und wichtigstes Grundbedürfnis – besonders Kinder brauchen sie und finden sie meist in der mütterlichen Bezugsperson. Das Bedürfnis nach Liebe schließt im späteren Leben eine gesunde Sexualität ein.
2. Nestwärme, Geborgenheit – besonders in der Jugend.
3. Anerkennung – Bestätigung, Erfolgserlebnis.
4. Freiheit zu schöpferischem Tun, auch in ganz einfacher Form.
5. Erlebnisse mit Erinnerungswerten.
6. Selbstachtung – Voraussetzung dafür ist, daß wir uns in einer stillen Stunde des Nachdenkens eine Amnestie für die verlorenen Wettkämpfe unseres bisherigen Lebens zuerkennen.

2.2 Gewissen

Die Fragen, die das Leben an uns stellt, sind oft rein rational gar nicht lösbar. Der Instinktsicherheit seiner tierischen Vorfahren beraubt und mit einem Verstand ausgerüstet, der ihm bei der Sinnfindung nicht weiterhilft, muß sich nach Frankl (1972) der Mensch auf die Kräfte seiner Intuition und auf sein Gewissen verlassen. Das wäre eine einfache Lösung, wenn man wüßte, daß einem das Gewissen eine sichere Auskunft gibt. Wir alle wissen jedoch aus schlimmen Erfahrungen von der Manipulierbarkeit des Gewissens, die Pascal einmal zu dem Satz veranlaßt hat: „Niemals wird das Böse so vollkommen getan, wie wenn es mit gutem Gewissen getan wird."

2.3 Probleme der Technik

Ohne Technik können wir nicht leben. Man kann aber nicht gegen das protestieren, von dem man lebt. Eine ausschließlich nach technischen und wirtschaftlichen Gesetzen funktionierende Zivilisation wirkt nicht nur objektiv in sich fragwürdig und sinnlos, sie wirkt durch ihre Zwänge zu bestimmten Verhaltens- und Denkweisen unter Umständen so stark auf den Menschen zurück, daß er subjektiv unfähig wird, sein Leben im Arbeits- und Freizeitbereich noch als sinnvoll zu erfahren und selbständig zu gestalten.
Unsere Fähigkeit, Freude und Sinn zu erleben, wird durch folgende Faktoren beeinträchtigt:

- durch die Unüberschaubarkeit der arbeitsteiligen Industrieproduktion, die den Sinn der Arbeit für die eigene Familie, die Gemeinde oder andere Gruppen nicht mehr erfahren läßt, so daß die Arbeit nur noch als Erwerb gesehen und die Lebenserfüllung nur noch im privaten Bereich der Freizeit gesucht wird
- durch die Unüberschaubarkeit des politischen Lebens und der Informationsflut, die oft das Mißtrauen und die Anonymität vergrößern, anstatt die sozialen Zusammenhänge überzeugend nahezubringen und die Gemeinschaft zu fördern

- durch den Zwang zu ständiger Aktivität nach außen, die zu der Absicht verleitet, innere Probleme seien durch Technik und Betriebsamkeit zu lösen (Flucht in die Arbeit). Man lebt nicht um zu arbeiten, sondern man arbeitet um zu leben)
- durch den Zwang zu einseitig funktionaler Kommunikation, die gefühlsmäßige Bedingungen verkümmern läßt
- durch den Zwang zu vorprogrammiertem Verhalten – Arbeit, Verkehr – das die eigene Kreativität nicht mehr fordert
- durch den Zwang zur Konsumhaltung

2.4 Glück

Die Suche nach dem Glück als Sinn des Lebens wird heute groß geschrieben. Man möchte glücklich sein, sich außerhalb der Arbeit nicht mit Problemen befassen, sondern in möglichst großem Maße die Früchte der Arbeit – sprich Geld – in Glück umsetzen und zwar in ein rasch realisierbares und nicht in ein in der Ferne liegendes. Das hat mit intensiver Unterstützung durch die Werbepsychologie zu einem Hedonismus gewaltigen Ausmaßes geführt. Dabei ist es mit dem Glück so eine Sache. Erstens sind die Vorstellungen vom Glück bei den einzelnen Menschen sehr verschieden und zweitens ist das Glück keine konstante Größe. Sicher macht ein Erfolgserlebnis die meisten Menschen glücklich – es ist ein seelisches Grundbedürfnis. Das große Glück kann man aber nicht erzwingen und nicht in mg, g, kg oder internationalen Einheiten messen. Glück beinhaltet immer zu einem Teil Geschenk. Das entbindet uns aber nicht von der Aufgabe oder Pflicht, je nach Gabe eine Vorbereitung für den Empfang eines derartigen Geschenkes zu treffen.

So muß man z.B., wenn man irgendwann einmal von einem Kunstwerk, sei es ein Bild oder eine Symphonie oder sonst irgendetwas, ergriffen sein will, sich vorher mit diesen Dingen beschäftigt haben, um die Voraussetzungen für die Aufnahme eines Geschenkes zu besitzen. „Es überkommt mich und ich weiß nicht warum." Auf der anderen Seite ist die Beherrschung der Kunsttechnik, z.B. Farbenmischung oder Harmonielehre noch nicht der Garant für ein Kunstwerk. Es kann z.B. ein Künstler alle die

Punkte bestens berücksichtigt haben und es bleibt ein technisches Machwerk. Bei der echten Kunst und dem Erleben eines derartigen Kunstwerkes ist immer etwas Unberechenbares, nicht Ausdrückbares im Spiel, das wir als tiefes Glück, als Erlebnis usw. bezeichnen. Das gilt z.B. auch in hohem Maße für das religiöse Erlebnis der östlichen Religionen, die Ekstasen der christlichen Mystiker und für die Liebe. Sie bezeichnen es als unaussprechbar und weigern sich daher, darüber zu reden. „Das große Glück fängt erst da an, wo der Verstand aufhört."

Im Glück ist auch der Wandel inbegriffen. Man kann nicht immer glücklich sein. Auch das Leid, die Sorge, der Ärger gehören zu den Voraussetzungen echter Glücksempfindung. Die Erfüllung aller Bedürfnisse und Triebe führt dagegen zur Langeweile, Unzufriedenheit und nervösen Störungen aller Art – siehe die Zunahme dieser Störungen in unserer Konsumgesellschaft. Goethe schrieb einmal, daß das höchste Glück auf Erden nicht das gesund *sein*, sondern das gesund *werden* sei. Aus allem diesem ersieht man, daß zur menschlichen Existenz etwas Unbegreifliches, Unberechenbares, nicht Objektivierbares, in Zahl und Maß meßbares gehört, dessen Auswirkungen wir spüren, deren Herkunft wir nur erahnen können, ob wir es nun Gott, Vorsehung, Zufall, ordnende Strukturen oder anders bezeichnen.

2.5 Fortschrittsdenken

Aus marxistischer oder positivistischer Sicht stört Metaphysik, Religion etc. nur den so notwendigen Fortschritt. Wir kommen viel eher zum Ziel, wenn wir uns auf unseren Verstand verlassen und damit das Paradies – sei es auf Erden oder sonstwo – erreichen.

Mit dem Fortschritt und dessen Ambivalenz ist es aber so eine Sache. So ist z.B. das Flugzeug gut, wenn es die menschliche Kommunikation fördert, es ist schlecht, wenn aus ihm Bomben geworfen werden. Die Atomspaltung ist gut, wenn sie Energie liefert und schlecht, wenn sie zu Bomben benutzt wird, usw.

Wenn wir die technische Evolution mit der eigentlich humanen Evolution vergleichen, wird unser Hochmut etwas gedämpft. Sind wir wirklich menschlicher geworden? Gibt es nicht mehr so viele Grausamkeiten? Sind wir gerechter geworden? Ist der Unterschied von arm und reich nicht mehr so groß? Gibt es weniger Hunger in der Welt? Ist es nicht mehr so, daß ein Teil der Weltbevölkerung zu viel und ein anderer zu wenig zu essen hat? Gibt es keine Überflußkrankheiten und keine Mangelkrankheiten mehr? Ist der Kontakt, das Verstehen, kurz die Menschlichkeit, das Miteinander besser geworden? Warum gibt es eine zunehmende Vereinsamung in der hochzivilisierten, reichen, modernen Gesellschaft? Warum nimmt dort die Selbstmordrate ständig zu? Warum kommt es dort zu Drogensucht, Neurosen, Herzinfarkt usw.? Warum sperrt man die Alten in Häuser, wo sie isoliert auf den Tod warten? Wie steht es überhaupt mit Tod, Krankheit und Angst? – Das ist nur ein Teil von Problemen, die uns zur Bescheidenheit und Nachdenken bezüglich des Fortschrittes und seiner Ambivalenz anregen sollten.

2.6 Sinngebung nach christlicher Auffassung

Nach christlicher Auffassung liegt die Selbstverwirklichung des Menschen und damit ein großer Teil der Sinngebung in seinem Mitmenschen, seinem Nächsten. Durch seine Leistung, sein Verhalten, seine Toleranz etwas zu vollbringen, was dem Nächsten und der Menschheit insgesamt irgendwie hilft und sei es auch nur einigen Menschen und sei es auch nur ein noch so kleiner Beitrag, den wir leisten auf dem großen Wege der Weiterentwicklung des Menschengeschlechts in eine andere Dimension, gibt dem Leben Sinn. Es ist das, was alle Religionen und alle Vertreter der Gattung homo sapiens erhoffen, anstreben und auf verschiedenen Wegen erreichen wollen. Es ist sozusagen der Urtraum der Menschheit, der zwar physikalisch und rechnerisch nicht erfaßbar und schon gar nicht objektivierbar ist.

3 Verhältnis zum Tod

Sinnfragen des Lebens können den Tod nicht ausklammern. Heute wird der Tod aus Angst weitgehend verdrängt. Krankheit und Tod sind ein Ärgernis unserer Leistungsgesellschaft. Früher betete man: „Herr, bewahre uns vor einem plötzlichen Tod." Heute ist die Angst so groß, daß die Menschen um das Gegenteil beten. Das sicherste Faktum unserer Existenz scheint in unserem Bewußtsein nur eine untergeordnete Rolle zu spielen. Noch vor 100 Jahren war es in Siebenbürgen üblich, Kinder bei einem Todesfall die nackten Füße der Leiche küssen zu lassen, und sie mit dem Sterben und dem Tod vertraut zu machen.

In Mexiko spielen die Kinder im November zu der Zeit um „Allerheiligen" mit dem Tode. Die Puppen werden gegen Totenskelette ausgetauscht. In den Schaufenstern der Geschäfte oder z.B. in der Staatlichen Manufaktur in Mexiko City sieht man ganze Skelettfamilien friedlich in häuslicher Gemeinschaft. – Für uns ein makabrer Anblick, für die Mexikaner eine Selbstverständlichkeit.

Die Frage „Was geschieht mir nach dem Tod" ist meistens von entscheidender Bedeutung. Dafür hat es in der Geschichte der Menschheit verschiedene Modellvorstellungen gegeben. So sagt Platon z.B.: „Im Menschen ist etwas, was sich des Leibes bedient wie ein Gerät, und dieses ist die Seele und die Seele ist der Mensch." Die Konsequenz bei dieser strengen Teilung von Leib und Seele für den Tod wäre dann, daß der Handwerker sein Handwerkszeug weglegt (Dualismus). Aber schon sein Schüler Aristoteles sagt: „Nicht die Seele ist der Mensch, sondern das Seinsgefüge von Seele und Körper ist der Mensch." Thomas von Aquin spricht von einer Leibhaftigkeit der Seele, die nur in Verbindung mit dem Leib existent ist.

Dazu noch einige Worte von Rahner (1973) in wörtlichem Zitat:

„Den Kreuzweg, unseren Kreuzweg, kennen wir. Er heißt heute meist anders. Man hat die Straßenbezeichnung geändert. Das kommt oft vor in diesen wechselnden Zeiten. Heute heißt der Kreuzweg: Tragik, Krebs, Ehescheidung, Atomkrieg, Vereinsamung und ähnliches mehr. Die Straße ist länger geworden und ihre Abschnitte haben alte und neue Straßenschilder. Aber es ist der alte Weg geblieben, der an viel Elend und Schmerz vorbei zum Tode führt. Und dieser stirbt sich im heutigen Krankenhaus auch nicht anders als früher: Die Augen wandern suchend umher und finden keinen festen Punkt mehr; die Sprüche der Ärzte und gute Worte wirken merkwürdig leer und fern usw. Der Tote ist ausgeschert aus dem Betrieb, den wir machen. Was ist aber mit diesem, der begraben worden ist?

So ganz klar, daß alles ‚aus‘ ist, dürfte es doch wohl nicht sein, denn der Rest der Tragödie, menschliches Leben genannt, ist doch nicht einmal eine überzeugende Respektierung des Gesetzes der Erhaltung der Energie. Denn vorher war auch Stoffwechsel, der jetzt andere Bahnen eingeschlagen haben mag, ein wenig weniger eindeutig in einer Richtung gesteuert. Aber es war doch vorher auch einiges andere da: eben ein Mensch mit Liebe, Treue, Schmerz, Verantwortung, Freiheit und vielem anderen mehr. Mit welchem Recht behauptet man eigentlich, das alles sei einfach aus der Wirklichkeit ins reine Nichts abgewandert, verdampft, aufgelöst? (Nicht einmal so sagen dürfte man, da auch die ‚Auflösung‘ alles bleiben läßt was war, bzw. umsetzt in anderen Stoff oder Energie, während hier, was war, einfach nicht mehr sein soll; ‚ich‘ war nämlich und den soll es nun schlechthin nicht mehr geben). Warum soll es eigentlich aus sein? Weil wir davon nichts mehr merken? Das Argument scheint ein wenig schwach. Eigentlich folgt daraus nur: für den Hinterbliebenen ist der Tote nicht mehr da. Aber ist er darum für sich selbst nicht mehr da? Muß er für andere da sein, um zu sein? Wäre es denkbar, daß er seine ‚Gründe‘ gehabt hat, sich so zu verwandeln, daß das Neugewordene nicht bei uns weiter mitspielt? Wir dürfen die Existenz, die aus dem Tode ersteht, nicht als ‚Weiterdauern‘ verstehen. Kann also das, was wir unser Leben nennen, nicht der kurze Blitz eines Werdens sein von etwas, das ist, endgültig ist, weil es wert ist, so zu sein, so daß Werden aufhört, wenn das Sein beginnt, wir davon aber nichts merken, weil wir selbst noch im Werden sind?

So wie es wissenschaftliche Apparaturen gibt, um ein Mehr an Wirklichkeit im Bereich der materiellen Welt festzustellen, so gibt es – ohne Apparaturen, aber nicht ohne eine höher entwickelte Geistigkeit – Erfahrungen, die jene Ewigkeit ergreifen, die nicht als ein zeitliches

Weiterdauern ‚hinter‘ unserem Leben sich hinzieht, sondern in die Zeit der freien Verantwortung als den Raum ihres Werdens eingesenkt ist und sich in der sich total beendigenden Zeit des Lebens in seine Vollendung hinein vollzieht.“

4 Konsequenzen für den Arzt

Eine ärztliche Behandlung ist dann gut, wenn dadurch dem Menschen in seiner leiblichen, seelischen und mitmenschlichen Daseinssituation ein wirksamer Dienst erwiesen wird zur Erreichung dessen, was er als Lebensauffassung ansieht. Die auch zu den Aufgaben des Arztes gehörende Sterbehilfe richtet sich auf die Selbstverwirklichung des Menschen, so daß jemand optimal in die Lage versetzt wird, seinen eigenen Tod sterben zu können.

4.1 Leiden

Im Leiden kann der personale Mensch wachsen, vielleicht zu einer Größe, die ohne dieses nie möglich gewesen wäre. Im Leiden kann der Mensch aber auch tief in Frage gestellt, ja zerstört werden. Die Kräfte des Glaubens und der Liebe können in ihm untergehen in einer trostlosen Dunkelheit. Ebenso gibt es die Möglichkeit, daß der Mensch im Leidenskampf hängen bleibt, zu schwindelhaften Ausweichmanövern seine Zuflucht nimmt. Er kann das mit dem Leiden häufig verbundene naiv egozentrische Bedürfnis, gepflegt zu werden, ausnützen und die Mißerfolge in seinem Leben auf das Leiden schieben, so daß ihm sozusagen die Existenzberechtigung entzogen und sein Versagen ihm deutlich gemacht wird, wenn man ihn von seinem Leiden befreit. Das alles muß der Arzt bedenken und bei seiner Therapie berücksichtigen.

4.2 Heilen

Beim Heilen steht immer ein ganzer leibhaftiger Mensch einem anderen ebenso leibhaftigen Menschen gegenüber, es ist immer eine Begegnung von Mensch zu Mensch. Deswegen befindet sich der Arzt seinem Patienten gegenüber grundsätzlich in einer personal-dialogischen Situation, die ein partnerschaftliches Verhältnis zu seinem Patienten verlangt. Diese zur Heilung notwendige Situation wird durch die moderne chemische und technische Perfektion nicht selten verzerrt. Nicht selten erscheint der Arzt dem Patienten wie eine Art höheres Wesen, ausgestattet mit geheimen und undurchschaubaren Künsten, dem der Patient mit einer Art von Bewunderung, die mit Furcht gemischt zu sein pflegt, begegnet, die ihrerseits dann wieder auf das Selbstbewußtsein des Arztes zurückwirken kann. Trotz der notwendigen und nicht zu bestreitenden Erfolge der Technik sollte die Situation Arzt-Patient in ihrer Grundstruktur eine dialogische, d.h. eine mitmenschliche sein, wie sehr sie auch im Gewande einer hohen technischen Versachlichung sich gelegentlich präsentiert. Keinesfalls sollte der Patient einem Apparat gegenüber stehen und auch nicht einem wie ein Apparat funktionierender Fachmann. Heilen besteht in einer Partnerschaft zwischen Arzt und Patient, die beide aktiv mitarbeiten müssen. Die ärztliche Kunst ist eine Kunst des Dialogs und nicht nur eines gelehrten Monologs vor einem stumm alles hinnehmenden Patienten. Der alte Spruch medicus curat, natura sanat hat auch heute noch seine Bedeutung, wobei mit natura nicht die Natur allgemein, sondern die Persönlichkeit des Patienten sowohl somatisch wie psychisch gemeint ist. Die partnerschaftliche Beziehung schafft Vertrauen, das wesentlich zum Heilungsprozeß beiträgt (Welte 1975).

4.3 Sterbenshilfe

Eine Lebensordnung kann den Tod nicht ausklammern. Das Heilen kann nicht immer gelingen. Viele Male soll und kann das Leiden geheilt und überwunden werden, aber zuletzt bleibt der Tod als einziger Sieger auf dem Platz. Man wird, sofern man sich darüber keine Illusionen macht, betroffen fragen: warum muß es so sein, was hat es für einen Sinn, daß es so ist? Diese ernsten Fragen sind leider durch die Naturwissenschaft nicht mehr zu lösen. Es bieten sich dafür lediglich in erster Linie zwei Wege jenseits der Naturwissenschaft an. Der eine ist menschlich, der andere überschreitet das

Menschliche, ist transzendental. Sterbenshilfe setzt voraus, daß der Arzt seinen eigenen Tod auch nicht ausklammert und sich über die Frage: „Was geschieht mir nach dem Tod", Gedanken gemacht hat, sei es transzendental, im Sinne eines Weiterlebens in einer unbekannten Form, oder sei es das absolute Ende im Sinne eines Atheismus.

Der Sterbende hat ein feines Gefühl und ein Gespür dafür, ob er belogen und als lästig empfunden wird. Man sollte als Arzt viel weitgehender die Wahrheit sagen, als es üblich ist. Wahrheit und Hoffnung schließen einander nicht aus. Wichtig ist, daß, wenn beim Patienten die Hoffnung schwindet, nicht auch der Arzt und die Schwestern verschwinden. Zahlreiche Beobachtungen haben ergeben, daß die Angst vor dem Sterben oft schwerer zu ertragen ist als das Sterben selbst. Der Weg des Mitleidens ist immer noch möglich und auch geboten, wo sonst nichts mehr möglich ist. Das Mitleid kann zwar die Frage nach dem Sinn des Leidens und Sterbens auch nicht lösen, aber es kann helfen und trösten und es müßte die letzte und schönste menschliche Aufgabe des Arztes und seiner Helfer sein, wenn sie nicht mehr heilen können.

So wichtig Meßwerte und harte Daten in der modernen Medizin sind, so wichtig ist auch zu bedenken, daß diese beim Umgang mit Menschen und deren ärztliche Betreuung nur ein Teilaspekt sein können und daß die „weichen" seelischen Daten eine große Rolle spielen. Nur eine harmonische Integration im Therapieplan kann dem Wohle des Menschen und unserem ärztlichen Anliegen dienen.

5 Literatur

Brüggemann, W.: Ärztl. Praxis XXVII, 1986 (1976)
Frankl, V.E.: Der Mensch auf der Suche nach dem Sinn. Herderbücherei Bd. 430. Freiburg: Herder 1972
Grom, B., Schmidt, J.: Fragen nach dem Sinn des Lebens. Herderbücherei, Bd. 519. Freiburg: Herder 1975
Heisenberg, W.: Der Teil und das Ganze. München: Piper 1969
Rahner, K.: Experiment Mensch. Hamburg: Siebenstern 1973
Schomburg, E.: persönliche Mitteilung
Welte, B.: Monatsk. Ärztl. Fortb. 25, 257 (1975)

Spezieller Teil

Herzkrankheiten
Modelle und Programme mit Allgemein- und Kneipptherapie

W. Teichmann und S. Schneider

Einleitung

Die komplexe Allgemeintherapie nach Kneipp moderner Prägung hat nichts mit Kaltwasserheroismus und ideologisierter Außenseitermedizin zu tun. Sie stellt ein Behandlungsverfahren dar, welches eine Verhaltensänderung des risikobeladenen Menschen erstrebt. Zu diesem hochgesteckten Ziel bedient sie sich der bekannten fünf Fundamente: Der Hydrotherapie, Bewegungstherapie, Diätetik, Phytotherapie und der sogenannten Ordnungstherapie. Dazu kommt die Erziehung und Motivierung zu einem gesundheitsbezogenen Lebensstil unzähliger nicht mehr gesunder und noch nicht kranker Menschen als Erstprävention und ebenso vieler, die eine Krankheit überstanden haben im Sinne der Zweitprävention. Die Gesundheitserziehung ist die Basis aller therapeutischen Bemühungen.

Im weiten Bereich der Herzkrankheiten allgemein- und kneipptherapeutische Modelle und Programme vorzustellen, bedingt eine Klarstellung, um Mißverständnissen vorzubeugen. Die komplexe Allgemeintherapie nach Kneipp, die physikalische Medizin überhaupt mit ihren aktivierenden Substraten, hat ihre Indikation außerhalb akuter lebensbedrohlicher Situationen.

Dort stellt die moderne Arzneimitteltherapie und der Einsatz technischer Hilfsmittel auf Intensiv-Therapie- und Überwachungsstationen das absolute Primat. Für eine Reihe kardiologischer Erkrankungen kann die Kneipptherapie nur als bedingte Indikation gelten, bei manchen ist sie kontraindiziert. Bei allen Herzkrankheiten ist sie als kompetitive, adjuvante, unspezifische Reizkörpertherapie zu verstehen. Die Domäne der Kneippschen Physiotherapie liegt in der Therapie psycho-vegetativer funktioneller kardiovaskulärer Syndrome und in der Prophylaxe und Rehabilitation des Herzinfarktes.

1 Koronare Herzkrankheit

1.1 Prävention des Herzinfarktes

In allen Industrienationen und vielen Wohlstandsländern haben die ischämischen Herzkrankheiten seit Jahrzehnten ständig zugenommen. 1975 starben in der Bundesrepublik mehr als 340000 Menschen an Herz-Kreislaufkrankheiten, das sind 46% der Todesfälle. Die als „schwarze Pest unseres Jahrhunderts" titulierte Epidemie befällt zudem jüngere Jahrgänge. Die Frauen sind gegenüber den Männern deutlich begünstigt. Kannel hat als Ergebnis der bekannten Framingham-Studie von einer stärkeren biologischen Resistenz der Frauen auf dem arteriellen Sektor gesprochen (Kannel 1975).
Großangelegte Studien und Untersuchungsreihen in aller Welt haben die Risikofaktoren aufgedeckt. Als hauptsächliche Risikofaktoren gelten die Hypertonie, die Hypercholesterinämie und das Zigarettenrauchen, weitere Risikofaktoren sind Bewegungsmangel, Fehlernährung, der Diabetes mellitus und die Gicht.

Die Aufgabe, prophylaktisch die Entwicklung zum Besseren zu wenden, ist riesengroß. Alle vorbeugenden Bemühungen können nicht früh genug beginnen. Das Konzept der komplexen Allgemeintherapie nach Kneipp bietet sich an. Über 100000 Mitglieder sind in 560 Kneippvereinen in der Bundesrepublik organisiert, in denen gesundheitsbezogene Lebensweise propagiert und aktive Gesundheitspflege geübt wird. Die Motivierung zur Gesundheit und die Gesundheitspflege können nach Ausmaß der Dinge nicht alleinige Aufgabe des Arztes sein.

Eine Ergänzung der Medizin durch die Pädagogik ist zu fordern (Jungmann 1976).
Das Ziel der Prävention des Herzinfarktes ist, die Risikofaktoren zu vermeiden, sie gegebenenfalls zu erkennen und so weit wie möglich zu beseitigen. Voraussetzung dazu ist die Information und Instruktion der Jugendlichen und Erwachsenen. Mir scheint, daß die Bevölkerung heute besser als in den Nachkriegsjahren über die gesundheitsschädigenden Einflüsse aufgeklärt ist, ohne jedoch die entsprechenden Konsequenzen zu ziehen. Dabei ist die primäre Prävention des Herzinfarktes der sekundären weit überlegen, wie die Ergebnisse der CDP-Studie an 8341 Herzinfarktpatienten in 53 klinischen Zentren der USA gezeigt haben (Schettler 1975; The Coronary Drug Project 1975).
Moderne medizinische Vorsorge, speziell die Kneipp-Kur-Behandlung im Badeort, bemüht sich, die z.T. gehäuft bei einem Individuum auftretenden Risikofaktoren zu korrigieren. Dazu sind regelmäßige ärztliche Kontrollen der Hypertonie, der Hyperlipidämie, des Diabetes mellitus, der Hyperurikämie mit entsprechender medikamentöser Behandlung notwendig, zum anderen ist die Eigeninitiative der gefährdeten Personen auf Veränderung der Ernährung (kalorienarm, eiweißreich, fettarm, kohlenhydrat- und salzarm), auf Nikotinverzicht und auf regelmäßiges körperliches Training mit raschem Gehen, Laufen, Radfahren, Schwimmen (3 × wöchentlich 20–30 min) unabdingbare Voraussetzung zum Erfolg. Bezüglich der Ernährung als Risikofaktor sei auf den allgemeinen Teil hingewiesen.
Die Effektivität der Gesundheitserziehung gibt zu Enthusiasmus keine Veranlassung. Neben ermutigenden Hinweisen (Biener 1976; Denolin 1973; Halhuber 1972; Stamler 1967) ist der steigende Trend zu polytoxikomanem Verhalten nur schwer zu bremsen und zu einer langdauernden Umkehr dieser Lebensgewohnheiten zu bewegen. Der Vitalismus ist keine Selbstverständlichkeit. Jeder Arzt kennt diese Probleme, gleichgültig an welcher Stelle er arbeitet. Eigene Untersuchungen über eine Beobachtungszeit von 8 Jahren erbrachten eine konstante Gewichtsabnahme bei 35% der Probanden und eine permanente Nikotinentwöhnung bei 14% (Teichmann 1971). Dennoch besteht kein Grund

zur Resignation. Die „Masse Mensch" zu einer gesundheitsbezogenen Lebensführung zu bewegen, verlangt Engagement des Arztes, Kenntnisse werbepsychologischer Tricks und verhaltenstherapeutische Erfahrung.

Die Träger der Gesundheitspflege sind das Vorbild der Eltern, die Lehren der Lehrer- und Ärzteschaft und Sport-, Jugend- und Kneippvereine. Die gesetzliche Rentenversicherung unterstützt präventive Verhaltensnormen durch die sogenannten prophylaktischen Frühheilverfahren.

1.1.1 Modell einer prophylaktischen Kneippkur

Das Modell einer prophylaktischen Kneippkur akzentuiert die Bewegungs- und Trainingstherapie in Kombination mit hydrotherapeutischen Anwendungen. Es gibt etwa 100–120 Variationen hydrotherapeutischer Applikationen, deren Reizintensität erheblich variieren kann. Sie ist abhängig von der Größe der applizierten Körperfläche, der Temperatur und der Zeitdauer (Tabelle 1).

Je nach Alter, Gesundheitszustand und körperlich-psychischem Leistungsvermögen können demnach leichte, mittelschwere bis kräftige Reize gesetzt werden. Die Hydrotherapie ist eine Reaktionstherapie. Sie setzt individuell dosierbare thermische Reize, deren Beantwortung nach kybernetischem Prinzip die Grundlage ihrer Wirksamkeit darstellt.

1.1.2 Wirkweise der Hydrotherapie, neuere Untersuchungsergebnisse

Unter hydrotherapeutischen Einwirkungen lassen sich signifikante Veränderungen von Meßgrößen auf dem arteriellen und venösen Schenkel des Kreislaufs nachweisen. An mehreren Kollektiven konnten eine

Tabelle 1. Reizstärken hydrotherapeutischer Anwendungen

Reizstärke I

Teilwaschungen (Oberkörper, Unterkörper), Abreibungen;
warme Fuß- und Armbäder 5–10 min, 37° C;
warmes Sitzbad 5–10 min, 37° C;
Wechselfußbad, Wechselarmbad, 5 min, 36°, 5 sec, 15° C;
Kniesguß, Armguß, temperiert 18–22° C.

Reizstärke II

Körperganzwaschungen, Trockenbürstungen; Wechselfußbad, Wechselarmbad, $^3/_4$ Bad, 10 min 37° C mit
    temperiertem Abguß;
Wechselknieguß, Wechselschenkelguß, Wechselarmguß, Wechselbrustguß, Wechselgesichtsguß, 36–38° C/
    12–14° C;
Temperaturansteigendes Fuß- oder Armbad einseitig 33–39° C, 10–15 min; Heusack (45 min); Wassertreten,
    Tautreten;
Sauna 8–10 min, ein Gang, 90° Lufttemperatur, anschließend Luftabkühlung (Außenklima). Kein kaltes
    Eintauchbad!

Reizstärke III

Unterguß, Rückenguß, Oberguß, Vollguß, kalt 12–14° C;
heißer Blitzguß 40–43° Rücken, Voll- in Ausnahmefällen kalter oder Wechselblitzguß;
Vollbad 10–15 min, 37° C mit Vollguß 12° C;
temperaturansteigende Fuß- oder Armbäder beidseitig 33–39° C, 10–15 min; temperaturansteigendes Sitzbad
    33–39° C, 10–15 min, Wechselsitzbad 10 min, 37° C, 5 sec 12° C;
Halbbad, $^3/_4$ Bad, Vollbad, 5 sec 12° C;
Blitzguß-Massagebad nach Fey;
Lendenwickel, Kurzwickel, Brustwickel, Ganzwickel, spanischer Mantel (kalt);
Sauna 8–10 min, zwei bis drei Gänge, 95–100° C Lufttemperatur. Zwischen 10 und 30 g/m^3 Luftfeuchte,
    anschließend Luftabkühlung (Außenklima). Kein kaltes Eintauchbad.

Normalisierung und Homogenisierung zahlreicher Parameter bewiesen werden (Dienz 1977; Dirnagl et al. 1974; Drexel und Dirnagl 1955; Drexel 1960; Rudofsky et al. 1974; Schader 1977; Teichmann 1976).

Mit Isotopentechnik ließ sich die Zunahme der NNR-Sekretionsrate von Kortisol nach Hydrotherapie nachweisen (Göbel et al. 1965). Hydrotherapie bewirkt in der Haut Gleichgewichtsverschiebungen im Sinne von Abtransport und Nachschub von Aminosäuren und greift in das Stoffwechselgeschehen der Haut ein (Bader 1975). Befinden und psychische Grundstimmung lassen sich durch eine vierwöchige Hydrotherapie-Kur beeinflussen. Selbstwertgefühl, Schlafbedürfnis, Eßlust und sexuelle Interessen lassen sich steigern, Schuldgefühle, emotionale Labilität, Unruhe und Grübelei werden abgebaut (Dienz 1977; Montazem 1976). Die Beeinflussung der körperlichen Leistungsfähigkeit durch Kneipp-Kurbehandlung konnte durch Zunahme der physical working capacity bei 65% einer Personengruppe ermittelt werden (Baier 1970).

Neueste Untersuchungen konnten auch immunologische Veränderungen unter hydrotherapeutischer Kurbehandlung nachweisen. Bei unveränderten spezifischen Antikörperaktivitäten fanden sich Anstiege der Serumkonzentrationen von Immunglobulin M, α_2-Makroglobulin und des Komplementfaktors C_3. Im Intrakutantest mit verschiedenen Protein- und bakteriellen Antigenen kam es zu einer deutlichen Intensitätssteigerung der Hautreaktionen vom Soforttyp. Im Lymphozytentransformationstest waren die Stimulationsraten nach Pokeweed-Stimulation nach der Kur höher als zuvor. Möglicherweise ergibt sich durch diese Untersuchungsergebnisse ein neuer Ansatzpunkt zur Aufklärung des „Abhärtungsprozesses" einer Behandlung mit physikalischen Methoden (Ring und Teichmann 1977).

Für eine gesunde, leistungsfähige, voll im Arbeitsleben stehende Person mittlerer Altersstufe (25–45 Jahre) würde z.B. eine prophylaktische 4wöchige Kneippkur wie in Tabelle 2 dargestellt ablaufen, wobei sich die Reizintensität von Woche zu Woche steigert, immer aber der individuellen Belastungsfähigkeit angeglichen ist.

Diese Modellkur als Möglichkeit zur Primärprävention atherosklerotischer Erkrankungen darf nicht als starre Schablone oder allgemeingültige Richtschnur mißdeutet werden. Es wurde zu Recht gesagt, daß die Kneippkur wie eine Mikrometerschraube variierbar und fein dosierbar ist (Halhuber 1962).

Letztlich ist die konsequente Einhaltung eines gesundheitsbezogenen Lebensstils mit permanenter Eliminierung der Risikofaktoren, regelmäßiger häuslicher Hydrotherapie mit aktiver Übungsbehandlung und körperlichem Training neben regelmäßigen Kneippkuren im Heilbad die entscheidende Prävention der ischämischen Herzkrankheiten. Die Hydrotherapie hat dazu den unschätzbaren Vorteil, daß sie häufiger und lieber als jede andere bekannte Physiotherapie zu Hause geübt wird. Das ist wahrscheinlich

Tabelle 2. Modell einer 4wöchigen prophylaktischen Kneippkur bei einer gesunden Person

1. Woche

	Früh		Vormittags	Nachmittags		Abends
Mo	TrbO	30 min Frühgymnastik	Fb/Ros	–	Wandern 1 Std oder Schwimmen 15 min	Wtr
Di	Ukw	30 min Frühgymnastik	WAb	WKn	Wandern 1 Std oder Schwimmen 15 min	Wtr
Mi	Okw	30 min Frühgymnastik	$3/4$ b Fi 10 min 37° C mit Abguß	–	Wandern 1 Std oder Schwimmen 15 min	Wtr
Do	Okw	30 min Frühgymnastik	WKn	WBg	Wandern 1 Std oder Schwimmen 15 min	Wtr
Fr	Ukw	30 min Frühgymnastik	Sauna 1 × 10 min	–	Wandern 1 Std oder Schwimmen 15 min	Wtr
Sa	Ukw	30 min Frühgymnastik	WS	WBg	Wandern 1 Std oder Schwimmen 15 min	Wtr

Tabelle 2. Fortsetzung

2. Woche

	Früh		Vormittags	Nachmittags		Abends
Mo	Gw	30 min Früh-gymnastik	WU	Ag oder V	Wandern $1^1/_2$–2 Std oder Schwimmen 15–20 min	Wtr
Di	Gw	30 min Früh-gymnastik	WR	Ag oder V	Wandern $1^1/_2$–2 Std oder Schwimmen 15–20 min	Wtr
Mi	Gw	30 min Früh-gymnastik	$^3/_4$ b Ros 10 min 37° C oder Vb Ros temperiert	–	Wandern $1^1/_2$–2 Std oder Schwimmen 15–20 min	Wtr
Do	Lw Essigw	30 min Früh-gymnastik	WO	Kn	Wandern $1^1/_2$–2 Std oder Schwimmen 15–20 min	Wtr
Fr	Gw	30 min Früh-gymnastik	Sauna 1×10 min	–	Wandern $1^1/_2$–2 Std oder Schwimmen 15–20 min	Wtr
Sa	Lw Essigw	30 min Früh-gymnastik	WO	–	Wandern $1^1/_2$–2 Std oder Schwimmen 15–20 min	Wtr

3. Woche

	Früh		Vormittags	Nachmittags		Abends
Mo	Gwi	30 min Früh-gymnastik	S	Bg oder V	Wandern 1–2 Std oder Schwimmen 15–20 min	Wtr
Di	Okw Essigw	30 min Früh-gymnastik	Ug	O	Wandern 1–2 Std oder Schwimmen 15–20 min	Wtr
Mi	Gwi	30 min Früh-gymnastik	WSzb	–	Wandern 1–2 Std oder Schwimmen 15–20 min	Wtr
Do	Ukw Essigw	30 min Früh-gymnastik	WR	O	Wandern 1–2 Std oder Schwimmen 15–20 min	Wtr
Fr	Gwi	30 min Früh-gymnastik	Sauna 2×10 min	–	Wandern 1–2 Std oder Schwimmen 15–20 min	Wtr
Sa	Gwi	30 min Früh-gymnastik	Rhbl	–	Wandern 1–2 Std oder Schwimmen 15–20 min	Wtr

4. Woche

	Früh		Vormittags	Nachmittags		Abends
Mo	Gwi Essigw	30 min Früh-gymnastik	O	WFb	Wandern 1 Std oder Schwimmen 15–20 min	Wtr
Di	Gwi	30 min Früh-gymnastik	V	WFb	Wandern 1 Std oder Schwimmen 15–20 min	Wtr
Mi	Gwi	30 min Früh-gymnastik	$^3/_4$ b Ros 10 min 38° C oder Vb 38° C	–	Wandern 1 Std oder Schwimmen 15–20 min	Wtr
Do	Lw Essigw	30 min Früh-gymnastik	Rhbl	–	Wandern 1 Std oder Schwimmen 15–20 min	Wtr
Fr	Okw	30 min Früh-gymnastik	Sauna 2×10 min	–	Wandern 1 Std oder Schwimmen 15–20 min	Wtr
Sa	Ukw	30 min Früh-gymnastik	WKn	–	Wandern 1 Std oder Schwimmen 15–20 min	Wtr

überhaupt der wichtigste Gesichtspunkt jeder auf Trainings- und Fitnesseffekte ausgerichteten vorbeugenden Behandlung und zwar in jedem Lebensalter, dies genauso für den privaten, wie den sozialversicherten Patienten.

1.1.3 Modell einer Hydrotherapie im Alter

Beim älteren und alten Menschen, der noch nicht ernsthafte Beschwerden hat und objektiv altersentsprechende Befunde bietet, ist eine nicht zu reizintensive Hydrotherapie angebracht. Warme, wechselwarme, sogar heiße Anwendungen werden häufig verabreicht. Bei guter Verträglichkeit besteht allerdings immer ein Trend zu kühlem oder kaltem Wasser. Das kalte Wasser ist lediglich Mittel, die dabei ungleich intensivere reaktive Hyperämie zu erreichen, keineswegs Prinzip irgendwelcher Heroismen.

Beim ungeübten, untrainierten, alternden oder alten Menschen ist es sehr schwierig, verbindliche Normdosierungen für die Hydrotherapie zu vermitteln. Es gibt auch hier keine allgemein

Tabelle 3. Hydrotherapeutische Modelle in der geriatrischen kardio-vaskulären Prophylaxe

Modell	Woche	früh	morgens	mittags	abends
A	1. Woche		|||||||||		
A	2. Woche	|||||||||	|||||||||		
A	3. Woche	|||||||||	|||||||||		
A	4. Woche		|||||||||		
B	1. Woche	|||||||||	|||||||||		
B	2. Woche	|||||||||	|||||||||	///////	
B	3. Woche	|||||||||	|||||||||	///////	
B	4. Woche	|||||||||	|||||||||	///////	
C	1. Woche	|||||||||	|||||||||	|||||||||	
C	2. Woche	|||||||||	|||||||||	|||||||||	
C	3. Woche	|||||||||	|||||||||	|||||||||	///////
C	4. Woche	|||||||||	|||||||||	|||||||||	///////
D	1. Woche	///////	|||||||||	|||||||||	///////
D	2. Woche	///////	|||||||||	|||||||||	///////
D	3. Woche	///////	|||||||||	|||||||||	///////
D	4. Woche	///////	|||||||||	|||||||||	///////

||||||||| = Anwendungen pro Tag und Woche

/////// = mögliche Anwendungen

Tabelle 4. Temperatur und Zeitdauer hydrotherapeutischer Anwendungen

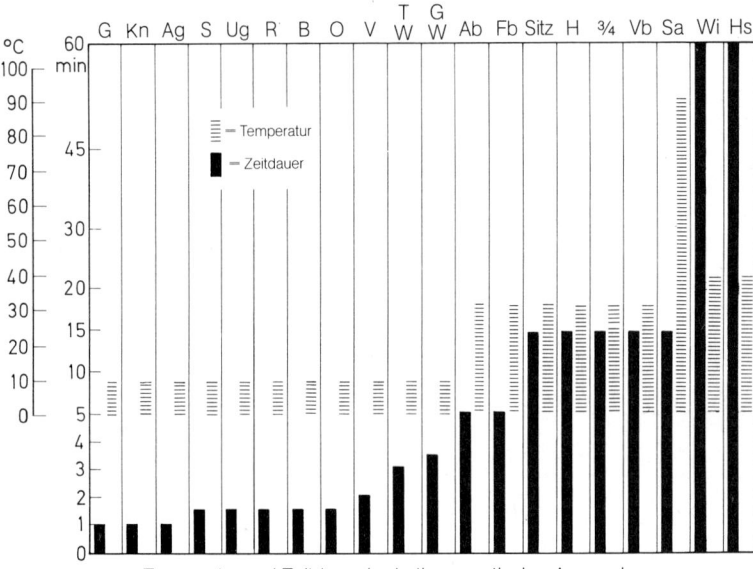

Temperatur und Zeitdauer hydrotherapeutischer Anwendungen

gültige Richtschnur. Die Therapie ist, wie immer, vom Befund und Befinden des Patienten abhängig. Es gibt keine Therapie ohne Risiko, und die Reaktionen des alternden Organismus können nicht vorher exakt bestimmt werden.

Die Dosierung richtet sich, wie oben bereits angedeutet:

- Nach der Anzahl der Anwendungen, wobei einige Modelle, wie oft täglich und im Verlauf einer prophylaktischen, kardio-vaskulären 4wöchigen Kur beim alten Menschen hydrotherapeutische Anwendungen gegeben werden sollen, aufgezeichnet sind (Tabelle 3)
- Nach der Temperatur der unspezifischen Reize (Tabelle 4)
- Nach der Zeitdauer (Tabelle 4)
- Nach deren Flächenausdehnung
- Nach deren Reizstärke (s. Tabelle 1)

Es ist sinnvoll und empfehlenswert, bei den Menschen im letzten Lebensdrittel oder -viertel behutsam zu beginnen und die Anzahl der Anwendungen nicht über zwei bis drei pro Tag zu steigern (s. Tabelle 3) (Modell A und B). An Flächenausdehnung sollte man sich vorwiegend mit den Extremitäten begnügen, die Temperaturen dürfen nicht zu schroff gewählt werden. Die

Reizintensitäten selbst dürfen schwache bis mittelstarke Reizdosen nicht übersteigen. Grundsätzlich ist Zurückhaltung in den zu verordnenden Reizstärken bei alten Menschen vernünftig und ratsam. Die Kreislaufsituation ist der Maßstab des Handelns und die Kreislaufkontrolle unumgänglich. Immer ist der kleinste Reiz an Flächen, Ausdehnung und Intensität, der noch Reaktionen auszulösen vermag, der beste. Ein „piano" ist mit der Hydrotherapie möglich (Drexel et al. 1973; Schoger 1974; Teichmann 1968).

Eine kombinierte Hydro- und Trainingsbehandlung, wobei Anspannung und Entspannung beim alten Menschen ausgewogen dosiert sein müssen, demonstriert der Modellvorschlag in Tabelle 5.

1.2 Komplexe Allgemeintherapie der Angina pectoris

Die Hälfte der Männer um das 50. Lebensjahr haben bereits eine Koronararteriosklerose verschieden intensiven Grades. Der typische retrosternale Schmerzanfall entsteht durch einen vermehrten Sauerstoffbedarf bei körperlicher Belastung und psychischer Erregung. Er tritt auf bei Wechsel zwischen Wärme

Tabelle 5. Kombinierte Hydro- und Trainingstherapie. Vorschlag der Behandlungsform beim alten Menschen. ▨ Hydrotherapie

	früh	vormittags	nachmittags	abends
1. Woche	(2–5 Minuten) Atemübungen (5 Minuten)	(5–10 Minuten) Wandern (30–45 Minuten)	Mittagsschlaf (1–1½ Stunden), danach Wandern (30–45 Min.) oder Radfahren (30 Minuten) oder Schwimmen (5 Minuten)	Atemübungen (5 Minuten) frühe Bettruhe
2. Woche	5 Minuten Atemübungen (5 Minuten) Isom. Muskeltraining (3–5 Minuten)	5–10 Minuten – (15 Minuten) entweder Bettruhe 30 Minuten oder Wandern (45 Minuten) oder Minigolf (1 Stunde) oder Gruppengymnastik (30 Minuten) Ruhe (1 Stunde vor dem Essen)	Mittagsschlaf (1–1½ Stunden), danach Wandern (1 Stunde) oder Schwimmen (5 Min.) oder Radfahren (30 Min.) oder Licht-Luftbad (10 Minuten)	Atemübungen (5 Minuten) frühe Bettruhe
3. Woche	5–15 Minuten Atemübungen (5 Minuten) Isom. Muskeltraining (5 Minuten)	5–15 Minuten entweder Bettruhe 30 Minuten oder Wandern (1 Stunde) oder Minigolf (1 Stunde) oder Gruppengymnastik (30 Minuten) Ruhe (1 Stunde vor dem Essen)	Mittagsschlaf (1–1½ Stunden), danach Wandern (1 Stunde) Massage (15–20 Minuten) oder Schwimmen (5–10 Minuten) oder Radfahren (30 Min.) oder Licht-Luftbad (10–20 Minuten) oder Tagesausflug	10 Sekunden Tanz 1x wöchentlich Atemübungen (5 Minuten) Isom. Muskeltraining (5 Minuten) frühe Bettruhe
4. Woche	zwischen 5 u. 25 Minuten Atemübungen (5 Minuten) Isom. Muskeltraining (5 Minuten)	5–15 Minuten entweder Bettruhe 30 Minuten oder Wandern (1–2 Stunden) oder Gruppengymnastik (30 Minuten) oder Tagesausflug Ruhe (1 Stunde vor dem Essen)	Mittagsschlaf (1–1½ Stunden), danach 5 Minuten Wandern (1 Stunde) oder Massage (20 Min.) oder Schwimmen (10 Min.) oder Radfahren (30 Min.) oder Licht-Luftbad (10–20 Minuten)	10 Sekunden Tanz 1x wöchentlich Atemübungen (5 Minuten) Isom. Muskeltraining (5–10 Minuten) frühe Bettruhe

und Kälte und nachts im Schlaf durch vagotone Blutdrucksenkung. Schließlich führt die Angina pectoris zum Ruheschmerz und zur Zunahme der Angina pectoris-Anfallshäufigkeit über die unstabile Angina pectoris zum Herzinfarkt. Die exakte Diagnose mit invasiven und/oder nichtinvasiven Untersuchungsverfahren weist den Weg der Therapie.

Als Mittel der Wahl in der therapeutischen Einstellung gelten heute wirksame Medikamente wie die Nitrokörper, das Isosorbiddinitrat, die β-Rezeptorenblocker und die Kalziumantagonisten. Digitalis und Diuretika sind nur indiziert, wenn eine Herzinsuffizienz vorliegt.

1.2.1 Therapie des Angina pectoris-Anfalles

Die physikalische Medizin, im speziellen die Hydrotherapie, kann als adjuvante Behandlung im Angina pectoris-Anfall Hilfe und Erleichterung vermitteln. Die wirksamste Anwendung ist das temperaturansteigende Armbad, das je nach Zustand des Patienten im Sitzen oder Liegen durchgeführt werden kann. Das einarmige rechtsseitige Armbad mit einem Temperaturstieg von 34 auf 39° C während 15–20 min wird am besten vertragen und hat sich als die zweckmäßigste Behandlungsform herausgestellt (Hentschel 1965). Die früher angewendete „Aufheizung" beidarmig, sitzend mit Temperaturanstieg bis 45° C über 30 min lang wird subjektiv häufig nicht toleriert und heute abgelehnt. Unterstützend können heiße Arm- oder Wadenwickel angelegt werden.

Die psychotherapeutische Einwirkung zielt auf die Beruhigung des Patienten ab, die oft erst mit Unterstützung von Sedativa und Tranquilizer erreicht wird. Autogenes Training, Atemtherapie und Entspannungstherapie können wirksam eingesetzt werden.

1.2.2 Hydrotherapeutisches Konzept bei Angina pectoris ambulatoria

Die erste Angina pectoris-Attacke setzt das Signal für den Beginn ständiger ärztlicher Betreuung und der lebenslangen Therapie eines chronifizierten Leidens. Die Arteriosklerose-Progredienz selbst ist bekanntlich kaum zu stoppen, wohl aber können die Beschwerden deutlich vermindert und damit die Lebensqualität angehoben werden.

Die komplexe Allgemeintherapie bemüht sich, den verängstigten, oft auch resignierenden und depressiven Kranken aus seinem oft unangebrachten Schonverhalten herauszuführen und einer ihm angemessenen Belastbarkeit zu unterziehen. Der Herzinfarktkranke mehr noch als jener mit Angina pectoris zeigt eine zunehmende Tendenz zur Isolation (Berzewski 1976; Bräutigam 1973; Stocksmeier 1976) mit phobisch depressiven Syndromen. Initiativen und angemessene Aktivitäten wieder zu entfachen ist möglich durch Steigerung des angeschlagenen Selbstwertgefühls.

Die Koronarreserve einerseits und die myokardialen Reserven zum anderen lassen sich exakt nur mit invasiven Untersuchungsverfahren bestimmen. Danach richtet sich körperliches Training, aktive Übungsbehandlung, Hydro- und Thermotherapie. Der erneut auftretende Schmerz ist das Zeichen für die Grenze jeglicher Belastung.

Das Beispiel in Tabelle 6 möge als Versuch gewertet werden, für einen Angina pectoris-Kranken eine vierwöchige Allgemeinbehandlung zu verordnen. Man sollte den Kranken genau über die Zeichen der Leistungsbegrenzung wie erneut auftretender Brustschmerz, Atemnot, Herzrasen, Rhythmusstörungen (Selbstpulskontrolle), Schweißausbrüche und Schwindel informieren. Das ist wichtig, da nicht alle Patienten mit koronarer Herzkrankheit eine Angina pectoris haben. Wir wollen voraussetzen, daß der Patient zufriedenstellend mit den erwähnten Medikamenten eingestellt ist und daß als Maß für die Intensität und Anfallshäufigkeit der Angina

pectoris der Verbrauch an Nitraten gelten kann. Das kann zugleich als Maß für Nutzen oder auch Überdosierung physikalisch-therapeutischer Maßnahmen angesehen werden. Wieder sei an dieser Stelle auf die individuelle Dosierbarkeit, die sehr variabel sein kann, ausdrücklich hingewiesen.

1.3 Möglichkeiten der Allgemeintherapie in der Akutphase des Herzinfarktes

Der akute Herzinfarkt bedarf sofortiger ärztlicher Hilfe. Die umgehende stationäre Krankenhausversorgung ist zwingend notwendig. 40% aller Herzinfarkterkrankungen verlaufen tödlich, davon 50–70% in den ersten 4 Std. Im Akutkrankenhaus mit modernen Einrichtungen und einer entsprechenden medikamentösen Therapie läßt sich die Mortalität des akuten Herzinfarktes etwa um die Hälfte senken (Rudolph et al. 1976).

Allgemein hat sich die sogenannte Frühmobilisation beim unkompliziert verlaufenden Herzinfarkt durchgesetzt. Sie beginnt bereits wenige Tage nach dem Infarktereignis, wenn es der klinische Zustand des Kranken erlaubt unter der Voraussetzung ständiger Puls-, Blutdruck- und EKG-Überwachung. Frühmobilisation wird definiert als das durch Bewegungstherapie vorbereitete frühzeitige Aufstehen von Patienten nach Herzinfarkt (Conradi 1973). Die europäische Arbeitsgruppe der WHO hat ein Programm für die physikalische Rehabilitation von Patienten mit Myokardinfarkt ausgearbeitet, welches richtungsweisende Geltung hat. Hervorzuheben ist die prognostisch und psychologisch günstige Wirkung der Frühmobilisation. Als Vorteil der Frühmobilisation nach Herzinfarkt gilt die Verringerung von thromboembolischen, pulmonalen und gastrointestinalen Komplikationen. Muskelatrophien und Orthostaseneigung werden verhindert. Die Frühmobilisation ermöglicht bei komplikationslosem Herzinfarkt die Entlassung aus dem Krankenhaus bereits nach 3–5 Wochen. Erfahrener Arzt und geschultes Personal vorausgesetzt, lassen sich in der Frühphase nach Myokardinfarkt eine Reihe von physikalischen Maßnahmen neben Übungs-

Tabelle 6. Modell einer 4wöchigen Kneippkur bei Angina pectoris ambulatoria

1. Woche

	Früh	Vormittags		Nachmittags	
Mo	–	Fb Mel 5 min 37° C	Atemgymnastik	Hkr heiß	Wandern auf ebener Strecke 30 min (Belastungsherzfrequenz sollte erreicht werden)
Di	TrbU	Ab re Mel 5 min 37° C	Autogenes Training	Hkr heiß	Wandern auf ebener Strecke 30 min (Belastungsherzfrequenz sollte erreicht werden)
Mi	Ukw temp	–	Atemgymnastik	Hkr heiß	Wandern auf ebener Strecke 30 min (Belastungsherzfrequenz sollte erreicht werden)
Do	Ukw temp	aFb re 36–39° C 15 min	Autogenes Training	Hkr heiß	Wandern auf ebener Strecke 45 min
Fr	Okw temp	–	Atemgymnastik	Hkr heiß	Wandern auf ebener Strecke 45 min
Sa	Okw temp	aAb re 36–39° C 15 min	Autogenes Training	Hkr heiß	Wandern auf ebener Strecke 45 min

2. Woche

	Früh	Vormittags		Nachmittags	
Mo	Ukw	aAb lk 36–39° C	Atemgymnastik oder Autogenes Training oder Periostmassage	Hkr kühl	Wandern auf ebener Strecke 60 min
Di	TrbU	WFb	Atemgymnastik oder Autogenes Training oder Periostmassage	Ab Ros 10 min 37° C	Wandern auf ebener Strecke 60 min
Mi	TrbO	aAb lk 36–39° C 10 min	Atemgymnastik oder Autogenes Training oder Periostmassage	Hkr kühl	Wandern auf ebener Strecke 60 min
Do	TrbO	WFb	Atemgymnastik oder Autogenes Training oder Periostmassage	Ab Ros 10 min 37° C	Wandern auf ebener Strecke 60 min
Fr	Gw	WAb	Atemgymnastik oder Autogenes Training oder Periostmassage	Hkr kühl	Wandern auf ebener Strecke 60 min
Sa	TrbG	WKn	–	–	Wandern auf ebener Strecke 60 min

Tabelle 6. Fortsetzung

3. Woche

	Früh		Vormittags		Nachmittags		Abends
Mo	TrbG	WFb	Atemgymnastik oder Autogenes Training oder Periostmassage	Wandern 30 min	Hkr kalt	Wandern 60 min	Wtr 20 sec
Di	Gw	WAb	–	Wandern 30 min	Fb Hbl 10–15 min 37° C	Wandern 60 min	–
Mi	TrbG	WKn	Atemgymnastik oder Autogenes Training oder Periostmassage	Wandern 30 min	Hkr kalt	Wandern 60 min	Wtr
Do	Gw	WAg	Atemgymnastik oder Autogenes Training oder Periostmassage	Wandern 30 min	WFb	Wandern 60 min	–
Fr	TrbG	H Ros +Kn 10 min 37° C	–	Wandern 30 min	Hkr kalt	Wandern 60 min	Wtr
Sa	Gw	WAb	–	Wandern 30 min	–	Wandern 60 min	–

4. Woche

	Früh		Vormittags		Nachmittags		Abends
Mo	TrbG	WS	Atemgymnastik oder Autogenes Training oder Periostmassage	Wandern 30 min oder Rückenschwimmen 5–10 min	Fb 20 sec 12° C	Wandern 60–90 min	Wtr 30 sec bis 1 min
Di	Gw	WS	Atemgymnastik oder Autogenes Training oder Periostmassage	Wandern 30 min oder Rückenschwimmen 5–10 min	Ab 30 sec 12° C	Wandern 60–90 min	Wtr 30 sec bis 1 min
Mi	TrbG	H Ros 10 min 37° C	Atemgymnastik oder Autogenes Training oder Periostmassage	Wandern 30 min oder Rückenschwimmen 5–10 min	–	Wandern 60–90 min	Wtr 30 sec bis 1 min
Do	Gw	WKn	–	Wandern 30 min oder Rückenschwimmen 5–10 min	Ag	Wandern 60–90 min	Wtr 30 sec bis 1 min
Fr	TrbG	WFb	Atemgymnastik oder Autogenes Training oder Periostmassage	Wandern 30 min oder Rückenschwimmen 5–10 min	–	Wandern 60–90 min	Wtr 30 sec bis 1 min
Sa	Gw	WAb	–	Wandern 30 min oder Rückenschwimmen 5–10 min	Kn	Wandern 60–90 min	Wtr 30 sec bis 1 min

Tabelle 7. Trainingsprogramm und physikalische Maßnahmen nach unkompliziertem akutem Herzinfarkt

	Trainingsprogramm	Physikalische Allgemeintherapie
2.– 4. Tag	Atemübungen, passive Bewegungs-übungen	Trockenbürstungen der Füße und Unterschenkel, Fußwaschungen warm, Handbad re. 5 min 37° C
5.– 7. Tag	Aktive Bewegungsübungen, Füße, Beine, Hände, Aufsitzen im Bett, (Dauer ca. 10 min)	Trockenbürstung der Beine, Beinwaschung, Armwaschung rechts kühl
8.–11. Tag	Sitzen auf Bettkante, dosierte Bewegungsübungen der Beine und Arme, Atemgymnastik (ca. 10 min)	Trockenbürstungen, Bein- und Arm-waschung, Fußbad 5 min 37° C, Streich-massage der Beine
11.–20. Tag	Stehen, Gehen im Zimmer, Gehtraining, Hockergymnastik (Dauer ca. 20 min)	Trockenbürstungen der Beine und Arme, Bein- und Armwaschungen, Streich-massage der Extremitäten
20.–30. Tag	Gehen auf dem Flur, eine Treppe steigen, Hockergymnastik, Gymnastik im Stehen, ca. 30 min (Entlassung)	Temperaturansteigendes Armbad re. 36–39° C, 10 min, Fußbad 37° C 10 min Trockenbürstungen des ganzen Körpers, Unterkörperwaschung temperiert
30.–35. Tag	Gehen und Treppensteigen Gymnastik, Dauer ca. 30–40 min (Entlassung)	Temperaturansteigendes Armbad, Ganzkörperwaschung, Ganzkörper-trockenbürstung

und Bewegungsbehandlung anwenden, wie Tabelle 7 zeigt.

Die so mit Abstufungen von Tag zu Tag, je nach individueller klinischer Situation mobilisierten Herzinfarktpatienten sollten nach Krankenhausentlassung möglichst nahtlos zu einem sogenannten Anschluß-Heilverfahren in ein kardiologisches Rehabilitationszentrum gelangen, was wir bereits 1962 gefordert hatten (Heinrich und Teichmann 1962). Entweder noch im Akutkrankenhaus oder in der Rehabilitationsklinik werden invasive Untersuchungsverfahren (selektive Koronarangiographie mit Laevographie, Rechtsherzkatheterismus) durchgeführt bzw. veranlaßt, um das morphologische Substrat der koronaren Herzerkrankung und die myokardialen Leistungsreserven zu erfassen und eventuell indizierte koronarchirurgische Eingriffe einzuleiten.

1.4 Modelle der komplexen Allgemeintherapie in der Rehabilitation der koronaren Herzkrankheit

Die kardiologische Rehabilitationsklinik ist mit diagnostischen Überwachungsverfahren und vielseitigen therapeutischen Möglichkeiten aus-

gestattet. Im Anschluß-Heilverfahren wird die Belastbarkeit der chronisch Herzkranken getestet und entsprechend eine aktive Übungsbehandlung und angemessene Hydrotherapie aufgebaut. Bewährt hat sich die Stadieneinteilung der Koronarinsuffizienz (Halhuber 1971; Matzdorff 1975), die mit anamnestischen, klinischen und ergometrischen Daten ermittelt werden kann (Tabelle 8). Ziel der Rehabilitationskur ist es, dem behandelnden Hausarzt und eventuell den ärztlich geleiteten ambulanten Koronar-Therapie-Gruppen exakte Unterlagen und Hinweise für die weitere Langzeittherapie zu vermitteln und die Zeitdauer zum Wiedereintritt der Patienten in das Erwerbsleben zu verkürzen. Die Gesundheitspflege mit Abbau oder Beseitigung der Risikofaktoren steht im Vordergrund. Psychologische und psychosomatische Probleme des chronischen Grundleidens erfahren besondere Zuwendung (Berzewski 1976; Stocksmeier 1976).

Es ist folgerichtig, daß sich die therapeutische Belastung, sei es mit Hydrotherapie, sei es mit Bewegungs- und Trainingstherapie, an der diagnostisch ermittelten koronaren und myokardialen Leistungsbreite orientieren muß (Tabelle 9).

Tabelle 8. Stadieneinteilung der koronaren Herzerkrankung nach Myokardinfarkt

Stadium	I	II	III	IV
Koronare Leistungsbreite	Kaum eingeschränkt	Leicht- bis geringgradig eingeschränkt	Mittelgradig bis erheblich eingeschränkt	Sehr stark eingeschränkt
Klinik der Koronarinsuffizienz-Stenokardie und/oder Herzinsuffizienz, Dyspnoe	*Keine* Symptome der Herz- und/oder Koronarinsuffizienz auch bei überdurchschnittlicher Alltagsbelastung	*Nur* bei länger anhaltender Belastung, die über durchschnittliche Alltagsbelastung im Sitzen hinausgehen	*Schon* bei körperlicher Alltagsbelastung z.B. Treppensteigen	*Bereits* im Ruhezustand bei Alltagsverrichtungen
EKG-Symptome der Koronarinsuffizienz während Ergometerbelastung	Keine	Keine	Zuweilen pathologisches Belastungs-EKG (ST-Streckensenkung von mindestens 0,2 mV, 3-Gefäßerkrankung wahrscheinlich Rentrop et al. 1975)	Meist pathologisches Ruhe-EKG (3-Gefäßerkrankung wahrscheinlich)
Ergometer-Belastbarkeit	bis 125 Watt und mehr	75–100 Watt, 125 Watt werden nicht mehr geleistet	25–50 Watt, 75 Watt werden nicht mehr geleistet	Keine Belastbarkeit

Tabelle 9. Belastbarkeit in der Rehabilitation des Herzinfarktkranken

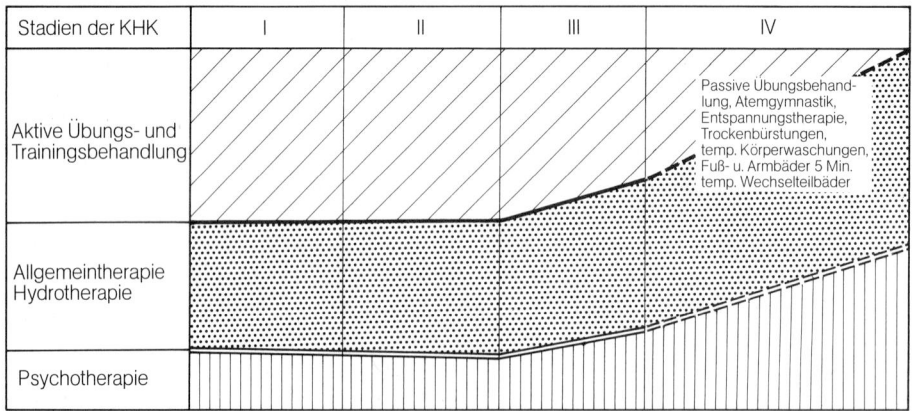

Je weniger der Herzinfarktkranke körperlich belastbar ist (Stadium III–IV), um so eher sind milde, hydrotherapeutische Anwendungen indiziert. Die Antwort des Organismus auf individuell dosierbare Warm-Kalt-Reize wirkt als Trainingseffekt im Sinne einer Normalisierung und Ökonomisierung zahlreicher Herz-Kreislauf-Parameter (Dirnagl et al. 1974; Teichmann 1965, 1968). Je stabiler die Belastbarkeit, um so eher und um so intensiver ist körperliches Aufbautraining am Platze, während die psychotherapeutische Zuwendung – auch durch den Nichtfacharzt – mit dem Ziele, neurotischen Fehlentwicklungen mit Ängsten, Hoffnungslosigkeit und Resignation zu begegnen, in allen Stadien der koronaren Herzkrankheit geradezu als Basistherapie wirksam werden soll.

Die erwähnte Coronary Drug Project Herzinfarktstudie (CDP-Studie 1975) hat die von amerikanischen Autoren immer wieder erhobenen Zweifel an der nützlichen Wirkung von körperlichem Training nicht bestätigt. Bewegungsmangel und körperliche Inaktivität gelten als prognostisch ungünstig (Schettler 1975). Namhafte Kardiologen, kardiologische Zentren, internationale kardiologische Gesellschaften und nicht zuletzt die WHO haben die physiologischen Grundlagen des körperlichen Trainings, Belastungsprüfungsmethoden und deren Testergebnisse und die Arten von Ausdauer-Trainingsprogrammen eingehend beschrieben und mehrfach publiziert (Denolin 1973; Eckstein 1957; Gottheiner 1971; Halhuber 1971, 1972; Hollmann 1963; Matzdorff 1975; Mellerovicz et al. 1974; Mellerowitz und Meller 1975). Darüber soll an dieser Stelle nicht mehr berichtet werden.

1.4.1 Konzept einer kombinierten Hydro- und Bewegungstherapie im Stadium III nach Herzinfarkt

Wie gezeigt, ist die koronare Leistungsbreite (Koronarreserve) in den Stadien III und IV der koronaren Herzerkrankung nach Myokardinfarkt erheblich bis sehr stark eingeschränkt. Für das Stadium III zumal ist die Rehabilitationsklinik mit ihren technischen Hilfsmitteln, Überwachungsmöglichkeiten und geschultem Personal die geeignete Einrichtung, eine aktivierende Hydrotherapie und Übungsbehandlung unter Berücksichtigung aller Kautelen aufzubauen (Tabelle 10). Die optimale medikamentöse Einstellung der Herzinfarktpatienten ist dazu die Voraussetzung. Das Stadium IV der koronaren Herzkrankheit ist nicht belastbar. Durch Koronararteriographie ist die Indikation für eine operative Behandlung abzuklären.

In dieses Konzept einer aktivierenden Hydro- und Bewegungstherapie im Stadium III nach Herzinfarkt einzubauen wären noch Entspannungsübungen, Atemübungen, Atemgymnastik oder das autogene Training sowie eine spezielle Übungsgymnastik und Bewegungsübung einer

häufig nach Herzinfarkt vorzufindenden Schultersteife. Dies ist nur möglich durch Verzicht auf die eine oder andere Anwendung. Wir beobachten, daß der Therapeut in dieser Phase zuweilen geneigt ist, mehr als das zuträgliche Maß zu verordnen. Er wird gegebenenfalls rasch seine Anforderungen an den Patienten herunterschrauben müssen. Das Erscheinungsbild der „Durchgangsangina" („Walking through") muß dem Patienten erklärt und erläutert werden. Telemetrische Überwachung, Langzeit-EKG und Mehrverbrauch an Nitraten kündigen Überforderungen (zunehmender Retrosternalschmerz, Atemnot, Tachykardie, Herzrhythmusstörungen, Blutdruckabfall u.v.a.) an, die zur Reduzierung des Trainingsprogramms führen oder gar zu deren Abbruch.

Ganzbäder mit thermoindifferenten Temperaturen sind kontraindiziert. Infolge des hydrostatischen Druckes wird eine Blutvolumenverschiebung in das intrathorakale Gefäßsystem begünstigt und damit der Füllungsdruck in der oberen Hohlvene und dem rechten Vorhof angehoben. Klinisch bedeutet das eine Überlastung des Lungenkreislaufs.

1.4.2 Komplikationen während Gesundheitsmaßnahmen

Bei über 35 000 Heilverfahren konnten wir im Laufe von 18 Jahren 158 Komplikationen beobachten. 12 Patienten im Durchschnittsalter von 55,1 Jahren, 11 Männer, 1 Frau, starben während dieser Zeit. Zehn hatten in der Vorgeschichte einen oder zwei Myokardinfarkte durchgemacht. In sechs Fällen wurden frische Myokardinfarkte und sechs nach Reinfarkt beobachtet. 12mal kam es zu einer intermittierenden zerebro-vaskulären Insuffizienz mit Halbseitensymptomatik. Drei Lungenembolien ließen sich nachweisen, ebenso 48 dermatologische Nebenwirkungen, 29 Postmenopauseblutungen, 10 orthostatische Kreislaufkollapse und 32 allgemeine Komplikationen (Nierensteinkolik etc.). Die häufigsten Komplikationen waren Herzrhythmusstörungen. Sie wurden nur als Komplikationen gewertet, wenn sie ernster Natur waren und zum Abbruch der Behandlung zwangen (absolute Arrhythmie bei Vorhofflimmern oder -flattern, polytope gehäufte Vorhof-

Tabelle 10. Konzept einer kombinierten Hydro- und Bewegungstherapie im Stadium III nach Herzinfarkt

1. Woche

Früh		Vormittags	Nachmittags	
Trb Beine oder Arme	aFb re 10 min 37–39° C oder Ab re 5 min 37° C	Übungsergometer Leerlauf, Monitorkontrolle 5–10 min	Herzauflage heiß oder Handbad 5 min 37° C	Wandern auf ebener Strecke 15 min (unter Kontrolle 70–80 Schritte/min)
2 × wö.	2 × wö.	tägl.	tägl.	tägl.

2. Woche

Ukw temp. oder TrbG	Fb 5 min 37° C oder aAb re 10 min 37–39° C oder WFb temp.	Übungsergometer 25 Watt, Monitor- kontrolle 10 min	Herzauflage heiß oder AbRos 5 min 37° C im Sitzen	Wandern auf ebener Strecke 15–30 min (unter Kontrolle 70–80 Schritte/min)
3 × wö.	3 × wö.	tägl.	tägl.	tägl.

3. Woche

Ukw oder Okw temp. oder TrbG	WFb oder WAb temp. oder WKn oder WAg temp.	Übungsergometer 25–50 Watt, Monitorkontrolle 10–15 min	WAg temp.	Wandern auf ebener Strecke 30–45 min (unter Kontrolle 70–80 Schritte/min)
tägl.	tägl.	tägl.	tägl.	tägl.

4. Woche

Ukw oder Okw oder Gw oder TrbG	WKn oder WS oder WFb oder WAb	Übungsergometer 25–50 Watt, Monitorkontrolle 15 min	WAg temp. oder WBg temp. oder Ab Ros 10 min 37° C oder WFb	Wandern auf ebener Strecke 60 min
tägl.	tägl.	tägl.	tägl.	tägl.

oder Kammerextrasystolie, Salvenextrasystolie, Überleitungsstörungen, Sick-Sinus-Syndrom u.a.m.). Vergleichsweise zu den hoch einzuschätzenden Therapiewirkungen ist eine Komplikationsrate von 0,45%, ein Fünftel davon ernster Natur, bei unseren Patienten als sehr gering zu bezeichnen. Sie liegt weit unter dem Durchschnitt der normalen Mortalitäts- und Unfallziffer einer vergleichbaren Population im gleichen Zeitraum (Teichmann 1974).

1.4.3 Konzept einer kombinierten Hydro- und Bewegungstherapie in den Stadien II und I nach Herzinfarkt

Die Belastbarkeit dieser beiden Stadien nach Herzinfarkt ist nur leichtgradig eingeschränkt.

Es besteht eine absolute Indikation regelmäßiger Kneipp-kurörtlicher Behandlung unter ärztlicher Aufsicht (Tabelle 11). Die in der Rehabilitationsklinik erlernten und bei der hausärztlichen Behandlung betriebenen Mobilisierungsprogramme erfahren eine Auffrischung und sollen erneut anregen und überleiten zu häuslicher Eigenaktivität. Die Risikofaktoren werden kontrolliert bzw. korrigiert, die psychovegetative Situation wird beruhigt und konditioniert, die Problematik der Erwerbsfähigkeit nach Herzinfarkt wird besprochen und die Frage der Sexualität nach Herzinfarkt wird diskutiert. Eine Fülle von Aufgaben für den Rehabilitationskliniker, den Arzt in der Praxis und den Arzt im Badeort (Hellerstein und Friedmann 1976; Mellerowicz und Meller 1975; Teichmann 1969, 1971).

Tabelle 11. Konzept einer kombinierten Hydro- und Bewegungstherapie in den Stadien II und I nach Herzinfarkt

	Früh	Vormittags	Nachmittags	Abends
1. Woche	Beginn mit TrbU oder O dann Ukw oder Okw temp. — tägl. Frühgymnastik, Leistungsgruppe III — tägl.	Kleines WTeilbad Fi oder WTeilguß — tägl. Übungsergometer 50 Watt 15 min oder Wandern 45 min (80–100 Schritte/min) — 3 × wö	—	— Wandern 60 min oder Schwimmen 10 min — tägl.
2. Woche	Beginn mit TrbG dann Gw — tägl. Gymnastik, Leistungsgruppe II — tägl.	Kleines WTeilbad Fi oder WTeilguß oder Sauna 1 × 10 min (1 × in der Wo) — tägl. Übungsergometer 75 Watt 10 min oder Wandern 45 min (100–120 Schritte/min) — tägl.	WTeilbäder — 2 × wö	Wtr 30 sec bis 1 min — tägl. Wandern 60 min oder Schwimmen 15 min oder Radfahren 30 min (12 km/Std) — tägl.
3. Woche	Beginn mit TrbG dann Gw oder Lw — tägl. Gymnastik, Leistungsgruppe II — tägl.	Größere WTeilgüsse oder $^3/_4$ b Ros 10 min 37° C; Sauna 10 min (1 × in der Wo) — tägl. Übungsergometer 75 Watt 15 min oder Wandern 45 min — tägl.	WTeilbäder und kleinere Kaltgüsse — 3 × wö	Wtr 30 sec bis 1 min — tägl. Wandern 60 min oder Schwimmen 15 min oder Radfahren 30 min — tägl.
4. Woche	Beginn mit TrbG dann Gw oder Lw — tägl. Gymnastik, Leistungsgruppe II — tägl.	Größere Teilgüsse oder $^3/_4$ b Ros 10 min 37° C; Sauna 10 min (1 × in der Wo) — tägl. Übungsergometer 100 Watt 10 min oder Wandern 45 min — tägl.	WTeilbäder oder Teilgüsse — tägl.	Wtr 1 min — tägl. Wandern 60 min oder Schwimmen 15 min oder Radfahren 30–60 min — tägl.

Auch in diesen Stadien (wie in allen) nach Herzinfarkt ist eine individuelle Belastung erforderlich, die eine exakte Leistungsdiagnostik durch Ergometerbelastung, röntgenologische Bestimmung der Herzgröße (Herzvolumenbestimmung), evtl. Einschwemmkatheter benötigt. Der Parameter Herzfrequenz ist als Maß für die körperliche Belastung oder die Intensität und Häufigkeit der hydrotherapeutischen Anwendungen bedingt brauchbar, wenn berücksichtigt wird, daß die maximale Herzfrequenz im Alter absinkt und Medikamente wie Digitalis und Beta-Rezeptorenblocker die Herzfrequenz senken.

Maximale Herzfrequenz
bei 20jährigen   = 195 min,
bei 60–75jährigen = 162 min

Ausdauer-Herzfrequenz
(d.h. eine Herzfrequenz, bei der ein Trainingseffekt auf das Herz-Kreislaufsystem zu erwarten ist)
bei 20jährigen   = 130 min,
bei 60–75jährigen = 110 min

Von der aktiven Übungsbehandlung und einem konsequenten täglichen Körpertraining ist letztlich nach einem Herzinfarkt folgendes zu erwarten (Westermann 1976):

Erhöht Körpertraining die Lebenserwartung   ?
Verhütet Körpertraining den Reinfarkt   ?
Hilft Körpertraining den Reinfarkt zu überstehen
                                              (+)
Verbessert Körpertraining die Leistungsfähigkeit
                                               +
Erhöht Körpertraining das Wohlbefinden   + +

Zwanglos ergeben sich dieselbe Fragestellung und die gleichen Antworttendenzen, wenn man das körperliche Training mit hydrotherapeutischen Applikationen komplementiert.
Neuere telemetrische Untersuchungen bei Herzinfarktpatienten über verschiedene körperliche und hydrotherapeutische Belastungsarten (Hellerstein und Friedmann 1976; Kainzinger 1977; Pronnet 1977; Rentrop et al. 1975; Schader 1977; Stein et al. 1971; Stein et al. 1973; Stein 1976) ergaben aufschlußreiche Vergleiche zu ergometrischen Wattstufen.
So entsprechen, bezogen auf die Herzfrequenz:

	Ergometerarbeit im Sitzen (Watt)
Gehen auf ebener Strecke (80 Schritte pro min)	25
Wassertreten 1 min kniehoch 12° C	50
Sauna 80–90° C rel. Luftfeuchte 10%, 12 min	50
Treppensteigen (80 Schritte pro min, 2 Stockwerke je 19 Stufen, Stufenhöhe 17 cm)	75
Kohabitatio	75
Rückenschwimmen (25–30 m/min)	100
Brustschwimmen (25–30 m/min)	125

Schwimmen zählt nach überstandenem Herzinfarkt zu den Belastungsarten, die am häufigsten mit Nebenwirkungen in Form von gehäuften Extrasystolen gekoppelt ist (Huellemann 1971; Schader 1977; Stein et al. 1971; Stein 1976). Rückenschwimmen ist weniger belastend als Brustschwimmen (Stein 1976). Wärme und Kälte-Expositionen (Wassertreten, Hydrotherapie, Sauna) wird von Infarktpatienten recht gut vertragen (Jungmann und Fleischhauer 1970; Jungmann 1976).
Wer ohne Schwierigkeiten Treppen steigen kann, darf auch sexuell wieder leistungsfähig sein, vorausgesetzt, daß die Rehabilitation nach Herzinfarkt komplikationslos ablief (Hellerstein und Friedmann 1976).
Auch bei belastungsfähigen Stadien nach Herzinfarkt sind ergiebige Ruhe- und Entspannungsphasen und frühe Nachtruhe obligatorisch. Individuell können diese oder jene hydrotherapeutischen Applikationen oder Trainingsformen nicht toleriert werden, das bedeutet Änderung, Streichung, Anpassung des Mobilisationsprogramms an die Belastungsfähigkeit des chronisch Kranken. Das ihm möglichst bewußte Therapieziel bleibt für den Koronarkranken, die Progression der Koronararteriensklerose abzubremsen und die Herzarbeit wirkungsvoll zu entlasten. Einen besonderen Hinweis verdie-

nen die Miteinbeziehung des autogenen Trainings und gruppenpsychotherapeutischer Gespräche.

Für die Trainingsherzfrequenz beim leistungsfähigen Koronarkranken gilt als Faustregel 170 minus Lebensalter. Exakter erfolgt die Berechnung der Trainingsherzfrequenz nach folgendem Muster:

200 minus Lebensalter	Beispiel: $200 - 50 = 150$
minus Ruheherzfrequenz	$-70 = \ \ 80$
50% (bis 60%) dieser Differenz	$= \ \ 40\text{--}48$
plus Ruheherzfrequenz	$+70 = 110\text{--}118$

Die Trainingsherzfrequenz betrüge demnach für dieses Beispiel 110–118/min.

2 Funktionelle kardio-vaskuläre Störungen und Beschwerden Hydrotherapeutische Modelle und Programme

Nach Kopfschmerzen klagen Erwachsene und ältere Menschen am häufigsten über „Herzschmerzen". Es ist ärztliche Aufgabe, zu differenzieren, ob dieses Symptom einer koronaren Herzkrankheit zuzuordnen ist oder einer der anderen zahlreichen Möglichkeiten. Die Differentialdiagnose des Herzschmerzes soll an dieser Stelle nicht näher besprochen werden. Sicher ist, daß eine exakte Anamnese und Exploration des Patienten unerläßlich und weitere apparative Diagnostik erforderlich ist, um Myokarditis, Perikarditis, Hyperthyreose, Lungenembolie u.a. von HWS-Syndromen, Schultersteife, Hiatushernie, Da Costa-Syndrom, Effort-Syndrom und allen Neurotikern mit Herzbeschwerden zu trennen. Danach richtet sich die physikalische Therapie, die in einem Fall Kalt-Warm-Wasserreize verbietet, im anderen die Hydrotherapie geradezu als Hauptindikationsgebiet fordert. Den funktionellen kardio-vaskulären Syndromen liegt kein organischer Herzbefund zugrunde. Die Einteilung der funktionellen Herz-Kreislaufstörungen erfolgt heute nach drei typischen Syndromen (Frisch 1975; Klaus 1973; Lydtin 1974):

1. Dyskinetische Regulationsstörungen
    a) Hyperkinetische Formen
    b) Hypokinetische Formen
2. Dysrhythmische Regulationsstörungen
3. Dysästhetische Regulationsstörungen.

Ich möchte die letztere Gruppe zuerst besprechen.

2.1 Dysästhetische Regulationsstörungen Modelle einer komplexen Allgemeintherapie

Die funktionelle, auf das Herz bezogene Mißempfindung (Dysästhesie, Dyskardie) entsteht meist im Rahmen psychovegetativer Belastungen. Ängste, abnormes Erleben des eigenen Herzens, Anspannung, seelische Forderungen und Störfaktoren können zu Dyskardien, Herzdruck, Herzstichen und zu meist sympathikotonen Kreislaufeinstellungen führen. Die durchaus erträglichen Schmerzsensationen werden häufig in den lateralen Thorax- und Herzspitzenbereich lokalisiert und gewöhnlich als stichartig beschrieben. Bei einer neurotischen Persönlichkeitsstruktur ist die Psychotherapie die wichtigste Behandlung. Die Erfahrung lehrt, daß die Neurotiker mit Herzsymptomatik gut auf eine aufbauende, zum Schluß recht intensive Kneipptherapie ansprechen. Das „be-hand-elt" werden tut ihnen gut und weckt neues Vertrauen in die Zuverlässigkeit des Herzens.

Für eine psycho-vegetative Allgemeinstörung mit Dyskardien und dysästhetischen Regulationsstörungen schlagen wir das in Tabelle 12 dargestellte Kneipp-therapeutisches Modell vor.

Ergänzend haben sich uns Behandlungen unmittelbar an der Stelle der Beschwerden („tractatio ad locum") bewährt. Wir empfehlen Herzsalbenmassagen (Inhaltsstoffe Menthol, Kampfer, Rosmarin) durch den Patienten selbst oder setzen intrakutane Quaddelungen mit novokainhaltigen Substanzen, zuweilen Blau- und Rotlichtbestrahlungen in knappem 20–30 cm Abstand. Dabei ist Manipulation, die Spritze, die farbige Wärme und die immer wieder ersehnte ärztliche Zuwendung das hilfreiche Agens. Das Nichtansprechen der Dyskardie auf Nitrokörper bestätigt die vor der Behandlung erhobene Diagnose, ebenso der Hinweis

Tabelle 12. Modell einer komplexen Allgemeintherapie nach Kneipp bei Dyskardien

	Früh	Vormittags				Nachmittags		Abends
1. Woche	mit Trb beginnen dann Okw oder Ukw tägl.	Gymnastik Leistungsgruppe III–II tägl.	WTeilguß oder WTeilbad oder ³/₄ b Fi 10 min 37° C oder Sauna 1 × 10 min (1 × in der Wo) tägl.	BGM oder Reflexzonenmassage oder klassische Rücken-Thorax-massage 3 × wö	Autogenes Training 2 × wö	Herzkompresse kalt tägl.	– tägl.	Wtr Wandern 1 Std (110–120 Schritte/min) oder Schwimmen 20 min (20 m/min) tägl.
2. Woche	Trb dann Gwi oder Lw (Essigwasser) tägl.	Gymnastik Leistungsgruppe II tägl.	WTeilguß oder Kn oder S oder ³/₄ b Mel 10 min 37° C; Sauna 2 × 10 min (1 × in der Wo) tägl.	BGM oder Reflexzonenmassage oder klassische Rücken-Thorax-massage 3 × wö	Autogenes Training 2 × wö	Herzkompresse kalt 3 × wö	WBg oder Ag oder Ab 30 sec 12° C tägl.	Wtr Wandern 1–2 Std oder Schwimmen 20 min oder Radfahren 1 Std (12 km/Std) tägl.
3. Woche	Trb dann Okw oder Lw oder Gwi (Essigwasser) tägl.	Gymnastik Leistungsgruppe II tägl.	O oder R oder ³/₄ b Hbl 10 min 37° C oder V; Sauna 2 × 10 min (1 × in der Wo) tägl.	BGM oder Reflexzonenmassage oder klassische Rücken-Thorax-massage 3 × wö	Autogenes Training 2 × wö	– 3 × wö	WBg oder V oder Ag oder Ab 30 sec 12° C tägl.	Wtr Wandern 1–2 Std oder Schwimmen 20 min oder Radfahren 1 Std (12 km/Std) tägl.
4. Woche	Trb dann Okw oder Lw oder Gwi (Essigwasser) tägl.	Gymnastik Leistungsgruppe II tägl.	V oder Rhbl oder O oder ³/₄ b Ros 10 min 37° C; Sauna 2 × 10 min (1 × in der Wo) tägl.	BGM oder Reflexzonenmassage oder klassische Rücken-Thorax-massage 3 × wö.	Autogenes Training 2 × wö.	– –	WBg oder Ag oder Ab 30 sec 12° C tägl.	Wtr Wandern 1–2 Std oder Schwimmen 20 min oder Radfahren 1 Std (12 km/Std) tägl.

Tabelle 13. Modell einer komplexen Allgemeintherapie bei Wirbelsäulensyndrom mit Kardialgie

	Früh	Vormittags	Nachmittags	Abends
1. Woche	Beginn mit Trb dann Ukw oder Lw Essigwasser — tägl.	WFb oder WAb oder WKn oder S oder ³/₄ b mit Bürstenmassage (Hbl) Sauna 1 × 10 min (1 × in der Wo) — tägl.; schiefe Ebene Krankengymnastik mit BGM oder klassische Massage — tägl.	WAg oder Ab 10 min 37° C oder Fb 10 min 37° C oder WAb oder Hs Nacken oder Brust-Wirbelsäule — 2× wö; Wandern 60 min (120 Schritte/min) oder Schwimmen Rückenlage 15 min (20 m/min) — tägl.	Wtr 1 min — tägl.
2. Woche	Trb dann Kw Essigwasser oder Gwi — tägl.	WO oder WR oder Rhbl oder 1 Vb mit Bürstenmassage (Wachh.) oder Sauna 1 × 10 min (1 × in der Wo) — tägl.; schiefe Ebene Krankengymnastik mit BGM oder klassische Massage — tägl.	WAg verl. oder WNg oder WBg oder Hs Nacken oder Brust-Wirbelsäule — 2× wö; Wandern 60 min (120–130 Schritte/min) oder Rückenschwimmen (30 m/min) oder Brustschwimmen (30 m/min) 15 min — tägl.	Wtr 1 min — tägl.
3. Woche	Trb dann Hw Essigwasser oder Gwi — tägl.	Rhbl oder O oder S oder 1 Vb mit Bürstenmassage (Hbl) oder Sauna 2 × 10 min (1 × in der Wo) — tägl.; schiefe Ebene Krankengymnastik mit BGM oder klassische Massage — tägl.	WNg oder WR oder Hs Nacken oder Brust-Wirbelsäule — 2× wö; Wandern 60 min oder Schwimmen — tägl.	Wtr — tägl.
4. Woche	Trb dann Hw Essigwasser oder Kw Essigwasser oder Gwi — tägl.	Rhbl oder O oder S oder 1 Vb mit Bürstenmassage (Wachh.) oder Sauna 2 × 10 min (1 × in der Wo) — tägl.; schiefe Ebene Krankengymnastik mit BGM oder klassische Massage — tägl.	WNg oder WBg oder V oder Hs Nacken oder Brust-Wirbelsäule — 2× wö; Wandern 60 min oder Schwimmen — tägl.	Wtr — tägl.

des Patienten, daß die Beschwerden während körperlicher Belastung verschwinden. Es kann notwendig werden, Tranquilizer zu verordnen. Baldrian, Hopfen und Melisse sollten nicht vergessen werden. Sie verursachen keinen Gewöhnungseffekt und beeinflussen z.B. die Reaktionsfähigkeit im Straßenverkehr nicht. Neuere Untersuchungen (Danko 1977) über das psychische Befinden des Patienten während einer Kneipp-Kurbehandlung haben bestätigt, daß die Frauen um das 50. Lebensjahr die klagsamste Patientengruppe ist und die geringsten Erfolge aufweist. Es fällt den Frauen offenbar schwerer, sich während der Kur zu entspannen und sich vom Sorgenkomplex Ehe, Familie und Beruf zu distanzieren. Therapeutische Energien müßten wohl in besonderem Maße dieser Personengruppe zuteil werden.

2.1.1 Kardialgie bei Wirbelsäulensyndromen
Modell einer komplexen Allgemeintherapie

Aus der Fülle der funktionellen Kardialgien seien die halswirbelsäulenabhängigen beispielhaft herausgegriffen. Die Schädigung der Bandscheiben im Hals- und Brustwirbelbereich mit ausstrahlenden schmerzhaften Sensationen in den Nacken, die Schultern und den oberen linken Thoraxquadranten sind bei der zunehmend sitzenden beruflichen Tätigkeit vieler Arbeitnehmer außerordentlich häufig. Nach geklärter Diagnose bietet die komplexe Allgemeintherapie gute Therapiemöglichkeiten. Gewöhnlich werden warme oder heiße hydrotherapeutische Anwendungen am besten vertragen; sie werden ergänzt durch Krankengymnastik, Bindegewebsmassage oder klassische Massagen, Extensionen in der schiefen Ebene, gegebenenfalls Elektrotherapie (Kurzwellen, diadynamische Ströme) (Tabelle 13).

2.2 Dyskinetische Regulationsstörungen

Zu den hyperkinetischen Formen der dyskinetischen Regulationsstörungen gehören die funktionelle Sinustachykardie, das hyperkinetische Herzsyndrom und die hypertone Regulationsstörung. Kardinalsymptome sind überhöhte Steigerungen der Herzfrequenz und/oder des

Blutdrucks in Ruhe, besonders aber bei körperlicher Belastung.

2.2.1 Hyperkinetisches Herzsyndrom
Modell einer komplexen Allgemeintherapie

Das hyperkinetische Herzsyndrom zählt zu den hyperdynamen dyskinetischen Kreislaufregulationsstörungen. Wiederum werden Herzbeschwerden mit pseudoanginösen Schmerzen, Herzstechen, Herzstolpern, Herzrasen angegeben. Die Patienten fühlen sich in ihrer Leistungsfähigkeit gemindert und allgemein durch das Beschwerdebild erschöpft und verunsichert. Im Gegensatz zum Herzschmerz bei koronarer Herzkrankheit besteht keine Koinzidenz des Beschwerdekomplexes mit körperlichen Belastungen. Im Vordergrund steht klinisch die Ruhetachykardie mit stark überhöhtem Herzfrequenz- und systolischem Blutdruckanstieg unter Belastungsbedingungen. Die Belastbarkeit am Fahrradergometer ist aus diesen Gründen herabgesetzt. Pathophysiologisch ist zudem das Herzminutenvolumen und die kardiale Kontraktilität erhöht. Die Muskeldurchblutung ist durch verminderten Gefäßwiderstand gesteigert (Frisch 1975; Klaus 1973; Lydtin 1974). Vor allem die Schilddrüsenüberfunktion, die Myokarditis, die Eisenmangelanämie und hypertone Regulationsstörung bei chronischem Alkoholismus sind auszuschließen. Die Beta-Rezeptorenblocker sprechen beim hyperkinetischen Herzsyndrom prompt an und bestätigen die Diagnose.

Eine Allgemeintherapie mit komplexen und differenzierten Anwendungsmöglichkeiten, wie sie die Kneipptherapie bietet, verspricht Erfolg, wenn nicht nur während vierwöchiger Kuren solche Aktivierungsprogramme durchgeführt, sondern auch die Möglichkeiten häuslicher konsequenter Weiterbehandlung wahrgenommen werden. Die Reagibilität des Patienten auf die Thermotherapie und aktive Übungsbehandlung bedarf sorgsamer ärztlicher Beobachtung und gegebenenfalls elastischer Anpassung des Behandlungsprogramms. Das Prinzip, das körperliche Training und die Reizstärken der hydrotherapeutischen Applikationen allmählich zu steigern, muß die psychische Beteiligung des Patienten und den Abbau seiner Ängste berücksichtigen. Unter diesen Bedingungen könnte ein Behandlungsplan bei den hyperkinetischen Formen der dyskinetischen Regulationsstörungen durch komplexe Allgemeintherapie nach Kneipp wie folgt aussehen, wobei Kaltanwendungen pulsfrequenzsenkend wirken und die reaktive Hyperämie besonders fördern (Ta-

Tabelle 14. Behandlungsmodell einer kombinierten Hydro- und Bewegungstherapie bei hypertonen Regulationsstörungen und hyperkinetischem Herzsyndrom

	Früh		Vormittags		Nachmittags		Abends
1. Woche	Trb dann Ukw tägl.	Gruppengymnastik 30 min Leistungsgruppe III tägl.	Fb Mel oder Ab Mel oder WKn tägl.	Autogenes Training oder 2 × wö. Wandern 1 Std 100 Schritte/min tägl.	Fb oder Ab 10 min 37° C Mel oder WAg oder WBg oder Hkr warm tägl.	Wandern 1 Std oder Radfahren oder Schwimmen 15 min tägl.	Wtr 1 min tägl.
2. Woche	Trb dann Gw tägl.	Gruppengymnastik 30 min Leistungsgruppe II tägl.	S oder Kn oder Bg oder Ag oder Vb 37–34° C abfallend temp. tägl.	Autogenes Training oder Wandern 1 Std 120 Schritte/min tägl.	Fb oder Ab 5 sec 12° C oder Ag oder Bg oder Hkr kühl tägl.	Wandern 1 Std oder Radfahren oder Schwimmen 15 min tägl.	Wtr 1 min tägl.
3. Woche	Trb dann Okw oder Gw tägl.	Gruppengymnastik 30 min Leistungsgruppe II tägl.	O oder S oder 1 Vb 10 min 37–34° C abfallend temp. tägl.	Autogenes Training oder Wandern 1 Std 120 Schritte/min tägl.	Fb oder Ab 5 sec 12° C oder Ag oder Bg oder S oder Hkr kalt tägl.	Wandern 1 Std oder Radfahren oder Schwimmen 15 min tägl.	Wtr 1 min tägl.
4. Woche	Trb dann Okw oder Gw tägl.	Gruppengymnastik 30 min Leistungsgruppe II tägl.	U oder S oder Kn oder Vb 10 min 37° C tägl.	Autogenes Training oder Wandern 1 Std 120 Schritte/min tägl.	Fb oder Ab 5 sec 12° C oder Ag oder Bg oder V oder WFb oder WAb oder Hkr kalt tägl.	Wandern 1 Std oder Radfahren oder Schwimmen 15 min tägl.	Wtr 1 min tägl.

belle 14). Beim hyperkinetischen Herzsyndrom mit Tachykardie-Symptomatik ist die Sauna mit ihrer durchschnittlichen Herzfrequenzerhöhung um 50% kontraindiziert.

2.2.2 Hypokinetische kardio-vaskuläre Störungen Modell einer komplexen Allgemeintherapie

Es gilt zu unterscheiden zwischen den sog. primären essentiellen Hypotonien und den sekundären, die im Gefolge von Blutverlust, Infektionskrankheiten, bei organischen Herz- und Gefäßerkrankungen z.B. Aortenstenose, Mitralinsuffizienz, Myokarditis, bei chronisch-venöser Insuffizienz, bei Nebennierenrinden-Insuffizienz, bei Hypothyreosen und anderen Erkrankungen aufzutreten pflegen. Die konstitutionelle Hypotonie, die hypodyname hypokinetische Regulationsstörung, worunter man die hyperdiastolische bzw. hypodiastolische Form der orthostatischen Kreislaufdysregulation differenziert, die chronisch-venöse Insuffizienz, aber auch die Rekonvaleszenzphasen nach längerer Immobilisation post partum, post operationem, Bettruhe und dgl. sind ein Hauptindikationsgebiet der Hydrotherapie und des allmählich aufbauenden körperlichen Trainings. Wiederholte Blutdruck- und Herzfrequenzmessungen, am besten in Form der bewährten Stehbelastung oder durch Kipptisch-Verfahren geben Aufschluß darüber, wann eine hypokinetische Kreislaufregulationsstörung im Stehversuch klinische Bedeutung gewinnt, wobei die hyperdiastolische Form (durch einen systolischen Blutdruckabfall und einen diastolischen Blutdruckanstieg mit starker Erhöhung der Herzschlagfrequenz charakterisiert) häufiger bei Jugendlichen, die hypodiastolische Form (systolischer und diastolischer Blutdruckabfall ohne Änderung der Herzfrequenz) vorwiegend im höheren Lebensalter vorkommt. Bei der hyperdiastolischen Form orthostatischer Dysregulationen ist eine sympathikotone Reaktion vorhanden (Tachykardie, Schweiß, Angst), um der Abnahme der zirkulierenden Blutmenge auf Grund der vermehrten venösen Kapazität entgegen zu wirken. Die hypodiastolische Kreislaufregulationsstörung ist eine asympathikotone Form, die zum Kollaps überleitet (vagovasale Synkope) (Dengler 1974).

Die Reagibilität auf Kälte- und Wärmereiz und auf körperliches Training ist individuell sehr verschieden und nicht im voraus zu berechnen. Zum einen werden heiße Anwendungen nicht vertragen. Sie sind bei der chronisch-venösen Insuffizienz z.B. kontraindiziert. Zum anderen besteht oft eine bemerkenswerte Kälteempfindlichkeit. Aktivierende Bewegungstherapie benötigt Wochen und Monate eines dosierten, langsam gesteigerten Trainingsprogramms, um eine Stabilisierung der Kreislaufregulationsstörungen zu erreichen. Auch das gelingt nicht immer, so daß zuweilen Medikamente mit adrenergen Substanzen, Sympathikomimetika oder selektiv die Venen tonisierende und zentral dämpfende Arzneimittel benötigt werden.

Messungen am kapazitiven Gefäßsystem des Gesunden und Venenkranken im akuten und chronischen Kaltwasser-Versuch haben ergeben, daß bei chronisch-venöser Insuffizienz eine bleibende Senkung der Venenkapazität und eine statistische Signifikanz der Volumenreduktion auftritt (Rudofsky et al. 1974). Kurz dauernde Kaltwasserreize wären im hydrotherapeutischen Therapieprogramm zu bevorzugen. Schwimmen ist in besonderem Maße indiziert, dazu Massagen, Atemgymnastik, Trockenbürstungen, Hautwaschungen. Die Sauna wird liegend empfohlen, nicht länger als 10 min mit ausreichender Abkühlung, ohne Tauchbad. Nicht immer wird sie gut vertragen. Zeit haben zur Sauna ist Voraussetzung für ihre Wirksamkeit, die nötige Ruhephase danach eingeschlossen (Tabelle 15).

3 Die essentielle (primäre) chronische Hypertonie. Behandlungskonzepte mit Allgemeintherapie

Die Ursache der essentiellen Hypertonie ist unbekannt. Mit 80–85% ist sie die häufigste aller Formen dauerhafter Steigerung des arteriellen Blutdruckes über den Grenzwert von 150–160/95 mm Hg hinaus. Gegenüber den hyperkinetischen Formen der dyskinetischen Regulationsstörungen stellt die essentielle Hypertonie eine Erkrankung des mittleren Lebensalters dar. Sie beginnt im allgemeinen erst jenseits

Tabelle 15. Modell einer kombinierten Hydro- und Trainingstherapie bei hypotensivem Syndrom

	Früh	Vormittags		Nachmittags		Abends
1. Woche	Trb dann Okw oder Ukw tägl.	Atemgymnastik oder Gymnastik Leistungsgruppe III tägl.	WKn oder WS oder WU; Sauna 1 × 10 min 1 × in der Wo 1 Std Bettruhe tägl.	Ag oder Bg tägl.	Wandern (80–100 Schritte/min) 30–45 min oder Schwimmen 10–15 min tägl.	Wtr 1 min tägl.
2. Woche	Trb dann Gw tägl.	Gymnastik Leistungsgruppe III tägl.	WKn oder WS oder WU oder WO; Sauna 1 × 10 min 1 × in der Wo tägl.	Bg oder V oder Ag oder Kn tägl.	Wandern (80–100 Schritte/min) 60 min oder Schwimmen 10–15 min tägl.	Wtr 1 min tägl.
3. Woche	Trb dann Gw tägl.	Gymnastik Leistungsgruppe II tägl.	WKn oder WS oder WU oder WO oder R oder O; Sauna 1 × 10 min 1 × in der Wo tägl.	Bg oder V oder Ag oder Kn tägl.	Wandern (110–120 Schritte/min) 60 min oder Schwimmen 10–15 min tägl.	Wtr 1 min tägl.
4. Woche	Trb dann Gw tägl.	Gymnastik Leistungsgruppe II tägl.	WS oder WU oder O oder R oder V; Sauna 1 × 10 min 1 × in der Wo tägl.	Bg oder V oder Ag oder Kn tägl.	Wandern (110–120 Schritte/min) 60 min 10–15 min tägl.	Wtr 1 min tägl.

Tabelle 16. Behandlungskonzept einer kombinierten Hydro- und Bewegungstherapie bei essentieller primärer Hypertonie I. Grades

	Früh		Vormittags		Nachmittags		Abends
1. Woche	Trb dann Lw Essigw oder Ukw oder Okw	Gruppengymnastik, Leistungsgruppe III	Fb Mel oder aAb 36–39° C 15 min oder W Ab oder WKn oder $^3/_4$ b 10 min Mel., Abguß; Sauna 1 × 10 min 1 × in der Wo	Wandern 1 Std	W Ag oder WBg	Wandern 1 Std oder Radfahren 30 min oder Schwimmen 2 min 30 sec Pause i. We 20 min	Wtr 1 min
	tägl.	tägl.	tägl.	tägl.	tägl.	tägl.	tägl.
2. Woche	Trb dann Lw Essigw oder Ukw oder Gw	Gruppengymnastik, Leistungsgruppe III	WKn oder WS oder $^3/_4$ b 10 min 37° C; Sauna 1 × 10 min 1 × in der Wo	Wandern 1 Std	WBg oder WO oder Ag oder Kn	Wandern 1 Std oder Radfahren 30 min oder Schwimmen 2 min 30 sec Pause i. We 20 min	Wtr 1 min
	tägl.	täg.	tägl.	tägl.	tägl.	tägl.	tägl.
3. Woche	Trb dann Lw Essigw oder Ukw oder Gw	Gruppengymnastik, Leistungsgruppe III	WO oder $^3/_4$ b 10 min 37° C+Abg; Sauna 2 × 10 min 1 × in der Wo	Wandern 1 Std	Ag oder Fb oder Ab oder Bg	Wandern 1 Std oder Radfahren 30 min oder Schwimmen 2 min 30 sec Pause i. We 20 min	Wtr 1 min
	tägl.	tägl.	tägl.	tägl.	tägl.	tägl.	tägl.
4. Woche	Trb dann Lw Essigw oder Ukw oder Gw	Gruppengymnastik, Leistungsgruppe III	WO oder WFb oder WAb oder $^3/_4$ b 10 min 37° C; Sauna 2 × 10 min 1 × in der Wo	Wandern 1 Std	WBg oder V oder WAg oder S	Wandern 1 Std oder Radfahren 30 min oder Schwimmen 2 min 30 sec Pause i. We 20 min	Wtr 1 min
	tägl.	tägl.	tägl.	tägl.	tägl.	tägl.	tägl.

des 35. Lebensjahres (Klaus 1973). Da die einmal nachgewiesene konstante essentielle Hypertonie eine lebenslange Betreuung und Behandlung erfordert, stellt sie für die komplexe Kneipptherapie ein breites Indikationsgebiet dar. Die sekundären Hypertonie-Formen, besonders bei jungen Menschen, auf der Basis von Nierenparenchymerkrankungen, Nierenarterienstenosen, endokriner Genese und anderen Ursachen (Ovulationshemmer) (Moccetti 1977) müssen ausgeschlossen werden, bevor die Diagnose essentieller Hochdruck gestellt werden kann. Die sekundären Hypertonie-Formen sind häufig einer kausalen Therapie zugänglich, nur bedingt einer Hydro- und Thermotherapie. Die essentielle (primäre) Hypertonie soll deshalb dieser Besprechung zugrunde liegen.

Die konstante Blutdruckerhöhung ist als Risikofaktor erster Ordnung eingestuft. Sie fördert und beschleunigt den arteriosklerotischen Entwicklungsprozeß und führt unbehandelt nach Jahren zur Linkshypertrophie des Herzens (60%) mit Herzinsuffizienz, zur Koronarinsuffizienz (50–80%) mit Herzinfarkt, zur Zerebralgefäßsklerose (30%) mit Hirninfarkt und zur Nephrosklerose. Prognose und Lebenserwartung verschlechtern sich in Abhängigkeit von der Höhe des diastolischen Blutdruckes. Ziel der Therapie ist es, die Blutdruckwerte konstant unter 145/95 mm Hg zu senken.

Eine komplexe Allgemeinbehandlung muß sein, was sie sagt: komplex, umfassend. Sie muß alle Faktoren der Therapie einbeziehen. Beim Hochdruck gilt es, mit Nachdruck auf eine Gewichtsreduktion zu pochen. Eine anhaltende Gewichtsabnahme bis zum Normalgewicht – besser zum Idealgewicht – kann erhöhte Blutdruckwerte dauerhaft senken und normalisieren. Diätetisch soll auf Kochsalz in der Ernährung verzichtet werden. Der Patient und die Hausfrau (Hausmann) müssen ärztlich erfahren, welche Nahrungsmittel besonders zu meiden sind, z.B. eingesalzene Fleisch-, Wurst- oder Fischsorten, Eingepökeltes, Konserven, Fleischextrakt, Speck, Senf. Alle Genußmittel zu verbieten, wäre utopisch, sie jedoch in der Dosierung zu reduzieren, sicher angebracht (Tee, Kaffee, Alkohol).

Aktives körperliches Training, jedoch ohne Leistungsspitzen, ist günstig. Während einer Kneippkur (Tabelle 16) vollzieht sie sich in Form von Wanderungen (flottes Gehen), oder Radfahren (bergauf schieben!) oder Schwimmen 2 min mit 30 sec Pause, insgesamt 20–30 min. Die Sauna ist im Gegensatz zu landläufigen Meinungen bei der essentiellen Hypertonie leichten Grades (Blutdruck bis 180/110 mm Hg ohne Organkomplikationen) erlaubt. Kontraindiziert jedoch ist beim Bluthochdruck das kalte Tauchbad nach der Sauna. Dabei wurden mit invasiven Methoden Blutdruckspitzen (im Tauchbad) von 235/150 mm Hg gemessen! (Bachmann et al. 1971). Der systolische Blutdruckanstieg in der Sauna ist geringer als bei 50 Watt Ergometerbelastung.

Die Kneippsche Hydrotherapie bevorzugt zunächst warme, dann wechselwarme, schließlich aber kalte Anwendungen nicht zu großer Ausdehnung (Knie-, Schenkel-, Armguß, Wassertreten, Lendenwickel). Wir schätzen beim essentiellen chronischen Bluthochdruck leichten Grades auch die temperaturansteigenden Fuß- und Armbäder. In der physikalischen Medizin sind vor allem Kohlensäure-Badebehandlungen wegen der kapillarerweiternden Wirkung in der Haut effektiv. Die Chemotherapie der chronischen Hypertonie setzt dann ein, wenn physikalische und allgemeintherapeutische Maßnahmen nicht mehr ausreichen, d.h. der Schweregrad des Hochdruckes fortschreitet oder die Motivierung des Patienten zu permanenter oben geschilderter aktiver Gesundheitspflege nicht gelingt bzw. verlorengeht. Die verspannte Persönlichkeitsstruktur mit chronisch-gehemmter Aggressivität, Zwanghaftigkeit und eine sogen. „Helferhaltung" mit Zurückstellung eigener Bedürfnisse mag dazu leicht beitragen (Bräutigam und Christian 1973).

4 Dysrhythmische Regulationsstörungen Behandlungsvorschlag mit Hydro- und Bewegungstherapie

Herzrhythmusstörungen werden bei jungen und besonders bei älteren und alten Menschen oft beobachtet. Sie sind, zumal bei Jüngeren, häufig nicht organischer Genese. Bei Reizbildungsstörungen bestehen psychosomatische Zusammenhänge. Invasive telemetrische Untersuchungen haben z.B. gezeigt, daß Pferd und Reiter vor dem Überwinden eines Hindernisses Extrasystolen aufweisen. Eine organische Herzkrankheit, eine Hyperthyreose oder durch Medikamente, z.B. Digitalis induzierte Rhythmus- und Erregungsleitungsstörungen des Herzens müssen ausgeschlossen sein, bevor man von funktionellen „myoirritativen" Rhythmusstörungen (Schmidt 1974) sprechen kann.

Für physikalische Behandlungsmethoden, speziell die Hydro- und Bewegungstherapie, kommen nach unserer Erfahrung nur die funktionelle Sinustachykardie – die beim hyperkinetischen Herzsyndrom bereits besprochen wurde und die auch durch psychische Erregung oder Genußmittel, Nikotin, Tee, Kaffee, Alkohol ausgelöst werden kann –, die paroxysmale supraventrikuläre Tachykardie und die monotope, ventrikuläre Extrasystolie in Betracht.

4.1 Hydrotherapie der paroxysmalen, supraventrikulären Tachykardie

Erfahrungsgemäß fördert die Hydrotherapie und eine aktive Trainingsbehandlung die Stimulation des Vagus durch trophotrope Umstellung mit reaktiver relativer Bradykardie. Nach Kaltwasseranwendungen sinkt die Pulsfrequenz signifikant ab (Drexel und Dirnagl 1955; Jungmann und Fleischhauer 1970; Jungmann 1976; Stein et al. 1971; Teichmann 1965).

Eine vagusstimulierende hydrotherapeutische Behandlungshilfe bei paroxysmaler supraventrikulärer Tachykardie könnte unter ständiger Herzfrequenzkontrolle folgende Anwendungen vorsehen:

- Kalte Herzkompresse, kalte Nackenkompresse
- Kalter Wadenwickel
- Armguß im Sitzen 30 sec, 12° C
- Armbad 1 min, 12° C

Das Herzjagen wird von dem Betroffenen als äußerst unangenehm und beängstigend empfunden. Oft sind Affektkumulationen die anfallauslösende Ursache. In der Behandlung werden Konflikte zu lösen versucht. Das autogene Training, erlernt und gekonnt, wirkt als Anfallprophylaxe.

4.2 Hydro- und Bewegungstherapie bei funktioneller Extrasystolie

Die häufigsten Herzrhythmusstörungen sind die (ventrikulären) Extrasystolen. Jung und Alt sind damit behaftet. Sie entstehen bei Affekten wie Angst, Aggression, Unruhe. Sie können am Tag, beim Hinlegen zur Nachtruhe und im Schlaf, nach Nahrungsaufnahme, nach Genußmitteln und vielen anderen Lebenssituationen auftreten, ohne daß Grund zur Beunruhigung besteht. Die Patienten selbst registrieren das Herzstolpern zuweilen voller Angst und Besorgnis. Zuweilen wird die Extrasystolie gar nicht spürbar. Wenn eine myogene oder koronare Herzkrankheit, ein Klappenfehler, eine Digitalisnebenwirkung oder eine Elektrolytstörung (Hypokaliämie) ausgeschlossen sind und im EKG keine polytopen oder salvenförmigen Extrasystolen vorliegen und die Extrasystolenhäufigkeit 10–12 min (als willkürliches, allgemein klinisch akzeptiertes Maß) nicht überschreitet, steht die aufklärende Beruhigung des Patienten zunächst im Vordergrund.

Eine vierwöchige Kneippkur versucht bewußt die oben erwähnte Vagusstimulierung durch Applikation temperierter bis kalter Anwendungen zu erreichen unter Einbeziehung einer aktiven körperlichen Trainingsbehandlung. Es konnte gezeigt werden, daß Herzrhythmusstörungen in der Sauna nicht aufzutreten pflegen (Fritzsche und Fritzsche 1974) und selbst nach Herzinfarkt kann es in der Sauna seltener zu Extrasystolen kommen, als auf dem Fahrradergometer bei 50 und 75 Watt (Stein et al. 1973).

Das große Gebiet der übrigen organisch begründeten Herzrhythmus- und Erregungsleitungsstörungen gehört zum Therapiebereich moderner Medikamente, im besonderen der Antiarrhythmika oder zur Elektrotherapie mit Kardioversion oder Schrittmacherimplantation.

5 Adjuvante komplexe Allgemeintherapie bei Herzklappenfehlern

5.1 Behandlungsmodelle bei Herzfehlerkranken

Die meisten erworbenen Herzklappenfehler sind durch eine rheumatische Endokarditis bedingt. In der Reihe der Häufigkeit steht das Mitralklappenvitium an erster Stelle, dann Vitien der Aortenklappe und seltener die Trikuspidalklappe. Kombinationen von Klappenvitien (Stenose und Insuffizienz an Mitralis und Aorta) überwiegen gegenüber den reinen Herzfehlern.

Die moderne Diagnostik der Klappenvitien ergibt wichtige Parameter zur Frage ihrer Belastungsfähigkeit. Neben dem klinischen Befund, der Auskultation und Palpation, müssen Mechanokardiogramme (Karotispulskurve, Apexkardiogramm), EKG, Lungenfunktion, Röntgenbefund und der Rechtsherzkatheter durch Einschwemm-Methode und/oder die Linksherzkatheteruntersuchung miteinbezogen werden. Durch verbesserte Erkenntnisse über die Hämodynamik der Vitien sind der Schweregrad der Klappenfehler und therapeutische Konsequenzen im Sinne konservativer Therapie oder chirurgischer Intervention besser abzuschätzen.

Für den Bereich der physikalischen Medizin und der komplexen Allgemeintherapie nach Kneipp kommen aktivierende Maßnahmen nur in den Schwerdegraden I und II der Klappenfehler in Betracht. Einem Vorschlag der New York Heart Association folgend, entspricht der Schweregrad der Herzklappenfehler nachstehender vereinfachter Einteilung:

• Schwerdegrad I:
  Normale körperliche Leistungsfähigkeit, nur klinische Hinweise auf das Bestehen eines Vitiums
• Schwerdegrad II:
  Leichte Einschränkung der körperlichen Leistungsfähigkeit, Wanderungen bis zu 5 km sind noch möglich

Dabei sind die stenosierenden Vitien (Mitral- und Aortenklappenstenose) am geringsten belastbar, die Mitralklappeninsuffizienz eher, am besten die Aortenklappeninsuffizienz, die sogar noch im Schwerdegrad III erstaunliche körperliche Leistungen zu vollbringen vermag. Es ist ärztliche Aufgabe, sich an den subjektiven Beschwerden und den erhobenen Befunden und Leistungsangaben der kardiologischen Abteilungen zu orientieren und dementsprechend eine angepaßte, unterstützende, meist milde und vor allem individuell variierte Hydro- und Trainingstherapie zu verordnen. Zu berücksichtigen ist ferner, daß sich die genannten Parameter im Krankheitsverlauf erheblich verschieben können (Klinge 1976).

Ein hydrotherapeutischer Behandlungsplan begnügt sich mit kleinen warmen, wechselwarmen bis kühlen Anwendungen unter Vermeidung von großen Applikationen, Vollbädern und einengenden Wickeln und Packungen. Bei Herzfehlerkranken sind wir mit der Verordnung von Saunagängen zurückhaltend (Tabelle 17).

Bewegungstherapie und körperliches Training bei Herzfehlerkranken richten sich nach ihrer Leistungsfähigkeit. Trainingsspitzen mit übermäßiger Beanspruchung sind in jedem Falle kontraindiziert (Tabelle 18).

Über die Möglichkeiten der physikalischen Medizin bei konservativ behandelten Herzfehlerkranken wurde von anderer Seite eingehend berichtet (Ott 1966). Nach unserer Erfahrung kommt in den Stadien III der Herzklappenfehler vor allem eine abgestufte Krankengymnastik und Atemgymnastik in Frage, die durch Trockenbürstungen und temperierte Körperwaschungen ergänzt werden können. Die Stadien IV der Herzklappenfehler sind in keiner Weise belastbar. Sie benötigen absolute Ruhigstellung und körperliche Schonung. Es bedarf keiner Betonung, daß die differenzierte medikamentöse Therapie, die Diät und die Frage des optimalen Operationszeitpunktes bei fortgeschrittenen Schweregraden im Vordergrund steht.

Tabelle 17. Hydrotherapeutischer Behandlungsvorschlag (wahlweise) bei Herzklappenfehlern Schweregrad I–II

Früh	Vormittags	Nachmittags	Abends
TrbG	WFb, WAb, WKn,	Fb, Ab 10 min 37° C	Wtr
Ukw	WS, H 10 min 37° C	WAg	1–2 × wö
Okw temp.			

Tabelle 18. Bewegungstherapieplan (wahlweise) bei Herzklappenfehlern Schweregrad I (–II)

Früh	Vormittags	Nachmittags
Gruppengymnastik Leistungsgruppe IV 30 min (etwa 25–30 Watt)	Gehen auf ebener Strecke (80 Schritte/min) 45 min (etwa 25 Watt) oder Übungsergometer Leerlauf oder 25 Watt (–50) Watt, 10–15 min	Gehen auf ebener Strecke oder leichter Steigerung 45–60 min oder Radfahren auf ebener Strecke 30–45 min oder Rückenschwimmen 10 min (20 m/min) entspr. etwa 25–50 Watt

5.2 Behandlungsmodelle nach korrigierenden Herzoperationen

Jeder erworbene und vor allem die angeborenen Herzklappenfehler sind einer operativen Korrektur, sei es durch Kommissurotomie, Klappenprothese oder Beseitigung der angeborenen Mißbildung zugänglich. In der postoperativen Phase wird die Frühmobilisation des Kranken geübt. Dabei sind temperierte Fuß-, Hand-, Bein- und Armwaschungen sowie Trockenbürstungen indiziert; dazu kommen Atemübungen und zunächst passive, nach wenigen Tagen aktive Bewegungsübungen der Beine und der Arme, dann Aufsitzen, leichte Hockergymnastik, Stehen, Gehen im Zimmer, dann auf dem Gang, abschließend Treppensteigen. Die körperliche Belastbarkeit darf nur allmählich und schonend gesteigert werden. Hydrotherapeutische Anwendungen beschränken sich auf Trockenbürstungen, Waschungen, Wechselteilbäder, Wechselteilgüsse, keine Wannenbäder. Die Kranken- und Atemgymnastik steht im Vordergrund. Es dauert gewöhnlich einige Monate, bis die Belastbarkeit deutlich gegenüber dem Zustand vor der Operation gebessert ist.

6 Die chronische Herzinsuffizienz Allgemeintherapie und Rehabilitation

Die pathophysiologischen Ursachen der Herzinsuffizienz sind mannigfaltig. Zu bedenken sind neben den bekannten pathogenetischen Faktoren auch heutzutage häufig eingenommene kardiotoxische Medikamente (Phenothiazine, trizyklische Thymoleptika) als Ursache einer Herzinsuffizienz (40%). Sie sollen an dieser Stelle jedoch nicht besprochen werden. Das Bemühen richtet sich darauf, die klinische Genese des Herzversagens zu erkennen und demzufolge eine kausale Therapie zu betreiben. Die dekompensierte Herzinsuffizienz bedarf der Bettruhe oder Schonung, Diät und einer herzspezifischen Pharmakotherapie.

6.1 Diät

Sie gilt als Basisbehandlung der Herzinsuffizienz. Kochsalzarme Ernährung, die etwa 3–5 g NaCl enthält gegenüber 30–35 g NaCl der Normalkost, schmeckt natürlich fade. Sie ist deshalb schwer einzuhalten und sie wird auch häufig nicht eingehalten. Es ist deshalb unerläßlich die Angehörigen mitzuberaten, zunächst diejenigen, die für die Mahlzeiten verantwortlich sind. Auf folgende Nahrungsmittel sollte verzichtet werden: Geräuchertes oder gepökeltes Fleisch, Fleischextrakt, Schinken, Speck, Räucherfisch, Aal, Wurst- und Fleischkonserven, Vollmilch, Hartkäse, Sauerkraut und Salzkartoffeln. Als Geschmackskorrigentien sind bestimmte Gewürze und natriumarme Diätsalze erlaubt: Petersilie, Gewürzlorbeer, Nelken, Curry, Zitrone, Dill, Borretsch, Schnittlauch, wenig Zwiebel, Knoblauch, Pfeffer und Paprika. An natriumarmen Diätsalzen kommen in Frage: Sina-Salz, Biotal, Neocurtosal und salzfreie Knorr-Extrakte.

Die regelmäßige tägliche Gewichtskontrolle ist in Klinik und Praxis die beste Methode, die Zuverlässigkeit und Mitarbeit des Patienten, aber auch die Wirksamkeit der Therapie zu prüfen.

Tabelle 19. Behandlungsmodell einer angepaßten Hydro- und Trainingstherapie bei chronischer kompensierter Herzinsuffizienz

	Trainingsprogramm	Physikalische Therapie
1. Woche	Passive Fußrollübungen, passive Bewegungsübungen (Fuß, Hand, Bein, Arm), Atemübungen	Trockenbürstungen (Füße, Hände, Arme, Beine), temp. Körperwaschungen (Füße, Hände, Arme, Beine)
2. Woche	Atemübungen, Aufstehen zur Körperhygiene, zum Essen, Gang zur Toilette, aktive Bewegungsübungen	Trockenbürstungen, Unter-, Oberkörperwaschungen (temp.), Fußbad 5 min 37° C
3. Woche	Aufstehen, Gehen auf ebener Strecke, Atemgymnastik 1 min	Trockenbürstungen, Ganzkörperwaschungen (temp.), Fuß- und Armbäder 5 min 37° C
4. Woche	Gehen 15–30 min, Atemgymnastik 10–15 min, Einzelgymnastik Leistungsgruppe IV, Übungsergometer Leerlauf, später 25 W 10 min	Trockenbürstungen, Ganzkörperwaschungen kühl, Wechselteilbäder, Wechselteilgüsse, klein (z.B. WKn, WAg)

Suppen und Bier sind hierzulande Grundnahrungsmittel. Es ist häufig zu beobachten, daß im Genuß von Suppe und Bier Rückfallgefährdung droht und damit das gültige Flüssigkeitslimit von 1 l Flüssigkeit pro Tag für den chronisch Herzkranken überschritten wird. Als Ersatzgetränke kann man Malzkaffee, Tee, Magermilch, Obst- und Gemüsesäfte empfehlen. Nach unseren Erfahrungen lassen sich wohl in der Klinik, seltener aber in der Praxis Obst-, Saft-, Gemüse- oder Reistage realisieren. Die alteingesessene Meinung, daß der Kranke mit einer solchen Diät von Kräften komme, ist kaum zu überwinden. Dabei gilt: Der chronisch Herzkranke soll schlank sein. Nicht selten kommt es zwischen Arzt und Herzkranken zu einem „Zweikampf" unter dem Slogan: Dein Bauch ist Dein Tod (Teichmann 1969).

6.2 Pharmakotherapie

Für die Therapie der Herzinsuffizienz sind Digitalis, Diuretika, Aldosteronantagonisten, Nitrate, Elektrolytverbindungen u.a.m. unerläßlich.

6.3 Übungsbehandlung und Hydrotherapie

Die strenge Bettruhe bei Herzinsuffizienz wird nach Rekompensation so bald als möglich gelockert, sowie es der klinische Zustand des Kranken erlaubt. Langdauernde Immobilisation und Bewegungsmangel fördern die Hypoxie des Herzens, führen zu Thrombophlebitiden, hypostatischen Pneumonien und Kreislaufregulationsstörungen mit Orthostase-Syndrom. Zur Toilette und zur Nahrungsaufnahme wird Aufstehen erlaubt, später Spaziergänge auf ebener Strecke. Zuvor werden zunächst passive, dann aktive Bewegungsübungen der Füße und Hände, Beine und Arme im Bett durchgeführt. Regelmäßige, schon früh begonnene Atemübungen sollen die Belüftung der Lungen anregen.

Nach wenigen Tagen bereits, immer unter Berücksichtigung entsprechender klinischer Kontrollen und Kautelen, können milde hydrotherapeutische Anwendungen appliziert und eine leichte Übungsbehandlung mit körperlichem rehabilitativem Training begonnen werden (Tabelle 19).

Das Cor pulmonale chronicum ist Belastungen gegenüber, gleich welcher Art, besonders empfindlich (Bachmann et al. 1970). Hier ist Zurückhaltung mit Kalt-Warm-Reizen und Bewegungstherapie dringend geboten.

Jeder sportliche Ehrgeiz, jede Übertreibung sind zu meiden. Es ist sehr die Frage, ob ein einmal dekompensiertes Herz noch zu größeren Leistungen trainiert werden kann. Ein Minimum an kardio-korporaler Leistung von 25 Watt durch Messung bei Fußkurbelarbeit im Liegen oder Sitzen ist Voraussetzung einer milden angepaßten Hydro- und Bewegungstherapie (Mellerowicz et al. 1974).

7 Literatur

Bachmann, K., Hoffmann, H., Günther, W., Zerzway, R.: Zur Belastbarkeit des Cor pulmonale chronicum. Med. Klin 65, 1561 (1970)

Bachmann, K., Hoffmann, H., Günther, W., Zerzway, R.: Ergebnisse telemetrischer Kreislaufuntersuchungen beim Saunabadevorgang. Sauna-Arch. 9, 1–7 (1971)

Bader, G.: Untersuchungen über die freien Aminosäuren der menschlichen Hornschicht im Verlauf einer Hydrotherapie. Inaugural Dissert. München, 1975

Baier, H.: Die Beeinflussung der körperlichen Leistungsfähigkeit durch Kneipp-Kurbehandlung. Allgem. Therapeut. 10, 142 (1970)

Berzewski, H.: Psychologische und psychosomatische Probleme bei fortgeschrittenen Herz-Kreislauferkrankungen. Med. Welt 27, 2029–2033 (1976)

Biener, K.: Rüti-Studie. Oeffentl. Ges. ver. 38, 63 (1976)

Bräutigam W., Christian, P.: Psychosomatische Medizin, S. 128. Stuttgart: Thieme 1973

Conradi, E.: Die Stellung der Physiotherapie im Programm der Frührehabilitation des Herzinfarktes. Z. Physioth. 25, 243–247 (1973)

Danko, A.: Psychologische Verlaufs- und Nachuntersuchungen an Kurpatienten während eines vierwöchigen Heilverfahrens. Dipl.-Arbeit, Psychol. Institut, Univ. Freiburg/Brsg. 1977

Dengler, H.J.: Das Orthostasesyndrom. Stuttgart, New York: Schattauer 1974

Denolin, H. (Hrsg.): Herzinfarkt, Verhütung, Rehabilitation. Rehabilitationsausschuß der Internationalen Gesellschaft f. Kardiologie, Boehringer, Mannheim, 1973

Dienz, K.: Vergleichende Untersuchungen verschiedener Therapieformen im Kurablauf. Inaugural Dissert. München 1977

Dirnagl, K., Drexel, H., Kleinschmid, J.: Analyse des Kurverlaufs. Münch. Med. Wochenschr. 116, 529 (1974)

Drexel, H., Dirnagl, K.: Experimentelle Beiträge zur Hydrotherapie. Bad Wörishofen: Sanitas 1955

Drexel, H.: Hydro- und Thermotherapie. In: J. Grober, Klin. Lehrbuch der physik. Therapie, III. Aufl. VEB, Jena: Fischer 1960

Drexel, H., Eigler, E., Fürer, M., Singer-Bakker, H.: Die Bedeutung der Physik. Therapie in der Rehabilitation des alten Menschen. Münch. Med. Wochenschr. 115, 1906–1910 (1973)

Eckstein, R.W.: Effect of exercise and coronary astery narrowing on coronary collateral circulation. Circ. Res. 5, 3/23a (1957)

Frisch, P.: Funktionelle, kardio-vaskuläre Störungen. Medizin 3, 1602 (1975)

Fritzsche, J., Fritzsche, W.: Die wissenschaftlichen Grundlagen des Saunabades. Sauna Arch. XII, 30–63 (1974)

Göbel, P., Franke, M., Schill, W.B.: Radionuklide in der klinischen und experimentellen Onkologie. Stuttgart: Schattauer 1965

Gottheiner, V.: Intensives Körpertraining als Nachbehandlung und Vorbeugung des Herzinfarktes. Internist 12, 236–240 (1971)

Halhuber, M.J.: Indikationen und Kontraindikationen der Hydrotherapie. Allg. Therap. 2, 138 (1962)

Halhuber, M.J.: Präventive Kardiologie. München, Berlin, Wien: Urban u. Schwarzenberg 1972

Halhuber, M.J.: Aktuelle Probleme der Rehabilitation nach Herzinfarkt. Internist 12, 233 (1971)

Hellerstein, H.K., Friedmann, E.H.: Sexual activity and the postcoronary patient. In: Dreisinger, L. Scheingold, Wagner, NN., Herz – Alter – Sexualität, S. 51–68. Wiesbaden: Medic. Trib. 1976

Heinrich, K., Teichmann, W.: Herzinfarkt und Rehabilitation. Fortschr. Med. 80, 17–20 (1962)

Hentschel, H.D., Iser, H., Oh, V.R., Blanco, B.: Untersuchungen zur Anwendung temperatursteigender Armbäder. Z. Klin. Med. 158, 399 (1965)

Hollmann, W.: Körperliches Training in der Prävention von Herz- Kreislaufkrankheiten. Stuttgart: Hippokrates 1963

Huellemann, K.D.: Kreislaufreaktionen bei Herzfarktpatienten während des Schwimmens. Sportdokument 4, Teil B, 88–92 (1971)

Jungmann, G.: Motivierung zur Gesundheit. DÄ 73, 279 (1976)

Jungmann, H.: Fragen der Wärme- und Kälteexposition bei Infarktpatienten. Mat. Med. Nordm. 28, 149–155 (1976) und Veröffentlichungen aus dem Curschmann-Institut, Timmendorfer Strand 1962–1965

Jungmann, H., Fleischhauer, H.D.: Einfluß der Abkühlung durch Seebäder auf den Kreislauf bei Belastung. Z. Physikal. Med. 1, 44–50 (1970)

Kainzinger, W.: Telemetrische Untersuchungen an Kurpatienten beim Treppensteigen, Gehen, Wassertreten und bei der Ergometrie im Kurlängsschnitt. Inaugural Dissert. München, 1977

Kannel, W.B.: 48the Scientific Sessions of the American Heart Association. Anaheim, 1975

Klaus, D.: Diagnose und Therapie funktioneller kardiovaskulärer Syndrome. Med. Welt 24, 1635–1638 (1973)

Klinge, R.: Kardiologische Diagnostik in interner Klinik und Praxis. Stuttgart, New York: Schattauer 1976

Lydtin, H.: Die funktionellen kardio-vaskulären Syndrome In: Klaus, D. (Hrsg.), Kardiologie,

Hypertonie, S. 177. Berlin, Heidelberg, New York: Springer 1974

Matzdorff, F.: Herzinfarkt, Prävention und Rehabilitation. München, Berlin, Wien: Urban u. Schwarzenberg 1975

Mellerowicz, H., Meller, W.: Training. Berlin, Heidelberg, New York: Springer 1975

Mellerowicz, H., Weidener, J., Jokl, E.: Rehabilitative Kardiologie. Basel, München, Paris, London, New York, Sydney: Karger 1974

Moccetti, T.: Kardiotoxische Medikamente. Bern, Stuttgart, Wien: Huber 1977

Montazem, A.: Veränderungen der Grundstimmung und der seelischen Befindenssituation von Kurpatienten während eines vierwöchigen Heilverfahrens. Inaugural Dissert. München, 1976

Ott, V.R.: Physikalische Medizin und Rehabilitation bei Herzfehlerkranken. Nauheimer Fortbildg. Lehrg. 31, 137–151 (1966)

Pronnet, Ch.: Telemetrische Untersuchungen an Kurpatienten beim Gehen, Wassertreten und Treppensteigen im Vergleich zur Ergometrie. Inaugural Dissert. München, 1977

Rentrop, P., Friedrich, B., Roskamm, H.: Ergometrische Befunde bei Koronarkranken in Abhängigkeit von Ausdehnung und Lokalisation des Gefäßbefalls. Med. Klin. 70, 1955–1961 (1975)

Ring, J., Teichmann, W.: Immunologische Veränderungen unter hydrotherapeutischer Kurbehandlung. Dtsch. Med. Wochenschr. 102, 1625–1630 (1977)

Rudofsky, G., Nobbe, F., Ehinger, W.: Messungen am kapazitiven Gefäßsystem des Gesunden und Venenkranken im akuten und chronischen Versuch. Ulmer Angiologen-Kongreß, 1974

Rudolph, W., Froer, K.L., Rinke, H., Fleck, E., Petri, H., Goppel, L., Hall, D., Späth, M., Loracher, C., Recke, S., Gehrke, A., Wolfram, D., Dirschinger, J., Biemer, M.: Neue Gesichtspunkte in der Diagnose und Therapie kardiovaskulärer Erkrankungen. Herz 1, 1–45 (1976)

Schader, B.: Vergleichende Untersuchungen über das Pulsfrequenzverhalten bei verschiedenen Bewegungsarten im Rahmen einer Kneipp-Kur (Gehen, Schwimmen) im Vergleich zur Ergometrie. Inaugural Dissert. München, 1977

Schettler, G.: Serumlipidsenkende Pharmaka nach Myokardinfarkt. Dtsch. Med. Wochenschr. 100, 1611 (1975)

Schoger, G.A.: Balneotherapie beim alternden Menschen. Z. Angew. Bäder- u. Klimaheilkd. 21, 476–490 (1974)

Schmidt, J.: Rhythmus- und Erregungsleitungsstörungen des Herzens. In: Klaus, D. (Hrsg.), Kardiologie, Hypertonie, S. 149. Berlin, Heidelberg, New York: Springer 1974

Stamler, J.: Lectures on preventive cardiology. New York: Grune and Stratton 1967

Stein, G.: Ergometrische und telemetrische Funktionsdiagnostik bei Infarktpatienten. Mat. Med. Nordm. 28, 125–148 (1976)

Stein, G., Jungmann, H., Gadermann, E.: Kälteanwendungen in der Frührehabilitation von Infarktpatienten. Verh. Dtsch. Ges. Kreislaufforsch. 37, 470–480 (1971)

Stein, G., Matey, W., Münkner, W.: EKG-Untersuchungen an Infarktrehabilitanden in der Sauna. Z. Physioth. 25, 327–333 (1973)

Stocksmeier, U. (ed.): Psychological approach to the rehabilitation of coronary patients. Heidelberg, Berlin, New York: Springer 1976

Teichmann, W. (Hrsg.): Symposion I: Forschungsmethoden in der allgemeinen Therapie. Symposion II: Kurverlaufs- und Kurerfolgsbeurteilung. Bad Wörishofen: Sanitas 1965 und 1968

Teichmann, W.: Hydrotherapie im Alter. Heilbad u. Kurort 6, 3–8 (1968)

Teichmann, W.: Therapiechancen der chronischen Herzinsuffizienz. Allg. Therap. 9, 65–70 (1969)

Teichmann, W.: Effektivität der Gesundheitserziehung. Ärztl. Praxis 23, 3060–3061 (1971)

Teichmann, W.: Herzinfarkt im Heilverfahren. Münch. Med. Wochenschr. 113, 374–379 (1971)

Teichmann, W. (Hrsg.): Sonderheft I: Zentralarchiv f. Physioth. ML. Uelzen 1974. Sonderheft II, Bad Wörishofen: Geyer 1976

Teichmann, W.: Komplikationen während Gesundheitsmaßnahmen. Dtsch. Med. Wochenschr. 99, 739–741 (1974)

The coronary drug project. J. Am. Med. Wom. Assoc. 231, 360 (1975)

Westermann, K.W.: Rehabilitation des Koronarkranken. Ärztl. Praxis 38, 889–890 (1976)

Kneipptherapie peripherer arterieller und venöser Durchblutungsstörungen

H. Mensen

1 Angiologische Aspekte der Kneipptherapie gestern und heute

Hydrotherapie und die in der Angiologie so wichtige *Bewegung* bildeten für Kneipp bei der Förderung der Blutzirkulation eine selbstverständliche Einheit: „Ich verordne streng, daß der Angekleidete nach jeder Wasseranwendung sich Bewegung mache…, welche so lange dauere, bis alle Teile des Körpers vollkommen trocken und normal warm sind." Während Kneipp ohne „frevelhafte Überforderungen" jegliche aktive Therapie begünstigte, lehnte er die heute in die Kneipptherapie integrierte Massage als passive Maßnahme ab.
Das von Kneipp begründete 1903 erschienene „Große Kneippbuch" erwähnt ohne systematische Trennung arterieller und venöser Leiden 10 Fälle von „Beinfraß", die *konsensuell* und möglichst *aktiv* behandelt wurden. Es betont die Notwendigkeit, auch bei nur einseitiger Erkrankung auf den ganzen Menschen und auf beide Beine einzuwirken. Heute sind die Auswirkungen der Kneippschen Hydrotherapie auf den peripheren Kreislauf wissenschaftlich beschrieben und erforscht (Brüggemann 1973; Jebens 1965; Teichmann 1973; s. auch Allg. Teil). Die Ansätze dazu gehen auf Kneipps ärztlichen Mitarbeiter Baumgarten zurück, der ca. 6000 Sphygmogramme kritisch auswertete (Baumgarten 1907–1909).
Bei *arteriosklerotischen Erkrankungen* empfahl schon Kneipps weiterer ärztlicher Nachfolger Kleinschrod außer individuell dosierter Gymnastik, Terrainkuren, Radfahren und Schwimmen auch diätetische und psychohygienische Maßnahmen. Wie andere Kneippärzte früherer Generationen betonte er vor mehr als einem halben Jahrhundert die Polyätiologie der Arteriosklerose und die sozialmedizinische Bedeutung infarkt- und dysbasiefördernder *Risikofaktoren* (Fehl- und Überernährung, Nikotinabusus, Hypertonie, Diabetes mellitus, geistige und nervöse Überbeanspruchung, gesellschaftliche und Konsumzwänge (Kleinschrod 1919, 1921a, b, 1928)).
In genialer Schau erkannte Kneipp auch das Grundprinzip der Behandlung von *venösen Erkrankungen*, nämlich „*daß derjenige, der die Zir-*

kulation beherrscht, die Behandlung der Krampf-
adern beherrscht."
Wie vor ihm Hufeland empfahl Kneipp dabei
niemals warme Bäder. Nach Hufeland gab es
zur Verhütung von Krampfaderfolgezuständen
und Unterschenkelgeschwüren kein besseres
Mittel als täglich mehrere Male mit den Füßen
bis zum Knöchel kurz in kaltem Wasser zu stehen. Kneipp benutzte stattdessen die Gießkanne, weil ihm auffiel, daß kaltes Fließwasser
ungefährlicher ist und im Gegensatz zum
Warmbad keine Gefäßerschlaffung bewirkt. Bei
oberflächlichen Venenentzündungen führte er
die kalten Lehm- und Quarkwickel in die Naturheilkunde ein.

Neben der Gießkanne als Symbol der von
Kneipp ersonnenen und heute bei der Venenbe-
handlung allgemein praktizierten kalten Güsse
wurde ein weiteres probates Venenmittel, das
„Wassertreten", zum ältesten Symbol der
Kneippschen Ganzheitsmethode und ihrer seit
jeher bewährten Kombination von Hydro- und
Bewegungstherapie.

2 Epidemiologische, sozialmedizinische und psychosomatische Aspekte im Blickwinkel Kneippscher „Lebensordnungstherapie"

In einer zwar von Kneipp und seinen ärztlichen
Nachfolgern geahnten, aber in solchem Umfang
wohl nicht vermuteten Weise nahmen inzwischen periphere Durchblutungsstörungen nicht
minder als die koronare Herzkrankheit bei beiden Geschlechtern und in allen Altersklassen
und Sozialschichten zu (Loose 1962). Obschon
daran die höhere Lebenserwartung beteiligt ist
(„Greisenbrand"), sind hier wie dort Verlage-
rungen in jüngere Jahrgänge konstatierbar
(„Antizipation"). Häufigkeitsunterschiede zwischen Männern und Frauen gleichen sich an.
Arterielle Erkrankungen nehmen bei den
Frauen, venöse bei den Männern zu.

Etwa ein Drittel aller berufstätigen Männer und
Frauen hat heute irgendwelche Gefäßveränderungen, deren Spätfolgen mehr Geld als alle Verkehrs-
unfälle kosten. Die BRD zählt etwa 5 Millionen

Beinkranke. 20% der Erwerbstätigen haben Venenerkrankungen, die Gesundheit und Arbeitsfähigkeit beeinträchtigen. Jeder Zehnte hat Ulzerationen.
In jedem Dezennium droht 100 000 Gefäßkranken
mit arteriellen Durchblutungsstörungen die Amputation (Heß 1963; Krieg 1963; Sigg 1975; Widmer
1967; ferner Schneider zit. n. Franke 1975).
Gleiche *Risikofaktoren* begünstigen *koronare* und
periphere arterielle Durchblutungsstörungen (Schlag-
wort „Raucherbein"). Entsprechend findet man
durch subtile Untersuchungen bei 60–95% aller Ko-
ronar- und Infarktpatienten Zeichen peripherer arterieller Durchblutungsstörungen (Böhme 1976; Zipp
und Kaatzsch 1961). In etwa einem Drittel der Fälle
manifestieren sie sich vor Infarkteintritt. Umgekehrt
haben wenigstens 60% aller peripher Durchblutungsgestörten pathologische EKG-Veränderungen
und/oder Stenokardien und 20% einen Infarkt im
Narbenstadium (Mensen 1966; Schoop 1975). Neben den heute als Schrittmachern für Herzkranz-
und Beingefäßsklerosen anerkannten *Risikofaktoren*
Hypertonie, Hyperlipidämie, Diabetes, Nikotinabusus, Adipositas, Bewegungsmangel und Gicht geriet
auch die asymptomatische „Harnsäurediathese" bei
Kneipp- und Badeärzten nie in Vergessenheit. Sie
ist sowohl bei arteriellen als auch bei venösen
Durchblutungsstörungen viel häufiger als sonst
(Mensen 1977; Zicher 1972).

Übergewicht und sitzende Lebensweise fördern
nicht nur die Arteriosklerose, sondern bei here-
ditärer Bindegewebsschwäche und Venenklap-
peninsuffizienz auch die Zunahme *venöser*
Durchblutungsstörungen („Bord"-, „Eisen-
bahn"-, „Gaspedal"-, „Fernsehbein"). Vorzei-
tige Arthrosen, Ovulationshemmer, häufigere
Strahlentherapie und durch ungeeignete Schuhe
geförderte Fuß- und Haltungsschäden sind dabei weitere Glieder der pathogenetischen
Kette.
Steigender Nahrungs- und Genußmittelmiß-
brauch, Inaktivität, Hyperlipidämie und Distreß begünstigen arterielle wie venöse Thrombosen.

Seit jeher teilen alle Kneippärzte die Überzeugung,
daß bei den peripheren Durchblutungsstörungen
trotz praedisponierender Erbfaktoren „eine geordnete Lebensführung die Anlage eher verdrängt, als
eine ungeordnete bei fehlender oder geringer Anlage
dagegen feit", und daß bei Kneippscher Lebensweise
„die Arterienverkalkung, an die so viele mißtrauisch
und fatalistisch wie an ein unabänderliches Schicksal, dem man nicht entrinnen kann, denken, ihre
Schrecken verliert" und es „weitgehend in unserer
Hand liegt, ob wir früh oder später Verkalkung bekommen, ob wir viel oder fast gar nicht an ihren
Folgen leiden" (Literaturangaben Mensen 1976).

Ein bekannter österreichischer Gefäßchirug wagte 1964 die Behauptung: „Die Zahl der Arteriosklerose-Todesfälle wird beeinflußt von dem Ausmaß, in dem die Ideen der Kneippärzte Allgemeingut werden" (May 1964). Diese Behauptung findet eine gewisse Stütze durch Ergebnisse einer Pilotstudie des Kneippbundes, bei der unter 220 Probanden, die sich um eine Kneippsche Lebensweise bemühten, nach 2 Jahren signifikant weniger Todesfälle auftraten als statistisch zu erwarten war (Pflanz et al. 1974). Intensive Aufklärung und Gesundheitserziehung, welche die Kneippbewegung seit Kneipps ersten Veröffentlichungen vor 100 Jahren prägen, waren an diesem Ergebnis nicht unbeteiligt.

Neben aktivem und passivem Gefäßtraining durch Hydro- und Bewegungstherapie und neben Diät und Phytotherapie werden die Möglichkeiten einer heute zu fordernden gleichrangigen *Entspannungstherapie* oft noch zu wenig genutzt.

Mit der Kneipptherapie harmoniert vor allem das *Autogene Training* vorzüglich (Mensen 1976; 1980). Klinische Beobachtungen belegen, daß Patientinnen mit der Trias „Funktionelle periphere Durchblutungsstörungen – Chronische Obstipation – Menstruationsanomalien" nach mehrwöchigem Autogenen Training in der Lage sind, kalte Hände und Füße durch konzentrative Selbstentspannung warmwerden zu lassen (Curtius und Krüger 1952). Auch bei psycho-vegetativ Labilen mit organischen peripheren Durchblutungsstörungen kann Autogenes Training günstig sein. In Kombination mit anderen Maßnahmen trägt es dazu bei, Muskelverspannungen zu lockern, die oft durch gleichzeitige spondylogene oder arthrotische Veränderungen verstärkt werden.

Zusammen mit Einzelaussprachen und gesundheitspädagogischer Gruppenarbeit kann *Autogenes Training* auch zur *Entängstigung* beitragen. Amputationsangst und Amputationsträume verbergen bei arteriell Durchblutungsgestörten nicht selten allgemeine Ängste um den Verlust von Arbeit, sozialem Ansehen und Potenz (Mensen 1969). Bei den venösen Erkrankungen zählen *postphlebitische Neurosen* zu den wichtigsten Komplikationen (Young 1973). Die Betroffenen befürchten dauernd das Abreißen und Verschleppen von Gerinnseln in Herz und Gehirn. Emboliefurcht und psychogene Schmerzfixierungen vereiteln dann normales Gehen und Bewegungstherapie.

Andere Gefäßkranke bedürfen steten Zuspruchs, weil Scham und Eitelkeit sie hemmen, ihre kosmetisch ungefälligen Beine beim Schwimmen und Turnen in der Öffentlichkeit zu zeigen (Salzmann und Ehresmann 1977).

Bisweilen überwinden nur tiefenpsychologisch *akzentuierte Gespräche* Vorurteile gegen die Kneipptherapie. Das trifft vor allem bei selbstunsicheren Charakteren zu, die sich mitunter wie „begossene Pudel" vorkommen, weil sie im Leben zu oft „kalte Duschen" bekamen.

3 Kneipptherapie der arteriellen peripheren Durchblutungsstörungen

3.1 Angioorganopathien

3.1.1 Allgemeine Gesichtspunkte

Voraussetzung zur optimalen Früh- und Dauerbehandlung ist die Kenntnis von Stadium, Schweregrad und Lokalisation der Gefäßprozesse. Mit gezielten anamnestischen Erhebungen und einfachen Untersuchungen gelingt es, darüber Aussagen zu machen, deren Treffsicherheit angiographischen Befunden kaum nachsteht (Widmer 1967; weitere Literaturangaben bei Mensen 1963).

Über genaue *Stadieneinteilung* und *Schweregrad* unterrichtet Abb. 1.

Bei der Claudicatio intermittens im Stadium II ist es zweckmäßig, je nach Weite und Dauer der Claudicatiodistanz ein Stadium II A (Claudicatiodistanz > 100 m) und ein Stadium II B (Distanz < 100 m) zu unterscheiden. Im Stadium II B sind chirurgische Maßnahmen zu erwägen, obwohl konservative Therapie eine Operation oft hinausschieben oder gar vermeiden kann. Der Vertrauensvorschuß für die rekonstruktive Chirurgie erwies sich als unberechtigt, seit umfangreiche Verlaufskontrollen zeigten, daß 5 Jahre nach Rearterialisierung 40–60% der Gefäßprothesen verschlossen sind (Hugeneck 1976).

Neben *Inspektion,* dem *Fühlen* von Temperaturdifferenzen und *Pulspalpation* wird die *Auskultation* der Gefäße noch zu wenig geübt. Sehen, Fühlen, Tasten *und* Hören haben Vorrang gegenüber aufwendigeren Funktionsprüfungen (s. Abb. 2).

Stadium	Subjektiv	Objektiv	Oszillogramm	Arteriografie	Schweregrad
I	Kalter Fuß, Kribbeln, Ermüdung.	Blasse, oft wechselnde Hautfarbe	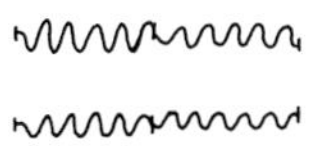	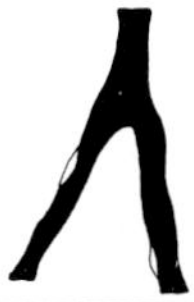	leicht
II	Claudicatio interm., II A >100 m II B <100 m	Fußpulse kaum oder nicht fühlbar	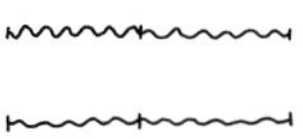	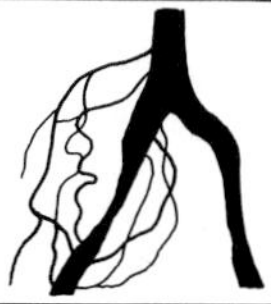	mittelschwer / schwer
III	Claudicatio interm., kurze Gehdistanz, starker Wadenschmerz, zunehmende Ruheschmerzen	Fehlende Fußpulse, beginnende trophische Störungen.	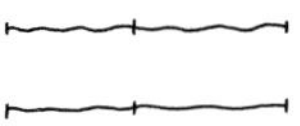	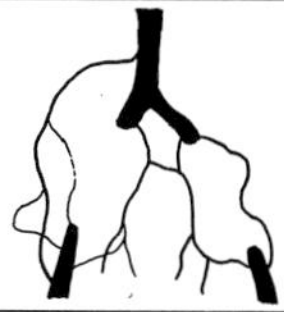	sehr schwer
IV	Gehunfähigkeit, nächtlicher Dauerschmerz	Nekrosen, chron. Hypoxie, Gangrän.	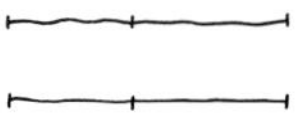	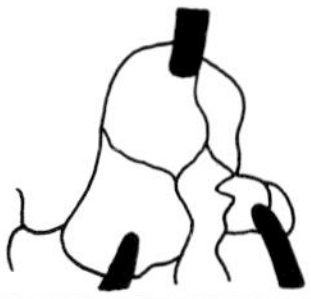	pessima

Abb. 1. Stadieneinteilung nach Fontaine, Symptomatik und Schweregrad peripherer Angioorganopathien. (Modifiziert nach Loose 1966)

Pathologische Geräusche und Seitendifferenzen werden nach Belastung deutlicher. Ebenso ist ein Gefäßschwirren mitunter erst nach Belastung tastbar.

Wertvollster *Funktionstest* zur Beurteilung der Peripherie ist noch immer die *Fußroll- und Lagerungsprobe nach Ratschow.*

Die Kenntnis des *Lokalisationstyps* ist für eine erfolgreiche Hydro- und Bewegungstherapie und zur Entscheidung über chirurgische Maßnahmen notwendig. (Hinweise zur Lokalisationsdiagnostik bei Schoop 1974, 1975.)

Daß bei peripher Durchblutungsgestörten mit „Beckenverschlußtyp" begleitende Potenzminderung durch Erektionsschwäche gefäßchirurgisch oft besser behoben werden können als psycho- und physiotherapeutisch sei besonders erwähnt (zit. nach Halhuber 1976; vgl. Carstensen 1969, 1971).

Mit *lokaler Hydrotherapie* im Schmerzbereich muß man sehr zurückhaltend sein. Stattdessen kann man sich auf die günstigeren „Fernteilanwendungen" verlassen.

In der *Bewegungstherapie* ist es zweckmäßig, den Patienten je nach Lokalisationstyp be-

stimmte *Schwerpunktübungen* zu vermitteln (siehe Abschnitt 3.1.3 und Abb. 3 und 4).

Daß chirurgische Maßnahmen nicht von einer Umstellung der Lebensweise und weiterer konsequenter konservativer Therapie mit hydro- und bewegungstherapeutischen Maßnahmen entbinden, sei betont. Generell gilt dabei:

- Je ungewohnter die Hydrotherapie nach Kneipp ist,
- je unberechenbarer die Reaktionen sind,
- je fortgeschrittener das Krankheitsstadium ist, um so mehr ist
- mit temperaturansteigenden Anwendungen,
- mit konsensuellen Anwendungen an der gesunden kontralateralen Extremität und
- mit Fernteilanwendungen

zu behandeln (vgl. Abschnitt 3.1.2.2).

An der erkrankten Extremität selbst können in *fortgeschrittenen Stadien* lediglich CO_2-Trockengasbäder und vorsichtige elektrotherapeutische Maßnahmen durchgeführt werden (siehe Abschnitte 3.1.6.1 und 3.1.6.3).

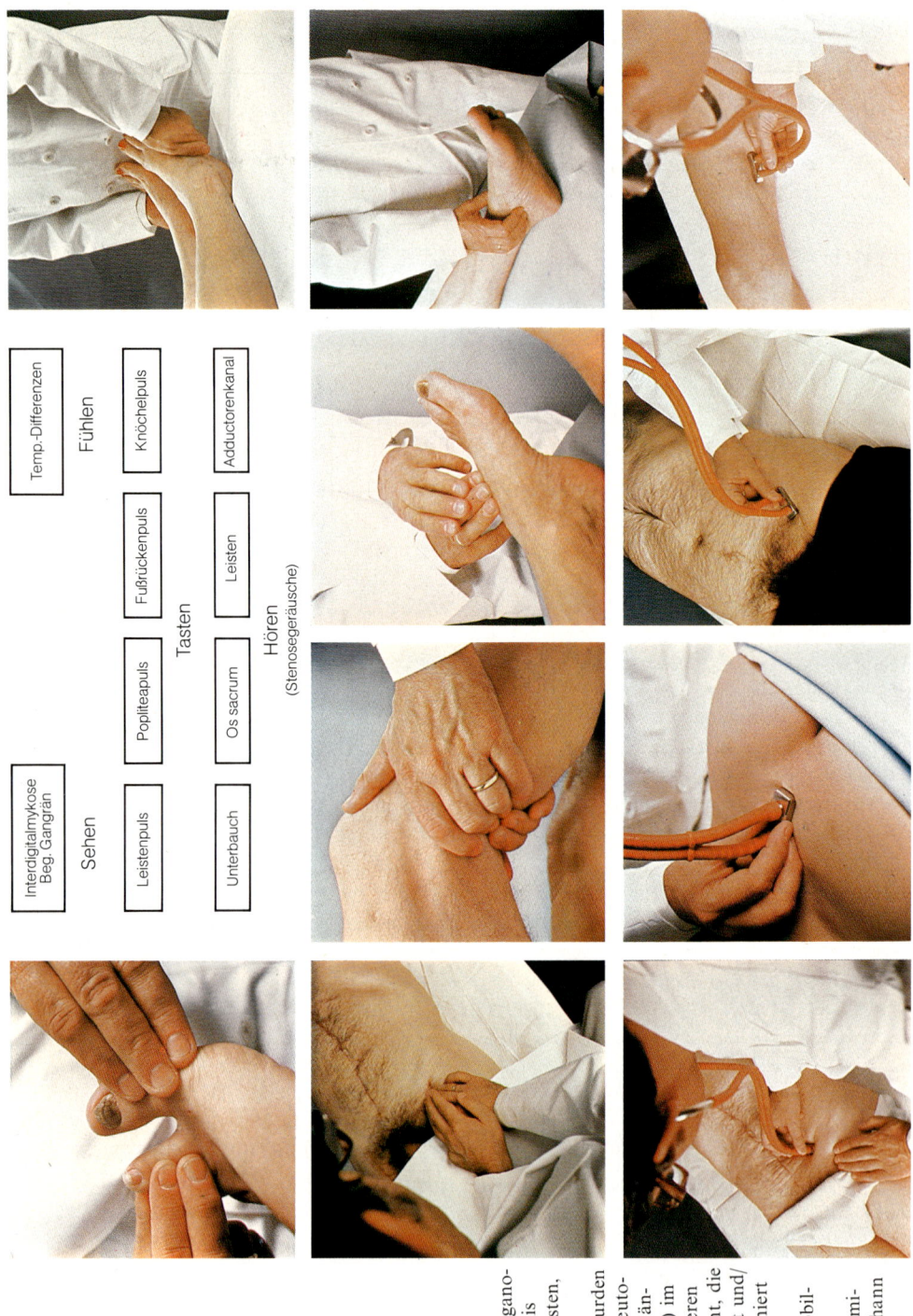

Temp.-Differenzen

Fühlen

Knöchelpuls

Adductorenkanal

Fußrückenpuls

Leisten

Tasten

Hören
(Stenosegeräusche)

Popliteapuls

Os sacrum

Interdigitalmykose
Beg. Gangrän

Sehen

Leistenpuls

Unterbauch

Abb. 2. Diagnostik peripherer Angioorganopathien in der Praxis (Sehen, Fühlen, Tasten, Hören).
Alle Aufnahmen wurden in der Kurklinik Teutoburger Wald bei Männern *und* Frauen (!) im jüngeren und mittleren Lebensalter gemacht, die zuvor gefäßoperiert und/ oder sympathektomiert worden waren (die Wiedergabe der Abbildung erfolgt mit freundlicher Genehmigung der Firma Johann A. Wülfing, Neuss)

3.1.2 Hydrotherapie

3.1.2.1 Allgemeines

Hydrotherapeutische Verordnung wider Willen wäre ohne Skepsisbewältigung ebenso sinnlos wie die Unterstützung übertriebener Hoffnungen, deren Vereitelung die angewandte Methode nur in Mißkredit bringt und den Behandelten entmutigt. Andererseits zeigen Hypnoseversuche, daß eine positive Einstellung zur Hydrotherapie deren Wirkungen verstärkt (Delius et al. 1962).

3.1.2.2 Angiologische Praxis von hydrotherapeutischen Maßnahmen nach Kneipp

Das Schema der Tabelle 1 versucht, die Prinzipien von Reizsteigerung und einschleichender konsensueller Fernteilbehandlung bei einer Rehabilitationskur in übersichtlicher Reihenfolge so miteinander zu kombinieren, daß die Kur mit einfachen Maßnahmen abschließt, die zu Hause fortgesetzt werden können. Die Vertretbarkeit der in Klammern gesetzten Anwendungen richtet sich nach der Reaktionsweise und nach Art und Schweregrad der Durchblutungsstörung.
Tabelle 1 zeigt, daß man von temperaturansteigenden zu Wechselsitzbädern, von Wechselsitzbädern zu Wechselbeingüssen – zunächst nur

am gesunden Bein –, von Güssen zu temperaturansteigenden und wechselwarmen Fußbädern –, evtl. auch zu Wasser- und Tautreten, übergehen kann. Bei Anlehnung an dieses Schema können auch Ärzte, die in der Kneipptherapie noch wenig erfahren sind, bei ihren hydrotherapeutischen Verordnungen für peripher Durchblutungsgestörte kaum Fehler machen. Ist eine Extremität stärker befallen, so können auch ansteigende und Wechselfußbäder auf der anderen Seite konsensuell erstaunlich schmerzlindernd und durchblutungsfördernd wirken. Schließlich sind bei genügender Zeit warme – nicht heiße! – Fußbäder von 5–10 min Dauer (evtl. Kräuterzusatz) zweckmäßig.
Für eine *vierwöchige stationäre Behandlung* eines Patienten mit Durchblutungsstörungen am rechten Bein im Stadium II nach Fontaine ist in den Tabellen 2 und 3 für die 1. und 4. Woche als Beispiel ein differenzierter Wochenplan angegeben. Sie sind zur schematischen Übertragung auf andere Patienten nur bedingt geeignet. Im Einzelfall gilt stets, daß der kleinste eben noch wirksame Reiz der beste ist. Besondere Vorsicht erfordern ältere und Herzinfarktpatienten (Teichmann 1974, 1977).
Bei Wechselanwendungen müssen die Temperaturunterschiede geringer sein als sonst. Dabei ist auch die stärkere Kälteempfindlichkeit der

Tabelle 1. Kneipp-Anwendungen bei peripheren Angioorganopathien im Rahmen einer 6wöchigen Kurbehandlung. Die Vertretbarkeit der in Klammern gesetzten Anwendungen richtet sich nach der Reaktionsweise und nach Art und Schweregrad der Durchblutungsstörung

---

Jeweils im Wechsel mit CO_2-Gas- oder CO_2-Solbädern:

1. Woche: Ansteigende Sitzbäder oder Armbäder oder Fußbäder am gesunden Bein: 35–39° C (40° C), 12–15 min

2. Woche: temp. Wechselsitzbäder mit 2maligem Wechsel: warm 39° C (40° C) 3 (5) min[a], kalt 20° C 15 (30) sec (Technik s. Allg. Teil)

3. Woche: temp. Wechselschenkel(Knie)güsse am gesunden Bein. Bei guter Verträglichkeit Wechselgüsse an beiden Beinen; warm 39° C, kalt 20° C

4. Woche: Ansteigende Fußbäder 35–40° C, 15 min

5. Woche: Wechselfußbäder mit 2maligem Wechsel: warm 38° C, 3 (5) min[a]; kalt 18° C (16° C), 15 (30) sec; Rhbl (s. Technik)

6. Woche: Wasser- und Tautreten bei guter Verträglichkeit 17° C (15° C), 20 (30) sec

---

Häusliche Nachbehandlung
Täglich frühmorgens Hauttrockenbürstungen und Teilwaschungen

---

[a] Bei warmen Teilbädern Zusätze von Fichtennadel-, Rosmarin- oder Heublumenextrakt, evtl. auch Wacholderöl zur Muskellockerung.

Tabelle 2. Kneippkurbehandlung einer peripheren Angioorganopathie im Stadium II A am re Bein. Hydrotherapeutische Behandlungsvorschläge für die 1. Woche. (Nach Brüggemann 1964)

1. Woche

Tag	früh	vormittags	nachmittags	abends
1.	Trockenbürsten Oberkörper	Wechselarmguß	Rosmarin-Fußbad links	
2.	Trockenbürsten Oberkörper	ansteigendes Fußbad links	Heublumen-armbad	
3.	Trockenbürsten Unterkörper	Wechselbrustguß	Rosmarin-Fußbad links	
4.	Trockenbürsten Oberkörper	Dampf-LWS	Wechselarmbad	Wassertreten warm
5.	Trockenbürsten Unterkörper	Armwickel-Essig	Wechselfußbad links	Wassertreten warm
6.	Trockenbürsten Oberkörper	Rosmarin $^3/_4$ Bad/Bürsten	ϕ	Wassertreten warm

Tabelle 3. Kneippkurbehandlung einer peripheren Angioorganopathie im Stadium II A am re Bein. Hydrotherapeutische Behandlungsvorschläge für die 4. Woche. (Nach Brüggemann 1964)

4. Woche

Tag	früh	vormittags	nachmittags	abends
1.	Oberkörperwaschung	Kurzwickel	Rosmarin-Armbad	Wassertreten
2.	Unterkörperwaschung	Fichtennadel-Vollbad/Bürsten	Wechselkniebuß	Wassertreten
3.	Oberkörperwaschung	heißer Blitz, Rücken	Armguß	Wassertreten
4.	Unterkörperwaschung	ansteigendes Armbad	Rosmarin-Fußbad	Wassertreten
5.	Oberkörperwaschung	ansteigendes Fußbad	Wechselbrustguß	Wassertreten
6.	Unterkörperwaschung	Sauna	ϕ	Wassertreten

linken Körperhälfte zu berücksichtigen. Je schwerer das Krankheitsbild ist, um so weniger wird lokal, wechselwarm und intensiv behandelt.

Bei Wechselgüssen spürt man bald, welche Temperaturdifferenz am günstigsten ist. *Die als angenehm empfundenen Temperaturen sind an verschiedenen Tagen unterschiedlich. Jeweiliges subjektives Wohlbefinden ist wichtiger als sklavische Befolgung eines strengen Temperaturschemas.*

Während für den Verlauf zeitlich begrenzter Kneipp*kuren,* die eine Abhärtung und Harmonisierung des Vegetativums anstreben, vorübergehend überschießende und paradoxe Reaktionen und später Dämpfungen der Reizbarkeit charakteristisch sind, muß bei der *Langzeitbehandlung* der Dysbasie versucht werden, solche Effekte zu vermeiden. Hier gilt die Mahnung Kneipps, „die Saiten abzuspannen von der Strenge zur Milde, von großer Milde zu noch größerer Milde". Sie kann als Richtschnur für die *häusliche Selbstbehandlung* nicht eindrücklich genug empfohlen werden.

Ambulante Kneippverordnungen müssen so einfach und realisierbar wie möglich sein. Viele würden sie sonst nicht ausführen.

In den Stadien II B und III, bei denen Lokalanwendungen kontraindiziert sind, kann das *temperaturansteigende Armbad* gute Dienste leisten

Tabelle 4. Beispiele von Tagesplänen bei der Kurbehandlung von Patienten mit peripheren Angioorganopathien (kompensiert) Stadium I und II

Uhrzeit	1. Tag	2. Tag
$6^{30}–7^{00}$	Hauttrockenbürstung, anschließend kalte Abreibung und 20–40 min Ruhe im vorgewärmten Bett.	wie 1. Tag
$7^{00}–7^{30}$	Spezielle Fuß- und Beingymnastik in der Gruppe (kombiniert mit allg. Kreislauf- und Atemgymnastik)	wie 1. Tag
$8^{00}–9^{00}$	Terrainkur und/oder Übungen am Fahrradergometer	Trockenrudern, anschl. Elektrotherapie (vgl. Abschn. 3.1.6.3)
$10^{00}–11^{00}$	Hydrotherapeutische Fernteilanwendung nach Kneipp, je nach Art anschl. mit Bettruhe oder Bewegung (vgl. Tabellen 1–3)	CO_2-Trockengas- oder CO_2-Solbad mit anschl. einstündiger Bettruhe (vgl. Abb. 5)
$13^{00}–15^{00}$	Bettruhe (bei Neigung zu Ruheschmerzen Kopfende hoch, Fußende tiefgestellt), anschl. Fuß- und Beingymnastik als Einzelübung („Schwerpunktübung", je nach Lokalisationstyp: Luftradeln, Treppensteigen, Rollübung, Zehenstand, Zehenkrabbeln) (vgl. Abb. 3 und 4)	wie 1. Tag
$15^{00}–16^{00}$	Trockenrudern, anschl. Elektrotherapie (diadynamische Ströme nach Bernard, Kurzwellendiathermie)	Terrainkur und/oder Übung am Fahrradergometer
$16^{00}–17^{00}$	Bewegungs- oder Sole-Wellenschwimmbad, 26° C, anschl. 1 Std Bettruhe	Unterricht mit Information, Diskussion und Motivationstraining, ggf. Raucherentwöhnung
$19^{00}–20^{00}$	Rehabilitationsfilm oder Dia-Vortrag	Tanzen, Tischtennis, Kegeln o.ä.
22^{00}	Fuß- und Beingymnastik als Einzelübung („Schwerpunktübung") (vgl. Abb. 3 und 4)	wie 1. Tag

(Jungmann et al. 1975). Es hat im Liegen und einarmig durchgeführt den gleichen Effekt wie sitzend und beidarmig (Hentschel 1972). Ein Versuch lohnt sich selbst bei schon beginnender Zehengangrän. Lassen die Schmerzen nach, so sind noch Durchblutungsreserven vorhanden (Jungmann et al. 1975). Ein Hitzeschmerz darf nicht auftreten, da es dann sofort zu einer Hypoxie kommt. Bei gleichzeitiger Hypertonie, begleitender koronarer Herzkrankheit und latenter kardialer Insuffizienz ist das ansteigende Armbad mehrfach wirksam. Wie bei allen Warmreizen sind die konsensuellen Effekte in der Entwärmungsphase am Nachmittag und Abend prompter und nachhaltiger als vormittags.

Kalte Hand- und Armbäder helfen bei funktionell überlagerten Herzbeschwerden mit Herzangst und Sinustachykardie. Man gibt sie anfangs nur 10–25 sec lang und wiederholt nach reaktiver Erwärmung. Die Wertschätzung der kalten Armbäder geht u.a. auf den Wiener Kliniker Winternitz zurück, der sie vor mehr als 100 Jahren auch zur Unterstützung der Digitalistherapie verordnete (Winternitz 1877).

Eine gute Ergänzung der Kneippkur und eine Starthilfe für Wasserscheue ist die *Hauttrockenbürstung*. Damit sie sich reflektorisch einspielt, ist eine bewährte Reihenfolge mit zentripetaler Strichführung nützlich. Die Trockenbürstung soll zur Gewohnheit werden wie das Zähneputzen.

Wie im Rahmen einer mehrwöchigen stationären Rehabilitationsbehandlung hydrotherapeutische Maßnahmen in einen *Gesamtkurplan* verankert werden können, zeigt Tabelle 4.

3.1.3 Bewegungstherapie bei arteriellen Gefäßerkrankungen

3.1.3.1 Allgemeines

Unbestrittener als bei der koronaren Herzkrankheit gehört die Übungsbehandlung bei den peripheren Durchblutungsstörungen zu den ältesten, unerläßlichsten und bewährtesten Therapieverfahren. Ihre Wirksamkeit wurde schon 1889 von Erb erkannt und neben absoluter Nikotinabstinenz als wichtigste Maßnahme empfohlen. Kritische Gefäßchirurgen berichten heute, daß peripher Durchblutungsgestörte mit Claudicatio intermittens im Stadium II bis zu 90% von geplanten Operationen zurückgestellt werden können, wenn sie *konsequentes Intervalltraining* betreiben (Hugeneck 1976). Gefäßtraining *und* Ruhe in sinnvollem Wechsel sind nach Ratschow „das erste, oberste und letzte Gesetz" für den Ausbau von Kollateralen zu belastungsfähigen Nebenbahnen. Anspannung *und* Entspannung, Bewegung *und* Ruhe müssen zueinander individuell dosiert und sinnvoll wechselnd in eine vernünftige Relation gebracht werden.

Wie die Hydrotherapie fördert auch die Bewegungstherapie eine Kapillarisierung der Peripherie und damit durch Herabsetzung des peripheren Widerstandes die zur Kollateralisierung und Vaskularisation erforderliche Blutstrombeschleunigung. Das durch reaktive Hyperämie nach hydrotherapeutischen Anwendungen in die Extremitäten zugeflossene Blut soll durch körperliche Bewegung zu rascherem Abfluß veranlaßt werden. Dieses schon Hippokrates bekannte Therapieprinzip wird durch Ausnutzung unseres Wissens um „positiv gekreuzte Adaptationsphänomene" ergänzt. Man versteht darunter in der Kneipptherapie sowohl eine Abschwächung kälteinduzierter Vasokonstriktionen durch körperliches Training einerseits als auch eine leichtere Trainierbarkeit durch Hydrotherapie andererseits, ferner eine gegenseitige Förderung von körperlicher und seelischer Abhärtung (Franke 1973; Golenhofen 1966).

Eine alte Kneippregel lautet: *Nach kleinen Anwendungen sofort, nach großen Anwendungen zunächst eine Stunde Ruhe und dann erst Bewegungstherapie.* Da die größte Volumenpulsamplitude bei zahlreichen peripher Durchblutungs- gestörten nach temperaturansteigenden Fußbädern etwa $^{1}/_{2}$–1 Std nach der Anwendung auftritt, ergibt sich die Frage, ob die körperliche Belastung erst zu diesem Zeitpunkt durchgeführt werden soll. Exakte Gehstreckenmessungen sprechen in Übereinstimmung mit ergometrischen Befunden dafür, daß man nach temperaturansteigenden und warmen Anwendungen erst nach einer Pause belasten sollte (Brüggemann 1973). Nach dem derzeitigen Stand unseres Wissens ergänzt die Bewegungstherapie nicht nur in hämodynamischer, sondern auch in metabolischer bzw. biochemischer Hinsicht vorzüglich die Wirkungen einer geeigneten Hydro- und Pharmakotherapie (Hugeneck 1976; Mensen 1976a, b). Zu ihrer weiteren theoretischen Begründung sei auf den Beitrag von Baier im Allgemeinen Teil verwiesen.

Da trainierte Muskeln bei Belastung weniger Blut benötigen als untrainierte, sind selbst bei nur minimaler Erhöhung der Durchblutungswerte erhebliche Verlängerungen der Claudicatiodistanz möglich. Durch spezielles Geschicklichkeits- und Koordinationstraining kann die Dysbasie noch deutlicher gebessert werden. Zusätzliche therapeutische Chancen ergeben sich aus der Beeinflussung nicht nur der Risikofaktoren, sondern auch anderer ungünstigerer Begleitfaktoren wie statische Fehlbelastungen, schmerzhafte Gelenk- und Muskelverspannungen, spondylogene Nervenwurzelreizungen und venöse Stauungszustände.

3.1.3.2 Praxis der obligatorischen Bewegungstherapie

Gehtraining und Terrainkur

Gehübungen und Terrainkur stehen zur Steigerung der Gehleistung nicht nur im Zentrum eines jeden Kurplanes, sondern auch jeder aktiven *Selbst*behandlung. Dabei darf es jedoch kein „*Marschieren nach Pfiff*" und „*im gleichen Schritt und Tritt*" geben. Das individuelle Schrittmaß ist für optimale Bewegungsabläufe und die damit verbundene Blutversorgung von größter Wichtigkeit. Das Gehpensum wird so bemessen, daß keine Dysbasiebeschwerden auftreten. Allerdings ist ein zu langsamer Schritt-Takt ungünstig. *Die untere Grenze einer optima-*

len Schrittgeschwindigkeit liegt auf ebenen Strecken bei etwa 3,5 km/Std.

Dysbasiebeschwerden äußern sich nicht nur in „Wadenkrämpfen" oder „Schmerzen". Ihr Spektrum ist vielseitiger. Nur zwei Drittel der Patienten berichten „Schmerzen", und nur etwa die Hälfte gibt „Krämpfe" oder „Kältegefühl" an. Die übrigen klagen nach der Reihenfolge der Häufigkeit außerdem oder ausschließlich über schnelle Ermüdung, Parästhesien, Fußblässe, Schwächegefühl, Taubheit, Spannungsgefühl, Stechen, Blaufärbung, Schweregefühl und „Einschlafen" (Mensen 1963).

In Anlehnung an sportmedizinische Erfahrungen empfehlen wir ein *„Zweidrittel- und Pausentraining"*, wobei als *individuelle Höchstleistung,* nach der sich dieses Training ausrichtet, die ermittelte schmerzfreie Gehzeit bzw. Gehstrecke festgesetzt wird.

Fast die Hälfte der Patienten gibt Schwankungen der „Höchstleistung" durch Wetteränderung an, wobei es sich keineswegs nur um das Auftreten kälteren Wetters handelt. Ein Viertel klagt über Verschlimmerungen von Gehbeschwerden durch Aufregung, Angst und Sorgen.

Jeweils nach einer Woche werden die für die Festlegung des Zweidrittel- und Pausentrainings maßgeblichen „Höchstleistungen" neu getestet. Dabei konstatieren die meisten Patienten bald einen Leistungszuwachs, der sie zu weiterem Üben motiviert.

Gehübungen sollten nicht nur genau dosiert, sondern wie Medikamente und Kneippanwendungen auch schriftlich rezeptiert werden, damit sie das volle Gewicht einer ärztlichen Verordnung erhalten.

Durch Tragen geeigneter *Fußgymnastiksandalen* können auch kurze Gänge im Haus oder Betrieb zu „komprimierten Spaziergängen" werden. Die Füße werden in derartigen Sandalen selbst beim Sitzen meist dauernd reflektorisch bewegt.

Aktion „Trimmspirale"

Prädestinierte Ausdauersportarten wie Wandern, Radfahren, Schwimmen, Skilaufen und Kegeln werden auch von herz-kreislaufkranken Teilnehmern an der Trimmaktion des Deutschen Sportbundes bevorzugt, die bereits 30–50% der Bevölkerung erfaßt. Bei mehr als 1 200 herz- und gefäßkranken Rehabilitanden, darunter über 500 Herzinfarktrekonvaleszenten, die bei Kuren in Bad Rothenfelde mit

ärztlichem Einverständnis, aber ohne ärztliche Aufsicht trimmten, kamen keine Zwischenfälle vor (Brinkmann 1976). Vorsicht ist für Ältere und Bewegungsungewohnte nur auf den sogenannten „Vita-Parcours"- und „Trimm-Dich-Pfaden" geboten.

Spezielle Fuß- und Beingymnastik

Neben dem Gehtraining hat sich uns eine spezielle Fuß- und Beingymnastik bewährt, zumal dabei, je nach Verschlußlokalisation, bestimmte *Schwerpunktübungen* bevorzugt werden können. Beispielsweise sind beim *„Beckentyp"* Rudern mit Rollsitz, Luftradeln, „Sitzmärsche", Kniebeugen und Steigübungen, beim *„Oberschenkeltyp"* Fußroll- und Zehenstandsübungen und beim *„Unterschenkeltyp"* Zehenspreiz- und Krabbelübungen und zeitweiliges Tragen von Fußgymnastiksandalen wünschenswert. Es müssen demnach beim „Beckentyp" die Oberschenkel-, beim „Oberschenkeltyp" die Unterschenkel- und beim „Unterschenkeltyp" die Fußmuskeln vorwiegend beansprucht werden, d.h., daß sich vom Verschluß her gesehen die Muskeln des nächsten distalen Gliederabschnittes kontrahieren, wodurch der übernächste Gliederabschnitt bewegt wird (s. Abb. 3 und 4).

Bei einseitigem Schmerz kann mit der schmerzfreien Extremität weitergeübt werden. Wie bei Autogenem Training und vielen physiotherapeutischen Anwendungen kommt es konsensuell zu *„Transfer"* und *„Generalisierung"*. Die Zirkulation wird so nicht nur in der trainierenden, sondern auch in der schonungsbedürftigen Extremität und im übrigen Organismus gefördert. Schließlich kann eine spezielle Fuß- und Beingymnastik, die allgemein erwärmt, leichtes Schwitzen auslöst und die Pulsfrequenz gering erhöht, auch als einschleichende Test- und Basisbehandlung jeder Gymnastik mit Infarktrekonvaleszenten vorgeschaltet werden.

Die früher empfohlenen *Fußroll- und Lagerungsübungen nach Ratschow* bilden nur einen Teil unseres Programms. Sie sind für herzgeschädigte Plethoriker, Arthrotiker und adipöse Pykniker unbequem und werden dann zu Hause nicht fortgesetzt. Wir bieten deshalb ein vielseitigeres Pensum an, aus dem viele Übungen überall und jederzeit im Alltag auch im Sitzen oder Stehen spielerisch und selbstverständlich gemacht werden können (Abb. 3 und 4).

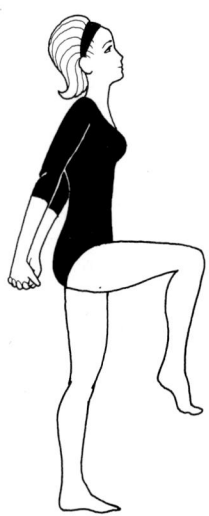

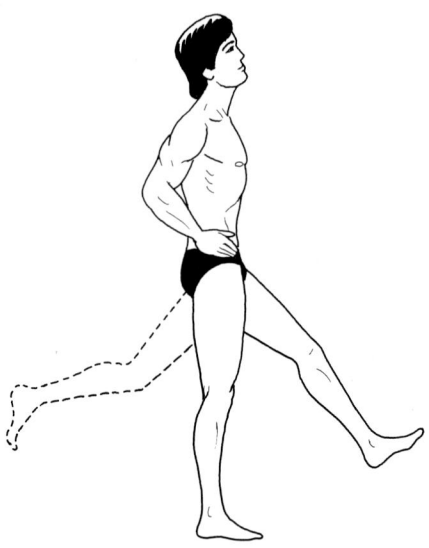

a *Unterschenkel-Schleudern*
Lockeres Knieheben, -beugen und -strecken, wobei die Fußspitzen des anderen Beines am Boden bleiben. Tempo wechseln zwischen langsam bis sehr schnell, abwechselnd re./li. Allmählicher Übergang zu lockerem Traben

b *Beinschwingen*
Lockeres Vor- und Rückwärtsschwingen aus dem Hüftgelenk, frei oder mit Unterstützung

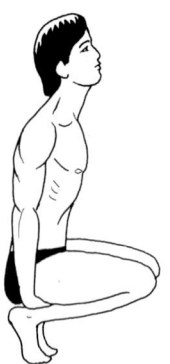

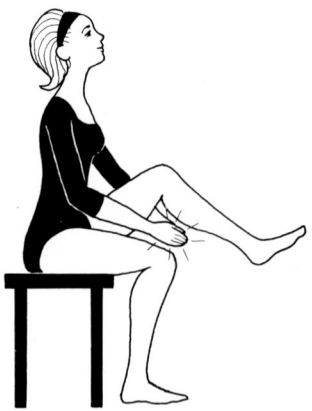

c *Kniebeugen*
Kniebeugen in der üblichen Art, mit Pausen, wenn die Nasenatmung nicht mehr ausreicht. Kein übertriebener Ehrgeiz bezüglich Häufigkeit und Schnelligkeit

d *Marschieren im Sitzen*
Schnell aufeinanderfolgendes Anziehen des re. und dann des li. Knies an den Oberkörper. Zwischendurch einmal auch beide Knie gleichzeitig anziehen. Hände unter dem hochgezogenen Knie zusammenklatschen

Abb. 3a–g. *Spezielle Bein- und Fußgymnastik in Abhängigkeit vom Lokalisationstyp (I).* „Schwerpunktübungen" für Patienten mit „Becken-Typ", jeweils aus dem Stand (a–c), im Sitzen (d–f) und liegend (g)

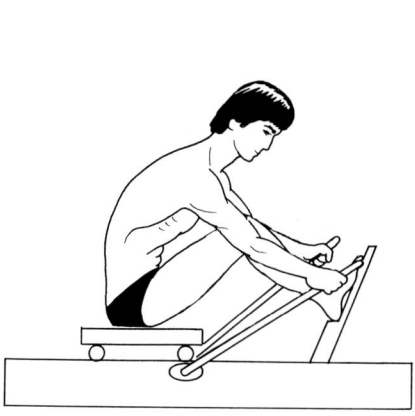
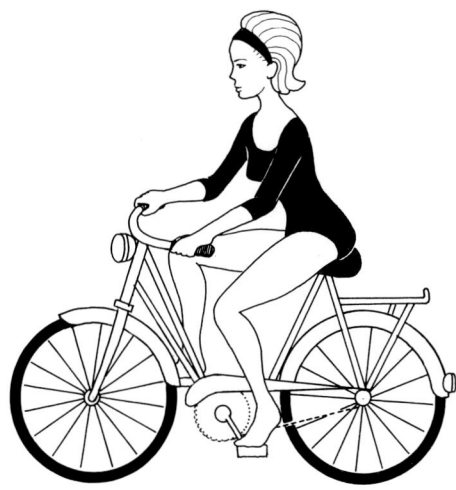

e *Rudern mit Rollsitz und Radfahren*

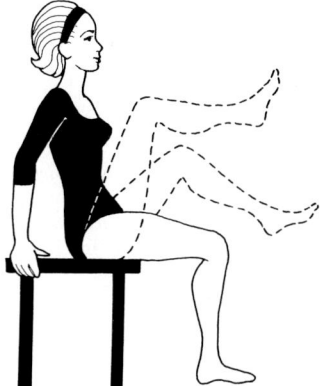

f *„Luftradeln" im Sitzen*
Oberkörper zunächst schräg nach hinten. Hände auf
Bett oder hinteren Hockerrand stützen. Beim „Radeln" durch entsprechende Drehung und Beugung
der Hüften quasi Rechts- und Linkskurven einlegen.
Gegen Ende der Übung Oberkörper langsam aufrichten und Vorfüße beim „Radeln" mit den Sohlen
locker auf den Fußboden klatschen bzw. bei allmählich langsamerem „Radeln" den Fußboden streifen
(„Bremsen")

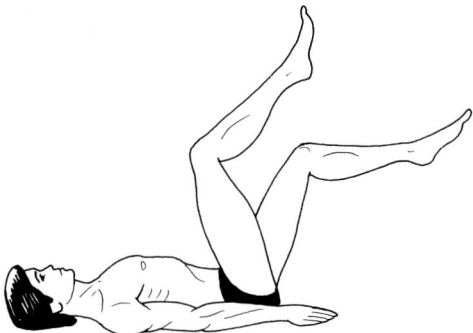

g *„Luftradeln" im Liegen*
(kann im Bett ausgeführt werden). Hände auf das
Bett stützen und Oberkörper etwas anheben. Beine
wie beim Radfahren bewegen. Zusätzlich durch entsprechende Drehung und Beugung der Hüften
Rechts- und Linkskurven einlegen

Schwimmen

Erfahrungsgemäß trainieren Dysbasiepatienten
auch gerne im Schwimmbad, wenn das Wasser
nicht zu kalt ist. Bei Temperaturen zwischen
28 und 30° C halten sich Wärmeabgabe und
Wärmeproduktion, je nach Ernährungszustand,
in etwa die Waage, wenn man sich im Wasser
bewegt.

Bei spondylogenen und arthrotischen Begleitbe-
schwerden bewähren sich Temperaturen um
30° C. Über 32° C ist mit Hyperthermieeffekten
zu rechnen. Valsalva-Effekte durch Kopf-
sprünge und Unterwasserschwimmen sind wegen häufiger Mitbeteiligung von Koronargefä-
ßen und Myokard zu meiden.
Für spezielle hydrotherapeutische Kneippanwendungen ist die Reaktionsfähigkeit nach dem

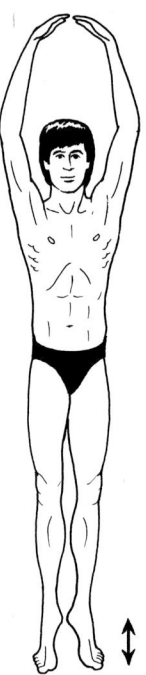

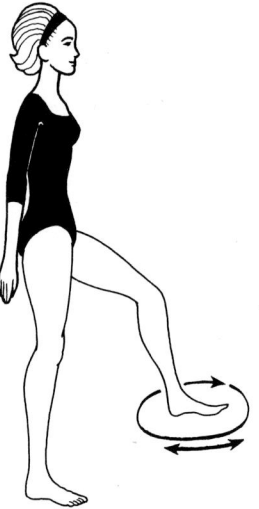

a *Zehenstandsübung*
Beine fest schließen. Knie strecken, dann federndes Fersenheben. 30–40mal pro Minute

b *Fußrollen und -kippen*
Aus dem Fußgelenk mit dem Vorderfuß möglichst große Kreise beschreiben. Lockere Bewegungen in beiden Richtungen. Zwischendurch Füße schnell beugen und strecken, dazu Greifbewegungen mit den Zehen

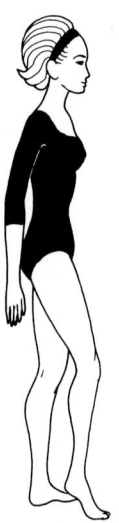

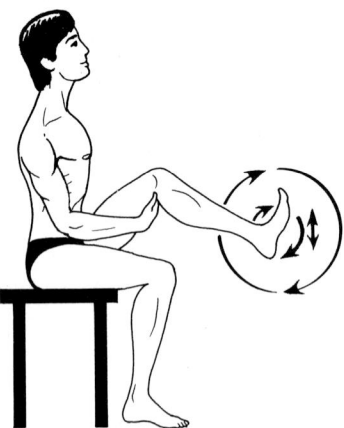

c *Knielockerungsübung.* Lockeres Knieheben und -strecken, wechselweise re./li. Tempo allmählich steigern, dann wieder verlangsamen. Fußspitzen bleiben am Boden. Bei sehr schnellem Wechsel erzeugt das Aufstoßen der Hacken auf den Fußboden den Eindruck eines Trommelwirbels („Urwaldtrommel")

d *Kreisen der Unterschenkel und Füße beim Sitzen.* Oberschenkel mit verschränkten Händen anheben. Lockeres Kreisen und Pendeln der Unterschenkel aus dem Kniegelenk, dann Kreiseln und Pendeln aus dem Fußgelenk (Fußroll- und Kippübung wie bei 4b)

Abb. 4a–g. *Spezielle Bein- und Fußgymnastik in Abhängigkeit vom Lokalisationstyp (II).* „Schwerpunktübungen" für Patienten mit „Oberschenkeltyp", jeweils aus dem Stand (a–c), im Sitzen (d–f) und liegend (g).

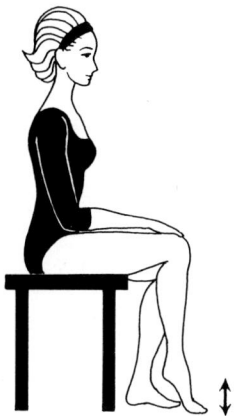

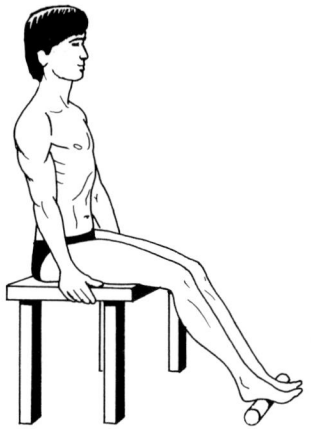

e *Fersenheben und -senken*
(auf dem Stuhl oder an der Bettkante ausführen).
Zunächst eine, dann beide Fersen im schnellen
Wechsel heben und senken. Dabei müssen die Fußspitzen am Boden bleiben. Anschließend den gesamten Fuß abwechselnd anheben, im wechselnden
Tempo „trampeln"

f *„Stabrollen"*
Mit den Fußsohlen werden Gymnastikstäbe oder
Besenstiele mit möglichst ausgreifenden Bewegungen auf dem Fußboden hin- und hergerollt. Fuß-,
Knie- und Hüftgelenke werden dabei – teils aktiv,
teils passiv – locker bewegt. Zwischendurch können
die Stäbe statt mit den Fußsohlen auch mit Fußin-
nen- oder Außenkanten hin und her gerollt werden

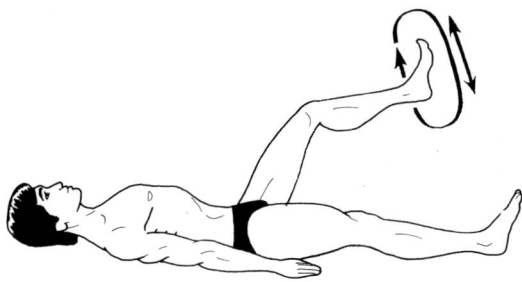

g *Kreiseln und Kippen der Füße im Liegen*
Ratschowsche Fußrollübungen, alternierend
mit Kippübungen (vgl. 4b, d). Anschließend
Beine herunterhängen lassen

Abb. 4 a–g (Fortsetzung). Für Patienten mit *„Unterschenkeltyp"* gelten Zehengreif- und Krabbelübungen
und stundenweises Tragen von Fußgymnastiksandalen als „Schwerpunktübungen".
Die meisten Übungen sind in beliebiger Auswahl auch bei *„Kombinationstypen"* geeignet

Schwimmen wenigstens 1 Std lang herabgesetzt.

Wassergymnastik

Sie lockert psychisch stärker auf als die Trok-
kengymnastik. Auch Nichtschwimmer können
sie ohne Furcht absolvieren. Besser als an Land
kann jeder einzelne seine eigenen Möglichkeiten
entfalten. Problempatienten werden von der
Gruppe rascher integriert. Schwerpunktübungen, die im Trockenen stärker belasten, werden
durch den Wasserauftrieb erleichtert. Muskel-,
Sehnen-, Bänder- und Gelenkkapselzerrungen

kommen kaum vor. Patienten mit Durchblutungsstörungen vom Becken- und Oberschenkeltyp kommen dabei spezielle Übungen zugute, die z.T. dem Ballettunterricht entnommen
wurden („Czardas", „Polka", „Kosakentanz"
bzw. „Changement des pieds", „Fächer-
schwung" bzw. „Jettez" [Mensen: Unveröf-
fentl. Manuskript 1977, vgl. Milz 1978].

Radfahren

Auch Radfahren ist besonders ideal beim Bek-
ken- und Oberschenkeltyp. Es ist nach Intensität und Dauer exakt dosierbar. Bei zunächst

einseitigen Durchblutungsstörungen kann das gesunde Bein fester in die Pedale treten und so das kranke Bein entlasten. Bergauf muß geschoben werden, ebenso bei starkem Gegenwind. Ein gewisses Intervalltraining kann durch wechselweises Einschalten verschiedener Gänge erfolgen. Auf die Möglichkeit, mit Klapprädern Auto- und Radfahrten zu kombinieren, sei hingewiesen.

3.1.3.3 Kontraindikationen der Bewegungstherapie

Beim *Ruheschmerz des Stadiums III* und im *Stadium IV* ist Bewegungstherapie kontraindiziert. Die physikalische Therapie beschränkt sich hier auf richtige Lagerung. Instinktiv hängen solche Patienten häufig ihre Beine zum Bett heraus. Durch Hochstellen des Bettkopfendes soll eine Schräglage erreicht werden, bei der die Füße 30 cm unterhalb der Herzebene liegen. Dadurch wird der Gefäßinnendruck um den hydrostatischen Druck erhöht. Die Gefäße entfalten sich und können wieder durchströmt werden. Den Druck der Bettdecke soll ein Bügel auffangen. Ein Wattestrumpf oder locker angelegte Schafswollgamaschen verhindern am besten thermische und mechanische Traumen.

3.1.4 Diät

Die Diät bei peripheren arteriellen Durchblutungsstörungen hängt von Schrittmacherkrankheiten, Risiko- und Begleitfaktoren ab.
Ein *Übergewicht* muß schonend, aber konsequent gemindert werden. Langzeiterfolge sind wichtiger als rasche Anfangserfolge. Im allgemeinen schließen strenge Fasten- und strenge Kneippkuren einander aus. Nur bei kürzeren Fastenkuren bis zu 2 Wochen Dauer braucht man nicht auf alle Kneippanwendungen zu verzichten. Kneipp selbst verurteilte radikale Entfettungskuren und beachtete dabei auch psychosomatische Gesichtspunkte („Der Dicke ist ein Schwächling, der gestärkt werden muß"). Bei der Hypertonie erleichtern bestimmte Würztechniken die Umstellung auf salzarme Kost. Cayenne-Pfeffer, Paprika, Senf und Currymischungen entlasten Herz- und Verdauungsarbeit (Literatur bei Mensen 1972).

Detaillierte Hinweise zur Diät bei *Hyperlipidämie,* Diabetes mellitus und Hyperurikämie finden sich im Kapitel „Ernährung" des Allgemeinen Teils. Besondere Aufmerksamkeit verdienen die dort in verschiedenen Leitsätzen tabellarisch zusammengefaßten Modifikationen einer diätetisch befriedigenden *Vollwertkost* („Basisdiät").

In der Allgemeinpraxis erleichtert das STADA-Nomogramm nach Gustafson et al. (1975) eine Differenzierung der Hyperlipidämie nach Frederickson und damit die grobe Erfassung besonders sklerosefördernder und diätpflichtiger Typen.
Eine *Hyperurikämie* findet sich bei etwa 40% der Patienten mit einer Hyperlipidämie vom Typ IV und bei bis zu 60% der Patienten mit peripheren arteriellen Durchblutungsstörungen. Sie ist diätpflichtig, wenn die Harnsäurewerte bei mehrfachen Kontrollen trotz Gewichtsabnahme konstant über 8–9 mg% liegen (vgl. Mensen 1977).

Fehlen Risikofaktoren, sollte man peripher Durchblutungsgestörte, die sich unter manchem Verzicht zu aktiver Selbstbehandlung überwinden, nicht mit strengen Diäten quälen. An *Getränken* sind neben Sauermilchprodukten auch kleine Mengen Alkohol erlaubt, besonders als Heißgetränk.
Während sich strenge Diät zuweilen erübrigt, ist *absolute Nikotinabstinenz* unumgänglich. Hier gilt die Warnung, die Leo Buerger in sein Wartezimmer hängen ließ: „Your cigarettes or your legs"! Umstellen auf Pfeife oder Zigarre ist sinnloser Selbstbetrug.

3.1.5 Phytotherapie

Sucht man bei den peripheren arteriellen Durchblutungsstörungen nach geeigneten pflanzlichen Mitteln, bieten sich lediglich Spezialzubereitungen aus den Blättern von *Gingko biloba* an (Zettel 1969). Sie sind gut verträglich, nebenwirkungsfrei und mit anderen spezifischeren Medikamenten gut kombinierbar (Matusczyk 1970).
Als Phytotherapeutikum mit besser definierbarer und tiefergreifender Wirkung kommt noch das *Raubasin* in Betracht, ein chemisch und auch pharmakologisch naher Verwandter des aus den Wurzeln verschiedener Rauwolfiaarten gewonnenen Hauptalkaloids Reserpin (Weiß 1980). Es bewirkt vorwiegend über eine

Erhöhung des Schlagvolumens eine ökonomische Steigerung des Herzzeitvolumens und verbessert so die Durchblutung der arteriellen Endstrombahn ohne unerwünschte Blutdrucksenkung. Unter Raubasin wurden sowohl Verlängerungen der schmerzfreien Gehstrecke als auch die Beseitigung von Ruheschmerzen beschrieben. Im Gegensatz zu anderen vasoaktiven Substanzen mit breiterer Kompetenz hat Raubasin jedoch keinerlei Stoffwechselwirkungen (vgl. Abschnitte 3.1.7 und 3.2.7).

Bei schweren *psycho-vegetativen Fehlsteuerungen*, die nach unseren Erhebungen bei etwa einem Viertel der peripher Durchblutungsgestörten in wechselnder Weise die Gehleistung beeinträchtigen können, kann auch die zeitweilige Verordnung pflanzlicher Sedativa bzw. Hypnotika aus *Baldrian* und *Hopfen* sinnvoll sein.

3.1.6 Ergänzende Balneo- und Physiotherapie

3.1.6.1 Kohlensäure-Feucht- und Gasbäder

Die Kohlensäurebehandlung hat sich generell bei Herz-Kreislaufkrankheiten seit mehr als 100 Jahren und speziell bei obliterierenden Beingefäßleiden seit mehr als 50 Jahren bewährt. Als CO_2-Gasbehandlung wurde sie schon von Hufeland empfohlen und bereits um 1860 in den Chirurgischen Kliniken von Paris zur Wundbehandlung verwendet. Führende Angiologen betonten ihren Wert ebenso wie Balneologen und Kneippärzte (Fey und Lampert 1969; weitere Literaturhinweise und Angaben zur Wirkungsweise und Anwendungstechnik bei Mensen 1975, 1976c).

Abb. 4 zeigt, daß *kombinierte Kuren* ausschließlichen Kneipp- oder CO_2-Kuren überlegen waren, obwohl dabei etwa zweimal häufiger doppelseitig Erkrankte und etwa siebenmal häufiger Patienten in den Stadien III und IV nach Fontaine behandelt wurden (Mensen 1976c).

3.1.6.2 Klassische-, Bindegewebs-, Unterwasserdruckstrahl- und synkardiale Massagen

Vor jeder Massageserie sollte der Arzt von einem erfahrenen Masseur eine „diagnostische Massage" durchführen und sich eventuelle muskuläre und bindegewebige Verspannungen in ein ventrales und dorsales Körperschema eintragen lassen.

Klassische Massagen sind besonders bei verspannter Rückenmuskulatur geeignet, die Wirkung der bei peripheren Durchblutungsstörungen bewährten Bindegewebsmassage zu verbessern (Grimmer 1973).

Bindegewebsmassagen können bei zunehmend erweiterter Claudicatiodistanz vorsichtig mit klassischen Massagen der Beinmuskulatur kombiniert werden. Sie gehören in sonst behandlungsarme Zeiten, weil ihre Wirkungen durch andere physikalische Maßnahmen bei zu vehementem Einsatz unkontrollierbar gestört und ins Gegenteil verkehrt werden können. Geeignet sind vor allem Patienten mit warmen Füßen und ohne trophische Schäden, die bei proximalen Verschlußtypen einen noch guten Kollateralkreislauf haben (Literatur bei Mensen 1972; spezielle technische Hinweise bei Knauth 1973; Teirich-Leube 1963).

Die Technik der Bindegewebsmassage geht auf Frau Dicke zurück. Sie entwickelte sie bei eigener schwerer Endangiitis und verhütete damit die schon geplante Beinamputation (Dicke 1956).

Unterwasserdruckstrahlmassagen können bei akuten Schmerzsyndromen mit muskulären Verspannungen klassischen Massagen überlegen sein. Neben arthrotischen Reizzuständen werden auch spondylogene Überlagerungen günstig beeinflußt, wenn Wirbelsäulenversteifungen noch nicht allzu weit fortgeschritten sind. Bei Älteren und Koronarkranken kann man die Unterwassermassage im Halb- oder Dreiviertelbad durchführen. Bei Hypertonikern wirkt sie blutdrucksenkend (Früchte 1962).

Synkardial gesteuerte, pulsharmonische Gefäßmassagen werden nur noch vereinzelt angewandt. Einwandfrei arbeitende Geräte werden jedoch von manchen Ärzten und vielen Patienten aller Krankheitsstadien günstig beurteilt. Wir haben aufgrund eigener Erfahrungen und der einschlägigen Literatur den Eindruck, daß synkardial gesteuerte Massagen das Therapierepertoire bereichern können und daß sie bei Berücksichtigung der Pulswellenlaufzeit etwas besser wirken als rhythmische Massagen, die von Herzaktion und Gefäßpulsation unabhängig sind (Mensen 1963).

CO$_2$-Badekuren

Frühergebnisse

Patienten n = 953   (3,3 % Stadien III und IV nach FONTAINE

ca. 25 % doppelseitig) *)

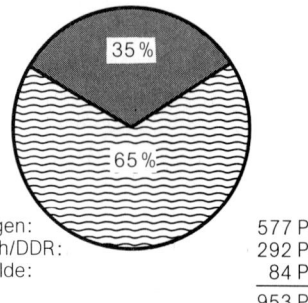

35 %

65 %

*) 2 Kollektive aus Bad Wildungen: 577 Patienten
    1 Kollektiv aus Bad Brambach/DDR: 292 Patienten
    1 Kollektiv aus Bad Rothenfelde: 84 Patienten
                                                            953 Patienten

Hydrotherapie nach KNEIPP

Frühergebnisse

Patienten n = 450 *)

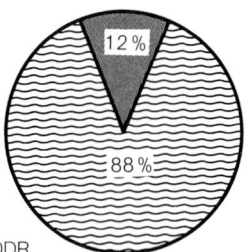

12 %

88 %

*) Kollektiv aus Bad Schandau/DDR

Kombinierte Kuren

Frühergebnisse

(CO$_2$-Bäder und Hydrotherapie nach KNEIPP)

Patienten n = 213   (25 % Stadien III-IV nach FONTAINE,

57 % doppelseitig!) *)

6 %

94 %

▨ deutlich gebessert

■ keine Besserung

*) Kollektiv aus Bad Rothenfelde: 116 Patienten
    Kollektiv aus Berggießhübel/DDR: 97 Patienten
                                                            213 Patienten

Abb. 5. Ergebnisse von CO$_2$-, Kneipp- und Kombinationsbehandlungen. (Nach Mensen 1966, 1976c)

3.1.6.3 Hydroelektrische Bäder, Kurzwellen- und Reizstromtherapie

Thermoindifferente *Stangerbäder* (32–34° C, maximal 36–37° C) bewirken nach kurzer Vasokonstriktion oberflächliche und tiefe reaktive Hyperämie und Beschleunigung des Lymphstroms. Erhöhte Blutdruck-, Blutzucker- und Harnsäurewerte senken sich. Das Säure-Basen-verhältnis verschiebt sich zur alkalischen Seite. Durchblutungsfördernd wirken vorwiegend galvanische Reize durch vagotonisierende und sympathikolytische „absteigende" Ströme (5–10 mA, 5–10–20 min, 8–10 Bäder). Bei gleichzeitiger Hypotonie, Erschöpfungszuständen und Rheumatiformen sowie spondylogenen Überlagerungen können gelegentlich auch „aufsteigende" und faradische Ströme nützlich sein (0,5 mA bis zur Toleranzgrenze – nicht über 5 mA). Die Anwendung von Stangerbädern verlangt vom Bademeister spezielle Erfahrungen. Bei ausgeprägten Myokardschäden mit Überleitungsstörungen im EKG sind sie kontraindiziert (Gillert 1964).

Das elektrische *Vierzellenbad* ist ebenfalls bewährt. Es besteht aus 4 Zellen mit fest eingebauten oder eingehängten Elektroden, in die der sitzende Kranke nur seine Extremitäten eintaucht. Auch dabei wird galvanischer Strom verwendet. Die durchblutungsgestörten Beine werden in die positiv geschaltete Fußwanne getaucht und die Gegenelektrode in der Kreuzgegend befestigt. Die Durchströmung muß vorsichtig erfolgen. Die Stromstärke beträgt 20–40 mA, die Behandlungsdauer 10–20 min (Brüggemann 1964; Früchte 1962).

Die *Kurzwellendiathermie* soll bei arteriellen Durchblutungsstörungen mit Vorsicht angewandt werden. Bei Überdosierung drohen Vasokonstriktionen mit Schmerzen. Man beginnt in Beckenkammhöhe mit Querdurchflutungen der sympathischen Ganglien. Bei stationären Behandlungen werden bis zu 40 Durchflutungen von 3–5–15 min Dauer verabfolgt. Subjektiv soll nur eine ganz geringe Erwärmung wahrgenommen werden. Vor allem bei Längsdurchflutungen soll man an der erkrankten Extremität nie über die Dosis II hinausgehen und unter Ausnutzung konsensueller Reaktionen zunächst die gesunde Extremität durchfluten (Literaturhinweise und Angaben zur Behandlungstechnik u.a. bei Bumm 1950; Mensen 1963, 1972b).

Auch *niederfrequente Reizströme* (diadynamische-, Exponential- und Interferenzströme) bewirken eine durch Isotopenversuche nachweisbare lang anhaltende Durchblutungssteigerung. Man kann dazu Geräte benutzen, bei denen bereits präformierte Stromformen und Stromkombinationen geliefert werden, so daß automatisch beim Einstellen auf das jeweilige Indikationsgebiet eine optimale Behandlung gewährleistet ist. Dabei sind für den Erfolg neben der richtigen Indikation in der Betriebs- und Therapieanleitung beschriebene Wahl der Modulationsstufe, der Ort der Applikation, Elektrodenwahl, Stromintensität und Behandlungszeit wesentlich. Befriedigende Wirkungen sind vor allem bei leichten bis mittelschweren Durchblutungsstörungen zu erwarten. Behandelt wird täglich bis zu 10 min Dauer. Da sich die Ansprechbarkeit oft nach 8–14 Tagen erschöpft, sollten danach Pausen eingelegt werden, die für andere Behandlungsverfahren genutzt werden können.

Damit sich die Patienten nicht auf technisch zwar eindrucksvolle, aber dennoch passive Maßnahmen verlassen, schalten wir allen elektrotherapeutischen Anwendungen spezielle Fußgymnastik-, Trockenruder- oder Radfahrübungen vor.

3.1.6.4 Sauna

Die auch in der Kneipptherapie häufig verordnete Sauna ist mehr Domäne der Angioneuro- als der Angioorganopathien. Sie ist erstaunlich gut verträglich, wenn die Saunaanwendungen genau dosiert und die Regeln des Deutschen Saunabundes eingehalten werden (Temperatur 65–95° C, relative Luftfeuchtigkeit 10–15%, vgl. Abb. 6).

Bei normalem Saunaverhalten ist das Risiko des Herzversagens gering. Als Luftwechselbad belastet die Sauna Herz und Kreislauf weniger als manche balneologischen Überwärmungsprozeduren. Extrasystolen treten in der Sauna nach Infarkt seltener auf als unter Ergometerbelastung (Teichmann 1977).

Gefährlicher als abrupte Temperaturdifferenzen sind regelwidrige Erhöhungen von Temperatur und Luftfeuchtigkeit und Hitzeexpositionen von mehr als 10–20 min. Gleichzeitiger Alkohol- und Tabakgenuß ist riskant.

3.1.7 Ergänzende Pharmakotherapie

In erster Linie sind Digitalispräparate bei eventuell vorhandener Herzinsuffizienz zu nennen. Außerdem kommen Medikamente, welche die Fließeigenschaft des Blutes verbessern, in Frage. Gefäßerweiternde

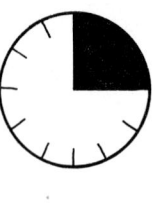

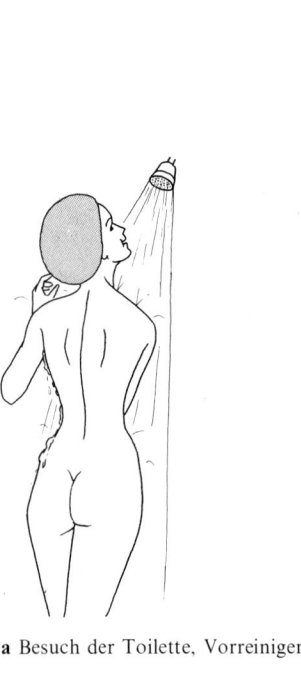

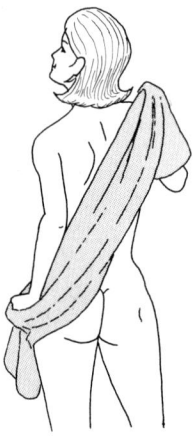

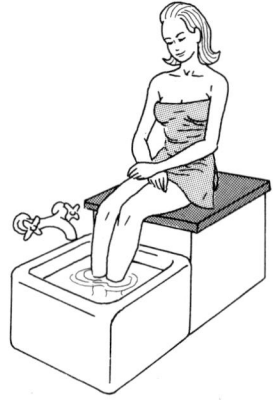

a Besuch der Toilette, Vorreinigen

b Abtrocknen

c Füße wärmen oder ansteigendes Fußbad 35–40° C

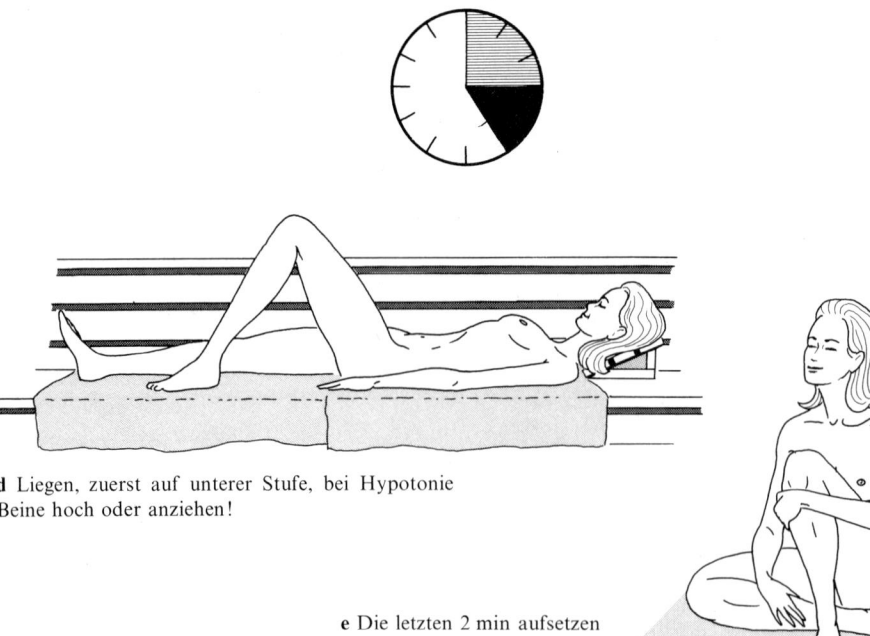

d Liegen, zuerst auf unterer Stufe, bei Hypotonie
Beine hoch oder anziehen!

e Die letzten 2 min aufsetzen

Abb. 6a–j. Richtige Benutzung der Sauna (in Anlehnung an Empfehlungen des Deutschen Saunabundes)

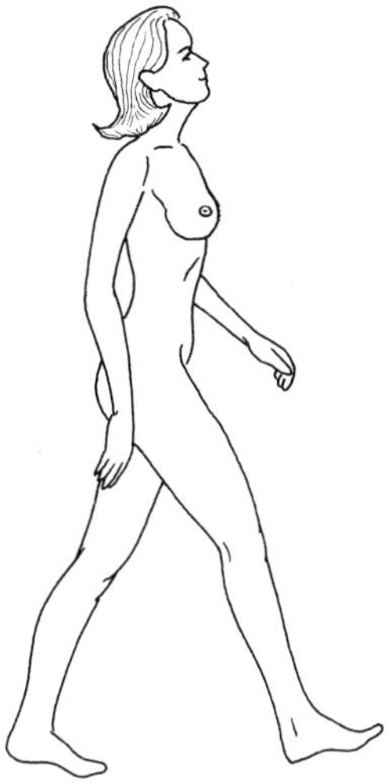

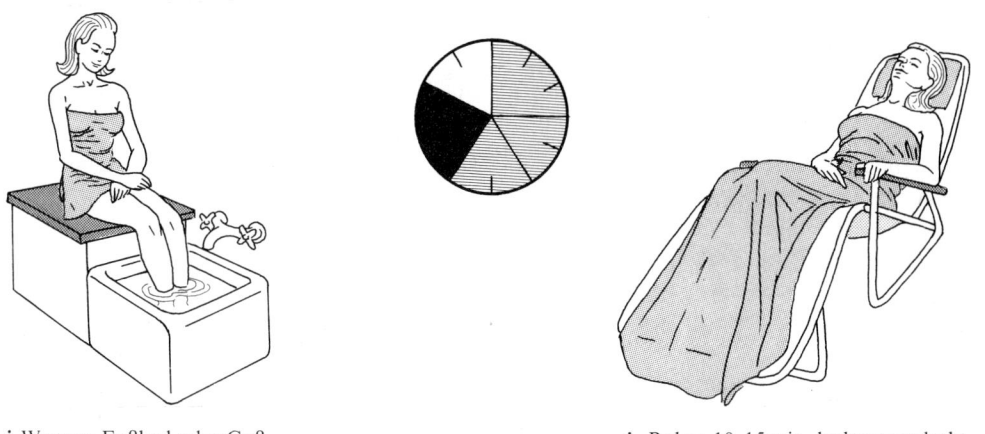

f Frischluft

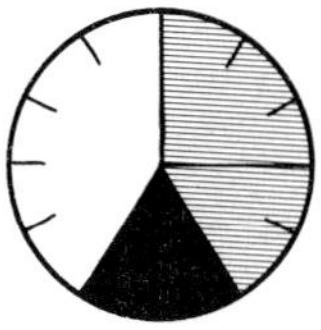

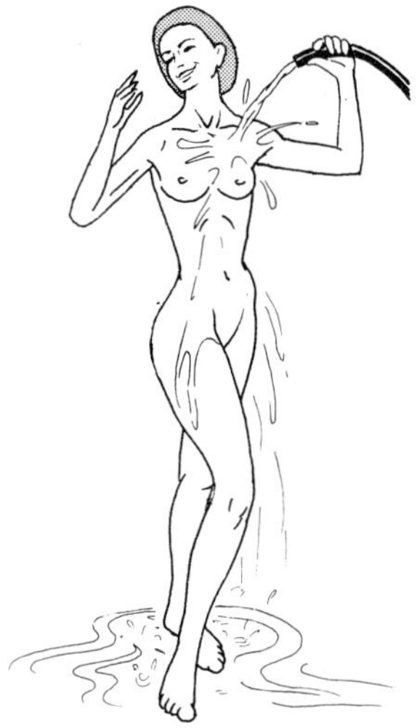

g Kalter Schlauchguß
oder kalt waschen

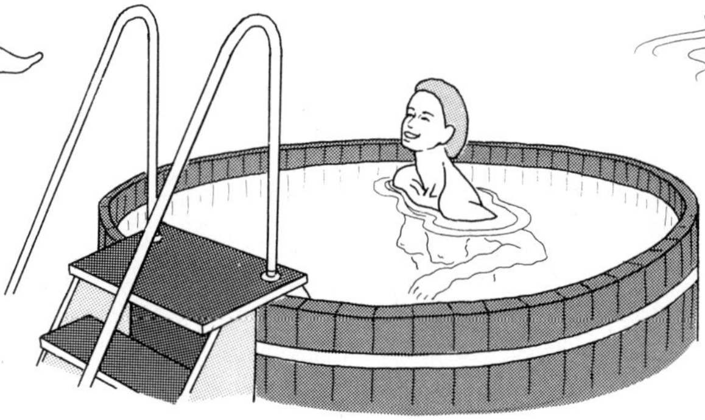

h Kaltes Eintauchbad nur bei trainierten Naturen und *nicht* bei Hypertonie!

i Warmes Fußbad oder Guß

j Ruhen 10–15 min, locker zugedeckt

Nach kaltem Schlauchguß (ohne Düse!) folgt dem ersten Saunagang in der gleichen Weise wie in den Abbildungen 6 d – i beschrieben ein *zweiter Saunagang* mit Aufheizen, Abkühlen und Ruhen. Dabei wird die Ruhezeit länger ausgedehnt. Eventuell kann eine Massage und in Ausnahmefällen bei völlig Herzgesunden auch kurzes Schwimmen zwischengeschaltet werden. Bei starkem Durst nimmt man Obst- oder Gemüsesäfte. Autogen Trainierte nutzen die Ruhezeiten vorteilhaft zur konzentrativen Selbstentspannung. Ein *dritter Saunagang* erübrigt sich. Mit Hin- und Rückweg und mit Aus- und Ankleiden sind für die Saunabenutzung *zwei bis drei Stunden* zu veranschlagen.

Medikamente sind wegen des „Steal"-Effektes problematisch (Brüggemann 1964; Heß 1963). Von den „Vasodilatantien" abzugrenzen sind „vasoaktive Substanzen", deren biochemische und metabolische Effekte z.T. den Effekten der Hydro- und Bewegungstherapie verwandt sind (u.a. Nikotinsäure- und Hämoderivate). Wenn sie die vorrangige Physiotherapie ergänzen, können sie die Behandlungsergebnisse signifikant verbessern (Krause und Dittmar 1976; Mensen 1976a, c). Nach einem Bypass werden Antikoagulantien, nach Thrombendarteriektomie Aggregationshemmer empfohlen.

3.2 Angioneuropathien
(Funktionelle Durchblutungsstörungen und Raynaud-Syndrom)

3.2.1 Allgemeine Gesichtspunkte

Mehr als bei Angioorganopathien rangiert bei den Angioneuropathien die Allgemeinbehandlung vor der speziellen Therapie. Im Rahmen einer gezielten Polypragmasie gebührt der Kneipptherapie hier eine dominierende Rolle. Mit fein abgestuften hydriatischen und thermischen Reizen vermag sie den Gefäßnerventonus vorteilhaft zu dämpfen und regulativ auf die vegetativen Zentren einzuwirken. Daneben sind auch Lokalanwendungen nur selten kontraindiziert. Nur beim Morbus Raynaud im Stadium II mit sekundären organischen Gefäßveränderungen, Finger- und Zehenkuppennekrosen muß man damit zurückhaltend sein. Da indessen die konstitutionelle Neigung zu Gefäßspasmen bestehenbleibt, muß das Gefäßtraining konsequent über Monate und Jahre fortgesetzt werden. Die subjektive Linderung ist nicht immer so eindrucksvoll wie bei der Claudicatio intermittens.

Wie die Angioorganopathien erfordern auch die Angioneuropathien Schutz vor Durchnässung, Kälte, mechanischen Schäden und körperlichen Überanstrengungen. Die Prophylaxe ist jedoch nicht von gleicher vitaler Bedeutung wie bei den Angioorganopathien. Das gilt auch für die Ausschaltung von Risikofaktoren, die meistens nicht sehr prägnant und nicht sehr zahlreich sind. Stattdessen steht bei sonst fast gesunden Patienten die Beseitigung schwerer vegetativer Fehlsteuerungen und psychischer Spannungen im Vordergrund. Nirgends ist ganzheitliche Betrachtung und „Ordnungstherapie" wichtiger als hier.

Die Variationsbreite der individuellen Reaktionen ist größer als bei den Angioorganopathien. Dennoch dürfen die Anwendungen meistens rasch gesteigert werden und verhältnismäßig stark sein, zumal größtenteils junge Menschen mit guter Kreislaufkompensation betroffen sind, wobei das weibliche Geschlecht überwiegt.

Um die Patienten zur hydrotherapeutischen aktiven Selbstbehandlung anzuhalten, ist es zweckmäßig, ihnen die jeweils empfohlenen Maßnahmen auch hier mit dem vollen Gewicht der ärztlichen Autorität zu rezeptieren.

3.2.2 Hydrotherapie

Die Behandlung beginnt mit warmen oder temperatursteigernden Anwendungen, denen im Laufe der Wochen wechselwarme und in größerem Umfang auch kurze Kaltreize folgen.

Entsprechend der häufigen Manifestation ausgeprägterer funktioneller Durchblutungsstörungen an den oberen Extremitäten sind Anwendungen an Armen und Oberkörper häufiger als bei den Angioorganopathien. Bei Wechselgüssen können die Temperaturdifferenzen größer sein. Je nach Reaktion variieren die Behandlungspläne individuell sehr stark. Gelegentlich werden vegetative Dysregulationen durch die unterschwelligen Reize kleiner Anwendungen verstärkt. In diesen Fällen sind große Anwendungen meistens besser verträglich. Die subjektive Bekömmlichkeit ist auch hier für die Therapiewahl entscheidend.

Oft sind *Klimakuren* günstig. Nordsee- und Hochgebirgsurlaub ist weniger bedenklich als bei sklerotischer Dysbasie mit koronarer Beteiligung, die eher einen Ostsee- und Mittelgebirgsaufenthalt nahelegt.

Tabelle 5 zeigt ein Behandlungsschema, das sowohl in verschiedene Kurformen eingefügt als auch *ambulant* durchgeführt werden kann. Ein Vergleich mit Tabelle 1 macht die Unterschiede der Behandlungsprinzipien bei Angioorgano- und -neuropathien deutlich.

Die Tabellen 6 und 7 bringen Beispiele für differenzierte Behandlungsschemata bei *typischen Kneippkuren.*

Tabelle 5. Kneipp-Anwendungen bei Angioneuropathien im Rahmen einer 6-wöchigen Kurbehandlung (grob schematisiert, in Anlehnung an H.D. Hentschel und F. Nold 1968)

1. Woche: Warme Arm(Fuß)bäder[a] 37–38°, 5 (10) min

2. Woche: Temperaturansteigende Arm(Fuß)bäder 35–39° C, 15 (20) min

3. Woche: Warme Arm(Fuß)bäder[a] 37–38° C, 5 (10) min Abschl. sehr kurzer kalter Guß, 15–18° C (20) (ab 3. Woche jeweils 2–3mal wöchentl.; zwischenzeitl. 1–2 warme *Vollbäder*[a] 36–37° C, 10–15 min und/oder einmal *Sauna* ggf. mit vor- oder zwischengeschaltetem warmen Fußbad 37–38° C)

4. Woche: Wechsel-Arm(Fuß)bäder mit 1(2)maligem Wechsel: 37° C (38° C)[a] 15° C, 3–5 (7) min 15 (30) sec

5. Woche: Wechsel-Arm(Knie/Schenkel)güsse 40° C (42° C)[a] 20° C (mit 1–2)maligem Wechsel)

6. Woche: Heiße Blitzgüsse, Blitzgußmassagebäder (s. Beitrag von Gehrke und Drexel)

Häusliche Nachbehandlung

Täglich frühmorgens Hauttrockenbürstungen und Teilwaschungen, bei Eignung mittags und abends Autogenes Training.

[a] Bei warmen Teil- und Vollbädern Zusätze von Fichtennadel-, Rosmarin- oder Heublumenextrakten, evtl. auch Wacholderöl zur Muskellockerung.

Tabelle 6. Behandlungsvorschlag bei Angioneuropathie für die 1. Woche. (Nach Brüggemann 1964)

1. Woche

Tag	früh	vormittags	nachmittags	abends
1.	Trockenbürsten Oberkörper	Armbad/Rosmarin	ansteigendes Fußbad	Wassertreten warmes Wasser 38,0° C/5 min
2.	Trockenbürsten Unterkörper	heißer Blitz Rücken	Fußbad/Rosmarin	Wassertreten warmes Wasser 38,0° C/5 min
3.	Trockenbürsten Oberkörper	Dampf/LWS	Wechselbrustguß	Wassertreten warmes Wasser 38,0° C/5 min
4.	Trockenbürsten Unterkörper	Vollbad/ Rosmarin/Bürsten	Wechselfußbad	Wassertreten warmes Wasser 38,0° C/5 min
5.	Trockenbürsten Oberkörper	ansteigendes Fußbad	Wechselarmguß	Wassertreten warmes Wasser 38,0° C/5 min
6.	Trockenbürsten Unterkörper	Unterwassermassage		Wassertreten warmes Wasser 38,0° C/5 min

Tabelle 8 gibt eine der für Kneippkuren charakteristischen Nachkurverordnungen wieder. Solche Verordnungen müssen immer der Alltags- und Berufssituation angepaßt sein. Wird der Patient überstrapaziert, verliert er die Lust und tut gar nichts mehr.

3.2.3 Bewegungstherapie

Bewegungstherapie ist auch bei der Angioneuropathie unentbehrlich. Dabei sind ihr keine prinzipiellen Grenzen gesetzt. Ihr Bogen spannt sich von spielerischer Gymnastik über Ball-

Tabelle 7. Behandlungsvorschlag bei Angioneuropathie für die 3. Woche. (Nach Brüggemann 1964)

3. Woche

Tag	früh	vormittags	nachmittags	abends
1.	Ganzwaschung	heißes Blitzguß-Massage-Bad	Wechselkniguß	Wassertreten (Zimmertemperatur Dauer 20 sec)
2.	Ganzwaschung	Wechseloberguß	Fußbad/Rosmarin	Wassertreten (Zimmertemperatur Dauer 20 sec)
3.	Ganzwaschung evtl. Tautreten 30–50 sec	Sauna	Wechselarmbad	Wassertreten (Zimmertemperatur Dauer 20 sec)
4.	Ganzwaschung	Bindegewebsmassage/Rücken	Wechselkniguß	Wassertreten (Zimmertemperatur Dauer 20 sec)
5.	Ganzwaschung	Heublumensack/Rücken	Wechselbrustguß	Wassertreten (Zimmertemperatur Dauer 20 sec)
6.	Ganzwaschung evtl. Tautreten 30–50 sec	Dampf-Unterschenkel		Wassertreten (Zimmertemperatur Dauer 20 sec)

Tabelle 8. Angioneuropathie, häusliche Nachbehandlung. (Nach Brüggemann 1964)

Tag	früh	vormittags	nachmittags	abends
1.	Trockenbürsten Oberkörper		Fußbad/Rosmarin	Wassertreten
2.	Trockenbürsten Oberkörper,	Armbad		Wechselfußbad
3.	Fuß-		Wechselkniguß	Wassertreten
4.	gymnastiksandalen	Fußbad	Wechselarmbad	
5.	nach Thomsen oder Hentschel beim		ansteigendes Fußbad	
6.	Zurechtmachen		Armbad/Rosmarin	Wassertreten
7.	Ganzwaschung	Wechselfußbad		Wassertreten

übungen und Trimmaktionen des Deutschen Sportbundes bis zum Leistungssport. Schwerpunktübungen und ein strenges Intervall- und Zweidritteltraining erübrigen sich. Zur „Umstimmung" und Bahnung bedingter Reflexe ist auch hier die Koppelung von Hydro- und Bewegungstherapie wünschenswert.

3.2.4 Diät

Eine spezifische Heildiät ist nicht bekannt.

3.2.5 Phytotherapie

Ratschow empfahl zentral angreifende Mittel wie *Reserpin*. Als Basistherapeutikum kommt auch hier eine Spezialzubereitung aus Blättern von *Gingko biloba* in Frage (Schoop 1975; Zettel 1969). *Pflanzliche Sedativa* (Baldrian, Hopfen, Rauwolfia), evtl. als Teezubereitung, sind häufiger als bei den Angioorganopathien zu erwägen. Auch Johanniskraut (Hyperikum perforatum) und Pestwurz (Petasites offizinalis) kom-

men als Phyto-Psychopharmaka in Frage, wobei ein seelisch ausgleichender Effekt erst bei
längerem Gebrauch zu erwarten ist (Weiß
1976). Zur *Kreislaufanregung* können Pflanzensäfte aus *Rosmarin* und *Paprika* beitragen.
Bei abendlichen Fußbädern wirkt ein Zusatz
von *Melissenextrakt* beruhigend. Morgens empfiehlt sich bei warmen Teilbädern ein Rosmarinzusatz.

3.2.6 Ergänzende Balneo- und Physiotherapie

Im Gegensatz zu den Angioorganopathien haben neben eigentlichen Kneippanwendungen
auch warme Vollbäder, Thermal-Schwimm-,
Unterwasserstrahl- und Blitzgußmassagebäder,
Packungen, heiße Dämpfe und Sauna ein breites Indikationsgebiet. Treten bei Heißanwendungen, z.B. in der Sauna, kalte Füße auf –
als paradoxe Reaktion bei vegetativ Labilen
nicht selten –, müssen warme Fußbäder zwischengeschaltet werden (37–38° C). Last not
least haben auch alle im Kapitel 3.1.6 beschriebenen Behandlungsmethoden ihre Berechtigung
– von der Kohlensäure- und Massage- bis zur
Elektrotherapie. Man wird an diese mehr passiven Methoden der physikalischen Therapie besonders bei älteren Menschen denken, für die
forsche hydrotherapeutische und energische
Übungsprogramme nicht in Frage kommen.

3.2.7 Ergänzende Pharmakotherapie

Neben Reserpin und dem ihm verwandten Raubasin
werden auch bei den Angioneuropathien *Nikotinsäu-
rederivate* empfohlen. Ihr Einsatz ist sinnvoll, wenn
auch metabolische Effekte genutzt werden können
(z.B. bei beginnenden organischen Gefäßveränderungen, Hyperlipidämie, Thromboseneigung, Beeinträchtigung der Fließeigenschaften des Blutes). An-
derenfalls sind eher die sympathikolytischen gut ver-
träglichen methansulfonsauren Salze hydrierter
Mutterkornalkaloide zu erwägen.

Nicht minder als die arteriellen sind auch die *venösen* peripheren Durchblutungsstörungen eine traditionelle Domäne der Kneipptherapie. Kneipps ein-
gangs erwähnter ärztlicher Mitarbeiter Kleinschrod
fand den Weg zu Kneipp durch eine Bäuerin, deren
Ulcus cruris Kneipp in 6 Wochen heilte, nachdem
sie zuvor 12 Jahre vergeblich behandelt worden war.

4 Kneipptherapie der Venenerkrankungen

4.1 Kneipptherapie der Varikosis und ihrer Vorstadien

4.1.1 Allgemeine Gesichtspunkte (Bedeutung der Kompression)

Wichtigster Faktor bei der Therapie der venösen Insuffizienz ist eine einwandfreie *Kompression* durch elastische Verbände und Strümpfe.
Bei Bettlägerigen sollte die nicht befallene Extremität sogar mit komprimiert werden. Alle
sonstigen Behandlungsmöglichkeiten reichen
zur Beseitigung der venösen Stase allein nicht
aus. Nur durch Kompression wird der hydrostatische Druck in den erschlafften und erwei-
terten Venen vermindert, die Blutsäule eingeengt, die Schlußunfähigkeit der Venenklappen teilweise behoben und die Strömungsge-
schwindigkeit um ein Vielfaches beschleunigt.
Schon vorhandene Ödeme werden ausgepreßt,
chronische Ödeme und umschriebene Bindege-
websverhärtungen verhindert (Haid-Fischer
und Haid 1967; Krieg 1963, 1967; Sigg 1955).
Bei *Kompressionsverbänden* muß der ausgeübte
Druck sehr gleichmäßig sein und von distal
nach proximal allmählich abnehmen, damit das
Blut entsprechend dem Druckgradienten nach
oben strömt. Prinzipiell muß also die Kompression im Gebiet des Fußgelenkes bis zur Wade
hin stärker sein als am Verbandende. An der
Wade laufen die Bindenzüge schräg nach oben
und unten sich überkreuzend, so daß die Wade
etwas angehoben in einem Widerlager liegt. Zu
Einschnürungen führende parallele Bindenzüge
wären hier falsch. Dicke Beine benötigen mehr
und breitere Binden, weil sich die Bindentouren
sonst nicht genügend überdecken (weitere Hinweise zur Technik bei Haid-Fischer und Haid
1967). Bei der Verordnung von *Kompressionsstrümpfen* ist es wichtig, die Kompressionsklasse
anzugeben, auf die sich die Textilindustrie festgelegt hat.
Jeder Venenkranke braucht nicht einen, sondern *seinen* Kompressionsstrumpf. Die
Strümpfe sind unbedingt bei entstauten Beinen
anzupassen. Ihre Verordnung muß neben der
Kompressionsklasse die Strumpflänge angeben.
Man wähle nur Fabrikate mit geschlossenen
Fersen (Tabelle 9).

Tabelle 9. Indikation der verschiedenen Kompressionsklassen für Kompressionsstrümpfe

Klasse	Kompression	Andruck zur Fesselgegend (mm Hg)	Indikation
I	leichte	20	Bei Schwere- und Müdigkeitsgefühl in den Beinen, bei geringer Varikosis ohne wesentliche Ödemneigung und bei beginnender Schwangerschaftsvarikosis
II	mittelkräftig	30	Bei stärkeren Beschwerden, ausgeprägter Varikosis mit Ödemneigung, posttraumatischen Schwellungszuständen, nach Abheilung unerheblicher Ulcerationen, nach oberflächlichen Thrombophlebitiden, nach Veröd ungen und Varizenoperationen zur Fixierung des Behandlungserfolges und bei stärkerer Schwangerschaftsvarikosis
III	kräftig	40	Bei allen Folgezuständen der konstitutionellen oder postthrombotischen venösen Insuffizienz, schwerer Ödemneigung, sekundärer Varikosis, Atrophie blanche, Dermatosklerosen und nach Abheilung schwerer, besonders schon rezidivierter Ulcera
IV	extra kräftig	60	Bei Lymphödemen und elephantiastischen Zuständen

Pro Bein können zusätzlich bis zu drei Tragegurte oder Halterungen verschrieben werden. Die Kranken brauchen außerdem ein zweites Paar Strümpfe zum Wechseln. Unter Umständen müssen schon nach einem halben Jahr neue Strümpfe verordnet werden, wenn die alten ausgeleiert sind.

Strümpfe, die über dem Knöchel oder unter dem Knie dicke Rillen bilden, verschlechtern den venösen Abfluß, statt ihn zu verbessern (Fischer 1976).

Die komprimierenden Maßnahmen entfalten ihre volle Wirkung erst unter ausreichender Muskelarbeit. *So unentbehrlich auch die Kompression ist, aktive Bewegungstherapie ist dabei eine conditio sine qua non. Erst die Kombination von Kompression und regelmäßigem Muskelspiel erzeugt eine zirkulationsfördernde Selbstmassage.*

Nicht minder segensreich ist die *venentonisierende und zirkulationsanregende Hydrotherapie.* Obschon sie keine ausgeprägten Varizen beseitigen kann, ist sie für die Erhaltung der Funktion fast unentbehrlich.

Für eine komplikationslose Varizenoperation oder -veröd ung ist Entstauung durch Kneippmaßnahmen eine wichtige Voraussetzung. Sind operative Eingriffe oder Veröd ungen unvermeidbar, bietet sich die Hydrotherapie zur Nachbehandlung und Rezidivprophylaxe an.

Allgemein gilt die Kombination von Kompressionsmaßnahmen mit Übungs- und Hydrotherapie heute als idealste konservative Varizenbehandlung. Sie garantiert allerdings nur dann Erfolge, wenn sie zum täglichen Pflichtpensum gehört und sich nicht auf sporadische Gelegenheitsanwendungen beschränkt.

4.1.2 Hydrotherapie

Schon im Vorstadium der Varikosis wirkt die Hydrotherapie im Grenzbereich zwischen Krankheit und „Schönheitsfehler" vorzüglich. Sie gehört hier zum unveräußerlichen Repertoire der zuerst in der ärztlichen Praxis erarbeiteten wirksamen Behandlungsmethoden. Patientinnen mit „dicken Beinen", Lymphödema praecox, statischen- und Schwangerschaftsödemen bedienen sich ihrer instinktiv.

Zur Venentonisierung bewähren sich vor allem *Kaltanwendungen.* Neben regelmäßigem Wassertreten (15–20°) und Taulaufen, ersatzweise Barfußgehen auf kühlen Fliesen, dominieren im Therapieplan Knie-, Schenkel- und Untergüsse und kalte Fuß-, Lenden-, Kurz- und Wadenwikkel. Letztere sind weit über die befallenen Stellen hinaus anzulegen. Bei Entzündungsprodromen sind Zusätze von Quark oder Lehm nützlich („Lehmpflaster"). Lenden- und „Kurzwickel" (=kurze Ganzwickel) regen zugleich die Darmtätigkeit an. Hypertoniker schätzen sie besonders. Hypotonikern verordnet man eher Knie- und Schenkelgüsse. Zwischendurch sind kalte Abklatschungen, eventuell mit Eiswasser, zu erwägen. Von den kalten Bädern ist nur das bei Arthrotikern und Adipösen ohnehin nicht beliebte Sitzbad kontraindiziert, weil die eigentümliche Körperhaltung in der Sitzwanne den erwünschten Blutabfluß vereitelt. (Vgl. Kap. „Technik der Kneippanwendungen" und „Kneipptherapie in der Großstadtpraxis".)

Bei Kaltanwendungen auftretende Schmerzen sind als ernste Warnung zu werten und müssen das Absetzen der entsprechenden Verordnung veranlassen. Nicht selten sind sie erster Hinweis auf die Koppelung von venösen mit bisher unbeachteten arteriellen Schäden.

Alle Kälteanwendungen setzen auch bei der Varikosisbehandlung voraus, daß die Beine zunächst warm sind bzw. der Beinkranke sich warm fühlt. Eventuell muß vorsichtig vorgewärmt werden, falls möglich auch durch dosierte Sonnenbestrahlung. Die sonst so beliebten Hauttrockenbürstungen sind zur Vorwärmung nur bedingt geeignet und verbieten sich bei trophischen Hautschäden von selbst. Bei jüngeren Bindegewebsschwächlingen mit orthostatisch bedingten „dicken Beinen" und/oder Akrozyanose können indessen Hautbürstungen nützlich sein, wenn die Haut sonst intakt ist (v. Arnim 1966, 1971; Haid 1962a, b).

Bei vegetativ Fehlgesteuerten und bei kälteungewohnten, ängstlichen und empfindlichen Patienten sind anfangs milde Waschungen und später eine Zeitlang wechselwarme Teilbäder vorzuziehen, etwa Fußwechselbäder (35–36° C, 3 min/20–22° C, 2 min) in zwei- bis dreimaligem Wechsel. Bei Wechselgüssen soll stets, wenn schon kein kalter Guß, so doch eine kühle oder zumindest nur schwach temperierte Abreibung oder Sprühdusche den Abschluß bilden. Gleiches gilt nach Luft- und Sonnenbädern, die am besten in Kombination mit spezieller Beingymnastik durchgeführt werden (siehe Abschnitt 4.1.3). Für wärmebedürftige Variköse mit spondylogenen und arthrotischen Begleitsymptomen sei noch das Bürstenbad bei absteigenden Temperaturen, eventuell unter Zusatz von Sole, Heublumen, Fichtennadel, Rosmarin-

oder Roßkastanienextrakten genannt (v. Arnim 1966, 1971).

Reine *Warmanwendungen* sind am befallenen Gliederabschnitt selbst unter allen Umständen streng untersagt. Bei sensibilisierten Venen können warme Fußbäder und gelegentlich sogar Wechselfußbäder akute Thrombosen mit Lungenembolie auslösen. Die besonders bei vielen Frauen beliebten „gut warmen" Vollbäder können selbstverständlich gleiche Folgen haben. Sie sollten durch warme Duschen oder rasche Vollgüsse ersetzt werden. Nur kurzes Herabfließen warmen Wassers ist ungefährlich. Sehr geeignet sind auch *segmentale Wärmeanwendungen*, beispielsweise als Heusack im Kreuz, nicht jedoch warme Sitzbäder (Haid 1973). Im Gegensatz zu den üblichen Vollbädern bewirken *Überwärmungs- und Moorbäder* mit Temperaturen von 40–41° C eine echte Mehrdurchblutung und keine Venenerschlaffung (Haid 1973). Man braucht darauf deshalb u.a. bei Phleboarthrosen nicht zu verzichten, wenn Überwärmungsstreß und zu erwartende Blutdrucksenkungen Herz und Kreislauf zumutbar sind (Brüggemann 1973; Greinwald 1971).

Die Nachtstunden können zur Behandlung mit *nassen Strümpfen* genutzt werden („Kneipp-Strümpfe"). Bei nächtlichem Erwachen zieht man sie aus. Ein- und Durchschlafstörungen werden durch diese Behandlung oft sehr günstig mit beeinflußt.

Bei Neigung zu *Interdigitalmykosen* sind Waden- und Oberschenkelwickel, bei denen die Zehen trocken bleiben, vorteilhafter. Ihr korrektes Anlegen will sorgfältig geübt sein. Um Hautmazerationen und schwer heilende Fußmykosen zu vermeiden, sind die Füße im Gegensatz zu den sonstigen Gepflogenheiten der Kneipptherapie nach jeglichen Wasseranwendungen von allen peripher Durchblutungsgestörten, egal ob venöse oder arterielle Störungen dominieren, sehr gewissenhaft abzutrocknen.

Wie jede Kneippsche Hydrotherapie ist auch die Therapie der Varikosis *zugleich Lokal- und Ganzheitsbehandlung.* Tabelle 10 bringt dafür ein kurmäßiges Beispiel. Zwischengeschaltete Brust- und Obergüsse regen Atmung und Kreislauf an und erfrischen bei nervlicher Erschöpfung. Die in dem Beispiel verordneten Knie-, Schenkel- und Untergüsse haben sich bei Hypo-

Tabelle 10. Hydrotherapie nach Kneipp bei Varikosis

Tag	Früh	Vormittags	Nachmittags	Abends	Nachts
1.	Oberkörper-waschung	Knieguß	Ansteigendes Armbad	Wassertreten	Lendenwickel
2.	Unterkörper-waschung	Arm- und Gesichtsguß	Fußbad (Unterschenkel)	Wadenwickel	„Kneipp-Strümpfe"
3.	Oberkörper-waschung	Schenkelguß	Wechselarmbad	Wassertreten	Kurzwickel
4.	Unterkörper-waschung	Brustguß	Knieguß	Wassertreten	„Kneipp-Strümpfe"
5.	Ganzwaschung	Schenkelguß	Armbad	Wadenwickel	„Kneipp-Strümpfe"
6.	Oberkörper-waschung	Unterguß	Luftbad, Schenkelguß	Heusack Kreuz	–
7.	Ganzwaschung	Oberguß	–	–	„Kneipp-Strümpfe"

tonikern bewährt. Die verschiedenen Armbäder gelten u.a. bei nervösen Herzbeschwerden und Koronarleiden als probate Hydrotherapeutika. Wassertreten am späten Abend wirkt nicht unbedingt schlaffördernd, mitunter sogar gegenteilig. Man muß das ausprobieren. Macht man es auf der Stelle in der eigenen Badewanne, soll ein Badetuch auf dem Wannenboden liegen und ein Haltegriff in der Nähe sein, damit man nicht ausrutscht.

4.1.3 Bewegungstherapie

Als Grundsatz gilt: *„Laufen = lobenswert – Liegen lohnt – Sitzen und Stehen schadet"*. Patienten mit gestörtem Venenrückfluß sollen ihre Beine außerdem in den bewegungsfreien Zeiten möglichst oft bei flachliegendem Oberkörper hochlegen.

Regelmäßig betrieben bringen *Schwimmen* (18–28° C), *Spaziergänge* und *Wanderungen* auf naturgewachsenem Boden und in bequemem Schuhzeug (keine hohen Absätze, keine harten Schuhsohlen) nachhaltigste Erfolge. Ebenso vorteilhaft sind *Waldläufe*. In der *Wohnung* bewähren sich *Fußgymnastiksandalen*.

Verschiedene *Übungsprogramme* zur Abflußförderung und Kreislaufanregung sind morgens und abends bei flacher Rückenlage bequem *im Bett* durchführbar. Dabei wird eine schräge Hochlagerung der Beine durch einen umgedrehten Stuhl mit durchgehender Rückenlehne erreicht, wobei die Beine bis zur halben Wade fest abgestützt sind. Aus dieser Lage empfehlen sich Zehenkrall- und Streckübungen, Hochziehen und Strecken der Füße, wechselweise rechts/links und Fußrollübungen ein- und auswärts, je 30–60 sec. Bei Stauungen im Beckenbereich und Enteroptosen soll auch das Becken unterlagert werden. Als Partnerübung eignet sich ein Gegeneinanderstoßen der Fußsohlen, wobei man sich auf dem Fußboden mit abgestützten Armen in 1–1¹/₂ m Entfernung gegenübersitzt (tgl. wenigstens 5 min wie die zuvor beschriebenen Übungen).

Auch Übungen, die den ganzen Körper strecken, alle *Hüpf- und Springübungen* (eventuell mit Seil) trainieren die durch Inaktivität leicht verkümmernde Beinmuskulatur, die als Venenpumpe so wichtig ist.

Eine spezielle Entstauungsgymnastik darf indessen die Restkapazität des venösen Rückstroms nicht überfordern. Beim Gehtraining können die Beschwerden gelegentlich zunehmen, wenn die Venae perforantes insuffizient sind, über die sonst das Blut aus den extrafaszialen Venenräumen in die tiefen intrafaszialen Leitvenen „abgeschöpft" wird. Bei Fußballern und Radfahrern können die Ausflußbahnen der Wadenmuskelvenen durch dauerndes starkes Abbiegen oder Überstrecken des Knies verengt und verlegt werden. Beim Rudern und Gewichtheben versagt oft außerdem der ileofemorale Venenklappenverschluß. Durch gleichzeitige übermäßige Preßwirkung der Bauchmuskulatur kommt es dann zu einem Rückstrom des Blutes aus dem Bauchraum. Auch andere übermäßige und einseitig beanspruchende Sportarten wie Reiten, Tennis, Volley- und Basket-Ball sind nicht immer empfehlenswert (Fischer 1976a).

Bewegungen, die im Trockenen nachteilig sind, brauchen dagegen bei der bereits beschriebenen *Wassergymnastik* (Abschn. 3.1.3.2) kaum ausgespart zu werden. Gleiches gilt für pendelnde und kreiselnde Schwungbewegungen der Extremitäten, die durch Verlagerung des Blutes in die Peripherie den oft hypotonen und ohnehin zu orthostatischen Störungen neigenden Venenkranken im Trockenen auffallend schlecht bekommen, im Wasser dagegen gut vertragen werden.

Die rückflußfördernde Wirkung zwischengeschalteter *Atemübungen* mit ausgiebiger Bauch- und Flankenatmung sollte man sich immer wieder zunutze machen. Durch die Einatmung verringert sich der Druck im Thoraxraum, während gleichzeitig durch Tiefertreten des Zwerchfells der Druck im Bauchraum zunimmt. Demnach herrscht auf den Venen im Abdomen ein größerer Druck als im Thorax mit der Folge eines Druckgefälles in Richtung zum Herzen, was zu einer Beschleunigung des Blutrückflusses im Inspirium führt (Atemübungen nicht länger als jeweils 30–60 sec!). Umfangreiche Atemgymnastikprogramme erübrigen sich, wenn die Patienten bei allgemeiner Lockerungsgymnastik und Autogenem Training lernen, die Atmung „von selbst kommen zu lassen". Bauchmuskelübungen sind wichtig, wenn durch schlaffe Bauchdecken das Druckgefälle zum Herzen niedriger ist.

Bei *dekompensiertem Kreislauf* sind Atemübungen und venöse Rückflußförderungen kontraindiziert. Hier haben widerstandsherabsetzende Maßnahmen auf der arteriellen Seite zunächst Vorrang [Hauttrockenbürstungen, Essigwasserabreibungen, ansteigende Arm- und Fußbäder, CO_2-Gasbäder (Parr 1963)].

Mit zwischengeschalteten isometrischen Spannungsübungen beginnt man zunächst am gesunden Bein.

Welche Schwerpunktübungen auch immer indiziert sein mögen, Übertreibungen mit nachfolgendem Muskelkater (Gewebesäuerung!) sind dabei von Übel. Ebenso sollten keine Übungen forciert werden, die durch Muskel-, Sehnen-, Bänder- und Gelenkkapselzerrungen ein flan-

kierendes Ausdauertraining vereiteln. Weniger wäre hier mehr gewesen. *Dauerhafte und alltagsbezogene, konsequent betriebene Minimalprogramme sind besser als perfektionistische Gelegenheits- und Höchstleistungsprogramme.*

Während der *Nacht* sollen Venenkranke die Beine hochlagern. Dazu genügt es nicht, an das Bettfußende eine Kopfkeilmatratze zu legen. Es muß das ganze Bett bzw. der Matratzenrahmen am Fußende so hoch gestellt werden, daß eine schiefe Ebene mit einem Neigungswinkel von wenigstens 15° entsteht. Dazu genügt das Einlegen von etwa 10–15 cm hohen Klötzchen oder Keilen. Die Kniegelenke werden durch eine Kissenrolle leicht angewinkelt.

4.1.4 Diät

Im Gegensatz zur unbestrittenen Bedeutung der Ernährung im Ursachenbündel der Arteriosklerose sind Zusammenhänge zwischen Eßgewohnheiten und Venenerkrankungen und entsprechende spezifische Heildiäten nicht bekannt. Erwiesen ist lediglich, daß *Übergewicht* bei Prädisponierten Venenerkrankungen begünstigt und die Komplikationsgefahr bei Thrombosen erheblich steigert. Das gilt vor allem für die gefürchtete Lungenembolie, deren Häufigkeit in beiden Weltkriegen und den folgenden Hungerjahren deutlich abnahm.

Vor dem Hintergrund der bei Venenerkrankungen häufigen „*Harnsäurediathese*" (Zicha 1972) und des bei Fastenkuren vorübergehend stark ansteigenden Harnsäurespiegels sind Beobachtungen von Haid zu werten, daß „Stoffwechselsäuerung durch Übermaß an Fleisch, Fett und Weißmehlprodukten die Erkrankung von Venen begünstigt", und daß man „bei strengen Fastenkuren, in deren Verlauf es zu einer Verschiebung des Basen-Säuregleichgewichtes zur sauren Seite kommt, immer mal wieder das Auftreten einer akuten Venenentzündung bemerkt" (Haid 1966). Ist eine Hyperurikämie objektivierbar, gelten die dafür schon in Abschn. 3.1.4 erläuterten Richtlinien.

Ob *Darmträgheit* zu Abflußbehinderungen aus den Beckenvenen führt, ist zweifelhaft. In der Praxis hat sich aber die Vermeidung von blähender und stopfender Kost bewährt. Im Beginn akuter Venenthrombosen ist ein mildes Laxans mit cholagogischer Wirkung vorteilhaft (Haid 1966). Außerdem empfiehlt sich *Kochsalzeinschränkung.* Nicht umsonst spricht der Volksmund bei einem nässenden Unterschenkelgeschwür vom „Salzfluß" des Wundsekrets, mit dem sich der Körper von Salz und Schlackenstoffen zu befreien suche. Stark entwässernde Maßnahmen sind allerdings strikt zu vermeiden, da Entstehung und Ausbreitung einer Thrombose durch Eindickung des Blutes gefördert werden.

Eine Beschränkung der gefäßbeeinflussenden Substanzen Alkohol, Coffein und Nikotin ist auch bei den Venenerkrankungen anzustreben.

4.1.5 Phytotherapie

Die Phytotherapie ist bei venösen Durchblutungsstörungen populär und auch besser begründbar als bei arteriellen Durchblutungsstörungen. Im Verbund mit den sonstigen Behandlungsmaßnahmen wie Kompression und Verödung, mit individuell kombinierter Hydro- und Bewegungstherapie, Diät und physikalischer Ergänzungsbehandlung ist sie wertvoll (vgl. Abschn. 4.1.1–4.1.4 und 4.1.6). Ihr prophylaktischer Wert in den Vorstadien der Varikosis ist unbestreitbar. Auch später hilft sie gegen Phlebalgien, bewirkt ein Nachlassen von Spannungs- und Stauungsgefühlen und bewährt sich vorwiegend bei prämenstruellen Venenschmerzen. In jedem Fall ist jedoch *kurmäßiger Gebrauch über viele Wochen und Monate erforderlich.* Bei akuten und tiefen Venenerkrankungen hat die Phytotherapie neben Pyrazolidinen und Antikoagulantien nur den Rang einer begleitenden Therapie (s. Abschn. 4.2.7).

An der Spitze aller in der Phlebologie diskutierten Phytotherapeutika stehen die *Roßkastanienextrakte.* Eine Linderung subjektiver Beinbeschwerden unter Roßkastanienmedikation wurde schon in „Hufelands Journal" von Hahnemann mitgeteilt.

Neben lange bekannten entzündungswidrigen und antiödematösen Eigenschaften des venentonisierenden, die Kapillarresistenz erhöhenden und die Permeabilität vermindernden sauren Saponingemisches Aescin (Böhm 1967; vgl. Kap. 4), werden Roßkastanienflavone und -flavonoide auch wegen ihrer metabolischen Venenwandeffekte für günstige Wirkungen verant-

wortlich gemacht. Sie verbessern bei Verminderung der anaeroben Glykolyse den Nutzeffekt der Kohlenhydratverbrennung, die bei Venenerkrankungen herabgesetzt ist. Sie reduzieren außerdem die Laktatbildung und hemmen die Aktivität elastizitätsmindernder lysosomaler Enzyme, die selbst bei unkomplizierter Varikosis erhöht ist und bei den verschiedensten Venenerkrankungen die natürlichen Kollagenstrukturen nachteilig verändert (Böhm 1967; Brüggemann 1976; Buddecke 1976; Laszt 1971, 1976). Wahrscheinlich verbessern die vitaminartigen Flavone und Flavonoide infolge Stabilisierung der Erythrozytenmembranen und Hemmung der Thrombozytenaggregation auch die Fließeigenschaften des Blutes (Brüggemann 1976; Laszt 1971, 1976).

Die lange Zeit bezweifelte perorale Wirksamkeit von Roßkastanienextrakten wurde inzwischen durch plethysmographische Untersuchungen, Venentonusmessungen, Messungen der venösen Rücklaufzeit und im Langzeitdoppelblindversuch objektiviert. Die Wirkung ist von Dosis und venöser Ausgangskapazität abhängig.

Bei Aescin und Flavonoiden ist zu berücksichtigen, daß sie im Darm nur unvollständig resorbiert werden (ca. 10%). Extraktum Hippocastani e semine ist deshalb in einer Dosierung von tgl. mindestens 300 mg bis 600 mg zu verordnen. Magensaftresistente Zubereitungen verbessern die enterale Resorption.

Überdosierungserscheinungen, die sich bei synthetisierten chemischen Venenmitteln in gleichzeitiger Arterienkonstriktion mit Blutdruckanstieg äußern, sind bei pflanzlichen Venenmitteln kaum zu befürchten. Ihre therapeutische Breite ist relativ groß.

Lediglich nach i.v. Applikation wurden bei renal vorgeschädigten Patienten toxische Nierenschäden durch Aescin-Überdosierung beobachtet. Die von den Herstellern empfohlenen Dosierungen sind deshalb speziell bei parenteraler Anwendung strikt einzuhalten.

Gegenüber den Roßkastanienextrakten und Rutin sind weitere Phytotherapeutika mit ähnlichem Wirkungsspektrum von untergeordneter Bedeutung.

Genannt seien in der Reihenfolge ihrer Verwendungshäufigkeit der nordamerikanische Zauberstrauch *Hamamelis virginiana,* der Bergwohlverleih

Arnica montana, die Mariendistel *Carduus maria-num,* der Honigklee *Melilotus offizinalis,* das indirekt sympathikomimetische weil parasympathikolytische Besenginsteralkaloid *Spartein,* die Goldrute *Solidago vigaurea,* der stechende Mäusedorn *Ruscus aculeatus* und schließlich das Weinblattextrakt *Anthocyanin* (Heede 1955; Hohlfeld 1969; Weiß 1980). Vom Honigklee und Goldrutenkraut werden auch Teezubereitungen empfohlen. Tee aus Arnikablüten wurde schon von Goethe geschätzt. Wahrscheinlich sind Arnikapräparate nicht nur gefäß- sondern auch herzwirksam. Ähnlich wie Crataeguspräparate ergänzen sie durch Eingriff in den Energiestoffwechsel des muskulären Zwischenzellgewebes die Tätigkeit der klassischen Herzglykoside.

Nicht wenige Venenmittel, die Extrakte aus einer ganzen Reihe der zuvor genannten Pflanzen enthalten, werden unterdosiert. Die Wahrscheinlichkeit solcher Unterdosierungen ist viel größer als die Gefahr von Überdosierungen. Aus diesem Grunde ist es empfehlenswert, nur Präparate mit höchstens drei verschiedenen Wirkstoffen zu verwenden.

Bei Hautvenektasien erreicht man ohne Risiko gleichzeitiger Arterienverengung eine venentonisierende Wirkung durch *Lokalbehandlung mit digitoxinhaltigen Hautsalben und Lösungen.* Sie sind im Gegensatz zum Aescin verhältnismäßig lipophil und deshalb gut resorbierbar. Als Hauptindikation gilt die von Ödemen begleitete Varikosis (vgl. Kap. 4).

4.1.6 Ergänzende Balneo- und Physiotherapie (vgl. Abschn. 4.2)

4.1.6.1 Balneotherapie

Auch hier gilt „Man erinnere sich immer wieder der vorzüglichen tonisierenden Wirkung der CO_2-*Bäder"* (Bolliger 1964). Bei Lymphödem und Pannikulose werden *Schwefelbäder* empfohlen [Schwefelsalben sind dagegen ungünstig! (Fischer 1976)]. Für die unkomplizierte Varikosis sind außerdem lauwarme hypomineralisierte *Akratothermen* geeignet (Bolliger 1964). Nicht zufällig entwickelte H. Fischer, der Altmeister der Phlebologie, sein Konzept zur Venenbehandlung 1910 in Wiesbaden (Haid-Fischer und Haid 1967). Bei spondylogenen und arthrotischen Überlagerungen sind schmerzlindernde *Radonbäder* zu erwägen (Knauth et al. 1973). In Gegenden mit starken *Jodquellen* sol-

len Venenthrombosen seltener sein (Haid-Fischer und Haid 1967).

Ein kräftiges *Reizklima* kann an der Nordsee oder in föhnfreien Hochgebirgslagen die Kurbehandlung der unkomplizierten Varikosis unterstützen (Haid-Fischer und Haid 1967).

Längere Anreisestrecken sollten im Liegewagen und notfalls mit bandagierten Beinen, nicht aber im selbstgesteuerten Auto zurückgelegt werden.

Oft vermag nur eine kurmäßige Heilbehandlung die richtigen Weichen für die umfassende und vielschichtige Therapie der Venenerkrankungen zu stellen. Dabei sollten Kombinationen mit kleinen Kneippanwendungen gewährleistet sein, wenn eigentliche Kneippkuren nicht realisierbar sind. Erst durch das Erlebnis der guten Bekömmlichkeit multifaktorieller Kurmaßnahmen werden viele Beinkranke zur notwendigen Langzeit- und Selbstbehandlung motiviert.

4.1.6.2 Massagen

Massagen sind bei venösen Durchblutungstörungen problematisch. Wir kennen die Thrombose als „Massageschreck".

Vom üblichen Repertoire der *manuellen Massage* kommen unter Aussparung variköser Bezirke nur leichte Streichungen und vorsichtige „ausdrückende" Massagegriffe zur Lösung von Myogelosen in Frage (Haid 1962a).

Bürstenmassagen sind nur im Kreuzbereich erlaubt. Bei jüngeren Bindegewebsschwächlingen mit orthostatisch bedingten „dicken Beinen" und/oder Akrozyanose können ausgedehntere Bürstungen jedoch nützlich sein, wenn die Haut sonst intakt ist (v. Arnim 1966, 1971). *Unterwasserstrahlmassagen* sind abzulehnen. Sie sind bei sensibilisierten Venen „geradezu gefährlich" (Fischer 1976a, b; vgl. jedoch Abschn. 4.2).

Dagegen wirken *Bindegewebsmassagen* im Kreuzbein- und Lendenbereich nicht nur auf den arteriellen, sondern auch auf den venösen Schenkel günstig (v. Arnim 1966, 1971; Groh und Hoffmann 1964; Storck 1960). Eine von der Begründerin der Bindegewebsmassage, Frau Dicke, eingeführte spezielle Strichführung gilt als „Varizenstrich" (Dicke 1956).

4.1.6.3 Elektrotherapie

Niederfrequente, diadynamische Ströme unterstützen, speziell bei Beinhochlagerung, den venösen Rückfluß und wirken entstauend und schmerzlindernd. Sie gelten als „außerordentlich heilungsfördernd" (v. Arnim 1966, 1971; Haid-Fischer und Haid 1967). Die *Hochfrequenztherapie* (Kurzwellendiathermie, Mikrowellen) kommt in der Phlebologie nur als Neuralzonenbehandlung in Betracht (Bolliger 1964). Die häufigen Kombinationen von chronisch-venöser Insuffizienz mit degenerativen arthrotischen Veränderungen sprechen gut auf das temperaturindifferente *Stangerbad* und auf *Zwei- und Vierzellenbäder* an (v. Arnim 1971).

4.1.6.4 Sauna

Die Benutzung der Sauna kann unter Beachtung der Kontraindikationen einmal wöchentlich gestattet werden (Knauth et al. 1973). Ihre trockene Wärme wirkt nicht so gefäßerschlaffend wie feuchte Wärme. Nachfolgende Kaltwasseranwendungen gleichen die venöse Tonusminderung aus. Die Saunagänge sollen nicht zu lange dauern, die Abkühlungen nicht zu schwach sein (Haid-Fischer und Haid 1967) (vgl. Abb. 6).

4.1.7 Wert und Unwert ergänzender Pharmakotherapie

Eine über die in Abschnitt 4.1.5 genannte Phytotherapie hinausgehende Pharmakotherapie ist bei der unkomplizierten Varikosis und ihren Vorstadien nicht erforderlich. Das gilt sowohl für die perorale als auch für die Lokalbehandlung. Tonnenweise werden teure Salben unnütz verschwendet, wo milde Wasseranwendungen und leichte Streichmassagen den gleichen Effekt haben würden (May 1975).

4.2 Kneipptherapie der akuten Variko- und Thrombophlebitis und ihren Komplikationen und Folgezustände

4.2.1 Allgemeine Gesichtspunkte

Auch bei der akuten Variko- und Thrombophlebitis sichert nur eine exakte *Diagnose* den besten Behandlungseffekt. Die Diagnose der *oberflächlichen* Phlebitis ist einfach. Wenn er-

sichtliche lokale Faktoren fehlen, kommen ursächlich Fernwirkungen durch Foci, maligne Prozesse und Nikotin in Betracht. Bei jüngeren Patienten kann eine oberflächliche Thrombophlebitis erster Hinweis auf eine Endangiitis obliterans sein.

Die *tiefe Thrombophlebitis* wird oft nicht rechtzeitig erkannt. Ihre Symptome können anfangs geringfügig sein. Die Verdachtsdiagnose ergibt sich aus den in Abb. 7 vermerkten Zeichen. Da die Symptomatik der tiefen Thrombose jedoch unspezifisch ist, weist die rein klinische Diagnose eine Fehlerquote von 30–50% auf (May 1975; Young 1973). Schwerwiegende therapeutische Konsequenzen chirurgischer Art oder die Erwägung einer Antikoagulantien-Langzeitbehandlung erfordern deshalb die Sicherung der Diagnose durch Phlebographie. Sie ist im Gegensatz zu manchen Vorurteilen sehr risikoarm und technisch einfach (May 1975).

An die sogenannte *„latente Phlebitis"* wird zu wenig gedacht. Sie wird durch diskrete Allgemein- und Laborbefunde, uncharakteristische Beinbeschwerden, Druckschmerzhaftigkeit der Meyerschen Punkte und allmähliche Ausbildung von Kompensationsvenen gekennzeichnet und ist meistens als Fokus wirksam (Krieg 1967).

Bei etwa 15% der Patienten mit *Ulcus cruris* bestehen auch arterielle Veränderungen (Sigg 1975).

Die *Therapie* der akuten Venenerkrankungen schränkt die Möglichkeiten zur physikalischen Lokalbehandlung ein, schließt aber die Anwendung bestimmter kneipptherapeutischer Maßnahmen keinesfalls aus.

Hydro- und Bewegungstherapie unterstützen neben richtiger Kompression bei der *oberflächlichen Thrombophlebitis* die Blutstrombeschleunigung in der Tiefe und damit ein Fortschreiten des thrombophlebitischen Prozesses in Muskel- und Beckenvenen. Dagegen gilt Bettruhe als Kunstfehler, weil sie der *tiefen Thrombophlebitis* mit ihrer Emboliegefahr Vorschub leistet. Folglich ist *richtige Behandlung der oberflächlichen Thrombophlebitis die beste Komplikationsprophylaxe*. Sie beugt nicht nur der tiefen Thrombophlebitis mit ihrer erhöhten Emboliegefahr, sondern damit zugleich auch der häufigsten Komplikation des *postthrombotischen Syn-*

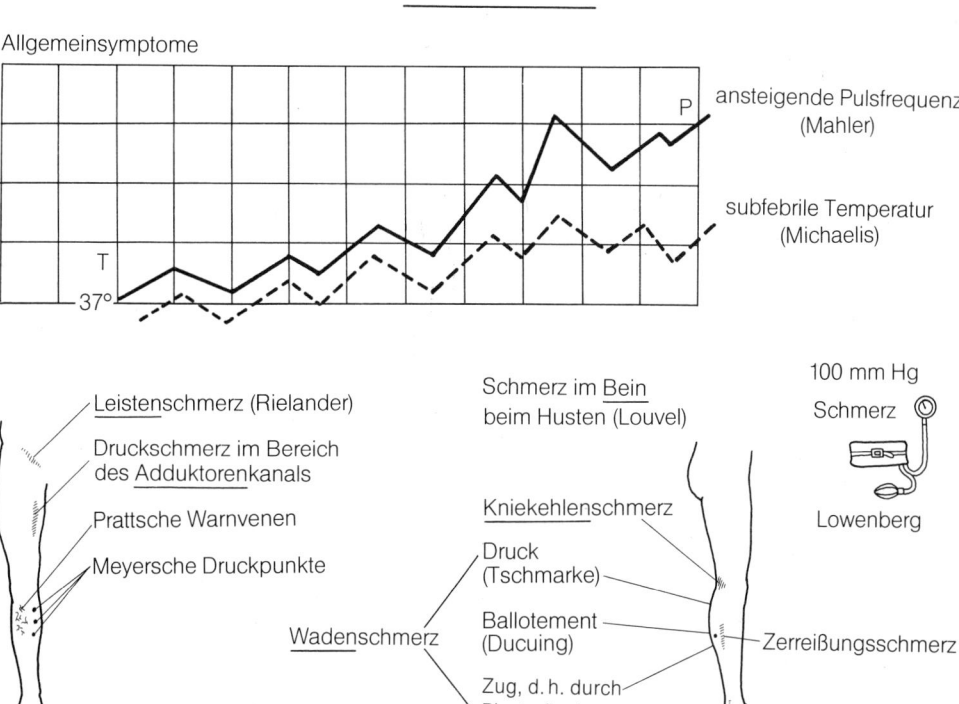

Abb. 7. Physikalische Zeichen frischer Thrombosen und Thrombophlebitiden nach Dick sowie Gross. (Aus Gross 1965)

droms und des fast ausschließlich auf dem Boden von Begleitödemen entstehenden *Ulcus cruris* vor. 60% aller venösen Ulzerationen entstehen nach tiefen Thrombosen! (Sigg 1975).

Was bei der Frühbehandlung der Thrombophlebitis verspielt wird, ist später oft irreparabel!

4.2.2 Hydrotherapie

Bei der Behandlung der *oberflächlichen Thrombophlebitis* dominieren neben Teil- und Ganzwaschungen antiphlogistisch wirksame lokale Umschläge und Wickel. Neben Lehm-Wadenwickeln werden Wickel mit Arnika oder Kamille in 10facher Verdünnung und später mit Essigzusatz, je nach Reizzustand der Haut, empfohlen (Franke 1975).

Immer ist auch bei diesen Anwendungen eine sorgfältige Beobachtung der Reaktionsfähigkeit der Gefäße erforderlich. Sie kann bei sensibilisierten Venen gesteigert und in anderen Fällen herabgesetzt sein. Beides ist schädlich.

Besonders gut haben sich Schlamm-, Lehm- und Quarkwickel bewährt. Sie kühlen über Stunden besser als feuchte Umschläge, die zudem den Nachteil haben, besonders bei älteren Menschen, die oft atrophische Haut stärker zu mazerieren.

Gereizte Haut spricht gut auf Buttermilchwaschungen und Einreibungen mit reinem Speiseöl, z.B. sehr dünnflüssigem Mais- oder Weizenkeimöl, an. Es schmiert nicht und hat durch seinen hohen Gehalt an ungesättigten Fettsäuren (Polyensäuren) und an A- und E-Vitaminen einen direkten therapeutischen Einfluß auf die Hautgefäße, vielleicht auch über die Haut auf den Serumlipidspiegel (Franke 1975).

Bei *tiefer Thrombophlebitis* können Ganzwaschungen und Lenden-Kurzwickel in stündlichen Abständen zur Fiebersenkung beitragen.

Zur Behandlung des *postthrombotischen Syndroms* ist lokale Hydrotherapie in Form kalter Anwendungen von Bedeutung. Ist die Haut intakt, können Waschungen und Güsse zur Verbesserung ihrer Durchblutung nützlich sein. Fehlen latente Entzündungszeichen, sind klassische Kneippgüsse zu erwägen. Als „hervorragendes Mittel" zur Entstauung und Gewebslockerung gelten in dicker Schicht angelegte kalte Schlamm- oder Lehmpackungen (Scholtz 1962).

Auf die Bedeutung häufiger, kurzer kalter Fußbäder für Heilung und Vorbeugung beim *Ulcus cruris* wies schon Hufeland hin. Zur Lokalbehandlung kommen dabei unter Mullabdeckung feuchte Schlammpackungen in Betracht, bei nässenden Begleitekzemen auch trockene Heilerdeumschläge. Sie sind besser als Desinfizien und Antibiotika, die den Heilungsprozeß oft mehr hemmen als fördern (Sigg 1955). Wichtiger als jede Lokalbehandlung des Ulkus ist die Beseitigung der Stase durch Kompressionsverband, ohne die selbst vorübergehende Überhäutungen des Ulkus nur ein trügerischer Erfolg sind! (Groh und Hoffmann 1964; Sigg 1955, 1975).

4.2.3 Bewegungstherapie

Bei der *oberflächlichen Thrombophlebitis* soll auf Umherlaufen unter richtiger Kompression nur dann verzichtet werden, wenn Bettruhe unvermeidbar ist, etwa bei Fieber oder postoperativen Zuständen mit Emboliegefahr. Die Beine werden dann mit Kompressionsverband hochgelagert.

Bei *tiefer Thrombophlebitis* wird das befallene Bein sofort ruhiggestellt. Sicherheitshalber ist auch das anscheinend nicht erkrankte Bein bis zum Oberschenkel zu komprimieren. Wegen der erhöhten Emboliegefahr darf erst nach Abklingen der akuten Symptome mobilisiert werden. Erst wenn Temperaturen und Puls eine Woche lang normal sind und kein Venendruckschmerz mehr konstatierbar ist, erlaubt man dem Patienten aufzustehen. Dabei ist konsequent weiter zu komprimieren, mindestens so lange, bis keinerlei Stauungstendenz mehr konstatierbar ist. Je peripherer akute Thrombosen sitzen, um so mehr besteht Gefahr, daß sich bei unzulänglicher Nachkompression und mangelnder Bewegungstherapie selbst in symptomarmen Phasen, die bis zu 5 Jahre anhalten können, noch postthrombotische Syndrome ausbilden (Fischer 1976 b).

Postthrombotische Syndrome als häufigste Komplikation sind Indikationen für alle Übungen, die bereits in Abschn. 4.1.3 beschrieben wurden. Dabei dürfen Schaumgummikompressionsverbände nicht vernachlässigt werden.

Ulcera cruris entstehen nach Sigg ausschließlich durch Beinödeme. Sie reinigen sich von selbst, sobald die Ödeme verschwinden. Dazu bedarf es unter dem Kompressionsverband ebenfalls zusätzlicher Schaumgummipolsterungen im periulzerösen Bereich. Bei unausweichlicher Bett-

Tabelle 11. Gymnastikprogramm bei Ulcus cruris. (Nach Groh und Hoffmann 1964)

Hohes Knieanbeugen – Ablegen des Beines
    5 × passiv   5 × aktiv
Knieanbeugen – Unterschenkel heben – beugen – ablegen
    5 × passiv   5 × aktiv
Beinkreisen mit Kniebeugung bei Hüftbeugung
    5 × passiv   5 × aktiv
Beinkreisen mit Kniestreckung bei Hüftstreckung
    5 × passiv   5 × aktiv
Abspreizen – Heranführen des gestreckten Beines oder des Knies bei aufgestelltem Fuß
    5 × passiv   5 × aktiv
Fußkreisen nach beiden Richtungen – Zehenspreizen und -krallen
    5- bis 10 × gegen Widerstand
Dorsal- und Plantarflexion des Fußes
    maximal und in schneller Folge bis zur Ermüdung
Fuß schnell kreisen bis zur Ermüdung

---

ruhe ist durch Mobilisierung vor allem der Fuß- und Sprunggelenke eine künstliche Ruhigstellung der Muskelpumpe zu vermeiden. Gleichzeitig werden dadurch schmerzbedingte Schon- und Fehlhaltungen des Fußes korrigiert.

Zur Erzeugung einer lang anhaltenden Hyperämie, die nach Grad und Dauer durch keine andere Maßnahme, auch nicht durch Medikamente, ersetzt werden kann, sind für die Ulcus cruris-Behandlung bestimmte Gymnastikprogramme empfohlen worden (Groh und Hoffmann 1964).

Tabelle 11 gibt dafür ein Beispiel.

Der Patient legt sich vor Absolvierung des in Tabelle 11 wiedergegebenen Gymnastikprogramms auf den Rücken und lagert die Beine vom Knie an etwa 10 min hoch, um eine Entstauung der Venen herbeizuführen. Bei allen Übungen sind kleine Pausen einzulegen, in denen besonders auf die Atmung geachtet wird.

4.2.4 Diät

Für die Diät gelten bei der akuten Phlebitis und ihren Folgezuständen die im Abschnitt 4.1.4 gegebenen Richtlinien. Neben einer allenfalls erforderlichen Fieberdiät bedingen eventuelle Begleitkrankheiten und Risikofaktoren spezielle Diäten (vgl. Abschn. 3.1.4).

4.2.5 Phytotherapie

Die im abschließenden Abschnitt 4.2.7 besprochene Pharmakotherapie kann durch die Phytotherapie nicht ersetzt werden. Zur Basisbehandlung und als Adjuvantien haben die im Abschnitt 4.1.5 genannten Phytotherapeutika bei der akuten Phlebitis und ihren Folgezuständen ihren Wert, speziell in der Nachbehandlungsphase. Bei oberflächlicher Thrombophlebitis haben sich heparinhaltige Salben evtl. in Verbindung mit Arnika gut bewährt.

4.2.6 Ergänzende Balneo- und Physiotherapie

Bei der *akuten Phlebitis* sind balneologische Maßnahmen kontraindiziert. Sie kommen frühestens 6 Wochen nach Ablauf der akuten Erscheinungen in Betracht. Auch danach ist ihre Durchführung eine Erfahrungs- und Ver-

trauenssache. Nicht wenige Badeärzte lehnen Kuren bei Neigung zu wiederholten thromboembolischen Krankheiten ab. Gelegentlich rezidivieren Phlebitiden erst nach Ablauf der Badekur, so daß sie dem Badearzt unbekannt bleiben (Haid-Fischer und Haid 1967; Krieg 1963).

Massagen jeglicher Art sind vor Abklingen aller entzündlichen Zeichen (BKS; Blutbild!) ebenfalls kontraindiziert. Eine Ausnahme bildet die neuraltherapeutisch wirksame *Bindegewebsmassage*.

Unter den *elektrotherapeutischen Anwendungen* hat sich bei frischen Phlebitiden, die mit starken Schmerzen und Ödemen einhergehen, die *stabile Galvanisation* bewährt (Knauth et al. 1973). Sie trägt zur Embolieverhütung und Rekanalisierung des Thrombus bei.

Parallel zur vermuteten Thrombose werden mit stark angefeuchtetem Schwammgummi 200–400 cm² große Zinkelektroden angelegt. Lampert beginnt die Behandlung mit 1 mA und steigert, je nach Schmerzen, innerhalb von 2–3 min auf höchstens 30 mA. Diese Behandlung führt man bis zu 10 Tage lang täglich für $^1/_2$–1 Std durch, wobei der Stromfluß alle 5 min kurz unterbrochen wird.

Zur Prophylaxe und Behandlung der Infusionsphlebitis wurden *diadynamische Ströme* nach Bernard empfohlen.

In der *Chirurgie* wirken einfache physikalische Methoden wie Kompression, Hochlagerung und Frühaufstehen der gefürchteten intra- und postoperativen Stase und ihren Folgen entgegen. Zusätzlich bewährt sich bei hochgelagerten Beinen eine vorsichtige *Elektrogymnastik der Wadenmuskulatur mit Schwellströmen nach einschleichender Ionisation* (Knauth et al. 1973). Bei *intermittierender Unterschenkelkompression mit Hilfe eines pneumatischen Apparates* wurde in der Femoralvene eine Steigerung der Maximaldurchströmung um das 60fache gemessen. Dabei senkte sich die Zahl der durch Isotopenuntersuchungen nachweisbaren Thrombosen um mehr als das 5fache. Der Rückgang der Lungenembolierate ist entsprechend (Asbeck 1977).

Im Gegensatz zur akuten Phlebitis ist das *postthrombotische Syndrom* auch eine Indikation für die Balneotherapie (v. Arnim 1971; Bolliger 1964; Scholtz 1962). Bewährt haben sich zwei- bis dreimal wöchentlich über

8–10 Wochen verordnete Meersalz- und Solebäder, wobei Salzkonzentration und Badedauer allmählich gesteigert werden.

Bei der *Massage* haben sich täglich *vorsichtige Streichmassagen* unter Umgehung thrombosierter Venen (Storck 1960), ferner apparative *synkardiale* und *gleitende Saugmassagen* bewährt (Bolliger 1964). Die Durchführung kurmäßiger *Unterwassermassagen*, nicht über 2 atü, sollte besonders geübten Bademeistern vorbehalten bleiben. Bei kurmäßigem Gebrauch führt ihre Anwendung über längere Zeit an den befallenen Extremitäten oft zu deutlichen Umfangsminderungen (Früchte 1962). *Bindegewebsmassagen* sind nützlich, wenn sich Verbackungszonen im subkutanen Bindegewebe der Kreuz-Lendengegend finden.

Die bei der akuten Phlebitis beschriebene *stabile Galvanisaton* ist beim postthrombotischen Syndrom ebenfalls indiziert.

Zur Behandlung des *Ulcus cruris* bietet sich balneotherapeutisch „in hervorragender Weise" die CO_2-Gasbehandlung an (Scholtz 1962), eventuell als Dampfdusche (5–10 min). Heiße Salzbürstenbäder dienen der Hyperämisierung (Groh und Hoffmann 1964).

In der *Massagetherapie* dominiert auch hier die *Bindegewebsmassage* (Groh und Hoffmann 1964; Schoop 1974; Teirich-Leube 1962). Zur Beseitigung einer reflektorischen Gewebssperre in der indurierten Ulkusumgebung eignen sich feinste „*Subkutis-Faszienbewegungen*" nach Teirich-Leube (1963). Als „mächtigste Methode" der physikalischen Therapie gilt die „*intermittierende Biersche Stauung*" (Scholtz 1962).

Für die Wundreinigung und Abschwellung periulzeröser Infiltrationen ist lokale *UV-Höhensonnenbestrahlung* nützlich, ebenso *Ultraschallbehandlung* im Wasserbad (leicht rotierender Schallkopf im Abstand von 10–12 cm).

Zur dringend erforderlichen *Entstauung* der Ulkusregion muß die komprimierende Wirkung von entstauenden Verbänden und kräftigen Kompressionsstrümpfen (siehe Tabelle 9!) durch Schaumgummipolster nach Sigg (1955, 1975) verbessert werden.

Beim Ulcus cruris varicosum gelingt die Entstauung oft nicht ohne Verödung oder operative Ausschaltung der zugrunde liegenden Varizen.

4.2.7 Notwendige Pharmakotherapie

Auf die Nutzung klinisch erprobter Arzneimittel kann auch der Kneipparzt nicht verzichten. Nicht selten ist jedoch vermeintlich Erprobtes überflüssig. Nach dem derzeitigen Stand der Wissenschaft gelten folgende Richtlinien:

1. Bei *oberflächlicher Phlebitis* gibt man *Salizylate* und *Phenylbutazon,* speziell bei starken Schmerzen. Antibiotika sind nur gelegentlich wirksam. Wenn sich eine Thrombophlebitis als bakteriell fixiert erweist (anhaltendes Fieber, anhaltend beschleunigte BKS, wider Erwarten Entzündungsausbreitung über den Venenbereich hinaus), ist nach Ablauf etwa eines halben Jahres besser eine Verödung zu erwägen (Storck 1960). Antikoagulantien sind nur bei drohender Progredienz gerechtfertigt oder wenn sich das betroffene Venensegment in der Nähe des tiefen Venensystems der Hüfte befindet (Haid-Fischer und Haid 1967; Krieg 1967; Young 1973).

2. Bei *tiefer Bein- und Beckenvenenthrombose* ist nach phlebographischer Sicherung der Diagnose im akuten Stadium für einige Tage Soforttherapie mit *Streptokinase* angezeigt (Asbeck 1977; Brüggemann 1976; Schoop 1974, 1975; Young 1973).

3. Bis die Thrombosegefahr vorbei ist, müssen anschließend 6–12 Monate lang *Antikoagulantien* gegeben werden. Man verordnet einleitend Heparin und dann ein Kumarinpräparat, falls keine Kontraindikationen bestehen (Franke 1975; May 1975). Nach einem Jahr haben Antikoagulantien nur noch bei rezidivierenden Thrombosen einen Sinn. Teure heparinhaltige Venensalben erübrigen sich, wenn der Patient sowieso Antikoagulantien bekommt (May 1975).

4. Nur wenn Antikoagulantien kontraindiziert sind, z.B. bei Blutungsneigung, Hypertonie, Alter, schwerem Leber- und Nierenparenchymschaden, mangelhafter Kooperation und Interaktionen mit unerläßlichen Arzneien, besteht eine klare Indikation für *Aggregationshemmer* (Azetylsalizylsäure, Dipyridamol).

5. Beim *Ulcus cruris* kann nicht genug vor kortisonhaltigen Salben gewarnt werden, welche die Granulation und damit die Ulkusheilung

hemmen. Zu warnen ist ebenso vor den beliebten, weil schmerzstillenden karbolhaltigen Salben. Unter Karbolsalben heilt ein Ulkus nie zu, sondern wird ständig größer (Sigg 1975). Dagegen ist eine lokale und parenterale Behandlung mit *deproteinisierten Hämoderivaten aus Kälberblut* erwägenswert.

5 Literatur

Arnim, D. v.: Die physikalische Therapie venöser Durchblutungsstörungen der Beine. Münch. Med. Wochenschr. *108*, 601–607 (1966)

Arnim, D. v.: Behandlung venöser Stauungserscheinungen im Kurort. Z. Bäder-Klimaheilkd. *18*, 416–423 (1971)

Asbeck, F.: Prophylaxe venöser Thrombosen und Embolien. Z. Allg. Med. *53*, 846–854 (1977)

Baumgarten, A.: Die Kneippsche Hydrotherapie in 29 Lieferungen. Wörishofen: Buchdruckerei und Verlagsanstalt 1907–1909

Böhm, K.: Die Flavonoide. Aulendorf: Editio Cantor KG 1967

Böhme, H.: Risikofaktoren bei Gefäßerkrankungen. Herz-Kreisl. *8*, 344–347 (1976)

Bolliger, A.: Die Bedeutung der physikalischen Therapie in der Phlebologie. Zentralbl. Phlebol. *3*, 129–135 (1964)

Brinkmann, K.: Trimmaktion und Rehabilitation Herzinfarktkranker (Diplomarbeit). Münster: Institut für Sportmedizin, Westf. Wilhelmsuniversität 1976

Brüggemann, W.: Physikalische Therapie peripherer arterieller Durchblutungsstörungen. Bad Wörishofen: Sanitas 1964

Brüggemann, W. (Hrsg.): Würzburger Gespräche über die Kneipptherapie, Band I Hydrotherapie. Bad Wörishofen: Sebastian-Kneipp-Zentralinstitut 1973

Brüggemann, W.: Venenerkrankungen. Z. Physikal. Med. *5*, 261–265 (1976)

Buddecke, E.: Chemie und Stoffwechsel des Venengewebes. Therapiewoche *26*, 5088–5098 (1976)

Bumm, E.: Kreislaufstörungen an den Gliedmaßen und ihre Behandlung. Berlin, München: Urban & Schwarzenberg 1950

Carstensen, G.: Die Behandlung der Impotentia coeundi durch Wiederherstellung der Blutstrombahn in der Arteria ilica interna. Langenbecks Archiv *325*, 885–888 (1969)

Carstensen, G.: Fertilitätsprobleme bei Gefäßveränderungen an der Vena und Arteria ilica interna. Verhandlungsbericht der Deutschen Gesellschaft für Urologie 1970, 241–246. Berlin, Heidelberg: Springer 1971

Curtius, F., Krüger, K.H.: Das vegetativ-endokrine Syndrom der Frau. München, Berlin: Urban & Schwarzenberg 1952

Delius, L., Freund, H., Gehle, W., Hattingberg, I. v., Schlepper, E., Witzleb, G.: Über peripher-reflektorisch und zentral nervös ausgelöste venomotorische Reaktionen. Klin. Wochenschr. *40*, 1187–1192 (1962)

Dicke, E.: Meine Bindegewebsmassage. Stuttgart: Hippokrates 1956

Fey, Ch., Lampert, H.: Hydrotherapie unter besonderer Berücksichtigung der Kneippschen Wasserbehandlung, 2. Aufl. Heidelberg: Verlag für Physikalische Medizin 1969

Fischer, H.: Venensystem und Sport. Therapiewoche *26*, 6806–6809 (1976 a)

Fischer, H.: Rehabilitationsprogramm bei Venenerkrankungen. Z. Physiol. Med. *5*, 185–193 (1976 b)

Franke, K.: Moderne Abhärtungsprobleme. München: Goldmann 1973

Franke, K.: Zur Physiotherapie und Praevention des varikösen Syndroms. Z. Allg. Med. *51*, 1426–1428 (1975)

Früchte, J.: Spezielle Indikationen für die Unterwassermassage. Allg. Therapeutik *2*, 34 u. 35 (1962)

Gillert, O.: Hydrotherapie und Balneotherapie in Theorie und Praxis, 2. Aufl. München: Pflaum 1964

Golenhofen, K.: Physiologische Aspekte zur Soziosomatik des Kreislaufs. Verh. Dtsch. Ges. Kreislaufforsch. *32*, 23–35 (1966)

Greinwald, H.: Balneologie der Phlebarthrose. Z. Angew. Bäder- u. Klimaheilkd. *18*, 406–416 (1971)

Grimmer, K.: Entstauungsgymnastik. In: Brunner, U., A. Bolliger u. R. Stemmer, Probleme phlebologischer Therapie. Berlin, Stuttgart, Wien: Huber 1973

Groh, H., Hoffmann, E.: Die ambulante Behandlung des Unterschenkelgeschwürs. Münch. Med. Wochenschr. *106*, 836–842 (1964)

Gross, R.: Monatskurse für die ärztliche Fortbildung *10*, 523 (1965)

Gustafson, A., Abrahamsson, H., Wiklund, O.: Biochemical Typing of Hyperlipoproteinemia. The Development of a Normogramm. Clin. Chim. Acta *63*, 91–93 (1975)

Haid, H.: Massage bei Venenerkrankungen. Physikal. Ther. *53*, 9 (1962 a)

Haid, H.: Kritisches zur Kneippschen Heilweise bei Venenerkrankungen. Allg. Therapeutik *2*, 71 u. 72 (1962 b)

Haid, H.: Allgemeintherapie der „Beinleiden". Allg. Therapeutik *6*, 317–324 (1966)

Haid, H.: Bei Brüggemann, W. 1973 (Bd. 1). Würzburger Gespräche: Sebastian-Kneipp-Zentral-Institut

Haid-Fischer, F., Haid, H.: Venenfibel, 2. Aufl. Stuttgart: Thieme 1967

Halhuber, M.J.: Lebensführung nach dem Herzinfarkt. In: Buchwalsky, R. (Hrsg.), Herzinfarktpraevention und Rehabilitation. Mannheim: Boehringer GmbH 1976

Heede, G.: Sparteinsulfat als Teil einer Komplextherapie der Beinveneninsuffizienz und des idiopathischen Lymphödems. medicamentum 11, 333–339 (1955)

Hentschel, H.D.: Therapeutische Wirkungen temperaturansteigender Armbäder. Physiotherapie 63, 1–7 (1972)

Hentschel, H.D., Nold, F.: Praxis der Therapie peripherer arterieller Durchblutungsstörungen. Allg. Therapeutik 8, 193–200 (1968)

Heß, H.: Organische Durchblutungsstörungen der Gliedmaßen. Therapiewoche 13, 936–940 (1963)

Hohlfeld, R.: Die Arznei bei Venenleiden, Fragwürdigkeiten und Sinn einer Verordnung. Allg. Therapeutik 9, 229–233 (1969)

Hugeneck, J.: Das Intervalltraining als Therapie bei der Claudicatio intermittens. Z. Physikal. Med. 5, 125–127 (1976)

Jebens, H.: Die Bedeutung des Pfarrer Kneipp und der heutigen Kneippbewegung als Möglichkeit gesundheitlicher Vorbeugung. Hamburg: Inaugural-Dissertation 1965

Jungmann, H., Menzel, H., Trojan, A., Volkmer, J.: Hyperämie der Füße durch ansteigende Armbäder. Herz-Kreisl. 7, 638–641 (1975)

Kleinschrod, F.: Das gesunde und das kranke Herz. Wörishofen: Neuwiehler 1919a, 1921a

Kleinschrod, F.: Die Arterienverkalkung. Wörishofen: Neuwiehler 1919b, 1921b, 1928

Knauth, K., Reiners, B., Huhn, R.: Physiotherapeutisches Rezeptierbuch. Dresden: Steinkopff 1973

Krause, D., Dittmar, K.: Untersuchungen zur Frage der Kombination krankengymnastischen Intervalltrainings mit vasoaktiven Substanzen bei der Claudicatio intermittens. Z. Physikal. Med. 5, 129–134 (1976)

Krieg, E.: Die Behandlung der sogenannten Beinleiden in der Praxis. Stuttgart: Schattauer 1963

Krieg, E.: Erkennung und Beurteilung von Venenerkrankungen. Internist 8, 383–388 (1967)

Laszt, L.: Zur Biochemie der Venenwand. In: Rüttner, J.R. u. Leu, H.J. (Hrsg.), Die Venenwand. Bern, Stuttgart, Wien: Huber 1971

Laszt, L.: Die Biochemie und Pharmakologie der Venenwand. Therapiewoche 26, 5085 u. 5086 (1976)

Loose, K.E.: Grundlagen, Beobachtungen und Ergebnisse bei der Behandlung von 6000 Gefäßkranken. Dtsch. Med. Wochenschr. 87, 2117–2123 (1962)

Loose, K.E.: Fortschrittliche Diagnostik und Therapie peripherer Gefäßleiden. Ringelh. biolog. Umsch. 21, 369–382 (1966)

Matuszyk, H.: Die Phytotherapie bei peripheren arteriellen Erkrankungen als Zusatztherapie. Allg. Therapeutik 10, 133 u. 134 (1970)

May, R.: Grenzen der allgemeinen Therapie in der Angiologie aus der Sicht eines Gefäßchirurgen. Allg. Therapeutik 4, 11–14 (1964)

May, R.: Alltagsfehler in der Venenbehandlung. Notabene medici 5, 9 (1975)

Mensen, H.: Aktive und kombinierte Langzeitbehandlung der Claudicatio intermittens. Allg. Therapeutik 3, 130–135 u. 167–173 (1963)

Mensen, H.: Prognostische Beurteilung koronarer und peripherer Durchblutungsstörungen im Wandel von Medizin und Gesellschaft. Lebensversicherungsmedizin 18, 62–69 (1966)

Mensen, H.: Fundamentos de los tratamientos profiláctico y recuperativo de la claudicación intermitente. Publicado en Hospital General, Madrid IX/1, 3–17 (1969)

Mensen, H.: Kneipptherapie der Hyper- und Hypotonie. Zentralarchiv für Physiotherapie, Band I, 2. Aufl. Uelzen: Medizinisch Literarische Verlagsgesellschaft GmbH 1972a

Mensen, H.: Physikalische Therapie der arteriellen peripheren Durchblutungsstörungen. Physikal. Med. Reh. 13, 186–191 (1972b)

Mensen, H.: Balneologie und Hydrotherapie bei Herzinfarktrekonvaleszenten im Kurort. Heilbad und Kurort 27, 268–275 (1975)

Mensen, H.: Ist ein dritter Weg in der Therapie der koronaren Herzkrankheit möglich? Herz Kreisl. 8, 407 u. 408 (1976a)

Mensen, H.: Autogenes Training. Med. Klin. 71, 1996–2005 (1976b)

Mensen, H.: Kneipptherapie bei arteriellen peripheren Durchblutungsstörungen. Z. Allg. Med. 52, 1604–1612 (1976c)

Mensen, H.: Kurverlauf bei Rehabilitanden mit peripheren und koronaren Angioorganopathien – Beobachtungen mit besonderer Berücksichtigung von Serumharnsäure- und Cholesterinwerten unter Xantinolnicotinat. Ther. Ggw. 116, 1853–1881 (1977)

Mensen, H.: ABC des autogenen Trainings, 8. Aufl. München: Goldmann 1980

Milz, H.: Gymnastik im Wasser. Bad Wörishofen: Kneipp Verlag GmbH 1978

Parr, F.: Die Gegenüberstellung von Erkrankungen des peripheren Kreislaufs und des Herzens unter dem Blickwinkel der physikalischen Therapie einschließlich krankengymnastischer Behandlung. Med. Welt 4, 181–189 (1963)

Pflanz, M., Basler, H.D., Collatz, J., Brüggemann, W.: Ergebnisse einer Pilotstudie des Kneippbundes zur Prophylaxe von koronaren Herzkrankheiten. Münch. Med. Wochenschr. 116, 541–546 (1974)

Salzmann, P., Ehresmann, U.: Therapie der Varikosis beim alten Menschen. Notabene medici 7, 14 u. 15 (1977)

Sigg, K.: Behandlung der Thrombose, der Varizen und des Ulcus cruris. Schweiz. Rdsch. Med. 44, 761–771 (1955)

Sigg, K.: Die Behandlung des Ulcus cruris venosum. Notabene medici 5, 5–14 (1975)

Scholtz, H.G.: Physikalische Therapie des post-thrombotischen Syndroms. Physik.-diät. Therapie *3*, 190–193 (1962)

Schoop, W.: Die konservative Behandlung arterieller Durchblutungsstörungen der Extremitäten. Therapiewoche *17*, 1580–1582 (1967)

Schoop, W. (Hrsg.): Angiologie – Grundlagen, Klinik und Praxis, 2. Aufl. Stuttgart: Thieme 1974

Schoop, W.: Praktische Angiologie, 3. Aufl. Stuttgart: Thieme 1975

Storck, H.: Venenstörungen, ihre vasoaktive Therapie mit besonderer Berücksichtigung der Kneippbehandlung. Ärztl. Mitt. *57*, 1071–1074 (1960)

Teichmann, W. (Hrsg.): Sonderheft I des Sebastian Kneipp-Instituts, Zentralarchiv für Physiotherapie. Uelzen: Medizinisch-Literarische Verlagsanstalt mbH 1973

Teichmann, W.: Komplikationen während Gesundheitsmaßnahmen. Dtsch. Med. Wochenschr. *99*, 739–741 (1974)

Teichmann, W.: Die Zeit nach dem Herzinfarkt. Med. Klin. *72*, 1197–1202 (1977)

Teirich-Leube, H.: In: Lindemann, K., Lehrbuch der Krankengymnastik, Bd. IV. Stuttgart: Thieme 1963

Weiß, R.F.: Lehrbuch der Phytotherapie, 4. Aufl. Stuttgart: Hippokrates 1980

Widmer, L.K. Zur Epidemiologie von Arterien-, Venen- und Herzkrankheiten. Schweiz. Med. Wochenschr. *97*, 102–105 u. 107–110 (1967)

Winternitz, W.: Die Hydrotherapie. Wien: Urban & Schwarzenberg 1877

Young, J.R.: Thrombophlebitis und chronisch-venöse Insuffizienz. Medizin *23*, 40–48 (1973)

Zettel, G.: Zur Diagnostik und Therapie der arteriellen peripheren Gefäßkrankheiten in der internistischen Praxis. Fortschr. Med. *87*, 294–296 u. 353–356 (1969)

Zicha, K.: Viszerale Gicht und hyperurikämisches Syndrom. Therapiewoche *22*, 2970–2973 (1972)

Zipp, H., Kaatzsch, H.: Arterielle Gefäßveränderungen im peripheren Kreislauf bei 114 Herzinfarktkranken. Z. Kreislaufforsch. *50*, 596–606 (1961)

Ausgewählte psycho-vegetative Syndrome und eigenständige Leitsymptome

O. Walter

1 Einleitung

1.1 Definition und Eingrenzung

Psychische oder auch soziale Konflikte werden nicht selten von der Ebene des Erlebens und Verhaltens auf die somatische Ebene verdrängt, also als körperliche Beschwerden empfunden. Deswegen kann man von sozio-somatischen genauso wie von psychosomatischen Syndromen sprechen. Das Erfolgsorgan bei dieser Somatisierung wird von persönlichen Erlebnissen oder von soziokulturellen Erfahrungen geprägt und ist innerhalb eines Kulturkreises auch geschlechtsabhängig. Beim Allgemeinsyndrom ist die Lokalisierung ungenau, wechselnd oder vielfältig. Suggestionen von Laien und auch Ärzten werden bereitwilligst aufgenommen. Die Häufigkeit korreliert mit Persönlichkeitsfaktoren wie Hemmung, Erregbarkeit, emotionaler Labilität, die Eysenck (1967) als „Neurotizismus" zusammengefaßt hat und die testpsychologisch gut erfaßbar sind, z.B. mit dem Freiburger Persönlichkeitsinventar „FPI" (Fahrenberg und Selg 1970). Je differenzierter die Persönlichkeit, um so seltener ist die phantasielose Somatisierung und um so häufiger die Einsicht in die psycho-sozialen Ursachenkomplexe. Wegen der Vielgleisigkeit der Somatisierung bleiben die Störungen an den Erfolgsorganen meist funktionell, im Gegensatz zu eingleisigen speziellen psycho-somatischen Erkrankungen wie Ulcus duodeni, Hypertonie, Colitis ulcerosa. Einige der häufigsten Beschwerden sind nach Schnabl (zit. in Bräutigam und Christian 1975).

- Schlafstörungen 35%
- Kopfschmerzen 34%
- Allgemeine Körperschwäche 29%

Um Überschneidungen zu vermeiden, wurden für dieses Kapitel die obenerwähnten Leitsymptome und einige Randgebiete ausgewählt. An ihnen läßt sich erläutern, wie die psychischen, sozialen und somatischen Komponenten zu einem sinnvollen Therapieplan integriert werden können.

Zwei Überlegungen sollen uns dabei leiten: Erstens kann die somatische Komponente sowohl vor wie nach der psychischen liegen, das Syndrom also psycho-somatisch wie auch somato-psychisch sein. Zweitens ist bei dieser Betrachtung der Mensch nicht mehr Objekt des Betrachters oder „Erregers", sondern in einem bisher kaum geahnten Umfang leidendes und erregendes Subjekt. Das fordert dringlich eine Individualdiagnose und Individualtherapie.

Da diese Überlegungen durchaus von den Vertretern der psychosomatischen Medizin geteilt werden, ist es überraschend, daß die Behandlung nicht daraus abgeleitet zu sein scheint und die Psychotherapie (Gespräch, Einzel- und Gruppentherapie, übende Verfahren) so ganz im Vordergrund steht. Verhaltenstherapie folgt mit einigem Abstand und die somatische Therapie, mit Ausnahme von Medikamenten, wird kaum noch erwähnt, als ob man sich eines Rückfalles in die Medizin der letzten hundert Jahre schämte. Es wird im folgenden gezeigt werden, daß sich die vielseitig integrierte Kneipptherapie zur Behandlung und Prophylaxe psychosomatischer Krankheiten und zur Erziehung zu aktivem Gesundheitsbewußtsein besonders eignet.

1.2 Integrierter Vorsorge- und Therapieplan

„Integer" heißt „ganz", vielleicht auch „heil und ganz". Das Wort Heilung leitet sich von Heil ab, das sicher mehr als körperliche Gesundheit umfaßt. Wenn ein integrierter Therapieplan den ganzen Menschen im Auge hat, so muß er die verschiedenen Methoden gleichzeitig in eine ganzheitliche Zielvorstellung integrieren, wobei Psyche und Soma nur Wege und Erfolgsorgane, Störungsquelle und therapeutischer Ansatzpunkt sind. Nur physische Rehabilitation oder gar nur Wasseranwendung wäre genauso unzureichend wie nur medikamentöse Therapie oder nur psychische Führung. Kneipp (1974) hat das, wie wenige seiner Zeitgenossen, deutlich gesehen und unmißverständlich ausgesprochen. Offenbar kann man also ohne oder gar gegen den Patienten wenig in dieser subjektzentrierten Medizin erreichen. Es ist eine neue Betrachtungsweise, die uns dahin führt, den Einzelnen aktiv an seiner Gesundung oder Gesunderhaltung zu beteiligen, Gesundheitsproduktion statt Gesundheitskonsum. Der Patient ist ein wichtiges Glied der therapeutischen Mannschaft. Er muß verstehen, worum es geht. Er muß motiviert sein, die beschlossenen Maßnahmen aktiv zu tragen, statt nur passiv zu ertragen. Was ist Motivation? Philosophisch ist es der Beweggrund einer Handlung. So kann eine

Beschwerde den Patienten motivieren, zum Arzt zu gehen. Die Frage ist, ob die Motivation ausreicht, auch einen unbequemen Therapieplan durchzuhalten, ob das Motiv also belastbar ist. Wenn das Motiv, wie so oft, sich als wenig belastbar erweist, erhebt sich die Frage, ob wir einen Menschen motivieren, d.h. ihm Beweggründe vermitteln können, die, vergleichbar einem aktiven Immunisierungsprozeß, zu seinen eigenen Motiven und damit belastbar werden; ich persönlich glaube das nicht. Eine Motivation als Fremdsuggestion ist wie eine Bluttransfusion: Nach längstens 100 Tagen ist alles vorbei. Das bedeutet aber keine ärztliche Resignation. Es macht unser Unternehmen nur mühsamer und zeitraubender. Unsere Anstrengung muß dahin gehen herauszufinden, welche Motivation vorhanden ist, und diese zu stärken. Der Therapieplan muß Spaß machen, – der erhobene Zeigefinger bringt zu wenig.

1.2.1 Körperliches Training (Motivation und Erziehung)

Während die klassischen Mangelkrankheiten in unserer Überflußgesellschaft immer seltener werden, nehmen Funktions- und Anpassungsstörungen sowie Degenerationen infolge Bewegungsmangel immer mehr zu („hypokinetic disease" nach Kraus und Raab 1964). Es ist der Verdienst von Beckmann et al. (1961) die Terrainkur und andere Trainingsverfahren für Prophylaxe und Therapie systematisiert zu haben. Gute Zusammenfassung der möglichen Erfolge s. bei Meyer-Erkelenz 1970. In Frage kommen Wandern, Schwimmen, Gymnastik und sportliche Spiele. Dabei muß der Trainingscharakter, mindestens im Intervall, angestrebt werden, d.h. Anstrengung mit beschleunigter Atmung, Puls um 180 minus Lebensalter, Erhöhung des Blutdrucks, Schwitzen und anfangs auch Muskelkater (s. Allgemeinen Teil). Wichtig ist die Vermeidung einer Wettkampfsituation und die, wenigstens zeitweise, aktive Teilnahme des verordnenden Arztes. Ein Dilemma soll nicht verschwiegen werden: auf der einen Seite ist detaillierte Verordnung und deren Überwachung erforderlich, andererseits soll Zwang vermieden werden, da nur Freiwilligkeit auch motivieren kann. Behutsame Handhabung beider Wege führt zur „ärztlichen Führung" im überwachten Freiraum.

Wichtig ist ferner, daß dem Patienten durch Ermittlung und Bekanntgabe von Meßzahlen der Erfolg bewußt gemacht wird. Dazu bietet sich natürlich das Ergometer an (während das Ergometertraining stumpfsinnig und zur Motivierung weniger geeignet ist), oder auch die zeitsparende Coopersche Laufstrecke (Cooper 1971). Die Strecke läßt sich ohne Kosten überall improvisieren, der Lauf selbst ist ein motivierendes Gruppenerlebnis, und die dabei ermittelten Zahlen sind als Vergleichswerte ausreichend.

1.2.2 Kneippsche Hydrotherapie

Auch Kneippsche Anwendungen erfordern eine aktive Leistung des Kranken oder des an seiner Gesunderhaltung wirklich interessierten Gesunden, sogar im Sanatorium, noch mehr aber natürlich zu Hause. Das Verständnis des Wirkungsmechanismus zum Wärmehaushalt und Gefäßtraining, noch mehr aber die eigene positive Erfahrung dienen der Motivierung. Die kleinen technischen Schwierigkeiten beim häuslichen Wassertreten, Heusack, Güssen und Wechselbädern sind leicht zu überwinden, wenn die entsprechende Laienliteratur (z.B. Fey und Kaiser 1975; Wallnöfer 1974) empfohlen oder, noch besser, persönlicher Rat mit Demonstrationen und Übungen erteilt wird.

1.2.3 Psychotherapie (als Motivationstraining)

In diesem Zusammenhang erscheint es angebracht, den Begriff recht weit zu fassen, z.B. als ein Stück Lebenshilfe, deren sich jeder bedienen kann und zu der jeder etwas für seinen Nächsten beitragen kann. So verstehe ich Kneipps „Ordnungstherapie". Psychotherapie wird damit zu einem aktiven Prozeß, wie er am Beispiel des autogenen Trainings praktiziert werden kann. Die dabei durch Üben erlernten autosuggestiven Formeln schaffen nicht Neues, sondern decken Möglichkeiten auf, zeigen die eigene Rolle und lehren sie als Aufgabe zu verstehen. Ein simpler Vers faßt die Rolle von Therapeut und Patient in einer kleinen Lebensphilosophie zusammen:

„Du bist geheilt, wenn du erfaßt,
daß ich dir gebe, was du hast."

In diese Linie aktiver Bewältigung gehören natürlich noch viele Verfahren der Einzel- oder Gruppentherapie und der Verhaltenstherapie, deren Aufzählung allein schon den Rahmen dieses Buches sprengen würde. Für die Auswahl der Methode ist die Persönlichkeit relevanter als die „Krankheit". In der Praxis wird man sich auf die Patienten beschränken müssen, deren Einstellung eine Chance auf Mitarbeit bietet (Strotzka 1975).

1.2.4 Diät und Genußmittel

Die Auffassung über die Bedeutung dieser Faktoren für Gesundheit und Krankheit hat sich sehr gewandelt. Von den zahllosen Diätformen, die zur Behandlung von Krankheiten empfohlen werden, sind nur wenige wirklich wichtig. Die Prophylaxe der Krankheit kann dagegen durch eine naturgemäße gemischte und vielseitige Kost sowie gleichzeitige Einschränkung von Genußmitteln entscheidend gefördert werden. Gesundheitsbildung ist erforderlich, um Notwendigkeiten des einen und Gefahren des anderen zu verstehen. Darüber hinaus aber ist die Motivation der entscheidend wichtige Motor, denn erfahrungsgemäß weichen Wissen und konsequentes Tun auch auf diesem Gebiet stark voneinander ab.

2 Kopfschmerz

2.1 Einleitung und Diagnose

Über Kopfschmerzen wird sehr häufig geklagt. 1974 fand sogar ein internationales Symposium statt. Barolin et al. 1975 geben eine gute Übersicht und kritisch gesichtete Literatur. Da es sich in einem hohen Prozentsatz um eine monosymptomatische Beschwerde handelt, gewinnt der Kopfschmerz häufig den Charakter eines Leitsymptoms und ersten Gliedes eines circulus vitiosus. Weniger als 10% sind organisch bedingt, über 90% gehören dem psychosomatischen, vasomotorischen Formenkreis an. Folgende Typen werden unterschieden:

2.1.1 Spannungskopfschmerz (Cephalea)

Subakuter Beginn. Dauer Stunden bis Tage.
Der Schmerz wird als reifen- oder helmartiger
beiderseitiger Kopfdruck beschrieben. Psychische Spannungen spielen eine auslösende Rolle,
muskuläre Verspannungen, besonders im Nak-
ken, sind wichtiges Begleitsymptom.

2.1.2 Hemikranie (Migräne)

Anfallsweiser akuter Beginn, meist halbseitig,
begleitet von Sehstörungen, Übelkeit und Erbrechen, Lichtscheu und starkem Krankheitsgefühl. Dauer meist nur Stunden bis zu einem
Tag. Histaminfreisetzung kann eine auslösende
Rolle spielen.

2.1.3 Habituelle Kopfschmerzen (Hyperpathie)

Ursache ist eine konstitutionelle Schmerzüber-
empfindlichkeit, oder die Übertragung von hy-
peralgetischen Zonen der Körperdecke (Head),
Mund- und Rachenhöhle, Augen. Auch die fa-
ziale Sympathalgie (Bing-Horton Syndrom) gehört hierher (Bodechtel 1963).
Alle Typen sind nahe miteinander verwandt und
können auch beim gleichen Individuum wechselnd oder gemeinsam auftreten. Jores (1973)
betont als ein wichtiges Differentialdiagnosti-
kum, daß diese Schmerzen den Schlaf nicht stören. Auslösend spielt eine auf der Leistungs-
ebene konflikthafte Situation meist eine große
Rolle. Es handelt sich um perfektionistische,
ehrgeizige, starre und anpassungsschwache Per-
sönlichkeiten. Sie sind, weil innerlich unsicher,
empfindlich gegenüber Kritik. Beim Nachlassen
der Leistungsspannung, z.B. am Wochenende,
wird es eher schlimmer. Erkrankungssituation
und Psychodynamik erlauben meist die Diagnose, ohne daß in jedem Falle der mühsame
Weg des Anschlusses einer hirnorganischen Ursache begangen werden muß. Allerdings sollte
an die häufigsten anderen Ursachen chronisch
symptomatischer Kopfschmerzen gedacht werden, wie Intoxikationen (besonders Medikamente), Blutdruckdysregulation, Blutkrankhei-
ten. Schließlich sei daran erinnert, daß chronischer Kopfschmerz eine der zahlreichen Larven

der Depression sein kann. Die üblichen
Schmerzmittel sind dabei charakteristischer-
weise völlig wirkungslos.

2.2 Therapie

Wegen des multifaktoriellen Ursachen- und
Symptomenmusters empfiehlt sich eine mehrdimensionale (Holdorff 1976) integrierte Umstimmungstherapie, wobei die moderne Kurbehandlung Besonderes leisten kann. Die Therapie geht
von gesunder Lebensweise mit Vermeidung von
Alkohol, Nikotin und Schmerzmitteln als schädlichen Noxen aus (Isermann 1975) und beinhaltet folgende Einzelmaßnahmen:

2.2.1 Psychotherapie

Sie nimmt ihren Ausgang vom Gespräch, der
Klärung auslösender Situationen, der Verdeut-
lichung von Persönlichkeitsfaktoren und deren
Verarbeitung. Zur Überwindung der Spannung
ist das autogene Training und das autogene Bio-
feedback (Sargent et al. 1973) hervorragend geeignet (Garcia 1975). Jores (1973) empfiehlt
auch die paradoxe Intention („So, jetzt willst du
einmal einen richtigen, schönen Migräneanfall
bekommen").

2.2.2 Diät

Nicht selten sind Kopfschmerzen eine Über-
empfindlichkeitsreaktion gegen allergisierende
oder toxische Nahrungsbestandteile (Na-gluta-
mat-haltige Gewürze, Tyramine im Käse, Na-
nitrit-haltige Fleischwaren, Schokolade, Kaffee).
In all diesen Fällen wird eine diätetische Umstellung, die außerdem auch psychotherapeu-
tisch wirksam ist, helfen können.

2.2.3 Medikamente

Sie sind im akuten Zustand selten zu vermeiden,
aber bei längerer Dauer eine zunehmende Crux. Gewöhnung und Abhängigkeit treten schnell auf, Nebenwirkungen bis zur Verstärkung der Kopfschmerzen (z.B. Phenacetin) sind nicht selten. Der prophylaktische Wert von Antiserotoninen, die auch die
Freisetzung von Prostaglandinen hemmen (Sandler
1972), ist in manchen Fällen von Migräne eindeutig.

Unspezifischer ist die langfristige Prophylaxe mit Mutterkornabkömmlingen. Wegen loser Beziehungen zur Epilepsie sind Antiepileptika empirisch mit Erfolg versucht worden. Bei Neuralgien empfiehlt sich die wiederholte Umspritzung mit 1%igem Lidocain. Gross bezeichnet dieses Vorgehen als „Amputation peripherer Reizquellen" und beschreibt technische Einzelheiten. Neben dem richtigen Injektionspunkt ist die Serie von mindestens 6 Injektionen an aufeinanderfolgenden Tagen wichtig. Ovulationshemmer können Kopfschmerzen erzeugen, aber auch günstig beeinflussen, vermutlich ein Placebo-Effekt, der sowieso bei etwa 50% aller Kopfschmerzpatienten (Holdorff 1976) erzielbar ist.

2.2.4 Körpertraining und physikalische Therapie

Mit Rücksicht auf die geschilderte Persönlichkeitsstruktur muß beim Training jeder Wettkampf, jedes Ansprechen auf Leistung sorgfältig vermieden werden. Das spielerische Element bei Gymnastik und Tanz, das ruhige Genießen beim Wandern sind die am Anfang wichtigsten Medien. Mit der Zeit kann dann gesteigert werden, aber niemals zur persönlichen Leistung hin, sondern in der Gruppe, unter möglichster Anonymität des eigenen Erfolges. Dieser Leistungsausgleich kann sich auch als Leistungsersatz, z.B. bei der Wochenendmigräne, sehr günstig auswirken.

Bestehen hyperalgetische Zonen, ist die Reflexzonenmassage angezeigt. Hyperämisierende Kneippsche Anwendungen der Zonen haben dasselbe Ziel der Durchbrechung des pathogenen Reflexbogens.

Ist die Verspannung der Nackenmuskulatur ein Leitsymptom, dann kann die physikalische Therapie an dieser Stelle mit Nutzen einen Schwerpunkt setzen. „Migraine cervicale" ist dabei keine Diagnose sondern nur eine Beschreibung, und es ist sicher selten, daß eine Osteochondrose oder andere Degenerationen eine wesentliche ursächliche Rolle spielen. Es sei auf den häufigen psychogenen Nackenkopfschmerz und auf das ebenso häufige Fehlen von Kopfschmerzen selbst bei schwersten Degenerationen oder auch dem spastischen Schiefhals hingewiesen. Für die Therapie stehen Heusack, Massagen, Lockerungsgymnastik zur Verfügung. Wir empfehlen außerdem das bei uns von Vetter (1976) entwickelte Stanger-Spezialbad: 600-l-Wanne mit Kochsalz. Zunächst etwa 1 min Behandlung

von Nacken und Schultern mit der Bürstenelektrode, fächerförmig ableitend vom Nacken. Je nach Verträglichkeit Steigerung der Stromstärke bis zum Auftreten von Hustenreiz und Speichelfluß. Dann für je 5 min Schaltung der Armelektroden in beiden Stromrichtungen und 5 min ableitende Schaltung (Nacken-Fuß). Zum Schluß Bettruhe mit Nackenheusack.

Bei der allgemeinen vorwiegend vasomotorisch wirksamen Kneipp-Therapie ist zu beachten, daß allzu plötzliche Blutdruckschwankungen vermieden werden. Es sind ja die paroxysmalen hyper- bzw. hypotonen Blutdruckkrisen, die mit den heftigsten Kopfschmerzen einhergehen. Also wird das Gefäßtraining im Vordergrund stehen: Zunächst wechselwarme Teilbäder, dann kalte Güsse und Teilbäder, Wassertreten. Falls wechselwarme oder kalte Anwendungen vasospastische Erscheinungen verstärken sollten, kann anfangs das aufsteigende warme Fußbad versucht werden. Heiße Vollbäder werden in aller Regel schlecht vertragen. Vorsichtige Austestung der individuellen Reaktionslage ist besonders wichtig. Dadurch kann ein Therapieplan erreicht werden, der ebenso individuell ist, wie der Kopfschmerz jedes einzelnen Patienten.

2.3 Schlußbemerkung

Hochmütige Überlegenheit gegenüber Anhängern anderer therapeutischer Verfahren ist beim Kopfschmerzsyndrom besonders wenig angezeigt, da nach Barolin et al. (1975) jeder Therapeut immer nur die negative Auslese des anderen zu sehen bekommt.

3 Schlafstörungen

3.1 Definition und Eingrenzung

Der gestörte Schlaf ist eine der häufigsten Klagen in Klinik und Praxis. Natürlich handelt es sich dabei nur um ein Leitsymptom, wobei die organisch bedingten und psychotischen Schlafstörungen aus dem Rahmen dieser Betrachtung fallen. Desgleichen sollen die „normalen" Störungen durch fremde Umgebung, ungewohnte Geräusche, Schmerzen, Hitze unberücksichtigt bleiben.

3.2 Psycho-reaktive Schlafstörungen

Psychoreaktive Schlafstörungen werden durch belastende Konflikte ausgelöst, z.B. Trauer, Sorge, Schuld, wobei die Schwere und Dauer der Störung oft in keinem angemessenen Verhältnis zum Anlaß stehen (Finke und Schulte 1972). Der Übergang zur „idiopathischen" Schlafstörung ist fließend, z.B. bei eingeschliffener Erwartungsangst und Verhaltensstörungen. Bei kindlichen Schlafstörungen dieser Art steht die Behandlung der Eltern im Vordergrund.

3.3 Psycho-vegetative Schlafstörungen

Eine Mittelstellung nehmen die psychovegetativen Schlafstörungen ein. Im Vordergrund stehen hier vasomotorische Dysregulationen mit ihren Folgeerscheinungen, wie nächtlichem Blutdruckanstieg oder -abfall, Cephalea, Brachialgia paraesthetica nocturna. Auch Wadenkrämpfe, „burning feet"- und „restless legs"-Syndrome sowie Hypoglykämien gehören hierher. Schließlich stören Eingriffe in die zirkadiane Rhythmik (z.B. Wechselschicht) die vegetativen Regulationen und damit den Schlaf.

3.4 Behandlung

Der Arzt sollte sich davor hüten, die Schlafstörung als „Krankheit" zu betrachten und als solche zu behandeln. Dadurch kann ein Prozeß weiter eingeschliffen, eine Abhängigkeit erzeugt, die Selbstbeobachtung verstärkt werden. Auch wenn keine eigentliche Grundkrankheit, sondern nur ein schlecht definiertes Syndrom erkennbar sein sollte, muß es im Vordergrund des Therapieplanes stehen und der symptomatische Charakter der Schlafstörung und ihrer Therapie dem Patienten durchsichtig gemacht werden. Je komplexer das Ursachenbündel ist, um so umfassender muß der Therapieplan alle verfügbaren Möglichkeiten mit Phantasie zu integrieren versuchen.

3.4.1 Psychotherapie

Am Anfang steht das Gespräch, das sowohl diagnostischen wie therapeutischen Charakter hat. Es soll dazu dienen, dem Patienten die Ursachen und damit die primär psychische Auslösung der Störung deutlich zu machen. Außerdem sollte der Patient über moderne Erkenntnisse der Physiologie und Psychologie des Schlafes, Schlafphasen und Profile, Schlafentzug und -bedarf (Koella 1973) informiert und damit der falsche Begriff „Schlaflosigkeit" relativiert werden. Bei geeigneter Klientel (z.B. in der Kur) läßt sich dieses Gespräch gut und ökonomisch in der Gruppe führen.

Der nächste Schritt kann der Versuch sein, die gestörte Ordnung wieder herzustellen, oder mindestens dem Patienten zu helfen, sie als wichtigen Faktor zu erkennen. Im Vordergrund steht die Korrektur der Einstellung zu Nacht und Tag: Statt in der Nacht die Wachphasen zu registrieren und an den Tag zu denken, und am Tage die Sehnsucht nach Schlaf und Ruhe zu kultivieren, sollte der Patient es lernen, in der Gegenwart zu leben. Die „Bejahung des Wachseins" (Finke und Schulte 1970) ist dabei der wichtigere Punkt, der Schlaf kommt dann von allein. Das morgendliche Aufwachen sollte entschlossen und schnell erfolgen, ähnlich dem Zurücknehmen im autogenen Training, der Mittagsschlaf auf ein Minimum reduziert und der Abend mit einem aktiven Hobby ausgefüllt werden. Diese Verhaltenstherapie wird bei Vorliegen von psychoreaktiven Krisen oder unbewältigten Konflikten durch eine analytische Therapie ergänzt oder abgelöst werden müssen.

Das autogene Training kann mit einer Ruhetönung (Dubois'Gleichnis von der Taube), der positiven Einstellung zum So-sein (Dank für die ruhigen wachen Minuten im Bett), der Ausrichtung auf das Erwachen am Morgen (Kopfuhr-Phänomen) und der Indifferenz gegenüber Störfaktoren (Langen 1975) ein wesentliches therapeutisches Element darstellen.

3.4.2 Physikalische Therapie und Trainingsbehandlung

Bei diesen Maßnahmen handelt es sich nicht nur um die den Schlaf fördernde Entspannung am Abend, sondern mindestens ebenso wichtig ist die Förderung des Wachseins am Tage, also die Wiederherstellung der Rhythmik. Die Reize setzen peripher an und sind untoxisch, aber nicht indifferent. Konstitution des Patienten, Lebensgewohnheiten und die wichtigsten Ursachen der Schlafstörungen müssen beachtet werden.

Die Trainingsbehandlung hat im einfachsten Falle „Leistungsermüdung" (Hentschel 1975) zum Ziel. Da sie mit Muskelanspannung einhergeht, sollte sie nicht unmittelbar vor der Schlafenszeit durchgeführt werden, sondern in den Phasen bester Leistungsfähigkeit, also am Morgen oder späteren Nachmittag. Das Prinzip der Kompensation von Haltung und Bewegung am Tage ist wichtig. Für abendliche Gymnastik eignen sich am besten Atemübungen mit ihrem beruhigenden und entspannenden Charakter, sowie alle Lockerungsübungen, die einen normalen Muskeltonus anstreben. Entspannung ist das Ziel, nicht Erschlaffung. Ganzmassagen, obwohl sehr angenehm und lockernd, werden am Abend nur selten durchführbar sein, vor allem aber vermitteln sie dem Patienten das schädliche Gefühl der passiven Abhängigkeit, das unter allen Umständen vermieden werden sollte.

In der Hydrotherapie gilt das Prinzip der Warmanwendung am Morgen und Kaltanwendung am Nachmittag und Abend nur mit Einschränkung für die Behandlung der Schlafstörung. Bei Asthenikern wird Warmanwendung auch am Abend vorzuziehen sein und bei Dysplastikern ist eine vorsichtige Austestung angezeigt (Kaiser 1975). Bei der Wahl der Temperatur ist immer die gegensinnige Reaktion des Körpers zu bedenken. Sie gilt für alle Menschen, ist aber bei Dysplastikern besonders schwer vorauszusagen. Ziel ist eine mäßige Erhöhung der Hauttemperatur, durch ansteigendes oder wechselwarmes Fußbad bei Asthenikern, durch reaktive Erwärmung nach Wassertreten oder kühlen Wickeln und Waschungen bei den anderen Typen. Die Wirkung von Bädern am Abend muß ausgetestet werden. Sie sollten auf jeden Fall nur mäßig warm sein. Zusatz von olfaktorisch wirksamen Zusätzen wie Fichtennadeln und Melisse oder perkutan resorbiertem Baldrian verstärkt die Wirkung.

Nächtliche Blutdruckschwankungen lassen sich durch Wasseranwendungen günstig beeinflussen: Kalte Teilbäder oder Waschungen bei Hypotonie, Warmanwendungen, besonders an den unteren Extremitäten, zur Ableitung von Hypertonie.

3.4.3 Medikamentöse Unterstützung

Hier ist die Gefahr besonders groß, den Patienten zu einem passiven Konsumenten von Wohlbefinden zu machen. Medikamente sollten deshalb nur kurzfristig zur Durchbrechung eines circulus vitiosus oder einer akuten Situation verwendet werden.

Die Ursache der Schlafstörung muß man besonders aufmerksam im Blickpunkt behalten. Der Schlaf ist eine aktive Gehirnleistung und keine Narkose. Alle Schlafmittel, ob Barbiturate oder nicht, verkürzen die Traumphasen, hemmen die Schlafmotorik und damit das Gefühl der Erholung danach (Kuschinsky 1976). Pflanzliche Beruhigungsmittel auf Baldrianbasis kumulieren wenig, sedieren dezent und sind daher für den medikamentösen Kompromiß geeignet. Steht affektive Spannung im Vordergrund, so sind kleine Dosen von Neuroleptika angezeigt (Beckmann und Hippius 1976). Bei depressiven Schlafstörungen sind Antidepressiva (sedierende oder auch antriebsfördernde) angezeigt. Bei nächtlichen Schmerzen ist die abendliche Gabe eines Schmerzmittels das beste Schlafmittel. Sind es vor allem Kopfschmerzen, die wachhalten, so ist zu prüfen, ob Blutdruckschwankungen den Kopfschmerz auslösen. In diesem Fall kann durch das entsprechende Medikament, am Abend gegeben, eine sehr hilfreiche Gegenwirkung erzielt werden. Besondere Vorsicht ist im Alter angezeigt. Die Verkürzung der Schlafdauer und Verminderung der Schlaftiefe mit Abnahme des REM-Schlafes sind physiologisch. Statt ein Schlafmittel am Abend zu geben, wodurch die nächtliche Unruhe des Zerebralsklerotikers völlig außer Kontrolle geraten kann, sollte besser der Tagschlaf durch physikalische und Ordnungsmaßnahmen reduziert werden (Kaiser 1975).

Eine Heilschlafbehandlung ist schon im Ansatz fragwürdig, da sie zur Passivierung des Patienten, d.h. zur Flucht und nicht zur aktiven Lebensbewältigung beiträgt, und die Gefahr der Habituation heraufbeschwört.

4 Streß

4.1 Klärung des Begriffes

Dieser von Selye geprägte Begriff für ein neurohumorales Modell (Selye 1974) ist inzwischen bei uns in die Umgangssprache aufgenommen worden. Jeder zweite Patient benutzt ihn, um zum Ausdruck zu bringen, daß er überlastet ist und das Gleichgewicht verloren hat. Nur zu oft ist „Streß" eher ein bequemer Ausweg statt eines nützlichen Einstiegs in die den einzelnen bestimmenden Motivationen (Bräutigam und Christian 1975). Bei aller Kritik an dem Selyeschen Modell, das zunächst nur für Tiere in Gefangenschaft gilt, sind doch einige wesentliche Anstöße davon ausgegangen. Besonders wichtig ist die vorher schon von pathologischen Anatomen beobachtete Beschränktheit der möglichen Antworten auf eine fast unbeschränkte Möglichkeit von Reizen. Das bedeutet, daß es unspezifische Reaktionen des Körpers gibt, die Selye in die Stadien Alarmreaktion – Adaptation – Erschöpfung eingeteilt hat und im wesentlichen auf Reizantworten des Nebennierenrindensystems zurückführt. Dabei ist die einleuchtende Feststellung zu beachten, daß Streß im Grunde nichts Schädliches ist, daß es im Gegenteil zum Leben gehört (Eustreß), und erst zum schädlichen „Distreß" wird, „wenn wir unser Konto der Anpassungsenergie auf der Bank des Lebens überziehen" und damit eine Schuld mit unserer Gesundheit eingehen, für die wir schließlich sogar mit dem Leben zahlen müssen (Selye 1974).

Faktoren, die Streß erzeugen, werden als Stressoren bezeichnet. Sie haben sich im Laufe der Technisierung unseres Lebens immer mehr vom Physischen in den Bereich des Psychischen verschoben, und sind damit Prototypen psychosomatischer Auslöser geworden. Dazu gehören: Ärger, Lärm, Störung des Tag-Nacht-Rhythmus, Monotonie, Langeweile, Unzufriedenheit,

Leistungsüberforderung und vieles mehr. Es muß aber immer wieder betont werden, daß die Dosis des Reizes und die Reagibilität des Individuums die Art und Stärke der Reizantwort bedingen, daß also jeder Stressor eine subjektive Wertigkeit besitzt. Konflikte z.B. sind ein wichtiger, wenn auch nicht sehr bequemer Teil unseres Menschseins und nur wer sich in seiner Rolle unsicher fühlt (manipulierte Maßlosigkeit nach Meves 1973) und sich dem Zwang ergibt, wird an seinen Möglichkeiten schuldig. Hier sind konstitutionelle Faktoren, aber auch Verhaltensmuster, angesprochen, wie sie Friedman und Rosenman (1975) für ihren infarktgefährdeten A-Typ beschrieben. Obwohl die Bezeichnung „Typ" die Annahme einer festgelegten Eigenschaft nahelegt, halten die Autoren eine Verhaltenstherapie, d.h. also das Ziel einer Verhaltensänderung, für möglich. Gedanken zu einem integrierten therapeutischen Ansatz hat Buchmann (1976) in seinem Anti-Streß-Nachlernprogramm niedergelegt. Hahn (1971) glaubt bei der Persönlichkeits- und Situationsanalyse von Infarktpatienten auf den Begriff „Streß" verzichten zu können, betont aber auch das Wechselspiel zwischen zwanghaft-rigider Persönlichkeit und beruflicher Belastung als Stressor. Gruppentherapie, autogenes Training und Besprechung des Risikoverhaltens führten bei seinen Patienten zur Abschwächung der intrapsychischen Abwehr, also einem hoffnungsvollen Ansatz.

4.2 Streß und Kneipptherapie

Das Streß-Modell hat in letzter Zeit auch die Forschung auf dem Gebiet der Hydrotherapie befruchtet. So hat der Arbeitskreis von Schmidt-Kessen 1963 einen Anstieg der Corticosteroid-Ausscheidung im Urin in der ersten Woche einer Sole- bzw. Seebadekur nachgewiesen (zit. bei Drexel et al. 1970). Die Anfangsreaktion war bei Solebädern sehr viel stärker, als bei einfacher Wasseranwendung, die Reagibilität beider Gruppen unterschied sich aber schon nach 3 Wochen kaum noch. Bei Moorbädern wird ein Abfall des endogenen Cortisol als Ausdruck einer massiven Streßsituation beschrieben (Pohl und Tremel 1972).

Baier (1976) hat in noch unveröffentlichten Untersuchungen festgestellt, daß a) bei niedriger körperlicher Leistungsfähigkeit entsprechend einer ergotropen Kreislaufeinstellung am Anfang der Kneippkur die Cortisolausscheidung sehr hoch ist, deutliche Circaseptanperiodik zeigt und gedämpft am Ende der 4wöchigen Kur ausklingt, b) bei hoher körperlicher Leistungsfähigkeit entsprechend einer trophotropen Kreislaufeinstellung am Ende der Kneippkur die Cortisolausscheidung die höchsten Werte erreicht, die Periodik länger dauert und die Verlaufsform eher aufschwingt. Aus diesen Untersuchungen ergibt sich die Notwendigkeit, die Tropie der vegetativen Ausgangslage am Anfang der Kur zu beurteilen und danach die Reizstärke und das Tempo der Steigerung der Therapie zu dosieren.

Die unspezifische Erhöhung der Abwehrkapazität und die Stärkung der Homöostase durch dosierte Reize unspezifischer Art sind das therapeutische bzw. prophylaktische Ziel. Selyes Lebenswerk hat bewiesen, daß es unberechtigt ist, auf unspezifische Methoden herabzusehen, als seien sie nur so lange akzeptabel, bis es spezifische Mittel gibt. Als früherer Tropenarzt werde ich natürlich nie den Wert spezifischer Impfungen bestreiten, aber ebenso selbstverständlich kenne ich den psychologischen Wert des Rollenverständnisses in einer fremden Welt und den physischen Wert etwa der unspezifischen „Abhärtung".

4.3 Therapie

Seit „Streß" umgangssprachlich benutzt wird und doch ein wissenschaftlicher Begriff ist, darf man dasselbe Recht vielleicht auch für „Abhärtung" in Anspruch nehmen. Der Begriff gilt selbstverständlich im psychischen Bereich mindestens ebenso wie im physischen. Folgende therapeutische Möglichkeiten bieten sich an:

1. Banale Unterkühlungseinflüsse, z.B. durch nasse Füße, führen zu einer Drosselung der Nasen-Rachen-Durchblutung (Franke 1972), wodurch es Infektionserregern möglich werden kann, die natürliche Schleimhautresistenz zu durchbrechen. Das Kneippsche Prinzip ist die „Desensibilisierung" der Schleimhautreaktion

durch kleine und nur allmählich steigende periphere Kaltreize, also das 10-sec-Armbad und wechselwarme bzw. kalte Güsse der Extremitäten, später auch des Rumpfes.

2. Maßstab für die Dosierung der Reize ist nach Walther (1973) die subjektive Verträglichkeit. Solange die Anwendungen als angenehm und wohltuend empfunden werden, entsprechen sie im Selyeschen Anti-Streß-Programm der Freude an der Arbeit und geistiger Antizipation des Unvermeidlichen, also einer positiven Einstellung mit förderlicher Adaptation. Walther empfiehlt die Beachtung der rhythmologischen Befunde von Hildebrandt (siehe dessen Beitrag in diesem Buch) mit Warmreizen in der morgendlichen Aufheizungsphase und Kaltreizen in der nachmittäglichen Entwärmungsphase, wobei die Steigerung im Übergang von warm zu kalt bzw. von kleinen zu größeren Kaltreizen liegt.

3. Körperliches Training ist ein wichtiger vegetativer Stabilisierungsfaktor. Das Training muß allerdings ein fortlaufendes Programm sein, kursorisches Training ist Streß und bedeutet Gefahr der Überforderung. Cooper (1971) beschreibt nicht nur Methoden des Trainings, sondern auch Methoden der durch Zahl und Maß erfaßbaren Überwachung des Trainingszustandes, wie sie für ein Anti-Streß-Programm sehr wesentlich ist.

4. Im Rahmen der Phytotherapie hat sich Echinacin allein oder in Kombination mit Crotalus, Thuja und anderen Extrakten bewährt. Die Prophylaxe darf freilich nur Teil eines multifaktoriellen Vorgehens sein, für sich allein ist jede Pharmakotherapie zum Scheitern verurteilt.

5. Ebenso wichtig ist die Psychotherapie und Verhaltenskorrektur, über die in der Einleitung zu diesem Beitrag mehr gesagt ist.

5 Alimentäre Fettleibigkeit

5.1 Gesundheitspolitische Einleitung

In den offiziellen Gesundheitsberichten (Deutsche Gesellschaft für Ernährung 1976) wird Überernährung als das derzeit zentrale Gesundheitsproblem der Deutschen bezeichnet, mit einer durchschnittlichen Morbidität von 50% der Frauen und 40% der Männer. Dabei besteht ein auffallender Widerspruch zwischen dem allgemein anerkannten und durch Übergewicht erhöhten Gesundheitsrisiko für Hochdruck, Diabetes, Arteriosklerose, Herzinfarkt und Schlaganfall (Holtmeister 1975; Kannel et al. 1967; Liebermeister 1971; Schimert 1974) und den unzureichenden Bemühungen zur Förderung der Entfettung als wichtiger Kausaltherapie. Die bis zum 4. und 5. Lebensjahrzehnt bestehende Scheingesundheit und die zum therapeutischen Pessimismus, um nicht zu sagen Nihilismus, führenden Langzeiterfahrungen fast aller Studien, tragen dazu wesentlich bei. Wir werden die Ansicht teilen (Gercke 1973), daß Ernährungstherapie an der Spitze therapeutischer Notwendigkeiten stehen sollte. Die therapeutischen Möglichkeiten sind dagegen widerspruchsvoll und bedürfen einer kritischen Durchsicht.

5.2 Definition und Typisierung

Unter Fettleibigkeit oder Adipositas versteht man eine überdurchschnittliche Vermehrung des Fettgewebes, meist ausgedrückt in Prozent Übergewicht bezogen auf das Normgewichtskriterium. Dabei muß definitionsgemäß Übergewicht durch Ödem oder erhöhte Muskelmasse ausgeschlossen werden. Die häufig bezichtigte Schwerknochigkeit spielt keine Rolle, da das Skelett nicht mehr als 7–8 kg wiegt und die konstitutionelle Schwankung gering ist. Das für klinische Zwecke immer noch ausreichende Normgewichtskriterium ist die Brocasche Formel

- Mann (kg) = Körperlänge in cm minus 100
- Frau (kg) = Formel für den Mann minus 10%.

Das „Idealgewicht" liegt darunter, ist aber wohl kein medizinisches, sondern eher ein modisches Ideal. Unter den zahlreichen Typisierungsversuchen hat sich klinisch am ehesten das von Vague und Boyer (1974) bewährt: Gynoide Form (Betonung von Hüft- und Schenkelfett) mit vorwiegend mechanischen Komplikationen (Veneninsuffizienz, Wasserretention, Immobilität und

seine Folgen). Demgegenüber ist bei der androiden Form das Fett besonders an der oberen Körperhälfte vermehrt. Bei diesem Typ sind metabolische Komplikationen häufiger (Hypertonie, Koronarinsuffizienz, Hyperkortizismus, Gicht, Cholelithiasis, Diabetes mellitus).

5.3 Ursachen-Muster

Obwohl kaum ein Zweifel bestehen kann, daß Fettleibigkeit mit verschiedenen Stoffwechselentgleisungen einhergeht (Miller 1974) ist die Frage nach Ursache und Wirkung noch offen. Man kann akzeptieren, daß die Regelung der Energiehomöostase bei Fettleibigen zu hoch eingestellt ist. Trotzdem bleibt es ein Bilanzproblem und damit besteht die Gretchenfrage weiter: Warum essen viele Menschen über ihren Bedarf. Die Vermutung, daß es sich dabei um ein psychosomatisches oder sozio-somatisches Syndrom handelt, ist gut belegt. Die Persönlichkeitsstrukturen von beleibten und mageren Menschen beschreibt Glatzel (1973) folgendermaßen:

„Wohlbeleibt ist der philosophisch überlegene Betrachter der Welt und der zufriedene Spießer, mager ist der Aktive, der Vorwärtsstrebende, der Sektierer. Beleibt ist der autokratische, arrivierte Chef, mager der strebsame Privatdozent. Beleibt ist der Rechtgläubige und Politiker mit dem richtigen Parteibuch, mager ist in metaphysisch ausgerichteten Zeiten der Märtyrer seines Glaubens und in säkularisierten Jahrhunderten der Märtyrer seiner Überzeugung. Beleibt ist der liebe Gott, mager ist der Teufel."

Pudel und Meyer (1974; Meyer und Pudel 1974) sind der Ansicht, daß der Name Fettsucht zu recht besteht, da es sich um eine Sucht handelt. Ich selbst neige mehr zu einer beschreibenden Bezeichnung, wie Fettleibigkeit und versuche aus der Analyse der Psychodynamik eine nicht präjudizierte Therapie abzuleiten. Hierher gehört z.B. die Theorie, daß Sättigung ein bedingter Reflex und damit in beiden Richtungen erlernbar sei (Stunkard 1975a, b; Freyberger 1972; Reichmann 1972). Für die Annahme einer psycho-somatischen Störung sprechen folgende Faktoren: Gestörte Appetenz, suchthaft-neurotische Störung der Sättigungs-Reflexe [besonders bei der Entwicklungsfettsucht (Bruch 1974)], psychische Auslösung besonders bei Beginn im Erwachsenenalter [reaktive Fettsucht (Bahner 1965; Stunkard 1975b)]. Soziologische Faktoren kennzeichnet nach Pflanz (1962/63) die Tatsache, daß übergewichtige Frauen in Deutschland vorwiegend einen niederen sozio-ökonomischen Status haben, während deutsche Männer mit höherem Status zu Übergewicht neigen. Hier eröffnet die „Mode" therapeutische Hoffnungen, wenn z.B. in Zukunft ein Übergewichtiger als unschön und „fett", statt als schön und „stark" bezeichnet wird. In den soziologischen, und nicht etwa genetischen, Raum gehört vermutlich auch die familiäre Häufung (Craddock, zit. bei Gries et al. 1976).

5.4 Klinik

Die wesentlichen Beschwerden sind nach Berger (zit. bei Gries et al. 1976): Verminderung der körperlichen Leistungsfähigkeit, Kurzatmigkeit, Herzdruck und Herzklopfen, Rücken- und Gelenkschmerzen, Konzentrationsmangel, träger Stuhlgang. Objektiv findet sich in einem hohen Prozentsatz Hypertonie einschließlich hypertensiver Fundusveränderungen, Mißverhältnis zwischen kardialem Leistungsvermögen und durch die Adipositas geforderter Mehrleistung, Niederspannungs-EKG mit Linksdrehung der elektrischen Herzachse und Hypertrophiezeichen, gestörte Atemfunktion mit signifikant negativer Korrelation zwischen Compliance und Körpergewicht, Fettleber, Intertrigo und Mykosen, Hypercholesterinämie, diabetische Stoffwechsellage (umfangreiche Literatur bei Gries et al. 1976). Nach Hegglin (1975) sind über 99% der Fälle von Adipositas durch Überernährung bedingt, so daß die differentialdiagnostische Abtrennung von Cushing-Syndrom, Hypothyreose und anderer Sonderformen in der Regel mehr von akademischem als praktischem Interesse ist.

5.5 Therapie

Alles bisher Gesagte macht deutlich, daß nur eine unter allen Aspekten des Ursachenmusters und der Klinik integrierte Behandlung Aussicht auf Erfolg hat. Dabei sollte die Toleranz der Patienten nicht durch extreme Maßnahmen überfordert werden (Aretz et al. 1971). Die Toleranz ist am größten, wenn das Regime am wenigsten von den gewohnten Nährstoffrelationen abweicht. Das wußte schon Kneipp (1974).

Der Arzt muß sich bewußt als „Medizin" (Balint 1965) mit einsetzen, da es auf langdauernde Kooperation des Patienten ankommt.

5.5.1 Diät

Jede Diät um 1000 Kalorien führt zur Abnahme, gleichgültig ob sie kohlehydrat-, fett- oder eiweißbetont ist (Koella 1973). Die Nulldiät führt zu schnellen Erfolgen, sollte aber nur stationär durchgeführt werden und ist teuer (mindestens DM 500 pro kg Gewichtsverlust). Außerdem kommt die Gewichtsabnahme der ersten 2 Wochen zu einem erheblichen Anteil durch die klinisch unerwünschte Reduktion der fettfreien Körpermasse (Ball, zit. bei Gries et al. 1976) zustande. Eine 1000-Kalorien-Abnahmediät ist von jedem halbwegs intelligenten Menschen leicht zusammenzustellen, ist nur wenig teurer als Normalkost und kann, wenn man sich der Pflanzenfaser erinnert (Burkitt 1973) volumenmäßig ausreichen, um die erste Phase der Sättigung (Füllung) möglichst lang zu gestalten. Verteilt auf viele kleinere Mahlzeiten ist der Ansatz geringer [Cardiff Studie (Mahler 1972)] und daher zu empfehlen.

5.5.2 Psycho- und Verhaltenstherapie

Jedes therapeutische Regime, das nur die kalorische Bilanz im Auge hat und sich nicht fragt, warum der Patient mehr ißt als er verbraucht, wird auf die Dauer scheitern (Pudel 1976). Ungerechterweise wird die Schuld auch noch meistens auf den „nicht-kooperativen" Patienten abgeschoben (Bruch 1974). Am Anfang muß deshalb eine genaue Exploration des Patienten über seine Ansichten von Nutzen und Nachteil der Gewichtsabnahme (Tobiasch 1975), seine Essensgewohnheiten, seine psychische und soziologische Situation stehen. Die Erkenntnis, daß das Essen zur Befriedigung einer Vielzahl von nahrungsunabhängigen Bedürfnissen mißbraucht werden kann, öffnet erst die Tür zu einer sinnvollen Therapie, die in einem Lernprozeß mit dem Ziel einer Verhaltensänderung verankert werden muß. Selbsthilfegruppen, wie sie z.B. in den USA unter der Dachorganisation TOPS (take off pounds sensibly), zusammengefaßt sind, haben bemerkenswerte Erfolge zu verzeichnen (Stunkard 1970). Nur bei ernsten Affektstörungen sollte man auf Abmagerungsversuche verzichten, da sie die Probleme nicht lösen und die Adipositas nicht selten die Menschen vor dem Absinken in manifeste Geisteskrankheit schützt (Bruch 1974). Nach der Verhaltensanalyse und ihrer Bewußtmachung ist die Verstärkeranalyse der nächste therapeutische Schritt, also z.B. die bewußte Vermeidung appetit-anregender Situationen, Verbot vor dem Fernseher oder in der Nähe des Kühlschrankes zu essen, Kooperation der Familie, Lob und Tadel, Gegenkonditionierung, Ersatzverhalten (Basler und Schwoon 1973), Verteilung der Nahrung über viele Mahlzeiten (Literatur bei Glatzel 1973), Adaptation an neue Eßgewohnheiten, die noch nicht eingeschliffen sind und daher dem Bedarf eher folgen (Young, zit. bei Glatzel 1973), Durchführung von Kochkursen und andere Methoden laufender Motivation mit Hilfe von Information und Bewußtmachung.

5.5.3 Physikalische Therapie und Körpertraining

Der Kalorienverbrauch beim Spaziergang und sogar beim Wandern oder Leistungssport wird meistens überschätzt. Training ohne Reduktionskost führt kaum zur Gewichtsabnahme (Gwinup 1975; Gries et al. 1976). Der Nutzen des körperlichen Trainings liegt auf anderen Gebieten: 1. Schutz vor Verlust von Protein bzw. anderer fettfreier Körpersubstanz unter Reduktionskost (Oscai und Holloszy 1969). 2. Steigerung des Stoffwechsels, auch als Späteffekt, und Erhöhung des Bedürfnisses für Aktivität (Miller und Mumford 1966). 3. Stärkung des Selbstbewußtseins und Wohlbefindens (Ries 1970) und Schaffung eines nützlichen Ersatzverhaltens (Gries et al. 1976). Da die Thermogenese adipöser Patienten unter Kälteexposition signifikant niedriger ist als bei normgewichtigen Kontrollen (Jequier, zit. bei Gries et al. 1976), sollte dieser Regulationsstörung gerade mit Kneippschen Kaltanwendungen in steigender Dosierung begegnet werden (Fey und Kaiser 1975). Ein lästiger Nebeneffekt der Gewichtsabnahme ist die kosmetisch störende Faltenbildung der Haut. Dem kann man mit durchblutungsfördernden Maßnahmen entgegenwirken: Wechselbäder und Güsse, Druckstrahl- oder auch klassische Massagen, Waschungen. Schließlich kann schnelle Gewichtsabnahme zu krisenhafter Hypotonie führen, der mit Bürstenbädern (mit Rosmarin-Zusatz) und fast allen Trainingsmaßnahmen erfolgreich begegnet werden kann. Die wichtigste Komplikation der Adipositas, die Hypertonie, reagiert gut auf Fichten-Kohlesäurebäder und peripher ableitende Maßnahmen. Die im Abschnitt Klinik beschriebenen Symptome sprechen fast alle gut auf die Kneippsche Gesamttherapie an.

6 Unspezifische Schmerzsyndrome des Bewegungsapparates

6.1 Definition

Während vertebragene Schmerzen früher eher selten waren, stöhnt nach Delius und Fahrenberg (1966) heute halb Europa unter Nacken-, Rücken- und Kreuzschmerzen. Etwa 20% aller Gesundheitsmaßnahmen werden heute wegen solcher Syndrome durchgeführt. Delius und Fahrenberg (1966) prägten den Begriff des „unspezifischen Schmerzsyndroms des Bewegungsapparates". Sie fassen darunter Erscheinungen zusammen, die ohne Muskelatrophien und Reflexdifferenzen, aber mit sensiblen und vegetativen Symptomen einhergehen und weder entzündlich, mechanisch oder neoplastisch noch stoffwechselbedingt sind. Das Konzept trägt zweifellos dazu bei, von allzu einseitig neuralen oder mechanischen Interpretationen loszukommen und damit auch der therapeutischen Phantasie wieder Raum zu geben.

6.2 Auslösende Faktoren

Begünstigende und auslösende Faktoren sind vegetative „Labilität", Klimakterium, chronische Intoxikationen. Die Häufigkeit ungelöster Konflikte (Eder 1973) wird dadurch gezeigt, daß auch der Bewegungsapparat Schauplatz seelischer Störungen sein kann (Vetter 1976). Typische Krankheitsbilder sind die Brachialgia paraesthetica nocturna, Torticollis spasticus, Schreibkrampf (Beschäftigungsneurose), Tic, und das weite Feld des „Muskelrheumatismus" mit Nacken-Hartspann, Schulter-Arm-Syndrom, rezidivierender Lumbago und dergleichen. Die Persönlichkeitsstruktur zeigt zwanghafte Züge mit starkem Bedürfnis nach körperlicher Aktivität und charakterneurotischer Verarbeitung aggressiver Konflikte. Geduld und Leidensfähigkeit bis zum Masochismus fallen auf (Bräutigam und Christian 1975). Auch bei diesem Schmerzsyndrom ist an die in diesem Kapitel wiederholt erwähnte Depression zu denken. Hierher gehört sicher auch die häufigste Form der Tetanie durch Hyperventilations-Alkalose. Das charakteristische Vollbild ist unverkennbar. Erinnert sei an zahlreiche oligosymptomatische Formen, besonders Wadenkrämpfe, Blasenkrämpfe, Stenokardien sowie die epileptischen und depressiven Äquivalente.

6.3 Therapie

Bei der multifaktoriellen Genese scheint eine mehrdimensionale Therapie logisch zu sein. Man kann allerdings auch anders argumentieren und die „Polypragmasie" durch eine Schwerpunktbehandlung ersetzen, wodurch ebenfalls eine Durchbrechung des Circulus vitiosus möglich ist. Beide Gesichtspunkte haben im Einzelfall ihre Berechtigung und müssen gegeneinander abgewogen werden. Psychologisch richtig ist es, die mechanische Behandlung in den Vordergrund zu stellen. Der Patient wird diese Marschrichtung verstehen und damit auch für andere Wege, z.B. die Psychotherapie, gewonnen werden können. Zur physikalischen Therapie sei auf die Lehrbücher von Gillmann (1972) und Grober (1960), zur Übungstherapie auf die von Cooper (1971) und Gardiner (1968) verwiesen. An dieser Stelle sollen vor allem die Prinzipien der Kneippschen Hydrotherapie beschrieben werden, ohne daß daraus auf eine qualitative Rangordnung geschlossen werden sollte.

6.3.1 Akutes Stadium

Im akuten Stadium mit erheblicher Schmerzhaftigkeit, oft auch erhöhter Lokaltemperatur und Ödem, steht der Wärmeentzug und damit Abschwellung und Nachlassen des Drucks in den Nervenscheiden im Vordergrund (Brüggemann 1974). Zu empfehlen ist zunächst die herdferne (konsensuelle Reaktion), später auch die lokale Kälteapplikation. Der schwächste Reiz ist ein kalter Guß, dann folgt das kalte Teilbad (sofern die Lokalisation ein solches erlaubt), dann der naßkalte Wickel, bei dem die Verdunstung nicht etwa durch Gummibedeckung verhindert, sondern im Gegenteil durch Alkoholzusatz verstärkt werden kann. Er führt zu erheblicher Verdunstungskälte. Solche Wickel sollen zunächst 10, später bis 30 min liegen. Kalte Anwendungen werden auch bei neuritischen Erscheinungen meistens besser vertragen als Wärme.

6.3.2 Subakutes Stadium

Das subakute bis chronische Stadium ist selbstverständlich als Ausdruck einer psychosomatischen Störung ungleich häufiger. Erfahrungsgemäß wird hier die Wärmeapplikation meistens besser vertragen. Der Beginn mit herdferner Wärmeanwendung ist auch hier zu empfehlen. Man kann damit die Fixierung des Patienten auf einen bestimmten „Krankheitsherd" abbauen und die Bedeutung der „Allgemeinbehandlung" verständlich machen. Dann folgen Güsse, Teilbäder, Wickel mit feuchter Wärme. Güsse und Teilbäder werden in der Regel als wechselwarme Anwendungen verabreicht, aber Güsse können auch nur heiß gegeben werden, z.B. der heiße Rücken- und Nackenguß bzw. die heiße Druckstrahlmassage (Blitzguß). Die Druckstrahlmassage ist eine große Anwendung mit erheblicher Reizstärke und sollte erst ab der 3. Behandlungswoche gegeben werden. Warme und heiße Vollbäder führen zur Erhöhung der Kerntemperatur und sind daher stark kreislaufbelastend. Moorbäder von 38° C werden als isotherm empfunden und führen deshalb zu einer kaum wahrgenommenen leichten Überwärmung (Gillmann 1972). Weitere nützliche Badezusätze sind Wacholder und Fichtennadeln. Eine erhebliche Zunahme der Durchblutung kann durch die Kombination von Rosmarin mit Hautbürstung erreicht werden. Bei starker Nackenverspannung sei auf das im Absatz „Kopfschmerz" näher beschriebene Stanger-Spezialbad verwiesen. Zur Behandlung der Tetanie und ihrer Äquivalente sei auf die Rückatmung mit Kohlensäureretention und Abbau der auslösenden Alkalose, abendliche Chiningaben bei Wadenkrämpfen sowie Wadenwickel und Wassertreten, Sitzbäder und ansteigende Armbäder verwiesen.

6.3.3 Aktivität des Patienten

Der aktive Beitrag des Patienten spielt auch hier eine überragende Rolle. Er kann realisiert werden bei der Gymnastik, im Bewegungsbad bzw. beim Schwimmen, durch Verzicht auf Reizmittel (Alkohol, Nikotin), diätetische Einschränkung mit dem Ziel der Umstimmung bzw. Gewichtsabnahme. Aktive psychotherapeutische Maßnahmen wären z.B. autogenes Training, tänzerisch-musikalische Entspannung, konzentrative Bewegungstherapie. Das aufdeckende Gespräch steht gleichberechtigt daneben. Medikamente bringen meist nur symptomatische Entlastung und sind im ganzen enttäuschend.

7 Ausblick

Es wurde schon am Anfang dieses Kapitels darauf hingewiesen, daß zur Vermeidung von Überschneidungen auf die Besprechung vieler klassischer psychosomatischer Krankheiten an dieser Stelle verzichtet wurde. Aus der Erörterung einiger typischer Leitsymptome und ihrer Behandlung ist vielleicht deutlich geworden, wie sehr es auf die Arbeitsgemeinschaft zwischen Patient und Arzt ankommt, wobei sich die Kneipptherapie als Medium zur Aufnahme und Weiterführung eines Arbeitsbündnisses sehr bewährt. Andernorts werden zu diesem Zweck vielfach „Placebos" verwendet. Warum wählt man ein nur psychisch wirkendes Zaubermittel, wenn uns in der Kneipptherapie eine Methode zur Verfügung steht, deren Wirksamkeit in zunehmendem Maße auch objektiv nachgewiesen

wird? Die Bedeutung des unspezifischen Reizes und der daraus resultierenden unspezifischen Therapie läßt sich am Modell der Kneipptherapie eindrucksvoll belegen.

8 Literatur

Aretz, H.H., Liebermeister, H., Schulz, H., Probst, G.: Psychische Veränderungen adipöser Patienten bei ambulanter Reduktionskur. Dtsch. Med. Wochenschr. *96*, 778 (1971)

Bahner, F.: Ist die Fettsucht eine psychosomatische Krankheit? Fortschr. Med. *83*, 317 (1965)

Baier, H.: Nächtliche Cortisolausscheidung bei Kneippkuren von Patienten unterschiedlicher vegetativer Ausgangslage. Mündl. Mitteilung 1976

Balint, M.: Der Arzt, sein Patient, und die Krankheit. Stuttgart: Klett 1965

Barolin, G.S., Saugreg, D., Hemmer, W.: Kopfschmerz – Headache 1975. München: MMW Taschenbuch Lehmann 1975

Basler, H.D., Schwoon, D.R.: Methoden der Verhaltenstherapie bei Adipösen. Med. Klin. *68*, 1722 (1973)

Beckmann, H., Hippius, H.: Gebrauch und Mißbrauch von Schlafmitteln in der Sicht des Psychiaters. Internist *17*, 245 (1976)

Beckmann, P., Walinski, W., De Werth, Chr.: Internistische Übungsbehandlung. Stuttgart: Hippokrates 1961

Bodechtel, G.: Differentialdiagnose neurologischer Krankheitsbilder, 2. Aufl. Stuttgart: Thieme 1963

Bräutigam, W., Christian, P.: Psychosomatische Medizin, 2. Aufl. Stuttgart: Thieme 1975

Bruch, H.: Eating disorders: Obesity, anorexia nervosa and the person within. London: Rodledge & Kegan 1974

Brüggemann, W.: Kneipp Vademecum pro Medico. Würzburg: Kneipp Heilmittelwerk 1974

Buchmann, K.E.: Anti-Streß-Nachlernprogramm. H. & K. *28*, 238 (1976)

Burkitt, D.P.: Fibre – the neglected factor in food. Spectrum *112*, 8 (1973)

Cooper, K.H.: Bewegungstraining. Frankfurt: Fischer-Taschenbuch 1104, 1971

Delius, L., Fahrenberg, J.: Psychovegetative Syndrome. Stuttgart: Thieme 1966

Deutsche Gesellschaft für Ernährung: Ernährungsbericht 1976. Frankfurt 1976

Drexel, H., Dirnagl, K., Pratzel, H.: Experimentelle Befunde zum chemischen Wirkungsmechanismus der Sole- und Seebäder. Physikal. Med. *1*, 222 (1970)

Eder, M.: Pathophysiologie und Klinik des Cervi-calsyndroms. Phys. Med. Reh. *11*, 340 (1973)

Eysenck, H.J.: The biological basis of personality. Springfield/Ill.: Thomas 1967

Fahrenberg, J., Selg, H.: Das Freiburger Persönlich-keitsinventar FPI. Göttingen: Hogrefe 1970

Fey, Chr., Kaiser, J.H.: Kneippkur richtig durchge-führt, 7. Aufl. München: Ehrenwirth 1975

Finke, J., Schulte, W.: Schlafstörungen. Stuttgart: Thieme 1970

Franke, K.: Biologische Grundlagen und Praxis der Abhärtung. Zentralarch. Physiother. *II*, 63 (1972)

Freyberger, H.: Psychosomatik der Fettsucht. Med. Klin. *67*, 1389 (1972)

Friedman, M., Rosenman, R.H.: Der A-Typ und der B-Typ. Reinbek: Rohwohlt 1975

Garcia, J.: Autohypnoid treatment methods and chronic headaches. In: Barolin et al. (Nr. 5)

Gardiner, M.D.: Grundlagen der Übungstherapie. Stuttgart: Thieme 1968

Gercke, W.: Übergewicht und Fettsucht aus sozial-medizinischer Sicht des Urteils des Bundessozial-gerichts vom 30.11.1972. Med. Sach. *69*, 3 (1973)

Gillmann, H.: Physikalische Therapie. Stuttgart: Thieme dtv 1972

Glatzel, H.: Verhaltensphysiologie der Ernährung. München, Berlin, Wien: Urban & Schwarzen-berg 1973

Gries, F.A., Berchtold, P., Berger, M.: Adipositas. Berlin, Heidelberg, New York: Springer 1976

Grober, J.: Klinisches Lehrbuch der physikalischen Therapie. Jena: VEB Fischer 1960

Gross, D.: Chronischer Kopfschmerz und neurove-getative Therapie unter besonderer Berücksichti-gung der therapeutischen Lokalanästhesie. In: Barolin et al. (Nr. 5)

Gwinup, G.: Effect of exercise alone on the weight of obese women. Arch. Intern. Med. *135*, 676 (1975)

Hahn, P.: Der Herzinfarkt in psychosomatischer Sicht. Göttingen: Vandenhoek & Ruprecht 1971

Hegglin, R.: Differentialdiagnose innerer Krankhei-ten. Stuttgart: Thieme 1975

Hentschel, H.D.: Physikalische Therapie bei Schlaf-störungen. In: Kaiser, H. (Nr. 43)

Holdorff, B.: Bei Problemfällen mehrdimensionale Umstimmungstherapie anwenden (4. Fortbil-dungstagung der Berliner Gesellschaft f. Psych-iatrie u. Neurologie). Med. Tribune *38* (1976)

Holtmeier, H.J.: Diät bei Übergewicht und gesunde Ernährung, 6. Aufl. Stuttgart: Thieme 1975

Isermann, H.: Naturgemäße Behandlung chroni-scher funktioneller Kopfschmerzen. In: Barolin et al. (Nr. 5)

Jores, A.: Der Kranke mit psychovegetativen Stö-rungen. Göttingen: Vandenhoek & Ruprecht 1973

Kaiser, H.: Schlafstörungen im Alter. In: Kaiser, H., Der gestörte Schlaf. Köln: Deutscher Ärzte-verlag 1975

Kaiser, J.H.: Kneippsche Hydrotherapie, 4. Aufl. Bad Wörishofen: Kneipp Verlag 1975

Kannel, W.B., Le Bauer, E.J., Dawber, T.R., McNamara, P.M.: Relation of body weight to development of coronary heart disease. Circula-tion *35*, 734 (1967)

Kannel, W.B., Brand, N., Skinner, J.J., Dawber, T.R., McNamara, P.M.: The relation of adipo-sity to blood pressure and development of hyper-tension. Ann. Intern. Med. *67*, 48 (1967)

Kneipp, S.: So sollt ihr leben. München: Ehrenwirth 1974

Koella, W.: Physiologie des Schlafes. Urban Ta-schenbuch 174. Stuttgart, Berlin, Köln, Mainz: Kohlhammer 1973

Kraus, H., Raab, W.: Krankheiten durch Bewe-gungsmangel. München: Barth 1964

Kuschinsky, G.: Pharmakologie der Schlafmittel. Internist *17*, 239 (1976)

Langen, D.: Psychotherapie bei Schlafgestörten. In: Kaiser, H. (Nr. 43)

Liebermeister, H.: Gewichtsreduktion bei Adiposi-tas durch Diät, Medikamente, und operative Verfahren. Klin. Wochenschr. *49*, 125 (1971)

Luban-Plozza, B., Pöldinger, W.: Der psychosoma-tisch Kranke in der Praxis, 2. Aufl. Basel: Editio-nes Roche 1972

Mahler, R.: The relationships between eating and obesity. Acta Diabetol. Lat. *9* [Suppl. 1], 449 (1972)

Meves, C.: Manipulierte Maßlosigkeit. Freiburg: Herder 1973

Meyer-Erkelenz, J.D.: Gruppenbewegungstherapie. Ärztl. Praxis *22*, 4717 (1970)

Meyer, J.E., Pudel, V.: Die Fettsucht als Störung des Appetitverhaltens. II. Psychosoziale und psy-chodynamische Aspekte der Fettsucht. Dtsch. Med. Wochenschr. *99*, 648 (1974)

Miller, D.S.: Ernährung und Intermediärstoffwech-sel bei Fettsucht. Triangel *13*, 51 (1974)

Miller, D.S., Mumford, P.: Obesity, physical acti-vity and nutrition. Proc. Nutr. Soc. *25*, 100 (1966)

Oscai, L.B., Holloszy, J.O.: Effects of weight chan-ges produced by exercise, food restriction or overeating on body composition. J. Clin. Invest. *48*, 2124 (1969)

Pflanz, M.: Medizinisch-soziologische Aspekte der Fettsucht. Psyche *16*, 575 (1962/63)

Pohl, W., Tremel, R.: Plasmacortisolspiegel unter Balneo- und Depot-Corticoid-Therapie. Z. Rheumaforsch. *31*, 254 (1972)

Pudel, V.: „Schlankheitsdiäten" sinnlos – Appetit-verhalten beeinflussen. Med. Tribune *11*, 19 (1976)

Pudel, V., Meyer, J.E.: Die Fettsucht als Störung des Appetitverhaltens. I. Experimentelle Untersuchungen der Appetit-Sättigungsrelation. Dtsch. Med. Wochenschr. *99*, 618 (1974)

Reichman, F. (ed.): Hunger and satiety in health and disease. Advances Psychosom. Med., Vol. 7. Basel: Karger 1972

Ries, W.: Fettsucht. Leipzig: Barth 1970

Sandler, M.: Migraine: A pulmonary disease? Lancet *7751*, 618 (1972)

Sargent, J.D., Green, E.E., Walters, E.D.: Preliminary report on the use of autogenic feedback training in the treatment of migraine and tension headache. Psychosom. Med. *35*, 129 (1973)

Schimert, G.Ch.: Kardiovaskuläre Folgen der Obesitas. Triangel *13*, 31 (1974)

Schultz, J.H.: Das Autogene Training, 4. Aufl. Leipzig: Thieme 1940

Selye, H.: Stress. München: Piper 1974

Strotzka, H. (Hrsg.): Psychotherapie. Grundlagen, Verfahren, Indikationen. München, Berlin, Wien: Urban & Schwarzenberg 1975

Stunkard, A.: Satiety is a conditioned reflex. Psychosom. Med. *37*, 383 (1975a)

Stunkard, A.J.: From explanation to action in psychosomatic medicine. The case of obesity. Psychosomat. Med. *37*, 195 (1975b)

Stunkard, A.J., Levine, H., Fox, S.: The management of obesity, patient self help and medical management. Arch. Intern. Med. *125*, 1067 (1970)

Tobiasch, V.: Die Adipositas und die Meinung des Patienten. Dtsch. Ärztebl. *9*, 572 (1975)

Vague, J., Boyer, J. (eds.): The regulation of the adipose tissue mass. Amsterdam: Excerpta Medica 1974

Vetter, G.: Das unspezifische Schmerzsyndrom des Bewegungsapparates. Dtsch. Ärztebl. *40*, 2509 (1976)

Wallnhöfer, H.: Kneippkur – auch zuhause. Humboldt Taschenbuch. Berlin: Weiss 1974

Walther, J.: Kneippsche Hydrotherapie zuhause. H. & K. *140*, (1973)

Kneipptherapie bei gastroenterologischen Erkrankungen

R. Hohlfeld und G. Prolingheuer

1 Ulkuskrankheit

1.1 Definition

Das chronisch rezidivierende Ulcus ventriculi und duodeni ist als gutartiger umschriebener Schleimhautdefekt in erster Linie Ausdruck einer *psychosomatischen Allgemeinerkrankung* mit Spontanremission und hoher Rezidivquote (nach 5 Jahren zu 85%).

1.2 Allgemeines zum Therapieverständnis

Die Balance zwischen aggressiven und defensiven Faktoren garantiert eine funktionstüchtige Schleim-haut. *Aggressive Faktoren* sind übernormale Masse an säureproduzierenden Belegzellen, hohe Salz-säure-Pepsin-Konzentration. Vagotonie und Gastrinausschüttung stimulieren die Belegzellenmasse zur Salzsäureproduktion. Dehnung des Antrums, mechanische Entleerungsstörung des Magens, Schleimhautkontakt der Nahrung im Antrum bewirken Gastrinausschüttung. Durch eine ungenügende Schleimhautbarriere (Sulfatgehaltmangel des Schleims, Gallensaftreflux) wird die Muskosazelle durch Rückdiffusion von H-Ionen geschädigt. Die aggressiven Faktoren werden durch Salizylsäure, Acetylsalizylsäure, besonders in Verbindung mit Alkohol, Phenylbutazone, Indomethazin, Reserpin und Cortisonderivate begünstigt („Drogenulkus"). In die gleiche negative Richtung wirkt Nikotin. *Defensive Faktoren* sind die Magenschleimhauttapete, das regenerationstüchtige Oberflächenepithel, eine gute Durchblutung und die aufeinander abge-

stimmte Funktion der verschiedenen Rückkoppe-
lungsmechanismen.

1.3 Diagnose

Die Diagnose wird durch Anamnese, Symptome und
klinische Untersuchung vermutet, entweder durch
Röntgen oder weiterführend durch Fiberendoskopie
mit eventueller Biopsie bestätigt. Die diagnostische
Momentaufnahme gibt allerdings nur Gewißheit
über den augenblicklichen Stand der Phase und über
mögliche Komplikationen wie drohende Blutung,
Perforation, Stenosierung oder bei Ulcus ventriculi
über maligne Entartung. *Kneipp-therapeutische
Richtlinien* lassen sich vorwiegend aus der Pathogenese, den psychosomatischen Ursachen, der vegetativen Reaktionslage und in der Praxis aus den subjektiven Beschwerden gewinnen.

1.4 Rangfolge der Kneipptherapie

Die Rangfolge der Kneipptherapie muß beim
unkomplizierten frischen Ulcusschub – wie bei
den meisten gastroenterologischen Erkrankungen – umgestellt werden. Gleichzeitig stehen an
erster Stelle nebeneinander die Maßnahmen der
Ordnungstherapie, die den seelischen Anteil des
Ulkuskranken berücksichtigen und andererseits
Diät und *Phytotherapie* (Pharmakotherapie).
Demgegenüber kann die *Hydrotherapie* nur ergänzen. Sie hat ihren Schwerpunkt im Intervall.

1.4.1 Ordnungstherapie – Psychotherapie

Schon in der Art, wie sich der Arzt die Klagen
des Patienten anhört und ihm zeigt, wie er sie
versteht, kann er in den ersten Minuten eine
Beziehung herstellen, in der sich der Patient als
Person angenommen fühlt. Auf dieser Grundlage wird er dann von seinen aktuellen Konflikten reden und sich notwendigen Einsichten öffnen. Im Vertrauen auf seinen Arzt wird er sich
der Psychogenese des Ulkusleidens bewußt und
wird die damit verknüpften Emotionen nacher-
leben. Er wird bereit sein, seine sozialen Bedingungen und gestörten Partnerschaften zu über-
denken und evtl. zu verändern. Auf diese Weise
wird in der Arzt-Patienten-Beziehung im Sinne
nach Rogers (1976) ein angstfreier Raum ge-

schaffen, in dem Selbstfindung, Selbstannahme
und Selbstentfaltung gedeihen können. Dies
schließt nicht aus, daß Bettruhe empfohlen
wird, die dem Bedürfnis nach „infantiler Regression" und sorgender Zuwendung vorerst
entgegenkommt. Diese Vertrauenssituation und
das spürbare Signal Leibschmerz motivieren
den Patienten zur dringend notwendigen Nikotinabstinenz.

In diesem Rahmen läßt sich das Autogene
Training einfügen, das nach Erlernen der
Grundübungen (Ruhe, Schwere, Wärme) besonders durch formelhafte Vorsatzbildungen
(„Rauchen macht mir Schmerz und Pein, deshalb laß ich's jetzt hier sein") und die Leibübung „Strömende Wärme im Sonnengeflecht"
dem Ulkuskranken gute Dienste leisten kann.

Gesprächspsychotherapie (nach Rogers), Autogenes Training, die tiefenpsychologisch angestrebte Lösung seelisch belastender Probleme
und innerer Konflikte sind im Rahmen der Ordnungstherapie die wichtigsten therapeutischen
Methoden, ein *Ulkusrezidiv* zu verhüten!

1.4.2 Diät

Es gibt kein wissenschaftlich begründetes
Diätregime für das Ulkus. Die individuellen Bedürfnisse, die Art der momentanen Störung und
die allgemeinen Grundsätze für eine gesunde
Ernährung bestimmen den Speiseplan, den der
Ulkuskranke am besten zusammen mit seinem
Arzt aufstellt. Ganz von selbst werden sich einige wenige Besonderheiten ergeben. Nur für die
kurze Zeit akuter Schmerzen Teefasten, danach
häufig kleine Mahlzeiten alle 2 Std, oft auch
in der Nacht, in Form von leicht verdaulichen
Kohlenhydraten und Eiweiß, vorzugsweise gesäuerten Milchprodukten. Fette (Sahne, Butter,
Eigelb) begünstigen den Enterogastromechanis-
mus, mindern Säureproduktion und Magenmo-
tilität. Alle Nahrungsmittel, die Säure locken,
wie Curry, Pfeffer, Chilis, Peperonis, Senf und
Meerrettich, Fleischextrakt, Röstprodukte,
Bohnenkaffee und Alkohol sollten gemieden
werden.

Als diätetische Spezialitäten für den Ulkuskranken sind zu erwähnen: Kartoffelsaft, der aus
rohen Kartoffeln gepreßt werden muß, Milch
aus süßen Mandeln (30 g in 250 ml Wasser) und

frischer konzentrierter Kohlsaft, aus Weißkohl gewonnen, von dem tgl. ca. 1 l getrunken werden muß. Weißkohl wirkt günstiger auf das Duodenalulkus als auf das Magenulkus (Straehler und Hunziker 1954).

1.4.3 Phytotherapie – Pharmakotherapie

Die *Kamillenblüte* (Flores Chamomillae) sollte bei allen unspezifischen entzündlichen und gutartig geschwürigen Erkrankungen des Verdauungstraktes eingesetzt werden (Hohlfeld 1967; Isaac und Schimke 1965a, b). Sie kommt beim Ulkus am besten zur Wirkung, wenn der nüchterne Magen mit größeren Mengen (1000 ml pro Tag) Kamillentee „berieselt" wird, dem gleichzeitig Extractum Chamomillae fluidum (20–30 Tr. pro Tasse) zugesetzt ist. Eine Beimischung von gerbstoffhaltigen Drogen wie der Tormentilla (Ruhrwurzel) und der Anserina (Gänsefingerkraut) können die Effektivität verbessern.

Rp. Flor. Chamomillae   50,0
        Rhiz. Tormentillae   25,0
        Herb. Anserinae   25,0
D.M.f.species 1 gestr. Eßlöffel auf 2 Tassen mit siedendem Wasser überbrühen, $^{1}/_{2}$ Std ziehen lassen und nüchtern trinken.

Succus liquiritiae, der Saft aus der *Süßholzwurzel*, mit dem Wirkstoff Glycyrrhetinsäure, stärkt die Schleimhautresistenz und damit die Schleimhautbarriere gegen peptische Aggression.

Carbenoxolon-Natrium, ein Derivat der Glycyrrhetinsäure, hat sich beim Ulcus ventriculi bewährt. Da es im Magen vollständig resorbiert wird, fehlt ein Effekt beim Duodenalulkus.

Tinct. Belladonnae 3mal 8–15 Tr. bis zum Auftreten von Mundtrockenheit wirkt wegen seines parasympathikolytischen Effektes ebenfalls lindernd.

Antazida neutralisieren den Säureüberschuß und lindern den Ulkusschmerz. Zweckmäßig werden rezeptiert:

Rp. Bismuti subnitrici
        Magnesii peroxydati   āā 20,0
        Calcii carbonici   80,0
MDS: 3mal tgl. 1 Teel. in Flüssigkeit vor den Mahlzeiten.

1.4.4 Hydrotherapie

Heusack (Hs) morgens und abends auf den Leib (Fröhlich und Müller-Limmroth 1975). Beim floriden Ulkus mit Verdacht auf Perforation oder Blutung Zurückhaltung mit heißen Anwendungen.

Zur Entspannung 2–3mal wöchentl. Vb Bald. 37°/15 min mit Nachruhe im Bett.

Nach Ablauf der akuten Phase oder im beschwerdefreien Intervall der Ulkuskrankheit ist eine systematische, in der Reizstärke ansteigende, vegetativ umstimmende vierwöchige Kneipp-Kur außerordentlich wirksam. Anfänglich vormittags aFb, WFb, WKn, nachmittags WAb, Ab, WBg, abends Lbw. FiVb, danach 1 Std ruhen. Später WS, WBg und zweimal wöchentl. Rhbl, wobei die Magenreflexzonen möglichst bis zu einer guten Rötung bearbeitet werden sollten.

Beispiel eines kurmäßigen Wochenplanes, der die wesentlichsten Anwendungen aufzeigt (Tabelle 1):

Tabelle 1. Wochenplan für die 2. und 3. Woche

Tag	früh	vormittags	nachmittags	abends
Mo	Lw	WBg	WS	Lbw
Di	Okw	Rhbl	×	Wtr
Mi	TrbU	Vb Fi	×	Lbw
Do	Okw	Rhbl	×	Wtr
Fr	Lw	Bg	Kn	Lbw
Sa	×	WU	×	Wtr

2 Akute Gastritis

2.1 Definition und Ursachen

Akute Magenverstimmung durch Nahrungsmittelvergiftung, besonders durch Alkohol mit Übelkeit, Brechreiz, Erbrechen und Magendruck.

2.2 Kneipptherapie

2.2.1 Ordnungstherapie

Auslösenden Faktor feststellen und weglassen. Bettruhe.

2.2.2 Diät

Fastendiät, später Schonkost aus Schleim und Suppe mit genügend Kochsalz. Frische geriebene Äpfel.

2.2.3 Phytotherapie

Rp. Flores Chamomillae (Kamillenblüte)   50,0
     Herb. Anserinae (Gänsefingerkraut)
     Fol. Menth. pip. (Pfefferminzblätter)   āā 25,0
M.f.species 2 Teel. auf 1 Tasse, heiß überbrühen,
     10 min ziehen lassen und mehrmals tgl. 1 Tasse
     trinken.

2.2.4 Hydrotherapie

Heiße Leibauflagen, Heusack auf den Leib.

3 Chronische Gastritis

3.1 Definition

Somatisch werden herdförmige entzündliche Veränderungen der Magenschleimhaut durch systematische Stufenbiopsie unter fiberskopischer Sicht nach der Lokalisation in Antrum-, Corpus-, Fundusgastritis und nach histologischem Befund eingeteilt: Oberflächengastritis, chronische Gastritis mit partieller Atrophie, chronisch atrophisierende Gastritis. Zwischen histologischem Befund und episodischen, chronisch rezidivierenden subjektiven Beschwerden finden sich keine sicheren Zusammenhänge.
Psychisch wird das Syndrom des „empfindlichen Magens" ohne organische Veränderungen unter die Diagnose Gastropathia nervosa eingeordnet.

3.2 Allgemeines zum Therapieverständnis

Ätiologie und Pathogenese tragen wenig zum Verständnis der Therapie bei. Die angeschuldigten äußeren (Alkohol, Nahrungsmittelgifte, Bakterien, Medikamente) und die endogenen Faktoren (Autoimmunreaktionen, Allergie, duodenogastrischer Reflux) erfassen nur Teile des Ganzen und geben keine befriedigenden Hinweise auf eine gezielte kausale Therapie. Oft ist die chronische Gastritis nur Begleitkrankheit eines anderen Leidens der Nachbarorgane. Weiterführende Diagnostik und Beobachtung sind deshalb unumgänglich.

3.3 Kneipptherapie

Die Kneipptherapie der *chronischen Gastropathie* orientiert sich notgedrungen am Symptom, der Funktionsstörung, dem „vegetativen Ausgangswert" und der psychischen Gesamtsituation. Mit ambulanter Kneipptherapie und geschlossenen Kneippkuren kann die Vielheit ganzheitlich behandelt werden.

3.3.1 Ordnungstherapie – Psychotherapie

Es gilt in erster Linie ein Vertrauensverhältnis zu schaffen, Konflikte zu besprechen und auf die nie fehlende depressive Stimmung durch Ermutigung und Zuspruch Rücksicht zu nehmen. Der Tagesablauf sollte möglichst detailliert besprochen werden. Dadurch fühlt sich der „Gastritiker" vom Arzt mehr angenommen als durch ein Übermaß an diagnostischer Aktivität. Der Arzt kümmert sich um Essensgewohnheiten, Essenszeiten, Intaktheit der Zähne, um Alkohol-, Kaffee- und Tabakmenge, Stuhlgang und um berufliche wie familiäre Sorgen. Dabei geht es weniger ums Verbieten als um das Darüber-Nachdenken und Einsehen.
Körperlich sollten beharrlich Aktivitäten für Sport, Wandern, Schwimmen, Tanzen, kurz für jede muskuläre Betätigung mit Geselligkeit geweckt werden, die Vergnügen bereitet, um die Depressivität zu überwinden. Morgendliche Einstimmung durch Gymnastik bei Musik hat sich gut bewährt. Jede Art Schonung macht eher ängstlich, bedrückt und fördert Hypochondrie.

3.3.2 Diät

Abgesehen von akuten Schüben, die eine Schondiät wie beim Ulkuskranken erfordern, kann und soll der Gastropathiker alles essen, was ihm schmeckt und verträglich ist. Es gibt keine spezifische Diätvorschrift für die chronische Gastritis.

3.3.3 Phytotherapie

Bei *Oberflächengastritis* und *hyperaktivem Reizmagen* bewähren sich wie bei der Ulkuskrankheit die Kamillenblüten in allen Zubereitungen (Teeaufguß, Fluidextrakt) und die Süßholzwur-

zel (Succus liquiritiae depuratus, 50%ige Lösung, 3×15 ml, tgl. Gesamtmenge 22,5 g)
(Demling 1963).

Zur Spasmolyse und Sekretionshemmung bieten sich die verschiedenen Verordnungsformen
des Belladonnablattes an. Tinct. Belladonnae
3 mal 5–10 Tropfen, am besten in Kamillentee.

Rep. Extr. Belladonnae   0,45
     Massa pil. q. satis fiat pil. No XXX
S: 3mal tgl. 1–2 Pillen ($3 \times 0,03$ entspricht
    0,003 Atropin).

Mischpulver zur Förderung des Stuhlganges
und zur Schmerzlinderung

Rp. Calcii carbonici   60,0
    Magnesii peroxydati
    Bismutismut. subnitrici āā   20,0
M.D.S. 1 Std nach den Mahlzeiten und bei Be-
    schwerden 3mal tgl. 1 Teel. (Stuhl wird
    schwarz gefärbt.)

Bei *atrophisierender Gastritis* mit Hypochlorhy-
drie, Achylia gastrica und Gastroptose haben
die Bitterkräuter ihr Wirkungsfeld, da sie reflektorisch über den Vagus und nach Resorption
hämatogen die Leistung der Verdauungs- und
Schleimdrüsen stimulieren und tonisieren. Als
Amara werden am meisten verwendet: Herba
Absinthii (Wermutkraut), Radix Gentianae
(Enzianwurzel), Herba Centaurii (Tausendgüldenkraut), Rhizoma Calami (Kalmuswurzel),
seltener: Folia Trifolii fibrini (Bitterkleeblätter),
Radix Angelicae (Engelwurz), Herba Cardui be-
nedicti (Benediktenkraut), Cortex Condurango
(Kondurangorinde). Jede dieser Drogen kann
einzeln, als Tee oder Tinktur verordnet werden.
Rezeptempfehlungen:

Als Tee:

    Herb. Centaurii
    Rhiz. Calami
    Fol. Menth. pip.
    Fruct. Anisi cont. āā 25,0
M.f.species S: 1 Eßl. auf $^1/_2$ l Wasser, heiß
    überbrühen, $^1/_2$ Std ziehen lassen, vor den
    Mahlzeiten 1 Tasse warm trinken.

Als Tropfen:

    Tinct. Stomachicae „B" RF
    Tinct. Calami
    Tinct. Gentianae
    Tinct. Foeniculi comp. 10,0
M.D.S.: 3mal 30 Tropfen in etwas Wasser $^1/_2$ Std
    vor den Mahlzeiten.

3.3.4 Hydrotherapie

Bei subjektiven Leibschmerzen wird wie beim
Ulkuskranken feuchte Wärme in Form von
Heusack (Hs), Dampfkompresse (Dkr), Leibauflage (LAfl) jeweils nach den Mahlzeiten eingesetzt. Fehlen wesentliche Beschwerden, sollen
wärmestauende kalte Lendenwickel (Lw) bevorzugt werden. Gleichzeitig sind kurze Kaltanwendungen mit Vorerwärmung angebracht:

    Fb Fi, Ab Mel
    Kn, Ag – evtl. warm vorgießen
    Bg, S – evtl. warm vorgießen
    U, O – evtl. warm vorgießen.

Nach gutem thermischen Training sollten Blitzgüsse mindestens zweimal wöchentlich nicht
fehlen. Voll- und $^3/_4$-Bäder mit Fichtennadel-
oder Rosmarinextrakt wirken als Bürstenbäder
mit abschließender Kaltanwendung vegetativ
umstimmend.

Tabelle 2. Beispiel eines kurmäßigen Wochenplanes
für die 2. und 3. Woche

Tag	früh	vormittags	nachmittags	abends
Mo	Lw	Fb	Ag	Lbw
Di	×	Vb Ros	×	Wtr
		+ Bürsten		
Mi	Lw	Kn	Ag	Lbw
Do	Lw	WRbl	WBg	Wtr
Fr	Lw	O	WFb	Lbw
Sa	×	Vb Ros	×	Wtr
		+ Bürsten		

4 Der operierte Magenkranke

4.1 Allgemeines zum Therapieverständnis

Zweidrittel der Magenoperierten verlieren ihre Lo-
kalbeschwerden, aber an den psychosomatischen
Störungen, der Persönlichkeitsstruktur und der vegetativen Dysfunktion kann sich auch durch die
Operation nichts bessern. Besonders schlecht sind
die Resultate, wenn wegen „Therapieresistenz" ope-
riert wurde.
Darüber hinaus stellen sich bei einem Drittel Ma-
genresezierter *Mangelsymptome* wie Untergewicht,

larvierte Sideropenie (besonders bei menstruieren-
den Frauen) und Osteoporose (besonders bei älteren
Menschen) ein. Die eventuell fortbestehenden inneren Konflikte (wie beim Ulkuskranken) verstärken
die Tendenz zum beruhigenden Alkohol, der seiner-
seits bei Fehlen der Magenreservoirfunktion und bei
latenter Unterernährung die Leber in Richtung Zirrhose gefährdet.

Das *Dumpingsyndrom,* das unmittelbar nach den
Mahlzeiten bei 10% der Magenresezierten in Form
von Leibbeschwerden mit vasomotorischem Kol-
lapssyndrom beobachtet wird, hat seine Ursachen
in der Sturzentleerung des Magenrestes mit plötzlicher heftiger Dehnung der oberen Jejunum-
schlinge, in der Verschiebung großer Flüssigkeits-
mengen aus dem Serum in den Darm mit entsprechender Hypovolämie und der Sekretion von Brady-
kininen.

Das *„hypoglykämische Spätsyndrom"* ist eine überschießende Gegenregulation auf Genuß größerer
Mengen leicht resorbierbarer Kohlenhydrate.

Diarrhoen nach Magenoperationen sind Folgen der
beschleunigten enteralen Nahrungspassage bei gesteigertem gastrokolischem Reflex und pathologische Veränderung der Darmbakterien oder lästige
Explosiventleerung nach Vagotomie. Die Therapie
des *Ulcus pepticum jejuni* entspricht der des gastro-
duodenalen Ulkus.

4.2 Kneipptherapie

Drei Monate nach erfolgter Magenoperation
hat sich nach unseren Erfahrungen eine vierwöchige Kneippkur dann bewährt, wenn neben der
körperlichen „vegetativen Umstimmung" durch
Hydrotherapie eine wohldurchdachte Psychotherapie und Information zum Tragen kommen
und der Hausarzt das Begonnene in diesem
Sinne mit seinen Möglichkeiten fortsetzt.

4.2.1 Ordnungstherapie – Psychotherapie

Die Rehabilitation des Magenoperierten mit
fortbestehenden Störungen gelingt nur dann optimal, wenn die seelischen Hintergründe und
Anliegen berücksichtigt werden. Das verlangt
vom Arzt, sich die Beschwerden mit Ernst und
Verständnis anzuhören. Bagatellisieren ist
ebenso falsch wie die Ermunterung zur Ge-
wichtszunahme, die meist ausbleibt. Er sollte
sich im übertragenen Sinne um „mütterliche,
sorgende" Zuwendung bemühen, dem Patienten
das Gefühl von Geborgenheit vermitteln. Die
Angst des Patienten, seinen zwanghaften Ehrgeiz, mit dem er bisher seine infantilen Schwä-

chen verborgen hielt, durch Leistungseinbuße
und Gewichtsverlust nicht mehr durchhalten zu
können, muß einfühlend thematisiert werden.
Dabei sind berufliche und familiäre Aktualsi-
tuationen in ihren psychosozialen Verflechtun-
gen zu besprechen. Die Grundübungen des
„Autogenen Trainings" sollten erlernt werden.

4.2.2 Diät

In die Erfahrungen, die der Patient mit seiner
Ernährung macht, soll der Arzt seine fachmän-
nischen Informationen einbauen. Danach ist er
für weitere diätetische Richtlinien aufgeschlossen. Über die zweifache Gefahr des Alkohols,
trügerische Erleichterung mit Entwicklung zur
Abhängigkeit und die Leberschädigung muß er
eindringlich aufgeklärt werden.

Auf häufige, über den Tag verteilte, kleine, vor-
gewärmte Mahlzeiten wird sich der Patient
rasch selbst einrichten. Fett und Eiweißnahrung, die 50% der Kalorien ausmachen soll,
wird er gegenüber leicht resorbierbaren Kohlenhydraten bevorzugen. Milch, besonders süßer
Milchbrei, wird oft schlecht, während Butter-,
Sauermilch, Joghurt, Kefir, Quark gut vertragen werden. Während der Mahlzeit sollte nicht
getrunken werden.

Durch Olivenöl oder Sahne $^{1}/_{4}$ Std vor den
Mahlzeiten wird die Pankreassekretion angeregt. Eisen und Kalzium müssen ebenso wie
Vitamine zeitweise per os oder parenteral medikamentös substituiert werden.

4.2.3 Phytotherapie

Die vielseitigen dyspeptischen Beschwerden
werden durch wechselnde Teekuren gemildert,
wobei die Droge das Rezept bestimmt, die das
im Vordergrund stehende Symptom angeht. So
können gegen die Entzündung Flores Chamomillae (Kamillenblüten), gegen Meteorismus
Fructi Carvi (Kümmel) oder Fruct. Foeniculi
(Fenchel), bei Diarrhoe Rhiz. Tormentillae
(Blutwurz) und zur Stimulierung der Pankreas-
und Gallensekretion Radix et Herb. Taraxaci
(Wurzel und Kraut des Löwenzahns) Herb. Absinthii (Wermutkraut) oder andere Bitterstoffdrogen eingesetzt werden. Rezeptbeispiel:

Rp. Flores Chamomillae   40,0
     Fruct. Carvi cont.
     Fruct. Foeniculi cont.   āā 25,0
     Herb. Absinthii   10,0
M.f.species 2 Teel. auf 1 Tasse, mit kochendem
    Wasser überbrühen, abgedeckt 15 min ziehen
    lassen. Zwischen den Mahlzeiten 4mal tgl.
    1 Tasse trinken.

Beim Dumpingsyndrom:

Atropin phytotherapeutisch als Extr. Belladonnae
0,45 auf 30 Pillen (s. unter Rp. 3.3.3 Phytotherapie)

4.2.4 Hydrotherapie

Beim Magenoperierten beginnt die Kneippkur
mit Wärmezufuhr. Wie der Gastritiker und Ulkuskranke wird er zuerst in „Wärme einge-
hüllt". Nach jeder größeren Mahlzeit wird mindestens 2mal tgl. Bettruhe mit warmer Auflage
oder Heusack auf den Leib („Kneippsche Mast-
kur") angewendet: 2mal wöchentl. Vollbäder
mit Melisse oder Baldrianextrakt. Schon in der
zweiten Kurwoche werden Wechselteilbäder
(WFb, WAb), Teilbäder (Fb, Ab), in den folgenden Kurwochen Wechselgüsse (WKn, WAg,
WS, WO, WU) und schließlich kalte Güsse (Kn,
Ag, Bg, S etc.) eingesetzt. Heiße Teilblitzgüsse
(Rhbl) und das Blitzgußmassagebad (BlMaBd)
können bei stabilen Narbenverhältnissen in der
2. und 3. Kurwoche verordnet werden.
Wenn dem Patienten die Angst vor weiterer Gewichtsabnahme genommen oder ihm klarge-
macht werden kann, daß er bei geringem Gewicht, das häufig dem sogenannten Idealgewicht entspricht, leistungsfähig ist, dann macht
er gern seine Wasseranwendungen und geht sogar mit Freude in die Sauna. Während der
Kneippkur und zum Schutz der Narben, besonders auch dann, wenn ein schweres Dumpingsyndrom vorliegt, ist es nützlich, eine straffe
Leibbinde anzulegen.

5 Diarrhoe – Enterokolitis

5.1 Allgemeines zum Therapieverständnis

Die akute Diarrhoe mit häufigen breiigen flüssigen
Entleerungen geht wie alle Durchfälle mit Wasser-,
Kochsalz- und Kaliumverlust einher. Auslösende

Ursachen sind meistens Enterotoxine gramnegativer
Bakterien.
Unter Dysenterie werden schmerzhafte, blutig-
schleimig-eitrige Durchfälle mit Fieber verstanden,
die von Shigellen oder Amöben ausgelöst werden.
Die chronische Diarrhoe hat viele, sehr verschiedene
Ursachen. Als wichtigste sind Colitis ulcerosa, Ente-
ropathia regionalis, Malabsorption, Maldigestion
(Magensaftachlorhydrie, Pankreasinsuffizienz, Laktasemangel), chronische Infekte (Tbc), Parasitose,
Allergie, Medikamente (Laxantien! Antibiotika),
psychovegetative und endokrine Syndrome zu nennen.

5.2 Diagnose

Während bei chronischen Diarrhoen und Dyspep-
sien mit allen Mitteln nach der Ursache geforscht
werden muß, ist die diagnostische Ausbeute bakte-
riologischer Untersuchungen von Blut, Stuhl, Urin
bei akuten Durchfallerkrankungen dürftig, falsch
negativ und liegt oft erst vor, wenn sich eine Therapie erübrigt. „In zwei Dritteln der Fälle akuter Enterokolitis bleibt die Ätiologie unklar, besonders bei
Diarrhoen während Auslandsreisen" (Hafter
1973).

5.3 Kneipptherapie

Die Kneipptherapie folgt bei der akuten Diarrhoe den allgemeingültigen Grundsätzen: Bettruhe, Fasten mit gleichzeitiger Flüssigkeits- und
Mineralstoffsubstitution, entzündungshemmenden Drogen und entkrampfender Wärme, vorsichtige diätetisch gesteuerte Nahrungsbela-
stung.

5.3.1 Diät und Phytotherapie

Bei akuter Diarrhoe: Der Durchfallkranke ist
appetitlos und durstig. Teefasten mit reichlich
Flüssigkeit entspricht am ersten Tag diesem Bedürfnis. Dafür eignen sich sehr gut Gerbstoffdrogen wie Tormentillwurzel, Rhiz. Tormentillae, 15–20% Gerbstoffe, Heidelbeerfrucht,
Fruct. Myrtilli, 7% Gerbstoffe, der „schwarze
Tee", Blattknospen von Thea sinensis, 22%
Gerbstoffe und Maté Blätter des Baumes Yerbe
Maté, 9% Gerbstoffe. Sie alle wirken auf die
entzündeten Schleimhäute des Darmtraktes adstringierend. Rezeptvorschlag:

Rp. Rhiz. Tormentillae conc. 100,0
D.S. 2 Eßl. mit $^1/_2$ l Wasser 15 min kochen, mehrmals tgl. eine Tasse trinken.

Den heißen Abkochungen können nachträglich noch Kamillenblüten, Pfefferminzblätter oder Fenchelsamen zugefügt werden. Fructus Myrtilli (getrocknete Heidelbeeren) einen gehäuften Eßl. mit $^1/_2$ l kochendem Wasser übergießen, 1 Std ziehen lassen, mehrmals tgl. 1 Tasse trinken. Auch der ungesüßte Heidelbeersaft und getrocknete Heidelbeeren (300 g/Tag) wirken antidiarrhoisch. Dem Tee werden zur Mineralstoffsubstitution pro Liter Natriumlaktat oder Natriumbicarbonicum 6,0 g, Kochsalz 5,0 g und Kaliumchlorid 4,0 g zugefügt.

Am zweiten Tag, bei leichteren Fällen auch schon am ersten Tag, bewährt sich die pektinreiche und gerbstoffhaltige *Rohapfeldiät*. Frische Äpfel ohne Kerngehäuse, aber mit Schale, werden auf einer Glasreibe gerieben. Davon sollten pro Tag – auf fünf Mahlzeiten verteilt – $1^1/_2$ kg Äpfel verzehrt werden. Zucker muß weggelassen werden.

Ähnlich gute Erfahrungen werden mit *Bananen* gemacht. Es genügen dafür 10 Bananen pro Tag, die mit dem Schneebesen vor dem Verzehr feingeschlagen werden. Nach Abklingen der akuten Symptomatik wird auf Schleim-Suppenkost übergegangen. Am günstigsten hat sich für diese Zwecke Reisschleim (25 g auf 250 ml Wasser und 3,0 g Kochsalz) erwiesen.

Die Unterscheidung der Diarrhoe in eine *Gärungs- und eine Fäulnisdyspepsie* ist nur noch von der diätetischen Therapie her bedeutsam. Sind die Stühle gelblich-schaumig, riechen säuerlich, dann sollte eine proteinreiche Nahrung aus Quark, fettarmem püriertem Fleisch, Fischsorten und Sauermilch gegenüber kohlenhydrathaltigen Speisen bevorzugt werden. Verbreiten die Stühle einen fauligen, aashaften Geruch, ist anfänglich jede Eiweißzufuhr zu unterbinden. Ein Versuch mit Sauermilch als zweitägiger Joghurt, Bioghurt und dreitägiger Kefir läßt erkennen, ob langsam wieder Eiweißnahrung auf dem Kostplan erscheinen darf.

Diät bei chronischer Diarrhoe: Weil Enzymmangel eine häufige Ursache chronischer Diarrhoen ist und mit Nahrungsunverträglichkeiten einhergeht, treten diätetische Probleme in den Vordergrund. Der *Laktasemangel,* bei dem nach

größeren Milchmengen Meteorismus, Diarrhoe und spastische Darmschmerzen auftreten, wird klinisch zu wenig beachtet. Das Weglassen von Milch aus der Nahrung beseitigt die Beschwerden.

In das gleiche Kapitel gehören die überwiegend pankreatogene *Maldigestion* mit Steatorrhoe und die *Malabsorption* als Begleitsyndrom verschiedenartigster Leiden. Bei diesen Erkrankungen kommt es darauf an, die Mängelzustände an Fett, Vitaminen, Proteinen und Elektrolyten zu erkennen und entsprechend zu substituieren. Dabei haben sich die aus Kokosnußöl gewonnenen, mittelkettigen Triglyceride (MKT) bewährt.

Das Malabsorptionssyndrom bei der einheimischen *Sprue* und der kindlichen *Zöliakie* erfordert therapeutisch eine spezifische kleberfreie Kost. Weizen-, Gerste-, Roggen- und Haferprodukte müssen bei diesen glutenbedingten Enteropathien peinlich genau aus der Nahrung verbannt werden.

Stehen akute Symptome wie Durchfall und Schmerzen bei der chronischen Diarrhoe im Vordergrund, ist folgender Tee hilfreich:

Rp. Flor. Chamomillae (Kamillenblüte)
    Rhiz. Tormentillae conc. (Blutwurz)
    Herb. Anserinae (Gänsefingerkraut)
    Fruct. Carvi cont. (Kümmel)
    Fruct. Foeniculi (Fenchel) āā ad 100,0
M.f.species D.S.: 1 Eßl. mit $^1/_2$ l kochendem Wasser überbrühen, abgedeckt $^1/_2$ Std ziehen lassen, tgl. 5 Tassen trinken.

Überwiegen Meteorismus, Flatuleszenz, Übelkeit, dann sind die Bitterkräuter brauchbar. Tee aus Herb. Centaurii (Tausendgüldenkraut), Rad. Gentianae (Enzianwurzel), Heb. Absinthii (Wermutkraut), die als Einzeldroge oder in Kombination rezeptiert werden können. Eine Mischung mit den carminativen Drogen Kümmel, Fenchel, Anis komplettiert den Effekt.

Bei *chronischer Diarrhoe älterer Menschen,* die gleichzeitig hypochondrisch und depressiv sind, bleibt als Geheimtip die einfache Opiumtinktur. Bei ihrer Verordnung muß bedacht werden, daß sie dem Betäubungsmittelgesetz unterliegt.

Rp. Tinct. Opii simpl. 5,0
    Tinct. Belladonnae 10,0
    Tinct. Tormentillae 20,0
D.S. 2–3mal tgl. 10 Tropfen in Flüssigkeit.

Nachgewiesene Infektionen erfordern selbstverständlich Antibiotika, Sulfonamide oder Darmdesinfizienzen. Umgekehrt führen Antibiotika gelegentlich zu Diarrhoen.

5.3.2 Hydrotherapie

Bei *akuter Enterokolitis* sollte mehrmals tgl. der Heusack auf den Leib verordnet werden. Steht ein Hs nicht zur Verfügung, tut es auch eine warme Leibauflage oder eine Dampfkompresse.

Bei *chronischer Diarrhoe* wird meist Wärme bevorzugt. Es sollte aber ausgetestet werden, ob der Patient nicht auch mit wärmestauenden kalten Lendenwickeln zurechtkommt. In der Nachbehandlung sind Leibwaschungen, Sitzbäder, Halbbäder mit Untergüssen angebracht. Immer sollte auf warme Füße geachtet werden.

5.3.3 Ordnungstherapie

Die Aufklärung über Speisehygiene und Infektionsmöglichkeiten sind ebenso wichtig wie die Information über die relative Harmlosigkeit akuter Diarrhoen. Fast jeder Patient und Arzt haben Angst vor den Folgen von Typhus, Ruhr und Cholera, die keinesfalls vernachlässigt, aber auch nicht übertrieben werden darf.

Bei chronischer Diarrhoe ist es oft sinnvoll, den Patienten aufzufordern, den Stuhlgang willentlich zu unterdrücken und den Anus-Sphinkter für Minuten aktiv zu trainieren. „Damit lassen sich häufig funktionelle Diarrhoen beheben und organische lindern" (Hafter 1973).

6 Obstipations-Syndrom

6.1 Definition

Die funktionelle, habituelle oder *primäre Obstipation* ist ein gewohnheitsmäßig verzögerter Stuhlgang mit verlangsamter Darmpassage, Koteindickung, Störung des Defäkationsaktes (Dyschezie) und dem subjektiven Gefühl, nicht genügend entleert zu sein. Die *sekundäre Obstipation* trifft oft akut auf und ist Symptom einer organischen Unwegsamkeit. Jede hartnäckige Obstipation muß an Kolon- oder Rektumkarzinom denken lassen!

6.2 Allgemeines zum Therapieverständnis

Durchschnittlich hat der Mensch pro Tag eine Stuhlentleerung, jedoch die Normbreite variiert zwischen 3 mal tgl. und alle 3–4 Tage, ohne daß der Betroffene klagt. Die Frage der *Autointoxikation* durch Obstipation – bereits ad acta gelegt – wird durch die mögliche Karzinogenität der Gallensalz- und Cholesterinmetaboliten und deren langer Verweildauer im Darm evtl. wieder aktuell (MacGregor 1974).

Divertikulosen, Divertikulitis und Hämorrhoidalleiden sind mit der Obstipation und der Fehlernährung (Eiweiß- und Fettüberwiegen bei Mangel an ballaststoffhaltigen Kohlenhydraten) vergesellschaftet (Mac Gregor 1974). In der zivilisierten Welt leiden ca. 50% aller Frauen und 7% aller Männer an Stuhlverstopfung (Rösch 1976). Eine Differenzierung in eine atonische und spastische Form der Obstipation bringt für die Therapie mehr Verwirrung als Gewinn.

6.3 Ursachen zum Therapieverständnis

Neben der zellulosearmen Ernährung spielt der Mangel an körperlicher Bewegung, dem Leben zwischen Bett, Tisch, Auto, Büro, Auto, Tisch, Bett die wesentlichste Rolle.

Die unwillkürlichen, vegetativ gesteuerten Darmbewegungen, wie der gastrokolische und rektokolische Reflex und der Defäkationsmechanismus sind durch seelische Krisen (Schreck, Trauer, Angst, Trennung, Ortswechsel) und Unterdrückung des Stuhlgangs durch Arbeitsstreß besonders bei den Menschen leicht zu stören, deren Persönlichkeit psychische Besonderheiten aufweist. Freud faßt deren „analen Charakter" in der Trias: Eigensinn, Ordnungsliebe und Sparsamkeit zusammen, die sich zu Intoleranz, Pedanterie und Geiz steigern können (Freud 1973). Innere Konflikte des Obstipierten lassen sich als körperlichen Teil einer Protestreaktion gegen Enttäuschungen, als den Versuch des Festhaltens, um zu bestehen, als Angst vor Verausgabung und als Unterdrücken schmutziger Regungen deuten (Schwidder 1958).

6.4 Kneipptherapie

Die Kneipptherapie folgt den Schwerpunkten der Pathogenese in der Diät, Bewegung, Ordnungs-, Psycho-, Hydro- und Phytotherapie.

6.4.1 Diät

Meist genügt es, dem Obstipierten eine ballaststoffreiche Kost zu empfehlen. Morgens nüchtern kaltes Wasser, eisgekühlte Säfte und gleichzeitig fünf bis zehn über Nacht eingeweichte Feigen, Trockenpflaumen, Datteln, oder Aprikosen zu sich nehmen. Überhaupt ist es wichtig, viel Flüssigkeit in Form von Säften, Gemüsesuppen, Mineralwasser und Kaffee mit Zusatz von Milchzucker zu trinken. Zum Frühstück grobe Brotsorten (Graham-, Leinsamen-, Schrotbrot, Pumpernickel). Müsli, Sauermilch, Buttermilch, Joghurt (Milchsäure wirkt abführend). Täglich 4 Eßl. Weizenkleie oder geschroteten Leinsamen in Kompott als Quell-Gleitmittel sollten bei keiner Obstipationstherapie fehlen. Trockene Kleie bindet bis zum Vierfachen des Gewichts Wasser (Eastwood 1975). Manchmal erübrigen sich danach jede weitere Maßnahmen. Rohkost als Obst, Gemüse und Salat darf im täglichen Kostplan nicht fehlen.

6.4.2 Bewegungstherapie

Ein täglicher, mindestens halbstündiger Spaziergang (am besten Auto so parken, daß bis zum Arbeitsplatz eine Wegstrecke von $1/2$ Std zurückgelegt werden muß) sollte eingeplant werden. Morgendliche Atemgymnastik, Bauchdeckengymnastik wird erfahrungsgemäß nur während der Kur, nicht aber im Alltag eingehalten. Sport und Gymnastik, Trimm-Trab und Schwimmen machen nur diejenigen, die Vergnügen daran finden. Wichtig ist es, ein gewohnheitsmäßiges tägliches Bewegungspensum einzuplanen (Tabelle 3).

Tabelle 3. Bauchgymnastische Übungen

Übung	Ausführung	Absicht
Radfahren	In entspannter Rückenlage Beine bis zur Horizontalen anheben und Radfahrbewegung	Anspannung der unteren Rektuspartie
Oberkörper anheben	In entspannter Rückenlage Oberkörper leicht anheben, ohne Abstützung mit den Armen oder Händen	Anspannung der oberen Rektuspartie
Die gebeugten Knie jeweils in die re. und li. Flanke legen	Arme seitlich gespreizt, unveränderte Rückenlage, Knie angezogen, Fußsohlen aufgesetzt, Knie weit nach re. und li. herüberlegen	Belastung der Flankenmuskulatur bei Lagerung und Rückenlagerung der Knie
Tief einatmen bei Anheben des Gesäßes, tief ausatmen bei Anpressen des Gesäßes der Lendengegend an die Unterfläche	Mehrmals tief ein- und ausatmen. Dann beim Einatmen das Gesäß hochheben, den Unterbauch vorstrecken, beim Ausatmen das Gesäß senken, den Bauch einziehen und den Rücken an die Unterlage pressen	Starke Massageeinwirkung auf den Bauchinhalt durch extreme Zwerchfellbewegungen. Aufblähen des Bauches und Einziehen des Bauches bei Pressen des Rückens gegen die Unterlage
Isometrische Übungen des Gluteal, Damm- und Unterbauchmuskulatur	In sitzender Haltung Fußsohlen aneinanderlegen, Knie spreizen, dann immer für mehrere Sekunden Gesäß-, Darm- und Unterbauchmuskulatur einziehen und wieder lockern	Stärkung der Muskulatur des Beckenringes, Anregung der Reflexe des Rektums und der Analgegend

6.4.3 Ordnungstherapie

Der Gang zur Toilette muß in einer störungs-
freien Zeit zum festgefügten Ritual erhoben
werden. Jedem Defäkationsreiz sollte – koste
es, was es wolle – nachgegeben werden. Dem
Patienten sollten die funktionellen und psychischen Zusammenhänge erklärt werden.

6.4.4 Hydrotherapie

Morgens vor dem Aufstehen je nach Konstitutionstyp und aktueller Reaktionslage entweder
Hs Leib oder wärmestauender Lendenwickel
(Lw) – Kurzwickel (Kw). Abends Leibwa-
schung (Lbw).

Tabelle 4. Beispiel eines hydrotherapeutischen Kurplanes für die 2. und 3. Woche

Tag	früh	vormittags	nachmittags	abends
Mo	Okw	WU	WAg	Lbw
Di	Hs Leib	WSzb	×	Lbw
Mi	Kw	WH	WBg	Lbw
Do	Lw	WSzb	×	Lbw
Fr	Hs Leib	Vb Fi+Ag	Kn	Lbw
Sa	×	WU	×	Lbw

6.4.5 Phytotherapie

Die Verordnung von *Laxantien* bei chronischer
Obstipation ist ein ärztlicher „Kunstfehler", das
Absetzen von Laxantien ein therapeutisches
Kunststück. Der „Abführmittelsüchtige" hängt
an seiner Droge besonders dann, wenn diese
als Wolf im Schafspelz eine „ungiftige Heilpflanze" ist (Sewing 1976). Die *Anthrachinondrogen* wie Sennesblätter (Folia Sennae), Sennesschoten (Folliculi Sennae), Faulbaumrinde
(Cortex Frangulae), Rhabarberwurzel (Rhizoma Rhei) und Aloe (getrockneter Saft aus
verschiedenen Abarten) sind im Dauergebrauch
schädlich (Rösch und Demling 1976). Ob einem
Entfettungs- oder Stoffwechseltee beigemischt,
ob durch Früchte oder Quellmittel getarnt, immer führen sie früher oder später zur Gewöhnung, Dosissteigerung, zum Laxans-Kolon
(Pseudostrikturen), zu Mineralstoffverlusten
(besonders Hypokaliämie), die ihrerseits die
Obstipation verstärken und den Teufelskreis

schließen (Jutz et al. 1976; Schmidt 1962).
Quellmittel wie *Semen Psyllii* (Flohsamen),
Weizenkleie und *Leinsamen* setzen durch Ver-
größerung des Stuhlvolumens einen natürlichen
Defäkationsreiz, erleichtern durch schleimige
Konsistenz des Stuhles die Entleerung und be-
wirken keine Elektrolytverluste. Sie eignen sich
daher zum Dauergebrauch und tragen zur Nor-
malisierung des Stuhlganges bei. Auf genügende
Flüssigkeitszufuhr ist zu achten.

Bei akuter Obstipation, bei chronischer Obstipation, die allen angemessenen Maßnahmen
trotzt, schließlich auch dann, wenn alle Bemühungen des Arztes an der Uneinsichtigkeit des
„Verstopften" scheitern, wird zweckmäßig ein
kombinierter Abführtee oder ein sonstiges
pflanzliches Abführmittel verordnet. Die relativ
aufwendige Teezubereitung ist unbequemer als
eine Pille, beugt deshalb einem Laxantienabusus
vor und wirkt gegen Begleiterscheinungen der
Ostipation. Rezeptvorschlag:

Rp. Fruct. Carvi cont. (Kümmel)
    Fol. Menth. pip. (Pfefferminze)
    Rad. Liquiritiae (Süßholz)
    Fol. Sennae (Sennes)   āā ad 100,0
M.f.species D.S. nach Bedarf 2 Teel. bis 1 Eßl. mit
   $1/4$ l kochendem Wasser überbrühen, 15 min
ziehen lassen. Abends 1–2 Tassen trinken.

7 Meteorismus

7.1 Definition

Übermäßige Gasansammlung im Darm (Blähbauch).

7.2 Allgemeines zum Therapieverständnis

Eine der häufigsten Ursachen des Meteorismus
ist das unwillkürliche *Luftschlucken* (Aeropha-
gie) als Symptom des „armen Schluckers", der
mit einem Konflikt nicht fertig wird. Weiterhin
spielen die verschiedenen Formen der *Ver-
dauungsinsuffizienz* bei Achylia gastrica, Pan-
kreasstörungen, Cholezystopathie oder Laktasemangel eine bedeutsame Rolle. Bakterien
bauen die unverdauten Nahrungsreste unter

Gasbildung im Kolon ab. 100 g vergärte Zellulose entwickelt 19,5 l Kohlensäure, 7,5 l Sumpfgase und 4 l Wasserstoff (Welch 1975). Schließlich kann Meteorismus auf eine *Rechtsherzinsuffizienz* oder einen *Ileus* hinweisen. Längeres Krankenlager geht stets mit einem Blähbauch einher.

7.3 Kneipptherapie

7.3.1 Ordnungs- und Psychotherapie

Die Ordnungs- und Psychotherapie rangieren an erster Stelle, weil durch Gespräch die Lebensgewohnheiten des Patienten überdacht und neu geregelt werden müssen. Schon das verständnisvolle Eingehen auf die notgedrungene berufsbedingte Hektik beim Essen, einen falschen Schluckakt (statt beim Aus- beim Einatmen den Bissen hinunterschlucken) und auf den Bewegungsmangel weckt das Vertrauen. Der Patient ist dann aufgeschlossen, über seine Selbstwertzweifel, seine Zurücksetzungen und über alles zu reden, was er ständig „hinunterschlucken" muß und gegen was er „anstinken" möchte. Das „Autogene Training" als Grundübung plus Formel: Strömende Wärme im Sonnengeflecht.

7.3.2 Bewegungstherapie

Jede sportliche Betätigung, besonders dann, wenn sie das Erlernen einer richtigen Atemtechnik einschließt, hilft, den Blähbauch zu beseitigen. Forcierte tägliche Spaziergänge „entlüften" wirksam. Aufwendig, aber wirksam sind Bindegewebsmassagen und Kolonmassagen nach Vogler.

7.3.3 Diät

Hülsenfrüchte, Kohl, Kraut, Zwiebelgemüse, Rettiche, Rohkost sind auszuschalten. Kohlensäurehaltige Getränke, auch Bier, sind zu meiden.

7.3.4 Phytotherapie

Im wesentlichen sind es drei Drogen: Kümmel, Fenchel und Anis, die ebenso und besser als die modernen Dimethylpolysiloxanpräparate (Entschäumer) den Darm entblähen. Die zerstoßenen (contusa) Früchte dieser *Carminativa* werden vorzugsweise als Tee oder Tinktur verordnet.

Rp. Fruct. Carvi cont.
    Fruct. Foeniculi cont.
    Fruct. Anisi cont. āā 20,0
M.f.species S. 1 Teel. auf 1 Tasse Wasser siedend überbrühen, abgedeckt $^1/_2$ Std. ziehen lassen, warm trinken.

Je nach Krankheitsursache können die Karminativa auch mit anderen Drogen kombiniert werden.

Vierwindetee

Rp. Fruct. Carvi cont.
    Fruct. Foeniculi cont.
    Fol. Meth. pip.
    Flor. Chamomillae   āā 25,0
Mf.species D.S. 2 Teel. mit 1 Tasse siedendem Wasser übergießen, 3mal tgl. 1 Tasse warm trinken.

Sehr wirksam ist das Ol. Carvi (Kümmelöl).

Rp. Tinct. Carvi comp. DRF 20,0
    (aus Ol Carvi 1,5 und Tinct. Valerianae aether ad 20,0).
M.D.S. 3mal tgl. 30 Tropfen in Wasser einnehmen.

7.3.5 Hydrotherapie

Alle Anwendungen sind geeignet, die den Darm reflektorisch und mechanisch anregen oder entkrampfen. Morgens täglich Lw (wärmestauende Kaltwickel) oder Dampfkompresse, Hs Leib. Vormittags 1mal wöchentl. BlMaBd, 2mal wöchentl. WSzb oder kaltes H, 2mal wöchentl. WU oder U, abends Lbw.

8 Reizkolon – Irritables Kolon

8.1 Definition

Das Reizkolon ist durch eine schmerzhaft gesteigerte Dickdarmmotilität und vermehrte Schleimsekretion charakterisiert. Obwohl diese funktionelle Störung sehr häufig den Patienten zum Arzt führt, wird die Diagnose Reizkolon selten gestellt.

8.2 Allgemeines zum Therapieverständnis

Folgende Symptome weisen auf ein Reizkolon hin: krampfender Schmerz am frühen Morgen („Weckerschmerz"), der durch Bewegung nachläßt, Dickdarmschmerzen nach Nahrungsaufnahme und nach Defäkation, Wechsel von Obstipation und Diarrhoe, manchmal wird Schleim ohne Stuhl entleert (Colica mucosa). Das Kolon ist „Seismograph" für geringste seelische, körperliche, ernährungsmäßige und pharmakologische (Laxantien) Erschütterungen. Es findet sich außerdem eine Vielfalt neurovegetativer Symptome (Boecker 1969). *Psychodynamisch* scheinen bei depressiver Persönlichkeitsstruktur alle konflikthaften Erlebnisse zwanghaft verarbeitet zu werden (Bräutigam und Christian 1973).

8.3 Kneipptherapie

8.3.1 Hydrotherapie

In langsam ansteigender Reizfolge kann in Anpassung an die Reaktionsfähigkeit der Patienten die gesamte Palette Kneippscher Anwendungen aufgetragen werden. In kurmäßiger Verordnung über 4–6 Wochen läßt sich die entgleiste vegetative Reaktionslage umstimmen und die übermäßige Reizsensibilität abbauen.
Morgens vor dem Aufstehen: anfänglich LAfl warm oder Hs, später Lw (kalter, wärmestauender Lendenwickel).
Vormittags und nachmittags:
WFb, WAb, WKn, WAg bis zu größeren Güssen: WS, WBg, WO. Besonders wirksam ist der tägliche WU, eventuell Beginn mit heißem U. Wichtig ist es, die thermischen Wasserreize einfühlsam zu verordnen, damit der Patient mit „seinem Kolon" nicht „zurückschreckt" und aufgibt.
Ein- bis zweimal wöchentlich bewähren sich sedierende, entspannende Kräuterbäder mit Melisse- oder Baldrianextrakt (Temp. 37° C), abschließend kalte Abwaschung, danach Bettruhe.

8.3.2 Bewegungstherapie

Auffälligerweise lassen die „Dickdarmschmerzen" bei körperlicher Aktivität nach, so daß kürzere Spaziergänge, besser längere Wanderungen (besonders bei Patienten mit sitzender Lebensweise) die Beschwerden erleichtern. Alles, was in Bewegung bringt und Vergnügen bereitet, wie Tanzen, Leichtathletik, Terrain-Kur, Trimm-Trab, Gymnastik, Schwimmen usw. schafft Besserung. Krankengymnastisch hat sich eine spezielle Bauchgymnastik bewährt.

8.3.3 Phytotherapie

Laxantien, auch alle Anthrochinondrogen sind ausnahmslos verboten. Laxantien sind oft Ursache des Reizkolons. Beim Patienten nachfragen und absetzen nützt mehr, als irgend etwas verordnen.
Als Teerezept bewährt sich die Kombination aus Kamille, Pfefferminze, Entblähungsdroge Kümmel, Fenchel und das milde adstringierende Gänsefingerkraut (Herb. Anserinae).

Rp. Flor. Chamomillae (Kamillenblüte)
    Fol. Menth. pip. (Pfefferminzblätter)
    Fruct. Foeniculi (Fenchelfrucht)
    Herb. Anserinae (Gänsefingerkraut)
                                  āā ad 100,0
M.f.species D.S. 1–2 Teel. auf 1 Glas Wasser, kochend übergießen, 10 min ziehen lassen, warm trinken, 3mal tgl. 1 Tasse.

Ist dennoch eine Obstipation zu überwinden, sind nur reine Quell- und Füllmittel wie Semen Psyllii (Flohsamen), Semen Lini (Leinsamen) und Weizenkleie erlaubt (s. bei Obstipation), die als Schleimsubstanzen Wasser aufnehmen, den verhärteten Stuhl aufweichen und einem zu weichen Stuhl Konsistenz geben.
Vor leichtfertig eingesetzten Tranquilizern muß gewarnt werden. Der Patient kommt sehr schlecht von diesen euphorisierenden, anxiolytischen Substanzen los. Stattdessen lohnt ein Versuch mit Baldrian (Radix Valerianae) und Hopfen.

8.3.4 Diät

Eine normal ausgewogene Kost hilft dem Patienten mehr über sein Krankheitsgefühl als jedes wohlgemeinte Diätregime. Lediglich wenn ein Laktasemangel oder eine Nahrungsmittelallergie vorliegen, sind spezifische Eingriffe in die Ernährung erforderlich.

8.3.5 Ordnungstherapie – Psychotherapie

Die schubweise, chronisch verlaufende Funktionsstörung löst oft Angst aus, vor allen Dingen Krebsangst, und das Gefühl, schwer krank zu sein. Obwohl sich die Patienten elend fühlen, fehlt ihnen ein seelischer Leidensdruck. Stattdessen somatisieren sie und sind vorerst psychotherapeutischen Maßnahmen schlecht zugänglich. Widersprüchlich wollen sie zwar alleine mit den Beschwerden fertig werden, melden aber jede Blähung ihrem Arzt. Zuerst gilt es, eine Vertrauensbeziehung herzustellen, indem der Arzt die einzelnen Beschwerden anhört und sein Verständnis zu erkennen gibt (Rogers 1976). Erst als zweiter Schritt folgt die sachliche Aufklärung, die der Patient eher annimmt, wenn er sich selbst verstanden fühlt. Er ist jetzt auch für eine angemessene seelische Selbsthilfe aufgeschlossen, die ihm in Form des Autogenen Trainings besonders dann nützt, wenn er möglichst konsequent über Ruhe, Schwere, Wärme bis zur Leibübung: „Strömende Wärme im Sonnengeflecht" vorankommt. Die biorhythmischen Übungen von Atmung und Puls können ausgelassen werden. Um die zwanghaften Persönlichkeitsstrukturen aufzulockern, leistet das „katathyme Bilderleben" gute Dienste (Leuner 1970).

9 Colitis ulcerosa

9.1 Definition

Die unspezifische ulzerative Entzündung der Dickdarmschleimhaut verläuft chronisch bzw. chronisch rezidivierend in Schüben mit Blutabgang und Diarrhoen. Zu 90% wird das Rektum und zu 10% das ganze Kolon befallen.

9.2 Allgemeines zum Therapieverständnis

Die Erforschung der Ursachen konzentrieren sich auf zwei Schwerpunkte:

- *Somatisch* sollen Immunreaktionen, insbesondere zellgebundene Autoimmunmechanismen zwischen Lymphozyten und zellständigen Antikörpern der Kolonmukosa, die Hauptrolle spielen.
- *Psychisch* sind prägenitale Reifungsstörungen durch frühkindliche Konflikte infolge Objektverlust, narzißtischer Kränkung und Aggressionsabwehr der Boden für dieses Leiden.

9.3 Diagnose

Nachweis der Blutungsquelle mit endoskopischen Methoden und Schleimhautbiopsie, Röntgenuntersuchungen. Vor der Therapie sollten jeweils der *Schweregrad* der Kolitis und Komplikationen wie akute fulminante Form, „toxische Dilatation", karzinomatöse Entartung, Erythema nodosum, Augenveränderungen, Arthritis und – in 50% der Fälle – Lebererkrankungen (Steatose, Pericholangitis usw.) sorgfältig abgeschätzt werden.

9.4 Kneipptherapie

Die Kneipptherapie muß sich in eine ordnungsgebende Psychotherapie und prozeßhemmende Pharmakotherapie einfügen und diese ergänzen.

9.4.1 Psychotherapie

Bei der Colitis ulcerosa als einer typischen chronischen psychosomatischen Erkrankung, muß die Zusammenarbeit aller medizinischer Disziplinen (Hausarzt – Internist – Chirurg u.a.) im Sinne eines psychotherapeutischen Konzepts angestrebt werden. Der Patient benötigt eine uneingeschränkte Zuwendung („oral-narzißtische Zufuhr"), damit er seine frühkindliche Kränkung durch die Mutter und die gegen sich selbst gerichteten Aggressionen abbauen kann (Freyberger 1976). In einer stabilen und dauerhaften Beziehung muß der Therapeut den Patienten schützen, ermutigen und gewähren las-

sen. Freyberger empfiehlt daher Aufbau einer
stabilen Objektbeziehung, Pflege der positiven
Übertragungsbeziehung, ständiges, zumindest
potentielles Präsentsein des Therapeuten, Fru-
strationstoleranz und nicht-autoritäre Haltung
des Therapeuten, nur vorsichtiges Bewußtma-
chen der frühkindlichen Konflikte, um die nar-
zißtische Kränkbarkeit zu vermeiden (Freyberger 1976). Der Gastroenterologe Hafter (1973)
bestätigt das psychotherapeutische Konzept:
„Die Patienten sind ‚fast‘ alle mit Konflikten,
Spannungen und Ängsten geladen, und eine Behandlung ohne Rücksicht auf diese Schwierigkeit ist von vornherein erfolglos.‘‘
In der stützenden und symptomlösenden Psychotherapie der Colitis ulcerosa haben sich das
Autogene Training besonders in der Modifikation der gestuften Aktivhypnose (Langen) und
die Hypnose (auch bei Blutungen) bewährt
(Schultz 1973).

9.4.2 Pharmakotherapie

Salazosulfapyridin: Initial-Tagesdosis 5mal 2 Tabl.
zu 0,5 g = 5,0 g. Bleibt Wirkung nach 5 Tagen aus,
Erhöhung der Tagesdosis auf 10mal 2 Tbl. = 10,0 g;
Effekt meist nach 2 Tagen. Mit Rückgang der Symptome Reduktion der Dosis auf 3mal 2 Tbl. Nach
Verschwinden der Symptome Einstellen auf eine
Dauerdosis 1,0–3,0/Tag, die möglichst ein Jahr beibehalten werden sollte. Danach sollte erst tageweise,
dann über eine lange Zeitdauer Auslaßversuche ris-
kiert werden. Bleiben Beschwerden aus, kann die
Medikation abgebrochen, treten erneut auch nur geringe Symptome auf, muß eine Dauermedikation
über Jahre beibehalten werden.
Cortison: Initiale Dosis je nach Schwere und Aktui-
tät der Symptomatik oral 40–50 mg Prednison, im
Notfall 100 mg als Infusion. Hierbei müssen alle
bei Cortisontherapie üblichen Nebenwirkungen bedacht werden. Die alternierende Medikation mit
doppelter Dosis jeden 2. Tag soll Nebenwirkungen
verringern. Dosisreduktion: Anfänglich jeden 2. Tag
um 5 mg, ab 20 mg wöchentlich Abbau nur um 1 mg
(Decortin – Perlen à 1 mg).
Lokaltherapie mit abendlichen rektalen Cortison-
klysmen (20–40 mg Prednison) ist in jedem Fall eine
wirksame Ergänzung (Tropfeinlauf: 40 mg Prednison in 100 ml einer 1%igen NaCl-Lösung). Außerdem werden Immunsuppressiva (wie z.B. Azathio-
prin) versucht.
Antibiotika sollen bei Entzündungserscheinungen
nur wenige Tage in Form von Sulfonamiden, notfalls Tetracyclin, Chloramphenicol, Ampicillin eingesetzt werden.

Manchmal sind substituierende Infusionen mit Blut-
Plasma oder Elektrolytersatz notwendig.
Die Phytotherapie kann aus ihrem Repertoir alle
entzündungshemmenden Drogen wie Flores Cha-
momillae und die gerbstoffhaltigen wie Rhizoma
Tormentillae und Fructus Myrtilli anbieten.

9.4.3 Diät

Grundsätzlich soll individuellen Unverträglichkeiten entsprochen werden. Oftmals verschlim-
mern sich die Beschwerden nach Milch (Laktasemangel). Es lohnt, über 14 Tage eine milch-
freie Kost auszutesten. An der Ernährung kann
der Patient das Einfühlungsvermögen des
Arztes (Therapeuten) erfahren. Auf alle Fälle
muß ein Kleinkrieg mit offenen oder versteck-
ten Vorwürfen oder Anspielungen auf eingebil-
dete Unverträglichkeiten vermieden werden.

9.4.4 Hydrotherapie

Leichte und mittelschwere Formen der Colitis
ulcerosa, das sind $^2/_3$ der Erkrankten, können
in ihren kurz- oder längerfristigen Remissionen
mit vegetativ-umstimmender und kreislauf-
übender Hydrotherapie behandelt werden.

Morgens: Trb oder Teilwaschungen (Okw,
           Ukw)
           Hs Leib – Lw
Vormittags: aFb, WFb oder WAb
           fortschreitendes   Wohlbefinden:
           WKn, WAg, WS, WU
Mittags: LAfl warm, Hs Leib

Bei fulminant-toxischer Form sind Hydrotherapie und Reiztherapie kontraindiziert.

9.4.5 Chirurgische Behandlung

Ca. 10–20% aller Colitis-ulcerosa-Patienten!
Absolute Indikation: unstillbare Blutungen, toxische Dilatation, Perforation, Karzinom.
Relative Indikation: 2-Jahres-Dauer ohne Remis-
sion bei totalem Kolonbefall, wiederholte Blutungen, therapieresistente Anämie.
Eingriffsmöglichkeiten: totale Kolektomie mit persi-
stierender Ileostomie. – Kontinente Ileostomie. Sub-
totale Kolektomie mit ileoreaktaler Anastomose.

10 Akute Virushepatitis

10.1 Allgemeines zum Therapieverständnis

Die Virushepatitis ist eine infektiöse Allgemeinerkrankung mit vorwiegend hepatischer Manifestation. Der klinische Verlauf hängt, wie bei
anderen Infektionskrankheiten, von der Virulenz des Erregers und individuellen Abwehrlage
des Patienten ab. Letztere ist bei vorgeschädig-
ter Leber stärker reduziert und kann durch Bettruhe gesteigert werden (Müting 1976).

10.2 Kneipptherapie

10.2.1 Hydrotherapie

Im akuten Stadium kommen hydrotherapeutische Maßnahmen in Form von heißen Auflagen
z.B. Heusack und Waschungen in Frage. Erst
nach weitgehender Normalisierung der Transaminasen können Teilbäder und Teilgüsse z.B.
Fb/Hbl, Ab/Hbl, WAg, WKn usw. angewandt
werden. Sie sind besonders bei protrahiertem,
subakutem Verlauf in den übrigen Therapieplan
zu integrieren, da die Patienten mit zunehmender Dauer der Erkrankung bei meist subjekti-
vem Wohlbefinden unter der ausschließlich passiven Haltung gegenüber der Krankheit leiden.

10.2.2 Bewegungstherapie

Während der akuten Phase ist Bettruhe erforderlich und wird von den meisten Patienten
auch gewünscht. Wenn die Serumtransaminasen wieder sinken, kann der Patient zu den
Mahlzeiten aufstehen und gymnastische Übungen im Bett machen. Körperliche Schonung ist
erforderlich, bis Bilirubin und Transaminasen
auch unter Gehbelastung im Normalbereich
bleiben.

10.2.3 Phytotherapie

Es gibt keinen gesicherten Nachweis, daß ein
Medikament den Verlauf oder die Dauer der
akuten Hepatitis beeinflußt, außer den Glukokortikoiden mit ihrer sehr strengen Indikation

bei drohendem Leberzerfallskoma. Falls eine
Stuhlregulierung erforderlich ist, bieten sich in
erster Linie Weizenkleie oder Quellmittel an.
Bei dem nicht selten auftretenden Meteorismus
haben sich Karminativa bewährt.

10.2.4 Diät

Auch für den Hepatitiskranken kommt die
Grunddiät (s. Beitrag Anemueller) in Frage. Sie
entspricht den Prinzipien einer vollwertigen,
d.h. den individuellen Energie- und Nährstoffbe-
dürfnissen angepaßten Ernährung (Knick et al.
1972; Strohmeyer und Dölle 1976). Nur im akuten Stadium gibt man leicht aufspaltbare Speisen wie Haferschleim, Mondaminbrei, Reisbrei
und Kartoffelpürree, dazu Zwieback und Honig. Bald muß aber Eiweiß zugeführt werden,
vor allem in Form von Joghurt und Quark.
Der oft große Bedarf an Flüssigkeit kann durch
Fruchtsäfte, Pfefferminztee, eventuell auch
Schwarzen Tee und Milch gedeckt werden. Im
übrigen sollte die Kost für Hepatitiskranke ap-
petitanregend sein, aber keine Schleimhautreiz-
stoffe enthalten.

10.2.5 Ordnungstherapie

Nach unkompliziertem Verlauf ist Alkoholka-
renz für mindestens ein halbes Jahr erforderlich.
Dazu kann eine Umstellung der bisherigen Lebensweise notwendig werden, auf die der Patient bereits in der Klinik vorbereitet werden
sollte. Das autogene Training kann dabei eine
gute Hilfe sein.

11 Chronische Hepatitis

11.1 Allgemeines zum Therapieverständnis

Die chronisch persistierende Hepatitis ist symp-
tomarm, die serologischen Parameter sind
häufig nur geringfügig pathologisch. Zwei Biop-
sien im Abstand von einem halben Jahr sichern
die Diagnose durch den Nachweis chronisch
entzündlicher Infiltrationen der Portalfelder
ohne Übergreifen auf die Läppchen. Dagegen

ist die chronisch aggressive (aktive) Hepatitis durch dichte Infiltrationen der Portalfelder und angrenzenden Läppchenbezirke und läppchenperipheren Leberzellnekrosen charakterisiert. Die Übergänge zur Zirrhose sind fließend, entsprechend pathologisch auch die serologischen Befunde. Für diese Form der chronischen Hepatitis ist eine Reiztherapie nicht indiziert. Da auch die chronisch persistierende Hepatitis akut exarzerbieren und in die aggressive Form übergehen kann, sind unter einer Reiztherapie Verlaufskontrollen erforderlich, die sich insbesondere an der γ-GT und den Serumtransaminasen orientieren (Schmid 1974).

11.2 Kneipptherapie

11.2.1 Hydrotherapie

Feuchtheiße Leberwickel oder Heusäcke haben zwar keinen gesicherten Effekt auf die Leberdurchblutung, aber in der Regel eine wohltuende, reflektorisch bedingte Entkrampfung zur Folge, die sich günstig auf gleichzeitig bestehende dyskinetische Gallenwegsbeschwerden auswirken kann. Abendliche Leibwaschungen wirken stimulierend auf die Darmtätigkeit. Wenn kein Entzündungsschub vorliegt, sind Wechsel-Teilbäder und -güsse in einer der Reaktionslage angepaßten Reizstärke indiziert: Ab/Hbl, Fb/Mel, WAg, WKn, später Bg, Kn, S, O, außerdem Vollbäder mit Fi oder Hbl.

11.2.2 Bewegungstherapie

Ein akuter Schub erfordert Bettruhe wie die akute Hepatitis. Im übrigen sind kleine bis mittlere Wanderungen und leichte sportliche Betätigung erwünscht, wenn bei Kontrolle die Transaminasen nicht ansteigen.

11.2.3 Phytotherapie

Bei der chronischen Hepatitis ist das Absetzen von Medikamenten nützlicher als das Verordnen. Noxen wie z.B. Alkohol und Laxantien (Oxyphenisatin) müssen ausgeschaltet werden. Der Einsatz sogenannter Leberschutzpräparate ist trotz biochemischer Begründungen fragwür-

dig. Es fehlen stichhaltige, kontrollierte Therapiestudien (Pusch und Ullmann 1975; Schmidt 1976). Um dem Patienten jedoch nicht das Gefühl eines therapeutischen Nihilismus zu vermitteln, sind Verordnungen von Vitaminpräparaten und Arzneipflanzen sinnvoll. Für diese Zwecke eignen sich der isolierte Wirkstoff Silymarin aus Fructus Cardui Mariae (Mariendistel), der in Fertigpräparaten angeboten wird, wie auch Teemischungen und Tinkturen, die das Beschwerdespektrum bei Lebererkrankungen günstig beeinflussen.

Rp. „Lebertee"
  Fruct. Carvi cont.   10,0 (Kümmel)
  Fol. Menth. pip.   (Pfefferminze)
  Herb. Absinthii   (Wermut)
  Rad. Taraxaci c. Herb. āā 30,0 (Löwenzahn)
M.f.sp. D.S. 1–2 Teel. auf 1 Tasse, mit siedendem
  Wasser übergießen, $^{1}/_{2}$ Std ziehen lassen, 3 Tassen tgl.

Ist vorübergehend ein milder laxierender Effekt notwendig, so kommen in erster Linie Quellmittel (Spitzwegerich etc.) in Frage.

Rp. n.R.F. Weiss „Lebertropfen"
  Tinct. Belladonnae   (Tollkirsche)
  Tinct. Absinthii   (Wermut)
  Tinct. Cardui Mariae   (Mariendistel)
  Tinct. Foeniculi comp.   (Fenchel)
  Tinct. Chamomillae   āā 10,0 (Kamille)
D.S. mittags und abends 20 Tropfen.

Bei der chronisch aggressiven Hepatitis haben Kortikosteroide, Immunsuppressiva und D-Penicillamin einen nachgewiesenen antiphlogistischen, immunsuppressiven bzw. antifibrotischen Einfluß. Die Kombination von Glukokortikoiden und Immunsuppressiva scheint derzeit am günstigsten zu sein (Moeschlin 1969).

11.2.4 Diät

In der Regel ist die Grunddiät (s. Beitrag Anemueller) ausreichend: Mehrere kleine Mahlzeiten, keine blähende Kost, kein Alkohol, genügend Eiweißzufuhr (1–1,5 g/kg KG). Kochsalz und Gewürze sind erlaubt, die Kost muß schmackhaft sein.

11.2.5 Ordnungstherapie

Wie jede chronische Erkrankung erfordert die chronische Hepatitis Vertrauen und Offenheit zwischen Arzt und Patient. Einerseits wird der

Arzt darauf einwirken, daß der Patient einen geregelten Tagesablauf und ausreichende Nachtruhe einhält, alkoholische Getränke jeder Art meidet und regelmäßig zu den Kontrolluntersuchungen geht. Andererseits wird er durch sachliche Information und teilnehmende Haltung alles vermeiden, was bei dem Patienten eine neurotische Entwicklung fördert, die jede Transaminasenkontrolle zum Alptraum werden läßt. Hier kann das Autogene Training eine gute Hilfe sein.

12 Leberzirrhose

12.1 Allgemeines zum Therapieverständnis

Bindegewebiger Umbau der Leber mit Zerstörung der Läppchenstruktur, Narbenbildung, Ausbildung knotiger Regenerationsbezirke und damit einhergehende Umwandlung der Gefäßarchitektur kennzeichnen das morphologische Bild der Leberzirrhose. Das Ausmaß der anatomischen und funktionellen Destruktion bestimmt das klinische Bild: nachlassende Leistungsfähigkeit, Appetitlosigkeit, Übelkeit, Meteorismus, Hepato-Splenomegalie, Dyscholie, portaler Hypertonus mit Ösophagusvarizen und Aszites sowie pathologische serologische Befunde. Handelt es sich ätiologisch um eine chronische Intoxikation (Alkohol), bedeutet das Ausschalten der Noxe bereits den entscheidenden Heilfaktor. Es ist die Basis auch für die Therapie der übrigen Zirrhoseformen.

12.2 Kneipptherapie

12.2.1 Hydrotherapie

Der Leberwickel bzw. der Heusack hat neben seiner spasmolytischen Wirkung bei den meist gleichzeitig bestehenden Dyskinesien der Gallenwege eine ordnungstherapeutische Funktion. Er veranlaßt den Patienten, tagsüber wenigstens 1 Std ruhig und entspannt im Bett zu liegen. Daneben eignen sich bei klinisch ruhender Zirrhose morgens Okw und Gw, abendliche Lbw,

Ab/Hbl, Fb/Hbl, Kn, WS und Vollbäder mit Fi oder Hbl. Bei entzündlicher Aktivität ist eine Reiztherapie jedoch nicht indiziert.

12.2.2 Bewegungstherapie

Wenn Aktivitätsanzeichen der Zirrhose fehlen, sind kleine bis mittlere Wanderungen erwünscht. Bewegungsübungen und Tätigkeiten, die zu intraabdominellen Drucksteigerungen führen, sind zu meiden.

12.2.3 Phytotherapie

Das Ausschalten von Noxen wurde bereits erwähnt. Die fettlöslichen Vitamine A D E K müssen bei längerem Verlauf mit starken Resorptionsstörungen parenteral zugeführt werden. Hochdosierte Vitamin B12-Gaben sind besonders nach vorausgegangenem, chronischen Alkoholkonsum und nach Magenresektion indiziert. „Lebertee" und „Lebertropfen" wie unter 11.2.3 angegeben.

Im Einzelfall können Kortikosteroide erforderlich werden. Schwer resorbierbare Antibiotika drosseln die Darmflora. Sie wirken der Entstehung toxischer Eiweißmetaboliten entgegen. In diesem Sinne wirken auch die milde laxierende Bifidus-Milch und Laktulose. Cholestyramin bindet die Gallensäure und bessert den oft quälenden Pruritus. Die Aszitesbehandlung erfolgt mit Aldosteronantagonisten.

12.2.4 Diät

Bei ausreichender Kalorienzufuhr sollten Kohlenhydrate mit 3–5 g/kg KG, Fette mit 1 g/kg KG in der Kost enthalten sein, wobei mittelkettige Fette am besten verträglich sind. Im Stadium der Kompensation sind Eiweiß mit 1–1,5 g/kg KG, auch Kochsalz und Gewürze erlaubt. Im Stadium der Dekompensation sind Eiweiß- und Kochsalzbeschränkung erforderlich.

12.2.5 Ordnungstherapie

Wegen der notwendigen strikten Alkoholabstinenz ist oft eine völlige Umstellung der Lebensgewohnheiten erforderlich. Dazu kann stationärer Alkoholentzug und lebenslange Bindung an eine stützende Gruppe, wie Anonyme Alkoholiker, Kreuzbundgruppe u.a. gehören. Ein geregelter Tagesablauf unter Einschaltung von Ruhepausen und ausreichende Nachtruhe müssen gewährleistet sein.

Im übrigen entsprechen die Kneippschen Anwendungen für das Stadium I und II der Fettleber denen für die chronische Hepatitis und für das Stadium III denen der Zirrhose.

13 Fettleber

13.1 Allgemeines zum Therapieverständnis

Nach Kalk läßt sich die Fettleber in drei Stadien einteilen:

I. die reine Verfettung von mehr als 50% der Leberparenchymzellen,
II. eine gleichzeitige Mitbeteiligung des Mesenchyms (Fettleberhepatitis),
III. Fettzirrhose.

Neben hyperkalorischer Ernährung und chronischem Alkoholkonsum können weitaus seltener in Mitteleuropa auch Eiweißmangelernährung, Hyperlipoproteinämie, verschiedene Drogen und einige seltene Noxen die Ursache einer Fettleber sein. Auch das Ausmaß der diabetischen Fettleber korreliert nicht mit Zeitdauer und Schwere des Diabetes, sondern mit dem Ausmaß der Adipositas (Strohmeyer und Dölle 1976).

13.2 Kneipptherapie

Die einfache Fettleber eignet sich für eine intensive Reiztherapie, etwa nach dem in Tabelle 5 gezeigten Kurschema, das individuell variiert werden kann.

Tabelle 5

Tag	morgens	vormittags	nachmittags	abends
Mo	Okw	WKn	WAg	Wtr
Di	Kw	WS	×	Lbw
Mi	TrbO	WKn	Sauna	×
Do	Gw	Vb Fi	×	Wtr
Fr	Lw	Rhbl	Kn	Lbw
Sa	WKn	Bg	×	Wtr

14 Gallenwegsdyskinesien

14.1 Allgemeines zum Therapieverständnis

Dyskinesien treten als meist flüchtige, schmerzhafte Motilitätsstörungen der Gallenwege auf, wenn ein Mißverhältnis besteht zwischen dem Entleerungsmechanismus der Gallenblase einerseits und dem Öffnen des Sphincter Oddi und Cysticussphincter andererseits. Ursächlich finden sich eine primäre Atonie der Gallenblase, meist verbunden mit körperlicher und psychischer Asthenie bei ausgeprägter sympathikotoner Reaktionslage, oder eine Hypertonie des Sphincter Oddi bei erhöhtem Vagustonus, oder eine Gallenwegshyperästhesie bei sogenannter irritabler Gallenblase mit erhöhter Schmerzempfindlichkeit bei Druckanstieg im Gallenwegsbereich. Die Dyskinesie rein funktionell begriffen, ist eine Ausschlußdiagnose. Eine subtile Organdiagnostik muß vorausgehen. Hafter (1973) warnt jedoch davor, den Blick nur auf die Gallenwege zu richten, da die Gesamtbeurteilung der Persönlichkeit und seiner Lebenssituation mehr zur Klärung und Besserung beitragen kann, als eine Gallenblasenplanimetrie oder Registrierung der stimulierten Gallenblasenentleerungszeiten (Hafter 1973; Kuntz 1974; Ritter 1974).

14.2 Kneipptherapie

Zur Dyskinesiebehandlung werden die vegetativ nervösen und zentralen sowie humoralen Steuerungsmechanismen therapeutisch genutzt.

14.2.1 Hydrotherapie

Der feuchtwarme Heublumensack auf der Leberregion hat einen spasmolytischen und sedierenden Effekt. Zur Regulation der vegetativen

Steuerung ist eine mittelstarke Hydrotherapie geeignet. Bei Sympathikotonie empfehlen sich Bäder und Wärme, Wechselteilbäder usw., bei Vagotonie Kaltgüsse, Blitzgüsse, besonders Rückenblitzguß und eventuell Blitzgußmassagebad mit Bearbeitung der reflektorischen Zonen.

14.2.2 Bewegungstherapie

Stoffwechselaktivierende gymnastische Übungen und Wanderungen sind vor allem bei überwiegend sitzender Lebensweise notwendig. Reflexzonenmassagen wirken zusätzlich ausgleichend auf die Tonuslage des Gallenwegssystems.

14.2.3 Phytotherapie

Für alle primären Dyskinesien empfehlen sich Sedativa wie Hopfen und Baldrian. Zur Senkung des erhöhten Vagustonus bei hypertoner Dyskinesie sind solche pflanzliche Wirkstoffe angezeigt, die als Vagolytika Atropinum sulfuricum, Extractum Belladonnae oder Papaverin enthalten. Das in vielen Gallenspezialitäten enthaltene Schöllkraut (Chelidonium majus) hat eine spasmolytische, analgetische und cholekinetische Wirkung. Wegen der schwierigen Standardisierung des Wirkstoffgehaltes in der Droge ist die Wirkung jedoch inkonstant. Bei hypotoner Dyskinesie sind Cholekinetika und Choleretika von guter Wirkung: Pfefferminze, in erster Linie als Tee, Gelbwurz (Curcuma xanthorrhiza), Artischocke (Cynara scolymus), Wermut (Artemisia Absinthium), Enzian (Gentiana lutea) und Löwenzahn (Taraxacum officinale), die in vielen Cholagoga enthalten sind. Vorwiegend auf den Meteorismus wirken die Karminativa Kümmel (Carum Carvi), Fenchel (Foeniculum vulgare) und Anis (Pimpinella Anisum). Zur Stuhlregulierung reichen Weizenkleie und Leinsamen aus.

14.2.4 Diät

Individuellen Unverträglichkeiten gegenüber bestimmten Nahrungsmitteln muß, meistens aus psychologischen Gründen, Rechnung getragen werden. Andererseits ist es oft erstaunlich

zu erleben, daß Patienten nach sachlicher Information und einfühlenden Gesprächen Speisen vertragen, die sie vorher jahrelang gemieden haben. Der so erweiterte Speiseplan kann Lebensgenuß und Lebensfreude erhöhen (Paumgartner 1975).

14.2.5 Ordnungstherapie

Eine allgemeine Regelung der Lebensführung unter Vermeidung von Disstreß und Genußgiften, wie Tabak und Kaffee, ein gleichmäßiger Schlaf-Wach-Rhythmus können ausgleichend auf hypertone und hyperkinetische Dyskinesien wirken. Darüber hinaus sind auch persönliche, familiäre und berufliche Konflikte zu bearbeiten. Dabei kann das Autogene Training wertvolle Dienste tun, wenn es regelmäßig durchgeführt wird.

15 Cholelithiasis, Cholezystitis, Cholangitis, Post-Cholezystektomie-Syndrom

15.1 Allgemeines zum Therapieverständnis

Gallensteine sind der häufigste organpathologische Oberbauchbefund der erwachsenen Bevölkerung Mitteleuropas. Dagegen ist das Gallensteinleiden auf Java so gut wie ungekannt. Der hormonell und neuromuskulär gesteuerte Entleerungsmechanismus der Gallenblase und die Dyscholie mit erhöhtem Cholesterin und erniedrigtem Gehalt an Phospholipiden und Gallensäuren begünstigen Cholestagnation und Entzündung. Diabetes mellitus, Hypothyreosen, Östrogene, ein resezierter Magen, sitzende Lebensweise und seelische Belastungen erhöhen das Gallensteinrisiko.
Bei zwei Drittel der Gallensteinträger kommt es im Laufe des Lebens zu Komplikationen mit sekundären Dyskinesien, Entzündungen und Koliken. Dann ist die Indikation zur Operation möglichst bald zu überprüfen. Gelegentlich bleibt allerdings nach der Operation ein Beschwerdekomplex bestehen, der als Post-Cholezystektomie-Syndrom bezeichnet wird und in funktionell bedingten Beschwerden bei meist vegetativ labilen Personen besteht (Kuntz 1974).

15.2 Kneipptherapie

Therapieziel ist die Beseitigung der Cholestagnation und der Infektion. In der Phase der akuten Entzündung ist unter klinischen Bedingungen im internistisch-chirurgischen Konzil die Entscheidung zu treffen über konservative Behandlung oder Operation: Als Sofort-Operation in der akuten Phase, oder Früh-Operation in der akuten Phase nach 1–2 Wochen konservativer Behandlung und präoperativer Detaildiagnostik, oder als Intervall-Operation nach 3–6 Monaten. Nach der klinischen Akutbehandlung und bei chronischem Leiden ergibt sich ein weites Betätigungsfeld für die Kneipptherapie.

15.2.1 Hydrotherapie

Die spasmolytische und sedierende Wirkung der feuchtheißen Heublumenauflagen oder des Heusackes kann nur bei fehlenden Entzündungszeichen ausgenutzt werden. Wechselteilbäder und -güsse sind bis zur mittleren Reizstärke zu empfehlen, zusätzlich Vollbäder mit Fi, Kam oder Hbl und abendliche Leibwaschungen.

15.2.2 Phytotherapie

Für das bei den Javanern seltene Auftreten von Gallensteinen gibt ihre Gewohnheit, abends einen gesüßten Aufguß von Temoe lawak, der Gelbwurz, zu trinken, einen Hinweis auf eine nützliche und wirksame Prophylaxe. Was dem Indonesier sein Temoe lawak ist, kann dem Deutschen die Pfefferminze sein. Grundlage der Behandlung der Gallenwegserkrankungen ist nach Schöndube das Drainieren und Trainieren der Gallenwege (Schöndube 1956). Als Remedium cardinale zur Förderung der Cholerese und Cholekinese bieten sich unter den Arzneipflanzen drei spezielle Cholagoga an: Pfefferminze (Mentha piperita), Gelbwurz (Curcuma xanthorrhiza) und Artischocke (Cynara scolymus) und drei Bitterstoffdrogen, die auf die Gallenwege wirken: Wermut (Artemisia Absinthium), Enzian (Gentiana lutea) und Löwenzahn (Taraxacum officinale). Ergänzende Wirkung haben Tollkirsche (Atropa Belladonna), Schlafmohn (Papaver somniferum) und Schöllkraut (Chelidonium majus). Sie sollen Schmerz und Krampf günstig beeinflussen. Entblähende Wirkung haben Kümmel (Carum Carvi), Fen-

chel (Foeniculum vulgare) und Anis (Pimpinella Anisum). Rezeptbeispiele:

Rp. Rhiz. Curcumae conc.   200,0
D.S. 1 Eßl. auf 150 ml Wasser, kurz kochen, davon
      3 Tassen tgl. trinken.

Rp. Infusum Curcumae DRF.
      Infusum Rhiz. Curcumae   6,0/180,0
      Aqu. Menth. pip.   ad 200,0
D.S. 3mal tgl. 1 Eßl.

Rp. Tinctura cholagoga fortis DRF.
      Olei Menth. pip.   1,0
      Tinct. Belladonnae   4,0
      Tinct. Chelidonii
      Tinct. Cardui Mariae   āā ad 30,0
D.S. 3mal tgl. 40 Tropfen

Rp. Gallentee
      Fruct. Carvi cont.
      Fruct. Foeniculi cont.   āā 5,0
      Fol. Menth. pip.
      Herb. Chelidonii
      Herb. Millefolii
      Herb. Absinthii   āā 100,0
M.f. species D.S. 2 Teel. mit 1 Tasse siedendem
      Wasser überbrühen und $^1/_4$ Std ziehen lassen.
      3mal 1 Tasse tgl. trinken.

Sollte eine milde Abführwirkung notwendig sein, könnten vorübergehend Fol. Sennae, Cort. Frangulae und Radix liquiritiae von jedem 10,0 beigemischt werden. – Nach Möglichkeit sollten jedoch Quellsubstanzen wie Spitzwegerich (Psyllium), Leinsamen etc. zur Anwendung kommen.

15.2.3 Diät

Bei akuten Beschwerden sind Teetage, Schleimsuppen, Kompotte und leichte Breikost erforderlich, auf die dann eine Gallenschonkost aufbaut: Mageres, zartes, gekochtes Fleisch, Kochgeflügel, gekochter magerer Fisch, Magermilch, Magerjoghurt, Buttermilch, Magerkäse, Toast mit Kochschinken, altbackenes Weißbrot und Mischbrot, Teigwaren, Möhren, Spinat, Erdkohlraben, zarte grüne Bohnen, Kartoffelbrei, Gesamtfett bis 40 g/die. Im übrigen genügt eine gastroenterologische Grunddiät, die den individuellen Verträglichkeiten angepaßt ist (Knick et al. 1972).

15.2.4 Ordnungstherapie

Die Diagnose einer Cholelithiasis erfordert eine sachliche Information, damit sich bei dem Patienten keine neurotische Fehlhaltung gegenüber dem Befund einstellt. Ein geregelter Tagesablauf mit ausreichender Nachtruhe und bei vorwiegend sitzender Tätigkeit ein Gegengewicht durch mehr Bewegung erfordern oft eine Umstellung der bisherigen Lebensgewohnheiten einschließlich der Ernährung bei dem oft gleichzeitig bestehenden Übergewicht. Auf den vegetativen Beschwerdekomplex hat das autogene Training einen guten Einfluß.

16 Pankreatitis

Sie erfordert eine spezielle Behandlung. Die Kneipptherapie kann als Adjuvans eventuell gute Dienste leisten. Sie entspricht etwa der bei Lebererkrankungen.

17 Literatur

Zusammenfassende Übersichten

Bräutigam, W., Christian, P.: Psychosomatische Medizin. Stuttgart: Thieme 1973
Hafter, E.: Praktische Gastroenterologie. Stuttgart: Thieme 1973
Kuntz, E.: Erkrankungen der Gallenblase und der Gallenwege. München: Lehmanns 1974
Weiss, R.F.: Lehrbuch der Phytotherapie. Stuttgart: Hippokrates 1960
Welch, A.: Krankenernährung. Stuttgart: Thieme 1975

Einzelheiten

Block, W.: Mißerfolge und Beschwerden nach Gallensteinoperationen im Blickpunkt der Pathophysiologie. Zit. b. Kuntz, E.
Boecker, W.: Dünndarm – Dickdarm. 5. Bad Mergentheimer Stoffwechseltagung. Stuttgart: Thieme 1969
Brodribb, A.J.M.: Ballastreiche Ernährung gegen Diverticulitis. Lancet 1977 I, 664
Demling, L.: Die konservative Therapie der Gastritis und des peptischen Geschwürs, Internist 6, 193 (1963)

Eastwood, M.A.: Medical and dietary management. Clin. Gastroenterol. 4, 85 (1975)
Freud, S.: Charakter und Analerotik. Studienausgabe: Zwang, Paranoia und Perversion, Bd. 7, S. 24. Fischer 1973
Freyberger, H.: Syndrom, Konflikt, Persönlichkeit in der Behandlung psychosomatischer Patienten. Prax. Psychoth. 3. 121 (1976)
Fröhlich, H.H., Müller-Limmroth, W.: Munch. Med. Wochenschr. 117, 443 (1975)
Hohlfeld, R.: Gedanken zur modernen Phytotherapie. Allg. Therap. 7, 120 (1967)
Hohlfeld, R.: Behandlung der erkrankten Verdauungsorgane mit Arzneipflanzen. Allg. Therap. 4, 78 (1964)
Isaac, O., Schimpke, H.: Alte und neue Erkenntnisse der Kamillenforschung. Mitt. Dtsch. Pharmaz. Ges. 8, 133 (1965a); 9, 157 (1965b)
Jutz, P., Clavadetscher, P., Wegmann, T.: Laxantieninduzierte Diarrhoe – eine Form von Selbstmutilation. Schweiz. Med. Wochenschr. 106, 1015 (1976)
Knick, B., Kanzler, G., Grüner, J.: Diätbehandlung bei Leberkrankheiten. Z. Allg. Med. 48, 972 (1972)
Leuner, H.: Katathymes Bilderleben. Stuttgart: Thieme 1970
MacGregor, I.L.: Carcinome of colon and stomach – a review with comment on epidemiology associations. J. Am. Med. Wom. Assoc. 227, 911 (1974)
Mikulicz-Radecki, J.-G. v.: Chron. Obstipation. Dtsch. Ärztebl. 24, 1601 (1977)
Moeschlin, S.: Grenzen und Möglichkeiten der immunsuppressiven Therapie. Therapiewoche 19, 748 (1969)
Müting, D.: Die akute Virushepatitis. Fortschr. Med. 94, 1293–1299 (1976)
Paumgartner, P.: Was ist gesichert in der Therapie des Gallensteinleidens? Internist 16, 566–570 (1975)
Pusch, H.J., Ullmann, W.: Langzeitbehandlung der chron. Hepatitis und der Leberzirrhose. Med. Klin. 70, 674–681 (1975)
Ritter, U.: Funktionelle Störungen der Gallenwege. Dtsch. Z. Verdau. Stoffwechselkr. 34, 119–123 (1974)
Ritter, U.: Die Klinik der Pankreaserkrankungen. In: Boecker, W., Gallenblase – Pankreas. Stuttgart: Thieme 1975
Rogers, D.R.: Entwicklung der Persönlichkeit. Stuttgart: Klett 1976
Rösch, W., Demling, L.: Obstipation und Diarrhoe. Dtsch. Ärztebl. 3, 123 (1976); 12, 821 (1976)
Ruppin, H.: Diagnostik und Therapie der chron. Pankreatitis. Z. Allg. Med. 53, 139–156 (1977)
Schmid, M.: Die chronische Hepatitis und ihre Verlaufsformen. In: Wannagat, L. (Hrsg.), Chronische Hepatitis – Zirrhose. Stuttgart: Thieme 1974

Schmidt, F.W.: Leberschutztherapie. Therapiewoche *26*, 7184–7196 (1976)

Schmidt, L.: Laxantien. Dtsch. Med. Wochenschr. *13*, 621 (1962)

Schöndube, W.: Die Erkrankungen der Gallenwege. Stuttgart: Enke 1956

Schultz, J.H.: Das autogene Training. Stuttgart: Thieme 1973

Schwidder, W.: Psychosomatik und Psychotherapie bei Störungen und Erkrankungen des Verdauungstraktes. Dokumenta Geigy *7*, 51 (1958)

Sewing, K.F.: Pharmakologie pflanzlicher Laxantien. Würzburg. Gespr. üb. Kneipptherap. *3*, 97 (1976)

Straehler, E., Hunziker, K.: Behandlung von Magengeschwüren mit Kohlsaft und Bananenfrappé (Anti-Ulcus-Faktor, Vitamin U). Schweiz. Med. Wochenschr. *84*, 198 (1954)

Strohmeyer, F., Dölle, W.: Die Rolle der Diät in der Gastroenterologie. Internist *17*, 520–524 (1976)

Thaler, H.: Die Pathogenese der Fettleber. In: Boecker, W. (Hrsg.), Gallenwege – Leber. Stuttgart: Thieme 1973

Vogler, P.: Physiotherapie. Stuttgart: Thieme 1964

Vogler, P., Krauss, H.: Periostbehandlung – Kolonbehandlung. Leipzig: VEB Thieme 1975

Erkrankungen der Atemwege

H. Schlüter

1 Obere Atemwege

1.1 Der akute Infekt

Eine spezifische Behandlung des akuten Infektes gibt es nicht, gleichgültig, ob es sich um eine grippale Infektion oder eine sogenannte „Erkältung" durch den Schnupfenvirus handelt, auf deren Differenzierung einzugehen, hier nicht der Ort ist. Hoff (1942) meint, die Frage nach einem Heilmittel des Schnupfens sei nicht richtig gestellt. Denn der Schnupfen ist wohl selbst als Abwehrvorgang anzusehen, durch den sich der Organismus einer Schädlichkeit erwehrt, und durch den eine schwerwiegende Krankheit verhindert werden kann. Beim Bemerken des ersten Zeichens des Schnupfens mit Kratzen im Hals und leichten Störungen des Allgemeinbefindens kann man noch häufig den Ausbruch der Krankheit verhindern, indem man sofort ein ansteigendes Fuß- oder Halbbad nimmt, anschließend eine Schwitzpackung mit heißen Getränken. Der ausgebrochene Schnupfen ist harmlos, aber lästig. Die symptomatische

Behandlung kann verschiedene Wege gehen, z.T. kann man sie gleichzeitig beschreiten. Bewährt hat sich folgendes Vorgehen: Anregung der Durchblutung und der bei der Erkältung gestörten Thermoregulation durch ansteigende Fußbäder, anfangs bis 39° C 12 min, allmählich bis 40–41° C 15 min zweimal täglich. Dazu 1–2mal Kopfdampf mit Kamille, deren direkte Einwirkung auf die Schleimhäute günstig wirkt, mit nachfolgendem kalten Gesichtsguß. Mit Nachlassen der Erscheinungen kann auf Wechselfußbäder zweimal tgl. übergegangen werden. Bei Fieber sind Bettruhe und wiederholte kalte Wadenwickel etwa 2–3mal stdl., Dauer 15–20 min, auch kalte Waschungen zusätzlich angebracht. Eine solche Behandlung ist in der Praxis, im Krankenhaus und im Kurort möglich. Neben der Linderung der Beschwerden können alle diese Maßnahmen, die auch zur unspezifischen Resistenzerhöhung beitragen (Brück 1964), eine raschere Abheilung erwirken. Zusätzlich sind Echinacea oder Aristolochia enthaltende resistenzsteigernde Mittel zu empfehlen. Nasensalben oder abschwellende

Sprays sind zu vermeiden, sie stören den Prozeß und können ihn unter Umständen verlängern. Durch die Einschränkung der Flüssigkeitszufuhr kann man deutlich die überstarke Nasensekretion einschränken. Wichtig ist auch, einer weiteren Abkühlung, z.B. durch kalte Füße und durchnäßtes Schuhwerk, vorzubeugen.

1.2 Der chronische Katarrh

Besteht beim akuten Naseninfekt noch die Möglichkeit, die Krankheit ihrem natürlichen Verlauf zu überlassen, ohne jede Behandlung die spontane Abheilung abzuwarten, evtl. auch unter Ertragen der Beschwerden durch den Kranken ohne Linderungsmittel, erfordert der chronische oder chronisch-rezidivierende Nasenkatarrh, der chronische Schnupfen, oft auch allgemeine Erkältlichkeit genannt, ein aktives, umfassendes Vorgehen, zumal damit auch eine erhöhte Anfälligkeit der tieferen Atemwege in Zusammenhang zu bringen ist.

Führend ist dabei die Frage nach der Ursache der Chronizität, der häufigen Rezidive, und die Erkenntnis, daß die chronische Entzündung der Schleimhäute der Atemwege nicht nur ein Problem des befallenen Organes, sondern ebenso ein Problem des Gesamtorganismus ist (Zöllner 1968) und hier vor allem die Adaptationsfähigkeit an die veränderlichen und schädigenden Bedingungen der Umwelt betrifft. Ein Katarrh ist eben nicht nur eine Frage der Infektion, sondern auch der in Art, Form und Stärke verschiedenen Reaktion auf diese. In der Kraft der Anpassung zeigt sich die Naturkraft (Hoff 1942), durch die Schädigung der Naturkraft wird der Krankheit der Boden bereitet. In diesem Sinne bezeichnen wir die Erkältung als eine durch die Veränderung der Umwelt bedingte Abkühlung der Haut, die nicht rasch ausgeglichen wird, der nicht mit der nötigen Stärke und Geschwindigkeit – der Zeitfaktor (Grote 1952, 1954) spielt eine erhebliche Rolle – die Leistung der Anpassungs- und Abwehrfunktionen entgegengesetzt wird. Hier wird also eine Schwäche, eine Dysfunktion oder eine Unterfunktion der regulatorischen Mechanismen offenbar, die Thermoregulation, Kreislaufregulation und Immunvorgänge einbezieht. Um es zu verdeutlichen:

die Nase ist ein hervorragendes Organ zur Thermoregulation und für diese Aufgabe besonders stark durchblutet. Bei naßkalten Füßen wird die Wärmeabgabe in der Nase gestoppt, die Nase weniger durchblutet, es kommt zur Stase in den Gefäßen, so daß die Zellfunktion geschädigt wird und die ubiquitären Keime sich rascher vermehren können.

Bei Aufstellung des Therapieplanes ist die Frage nach der Ursache der vorausgehenden Gesundheitsbeeinträchtigung zu stellen, die ja noch nicht die Krankheit ist. Folgende wichtige Faktoren seien hervorgehoben:

- Falsche Ernährung
- Verweichlichung, d.i. Mangel an sogenannten Lebensreizen, die physiologischen Funktionen anregenden und optimal einstellenden Reizen
- Falsche, pathogen wirkende Lebensgewohnheiten einschließlich Umweltschädigung
- Seelische Belastungen, in denen Form und Schwierigkeiten der Lebensbewältigung eine große Rolle spielen, worauf selbst Virchow (1847) hingewiesen hat. Das Ergebnis ist der anfällige Mensch (Kneipp 1886).

Folgendes Schema verdeutlicht die Zusammenhangskette beim Katarrh:

1. Endogene Schädigung des optimalen physiologischen Funktionszustandes
   daraus folgt
2. Schädigung der Anpassungsfähigkeit
3. Exogene Schädigung, Stase, Zellschädigung (Abkühlung, Überwärmung)
   daraus folgt
4. Infektion, Katarrh und Nachfolgekrankheiten.

Damit wird verständlicher, wenn man sagt: „Örtliche Katarrhe sind häufig Teilerscheinung oder Symptom eines Allgemeinleidens". Das ist wichtig für das Verständnis der so häufigen Nachfolgekrankheiten. Diese Erkenntnis ist entscheidend für den Therapieplan. Bei den chronischen Katarrhen der Atemwege müssen die ursächlich bedeutsamen, geschwächten Funktionen gestärkt werden. Und das geschieht vor allem durch Übung. Weniger spezifische Mittel für bestimmte Krankheiten, aber spezifische Mittel zur Anregung und Förderung der verschiedenen Leistungen des Organismus, von deren richtigem und zeitigem Ablauf Gesundheit und Krankheit mit abhängig sind, bietet die aktivierende Behandlung mittels Physiotherapie. Dies ist ein Schritt zur Lösung des Problems der Chronizität bei mehr oder weniger allen Formen der Atemwegserkrankungen.

Bei der chronisch-rezidivierenden Rhinitis, besonders bei der „Erkältlichkeit" der Kinder sollte man eine gewisse Polypragmasie nicht scheuen, aber einen festen Plan haben. Zunächst muß daher die Ernährung im Sinne der gesunden Basiskost, die Frage der Kleidung und Zimmertemperatur, des Aufenthaltes in frischer Luft und der Bewegung mit den Kranken besprochen werden. Dies sind allgemeine Maßnahmen, deren Bedeutung klar sein sollte; man unterschätzt sie leicht, bis man aus Verzweiflung einen Nordsee- oder Gebirgsaufenthalt anregen bzw. finanzieren lassen muß, der nur für extreme Fälle gedacht sein sollte. Die besonderen hydrotherapeutischen Anwendungen sind relativ einfach. Angezeigt sind Wechselfußbäder 2–3mal wöchentlich, möglichst mit Zusatz von Heublumen oder Fichtennadelextrakt, zweimal wöchentlich Kopfdampf mit Kamillen, nachmittags kurze kalte Waschung. Auch kurzes Wassertreten abends 6–10 sec, evtl. in der Badewanne, kann auf die Dauer hilfreich sein. Der anfällige Kranke ist äußerst kälteempfindlich, meidet die Kälte gern, muß aber daran gewöhnt werden. Der Kältereiz muß daher der Reaktionslage äußerst präzise angepaßt und erst allmählich gesteigert werden. Grundsätzlich kann man sich hiermit begnügen, wenn man die allgemeinen Maßnahmen ernst nimmt. Viele Kranke benutzen – oft seit Monaten, auch Jahren – schleimhautabschwellende Mittel, man setze sie möglichst schnell ab, da sie auf die Dauer immer schaden und selbst zum schädigenden Reizkörper werden (Becker 1954). So kann schon der Entzug heilsam sein. Im Kneipp-Nasenspray bietet sich ein unschädliches Ersatzmittel an.

Bei hypertrophischer Rhinitis, z.B. dem sogenannten Stockschnupfen, mit völliger Verlegung der Nasenwege konnte oft ohne sonstige Mittel eine Wende erzielt werden, so bei einer 27jährigen Krankenschwester, die über drei

Monate in fachärztlicher Behandlung war. Um des Experimentes willen wurden nur tägliche Wechselfußbäder angeordnet, exakt durchgeführt in einer Kneippbadeabteilung, sonst nichts, außer den allgemeinen Maßnahmen. Die Patientin blieb in Arbeit. Da nach acht Tagen keine Besserung eingetreten war, wollte die Patientin aufhören, sie hielt auf Weisung durch; erst nach 12 Tagen erste Zeichen der Besserung, praktisch völlige Ausheilung nach vier Wochen; kein Rezidiv, Nachbeobachtungszeit zwei Jahre. Das Beispiel zeigt die regulatorischen Wechselbeziehungen zwischen unterer Extremität und Nase.

1.3 Chronische Sinusitis

Verbunden mit der chronischen Rhinitis, auch in kausaler Wechselbeziehung, ist oft die chronische Sinusitis, die besonders die Kieferhöhlen betrifft. Da trotz Behandlung mit Antibiotika, Spülungen und schließlich Operation Rezidive oft nicht verhindert werden können, muß aufgrund vielfältiger Erfahrung bei mehrfach operierten Kranken hervorgehoben werden, daß die rein lokale Behandlung nicht ausreichend ist, sondern eigentlich immer durch Maßnahmen ergänzt werden muß, die sowohl hausärztlich wie auch kurörtlich oder im Krankenhaus durchgeführt werden können. Wichtig ist dabei der Zeitfaktor; die Behandlung erfordert Zeit und Geduld bei Arzt und Kranken und muß lange fortgesetzt werden. Ein Beispiel mag dies am besten demonstrieren: bei einer 45jährigen Rechtsanwaltsfrau, die trotz dreimaliger Operation durch einen guten Operateur tgl. 12–15 große Taschentücher mit Eiter aus der Nase entleerte, wurde unter häuslichen Verhältnissen ohne Milieuänderung vorwiegend vegetarische Diät verordnet mit reichlich Rohkost, dazu früh im Bett kalte Waschung mit nachfolgender $^1/_2$stündiger Bettruhe, am Vormittag Kopfdampf mit Kamillen, $1–1^1/_2$stündiger Mittagspause, nachmittags Wechselfußbad oder Wechselknieguß. Nach 14 Tagen jeden 2.–3. Tag statt Kopfdampf heiße Leinsamensäckchen auf die Kieferhöhlen. In einigen Aussprachen wurden ihre Kümmernisse geklärt und beraten, auch ihre Zuversicht gestärkt, mit ihren Problemen fertig zu werden. Erst nach 4 Wochen Anzeichen einer Besserung, nach 6 Monaten Ausheilung, durch Operateur bestätigt. Bei Nachbeobachtung über zwei Jahre kein Rezidiv.

Schon hier sei auf den pathogenetischen Zusammenhang zwischen Sinusitis und Bronchitis hingewiesen. Die Sinubronchitis oder das sinubronchiale Syndrom wird immer noch viel zu selten berücksichtigt, obwohl Stepp (1921) bereits die Bedeutung von Nebenhöhleneiterungen als Ursache von rezidivierenden Bronchitiden hervorgehoben hat.

1.4 Tonsillitis

Die akute Tonsillitis, Angina follicularis oder lacunaris erfordert antibiotische Behandlung, um die häufigen Komplikationen, vor allem an Gelenken, Nieren und Herz zu vermeiden. Nur selten wird man im frühesten Beginn versuchen können, mit ansteigenden Fußbädern und kurzem kalten Nachguß, Wadenwickeln und kalten, häufig gewechselten Halswickeln, die Krankheit zu kupieren. Dabei sollte mit reichlich Tee gefastet werden, Säfte werden oft als lokal schmerzhaft empfunden. Die Behandlung ist relativ einfach. Wer psychosomatischen Gedankengängen offen ist und seine Patienten exploriert, wird immer Beispiele anführen können, wie sie Weizsäcker (1935) berichtet, in denen ganz offenbar sexuelle Konflikte mit dem Ausbruch einer Angina in Zusammenhang stehen und oft dadurch gelöst werden. Der Arzt, der seine Kranken „verstehen" will, sollte danach fragen und in Verantwortung die meist jungen Menschen beraten.

Wenn bei der chronisch-rezidivierenden Tonsillitis keine zwingenden Gründe zur Tonsillektomie vorliegen, ist zu bedenken, daß die Spontanheilungen durch die physiologischen Mechanismen bei entsprechender ärztlicher Anweisung zunehmen können. Da nach vorliegenden Erfahrungen mit einer Heilungsquote von mindestens 50% ohne Operation gerechnet werden kann, lohnt es sich in den meisten Fällen, die Chance der konservativen Behandlung wahrzunehmen. Kurzfristige Erfolge sind nicht zu erhoffen, man sollte 4–6 Monate behandeln. Wenn dann ein Erfolg nicht eingetreten ist,

sollte man jedoch die Tonsillen notfalls entfernen.

Grundlage ist die Umstellung der Ernährung und eine dem physiologischen Rhythmus angepaßte Lebensordnung mit entsprechenden Ruhepausen und nicht zu geringen körperlichen Belastungen in frischer Luft bei jedem Wetter. Diese allgemeinen Maßnahmen werden vom Arzt und dann verständlicherweise auch vom Kranken meist nicht ernst genug genommen, so daß Mißerfolge schon hier ihren Anfang nehmen. Eine lokale Behandlung mit Pinseln, Heisslerscher Kaffeekohle, Gurgeln etc. erscheint manchmal angebracht und wertvoll, dürfte aber ebensowenig wie das 1–2mal wöchentliche oder noch häufigere Absaugen der Mandeln einen sicheren Effekt haben. Es wird immer weniger davon Gebrauch gemacht. Vielmehr sind die allgemeinen Maßnahmen gezielt durch Kneippanwendungen zu unterstützen, die zu Hause durchgeführt werden können: pro Woche zweimal Kopfdämpfe, zweimal ansteigende und Wechselfußbäder oder Güsse, 1–2mal Dusche, einmal Sauna. Dazu werden medikamentös pflanzliche oder ähnliche biologische Mittel verordnet. Günstig wirken zusätzlich Eigenblutinjektionen 6–8mal im Abstand von etwa 7 Tagen i.m., beginnend mit 3 ml, um jeweils 2 ml auf 8–10 ml steigend. Die Eigenblutinjektionen können bei dieser Erkrankung entscheidend helfen. Eventuelle sexuelle Probleme sind mit dem Kranken zu besprechen. Das erfordert nicht so viel Zeit wie man denkt, nur Zuwendung (Siebeck 1949). Die „exspektative Therapie" hat Krehl (1933) eindringlich gelobt. „Die heilsamen Vorgänge sollten nicht gestört werden. Das kann aber leicht geschehen, wenn ein Arzt, dem die Ehrfurcht vor der Natur fehlt und vor ihren wunderbaren Vorgängen, ungeschickt als Anfänger in diese eingreift und damit die Kräfte eines kranken Organismus lähmt."

In diesem Zusammenhang muß an die Bedeutung der „Heilentzündung" erinnert werden. Die Entzündung ist in diesem Sinne als eine Abwehrreaktion, d.i. ein „Heilfaktor", aufzufassen, wie auch die allgemeine Pathologie lehrt (Dietrich 1939). Erst die Über- und Fehlreaktion bringt Gefahren und erfordert ein aktives Eingreifen des Arztes. Leider geschieht dies noch immer zu früh und unnötig, trotz vielfacher Warnungen, zuletzt aus Amerika, wo sich der Mißbrauch von Antibiotika besonders bei Kindern unerträglich gesteigert hat (Stickler persönliche Mitteilung 1976).

1.5 Rachenkatarrh

Wie beim akuten Schnupfen sollte man auch beim akuten Rachenkatarrh nicht ohne Not die „heilsamen Vorgänge" stören. Das mag antiquiert klingen, aber man sollte vielleicht einmal an Parallelvorgänge in der Umwelt denken und zu lernen versuchen, was von Krehl (1933) unter „Ehrfurcht vor der Natur" versteht. Die Naturwissenschaft hat hier ebenso wie die Medizin neue Aspekte erkannt. Kneipptherapeutisch erfordert der akute grippale Infekt, der meist mit Fieber und Rachenkatarrh beginnt, Bettruhe für einige Tage, knappe leichte Kost oder Fasten, kalte Wadenwickel im Wechsel mit Oberkörper- oder Ganzwaschungen, alle 1 bis 2 oder 3 Stunden. Da ein spezifisches Mittel gegen Viren fehlt, nach neueren Erkenntnissen das Fieber von einer gewissen Höhe an die Virulenz der Viren abzuschwächen scheint, sind fiebersenkende Mittel abzulehnen, solange der Kreislauf in Ordnung ist, um nicht die Entwicklung der spezifischen und unspezifischen zellulären und humoralen Abwehrvorgänge zu unterdrücken. Der häufig unmittelbar nachfolgenden bakteriellen Infektion, besonders der Trachea und Bronchien, wird offenbar durch ungenügende Abwehr der Viren der Boden bereitet. Man kann vom zweiten Tag an zusätzlich Kopfdämpfe mit Kamillen ansetzen mit kaltem Nachguß. Auch Schwitzpackungen mit heißen Getränken, z.B. Fliedertee, sind angebracht.

Beim chronischen Rachenkatarrh, der mehr oder weniger mit Nasenkatarrh verbunden ist und dementsprechend vielfach von einer chronischen Sinusitis unterhalten wird, gelten alle Anweisungen, die bei diesen Krankheiten besprochen wurden. Man wird beim Rachenkatarrh die Kopfdämpfe noch etwas steigern können bis zu zweimal täglich, außerdem empfiehlt sich eine heiße Auflage in Form eines Heusackes vom Kinn zur Brust, besonders angenehm abends im Bett zur Stillung des unangenehmen trockenen Hustenreizes. Manchmal genügt eine

Wärmflasche. Inhalationen haben einen begrenzten Wert, sie können auch reizen, ebenso die Pinselungen. Heißluftinhalation in Form der Sauna wird sehr geschätzt, zumal dabei die umfassende, allgemein die zentralnervöse Regulation anregende Wirkung der Sauna zum Tragen kommt. Die Sauna ist zugleich eines der besten Abhärtungsmittel.

1.6 Abhärtung

Die Abhärtung ist für alle Atemwegserkrankungen von großer Bedeutung, ihr Wert reicht aber weit darüber hinaus. Abhärtung betrifft nicht nur die Kälteadaptation und das Training der physiologischen Thermoregulation, sondern kann auch als probates Mittel zur allgemeinen Vorsorge angesehen werden, z.B. für den Streß, worauf Franke (1973) eingehend aufmerksam gemacht hat. Vorsorge baut sich aus der Erkennung der Ursachen und den Lehren der allgemeinen Pathologie auf (Schlüter 1957). „Seitdem wir erkannt haben, daß Krankheit den Ablauf der Lebenserscheinungen unter veränderten Bedingungen darstellt, muß natürlich Heilen den Begriff haben, die normalen Bedingungen des Lebens zu erhalten oder wieder herzustellen" (Virchow zit. nach Schlüter 1938). Nach Virchow haben die biologischen Gesetze durchgreifende Gültigkeit, nach ihm kann die Krankheit durch regulatorische Einrichtungen überwunden werden. Die Anpassungsfunktionen, die bei der Abhärtung durch die Gewöhnung an Kälte- und Wärmereize gestärkt werden sollen, damit nicht schon geringe Schwankungen der inneren und äußeren Lebensbedingungen zur Dekompensation der Regulation führen, setzen über die Thermoregulation ganz wesentlich die Kreislaufregulation in Gang. Gerade der Kreislauf wird bei der Abhärtung geübt. Abhärtung ist nur *eine* Möglichkeit zur vorsorglichen Übung der Selbstregulation (Kötschau 1955). Aber sie ist einfach durchzuführen und leicht von jedem zu erlernen. Es hat sich gezeigt, daß ganz allgemein der Störung der Gleichgewichtslage des neurovegetativen Systems vorgebeugt wird, unter Umständen auch mesenchymalen Störungen (Myalgien, Rheuma), und daß sogar die psychische Stabilität gekräftigt werden kann. „Den Abgehärteten greift nichts an, den Verweichlichten bringt jedes Blatt Papier in Aufregung. Ein abgehärteter Körper besitzt auch den größeren Schutz gegen Krankheiten der Seele (Kneipp 1886)." Hoff (1942), der die Grundlage der Erkrankung der oberen Luftwege vor allem in der mangelhaften Reaktionsfähigkeit des Gefäßsystems erblickt, empfiehlt zur Abhärtung regelmäßige kalte Waschungen, systematische Hautpflege mit Frottieren nach der Waschung sowie regelmäßiges Schlafen bei offenem Fenster bei jeder Jahreszeit. Nach Kneipp sollte man bei der morgendlichen Oberkörper- später auch Unterkörper- und Ganzwaschung das Wasser auf der Haut nur kurz abstreifen, ohne abzutrocknen das Hemd überziehen und sich bis zur vollständigen Erwärmung (20–30 min) wieder ins warme Bett legen. Gut wirksam ist auch das kalte Luftbad mit leichter Gymnastik bei offenem Fenster morgens von 1 auf 10 min steigernd je nach Übung und Reaktionslage. Abhärtungsmaßnahmen sind individuell zu dosieren. Nachmittags kaltes Armbad, abends Barfußgehen, Wassertreten oder kalter Kniguß sind Ergänzungen, die durch kaltes Sitzbad (10–30 sec) oder kaltes Halbbad (6–10 sec) am frühen Abend gesteigert werden können. Bei den kälteempfindlichen Asthenikern mit träger Gefäßreaktion ist besonders Behutsamkeit angebracht, u.U. unter Berücksichtigung der tages-, monats- und jahresrhythmischen Schwankungen (Hildebrandt 1964, 1969). Die Konstitution ist durch Abhärtung nicht zu ändern, nur der dispositionellen Schwäche durch Übung vorzubeugen. Ebenso wie die Sauna können auch Schwitzpackungen mit der starken Einwirkung auf den Stoffwechsel der Abhärtung dienen (Fey 1953). Die Abhärtung beginnt am besten im Kindesalter, der Säugling verträgt schon das Nachgießen von kaltem Wasser (18°) nach dem Bad. Natürlich bieten auch Klimakuren, Badekuren und Kneippkuren optimale Abhärtungsmöglichkeiten. Frühere Vermutungen, daß die Abnahme der Infektanfälligkeit durch Abhärtung mit einer Steigerung der unspezifischen Resistenz einhergehen könne, scheinen durch neuere Untersuchungen bestätigt zu werden, die eine günstige Beeinflussung der humoralen und zellulären Immunitätslage zeigen (Ring 1976).

1.7 Laryngitis, Tracheitis

Bei den Katarrhen im Larynx und in der Trachea muß man bedenken, daß die Schleimhauttemperatur bei Kühlreizen, z.B. bei Luft- und Seebädern, gesenkt wird, eine Drosselung der Schleimhautdurchblutung und dadurch größerer Feuchtigkeitsentzug eintritt (Pirlet 1960), in deren Folge sich Veränderungen an dem für die Umweltbeziehungen so wichtigen und Noxen abwehrenden Flimmerepithel einstellen. Bei der dann rasch auftretenden Heiserkeit oder Tonlosigkeit ist Sprechverbot, Aufenthalt in warmen, feuchtgehaltenen Räumen und Behandlung mit heißen Packungen, feuchtwarmen Dämpfen und heißen bzw. ansteigenden Fußbädern nötig, aber nach Abklingen der akuten Erscheinungen der Beginn mit vorsichtigen hydrotherapeutischen Reizen zwecks Gewöhnung und Übung nicht zu vergessen.

2 Untere Atemwege

Alles was über die „allgemeinen Anordnungen" für die Therapie bei Erkrankungen der oberen Luftwege gesagt wurde, gilt im erhöhten Maße für die Erkrankung der Bronchien.

2.1 Akute Bronchitis

Tritt die akute Bronchitis im Rahmen eines Erkältungsinfektes – meist nach dem Schnupfen – auf, sind die bis dahin erfolgten Maßnahmen zu intensivieren. Schwitzpackungen mit heißem Fliedertee, heiße Heusackpackung auf die Brust, auch im Rücken oder heiße Brustwickel ergänzen sie. Es ist nicht überflüssig, ausdrücklich das Rauchen zu verbieten.

Die rasch einsetzende, meist fieberhafte Bronchitis erfordert in der Regel Bettruhe, Ernährungsbeschränkung oder Fasten bei reichlicher Flüssigkeit mit Obstsäften und eine Behandlung mit differenzierten Kaltreizen, die besonders in den Nachmittags- und Abendstunden bei erhöhter Körpertemperatur als wirksam und angenehm empfunden werden. Je nach Temperatur kann auch morgens schon mit kalten Wadenwickeln begonnen werden; zu dieser Zeit kann aber auch eine energische Schwitzbehandlung mit heißem oder ansteigendem Halbbad und nachfolgender Packung, Trinken von heißem Brusttee oder heißer Milch mit Honig dazu, eventuell auch etwas Alkohol, z.B. Kirschwasser, rasche Hilfe bringen. Auch sind häufige Ganzwaschungen, etwa 5–6mal täglich oder kalte Brustwickel bis 3mal täglich angezeigt. Bei stärkerer Atemnot, besonders bei Kindern und älteren Patienten, bringt der Senfwickel rasche wohltuende Erleichterung. Man verrührt etwa zwei Handvoll Senfmehl in 1 l lauwarmem Wasser, bis reizende Dämpfe auftreten, und streicht diesen Brei fingerdick auf ein Leinentuch, das man um den Brustkorb wickelt. Wenn starkes Brennen eingetreten ist, entfernt man den Wickel und wäscht die krebsrot gewordene Haut ab. Wird wegen schlechter Kreislaufreaktionsfähigkeit ein solcher Wickel nicht vertragen, wird das Gesicht blaß und der Kranke unruhig und ängstlich. Der Wickel muß dann entfernt werden. Statt Inhalation mit ätherischen Ölen wie Terpentin, Eukalyptus, Latschenkieferöl ist Wasserdampf unter Zusatz von Kamillen zweckmäßiger.

Fiebersenkende Mittel können schaden, bedürfen daher immer reiflicher Überlegung; bei kreislaufgefährdeten Patienten können sie jedoch in Frage kommen. Bleibt der Auswurf zäh und sind trockene Rasselgeräusche auskultatorisch feststellbar, kommen schleimlösende Mittel in Betracht, die in großer Zahl zur Verfügung stehen. Vom Brusttee, Spec. pectoral 50,0, wird ein Eßlöffel mit einer Tasse Wasser als Tee aufgebrüht. Auch heiße Milch mit Emser Salz ist sehr gut. Man kann auch mit einer kleinen Dosis eines Brechmittels die Expektoration unterstützen. Folgendes Ipecacuanha-Rezept ist zu empfehlen:

Infus. Rad. Ipecac. 0,5:150,0, Liqu. Ammon. anisat., Aqua amygd. amara āā 5,0, Sirup. Alth. ad 180,0 mehrmals tgl. einen Eßlöffel.

Bewährt hat sich auch die alte Mixtura solvens, welche Salmiak und Lakritzen enthält. Bei bronchokonstriktorischer Komponente mit verlängertem Exspirium und langgezogenen giemenden Geräuschen ist Zusatz von Ephetonin zur Bekämpfung von Bronchialspasmen, wie etwa Ephetoninhustensaft, zweckmäßig.

Die Verordnung von Medikamenten zur Unterdrückung des Hustenreflexes, so daß eine Expektoration dadurch in Frage gestellt wird, ist ein grober Verstoß gegen die ärztliche Aufgabe, den natürlichen Abwehrvorgang des Schleimauswurfes zu unterstützen. Sie kommt nur in Betracht, wenn es sich um einen überstarken Reizhusten handelt, der doch keinen Auswurf fördert und wenn die Auskultation keine stärkeren katarrhalischen Geräusche über den Lungen ergibt, oder wenn der Zustand des Kranken, z.B. während der Nacht, etwas Ruhe vor dem dauernden Hustenreiz erfordert. Starke heiße Einwirkung auf den Hals mit Heusackpackungen vom Kinn zur Brust verschaffen etwas Erleichterung.

2.2 Chronische Bronchitis

Etwa 1 Million Menschen in der Bundesrepublik leiden am chronischen unspezifischen respiratorischen Syndrom mit den Auswirkungen wie chronisch-eitrige Bronchitis, Peribronchitis mit Bronchiektasen, Obstruktion, Lungenemphysem und schließlich – als Folge der pulmonalen Hypertonie – am Cor pulmonale. Sozialmedizinisch zählen diese Leiden in ihrer Häufigkeit und Dauer zu den kostenintensivsten Krankheiten; neben der Arteriosklerose nehmen sie die Spitze aller chronischen, progredienten Krankheiten ein.

Bei der Manifestation und Progredienz einer chronischen Bronchitis spielt der akute, schubweise auftretende Bronchialkatarrh, oft auch sekundär im Gefolge eines Virusinfektes, eine entscheidende Rolle. Die Zunahme der Schleimproduktion bei Vermehrung der Becherzellen und die Auflockerung der entzündeten Bronchialschleimhaut ermöglichen die Ansiedlung bzw. die Vermehrung ubiquitärer unspezifischer pathogener Keime sowie ihr Eindringen und Ausbreiten im submukösen Bereich. Flächenhafter Zerstörung des Flimmerepithels mit Elastizitätsverlust der Bronchialwand und ungenügender Bronchialtoilette folgt eine zunehmende Viskosität des infizierten Bronchialsekretes, so daß es zu einem Circulus vitiosus kommt, der immer schneller und enger wird und schließlich zur chronischen Bronchitis mit Obstruktion der Luftwege und zum Lungenemphysem führt, oft begleitet von poststenotischen broncho-pneumonischen Schüben.

Es gelingt zwar mit Hilfe von Antibiotika, teils in Dauerbehandlung, und durch entsprechende Gaben von Katecholaminen oder Purinkörpern und von Kortikosteroiden neben den Sekretolytika vorübergehende oder auch länger dauernde Besserung zu erzielen, aber die Behandlung bereitet immer noch große Schwierigkeiten. Im Vordergrund steht nach wie vor das Problem der Selbstreinigung des Bronchialbaumes, das durch die Hemmung der Flimmertätigkeit der Zilien entsteht (Schwabe 1968; Lippross 1976). Dieser Einschränkung des Selbstreinigungssystems wird bei der Beurteilung der Prognose großer Wert beigelegt. Die bronchorrhoische Reaktion ist eine Abwehrreaktion, um die Selbstreinigung der Bronchien zu erhalten. Bei Störung der Mukoziliarfunktion kommt es zu entscheidender Entwicklung von Komplikationen, da das stagnierende Bronchialsekret der Nährboden für die Bakterien ist. Hier bietet sich nach Herzog (1968) ein „Arbeitsfeld für die expektorationsfördernde Physiotherapie" von beträchtlicher Bedeutung.

Über die Auswurfförderung hinaus dürfte eine Regulierung der Durchblutung im Bronchialbaum eine Rolle spielen, um eine Kräftigung und Erholung der Epithelien und damit eine Erhaltung der Mukoziliarfunktion zu bewirken. Die Flimmertätigkeit der Zilien hängt vom Zustand der Epithelien ab, diese Zellen sind auf die bestmögliche Durchblutung angewiesen, und diese kann in der Physiotherapie angeregt werden.

Der chronische Bronchitiker ist äußerst kälteempfindlich, man muß also vorsichtig, einschleichend, unter strenger Beobachtung individuell differenzieren. Diese Vorsichtsmaßnahme erschwert eine schematische Darstellung des kneipptherapeutischen Vorgehens, das nicht nur als eine wertvolle Ergänzung angesehen wird, sondern auch helfen kann, bei der mit Nebenwirkungen behafteten medikamentösen Behandlung einzusparen. Man beginnt zweckmäßig mit ansteigenden Teilbädern und geht

über Wechsel-Fuß- und Armbädern zu Wechselgüssen über, wenn die Verträglichkeit es gestattet, und kann z.B. ansteigende Teilbäder mit Güssen wechseln lassen. Dazu gesellen sich Heusackpackungen auf Brust *oder* Rücken, später heiße, dann auch kalte Wickel, die bei beginnender chronischer Bronchitis schon frühzeitig gegeben werden sollten und tiefgreifende, nachhaltende Wirkungen bei häufigem und längerem Gebrauch erzielen können. Schlecht angelegte Wickel können schaden. Besonders bei den Bergarbeitern aus dem Ruhrgebiet mit mehr oder weniger ausgeprägter Steinstaublunge und chronischer Bronchitis konnte die gute Wirkung von Wickeln beobachtet werden. Ein bis zwei gut warme $^3/_4$ oder Vollbäder pro Woche mit Fi-, Fi-O$_2$-, Fi-CO$_2$- oder Thymianzusatz ergänzen diese Behandlung, ebenso Kopfdampfbäder und Inhalation mit Kamille plus Emser Salz. Besonders wirksam hat sich die Sauna erwiesen, wie schon die ersten von uns durchgeführten klinischen Versuche 1934/35 in der Medizinischen Klinik Heidelberg zeigten. Bei vorsichtigem Beginn – beim erstenmal nur 5–7 min – unterste Stufe, zweimaliger Gang, milde Dusche, kann schließlich die intensive Erhitzung über 10–12 min das kalte Tauchbad und Luftbad ermöglichen, die eine therapeutische und abhärtende, trainierende Maßnahme ersten Ranges darstellen. Bei regelmäßigem Saunagebrauch, 1–2mal pro Woche, können Bronchitiker lange Zeit Rezidive vermeiden oder verbrauchen wesentlich weniger Medikamente. Eine besondere Rolle spielt der Wechseloberguß. Zur Steigerung der Sekretion und Expektoration stehen auch pflanzliche Mittel (Spitzwegerich, Aristolochia) zur Verfügung, ebenso zur medikamentösen Steigerung der Abwehr. Nicht zu vernachlässigen ist die Bewegungstherapie, rechtzeitig auch Gymnastik, besonders Einüben der richtigen Atmung. Lühr (zit. nach Schmidt 1974) berichtet, daß selbst bei schweren obstruktiven Ventilationsstörungen in relativ ungünstig gelagerten Verhältnissen sich am Ende der Trainingsbehandlung Erfolge in einer signifikanten Minderung des Belastungspulses und einer Verbesserung der Atemökonomie gezeigt haben sollen.

Eine große Rolle spielt die Kur bei der chronischen Bronchitis. Der Wechsel von Badekuren,

Tabelle 1

1. Woche

Tag	morgens	vormittags	nachmittags
1.	Okw	aFb	Hs Brust
2.	Okw	aAb	Hs Rücken
3.	Okw	aFb	Ab
4.	Okw	$FiCO_2\,^3/_4$ b	Ab
5.	Okw	WAb/Fi	Hs Brust
6.	Okw	WFb/Fi	AB

2. Woche

1.	Okw	WAg	Bw heiß
2.	Okw	WKn	Bw heiß
3.	Okw	Sauna 7–8 min	Ab
4.	Okw	verl. WAg	Bw kalt
5.	Okw	verl. WKn	Bw kalt
6.	Okw	$FiCO_2\,^3/_4$ b	Ab

3. Woche

1.	Okw	WBg	Hs Rücken
2.	Okw	WFb/Fi	Bw kalt
3.	Okw	Sauna 8–9 min	Ab
4.	Okw	$FiCO_2$ Vb	Ab
5.	Okw	WO	Bw kalt
6.	Okw	WS	Ab

4. Woche

1.	Okw	WO	Bw kalt
2.	Okw	aH	Bw kalt
3.	Okw	Sauna 2×10 min	Ab
4.	Okw	$FiCO_2$ Vb	Ab
5.	Okw	WO	Bw kalt
6.	Okw	WS	Ab

z.B. Bad Ems, Reichenhall mit Kneippkuren in günstigem Klima ist ratsam. Als methodischer Anhalt sei das Beispiel einer vierwöchigen Kneippkur für mittelschwere chron.-obstruktive Bronchitis, auch mit beginnendem Emphysem, aufgeführt (Tabelle 1).

Gesunde knappe Basiskost, tgl. Gymnastik, Wandern, Inhalation. Pro Woche zweimal Bindegewebsmassage, zweimal Schwimmen. Nichtrauchertraining, wenig Alkohol. Da die Atmung erheblich psychosomatischen Einflüssen unterliegt, ist bei geeigneten Patienten eine psychogene Behandlung einzuleiten. Dazu bringt schon die Distanz zu beruflichen und familiären psychischen Problemen und das den Kurort umgebende Klima eine Entlastung. Nach der Kur möglichst 10–14 Tage Arbeitsruhe, Nachbehandlung mit Sauna einmal wöchentlich, WFb einmal wöchentlich, Bw einmal wöchentlich, eventuell Kopfdämpfe.

Je früher die Behandlung beginnt, desto günstiger ist die Prognose. Chronische Nebenhöhlenaffektionen müssen saniert werden. Man kann voraussagen, daß eine Bronchitis mit Sicherheit nicht ausheilen wird, solange daneben eine chronische Sinusitis besteht. Die Angaben über die Häufigkeit dieser Parallelvorgänge variieren zwischen 39% und 90%.

Nach Schmidt (1970, 1974) sind bei den chronischen Atemwegserkrankungen zahlreiche Formen der Behandlung notwendig und soweit wie möglich zu koordinieren:

- Pharmakotherapie
- Diätetik bes. für Übergewichtige
- Physikalisch-balneologische und Klimatherapie
- Psychotherapie (z.B. autogenes Training)
- Bewegungstherapie gegen die körperliche Inaktivität, zur Verbesserung der Ventilation mit Förderung der Expektoration und der pulmonalen Durchblutung.

Die Untersuchungen von Schmidt (1970, 1974) ergaben:

- einen guten Behandlungseffekt allein durch physikalisch-balneologische Maßnahmen
- einen guten Behandlungseffekt allein durch Medikamente
- eine Verbesserung des Behandlungseffekts durch Kombination physikalisch-balneologischer Maßnahmen mit Pharmakotherapie.

Über die wirtschaftlichen Auswirkungen von Kuren berichtet Wannenwetsch (1970) auf Grund seiner katamnestischen Erhebungen bei LVA-Kuren. Bei Messung der Fehlzeiten der betreffenden Patienten vor und nach einer Kur konnte er feststellen, daß bei Bronchitikern die Zahl der häufig Fehlenden von 28,6% vor der Kur auf 17,8% nach der Kur in den folgenden 1–2 Jahren zurückging. Es ließ sich errechnen, daß durch weniger Produktionsausfall und Krankheitszahlung und dadurch erhöhter Beitragseinnahme im Jahre 1963 ein Gewinn von 1,6 Milliarden zu verzeichnen war, dem Ausgaben von nur 500 Millionen DM gegenüberstanden. Das Kostenertragsverhältnis von etwa 1:3 kann als überaus günstig bezeichnet werden und rechtfertigt, abgesehen vom Heileffekt, auch vom volkswirtschaftlichen Standpunkt die Beantragung und Durchführung von Kuren.

2.3 Emphysem

Das Emphysem, mit und ohne erkennbare Bronchitis, bietet kneipptherapeutisch vor allem für die Prophylaxe ein dankbares Betätigungsfeld, da einer medikamentösen Behandlung einige Grenzen gesetzt sind, andererseits mit der häufigen Folge der Globalinsuffizienz und der pulmonalen Hypertonie das gefährliche Cor pulmonale beginnt. Die Feststellung eines Emphysems erfordert ein aktives Vorgehen mit wohldosierten physikalisch-diätetischen Maßnahmen:

- Gewichtsregulierung
- Atmungsregulierung
- Abhärtung und Bewegung, vor allem Wandern

Wenn es gelingt, den Willen zur Gesundheit zu motivieren, kann nach 40jähriger persönlicher Erfahrung vor allem die Behandlung mit der Sauna einmal wöchentl. 10–12 min günstig beurteilt werden. Die aktive Mitarbeit der Patienten, vor allem mit täglichen Atemübungen, ist entscheidend. Neben dem Ansteigen der Vitalkapazität kommt es, wie bei jeder Organleistung, so auch bei der Lunge, zu einer Verbesserung der Durchblutung.

2.4 Bronchiektasen

Für Bronchiektasen sind keine besonderen Maßnahmen für die physikalische Behandlung aufzuzeichnen. Vielleicht kann man vermehrt Obergüsse und Sauna einsetzen, manchmal bringen Kopfdämpfe mit einigen Tropfen Latschenkieferöl Entlastung. Bei kräftigen Menschen ist eine Fastenkur oder – noch strenger – zur Einschränkung der Flüssigkeitszufuhr eine Schroth-Kur zu erwägen, die abgeändert periodenweise auch im Krankenhaus durchgeführt wird. Zum Beispiel:

1. 2 Tage altgebackene Semmeln und trockene Backpflaumen. Am 2. Tag $1/8$ l Zitronensaft

mittags, $1/4$ l abends. Am 3. Tag Obsttag. Übergang zu vegetarischer oder Normalkost.

Oder

2. 3 Tage Semmeln und Backpflaumen, am 2. Tag mittags $1/4$ l Obstsaft, am 3. Tag $1/2$ l, am 4. Tag Obsttag und Übergang. Auch der Kochsalzentzug könnte, wie bei allen Katarrhen, bedeutsam dabei sein.

2.5 Asthma bronchiale

Bei der Physiotherapie des Asthmas gilt es einmal, der Störung des vegetativen Nervensystems mit der parasympathikoton betonten Fehlregulation der Atmung, zum anderen der schweren mechanischen Atmungsbehinderung entgegenzuwirken. Das Letztere erscheint oft als das Dringlichere, um den Kranken aus dem qualvollen Zustand herauszuhelfen; die umstimmende Allgemeinbehandlung ist aber im großen ganzen gesehen neben der Allergenbekämpfung das Wesentlichere. Schließlich muß an psychosomatische Beziehungen und entsprechende Behandlung gedacht werden (Jores 1964).

Schon im älteren hydrotherapeutischen Schrifttum werden temperaturansteigende Fußbäder beim Asthma empfohlen. Man kann auch warme oder ansteigende Armbäder anordnen; selbst heiße Umschläge – vor allem auch um die Arme – häufig gewechselt, haben sich bewährt. Es kommt dadurch oft unmittelbar zum Schweißausbruch und zur Linderung des Anfalls als Erfolg der einsetzenden Umstimmung. Es ist ein Verfahren, das sich besonders für den ambulanten Kranken eignet, der damit ein Mittel zur Hand hat, das er beim Beginn des Anfalls zu Hause selbst einsetzen kann. In der klinischen Behandlung werden ansteigende Halbbäder und Sauna dazu kommen, eventuell auch Überwärmungsbäder. Die ansteigenden Halbbäder, anfangs 34–38° C, dann 36–39° C 15 min bis 37–40° C 15 min haben bei wiederholter Anwendung – 2–3mal wöchentlich – eine tiefgreifende Wirkung. Anschließend ist Bettruhe mit leichtem Nachschwitzen angebracht. Ausgesprochene Schwitzpackung wird oft schlecht vertragen. Die Durchführung einer Kur erläu-

Tabelle 2

1. Woche

Tag	morgens	vormittags	nachmittags
1.	Okw	aFb	Ab
2.	Okw	aAb	Hs Brust
3.	Okw	aH	Ab
4.	Okw	aAb	Hs Brust
5.	Okw	aH	Ab
6.	Okw	Sauna 2 × 10 min	Ab

2. Woche

1.	Okw	aFb und Kn	WAg
2.	Okw	aAb und Ag	Hs Brust
3.	Okw	aH	Ab
4.	Okw	aAb und Ag	Bw kalt
5.	Okw	aH	Ag
6.	Okw	Sauna 2 × 10 min	Ab

3. Woche

1.	Okw	aFb	WO
2.	Okw	aAb und Ag	Hs Brust
3.	Okw	aH	Ab
4.	Okw	WFb/Fi	WO
5.	Okw	aH	Bw
6.	Okw	Sauna 2 × 10 min	Ab

4. Woche

1.	Okw	aFb und S	WO
2.	Okw	WAb/Fi	Kw
3.	Okw	aH	Ab
4.	Okw	verl. WKn	WO
5.	Okw	aH	Ag
6.	Okw	Sauna 2 × 10 min	Ab

tere ein Beispiel, das je nach individueller Indikation abgeändert werden muß (Tabelle 2).

In der 5. Woche, eventuell auch schon in der 4. Woche kann ein heißer Rückenblitz eingeschaltet werden. Weitgehend vegetarische Kost mit Rohkost, da hierdurch die Umstimmung begünstigt wird. Pro Woche zweimal Bindegewebsmassage, eventuell auch 1–2 UV-Bestrahlungen, tgl. Aerosoltherapie mit verdünnter Sole gegen die Exsikkose der Schleimhaut. Spasmolytika als Spray nur bei dringendem Bedarf, Lagerung mit Schüttelungen, Klopfungen können danach das Abhusten erleichtern. Damit ist die lokale Behandlung eingeleitet, die

sich vor allem der Atmungsbehinderung widmet. Vier Komponenten sind zu berücksichtigen (v. Arnim 1964):

1. die eingeschränkte oder fehlende Bauch- und Flankenatmung mit Zwerchfelltiefstand
2. die Starre der Thorax- und Rumpfmuskulatur
3. die motorische Fehlatmung mit Überbeanspruchung der Atemhilfsmuskulatur
4. vor allem der durch den steigenden Lufthunger krankhaft veränderte Atemrhythmus.

Im Vordergrund steht daher die krankengymnastische Behandlung, um eine Mobilisierung des Zwerchfells als wichtigstem Atemmuskel aus seiner Inspirationsstarre zu bewirken, die seit jeher das Hauptziel jeder Atemgymnastik beim Asthmatiker neben der Lockerung der Thorax- und Atemhilfsmuskulatur ist. Die bewußt gemachte, gezielte Bauch- und Flankenatmung ist zu erlernen, ebenso zur Normalisierung des Atemrhythmus die Verlängerung der Ausatmungsphase, wodurch die schädliche exspiratorische Drucksteigerung wirksam bekämpft wird. Die Patienten sind anzuhalten, durch Summen oder tönende Vokale eine leichte exspiratorische Ventilstenose übungsmäßig hervorzurufen, um den zu heftigen Abfall des bronchiolären Druckes zu vermeiden, der zum Kollabieren der Bronchiolen, zum alveolären Rückstau, damit wieder zu weiterer Lungenblähung führt. Bei der gekonnt durchgeführten Atemtherapie gibt es keinen Zweifel mehr an deren Wirksamkeit. An dem Fehlen einer entsprechenden Spezialkraft liegt es vielfach, daß nicht jeder Kneippkurort – abgesehen vom Klima – für Asthmatiker geeignet erscheint. Es kommt hinzu, daß man durch solche Übungen dem Asthmatiker durch seine eigene Leistung und durch seinen Einsatz bei diesen Übungen das Gefühl wiedergibt, daß er nicht hilflos der krankhaften Zwangsatmung ausgeliefert ist, sondern daß er mit seinem Willen seine Atmung steuern kann. Bei den Atemübungen sieht man auch, wie manche Asthmatiker unbewußt sich selbst in eine krankhafte Atmung weiter hineinsteigern.

Es gibt wohl kaum einen Asthmafall, bei dem nicht eine psychische Komponente anzunehmen wäre, manchmal ist die psychotherapeutische Beeinflussung von besonderer Bedeutung. Am besten geschieht dies durch den Hausarzt, aber nicht immer liegt die psychische Verflechtung klar zu Tage. Es soll hier nicht auf die allgemeine Psychosomatik eingegangen werden, doch mögen drei kurze Krankengeschichten der Illustration und Verständigung dienen.

1. Ein 32jähriger Bäcker leidet seit über 10 Jahren an Asthma, das als allergisches Mehlasthma diagnostiziert wurde. Berufswechsel bringt keine Besserung. Meist nächtliche Anfälle, in der Klinik fast täglich. Die Exploration erbringt keine Anhaltspunkte. Auf sofortiges Befragen nach Beginn des Anfalls nachts: „Ich habe geträumt, ich habe das Beil in der Hand und will auf meinen Vater einschlagen, dann wache ich plötzlich auf und kriege keine Luft." Jede Nacht dieser Traum. Er hatte sich als 17jähriger nach Zerwürfnis im Zorn vom Vater getrennt, „ich hatte eine Wut im Bauch, ich hätte ihn totschlagen können". Nach entsprechender Behandlung klang das Asthma völlig ab. Nachbeobachtung zwei Jahre.

2. Ein 25jähriges Mädchen aus wohlhabender Familie wird seit Jahren ohne Erfolg wegen Asthma in verschiedenen Kliniken und Sanatorien behandelt. Bei einem internen Fest gelingt es, sie trotz Asthma zum Tanzen zu bewegen, obwohl sie infolge Luftnot kaum gehen kann. Beim Tanz löst sie sich und kann immer länger und besser tanzen. Es stellt sich heraus, daß die Eltern ihren seit Jahren gehegten Wunsch, Tänzerin zu werden, aus überholten Vorstellungen ablehnen. Auch hier nach entsprechenden Regelungen völlige Gesundung und Berufsausbildung als Tänzerin.

3. Ein 9jähriger Junge hat seit dem zweiten Lebensjahr zunehmende, wechselnd starke, in letzter Zeit tagelang anhaltende Anfälle. Großvater und ein Onkel hatten Asthma. Eine empfohlene Bade- und Klimakur bringt Besserung. Nach Rückkehr bei Betreten der Wohnung tritt ziemlich rasch ein Asthma-Anfall auf, der sofortige ärztliche Hilfe erfordert. Es scheint eine Hausstaub-Allergie vorzuliegen. Beim nächsten Besuch der Mutter mit dem Jungen in der Praxis fällt das unwirsche, aggressive Verhalten der Mutter gegenüber dem Kind auf. In sofortiger längerer Aussprache wird dem Arzt und der hochintelligenten, aufgeschlossenen Mutter klar, daß sie den Jungen, viertes Kind, nicht mag, erst im Anfall wendet sie ihm ganze mütterliche Liebe und Umsorgung dem kranken Kind zu und gibt ihm die Geborgenheit, die dieses Kind in erhöhtem Maße nötig hat, um die innere Angst loszuwerden. Sie verspricht, die Konsequenzen zu ziehen und alles zu tun, was in ihren Kräften steht, um dem Kind zu helfen. Sie hatte es wirklich begriffen und hatte auch die Fähigkeit, sich danach zu richten. Der Junge hatte häufig in der Schule gefehlt, jetzt erfolgten keine Unterbrechungen mehr. Erst nach $1/2$ Jahr bei einem zufälligen Treffen mit der Familie erfuhr der Arzt von Mutter und Kind, daß noch gelegent-lich Husten und Ziehen aufträten, was mit kleinen häuslichen Anwendungen beherrscht wurde, daß aber seit der Aussprache eine ärztliche Behandlung nicht mehr erforderlich gewesen war.

Viele Faktoren sind beim Asthma bronchiale zu berücksichtigen, die Pathogenese ist oft recht verschlungen. Demgemäß sollte die Therapie polyvalent in Synthese von Naturwissenschaft und Naturheilkunde alle Register ziehen können, die individuell erforderlich werden.

3 Literatur

Armin, D. von: Die physikalische Therapie des Asthma bronchiale. Schriftenr. Bayer. Ärztekammer *3*, 225 (1964)

Becker, A.: Was ist heute über die Entstehung des Schnupfens bekannt? Dtsch. Med. Wochenschr. *79*, 156 (1954)

Brück, K.: Physiologische Aspekte der Anpassung. Arch. Phys. Ther. *16*, 7 (1964)

Brück, K.: Physiologische Grundlagen der Abhärtung. Allg. Ther. *3*, 83 (1965)

Dietrich: Allgemeine Pathologie. Leipzig: Hirzel 1939

Fey, C.: Praktikum der Hydrotherapie. Hippokrates *45* (1953)

Franke, K.: Moderne Abhärtungsprobleme. München: Goldmann 1973

Grote, L.R.: Über den Bereich der Naturheilkunde. Hippokrates *12*, 319 (1952)

Grote, L.R.: Über die Einheit der Heilkunde und die hippokratische Medizin. Hippokrates *1*, 1 (1954)

Hildebrandt, G.: Störung der biologischen Rhythmik. In: Der vorzeitig verbrauchte Mensch. Heis-Franke (Hrsg.). Stuttgart: Hippokrates 1964

Hildebrandt, G.: Rhythmologische Aspekte der Selbstordnung. Arch. Phys. Ther. *21*, 237 (1969)

Hoff, F.: Behandlung innerer Krankheiten. Leipzig: Thieme 1942

Herzog, H.: Folgen chronisch-obstruktiver Atemwegserkrankungen. In: Chronische Bronchitis. Bopp, K.P., Heymer, A. (Hrsg.). Stuttgart: Schattauer 1968

Jores, A.: Ätiologie und Therapie des Asthma bronchiale vom psychologischen Aspekt. Schriftenr. Bayer. Ärztekammer *3*, 161 (1964)

Kneipp, S.: Meine Wasserkur. Kempten: Kösel 1886

Kötschau, K.: Einführung in ganzheitliches Denken. Hippokrates *15*, 449 (1953)

Kötschau, K.: Zum Problem der Gesundheitsvorsorge. Hippokrates *29* (1955)

Krehl, L. von: Über die Grundlagen der Therapie. Dtsch. Med. Wochenschr. *205* (1933)

Lippross, O.: Bericht über Tagung im Kloster Grafschaft. Westfäl. Ärztebl. *8*, 730 (1976)

Pirlet, K.: Menschlicher Wärmehaushalt und kaltes Seebad, unter besonderer Berücksichtigung individueller Unterschiede. Arch. Phys. Ther. *12*, 165 (1960)

Ring, J.: Änderung der humoralen und zellulären Immunitätslage unter hydrotherapeutischer Kurbehandlung. In: Sonderheft II, Sebastian-Kneipp Institut. Bad Wörishofen: Geyer 1976

Schlüter, H.: Virchow als Biologe. Stuttgart: Hippokrates 1938

Schlüter, H.: Über die Bedeutung der Abhärtung für die Gesundheitsvorsorge. Hippokrates *27*, 244 (1957)

Schmidt, O.P.: Chronische unspezifische Krankheiten der Atemwege und ihre kombinierte Kurbehandlung. Z. Angew. Bäder Klimaheilkd. *17* (1970)

Schmidt, O.P.: Indikation und Kontraindikation der Bewegungstherapie bei bronchopulmonalen Krankheiten. Z. Angew. Bäder Klimaheilkd. *3*, 225 (1974)

Schwabe, H.K.: Kortikoidbehandlung bei der chronischen Bronchitis. In: Chronische Bronchitis. Bopp, K.P., Heymer, A. (Hrsg.). Stuttgart: Schattauer 1968

Siebeck, R.: Medizin in Bewegung. Stuttgart: Thieme 1949

Stepp: Dtsch. Med. Wochenschr. *1328* (1921)

Wannenwetsch, E.: Erfolgsstatistik der Rehabilitationskuren unter besonderer Berücksichtigung der unspezifischen Lungenerkrankungen und der Krankheiten des Herz-Kreislaufes. Arch. Phys. Ther. *22*, 1201 (1970)

Weizsäcker, V. von: Studien zur Pathogenese. Leipzig: Thieme 1935

Weizsäcker, V. von: Klinische Vorstellungen. Stuttgart: Hippokrates 1943

Zöllner, N.: Die Klinik der chronischen Bronchitis. In: Chronische Bronchitis. Bopp, K.P., Heymer, A. (Hrsg.). Stuttgart: Schattauer 1968

Kneipptherapie bei rheumatischen Krankheiten

H.-D. Hentschel

1 Einführung

Es ist heute unbestritten, daß bei den verschiedenen Krankheiten des rheumatischen Formenkreises nur eine umfassende Therapie zu befriedigenden therapeutischen und rehabilitativen Ergebnissen führen kann. In diesem Sinne werden je nach Lage des Einzelfalles medikamentöse, operative, diätetische und vor allem physikalische Behandlungsverfahren herangezogen. Da die Kneipptherapie in ihrer heutigen Form den größten Teil dieser Methoden umschließt, ist es nur folgerichtig, wenn sie seit dem Vorbild von Storck (1953) systematisch in Kombination mit anderen Verfahrensweisen und in kurmäßiger Form zur Behandlung rheumatischer Leiden gebraucht wird. Die Kneippschen hydrotherapeutischen Anwendungen und die Methoden der aktiven und passiven Bewegungsbehandlung, einer weiteren Komponente der Kneipptherapie, sind heute aus der Rheumatherapie nicht mehr wegzudenken.

Mehr noch als in anderen Krankheitsbereichen kann bei den rheumatischen Erkrankungen die Kneipptherapie jedoch nur dann erfolgreich sein, wenn sie genau auf das im Einzelfall gegebene Krankheitsbild, das Stadium, die Lokalisation und die Prozeßaktivität abgestellt wird. Unter diesem Gesichtspunkt soll im folgenden die Kneipptherapie bei den wichtigsten rheumatischen Krankheiten dargelegt werden.

2 Chronische Polyarthritis (rheumatoide Arthritis)

2.1 Zum Krankheitsbild

Bei der Behandlung der chronischen Polyarthritis müssen wir uns der Tatsache bewußt sein, daß es sich um keine örtliche Erkrankung, sondern um eine *Systemkrankheit* mit charakteristischen Veränderungen am Bewegungsapparat handelt. Ihre Ätiologie ist noch unbekannt, man vermutet heute meistens einen vorangehenden Infekt mit Viren, Mikrobakterien oder anderen Organismen, der von einer (fehlgesteuerten) Autoimmunantwort gefolgt ist. Das Krankheitsbild ist anfänglich durch Veränderungen im Sinne einer exsudativen Entzündung gekennzeichnet, später treffen proliferativ-entzündliche und tumorähnliche Phänomene an der Synovialmembran in den Vordergrund, wobei im weiteren Verlauf nicht nur diese selbst, sondern auch Gelenkknorpel und Knochen zerstört werden. Daneben spielen sich primär-nekrosierende Prozesse in Sehnen und Kapselgeweben, aber auch im Herzmuskel, in Gefäßen und anderen Organen ab. Charakteristisch für die Erkrankung ist ein Wechsel von entzündlichen Schüben und Intervallen mit relativer Inaktivität.

2.2 Wichtigkeit der Frühdiagnose

Wie zahlreiche Untersuchungen erweisen, sind die therapeutischen Resultate bei der chronischen Polyarthritis weit besser, wenn die Behandlung bereits zu Beginn des Krankheitsprozesses einsetzt, wo sich erst geringe organische Veränderungen finden. Dementsprechend müssen wir eine möglichst frühzeitige Erkennung des Krankheitsbildes anstreben. Leitbild hierbei sind in erster Linie die chronisch entzündlichen Veränderungen an den Synovialmembranen der kleinen und mittleren Gelenke und entsprechende Laborreaktionen, wobei allerdings der sogenannte Rheumafaktor frühestens nach einer Krankheitsdauer von mehreren Monaten und auch dann nur bei einem Teil der Fälle positiv zu werden pflegt. Da die Frühdiagnose nicht selten sehr schwierig ist, sollte gegebenenfalls ein Rheumatologe hinzugezogen werden.

Im weiteren Verlauf kommt es zu deutlichen anatomischen Veränderungen und charakteristischen Röntgenbefunden (zumal an den Finger-Grundgelenken), so daß die Erkennung der Krankheit kaum noch Schwierigkeiten bereitet.

2.3 Notwendigkeit der Langzeittherapie

Der chronische, oft den ganzen Organismus einschließlich der Psyche in Mitleidenschaft ziehende Krankheitsprozeß erfordert die lang-zeitige und umfassende Anwendung therapeutischer Maßnahmen, wobei neben dem Stadium der Krankheit vor allem die jeweilige Aktivität des Prozesses zu berücksichtigen ist. Obwohl uns bislang eine ursächliche Behandlung nicht möglich ist, läßt sich durch eine konsequent betriebene medikamentöse Basistherapie bei gleichzeitiger Ausschöpfung aller physikalisch-therapeutischen Möglichkeiten das Krankheitsbild in den meisten Fällen günstig beeinflussen.

2.4 Diät

Im Gegensatz zu allen möglichen sektiererischen Behauptungen haben kritische Untersuchungen immer wieder gezeigt, daß wir bei der chronischen Polyarthritis über *keine spezifische Heildiät* verfügen. Andererseits gibt es mannigfache Hinweise dafür, daß eine Ernährung mit reichlichem Anteil an Frischkost, Milchprodukten, Mineralien und Vitaminen einen günstigen, d.h. entzündungsdämpfenden Einfluß auf das Krankheitsbild ausübt sowie den Patienten kräftigt. Damit es zu keiner Hypotrophie der Muskulatur kommt, ist auch eine ausreichende Eiweißzufuhr wichtig.

2.5 Medikamentöse Behandlung

Da bei chronischer Polyarthritis die Phytotherapeutika im allgemeinen keine ausreichende Wirkung entfalten, ist eine Therapie mit differenten Pharmaka meist unvermeidlich. In Schubphasen wird die *Verordnung von nichtsteroidalen Antirheumatika* mit antiphlogistisch-analgetischer Wirkung trotz der mit ihnen nicht selten verbundenen unerwünschten Wirkungen („Nebenwirkungen") *meist nicht zu umgehen* sein. Bei Fällen mit erheblicher Aktivität, die nicht ausreichend auf derartige „Antirheumatika" ansprechen, müssen daneben Kortikosteroide verabreicht werden; um ihre unerwünschten Effekte möglichst gering zu halten, ist vorübergehend eine zirkadiane Therapie mit morgendlichen Gaben erforderlich. Sobald die Aktivität der Erkrankung

zurückgeht, ist die Dosis unverzüglich zu reduzieren, wobei man schließlich bestrebt sein muß, mit den Kortikosteroiden gänzlich „auszuschleichen". Um die Progredienz der Erkrankung möglichst tiefgreifend zu beeinflussen, wird eine sogenannte *Basistherapie* betrieben. Im Vordergrund steht hierbei die bereits jahrzehntelang bewährte, neuerdings auch in Form oraler Gaben durchführbare Behandlung *mit Goldsalzen*, während dem vielfach empfohlenen d-Penicillamin weit mehr Nebenwirkungen zukommen dürften. In ausgesprochenen therapieresistenten Fällen mit bösartigem, d.h. destruktivem Verlauf ist eine Therapie mit Immunsuppressiva oder mit Zytostatika manchmal nicht zu umgehen.

Operative Therapie
Wenn die chronisch entzündlichen Vorgänge einen tumorähnlich-destruierenden Charakter aufweisen, kann in manchen Fällen eine rechtzeitig durchgeführte *Synovialektomie* oder eine unblutige Synoviorthese eine deutliche Besserung bringen und die Progredienz des Leidens hemmen.

2.6 Physikalische Therapie

2.6.1 Entzündungsdämpfung

Trotz aller dieser Erwägungen sollten die Möglichkeiten der Kneippschen Hydrotherapie bei der chronischen Polyarthritis nicht zu gering veranschlagt werden. Leider ist ihr therapeutisches Potential bisher nur allzu wenig bekannt und daher in der Praxis kaum ausreichend genutzt.
Entsprechend der RGT-Regel (Reaktionsgeschwindigkeit-Temperatur) sind bei den entzündlichen Gelenkveränderungen besonders die *Kaltanwendungen* von Nutzen. Örtliche Eisapplikationen in verschiedener Form (Kryotherapie) können den Entzündungsprozeß jeweils über einige Zeit dämpfen, damit die Schmerzen herabsetzen und damit die so wichtige Bewegungstherapie erleichtern.
Die Kaltwasseranwendungen wirken nicht nur durch Wärmeentzug, sondern sie bessern auch das beim Rheumakranken stets erheblich gestörte vasomotorische Reaktionsvermögen.

Bei serienmäßiger Anwendung führen sie auch zu einer allgemeinen neurovegetativen Äquilibrierung und psychischen Entspannung.

Am mildesten wirken kalte *Waschungen*. In mehr oder minder großen Abständen wiederholt, werden sie vor allem bei der starken Schweißneigung des Polyarthritikers angenehm empfunden. Gegebenenfalls können beim Polyarthritiker mit stärkeren entzündlichen Veränderungen in einzelnen Gelenken auch *Kneippsche Güsse* auf den betroffenen Körperteil verabreicht werden; dies kann notfalls – mit Hilfe einer untergeschobenen Schüssel – auch im Bett geschehen.

Ist der entzündliche Krankheitsprozeß nicht auf bestimmte Gelenke beschränkt, weist der Patient womöglich auch erhöhte Körpertemperaturen auf, so kann – zumal im stationären Bereich – eine Serie von Dreiviertel- oder Ganzpackungen erwogen werden. Dieses personell und technisch etwas aufwendige Vorgehen ist besonders bei hyperergisch reagierenden, anderweitig therapieresistenten Fällen in Form einer täglichen Anwendung über eine Reihe von 10–12–14 Tagen zu empfehlen.

Bei hartnäckigen Gelenkergüssen, in denen diese hydrotherapeutischen Anwendungen nicht befriedigend wirken, kann manchmal das Anlegen einiger *Blutegel* den gewünschten Erfolg herbeiführen. Andernfalls ist eine Punktion nicht zu umgehen.

Sind die rheumatischen *Entzündungsvorgänge weniger ausgeprägt*, können feuchte Wärmeanwendungen in Form von *Heublumensäcken* mit ihren resorptionsfördernden und schmerzlindernden Wirkungen zur Anwendung kommen.

Im gleichen Sinne sind außerhalb von aktiven Phasen auch *warme Bäder* (37–38° C) mit Zusätzen von Heublumenextrakt, Fichtennadelextrakt oder Moorschwebstoff angezeigt.

2.6.2 Erhaltung der Gelenkbeweglichkeit

Das wichtigste Ziel bei der Behandlung der chronischen Polyarthritis muß es sein, die Funktion der Gelenke zu erhalten oder zu verbessern. Aus diesem Grunde gilt es, sämtliche nicht befallenen *Gelenke mindestens einmal* täglich in ihrem vollen Bewegungsausmaß systematisch *durchzüüben*. Die von einem entzündlichen Schub unmittelbar betroffenen Gelenke müssen bis zum Abklingen desselben ausgespart werden. Dabei hat man auf ihre *richtige Lagerung* zu achten. Nur wenn Spitzfuß-Stellungen, Knie- oder Schulterkontrakturen vermieden werden, läßt sich eine befriedigende Gelenkfunktion erhalten. Aus diesem Grunde dürfen beispielsweise keine Knierollen gebraucht werden.

Sobald die akuten entzündlichen Veränderungen nachzulassen beginnen, hat jedoch auch in den befallenen Gelenken die Übungsbehandlung einzusetzen. Selbstverständlich muß man *in diesem subakuten Stadium* besonders vorsichtig dosieren, sich anfangs also unter Umständen mit millimeterfeinen Bewegungen begnügen, die jeweils *nur an die Schmerzgrenze* reichen. Derart gelingt es, die gerade bei der chronischen Polyarthritis frühzeitig einsetzenden Durchblutungsstörungen und Gewebsveränderungen, insbesondere die Neigung zu Bindegewebsverklebungen oder Gelenkkontrakturen zu vermeiden oder zumindest schon in den Anfängen zu bekämpfen. Ferner bedeutet jede Übungsbehandlung einen zirkulationsfördernden Reiz, durch den die entzündlichen Gewebsschwellungen schneller zur Resorption gebracht werden. Im weiteren Verlauf wird die Bewegungstherapie mehr und mehr darauf gerichtet sein müssen, durch gezielte Übungen verspannte Muskelgruppen aufzulockern, andererseits hypotone und atrophische Muskelabschnitte zu kräftigen.

Es ist fast immer erforderlich, die Bewegungsbehandlung *anfangs unter Leitung eines Physiotherapeuten* durchführen zu lassen. Nur auf diese Weise ist sichergestellt, daß alle Abschnitte des Bewegungsapparates – auch die besonders schmerzhaften! – systematisch durchgeübt werden. Je nach Einsicht, Intelligenzgrad und Willensstärke des Patienten kann man ihn schließlich nach einiger Zeit seine Übungen selbständig durchführen lassen. Aber auch dann müssen wir uns durch nicht zu seltene Kontrollen über den Fortgang unterrichten und das bewegungstherapeutische Programm entsprechend modifizieren oder erweitern.

2.6.3 Das Übungsprogramm

Ein für alle Fälle gültiges Übungsschema kann bei dem in allen Fällen überaus verschiedenartigen Geschehen nicht gegeben werden. Grundsätzlich kommen vor allem aktive Übungen, Bewegungen gegen Widerstand oder Kombination von aktiven und passiven Übungen in Frage. Wenn Herz- und Kreislaufbefund es zulassen, ist es zweckmäßig, die Übungstherapie *anfänglich im Warmwasserbecken* durchführen zu lassen, weil dabei Auftriebskräfte und Wärme des Wassers die Bewegung wesentlich erleichtern. Bei den *Übungen im Trockenen* sind insbesondere diejenigen Bewegungsabläufe wichtig, die für die „*Aktivitäten des täglichen Lebens*" erforderlich sind, wie Bewegung, Pronation und Streckung im Ellenbogen, Abduktion und Pronation der Schulter, eine ausreichende Beugung der Kniegelenke und die abrollende Belastung des Fußes. Auch Rumpfbeugungen, Kopfneigungen und Kopfdrehungen sollten nicht vergessen werden (Abb. 1). Dabei bestimmt der Kräftezustand des Patienten, ob im Liegen, im Sitzen oder sogar im Stehen geübt wird. Manche Übungen können auch in Form einer Tätigkeit aus dem täglichen Leben geleistet werden. So stellen beispielsweise Stricken und andere Haushaltsarbeiten ausgezeichnete Fingerübungen dar.

Treten nach den Übungen länger anhaltende Schmerzen auf, so waren die Bewegungen falsch ausgewählt oder überdosiert, so daß das Übungsprogramm entsprechend umgestellt werden muß.

2.6.4 Unterstützende Massage

Da Massage die örtliche Durchblutung verbessert und überdies schmerzherabsetzend wirkt, eignet sie sich ausgezeichnet dazu, die Bewegungsbehandlung einzuleiten und zu ergänzen. Naturgemäß dürfen die entzündlich veränderten *Gelenke selbst nicht massiert* werden. Überdies sollte die Massage *niemals zu brüsk* erfolgen, da sonst möglicherweise Gewebsschäden gesetzt werden, die als locus minoris resistentiae den Anlaß zu neuer Lokalisation rheumatischer Vorgänge abgeben. Andererseits muß die Massage häufig genug durchgeführt wer-

den, um die angestrebten Reaktionen herbeizuführen; empfehlenswert sind mindestens zwei Behandlungen in der Woche.

Im *abklingenden Reizzustand* kann bereits an *streichende Handgriffe* der klassischen Massage und an Griffe der *manuellen Lymphdrainage* gedacht werden. *Späterhin* wird es auch darum gehen, hypertone Muskelabschnitte mit entsprechenden Griffen der *klassischen Massage*, d.h. mit sanften Knetungen, Walkungen und Vibrationen zu lockern und zu entschmerzen. Schließlich können meist auch intensivere Knetungen, Klopfungen und Reibungen durchgeführt werden, um damit den Stoffwechsel der behandelten Muskelabschnitte anzuregen. Selbstverständlich muß die Massage bei erneuten entzündlichen Schüben sofort in der Stärke abgemildert oder vorübergehend sogar ausgesetzt werden.

Um auch die Verhältnisse in den bei chronischer Polyarthritis oft indurierten und geschrumpften Bindegewebsabschnitten günstig zu beeinflussen und die vasomotorischen Störungen der Peripherie zu beseitigen, ist es häufig zweckmäßig, die (oben geschilderte) klassische Massage *nach einigen Wochen* durch eine Serie von 15–20 *Bindegewebsmassagen* abzulösen; die Therapie sollte zwei- bis dreimal wöchentlich erfolgen, einige wenige oder verzettelte Behandlungen sind nutzlos.

Augenscheinlich trägt eine solche über *längere Zeit durchgeführte Massage- und Bewegungstherapie* nicht nur dazu bei, die übermäßig empfindlichen Gewebe des Polyarthritikers zu „*desensibilisieren*", sondern sie übt auch andere *tiefgreifende Heilwirkungen* auf das rheumatische Geschehen aus. Wahrscheinlich geschieht dies auf dem Wege über *Umstellungen im vegetativ-endokrinen System*.

2.7 Kurörtliche Behandlung

Derartige Effekte sind – neben einer Verbesserung der Beweglichkeit – auch das Ziel einer kurörtlichen Kneipptherapie. Frei von den Belastungen des alltäglichen Milieus können bei der Kneippkur alle im Einzelfall angezeigten Behandlungsverfahren einschließlich der Ergotherapie in konzentrierter Form zur Anwen-

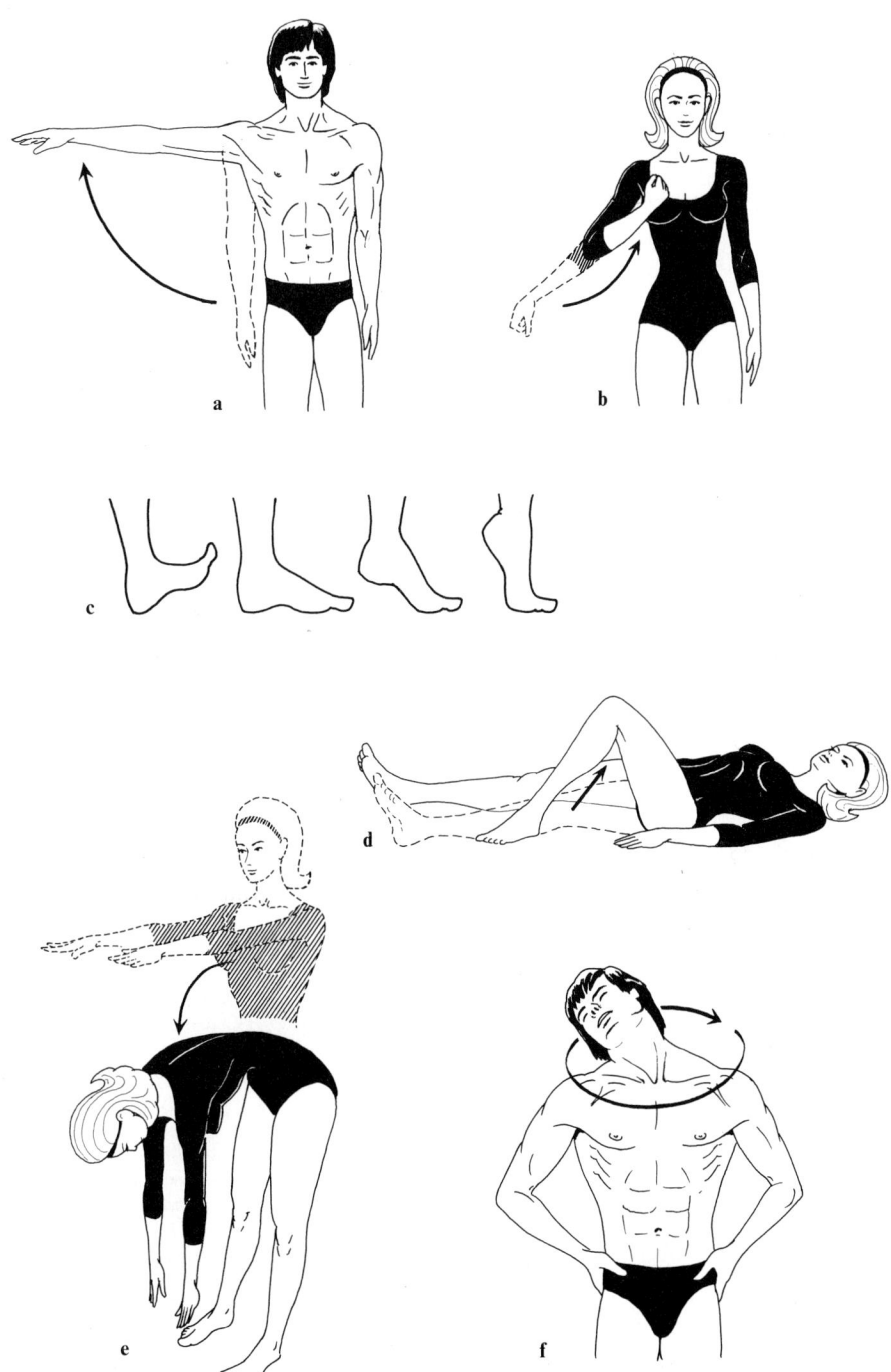

Abb. 1a–f. Wichtige Bewegungselemente für das tägliche Übungsprogramm des Polyarthritikers. **a** Abduktion im Schultergelenk; **b** Bewegung und Streckung im Ellenbogengelenk; **c** abrollende Belastung des Fußes; **d** Bewegung und Streckung im Kniegelenk; **e** Rumpfbeugen; **f** mildes(!) Kopfkreisen

Tabelle 1. Kneipptherapie bei chronischer Polyarthritis

Behandlungsziel	Behandlungsverfahren
1. Dämpfung des Entzündungsprozesses und Schmerzlinderung, Normalisierung des vasomotorischen Reaktionsvermögens und der Gewebstrophik	Kleine Hydrotherapie: Waschungen, (Flach-)Güsse, Wickel, Eistherapie Außerhalb von Schüben: mild-warme Bäder mit Zusätzen
2. Erhaltung oder Wiederherstellung der Gelenkfunktion	Zweckmäßige Lagerung Klassische Massage; insbesondere Streichungen. Manuelle Lymphdrainage. Später: Bindegewebsmassage. Krankengymnastisch geleitete Bewegungstherapie unter Berücksichtigung der „Aktivitäten des täglichen Lebens"
3. Versuch einer günstigen Beeinflussung der gesamten Reaktivität	Übungsbehandlung und Massagetherapie (serienmäßig) über lange Zeiträume

1–3: Außerhalb entzündlicher Schübe kurörtliche Therapie unter rheumatologischer Betreuung.

dung kommen. Allerdings gibt es dabei zu beachten, daß die Kurbehandlung sinnvoll *in das langfristige Behandlungsprogramm eingebaut* wird. Sie ist nur *außerhalb von akuten Schubsituationen* und nur bei *geringer Prozeßaktivität* angezeigt. Dementsprechend werden eine stark beschleunigte BSG, deutliche Anämie, niedrige Serum-Eisenwerte, ferner hohe Titer des Rheumafaktors oder eine ausgeprägte Körperschwäche in der Regel eine Gegenanzeige bedeuten. Andernfalls muß eine Aktivierung des Krankheitsbildes durch die Kuranwendungen befürchtet werden. Aus allen diesen Gründen hat es sich gerade bei der kurörtlichen Behandlung der chronischen Polyarthritis als vorteilhaft erwiesen, wenn sie in speziellen Institutionen unter der Leitung rheumatologisch geschulter Ärzte erfolgt. Wird die Kneippkur in diesem Sinne durchgeführt, lassen sich beachtenswerte therapeutische und rehabilitative Ergebnisse erzielen.

Tabelle 1 soll einen Überblick über die Möglichkeiten der Kneipptherapie vermitteln.

3 Ankylosierende Spondylitis (Morbus Bechterew-Strümpell-P. Marie)

3.1 Zum Krankheitsbild

Diese Krankheit, die ganz überwiegend das männliche Geschlecht befällt, zeigt ihre ersten Symptome oft bereits um das 20. Lebensjahr. Am häufigsten ist ein tiefsitzender, schlecht lokalisierbarer Kreuzschmerz, vielfach findet sich auch ein Reizzustand im Fersenbereich oder eine Monarthritis an den unteren Extremitäten, insbesondere am Knie. Allmählich nimmt dann die Krankheit ihren typischen Verlauf, bei dem entzündlich-ankylosierende Vorgänge in den Iliosakralgelenken im Vordergrund stehen. Daneben finden sich stetig zunehmende prädiskale Verkalkungen und exsudativ-proliferative Prozesse in den kleinen Wirbelgelenken. Auch eine entzündliche Beteiligung der großen Extremitätengelenke ist möglich. Im Unterschied zur chronischen Polyarthritis zeigen die entzündlichen Vorgänge bei der ankylosierenden Spondylitis einen meist nur schwelenden Charakter, können jedoch zuweilen von akuten Schüben unterbrochen werden. Bei foudroyant verlaufenden Fällen steht nicht selten eine Iridozyklitis am Beginn der Erkrankung. In Fällen mit viszeralem Befall ist insbesondere das Herz beteiligt, vielfach in Form einer Aorteninsuffizienz, einer Schädigung des Arbeitsmyokards oder des Überleitungssystems.

Da die Prognose der ankylosierenden Spondylitis nachweislich um so besser ist, je eher eine gezielte Behandlung einsetzt, muß stets eine *Frühdiagnostik angestrebt* werden. Hierzu eignet sich in erster Linie die Röntgenaufnahme der Iliosakralgelenke. Charakteristisch für eine beginnende Spondylitis ankylosans ist vor allem eine Verbreiterung oder eine Konturunschärfe des Gelenkspalts; allerdings sind derartige Veränderungen bisweilen nur tomographisch zu erkennen. Serologisch kann der Nachweis des Histokompatibilitätsantigens HL-A B27 eine gute differentialdiagnostische Hilfe bedeuten. Während dieses Antigen in der Bevölkerung nur recht selten vorkommt (etwa 8%), ist es bei Patienten mit ankylosierender Spondylitis in über 90% der Fälle nachweisbar. Hinweis auf eine genetische Komponente des Leidens.

Da die Ätiologie der ankylosierenden Spondylitis bislang noch unbekannt ist, wird die Therapie vor allem pathogenetisch orientiert sein müssen, sich also auf eine *Bekämpfung der Entzündungsprozesse* und die *Erhaltung der Beweglichkeit* von Wirbelsäule und Brustkorb zu konzentrieren haben.

3.2 Hydrotherapie

Wie klinische Erfahrungen zeigen, sind bei entzündlichen Schüben die kortisonoidfreien Antirheumatika meist unentbehrlich. Ihre entzündungswidrige Wirkung kann aber durch Kneippsche Hydrotherapie, insbesondere durch täglich durchgeführte *feucht-kalte Wikkel* (Kurzwickel, Rumpfwickel oder Dreiviertelpackungen) oft wesentlich verstärkt werden. Leider dürften die personellen und zeitlichen Voraussetzungen zu einer derartigen „großen Hydrotherapie" nur selten gegeben sein. Wenn jedoch bei dem entzündlichen Schub nur ein einzelnes peripheres Gelenk, beispielsweise das Kniegelenk betroffen ist, können feucht-kalte Gelenkwickel die entzündlichen Vorgänge im allgemeinen weit schneller beheben, als dies mittels antiphlogistischer Pharmakotherapie möglich ist.

Bei Patienten mit nur mäßig starken entzündlichen Veränderungen vermögen Kräuterbäder das Schmerzsyndrom oft wesentlich zu lindern. Sie sollten zwei–dreimal wöchentlich angesetzt werden, Temperatur bei 37–38° C, Badedauer 10–15–20 min. Als geeignete Zusätze sind vor allem Fichtennadel- und Heublumenextrakte zu nennen. Bei lokalisierten Beschwerden ist die Anwendung von heißen Heublumensäcken angeraten. Diese Wärmemaßnahmen bedeuten auch eine gute Vorbereitung zur Bewegungstherapie, weil sie zu einer Entspannung schmerzhaft-hypertoner Muskelpartien führen. Saunabäder wirken im gleichen Sinne; sie sollten in der Regel aber nur einmal wöchentlich durchgeführt werden.

3.3 Bewegungstherapie

Wie katamnestische Untersuchungen zeigen, muß es bei der ankylosierenden Spondylitis

nur in seltenen Fällen – gewissermaßen schicksalhaft – zu einer vollständigen Versteifung der Wirbelsäule kommen. Konsequent durchgeführte tägliche Bewegungstherapie ist nicht nur imstande, den Versteifungsprozeß wesentlich hinauszuzögern, sondern auch eine stärkere kyphotische Krümmung der Wirbelsäule zu verhüten, den Brustkorb beweglich zu halten und die zumal bei jugendlichen Patienten drohende Beugekontraktur der Hüftgelenke zu vermeiden.

Wichtig ist naturgemäß bereits die *Prävention von Fehlstellungen*. Im Bett soll der Kranke möglichst flach und auf einer nicht zu weichen „Bandscheibenmatratze" liegen, der ein Lattenrost oder ein Sperrholzbrett untergelagert ist. Als Kissen ist dem Patienten lediglich eine kleine Nackenstütze erlaubt. Knierollen sind wegen der Gefahr einer Beugekontraktur abzulehnen. Wegen der gleichfalls drohenden Beugekontraktur in den Hüftgelenken sollte der Kranke einen Teil der Bettruhe womöglich in Bauchlage verbringen.

Die Bewegungstherapie muß vor allem der Tendenz zur Kyphosierung im Bereich der Brustwirbelsäule und Hyperlordosierung im Bereich der Halswirbelsäule entgegenwirken. Daneben gilt es, die infolge Steifhaltung der Wirbelsäule zur Atrophie neigende Rückenmuskulatur zu kräftigen und die bei der Atmung beteiligten Muskeln des Thorakalbereiches geschmeidig zu halten. Schließlich hat die Übungstherapie der sich anbahnenden Beugekontraktur in Hüft- und Kniegelenken („Droschkengaulknie") entgegenzuwirken.

3.4 Massage

Die statischen Veränderungen bei der ankylosierenden Spondylitis bringen es mit sich, daß die gesamte ischio-krurale Muskulatur, aber auch die Muskulatur der Kreuz- und Lendengegend überlastet ist. Die tastende Hand trifft hier auf verspannte, hypertone Muskelmassen, die an zahlreichen Stellen von Bezirken mit sulzig verquollener Beschaffenheit, den sogenannten Gelosen durchsetzt sind.

Wenn die Bewegungstherapie erfolgreich sein soll, sind zuvor diese pathologischen Veränderungen im muskulären Substrat zu beseitigen. Dementsprechend sollte die *Übungsbehandlung* anfangs stets *durch Massagen eingeleitet* werden. Hier sind in erster Linie die detonisierenden Handgriffe der *klassischen Massage* angezeigt, Streichungen, sanfte Knetungen, Walkungen und Vibrationen.

Wenn die oft bretthart verspannte paravertebrale Muskulatur von der massierenden Hand nur unzureichend erfaßt werden kann, ist die *Unterwasser-Druckstrahlmassage* vorzuziehen. Durch die muskelentspannende Wirkung des warmen Wasserbades (36–38° C) wird es möglich, die hypertonen Muskelmassen soweit aufzulockern, daß sie dem massierenden Wasserstrahl zugänglich werden. Die Unterwasser-Druckstrahlmassage ist auch dann zu bevorzugen, wenn die manuelle Massage wegen der bei ankylosierender Spondylitis nicht seltenen osteoporotischen Veränderungen als zu schmerzhaft empfunden wird; selbstverständlich ist in solchen Fällen ein besonders niedriger Wasserdruck (um 1,5 atü) zu wählen. Ansonsten kommen auch heiße Rücken-Blitzgüsse infrage.

In hartnäckigen Fällen ist nicht selten die Behandlung mit *Ultraschall* erfolgreich, weil sich dabei eine gezielte (Mikro-) Massage und gezielte Wärmetherapie verbinden.

3.5 Übungsprogramm

In jedem Falle ist es günstig, wenn die Übungsbehandlung *anfänglich im Bewegungsbad* durchgeführt werden kann. Die Auftriebswirkung des Wassers und seine Wärme, die mindestens 29° C betragen sollte, nehmen dem Patienten einen Teil seiner Schmerzen. Übungsbretter oder Auftriebskörper in Form von aufgeblasenen Gummireifen u.a. gestatten eine besonders schonende und gezielte Bewegungstherapie.

Ist kein Warmwasserbecken vorhanden, so muß von vornherein ein Übungsprogramm *im Trockenen vorsichtig aufbauend* eingeleitet werden. Dabei sollten lockernd-dehnende Bewegungselemente im Vordergrund stehen. Wichtige Übungen sind Schüttelungen der Schulter-

und Hüftgelenke unter Extension, denen Bewegungsübungen für diese Gelenke folgen; weiter Atem-Brustkorbübungen, die am besten im Sitzen auf einem Hocker („Hockergymnastik") durchgeführt werden. In dieser Haltung werden Rumpfdrehungen, Rumpf-Leib-Beugen, Beckenkippungen und Stabübungen unter Betonung der Brust- und Flankenatmung betrieben. Wichtig sind auch Übungen zur Streckung der Wirbelsäule und zur Kräftigung der langen Rückenstrecker; in diesem Sinne haben sich Aufbäumübungen aus der Bauchlage, ferner Übungen im Hang an der Sprossenwand bewährt. Außer Brustschwimmen und Übungen mit dem Baligerät sind zumal bei jüngeren Patienten das Klappsche Kriechen und Federball angeraten. Wenn keine Beeinträchtigung von seiten des Herzens und des Kreislaufs gegeben ist, können alle Übungen recht intensiv erfolgen.

In jedem Fall ist es sinnvoll, wenn *anfänglich unter physiotherapeutischer Leitung* geübt wird, wobei aus psychologischen Gründen stets auch an die Behandlung in einer Gruppe zu denken ist. Der Patient muß diese „Bechterew-Gymnastik" täglich durchführen und beharrlich beibehalten. Arzt und Krankengymnastin sollten sich durch nicht zu seltene Kontrollen über den jeweiligen Status unterrichten und gegebenenfalls das Übungsprogramm modifizieren.

3.6 Überwärmungsbäder

Eigene Untersuchungen und Verlaufsbeobachtungen machen es wahrscheinlich, daß serienmäßig durchgeführte Überwärmungsbäder die Aktivität des gesamten Krankheitsprozesses deutlich zu bremsen vermögen oder sogar vollständig abklingen lassen; lediglich Patienten mit einer floriden Iridozyklitis müssen von der Behandlung ausgenommen werden.

Bei den dreimal wöchentlich durchzuführenden Vollbädern muß die Körperkerntemperatur für jeweils 30 min auf etwa 38,5–39,0° C gebracht werden. Die Serie sollte 12 Bäder umfassen.

Die Frage nach dem Wirkungsmechanismus

Tabelle 2. Kneipptherapie bei ankylosierender Spondylitis (Morbus Bechterew)

Behandlungsziel	Behandlungsverfahren
1. Dämpfung der örtlichen Entzündungserscheinungen	Feucht-kalte Wickel, kalte Güsse
Schmerzlinderung	Heiße Heusäcke. Medizinische Bäder mit Kräuterzusätzen (Heublumen, Fichtennadeln)
2. Erhaltung der Beweglichkeit von Wirbelsäule und Brustkorb	Klassische Massagen, vorzugsweise Rücken und Brustkorb. Bindegewebsmassagen. Heiße Rückenblitzgüsse, Ultraschall, Atemübungen, Bewegungsübungen im Wasser und im Trockenen. Sport: Federball; Brustschwimmen
3. Versuch einer Prozeßinaktivierung	Überwärmungsbäder Später: regelmäßig Sauna

2 + 3: Jährlich eingeschaltete Kneippkur unter Betonung der Behandlung im Warmwasserbecken

dieser Überwärmungstherapie läßt sich derzeit noch nicht eindeutig beantworten. Möglicherweise handelt es sich um eine günstige Wirkung der Hyperthermie auf immunologische Vorgänge.

3.7 Kurörtliche Behandlung

Zahlreiche Beobachtungen haben gezeigt, daß bei der ankylosierenden Spondylitis einmal jährlich eingeschaltete kurörtliche Therapie die Verschlechterung des Krankheitsbildes deutlich aufhalten kann. Es ist selbstverständlich, daß hier eine Kombination aller im Einzelfall erforderlichen Behandlungsverfahren erfolgen muß. Dabei liegt das Schwergewicht bei den physikalischen Therapieformen, insbesondere bei der Bewegungstherapie im Warmwasserbecken. Kommen noch edukative Faktoren hinzu, kann die kurörtliche Behandlung als Schwerpunkt des ganzjährigen Therapieprogramms dienen, von dem der Patient neue Impulse für die aktive Übungsbehandlung mit nach Hause nimmt. Wie sich zeigen ließ, bleiben auf diese Weise etwa 75% der Patienten mit ankylosierender Spondylitis bis in das Rentenalter hinein erwerbsfähig.

Tabelle 2 gibt eine Übersicht über das therapeutische Vorgehen bei ankylosierender Spondylitis.

4 Arthrosen

4.1 Zur Klinik

Die Arthrose ist als *Folgeerscheinung einer präarthrotischen Konstellation* anzusehen, die zu irgendeinem Zeitpunkt des Lebens aufgetreten ist. Sie kann in einer Deformation, einer Beschädigung, einer Erkrankung, auch in einer Stoffwechselstörung des betreffenden Gelenkes bestehen. Als Folge davon setzt ein allmählich zunehmender Verschleiß des Gelenkknorpels ein, bei dem schließlich auch der subchondrale Knochen angegriffen und in den Zerstörungsprozeß einbezogen wird. Gleichzeitig kommt es an den Randzonen der überlasteten Gelenke zu Gewebsneubildungen, den sogenannten Osteophyten.

Alle diese Veränderungen pflegen sich nicht im humoralen Status des Organismus zu manifestieren und sind daher mit labortechnischen Methoden kaum zu erfassen. Jedoch weisen klinische Symptome wie Anlaufschmerz und erhöhte Ermüdbarkeit des betreffenden Gelenks frühzeitig auf die Arthrose hin. Diagnostisch entscheidend ist die Röntgenaufnahme, bei der die Gelenkspalt-Verschmälerung ein führendes Symptom abgibt.

Durch Materialabrieb auf der Gelenkfläche werden bioaktive Substanzen freigesetzt, die bald zu Entzündungsvorgängen an den Synovialmembranen führen. Das damit verbundene Schmerzsyndrom wird durch Reizerscheinungen an den periarthralen Sehnenansätzen und eine Ischämie in der überlasteten, reflektorisch verspannten Muskulatur noch verstärkt. In der Regel sucht der Arthrosepatient den Arzt in diesem Stadium der „aktivierten Arthrose" auf, das zuweilen auch durch einen Gelenkerguß gekennzeichnet ist.

4.2 Therapie

4.2.1 Beseitigung des Reizzustandes

Damit die Reizerscheinungen und entzündlichen Veränderungen abklingen können, muß das betreffende Gelenk durch Bettruhe von einigen wenigen Tagen ruhiggestellt werden. Aber auch im Anschluß daran gilt es, das betroffene Gelenk soweit wie möglich zu *entlasten*. Der Patient muß jegliches unnötige Gehen und Stehen vermeiden, sich beim Umherlaufen einer Stockhilfe bedienen und seine Besorgungen in der Stadt womöglich mit dem Fahrrad erledigen usw.

Daneben wird die Verabreichung von Antirheumatika oft nicht zu umgehen sein; jedoch sind Kortikosteroide bei Arthrose in der Regel kontraindiziert. Physikalisch-therapeutisch sind *kalte Gelenkwickel* oder Lehmwickel, ferner Packungen mit Lehmbrei angezeigt. Beim Kniegelenk erweisen sich kühle Quarkauflagen als besonders wirksam; sie sind hautfreundlich und beeinflussen gleichzeitig die bei Gonarthrose häufig vorhandenen Varikositäten in günstiger Weise.

Falls sich bei diesem Vorgehen ein Gelenkerguß nur unzureichend zurückbildet und auch ein *Ansetzen von Blutegeln* keine Besserung erbracht hat, wird eine gelenkentlastende Punktion nicht zu umgehen sein, andernfalls kommt es zu einer Überdehnung der Gelenkkapsel und des Bandapparates mit allen daraus erwachsenden unerwünschten Folgen.

4.3 Physiotherapie

4.3.1 Massagen

Im weiteren Verlauf sind *klassische Massagen* angezeigt; eine sachkundig durchgeführte Behandlung der gelenkumgebenden Muskelpartien („Muskelmantel") wirkt oft erstaunlich schmerzlindernd. Zur Schmerzdämpfung eignen sich auch die *Periostbehandlung* sowie die Fingerdruck-Massage an den Schmerzpunkten („counter irritation").

Es ist auch auf die gute analgetische Wirkung der *niederfrequenten und mittelfrequenten Stromformen* hinzuweisen. Das hydroelektrische Vollbad (Stangerbad), bei dem sich zu den schmerzlindernden Wirkungen des Gleichstroms noch diejenigen des warmen Wassers gesellen, ist als summarische Prozedur vor allem bei multilokulären Arthrosen angezeigt. Kontraindiziert ist es bei deutlicher Herz-Kreislaufschwäche oder Arteriosklerose, ferner bei Patienten mit Elektrophobie.

4.3.2 Hydro- und Bewegungstherapie

Wenn bei der Arthrose die akut-entzündlichen Veränderungen durch die oben beschriebenen Anwendungen zum Abklingen gebracht werden konnten oder von vornherein nicht gegeben sind, sollten *Wärmeanwendungen* verabreicht werden: Heiße Heusäcke und warme Kräuterbäder (Heublumen, Fichtennadelextrakt) wirken schmerzdämpfend und führen zu einer Entspannung hypertoner Muskelpartien.

Neben diesen schmerzstillenden Maßnahmen müssen wir stets daran denken, die Gelenkfunktion zu erhalten oder wiederherzustellen. Bei Hüft- oder Kniearthrose ist insbesondere der Neigung zur *Beugekontraktur entgegenzuwirken*. Andernfalls kommt es zu einem schlechten Gangbild, zu einer Hypotrophie der gelenkumgebenden Muskulatur und und infolgedessen zu Überlastung und Verschleiß auch von anderen Teilen des betroffenen Gelenks. Daher ist der Koxarthrotiker oder der Gonarthrotiker zu isometrischen *Anspannungsübungen* der Oberschenkelmuskulatur und zu *Durchstreckübungen* von Hüft- und Kniegelenken anzuhalten. Bei bereits eingetretener Beugekontraktur kann das Auflegen von Sandsäcken auf die Streckseite des Oberschenkels (in Knienähe) dazu beitragen, allmählich wieder zu einer vollen Streckfähigkeit zu gelangen.

Mit den oben geschilderten Wärmeprozeduren, also den Heusäcken und Kräuterbädern, gelingt es nicht nur, den arthrotischen Reizzustand zu dämpfen. Gleichzeitig wirken diese

Anwendungen auch regenerativ auf den arthrotischen Prozeß ein. Die Durchwärmung steigert die sekretorische Funktion der Synovialis, es kommt zur vermehrten Produktion von Synovialflüssigkeit, die nicht nur als Gelenkschmiere wirkt, sondern als „Transitstrecke" auch zur Versorgung der oberflächlichen vitalen Knorpelzellen mit Nährstoffen dient. Überdies wirkt die Erwärmung günstig auf die rheologischen Eigenschaften der Synovia, diese wird dünnflüssiger.

Nicht minder groß ist der günstige trophische Einfluß einer *dosierten Übungstherapie,* anfänglich womöglich physiotherapeutisch geleitet. Wie wir wissen, ist der gefäßlose Gelenkknorpel auf Ernährung durch Diffusion angewiesen. Bei rhythmischem Wechsel von Belastung und Entlastung des betreffenden Gelenkes wird der durch Bewegungsdruck ausgepreßte Knorpel in der Entlastungsphase jeweils besonders kräftig durchsaftet („Diffusionspumpe"). Allerdings haben wir darauf zu achten, daß derartige Bewegungsabläufe unter weitgehender Gelenkentlastung vor sich gehen. In diesem Sinne ist die Übungsbehandlung im *Warmwasserbecken* (mit einer Temperatur von mindestens 29° C) besonders angeraten. Dabei kann sich der Patient in aller Regel wieder frei und schmerzlos bewegen, was ein wesentlicher Ansporn zu weiterer regelmäßiger Übungstherapie ist.

Falls kein Warmwasserbecken zur Verfügung steht, kann man sich auch mit Übungen in einer großen, an sich zur Unterwasser-Druckstrahlmassage bestimmten Wanne behelfen; im ungünstigsten Falle wird man sogar mit einer einfachen Badewanne vorliebnehmen müssen. Dabei ist allerdings für ältere Patienten eine Pflegeperson vonnöten, damit sie dem Patienten beim Einsteigen in die Wanne behilflich sein kann. Bei derartigen Wannenbädern sind Heublumenextrakte, Fichtennadelextrakte oder Moorschwebstoff als Badezusätze angeraten; Patienten mit trockener Haut oder Altershaut sollten rückfettende Milch-Molkebäder erhalten.

Zur Bewegungsbehandlung im Trockenen ist das *Schlingengerät* besonders geeignet, weil damit unter weitgehender Gelenkentlastung die verspannten Muskelpartien aufgelockert und die insuffizienten Muskelabschnitte gekräftigt werden können. Im gleichen Sinne sind bei Koxarthrose regelmäßige *Pendelübungen* mit erhöhtem Standbein angezeigt, ferner das *Radfahren* im Gelände oder auf dem Standrad. Entsprechend sind bei Gonarthrose tägliche Übungen auf dem „Pendelstuhl" oder im Pullingformer durchzuführen. Dagegen sind die vielfach so beliebten Kniebeuge-Übungen bei Beinarthrosen nicht angezeigt!

Mit einem derartigen Behandlungsprogramm wird die durch Inaktivität insuffizient gewordene Muskulatur im Becken-Beinbereich allmählich wieder auftrainiert. Des weiteren werden die Gelenke im Rahmen der noch vorhandenen Möglichkeiten wieder beweglich gemacht. Auf diese Weise gelingt es häufig auch, die noch intakten, infolge der schmerzhaften Bewegungseinschränkung jedoch nicht mehr benutzten Knorpelpartien wieder ins Spiel zu bringen.

Allerdings darf man bei Behandlung einer Arthrose nicht nur das unmittelbar betroffene Gelenk im Auge haben. Auch die damit in statischem Zusammenhang stehenden und daher stets in Mitleidenschaft gezogenen Teile des Bewegungsapparates sind zu berücksichtigen. So müssen wir beispielsweise bei der Koxarthrose die *Lendenwirbelsäule, Kniegelenke und die* – leider meist vergessenen – *Füße* mit in die Behandlung *einbeziehen.* Des weiteren ist bei Arthrosen im Bereich der Beine die Gangschulung außerordentlich wichtig. Sie muß darauf abzielen, daß das arthrotische Gelenk im Bewegungsablauf möglichst gleichmäßig belastet wird. Eine derartige *Gangschulung* darf sich nicht auf das einfache Gehen in der Ebene beschränken, auch Treppensteigen und das Hinunterlaufen an Hängen müssen geübt werden. Schließlich ist das Verhalten im Großstadtverkehr in das Übungsprogramm einzubeziehen, denken wir an das Ausweichen vor Autos durch kurzfristiges schnelles Gehen und Traben. Nicht minder bedeutsam ist die Schulung von anderen Gebrauchsbewegungen, beispielsweise das Anziehen von Schuhen und Strümpfen, das Einsteigen ins Auto und dergleichen. Es ist förderlich, wenn der Übungsbehandlung jeweils eine auflockernde klassische Massage (oder eine Therapie mit

Tabelle 3. Kneipptherapie bei Arthrosen

Behandlungsziel	Behandlungsverfahren
1. Schmerzbekämpfung	Aktivierte Arthrose: Vorübergehende Ruhigstellung durch Bettruhe. Kühle Gelenk-wickel, kalte Güsse Hartnäckige Ergüsse: Blutegel. Punktion Latente und manifeste Arthrose: Klassische Lockerungsmassagen, Periostbehandlung loco dolenti Heiße Heusäcke. Medizinische Bäder mit Kräuterzusätzen (Heublumen, Fichtennadeln, Latschenkiefer)
2. Gelenkentlastung	Liegepausen. Gebrauch einer Gehstütze. Isometrische Übungen. Lagerung im Schlingengerät. Aufenthalt im Warmwasserbecken Gegebenenfalls: Korrektur der Statik. Bekämpfung der Fettleibigkeit: Diät
3. Verbesserung der Gelenktrophik	Klassische Massage („Muskelmantel"). Heiße Heusäcke Aktive Bewegungstherapie im Warmwasserbecken und/oder im Schlingengerät. Pendelübungen Gegebenenfalls: Varizenbehandlung: Kalte Güsse, Wassertreten. Atemübungen, Liegepausen mit Beinhochlagerung

1–3: Kneippkur mit Zusammenfassung aller im Einzelfall angezeigten Maßnahmen

niederfrequenten oder mittelfrequenten Reizströmen) vorausgeht.

4.4 Polyarthrosen

Eine besondere Erwähnung verlangt die Polyarthrose der Hände. Dabei finden sich im Bereich der Fingergelenke knötchenförmige Verdickungen, häufig mit Bewegungsschmerz verbunden. Bei der Polyarthrosis Heberden sind vorzugsweise die Endgelenke und bei der Polyarthrosis Bouchard die Mittelgelenke der Finger befallen, während sich die Rhizarthrose im Daumensattelgelenk manifestiert. Das Leiden, das vorzugsweise beim weiblichen Geschlecht auftritt und in den Umstellungsjahren manifest wird, vererbt sich oft von der Mutter auf die Tochter.

Die Polyarthrose zeigt in der Regel einen gutartigen Verlauf und geht relativ selten mit gröberen knöchernen Destruktionen einher. Die Differentialdiagnose gegenüber der Gicht ergibt sich aus dem Fehlen einer Hyperurikämie, die Abgrenzung gegen eine chronische Polyarthritis aus deren Lokalisation in den Finger-Grundgelenken und aus dem serologischen Befund (normale Blutkörperchen-Senkungsgeschwin-

digkeit). Im Zweifelsfalle kann Klarheit durch eine Röntgenaufnahme geschaffen werden.

Wenn auch die knötchenförmigen Verdickungen mittels konservativer Therapie nur teilweise zu beseitigen sind, läßt sich der mit dem Leiden verbundene Beschwerdekomplex durch *warme Handbäder* im allgemeinen ausgezeichnet lindern, wenn nicht sogar vollständig beseitigen. Die Bäder sollten über einige Wochen täglich oder an jedem zweiten Tag durchgeführt werden. Dabei ist ein *Zusatz von Schwefel* oder von Heublumenextrakt angeraten; die Badetemperatur sollte 38° C betragen, Badedauer 5 min, im Bade Fingerspiel.
Einen Überblick über die Kneipptherapie bei Arthrosen gibt die Tabelle 3.

4.5 Diät

Bereits zu Beginn dieses Kapitels wurde darauf hingewiesen, daß die Verschleißprozesse am Gelenkknorpel auch durch Stoffwechselstörungen bedingt sein können. Zumindest aber werden bereits eingetretene arthrotische Veränderungen durch verschiedene Stoffwechselfaktoren wesentlich beschleunigt. So haben Tierversuche und Untersuchungen an größeren Bevölkerungsgruppen gezeigt, daß das *Übergewicht* einen arthrosebegünstigenden Faktor darstellt. Wird das Normalgewicht um 15–20% überschritten, entwickeln sich Arthrosen weit früher als bei Normalgewichtigen. Überdies konnten US-amerikanische Forscher im Tierexperiment nachweisen, daß eine zwar kalorisch normale, jedoch *an Schweinefett reiche Kost* das Auftreten arthrotischer Veränderungen erheblich begünstigt. Weiterhin fand diese Forschergruppe heraus, daß der *Diabetes mellitus* eine besondere Disposition für das Entstehen arthrotischer Veränderungen abgibt.

Hieraus ergeben sich naturgemäß Konsequenzen für die *zweckmäßige Ernährung* des Arthrotikers und des Arthrosegefährdeten:

1. Ein nennenswert überhöhtes Körpergewicht ist durch langfristiges Einhalten niedrigkalorischer Kost zu normalisieren.
2. Bei der Kostzusammenstellung sollte das Schweinefett in jeder Form weitgehend vermieden werden.
3. Monosaccharide und Disaccharide also Weißbrot, Zucker, Kuchen und andere süße Speisen sind weitgehend auszuschalten.

Wenn eine in diesem Sinne zusammengestellte Vollwertkost vom Patienten ausreichend lange beibehalten wird, kann sie wesentlich dazu beitragen, die Stoffwechselvorgänge in den periarthralen Geweben und in den Gelenken selbst zu verbessern.

Wahrscheinlich sind auch Stoffwechselvorgänge dafür verantwortlich zu machen, daß es bei Patienten mit *Krampfadern* besonders häufig zu arthrotischen Veränderungen in den Kniegelenken kommt.

Hierbei ist pathogenetisch an einen Sauerstoffmangel oder an eine anderweitig ungünstige Zusammensetzung der Nährflüssigkeit des betreffenden Gelenks zu denken. Daher empfehlen sich bei Krampfadern zur Vorbeugung der Gonarthrose insbesondere *Knie- oder Schenkelgüsse*, ferner das *Wassertreten*. Diese Anwendungen kräftigen die Venenmuskulatur, fördern den Blutrückstrom zum Herzen und bringen sauerstoffreiches und nährstoffreiches Blut in die Gelenkregion. Eine wirksame Entstauung in den Ve-

nen der Beine und des Beckens kann durch mehrfach durchgeführte *Liegepausen mit* mäßiger *Beinhochlagerung* und durch *Atemübungen* unter Bevorzugung der Zwerchfellatmung erzielt werden; *Reflexzonenmassagen*, insbesondere Bindegewebsmassagen dienen dem gleichen Zweck.

4.6 Phytotherapie

Wie die Erfahrung lehrt, läßt sich auch mit einer Reihe pflanzlicher Arzneien der gestörte Stoffwechsel im Binde- und Stützgewebe verbessern. Hier sind vor allem drei Pflanzen zu nennen, die in der Volksheilkunde in Form von Tees oder Säften gebraucht werden: *Löwenzahn* (Taraxacum), *Brennessel* (Urtica dioica) und *Birke* (Betula alba).

Wahrscheinlich beruht die günstige Wirkung der daraus gewonnenen Arzneien in erster Linie auf ihrer „antidyskratischen" Wirkung, also auf einer Stoffwechselbereinigung, die sich aus den mild choleretischen diuretischen oder laxierenden Eigenschaften ergibt. Möglicherweise kommt es auch zu einer unmittelbaren (fermentativen?) Beeinflussung der gestörten Stoffwechselvorgänge im Knorpel und der Synovialflüssigkeit.

Medikamente aus den hier angeführten und weiteren im gleichen Sinne wirkenden Pflanzen stehen – zumeist in Form von Gemischen – zur *oralen oder parenteralen Anwendung* zur Verfügung, ferner als Fluid-Extrakte und Salben (Rheuma Salbe Kneipp u.a.) zu *Einreibungszwecken*. Man sollte den Nutzen dieser „mite-Arzneien" (R.F. Weiss) vielleicht doch nicht unterschätzen, auch im Hinblick auf die damit oft mögliche Einsparung der üblichen nichtsteroidalen Antirheumatika.

Phytotherapeutika und andere biologische Stoffe eignen sich auch zur *intrakutanen Injektionsbehandlung* der Arthrosen. Infrage kommen Präparate aus der Mistel, ferner Medikamente mit Ameisensäure oder Schwefel. Ihre Wirkung wird darin gesehen, daß der mit ihnen bewirkte lokalisierte Entzündungsprozeß (auf reflektorischem Wege) Heilwirkungen auf das Gelenkinnere ausübt. Möglicherweise beruht die analgetische Wirkung dieser Stoffe auch darauf, daß durch die – nicht ganz schmerzfreien – Injektionen schmerzdämpfende Stoffe (Endorphine o.ä.) im Organismus freigesetzt werden.

Knorpelprotektive Medikation. Unter bestimmten Voraussetzungen ist es dem Körper möglich, die noch reparaturfähigen Knorpelelemente zu regenerieren und zu stabilisieren. Zu diesem Zweck werden einige Medikamente aus körpereigenen Wirkstoffen zur oralen und zumal parenteralen Anwendung empfohlen, wie Knorpel-Knochenmark-Extrakte, Glukosamin-Verbindungen, Mukopolysaccharid-Schwefelsäureester, Medikamente aus Ribonukleinsäuren und Desoxyribonukleinsäuren sowie komplex zusammengesetzte Mittel. Die Chondroprotektion ist naturgemäß dann am besten, wenn sich der arthrotische Prozeß noch im Anfangsstadium befindet.

5 Vertebrale und spondylogene Schmerzsyndrome

Bei örtlichen Schmerzsyndromen und Wurzelreizerscheinungen auf dem Boden degenerativer Veränderungen der Wirbelsäule muß anfangs – wie bei den Arthrosen – die Schmerzbefreiung im Vordergrund stehen. Daher wird – zumal im akuten Stadium – die (möglichst kurzfristige) parenterale oder orale Gabe von Antirheumatika oft nicht zu umgehen sein; Kortikosteroide sind jedoch nicht angezeigt.

5.1 Entlastende Maßnahmen

Im Sinne einer ätiologisch-pathogenetisch orientierten Therapie werden daneben wirbelsäulenentlastende Maßnahmen zu treten haben. In jedem Falle empfiehlt sich die Lagerung des Patienten auf einer nicht zu weichen und zu stark federnden „*Bandscheibenmatratze*", die zur Anpassung an die jeweilige Lendenlordose allerdings etwas schmiegsam sein sollte; es ist erforderlich, daß diese Matratze auf eine stabile Unterlage aufgelegt wird. Bei Lumbago oder bei akuter Wurzelreizung in Form eines Ischiassyndroms ist zur Entlastung der Zwischenwirbelkanäle und zur Verbesserung des lokalen venösen Abflusses eine Lagerung mit angebeugten Knie- und Hüftgelenken angebracht; durch ein derartiges

„*Stufenbett*" wird auch eine unerwünschte Hohlkreuzbildung vermieden. Um die Bandscheiben soweit wie möglich zu entlasten, ist manchmal auch eine *intermittierende Extensionsbehandlung* angezeigt, wobei jedoch Intensität und Dauer des Zuges nur langsam zu steigern sind. Noch geeigneter dürfte die häufig wiederholte schräge Lagerung auf einer Trainingsliege sein, weil der Patient nach Einweisung durch Arzt und Krankengymnast auch selbständig weiterüben kann. Eine Senkrechtstellung kopfabwärts ist nicht sinnvoll, sondern eher schädlich. Bei der Extension im zervikalen Bereich mittels Glisson-Schlinge muß in jedem Fall behutsam vorgegangen werden. Vielfach ist die zervikale Extension nur dann wirksam, wenn die verspannte Muskulatur im Hals-Nacken-Bereich vorher durch Massagen (oder Behandlung mit niederfrequenten bzw. mittelfrequenten Reizströmen) genügend aufgelockert wurde; heiße Heusäcke sollten bei vegetativ labilen oder älteren Patienten in der Zervikalregion vorsichtshalber nicht aufgebracht werden (Gefässklerose!).

5.2 Bewegungstherapie

Nach diesen entlastenden und schmerzdämpfenden Maßnahmen muß bei allen degenerativ bedingten Wirbelsäulenleiden so früh wie möglich die aktive Bewegungstherapie ins Auge gefaßt werden. Hierbei ist selbstverständlich der Kräftehaushalt sowie die im Einzelfall gegebene Leistungsfähigkeit des Herz-Kreislauf-Systems genau zu berücksichtigen; in Fällen mit latenter Herzinsuffizienz ist vorher eine einschlägige Medikation einzuleiten.

Die Übungsbehandlung dient nicht nur der Kräftigung des „Muskelkorsetts" und besseren Durchsaftung der Bandscheiben- und Knorpelstrukturen, sondern bedeutet auch das beste Mittel zur Vorbeugung und Behandlung der Osteoporose. Dabei ist es in jedem Fall günstig, wenn ein *Bewegungsbecken* (mit einer Wassertemperatur von mindestens 29° C) zur Verfügung steht. Die gewichtsvermindernden und schmerzdämpfenden Wirkungen des warmen Wassers lassen selbst bei erheblichem

Reizzustand eine Übungsbehandlung zu. Eine zusätzliche Entlastung und eine besonders gezielte Behandlung kann durch ein Übungsbrett oder durch Auftriebskörper (lufthaltige Kissen, Reifen, Ringe u. dgl.) erreicht werden. Wenn kein Bewegungsbecken vorhanden ist, oder eine Bewegungstherapie im Wasser wegen der Herz-Kreislaufverhältnisse beim Patienten nicht möglich ist, sollte möglichst frühzeitig mit einer sorgsam geleiteten krankengymnastischen Behandlung im Trockenen begonnen werden. Auch hier ist es angeraten, die Bewegungstherapie jeweils mit auflockernden *Massagen* (oder der Applikation von Reizströmen) einzuleiten. Die Massage muß anfangs verhältnismäßig milde durchgeführt werden, bei brüskem Vorgehen kann es zu heftigen Schmerzzuständen kommen. Falls die Hände des Masseurs aus anatomsichen Gründen die Muskulatur nicht ausreichend zu greifen und zu kneten vermögen, sollte die *Unterwasser-Druckstrahlmassage* gebraucht werden. Der etwa tangential und nicht zu kräftig angesetzte Wasserstrahl ist imstande, die durch das Warmbad ohnehin etwas entspannte Rückenmuskulatur sozusagen aus ihrem Lager herauszuheben und aufzulockern. In solchen Fällen ist die (sonst vielfach zu häufig und großzügig verordnete) Unterwasser-Druckmassage der manuellen Massagebehandlung überlegen. Auch *heiße Rücken-Blitzgüsse* können oft einen guten Erfolg bringen.

Bei der krankengymnastischen Übungsbehandlung von Wirbelsäulenleiden kann das *Schlingengerät* mit seinen zahlreichen Möglichkeiten zur „schwerelosen Aufhängung" eine große Hilfe bedeuten. Neben behutsamen Lockerungsübungen stehen anfangs rein *isometrische Spannungsübungen* im Vordergrund. Erst allmählich treten Bewegungen mit kleinen Ausschlägen, später auch mit größeren Exkursionen hinzu. Über eine *Gymnastik im Vierfüßlerstand, Übungen im Sitzen* („Hockergymnastik") *und im Stehen* gelangt man schließlich zu *Gehübungen* im Gymnastiksaal und zur Gehschule im Gelände.

Wie neuere Untersuchungen gezeigt haben, sind für das geschädigte Bandscheibengefüge mehrmals täglich eingenommene entlastende *Schräglagerungen* in dreiminütigem Wechsel von Belastung (kopfaufwärts) und Entlastung (kopfabwärts) sehr zu empfehlen, weil es dabei zu intradiskalen Druckveränderungen kommt, die mit einem trophisch erwünschten Wechsel zwischen Flüssigkeitsaufnahme und -abgabe verbunden sind. Besonders gut läßt sich ein derartiges Übungsprogramm mit einer Trainingsliege durchführen. Aus entsprechenden Gründen ist für den „Bandscheibenleidenden" auch das *rhythmische Gehen* auf möglichst weichem Boden (Waldboden) oder notfalls auch das Laufen auf der Stelle (mit einer weichen Gummimatte als Unterlage) wichtig.

Daneben sollte der Patient über das sinnvolle Heben von Gegenständen und auf das *Vermeiden ungeeigneter Sportarten* hingewiesen werden; dies gilt insbesondere für solche, die mit heftigen Rumpfdrehungen sowie mit punktuellen Belastungen der Wirbelsäule verbunden sind (Tennis, Golf u.a.). Statt dessen sollten *womöglich Schwimmübungen* in jedes Bewegungsprogramm eingebaut werden.

Naturgemäß hat die konservative Behandlung der Bandscheibenleiden einer chirurgischen Intervention zu weichen, wenn es zu akuten Ausfallerscheinungen und zu Lähmungen oder womöglich gar zu einem Kaudasyndrom kommt, aber auch dann, wenn eine deutliche Progredienz des Beschwerdekomplexes zu verzeichnen ist.

So wichtig die physikalische *Behandlung nach Bandscheibenoperationen* ist, so ist andererseits darauf zu achten, daß sie *besonders vorsichtig aufgebaut* werden muß. Vor allem ist zu berücksichtigen, daß die dem Operationsbereich benachbarten Wirbelsäulenabschnitte anfänglich von den Bewegungen ausgenommen und kyphosierende Übungen streng vermieden werden.

Von einer derartigen Bewegungstherapie vertebraler und spondylogener Schmerzsyndrome können wir allerdings nur dann nachhaltige Erfolge erwarten, wenn sich der Patient nicht mit den wenigen Übungen begnügt, die er unter physio-therapeutischer Aufsicht ausführt. Vielmehr muß er dabei auch bereits ein *regelrechtes Übungsprogramm* zur selbständigen Durchführung *erlernen* und dieses späterhin womöglich täglich betreiben; beim älteren Patienten ist darauf zu achten, daß sich dieser

Tabelle 4. Kneipptherapie bei vertebralen und spondylogenen Schmerzsyndromen

Behandlungsziel	Behandlungsverfahren
1. Schmerzbefreiung durch Entlastung der Wirbelsäule	Ruhigstellung durch Bettruhe; gegebenenfalls „Stufenbett", auch mit milder Extension
	Aufhängung im Schlingengerät. Aufenthalt im Warmwasserbecken, milde Schräglagerung kopfabwärts
	Gegebenenfalls Beseitigung von Übergewicht und Ausgleich einer Fehlstatik
2. Normalisierung der trophischen Verhältnisse im Bereich von Wirbelsäule und Haltemuskulatur Funktionstraining	Klassische Rückenmassage. Bindegewebsmassagen. Unterwasser-Druckstrahlmassagen. Heiße Rückenblitzgüsse
	Heiße Packungen: Heublumen, Moor, Fango
	intermittierender Wechsel von Belastung und Entlastung durch systematischen Lagewechsel auf der Trainingsliege
	Bewegungsübungen im Schlingengerät. Aufbauende Übungsbehandlungen im Liegen – Sitzen (Hockergymnastik) – Stehen – Gehen

1+2: Kurörtliche Kneipptherapie unter Betonung der aktiven Bewegungstherapie

---

nicht übernimmt, sondern jeweils nur etwa 10–15 min hintereinander übt. Damit sich der Bandscheibenleidende keine falschen Bewegungsabläufe eintrainiert, sind auch späterhin nicht zu seltene Kontrollen durch Physiotherapeut und Arzt erforderlich.

Wie wir erkennen, gibt es bei der Behandlung von Patienten mit Arthrosen und Bandscheibenleiden eine Fülle von Einzelheiten zu beachten. Daher empfiehlt es sich, ein derartiges Therapieprogramm in einer geeigneten kurörtlichen Behandlungsstätte einzuleiten, zumal der Patient dort auch am besten über sein Verhalten am Wohnort und die dort erforderliche Behandlung informiert werden kann.

Tabelle 4 gibt einen Überblick über das gesamte Behandlungsprogramm.

6 Weichteilrheumatische Syndrome

6.1 Zur Klinik

Beim Weichteilrheumatismus handelt es sich um einen *Sammelbegriff*, in den verschiedenartigste Krankheitsprozesse eingeordnet werden, die nicht in Gelenken und Wirbelsäule, sondern in den Weichteilgeweben des Bewegungsapparates lokalisiert sind. Führendes Symptom ist ein akuter oder chronischer Schmerz, der zumal an gewissen Prädilektionsstellen auftritt und zu Motilitäts- und Funktionseinschränkungen führt. Derartige Schmerzen sind oft von Körperlage, körperlicher Belastung, aber auch von Temperaturverhältnissen oder dem Wetter abhängig. Besonders häufig treten weichteilrheumatische Beschwerden in der Rückengegend, der Schulter und der Hüfte auf; sie kommen aber nicht selten auch an der Außenseite der Oberschenkel sowie im Bereich der Arme vor.

Grundsätzlich lassen sich die weichteilrheumatischen Erkrankungen in entzündliche und nichtentzündliche Affektionen einteilen. Bei den entzündlichen Prozessen handelt es sich in der Regel um Vorgänge, die im Rahmen der entzündlich-rheumatischen Krankheiten auftreten und dementsprechend behandelt werden müssen. Dagegen sind die *nichtentzündlichen weichteilrheumatischen Syndrome* als *Ausdruck einer besonderen Reaktionsform* der Weichteile auf eine Vielzahl verschiedener Reize und Schädigungen anzusehen. Von ihnen soll hier im einzelnen die Rede sein.

Je nach dem Hauptsitz des Prozesses in den betreffenden Gewebestrukturen des Bewegungsapparates unterscheiden wir beim Weichteilrheumatismus verschiedene Krankheitsbilder. Handelt es sich um eine Affektion der Muskulatur, wird diese als Myose bezeichnet. Sind die Sehnen mitbefallen, was häufig vorkommt, so sprechen wir von Tendomyosen, bei alleiniger Beteiligung der Sehnen von Tendinosen. Weichteilrheumatische Veränderungen in den gelenkumgebenden Geweben werden als Periarthrose bezeichnet: Periarthrosis humero-scapularis, Periarthrosis coxae usw. Wird beim Weichteilrheumatismus vor allem das subkutane Binde- und Fettgewebe betroffen, spricht man von einer Pannikulose; früher wurden derartige Beschwerdebilder als Zellulitis bezeichnet.

Wie aus klinischen Untersuchungen und Beobachtungen in der Praxis hervorgeht, stehen beim Weichteilrheumatismus die degenerativen Prozesse weit im Vordergrund. Im Gegensatz zum rheumatischen Fieber, zur chronischen Polyarthritis und zur Arthrose kommt es bei den weichteilrheumatischen Affektionen nicht zur Zerstörung der Gelenke oder zu Schäden im Bereich des Herzens und des Kreislaufsystems. Die Bedeutung des Weichteilrheumatismus liegt vielmehr in den chronischen und schmerzhaften Störungen des Befindens und der Beweglichkeit, die in manchen Fällen die Arbeitsfähigkeit des Patienten erheblich beeinträchtigen können.

6.2 Zur Pathogenese

Die früher durchgeführten lichtmikroskopischen Untersuchungen bei Muskelrheumatismus und den Tendinosen haben keine eindeutigen Befunde erbracht. Erst die Elektronenmikroskopie hat hier eindeutige für diese Prozesse typische Veränderungen zutagegefördert. Nach den Befunden von Fassbender (1975) finden sich bei Gewebsuntersuchungen aus muskelrheumatisch-schmerzhaften Stellen unterschiedliche Degenerationsstadien kontraktiler Elemente der Skelettmuskulatur. Diese Degenerationsprozesse sind in keinem Falle von morphologischen Merkmalen der Entzündung begleitet. Bei der Untersuchung von Gewebe aus Sehnen, Sehnenscheiden und Schleimbeuteln, die von Patienten mit weichteilrheumatischen Beschwerden stammen, finden sich Veränderungen wie im unreifen Bindegewebe des Embryo, in der heilenden Wunde oder in einer Bindegewebsgeschwulst; Fassbender spricht von einer „mesenchymoiden Transformation". Genau wie beim Muskelrheumatismus fehlen auch hier jegliche Merkmale der Entzündung.

Wie wir heute wissen, kommen alle diese weichteilrheumatischen Syndrome in erster Linie durch Sauerstoffmangel zustande. Die Sauerstoffzufuhr in den Muskel kann verhältnismäßig leicht unterdrückt werden. Bereits bei isometrischer Kontraktion eines Muskels mit mehr als 15% der maximal möglichen Kraft kommt es zu einer kontinuierlichen Kompression der muskeleigenen Blutgefäße und bei 30% der maximal möglichen Kraft wird die Blutzirkulation im Muskel total unterdrückt.

Wenn Arbeits- und Erholungsphase beim Muskel normal abwechseln, bleibt seine Eutrophik gewährleistet, d.h. Zufuhr von Blut und Sauerstoff sowie Abfuhr von Stoffwechsel-Abbauprodukten können ungestört vor sich gehen. Bleibt aber der Muskel infolge irritativer Einflüsse in einem Zustand vermehrter Spannung, tritt ein schädlicher Zirkel ein; die übermäßige Muskelaktivität wird – von sensiblen Endorganen, den Muskelspindeln ausgehend – über zentripetale Nervenbahnen bestimmten zentralnervösen Regulationsstrukturen gemeldet. Derartige Integrationsorte sind zumal die Formatio reticularis und das limbische System. Die hier eintreffenden (afferenten) Reizinformationen werden verarbeitet und sodann wieder peripherwärts als Kontraktionsreiz dem Muskel zugeleitet. Mit dem gleichen zentrifugalen Reiz geht auch ein Reiz über den Nervus Sympathicus, der zu einer peripheren Gefäßverengung führt. Derart verstärken beide Reflexmechanismen die ohnehin bereits vorhandene Mangeldurchblutung im Muskel. Hinzu tritt noch eine dritte Komponente: Unter Sauerstoff-Drosselung steigt die Milchsäureproduktion des Muskels an, so daß bald eine Übersäuerung und damit eine weitere Spannungsvermehrung im Muskel eintritt („Säurekontraktur").

Derart gewinnen die spannungsvermehrenden Faktoren immer mehr an Wirkung. Bleibt der circulus vitiosus über längere Zeit bestehen, kommt es zu den oben beschriebenen, stetig fortschreitenden degenerativen Veränderungen in den Organellen der betreffenden Muskelabschnitte. Das klinische Bild hierzu haben wir in dem so häufigen Muskelhartspann, dem muskulären Hypertonus vor uns, während die fortgeschrittenen degenerativen Veränderungen sich als erbs- bis bohnengroße, bisweilen auch bleistiftartig geformte Myogelosen („trigger points") tasten lassen. Schließlich bleiben die Auswirkungen des Sauerstoffmangels nicht auf die Muskelfasern beschränkt, sondern greifen auch auf das straffe Bindegewebe über. Es kommt dort zu den Veränd-

rungen, die wir unter pathologisch-anato-
mischen Gesichtspunkten bereits als „mesen-
chymoide Transformation" kennengelernt haben. Klinisch und bei unserer täglichen Arbeit
sind derartige Tendomyosen oder Tendinosen
vor allem durch eine örtliche Druckschmerzhaftigkeit und einen ausgeprägten Bewegungsschmerz gekennzeichnet. Besonders häufig finden sich solche Schmerzsyndrome im Bereich
der Muskelansätze; man spricht dann von In-
sertionstendopathien; bei Beteiligung des Pe-
riosts ist der Ausdruck Tendoperiostose vorzuziehen.

6.3 Konditionale Faktoren

Welche Faktoren bedingen derartige Irritationen, die zu den beschriebenen muskelrheuma-
tischen und tendinotischen Beschwerdekomplexen führen? Hier ist zuerst festzustellen,
daß körperliche Belastungen oder einseitige
Tätigkeiten im Berufsleben, die mit *länger-
dauernder isometrischer Haltearbeit* verbunden
sind, bereits zu gewissen destruktiven Veränderungen in den muskulären Elementen der
statisch abhängigen Partien führen können.
Dies gilt zumal für die häufigen Schmerzen
im Rückenbereich, die durch eine Überlastung
der Haltemuskulatur unseres Achsenorgans
bedingt sind, beispielsweise infolge einer Fehlhaltung, einer Instabilität oder Asymmetrie
der Wirbelsäule zustande kommen; besonders
anfällig für Myalgien ist der Flachrücken. Die
relative Seltenheit von muskulär bedingten
Schmerzzuständen in den Extremitäten ist
wahrscheinlich dadurch zu erklären, daß der
Extremitätenmuskulatur vorwiegend eine Be-
wegungsfunktion, der Rückenmuskulatur dagegen eine Haltefunktion zukommt.
Bei Tendinosen sind nicht selten auch stumpfe
Traumen, wie Prellungen oder Verstauchun-
gen, manchmal auch wiederholte Mikrotrau-
men in Form von Erschütterungen als kondi-
tionaler Faktor anzusehen.
Neben diesen statisch-mechanischen Momen-
ten ist bei den weichteilrheumatischen Syndromen vielfach eine *nervale Komponente* gegeben.
Dies gilt zumal für Veränderungen der Wirbelsäule, seien es Haltungsanomalien oder dege-
nerative Prozesse wie Chondrosen, Osteochon-
drosen, Spondylosen oder Spondylarthrosen.

Dies beruht darauf, daß es bei allen diesen
Veränderungen zu einer Irritation stark inner-
vierter Gewebselemente im Bereich der Disci
intervertrebrales, des Bandapparates der Wirbelsäule oder der kleinen Wirbelgelenke kommen kann.

Manchmal können augenscheinlich auch Erkrankungen innerer Organe, wie etwa des Herzens, der
Lunge, des Magen-Darm-Traktes, der Gallenblase
usw., auf dem Wege über visceromuskuläre Reflexe
eine Muskelverspannung in der Peripherie und in
der Folge auch Myosen oder Tendomyosen bewirken.

Unter denjenigen Faktoren, die muskelrheu-
matische Beschwerdebilder bedingen, sind *psychische Spannungszustände* besonders häufig.
Dies beruht auf den engen Zusammenhängen
zwischen Psyche, vegetativem Nervensystem
und Muskeltonus. Angst und emotionale Verstimmungen können beim dazu Disponierten
zu einem lang anhaltenden muskulären Hypertonus und damit zu weichteilrheumatischen
Beschwerden und Veränderungen führen; dies
gilt zumal für die Gegend von Hals und Nak-
ken.
Anscheinend vermögen auch *ungünstige Wet-
ter- und Klimabedingungen*, Zugluft, lokalisierte Feuchte – sowie Kälteeinwirkungen
weichteilrheumatische Beschwerden hervorzurufen, wofür der jahreszeitliche Gipfel entsprechender Erkrankungen in der sogenannten
Übergangszeit und im Winter sprechen dürfte.
Wahrscheinlich wirken diese exogenen Reiz-
einflüsse jedoch mehr als *beschwerdeauslösende
oder beschwerdeverstärkende Faktoren*, während die weichteilrheumatischen Veränderungen selbst bereits durch andere, oben angeführte Momente zustandegekommen sind.
Schließlich bleiben noch *endokrine, toxische
(?) und metabolische Einflüsse* als ätiologische
Faktoren des Weichteilrheumatismus *zu diskutieren*. Hier ist beispielsweise an physiko-che-
mische Veränderungen des Bindegewebes und
des Fettgewebes zu denken, wie sie bei der
Pannikulose zumal in der Hüft- und Ober-
schenkelregion der Frau („Zellulitis") zu beobachten sind.

6.4 Therapie

Die Therapie des Weichteilrheumatismus kann
nur dann einen nachhaltigen Erfolg aufweisen,

wenn die im Einzelfall gegebenen (oben ge-schilderten) *konditionalen Faktoren* soweit wie möglich *beseitigt* werden. Dementsprechend sind einseitige berufliche Belastungen auszu-schalten, statische Veränderungen mit korri-gierenden Maßnahmen konservativer Natur oder mit operativen Eingriffen auszugleichen. Bei weichteilrheumatischen Syndromen auf dem Boden von Erkrankungen innerer Or-gane, des Stoffwechsels oder endokrine Drü-sen muß selbstverständlich deren adäquate Therapie im Vordergrund stehen.

6.4.1 Physiotherapie

Falls die weichteilrheumatischen Beschwerden auf psychische Spannungs- und Verstim-mungszustände zurückzuführen sind, müssen diese hinsichtlich ihres Charakters genau ge-klärt und mit den dabei jeweils angezeigten Methoden angegangen werden. In vielen, viel-leicht sogar in den meisten Fällen, wird es al-lerdings genügen, die psychisch-vegetativ be-dingten Muskelverspannungen durch eine *„Aktive Entspannungsbehandlung"* zu beseiti-gen. Bei dieser „Atem- und Lösungstherapie" gilt es für den Arzt, seinen Patienten vor allem auf die inneren Zusammenhänge zwischen muskulären Verspannungen und dem Schmerzsyndrom aufmerksam zu machen. Weiterhin muß er das Verständnis des Patien-ten für die von diesem selbst zu bewältigende Aufgabe wecken, in beharrlicher Arbeit die übermäßigen Muskelverspannungen abzu-bauen.

In der Praxis sieht dies so aus, daß der Arzt den Patienten darauf hinweist, wo dessen mus-kuläre Verspannungen zu finden sind und wie er seine damit verbundenen Haltungs- und At-mungsfehler korrigieren kann. Auf diese Weise wird er bald lernen, die ihm nun immer bewuß-ter werdenden *Muskelverspannungen* durch einfaches „Nachlassen" zu *lösen* und bei jeder Betätigung nur diejenigen Muskelanspannun-gen anzuwenden, die dazu unbedingt erforder-lich sind. Dabei gilt es, auch den Tonus der gesamten an der Atmung beteiligten Muskulatur zu kontrollieren und derart durch Auflok-kerung des Brustkorbes zu einer natürlich-

freien Vollatmung zu gelangen. Wenn es frag-lich erscheint, ob der Patient unter der „akti-ven Entspannungsbehandlung" bei nur loser Führung durch den Arzt zu einem ausreichen-den Erfolg gelangen kann, sollte die Therapie auf jeden Fall unter befähigter krankengymna-stischer Leitung erfolgen.

Ein weiteres wichtiges Verfahren zur Behand-lung weichteilrheumatischer Beschwerden ist die *Massage*. So wird man bei jeder muskel-rheumatischen Affektion bestrebt sein, alle als hypertonisch ertasteten Muskelpartien, Mus-keln oder Muskelgruppen mit den entspre-chenden Griffen der *klassischen Massage* auf-zulockern. Angebracht sind insbesondere Streichungen, sanfte Knetungen und Walkun-gen sowie Vibrationen, die hierbei möglichst kleinflächig lokalisiert angesetzt werden soll-ten. Daneben sind durchblutungsfördernde Massagegriffe ratsam. Neben intensiven Kne-tungen empfehlen sich auch gezielt durchge-führte Klopfungen. Nach den Ergebnissen nu-klearmedizinischer Untersuchungen steigern sie die Durchblutung der behandelten Muskula-tur beträchtlich, so daß zumal muskelrheu-matische Veränderungen günstig beeinflußt werden. Bei der Massage müssen wir aber auch an die statisch und anderweitig bedingte Ver-kettung der lokalisierten Schmerzen und weichteilrheumatischen Gewebsbefunde mit benachbarten, bisweilen weit entfernten Stel-len des Bewegungsapparates denken. In die-sem Sinne sollte stets die von Marnitz angege-bene *„Massage korrespondierender Zonen"* an-gewandt werden.

Zur Linderung heftiger tendinotischer und tendoperiostotischer Schmerzen kann die *Pe-riostmassage* gebraucht werden; möglichst nahe der Schmerzstelle angesetzte, in die Tiefe dringende, mit den Fingerknöcheln durchge-führte Zirkelungen vermögen auf dem Wege über eine „counter irritation" oder einen „Überdeckungseffekt" den Schmerz zumin-dest zu lindern, bisweilen sogar vollständig aufzuheben. Nicht minder wirksam erscheint jedoch eine weniger schmerzbereitende *Mas-sage* mittels Fingerdruck nach chinesischer oder japanischer Art (shi-atsu). Dabei wird zu-mal mit der Fingerbeere des Daumens ein nachhaltiger Druck an den Schmerzorten aus-geübt. Nach den Erfahrungen des Verfassers erwirkt man damit nicht nur ein baldiges Nachlassen der Schmerzen, sondern es kommt auch zu der beim Weichteilrheumatismus so wichtigen Muskelauflockerung und entsprechender Mehrdurchblutung. Damit wird die früher in solchen Fällen mit den bohrenden Fingerknöcheln ausgeübte (und oft sehr schmerzhafte) „Gelotripsie" in den meisten Fällen überflüssig.

Eine besondere Möglichkeit der Massagebehandlung von weichteilrheumatischen Veränderungen im Bereich der Sehnen und Bänder besitzen wir mit der in Deutschland noch recht wenig bekannten „deep friction" (Cyriax). Dabei handelt es sich um tiefdringende, quer zur Verlaufsrichtung von Sehnen, Bändern und Muskelfasern durchgeführte Friktionen, die zu einer intensiven und nachhaltigen örtlichen Mehrdurchblutung führen und infolge ihrer Verlaufsrichtung auch Gewebsverklebungen verhindern oder auflösen. Diese Massage wird nur zu Behandlungsbeginn vom Patienten als recht schmerzhaft empfunden, da bereits unter der Therapie die Schmerzen wesentlich nachzulassen pflegen.

Auch gezielt aufgebrachte warme Heusäcke können den Schmerz oft eindrucksvoll lindern.

Am Rande ist auch auf den Ultraschall zu verweisen, bei dem eine mit hoher Frequenz durchgeführte „Mikromassage" sich mit einer gewissen Tiefenerwärmung verbindet, die bei den weichteilrheumatischen Veränderungen beide besonders erwünscht sind. Die Ultraschall-Therapie hat sich zumal bei hartnäckigen sonst therapierefraktären Fällen von „Periarthropathia humeroscapularis" und der „Epicondylitis humeri radialis" („Tennisellenbogen") als erfolgreich erwiesen. Bei der Therapie des beginnenden Morbus Dupuytren, der Palmarfibromatose, stellt die Ultraschall-Therapie nach den Erfahrungen des Verfassers vielfach das Mittel der Wahl dar. Dies gilt zumal für die Ultraphonophorese, bei der als Kontaktmittel für den Ultraschall ein spezieller Weizenkeimextrakt gewählt wird, der bei seinem Eindringen in die oberen Gewebsschichten eine nahezu spezifische gewebserweichende Wirkung besitzt.

Eines bleibt zu betonen: neben all diesen passiven Methoden ist in jedem Falle weichteilrheumatischer Syndrome eine auflockernde aktive Bewegungstherapie durchzuführen. Nur diese allein ist imstande, durch Training der entsprechenden Gewebsstrukturen den Körper widerstandsfähiger gegen erneute weichteilrheumatische Veränderungen zu machen. Allerdings heißt es, vorsichtig aufbauend vorzugehen, wobei die Bewegungstherapie anfänglich am zweckmäßigsten im Warmwasser-Becken durchgeführt werden sollte. Dies gilt zumal für das Krankheitsbild der so vielgestaltigen Periarthropathia humero-scapularis, bei dem oft eine spondylogene Komponente gegeben ist.

Wenn die weichteilrheumatischen Syndrome zu Rückfällen neigen, ist eine nachhaltige Beeinflussung der befallenen Gewebe („Umstimmung") durch Serien von Kneippschen wechselwarmen Teilgüssen anzustreben. Besonders intensiv wirken Blitzgüsse, die anfangs heiß zu verabreichen sind und späterhin ggf. wechselwarm durchgeführt werden können. Bei multilokulären Beschwerdekomplexen sollte man außer an Serien von Kräuterbädern (Heublumen, Fichtennadeln u.a.) oder Dampfbädern auch an die einmal wöchentlich durchzuführende Sauna denken, die erfahrungsgemäß in den Wintermonaten sehr günstig zu wirken pflegt.

Im gleichen Sinne ist neben den beschriebenen hydro-thermo-therapeutischen Anwendungen eine langsam aufbauende Übungstherapie angeraten, die späterhin in angemessene sportliche Betätigung überleiten sollte. Diese bewegungstherapeutischen Elemente dienen vor allem dem Ziel, eine leistungsfähige Muskulatur zu entwickeln, die widerstandsfähig gegenüber Schwankungen von Durchblutung und Tonusimpulsen ist und damit weniger zu myalgischen Reaktionen neigt.

Gerade auf dem Gebiet des Weichteilrheumatismus erkennen wir die vielseitigen und großartigen Möglichkeiten der Kneipptherapie, die der Therapie und Prävention rheumatischer Krankheiten dienen (Tabelle 5).

7 Gicht – Arthritis urica

7.1 Zum Krankheitsbild

Die Häufigkeit der Gicht und ihrer Begleiterkrankungen ist in den letzten Jahren ständig

Tabelle 5. Möglichkeiten der Kneipptherapie beim Weichteilrheumatismus

Behandlungsziel	Behandlungsverfahren
1. Auflockerung des muskulären Hartspanns	Atem- und Entspannungstherapie
	Örtliche Wärme: heiße Auflagen Andampfungen, heiße Heusäcke
	Klassische Massage, Reflexzonenmassage
2. Anregung der örtlichen Durchblutung und Vasomotorentraining („Abhärtung")	Serien von Kneippschen Teilgüssen, heiße Rückenblitzgüsse
	Klassische Massage und Bindegewebsmassage als Serien. Sauna
	Medizinische Bäder mit nachfolgender Trockenpackung als Schwitzprozedur
	Aktive Bewegungstherapie mit allmählicher Steigerung, angemessener Sport
1+2: Kurörtliche Kneipptherapie	

angestiegen. Heute erleiden etwa 3% aller Männer einen Gichtanfall.

Alter, Geschlecht und Ernährung sind die wesentlichen Faktoren, die den Harnsäurespiegel des Gesunden beeinflussen. Geänderte Ernährungsgewohnheiten dürften die wahrscheinlichsten Ursachen für den Anstieg der Harnsäure zumal im männlichen Geschlecht innerhalb des letzten Jahrzehntes sein. Bei Männern gilt heute ein Wert von 7 mg/100dl, bei den Frauen von 6 mg/100dl als noch normal.

Bei Gichtkranken ist meist eine angeborene Disposition zu dieser Stoffwechselstörung vorhanden. Klinische Folgen des Stoffwechseldefektes sind neben der akuten Arthritis, die sich zumal als Großzehen-Grundgelenk (Podagra) oder am Kniegelenk zeigt, Tophusbildungen, ferner chronisch-destruierende Gelenkveränderungen, eine Gichtniere, die mit Hypertonie und Niereninsuffizienz sowie einer (Harnsäure-) Nephrolithiasis einhergeht.

Man unterscheidet heute vier Stadien der Gicht:
1. Die asymptomatische Hyperurikämie
2. Den akuten Gichtanfall
3. Die interkritische Gicht (symptomfreies Intervall zwischen den Anfällen)
4. Die chronische Gicht.

Letztere beruht auf einer Zerstörung gelenknaher Knochenteile durch Harnsäureablagerungen. Die Beweglichkeit der Gelenke kann dadurch stark eingeschränkt sein. Tophi der Weichteile gehen meistens von periarthralen Geweben, von Sehnenscheiden oder von Schleimbeuteln aus. Die eigentliche Gichtniere kann als interstitielle Nephritis aufgefaßt werden, bei der es frühzeitig zu Proteinurie, Leukozyturie und Hämaturie kommt. Nicht wenige Gichtkranke leiden an einer Harnsäure-Nephrolithiasis. Bei Patienten mit Gichtniere gesellt sich häufig eine (verhältnismäßig gutartig verlaufende) Hypertonie hinzu.

7.2 Kombinierte Therapie

Zur medikamentösen *Behandlung des Gichtanfalles* eignet sich vor allem das aus der Herbstzeitlose gewonnene *Colchicin*; es sollte inbesondere bei diagnostisch nicht gesicherten Gichtanfällen eingesetzt werden. Man gibt im Verlauf von vier Stunden stündlich je 1 mg Colchicin, dann in Abständen von zwei Stunden jeweils 0,5–1,0 mg. Die Höchstdosis beträgt am ersten Tag 6–8 mg. Treten Diarrhöen auf, so muß das Mittel abgesetzt werden. Bei Versagen des Kolchicin können in diagnostisch gesicherten Fällen auch Indometacin oder andere nichtsteroidale Antirheumatika in den üblichen Dosen angewandt werden.

Physiotherapeutisch sind *beim Gichtanfall kalte Güsse* und bei der chronischen Gicht warme hydrotherapeutische Maßnahmen von Nutzen (s. Hydrotherapie bei rheumatischen Erkrankungen).

Bei Harnsäurewerten von 8–9 und mehr mg/100dl sind darüber hinaus *medikamentöse Maßnahmen* unerläßlich, da sonst klinische Komplikationen der Hyperurikämie eintreten können. Als Medikamente stehen Arzneimittel zur Verfügung, die entweder die renale Harnsäureausscheidung erhöhen (Uricosurika) oder die Harnsäurebildung hemmen (Xanthinoxydase-Hemmer).

Die *Dauertherapie* strebt an, den Harnsäurebestand des Körpers zu vermindern. Trotz aller Fortschritte der Pharmakotherapie sind nach wie vor *diätetische Maßnahmen als Basistherapie* erforderlich. Neben einer Normalisierung des Körpergewichtes muß eine Verringerung der Purinzufuhr mit der Nahrung und eine Einschränkung des Alkoholkonsums erfolgen. Allein durch Normalisierung des Körpergewichtes kann bei Übergewichtigen nicht selten ein Abfall des Harnsäurespiegels bis zur Norm erreicht werden. Der Verbrauch alkoholischer Getränke muß deswegen deutlich reduziert werden, weil Alkohol in größeren Mengen zu einer Verringerung der renalen Harnsäureausscheidung führt. Die Purinzufuhr läßt sich bereits wesentlich verringern, wenn man nur eine Fleischmahlzeit pro Tag einnimmt, Innereien vermeidet und sich Eiweiß weitgehend in Form von Milchprodukten zuführt.

Anstelle der alten Gicht-Diät sollte eine gut gemischte, vitaminreiche und kalorienarme Kost stehen, wie sie in ähnlicher Form auch zur Prävention und Behandlung von Arteriosklerose oder der Zuckerkrankheit empfohlen wird. Sie besteht aus etwa 20% Eiweiß unter Vermeidung purinreicher Nahrungsmittel und etwa 40% Fett unter Bevorzugung ungesättigter Fettsäuren und schließlich aus hochmolekularen Kohlenhydraten wie etwa Stärke; auf süße Speisen sollte weitgehend verzichtet werden. Mit einer solchen Kost kann gleichzeitig der bei Gichtkranken häufig vorkommenden Stoffwechselstörung (Hyperlipoproteinämie Typ IV) entgegengewirkt werden.

Darüber hinaus ist in allen Fällen von Gicht der Patient so schnell und so ausgiebig wie möglich *körperlich zu aktivieren*; dies gilt schon deswegen, weil die meisten Gichtkranken einen Sitzberuf ausüben und wenig für die körperliche Ertüchtigung sorgen. Durch körperliche Aktivität kann man den Harnsäurespiegel herabsetzen und seinen Anstieg bei körperlichen Belastungen verringern.

Insgesamt ist gerade beim Gichtgefährdeten an seine Eigenverantwortung zu appellieren. *Entscheidend ist die sinnvolle Lebensweise*, insbesondere das Einhalten einer entsprechenden Kost und ein ausreichendes Maß an körperlicher Aktivität.

8 Literatur

Cyriax, J.: Treatment by Massage and Manipulation. New York, Hoeber 1959

Fassbender, H.-G.: Pathologie rheumatischer Erkrankungen. Berlin, Heidelberg, New York: Springer 1975

Faust, J.: Aktive Entspannungsbehandlung. 9. Auf. Stuttgart: Hippokrates 1970

Hentschel, H.-D.: Physikalische und balneologische Therapie der ankylosierenden Spondylitis. Therapiewoche 20, 800–808 (1970)

Hentschel, H.-D.: Physikalische Therapie bei Erkrankungen der Wirbelsäule. In: Trostdorf, E., Stender, H.St. (Hrsg.), S. 166–172. Stuttgart: Thieme 1970

Hentschel, H.-D.: Physikalische Therapie bei Coxarthrose u. nach totalendoprothetischem Hüftgelenkersatz. Münch. Med. Wochenschr. 114, 473–478 (1972)

Hentschel, H.-D.: Prinzipien der Bewegungstherapie bei degenerativen Wirbelsäulenleiden und Bandscheibenoperationen. Monatsk. Ärztl. Fortb. 22, 471–473 (1972)

Hentschel, H.-D.: Massage in der Hydrotherapie. Therapiewoche 24, 3683–3690 (1974)

Hentschel, H.-D.: Therapeutische Prinzipien bei Arthrosen und Bandscheibenleiden des älteren Menschen. Therapiewoche 24, 5113–5120 (1974)

Hentschel, H.-D.: Zur Prävention von Alterskrankheiten des rheumatischen Formkreises. Arbeitsmed.-Präventivmed. 11, 100–102 (1976)

Hentschel, H.-D.: Funktionstraining – wichtigste Aufgabe der physikalischen Therapie beim Rheumakranken. Euromed. 5, 260–369 (1978)

Hentschel, H.-D.: Das biologische Therapiekonzept bei Arthrosen. Naturheilpraxis *36*, 184–195 (1983)

Hollander, J.-L.: Arthritis and allied conditions. Philadelphia, 8th ed. Lea & Febiger, 1972

Kaganas, G. et al.: Der „Weichteilrheumatismus". Basel: Karger 1971

Marnitz, H.: Ungenutzte Wege der manuellen Behandlung. Heidelberg: Haug 1971

Mertz, D.P.: Gicht. 3. Aufl. Stuttgart: Thieme 1978

Pálos, S.: Atem und Meditation. Berlin, München, Wien: Scherz 1974

Schaarschuch, A.: Lösungs- und Atemtherapie, 3. Aufl. Bietigheim: Turm 1962

Storck, H.: Aus der Praxis der Kneippschen Hydrotherapie. Arch. Physik. Ther. 5, 256–292 (1953)

Teirich-Leube, H.: Grundriß der Bindegewebsmassage, 10. Aufl. Stuttgart: Fischer 1983

Kneipptherapie in Geburtshilfe und Gynäkologie

F. Brantner

1 Einleitung

Obgleich das gegenwärtige System der Kneippschen Physiotherapie hauptsächlich auf Allgemeinwirkungen, Beeinflussung des Vegetativums und Kreislaufregulierung ausgerichtet ist, muß man doch feststellen, daß auch andere Bereiche menschlicher Funktionalität und Pathologie durchaus günstig beeinflußbar sind. Dazu darf man jene Leiden zählen, die lokal an den weiblichen Organen auftreten, aber natürlich auch – wie etwa in der Schwangerschaft, im Klimakterium oder bei den funktionellen Regelstörungen – den Gesamtorganismus betreffen. Sie sind vielfach dankbare Gebiete der Kneipptherapie.

2 Integration Kneippscher Maßnahmen in die Frauenheilkunde

Insbesondere mit der Kneippschen Hydrotherapie läßt sich erstaunlich viel erreichen. Während in den letzten Dezennien unter dem Einfluß der sicher bemerkenswerte Erfolge ermöglichenden Hormontherapie die „natürliche" Behandlung etwas in den Hintergrund gedrängt wurde, beobachtet man in den letzten Jahren wieder verstärkte Hinwendung zu Kneippmethoden. Mit Recht! Es hat sich nämlich herausgestellt, daß man nicht immer gut daran tut, sofort Hormone anzuwenden, zumal damit oft unerwünschte Nebenwirkungen verbunden sind. Viele gynäkologische Leidenszustände lassen sich vortrefflich mit Kneippschen Therapiemitteln behandeln (Brantner 1965; Birkmayer und Winkler 1951; Brüggemann 1964; Dirnagl 1964; Drexel 1961; Gillert 1961; Hoff 1949; Kaiser 1961; Kowarschik 1957; Schaetzing 1965; Schrage 1974). Selbstverständlich scheiden aus der Kneippbehandlungsskala alle Erkrankungen

aus, die heutzutage am besten und schnellsten operativ saniert werden; etwa größere Myome, Zysten, anatomische Anomalien, Malignome und dergleichen. Aber auch hierbei kann es durchaus von Vorteil sein, eine Vor- und Nachbehandlung nach Kneippschen Regeln durchzuführen. Zum gesicherten Therapiegut darf man folgende Leiden zählen:

- Prämenstruelle Beschwerden
- Dysmenorrhoen aller Art
- Spastische Pelveopathien
- Adnexopathien
- Klimakterische Beschwerden
- Reizblasen
- Anovulatorische Zyklen
- Sämtliche Regelstörungen, wie primäre und sekundäre Amenorrhoe
- Hypo-, Hyper-, Oligo-Polymenorrhoe
- Das große Gebiet der akuten, chronischen, nichtspezifischen Unterleibsentzündungen, von welch letzteren in irgendeiner Form wenigstens ein Drittel der erwachsenen europäischen Frauen betroffen ist (Kaiser 1961; Artner 1963; Mayer und Fey 1954; Schrage 1974).

Aus der Geburtshilfe wären neben der allgemein vorbeugenden Gesundheitspflege bei Schwangeren besonders die in der zweiten Schwangerschaftshälfte auftretenden Spätgestosen zu nennen.

Wie bei jeder Therapie muß auch in der Kneippbehandlung zuerst eine möglichst genaue Diagnose erstellt, sodann die Indikation abgeklärt und danach schließlich die Therapie eingerichtet werden. Daß es zu letzterer besonderer Kenntnisse und Erfahrungen bedarf, über die nur der kneippgeschulte Arzt verfügt, versteht sich von selbst. Wenn man solche aber hat, so kann man mit zahlreichen Anwendungen, wie Bädern aller Art, insbesondere Schafgarben-, Kamillen-, Kalmusbädern, Güssen, Wickeln, Blitzgüssen, Massagen, Verabfolgung von Arzneien pflanzlicher Herkunft, Diät usw. viel Gutes erreichen. Besonders die kurmäßige Behandlung gynäkologischer Leidenszustände ist dort noch häufig erfolgreich, wo andere Mittel versagen (Brantner 1965; Brüggeman 1964; Fey 1957, 1961; Halhuber 1962).

Jedenfalls hat die Integration der Kneipptherapie in die Frauenheilkunde noch jedem Therapeuten eine erhebliche Bereicherung seiner Möglichkeiten gebracht und fast möchte man sagen, daß ihr seltener Gebrauch eher zu beklagen ist. Größtenteils mag dies daran liegen, daß die Kneippmethoden einer breiten Ärzteschaft weitgehend unbekannt sind. Wenn nachfolgend nicht alle der neuesten gynäkologisch-geburtshilflichen Diagnostik entsprechenden Leidenszustände angeführt sind, so werden verständlicherweise jene weggelassen, bei denen eine Kneipptherapie nicht indiziert ist.

3 Praxis der Kneipptherapie in der Geburtshilfe

Schwangerschaft, Geburt und Wochenbett sind eigentlich physiologische Vorgänge und bedürfen daher keiner besonderen Behandlung. Um jedoch eine Anpassung an verschiedene Belastungen zu verbessern und den Eintritt von Leidenszuständen zu verhüten, macht man gerne von kneipptherapeutischen Möglichkeiten im Sinne einer Präventivmedizin Gebrauch (Hoff 1949, Hoff 1954; Hruza 1976; Langendörfer 1963).

3.1 Normale Schwangerschaft

3.1.1 Hydrotherapie

WAb+WAg, abends Wassertreten, WS, insgesamt kleine Maßnahmen, Ganz- und Teilwaschungen mit Tinct. Arnicae, Trockenbürstungen zur Kreislaufanregung, Licht-, Luft-, Sonnenbäder, auch künstliche Höhensonne zur Allgemeinroborierung.

3.1.2 Bewegungstherapie

Schwangerschaftsgymnastik ab 4. Monat (geschulte Lehrkraft erforderlich). Zielbereiche:

a) Kreislauf- und Stoffwechselanregung
b) Wirbelsäulen-, Bauchmuskel- und Rückenmuskeltraining
c) Beckenboden- und Venengymnastik
d) Atemtraining
e) Entspannungsübungen
f) Massagen zur Vermeidung von Striae und Brustdeformierungen
g) Saunagebrauch nach den geltenden Regeln bis zum 6. Monat sehr nützlich.

3.1.3 Diätetik

Gemischte, schlackenreiche, aber nicht blähende, möglichst frischstoffreiche Vollwertkost, die folgende Kardinaleigenschaften haben soll:

a) Individuell überkalorisch um etwa 10%
b) Nährstoffrelationen: KH 50% unter Vermeidung von Mono- und Disacchariden.
   Proteine 30% möglichst hochwertiges Milch-, Tier- und Sojaeiweiß.
   Fette 20% möglichst pflanzlich und polyensäurereich.
c) Flüssigkeit 1,5–2,5 l, kein Alkohol und keine Zuckersäfte, Milch nur unter Einberechnung der Kalorien.
d) Kochsalz 3–9 g tgl.
e) Mineralien: Magnesium, Phosphor, Kalzium, Kupfer, Zink, Mangan zusammen etwa 6 g.
f) Spurenelemente: Kobalt, Fluor, Jod, Bor, Silizium
g) Vitamine: A: 1–3 mg
            B-Komplex: 6 mg
            C: 50 mg
            D: 25 mg
            E: 25 mg
(Für e, f und g am besten Fertigpräparate benutzen)
h) Fünf bis sechs Mahlzeiten nach Nibblingprinzip einnehmen.
i) Anstelle scharfer Gewürze, Küchenkräuter verwenden.

j) Nikotin streng verboten, Koffein und leichte Alkoholien sehr mäßig, ebenso Kakao und Schokolade.

k) Stuhlpflege: Pflanzliche Quellmittel wie Leinsamen oder Psyllium, Diätkleie, falls nötig leichte Abführmittel (Sieber 1963).

3.1.4 Allgemeine Hygiene

Zweckvolle, witterungsangepaßte, nicht bewegungs- und kreislaufhindernde Bekleidung. Festes, aber elastisch-federndes Schuhwerk unter Berücksichtigung vorhandener orthopädischer Schäden.

3.2 Krankhafte Schwangerschaft

Hier sind natürlich nur solche Leidenszustände gemeint, die direkt oder indirekt mit der Gravidität in Zusammenhang stehen und nicht solche, die zufällig während dieses Zeitabschnittes auftreten.

3.2.1 Gestosen – Hyperemsis

Keine wesentliche Kneipptherapie.

3.2.2 Obstipation – Hämorrhoiden

Die Häufigkeit dieser Störung auch bei vielen Frauen, die nicht schwanger sind, hat in der Kneipptherapie zu einem umfangreichen therapeutischen Bereich geführt (s. Magen- und Darmerkrankungen). Für den Geburtshelfer sind nur folgende Besonderheiten von Bedeutung, die auch unbedingt beachtet werden müssen: Keine Verwendung von drastischen Laxantien. Wenn notwendig nur ölige, quellende, schleimbildende Gleitmittel oder Phytotherapeutika verwenden. Das Rezept eines Tees, der sich sehr bewährt, auch im Hinblick auf die recht häufigen Begleithämorrhoiden lautet folgend:

Rp: Flor. Chammomill.
    Rhiz. Calami.
    Fruct. Foeniculi.
    Fol. Sennae.
    Cortex Frangulae   āā ad 100,0
    Mf. spec.
DS: 1–2 Teelöffel mit einer Schale kochendes Wasser übergießen, 10 min ziehen lassen, morgens und abends eine Schale trinken.

3.2.3 Gallenblasenentzündung und Steinbildung

Diese gerade in der Schwangerschaft und bei jungen Erstgraviden recht häufigen Komplikationen gehen zurück auf den hohen Cholesterinspiegel und mechanische Abflußbehinderungen und bedürfen besonderer diätetischer Führung. Im Vordergrund muß dabei die Zufuhrbeschränkung von Lipoiden und Neutralfetten stehen. Nähere Einzelheiten siehe im entsprechenden Kapitel.

3.2.4 Nephropathien – Pyelonephritis

Besonders nach dem 5. Monat kommt es bei etwa 2–3% aller Graviden zur Exazerbation schon bestehender Harnwegsinfektionen oder zu Neuinfektionen. Dabei spielen Weiterstellung der Ureteren, verlangsamter Harnstrom, gesteigerte Durchlässigkeit von Geweben mit direkter Überwanderung von Kolibakterien und Streptokokken aus dem Darmlumen in die Harnwege eine Rolle.

Die Therapie der Wahl muß hier mit Antibiotika durchgeführt werden. *Kneipptherapeutisch* lassen sich nur Leibwickel bis zum Wärmestau sowie Heusäcke in die Nierengegend als Zusatzmaßnahmen empfehlen, selbstverständlich auch diätetische Maßnahmen, die sich nicht von denen unterscheiden, die bei Harnweginfektionen anderer Genese üblich sind. Vor allem ist auch gute Darmentleerung und lebhafte Diurese notwendig. Zur Anregung letzterer und zugleich erhöhter Ausscheidung von harnpflichtigen Stoffen sowie Kochsalz ist die Anwendung von Folia Orthosiphonis straminei nützlich:

Rp: Fol. Orthosiphon. stram. 200,0
DS: 2 Eßlöffel mit 1 l Wasser aufbrühen, 30 min ziehen lassen, 2–3 Glas tgl. trinken.

3.2.5 Osteomalazien

Osteomalazie als Folge unzureichender Vitamin D-Zufuhr und daraus resultierender Störung des Kalzium-Phosphorstoffwechsels ist kein ausgesprochen kneipptherapeutischen Maßnahmen zugängliches Leiden; wohl aber lassen sich Sonnenbestrahlungen und Ultraviolettlicht applizieren, die eine nicht immer ungefährliche

Vitamin D-Zufuhr vermeidbar machen. Reichliche Zufuhr von Kalk mit der Nahrung ist selbstverständlich. Mit wiederbeginnender Festigung des Knochensystems schleicht man vorsichtig mit aktiven Bewegungsübungen ein bis hin zur vollen Schwangerschaftsgymnastik.

3.2.6 Drohender Abortus

Keine besonderen Kneippmaßnahmen, wenn man von der diätetischen Maßnahme erhöhter Vitamin E-Zufuhr absieht, die man zweckmäßigerweise nicht alleine auf dem Wege der Fettschiene vollzieht, sondern auch über Vollkornprodukte, grüne Leguminosengerichte und rohe Leber. Selbstredend kann man auch Vitamin E-Präparate in Reinform darreichen.

3.3 Geburt

Folgende Möglichkeiten aus dem Arsenal der Kneipptherapie bieten sich zur Geburtserleichterung an:

a) Entspannung wie in der normalen Schwangerschaft geübt.
b) Richtige wehenrhythmische Atemführung wie in der Schwangerschaft geübt.
c) Richtige Lagerung der Kreißenden auf jene Seite des vorangehenden kindlichen Teiles, dessen Tiefertreten erwünscht ist. Dabei kommt es oft zu Schräg- oder Seitwärtslagen, welche in den dorsalen Segmenten 10–12 sowie den zugehörigen lumbalen und sakralen Abschnitten Bindegewebsmassagen gestatten, was auf dem Kutaneo-viszeralen Reflexweg sichere Schmerzlinderung und Entspannung ermöglicht. Erfahrene Hebammen haben schon immer durch Reiben, Drücken und Stützen des Rückens und des Kreuzbeines den Gebärenden wertvolle Hilfe geleistet, was letztlich nichts anderes als eine rudimentäre Bindegewebsmassage darstellt.
d) Bei primärer und sekundärer Wehenschwäche wirkt Wärmezufuhr oft ausgezeichnet. In der Eröffnungsperiode sind deshalb halbstündliche Lavendel-Vollbäder bis zu 37° durchaus angezeigt. Für spätere Phasen (beendete Eröffnung oder erfolgter Blasensprung), wo Baden nicht mehr möglich ist, sind heiße Wickel und Wärmestauwickel manchmal noch wertvoll. Ziemlich sicher aber tritt Wehenverbesserung durch die bereits oben erwähnte Bindegewebsmassage ein.

Die vorstehend angegebenen Möglichkeiten der Geburtserleichterung stellen selbstverständlich keine Alternativen zu den anderen Methoden einer modernen Entbindungsführung dar, können aber oft wertvolle Hilfen und Ergänzungen sein und sind manchmal – dies mag vielleicht ein wenig ketzerisch gedacht sein – sogar wertvoller als eine allzu heftige Forcierung mit Kontraktionsstürmen durch Wehenmittel. Die bisherigen Erfahrungen zeigen jedenfalls, daß die Durchschnittszeiten bei Erstgebärenden von 12–15 Std bei Nutzung vorstehender Regeln in wenigstens Zweidrittel der Fälle auf etwa die halbe Zeit zusammenschrumpfen (Kaiser 1961).

3.4 Normales Wochenbett

Neben der heutzutage üblichen normalen Wochenbettpflege, die als bekannt vorausgesetzt wird, legt man kneippärztlicherseits besonders Wert auf folgende Maßnahmen:

a) Frühzeitige Wochenbettgymnastik, möglichst schon 8–12 Std nach der Entbindung (Fachkraft erforderlich).
b) Tägliche Ganz- und Beinwaschungen, später Wechselarmbäder sind sehr nützlich.
c) Licht-, Luft- und Sonnenbäder, auch Höhensonnenganzbestrahlungen zur Anregung der Blutbildung, Deckung des Vitamin D Bedarfs und allgemeinen Roborierung.
d) Kostregime wie im Abschnitt „Normale Schwangerschaft", Ziffer 3.1.
e) Stuhlpflege wie im Abschnitt „Normale Schwangerschaft".

3.5 Störungen im Wochenbett

Nicht zu allen Störungen im Wochenbett kann aus dem Bereich der Kneipptherapie etwas beigetragen werden, wohl aber gibt es für einige Komplikationen nützliche Zusatzmaßnahmen, die nachstehend aufgeführt werden.

3.5.1 Abstillen

Körperliche Belastung verstärken (Spazierengehen, Gymnastik), örtliche Ruhigstellung durch Hochbinden der Brüste, Flüssigkeitseinschränkung, salinische Laxantien.

3.5.2 Hypogalaktie

Körperliche Schonung, Durchwärmung der Brüste mit Heusäcken, nach jeder Stillung oder Entleerung viel Flüssigkeit in die Kost. Im Gegensatz zur weit verbreiteten Schulmeinung, daß es keinerlei Mittel gäbe, um die Milchsekretion zu vermehren, sei hier festgehalten, daß sich der Mönchspfeffer (Vitex agnus-castus) sehr bewährt hat. Besser noch scheint uns die Gaisraute (Galega officinale) zu taugen, deren Alkoloid Galegan und deren Glykosid Galuteolin ausgesprochen laktagog wirken und zwar im Sinne von anhaltender Mengen- und Substanzmehrung der Milch (Weiss 1974).

3.5.3 Mastitis

Hochbinden der Brust, intensive Durchwärmung mit Kataplasmen aus Polenta, Kartoffelbrei, Leinsamen, eiweißarme, obstreiche Kost, Milch abpumpen, bei fortschreitender Abszedierung mit Inzision nicht zu lange warten.

3.5.4 Verzögerte Rückbildung

Verstärkung der Wochenbettgymnastik, gute fortlaufende Entleerung von Darm und Blase.

3.5.5 Endometritis post partum

Keine besonderen Kneippmaßnahmen.

3.5.6 Zustand nach operativen Geburtseingriffen

Nach geburtshilflichen Operationen wird ebenso vorgegangen wie nach gynäkologischen, wobei die besonderen Probleme des Wochen-

bettverlaufes natürlich individuell zu berücksichtigen sind.

3.5.7 Symphysenruptur

An sich ist die Symphysenruptur ein seltenes Ereignis. Kneipptherapeutisch läßt sich wenig beitragen, doch soll immerhin auf die gymnastischen Möglichkeiten einschließlich Atemgymnastik sowie die Möglichkeiten systematischer Serienwaschungen mit Arnika- oder Rosmarinzusätzen zur Kreislaufanregung während der langen Bettruhe hingewiesen werden.

3.5.8 Episiotomie und Dammriß

Kneipptherapeutisch werden etwa ab Ende der ersten Woche Kamillen- und Schafgarbensitzbäder gegeben.

3.5.9 Phlebitis und Thrombose

treten im Wochenbett nicht selten auf. Prophylaxe und Therapie sollen in gleicher Weise geübt werden, wie dies im entsprechenden Abschnitt der Gynäkologischen Kneipptherapie angegeben ist.

3.5.10 Gallenblasenleiden

mit oder ohne Steinbildung sind auch im Wochenbett keine Seltenheit. Näheres über die Therapie in Abschnitt „Krankhafte Schwangerschaft".

4 Kontraindikationen – Einschränkungen

a) Jegliche Reizqualität soll nicht über Mittelbereiche hinausgehen, da die Reagibilität des schwangeren Organismus immer erhöht ist und bei zu starker Reizung unliebsame und unerwartete Totalreaktionen eintreten können.
b) Bei erhöhter Wehenbereitschaft, habituellem Abort und funktionellen Blutungen sind mechanische und thermische Reize kontraindiziert.

c) Tuben- und andere Extrauteringravitäten erlauben nur unterstützende Maßnahmen wie
   in der „operativen und postoperativen Therapie". Aktivitäten sind streng kontraindiziert.

d) Bei Gestosen und Eklampsien müssen langfristige diätetische Maßnahmen getroffen
   werden.

e) Bei evtl. Begleiterkrankungen müssen auch
   deren Kontraindikationen im Therapiean-
   satz berücksichtigt werden. Alle bösartigen
   Geschwülste im gesamten Genitalbereich
   einschließlich des Chorionepithelioms sind
   nicht Objekt kneipptherapeutischer Maßnahmen.

5 Praxis der Kneipptherapie in der Gynäkologie

Kneipptherapie ist als Adjuvans zu den jeweiligen spezifischen Therapien möglich. Sie sieht
folgendermaßen aus:
Jede Art von Wärmetherapie wie Heusack, Bäder mit Schafgarbenextrakt (Achillea millefo-
lium) abwechselnd mit Heublumen- und Solebädern. Wärmestauende Leib- und Unterwik-
kel. Weniger geeignet, aber nicht ganz nutzlos,
sind Sitzbäder und der Gebrauch von Kamille-
badeextrakten. Innerlich empfiehlt sich morgens, mittags und abends eine Tasse Schafgarbentee durch viele Wochen (Fey 1957). In den
besonderen Fällen der ovariell bedingten Sterilität bewährt sich das Blitzgußmassagebad nach
Fey-Kaiser.

6 Sterilität

Sterilität bedeutet Empfängnisunfähigkeit, ätiologisch unterscheidet man:

- Ovariell bedingte Sterilität
- Tubar bedingte Sterilität
- Uterin bedingte Sterilität
- Zervikal bedingte Sterilität
- Vaginal bedingte Sterilität.

6.1 Psychogene Sterilität

In diesen Fällen ist nach Ausschluß aller organischen Fehler eine 6–8 wöchige Kneippkur mit
sexueller Karenz der Partner ein Mittel der
Wahl.
Zur Anwendung müssen außer der systematisch
aufgebauten Warmhydrotherapie alle Maßnahmen herangezogen werden, die geeignet sind,
eine allgemeine Kräftigung zu erreichen, wie
Luft- und Sonnenbäder, Leibesübungen, Regelung der Lebensweise und eiweißreiche Ernährung. Auch kleine Psychotherapie und Aufklärung der Patientinnen über die Besonderheiten
ihrer Störung darf nicht unterbleiben. In Einzel-
fällen müssen auch hormontherapeutische
Maßnahmen mit herangezogen werden (Langendörfer 1963).

6.2 Sterilität durch extragenitale Faktoren

Morbus Cushing, Morbus Addison, NNR-Tu-
moren, Schilddrüsenfunktionsstörungen, unbe-
handelter Diabetes mellitus, chronische andere
Erkrankungen, Drogen, Alkohol, Nikotinabusus. Zunächst Behandlung des jeweiligen
Grundleidens.
Kneipptherapie ist nur als Adjuvans individuell
dem jeweiligen Zustand angepaßt möglich und
oft nützlich.

6.3 Infertilität

Infertilität bedeutet, daß zwar eine Konzeption
möglich ist, die Schwangerschaft aber nicht aus-
getragen werden kann. Die Ursachen hierfür
sind so mannigfaltig wie die der Sterilität. Sie
reichen von konstitutionellen Anomalien und
Entzündungen des Genitale bis zu Geschwül-
sten, chronischen Krankheiten, Verletzungen
und Lageanomalien des Uterus. Auch die Blut-
gruppenunverträglichkeit des Ehepartners
(Rhesusfaktor) kann eine Rolle spielen.
Soweit nicht eine spezifische Ursache erkennbar
und damit spezifisch behandelbar wird, sind
ebenfalls Kneippsche Maßnahmen möglich und
erforderlich, wie sie bei „Sterilität" beschrieben
wurden.

6.4 Hypoplasie

Ursächlich liegt meist mangelhaftes Ansprechen auf die Ovarialhormone oder ungenügende Stimulation bei unterentwickelten Ovarien vor.

Die übliche, langanhaltende Hormon- und Kurzwellentherapie sollte und kann von Anfang an durch die nachfolgend skizzierte *Kneipptherapie* unterstützt werden.

Hydrotherapie. Schafgarbensitzbäder, Wacholder- und Ichthyolbäder, Moorbäder, ansteigende Fußbäder abwechselnd mit Heusackpakkungen auf den Unterleib. Heißblitz im Lenden-Gesäß-Kreuzbeinbereich, Lenden- und Kreuzwickel bis zum Wärmestau.

Bewegungstherapie. Atemgymnastik, kreislaufanregende Gymnastik, Licht, Luft, auch Sonnen- und Höhensonnenbäder.

Diätetik. Eiweißreiche roborierende Kost, besonders bei Untergewicht.

Phytotherapie. Regelrhythmische Verabfolgung von Präparaten aus Cimicifuga racemosa (Actenae racemosa, Wanzenkraut) mit östrogener Wirkung zur Stimulierung des Hypophysen-Zwischenhirnsystems und regelrhythmische Verabfolgung von Präparaten aus Vitex agnus castus (Mönchspfeffer) mit gestagener Wirkung in der zweiten Zyklushälfte (Weiss 1974).

Zur Durchführung all dieser Maßnahmen bedarf es großer Ausdauer von seiten der Patientin. Blitzerfolge sind aus der Natur des Geschehens nicht zu erwarten. Nicht selten ist es günstig, eine Behandlung kurmäßig im veränderten Lebensmilieu des Kurortes zu beginnen.

6.5 Ovarielle Insuffizienz

Sie äußerst sich in fehlenden oder seltenen Ovulationen und Corpus-luteum-Mangel. Ursachen sind:

- hypothalamische oder dienzephale Dysregulation

- funktionell oder organisch bedingte Hypophysenschwäche
- primäre Ovarialhypoplasie
- zystische Ovarveränderungen
- Endometriose der Ovarien
- Ovarialtumoren

Außer der üblichen und notwendigen Hormontherapie ist zusätzlich *Kneipptherapie* möglich. Diese entspricht in leichteren Fällen etwa der bei Uterushypoplasie. In schweren Fällen und bei primärer Amenorrhoe ist als wichtiges Element die Bindegewebsmassage einzuführen, wobei die Segmente dorsal 8 bis sakral 4 neben den Dornfortsätzen, dorsal 8–12 sowie die Segmente lumbal 1–4 und sakral 1–4 seitlich des Afters die wichtigsten Angriffspunkte sind (Kaiser 1961).

Alle physikalischen Maßnahmen sollen nach Intensität, Temperatur und Dauer gesteigert werden. Nach jeweils 4 Wochen oder 4 Wochen nach der Menses gibt man an 3–4 aufeinanderfolgenden Vormittagen ein Blitzgußmassagebad. Phytotherapeutisch ist zuweilen die Verabfolgung von Oleum Hyperici 3mal 20 Tr. tgl. zusätzlich zu den bei der Hypophysenbehandlung erwähnten pflanzlichen Hormonsubstanzen nützlich (Weiss 1974).

6.6 Zyklusanomalien

Die Zyklusanomalien, welche nach Dauer, Stärke und Rhythmus zahlreiche Varianten aufweisen, sind, soweit nicht lokalorganische oder allgemeinpathologische Ursachen vorliegen, heute im wesentlichen Gegenstand einer gezielten Behandlung mit Geschlechtshormonen.

Kneipptherapie. Da aber zwischen dem Hormonhaushalt und der vegetativen Steuerung enge Zusammenhänge bestehen, ist es durchaus sinnvoll, zusätzliche Maßnahmen zu treffen, welche regulatorisch auf die vegetativen Zentren wirken und so dazu beitragen, eine normale Blutung als Eigenleistung des Organismus zu erzeugen. Besonders eindrucksvoll zeigt sich dies bei der Amenorrhoe, gleichgültig, ob sie primär oder sekundär in Erscheinung tritt (Langendörfer 1963; F. Brantner 1965).

1. Therapiewoche bei 6.7

Tag	morgens	vormittags	nachmittags	abends
Montag	Trb	Schafgarben-sprudelbad	Rhbl	aFb
Dienstag	Gw Tc. Arnicae	Hs Lws	Bigema	aFb
Mittwoch	wie Montag	wie Montag	wie Montag	aFb
Donnerstag	wie Dienstag	wie Dienstag	wie Dienstag	aFb
Freitag	wie Montag	wie Montag	wie Montag	aFb
Samstag	wie Dienstag	wie Dienstag	wie Dienstag	aFb

6.7 Prim. Amenorrhoe

Die Amenorrhoe ist Symptom einer Störung im Reglerkreis Hypothalamus – Hypophyse – Ovarien – Uterus.

Kneipptherapie. Hydrotherapie (Wochenbeispiel s. Tabelle) Voraussetzung ist guter Allgemeinzustand.
Je nach Konstitution und Reaktionsfähigkeit der Patientin kann bereits mit relativ kräftigen Reizen begonnen und bis zur 4. Woche hin zunehmend gesteigert werden (s. auch „Ovarielle Insuffizienz"). Daß auch Gymnastik, Sport, Spazierengehen reichlich gepflegt werden, versteht sich.
Innerlich ist, auch bei Oligomenorrhoe, allmorgendlich im Prämenstruum der Genuß eines Tees folgender Zusammensetzung empfehlenswert:

Rp.   Herb. Gratuolae
      Fol. Rutae
      Fol. Melissae
      Fruct. Foeniculi   āā 25,0
M.f. species
DS: 1 Eßlöffel mit $^1/_2$ l kochendem Wasser überbrühen, 20 min ziehen lassen, im Laufe 1 Std nüchtern trinken (Weiss 1974).

6.8 Glandulär-zystische Hyperplasie

Die glandulär zystische Hyperplasie des Endometriums ist die Folge anhaltender Östrogenwirkung bei ovarieller Dysfunktion. Die Therapie der Wahl ist zweifellos die Kürettage und im Rezidivfall die Uterusexstirpation.

Aber bei jüngeren Frauen sind auch durch Anregung der Widerstandskraft und körpereigener Regulationsvorgänge die Krankheitsfolgen zu mindern, insbesondere gilt das für die immer begleitende Anämie.

Kneipptherapie. Vermeidung stärkerer körperlicher und seelischer Belastung. Milde, langsam ansteigende Hydrotherapie im Wechselwarmbereich, Kamillen- und Rosmarinbäder, Sonnen- und Luftbäder, Gymnastik, viel Bewegung in frischer Luft, roborierende, milcheiweißreiche Kost, bei Untergewicht auch überkalorisch ansetzen.

7 Neurovegetative Störungen im kleinen Becken

7.1 Primäre Dysmenorrhoe

Fast jede „normale" Menstruation ist mit leichteren oder schwereren Graden von psychischen und geistigen Alterationen, Unterleibsschmerzen, Brüstespannung, Völlegefühl kurz vor und während der Menstruation verknüpft. Bei etwa 5% aller Frauen verstärken sich diese Beschwerden so, daß sie als „Dysmenorrhoe" behandlungsbedürftig werden. Die Ursachen sind Überbewertung der Menses, falsche Erziehung, konstitutionelle Neigung zu Spasmen, leichte Erschöpfbarkeit, besonders bei leptosomem und asthenischem Körperbau, also psychische oder vegetative Störungen, die sich folgend umschreiben lassen: „Es ist schmerzlich eine Frau zu sein" oder auch „keine Frau sein zu dürfen". Ferner können Ursachen organischer Natur vorliegen, wie Uterushypoplasie, enger Zervikalkanal, mangelhafter Zerfall der abzustoßenden Schleimhaut usw.

Soweit die Dysmenorrhoe nicht durch organisch faßbare Ursachen, die sich ausschalten lassen, bewirkt wird, ist sie der *Kneipptherapie* vortrefflich zugänglich (Brantner 1964).

Hydrotherapie. Prämenstruell warme Lavendel- oder Melissenbäder, auch Schafgarbensitzbäder, während der Menses warme Vollgüsse, gegen Ende derselben Wechselgüsse und ansteigende Fußbäder oder auch Trockenbürstungen.

Bewegungstherapie. Bindegewebsmassage im Intermenstruum, Lockerungsgymnastik, Schüttelungen der unteren Extremitäten, Luft- und Sonnenbäder (auch UV-Bestrahlungen), Versuch mit autogenem Training.

Phytotherapie. Prämenstruell tgl. mehrmals Kamillen- oder Schafgarbentee oder einen Tee aus Raute (Herba Rutae hortensis) oder „Spezies gynäkologica", wie sie in den DRF Martin zusammengestellt sind:

Rp.   Cortex Frangulae
       Herba Millefolii
       Fol. Sennae
       Rhiz. Gramminis āā 25,0
M.f. spezies.

Sehr bewährt sich immer wieder die uralte Lokalanwendung von ätherischen Ölen, die man am Unterbauch einreibt oder auf die Monatsbinde träufelt.

Rp.   Ol. Chamomillase infus. 20,0
      Ol. carvi
      Ol. Foeniculi   āā gtts XX
      Ol. Menth. piperit.
DS: Zum Einreiben des Unterleibes.

Bei sehr heftigen Schmerzzuständen – und nur da sollte sie verwendet werden – wirkt prompt „Tinctura dysmenorrhoica":

Rp.   Tc. Opii
      Tc. Belladonnae
      Tc. Hyposcyami
      Tc. Valerianae āā 5,0
DS: mehrmals tgl. 10 Tr (Weiss 1974)

Diätetisch ist keine wesentliche Beeinflussung möglich. Es sollte aber auf eine gesunde, eiweißsuffiziente Vollwertkost Bedacht genommen werden.

Psychische Einflußnahme ist außerordentlich bedeutungsvoll, aber manchmal sehr schwierig, weil die psychogenetischen Faktoren recht vielgestaltig sein können und meist erst nach längerem Kontakt mit der Patientin und ihren allgemeinen Lebensproblemen offenbar werden.

Stichworte: Abwehr, aggressiver Selbstprotest, Angst vor der Sexualität bei Reifung, Geschwisterrivalität um Muttergunst, Protest gegen Autoritäten, Schuldgefühle bei Masturbation, übertriebener Narzissmus, mangelnde Kontaktfähigkeit, Angst vor Gravidität, Ehekonflikte, Ehemann mit starker Mutterbindung (Schaetzing 1965).

Die Gesamtbehandlung müßte spätestens nach 4–6 Monaten zum Dauererfolg führen. Wenn es einmal gelungen ist, eine Monatsregel ohne besondere Beschwerden ablaufen zu lassen, ist viel gewonnen, weil die Patientin erlebt, daß es wirklich auch ohne Schwierigkeiten geht.

7.2 Sekundäre Dysmenorrhoe

Sie tritt später auf als die primäre, oft erst Jahre nach normalem Menstruationsverlauf und dann langsam immer heftiger werdend. Die Ursachen sind meist organischer Natur wie chronische Adenexitis, Endometriose, Retroflexio uteri, submuköse Myome, Polypen, Zervixstenosen, etwa nach Probeexzisionen, Konisationen oder Verätzungen. Ungeachtet dessen können aber auch psychische Ursachen vorliegen, etwa nervöse Dyspareunie usw. Soweit nicht ätiologische Therapie möglich, bewährt sich ebenfalls die *Kneipptherapie.* Sie ist in gleicher Weise möglich wie bei der primären Dysmenorrhoe. Insgesamt darf man aber nicht übersehen, daß alle Beschwerden eigentlich nur bei ovulatorischen Zyklen auftreten und daß bei anovulatorischem Zyklus, der durch geeignete Östrogen-Gestagen-Kombinationen erreicht werden kann, bisher keine dysmenorrhoischen Beschwerden bekanntgeworden sind.

7.3 Pelveopathia spastica sive Parametropathia sive Pelvipathia

Subjektiv beschwerdereiche Symptomatik mit geringen objektiven Symptomen kennzeichnet dieses Krankheitsbild: Dumpfe ziehende Schmerzen in Kreuz- und Steißbeingegend, Völlegefühl, Verstärkung der Beschwerden bei psychischer Erregung, Kohabitation oder Stuhlentleerung, oft zervikaler Hypersekretionsfluor weisen auf die überwiegend vegetative Komponente hin. Daher findet man häufig eine Kombination mit extragenitalen vegetativen Beschwerden, wie Appetitmangel, Übelkeit, Obstipation, häufigem Harndrang, Tachykardie, Kaltfüßen und Kalthänden, Schlafstörungen usw.

Kneipptherapie ist ähnlich zu handhaben wie bei der primären Dysmenorrhoe, wobei das Schwergewicht weniger auf lokale als auf allgemeine hydrotherapeutische Anwendungen zu legen wäre.

7.4 Obstipation

Tritt als Folge neurovegetativer Störungen im kleinen Becken recht häufig auf. Die *Kneipptherapie* ist in diesen Fällen unbedingt indiziert. Einzelheiten s. Beitrag Hohlfeld.

8 Klimakterium

Man unterscheidet die drei Phasen der Prämenopause, Menopause und der Postmenopause. Der Phasenverlauf ist als wichtig anzusehen, weil mit fortschreitender Minderung der Östrogenproduktion nicht nur die Proliferationsreize auf alle östrogenempfindlichen Gewebe aufhören, sondern auch beträchtliche Störungen des vegetativ-hormonellen Gleichgewichtes mit Verschiebung zum Sympathikotonus hin eintreten.

Auf die entsprechende somatische und neurovegetative Symptomatik wie Defeminisierung, Involution der Brüste, Hirsutismus, Atrophie des Genitales, Kolpitis, Kraurosis, Pruritis, Koha-

bitationsschwierigkeiten, Turgorverlust der Haut, Descensus, Inkontinenz, Urethro-Cystitis, Hypertonie, Osteoporose, Adipositas usw. wie noch mehr auf die „Neuro-vegetative Symptomatik" mit Durchblutungsstörungen, Paraesthesien in den Vorderarmen, Ohrensausen, Cephalgien, Migräne, Depressionen, Agrypnie, Hitzewallungen, Schwindelgefühle, Herzjagen, Schweißausbrüche vermag die *Kneippsche Regulationstherapie* hervorragend und entscheidend einzuwirken und die heute weithin beherrschende hormonelle Substitution nicht nur zu ergänzen, sondern vielfach zu ersetzen. Die Nachteile und Unzulänglichkeiten einer kritiklosen Hormontherapie sind inzwischen hinreichend bekannt, insbesondere auch deren Gegenindikationen.

Hydrotherapie. Im Vordergrund müssen zuerst kleinere, später größere und große, warme und wechselwarme Anwendungen stehen; hauptsächlich Bäder mit Lavendel, Melisse, Rosmarin, Heublumen und Schafgarbe. Im Gegensatz zu anderen Autoren sind wir der Meinung, daß mit kalten Anwendungen jeder Art, wenn überhaupt, sehr spät und sehr sparsam begonnen werden muß, jedenfalls nicht vor Abklingen der sympathikotonen Spannungssymptome. Seltene Ausnahmen von dieser Regel werden sehr schnell erkannt und können in dem ihnen gemäßen Temperaturbereich therapiert werden.

Bewegungstherapie. Keine Überanstrengungen, wohl aber Gymnastik, Spaziergänge, auch ruhige Wanderungen, regelmäßige, klassische Massagen, Luftbäder und Schwimmen in nicht kaltem Wasser sind angezeigt (Brantner 1971).

Diätetik. Abgerundete Vollwertkost (s. Anemueller). Spezielles Problem ist die zielbewußte Kalorienbeschränkung, da mit sinkendem Östrogenspiegel auch der Grundumsatz geringer wird. Beibehaltung der alten vorklimakterischen Ernährungsgewohnheiten führt unausbleiblich zu Fettansatz. Alkoholgebrauch sollte minimiert werden, Nikotingebrauch ist gänzlich zu verbieten.

Phytotherapie. Soweit nicht die bereits erwähnten Kräuterbäderanwendungen in Frage kom-

men, konzentriert sich die Phytotherapie vornehmlich auf die vegetative Symptomatik durch Verordnung von sogenannten „Zugleichmitteln". Das sind Mittel, die zugleich am Sympathikus und Parasympathikus sowie dem Hirnstamm angreifen. Die Formel dafür wäre: „Secale und Belladonna und Phenobarbital".
Ein gutes Mittel dieser Art stellen die Guttae nervinae sedantes DRF mit Hopfen, Baldrian, Melisse 3mal 20 Tr. tgl. für mehrere Wochen dar. Es geht auch sehr oft ohne Phenobarbital mit folgender Verordnung:

Rp: Secal. conc. Stada   0,08
      Tc. Belladonna   12,0
      Tc. Valerianae   30,0
DS: 2mal tgl. 20 Tr.

Nicht zu vergessen ist hier der lange Gebrauch von Präparaten aus Cimicifuga racemosa (Wanzenkraut); auch der türkische Rhabarber (Rheum raponticum) wirkt im östrogenen Sinne (Weiss 1974).

Psychotherapie. Besonders bei den häufigen depressiven Verstimmungen, dem gerade heute oft zu beobachtenden Leistungsabfall der berufstätigen Frau ist individuelle psychotherapeutische Einwirkung sehr notwendig. Schematisieren allerdings läßt sich hier nichts. Die Probleme jeder Frau liegen ein weniger anders und ärztliches Einfühlungsvermögen ist zu echter Hilfe unentbehrlich (Ledermair 1975). Zusammenfassend läßt sich sagen, daß gerade im Klimakterium die Kneipptherapie – auch als Kur – unter Einbeziehung hormontherapeutischer Möglichkeiten die Methode der Wahl darstellt.

9 Entzündliche Genitalerkrankungen

9.1 Vulva

9.1.1 Vulvitis simplex:

Ätiologie

Mechanisch durch infizierte Epitheldefekte, rauhe Kleidungsstücke, Monatsbinden, Kratzen, sexuelle Reizung. Exogene Noxen wie un-

verträgliche Seifen, Waschmittel, Intimsprays, Desinfektionslösungen, Synthetiks. Medikamentenunverträglichkeit, etwa lokale Sulfonamide und Antibiotika, Ausscheidungen im Harn, Fluor aus höheren Abschnitten. Starke Schweißabsonderung, mangelnde Reinhaltung, Allgemeinerkrankungen (Diabetes, Ikterus usw.).

Symptomatik

Akut. Diffuse Rötung und Schwellung der Vulva, Bläschenbildung, Nässen, Krusten, Juckreiz bis Brennschmerz, oft Superinfektion mit regionalen Lymphknotenschwellungen.

Chronisch. Hyperkeratose, ständige Abschilferung, Verlust der Feinhautstruktur.

Therapie

a) Ausschaltung der vermutlichen Ursache.
b) Kortikoidhaltige und antibiotische Salben.

Kneipptherapie

Einlagen und Sitzbäder mit Kamille, Kleie, Molke, Moorschwebstoff, Pflanzenschleime aus Carageenmoos, Eibischwurzel oder Leinsamen, im chronischen Stadium Hamamelissalben.

9.1.2 Herpes progenitalis

Ätiologie

Infektion mit Herpes-Virus.

Symptomatik

Schwellung und Rötung der Vulva, Gruppen von platzenden verkrusteten Bläschen, häufig Sekundärinfektionen, Verdickung der regionalen Lymphknoten, Temperaturen bis 37,5°, schlechtes Allgemeinbefinden. Vulva kann allein oder gemeinsam mit Vagina und Cervix befallen sein.

Kneipptherapie

wie unter Vulvitis.

9.1.3 Ulcus vulvae Lipschütz

Ätiologie

Infektion mit verschiedenen Viren.

Symptomatik

Schmerzhafte Aphtenbildung – oft gleichzeitig im Mund – an den großen Schamlippen. Bei Superinfektion gangränöser Zerfall möglich. Spontanheilung nach 3–4 Wochen.

Therapie

Antiseptische- und Anästhesiesalben.

Kneipptherapie

Maßnahmen wie unter Vulvitis sowie allgemeine Umstimmung wie bei Abhärtung.

9.1.4 Bartholinitis

Ätiologie

Infektion mit Gonokokken, Kolibakterien, Streptokokken, Staphylokokken, Trichomonaden, Monilien.

Symptomatik

Akut. Betroffene Labienseite geschwollen, heiß, schmerzhaft, Drüse deutlich abgrenzbar, Schmerzen beim Gehen, Fieber.

Abszeß (Empyem). Rötung, bis hühnereigroße Schwellung, kleine Labie „reitet" auf Abszeß, starke Schmerzen, Fieber.

Chronisch. Verhärtung, Vergrößerung und Palpationsschmerzhaftigkeit der Drüse.

Therapie

a) Gonorrhoe ausschließen,
b) Bettruhe, Antibiotika,
c) Abszeß breit eröffnen und Wand mit Haut vernähen (Marsupialieren), bei chronischen Prozessen Totalexstirpation.

Kneipptherapie

Wie bei Vulvitis, besonders Sitzbäder mit schwacher Kaliumpermanganatlösung, Rotlicht und Unisolbestrahlungen.

9.1.5 Furunkulose

Ätiologie

Staphylokokkeninfektion von Haarbälgen, Diabetes mellitus, Gravidität.

Symptomatik

Typische Follikeleiterungen.

Therapie

Desinfizierende Salben, antiseptische Waschungen innerlich, wenn keine Gravidität, Antibiotika, Sulfonamide.

Kneipptherapie

Sitzbäder mit Kaliumpermanganat.

9.1.6 Pruritus vulvae

Ätiologie

Neoplasma der Vulva, Leukämie, perniziöse Anämie, Östrogenmangel, Schilddrüsenstörungen, Altersinvolution, Diabetes mellitus, Ikterus, Urämie, konsumierende Erkrankungen, Arzneimittelüberempfindlichkeit, längerer zervikaler oder vaginaler Fluor, alle Formen der Vulvitis, verschiedene Hautleiden, insbesondere Soor, regionalnervöse und zentralnervöse Störungen, psychische Ursachen mit neurotischer Organfixierung.

Symptomatik

Leichter bis unerträglich heftiger Juckreiz am äußeren Genitale, oft unterschwelliger Lustschmerz, deshalb zuweilen artefizielle Auslösung.

Therapie

a) Grundursachen finden und soweit als möglich behandeln, Psychodiagnostik!
b) Örtlich jeweils nach Grundleiden peinlichste Sauberkeit, Anästhetika in Salben und Pulverform, Schüttelmixturen.
c) Röntgentherapie.
d) Als letzte Möglichkeit: Vulvektomie.

Kneipptherapie

Indifferente Bäder mit Kamillen, Molke-Eichenrindenbäder oder Kleieextrakten, Paraffinölvorlagen, Stuhlregelung, milde vegetarische Kost bis zu Milch- und Saftfasten, schließlich mehrwöchige Kneippkuren unter ärztlicher Leitung.

9.2 Vagina

- Soorkolpitis
- Trichomonadenkolpitis
- Sekundäre Kolpitis
- Luetische Kolpitis

Keine spezifischen Kneippmaßnahmen, unterstützende Anwendungen wie bei unspezifischer Kolpitis.

9.2.1 Unspezifische Kolpitis

Ätiologie

a) primäre Kolpitis entsteht durch Mischflora- oder Einzelbefall mit Staphylokokken, Streptokokken, Kolibakterien, Plaut-Vincentbakterien, Hämophilus vaginalis.
b) sekundäre Kolpitis entsteht durch Allgemeinerkrankungen, Diabetes mellitus, Östrogenmangel, Portioektopien und Portioerosionen, Polypen, Descensus, zervikalem, korporalem, tubarem Fluor, Fremdkörperreize (Pessare, Antikonzeptionsmittel).

Symptomatik

Schwellung und Rötung des Introitus und der Vaginalwände, oft linsengroße, leicht blutende Papeln.

Therapie

a) Beseitigung der pathogenen Keime mit Albothyl-Ovula; vor Einführung des Albotyl-Ovulums ausgiebige Scheidenspülung (1 l) mit Kamillenlösung; Antibiotika oral und vaginal.
b) Milchsäurescheidenbad oder Milchsäure Vaginal-Suppositorien.
c) Allgemeine und lokale Regulation der Östrogenzufuhr zur Besserung des Zellstoffwechsels der Vaginalschleimhaut.
d) Kohabitationsverbot.
e) Kurzwelle – Scheidenheizung.

Kneipptherapie

Ansteigende Fußbäder, abwechselnd mit Kamillesitzbädern, auch Wechselfußbäder mit Rosmarinextrakten, Stuhlregelung. Warme Kleidung, Makowäsche, pflanzliche Hormonsubstanzen je nach Zyklustag: In der Follikelphase Cimicifuga racemosa, in der Lutealphase Vitex agnus castus. Hebung der Allgemeingesundheit, auch kurmäßig.

9.2.2 Kolpitis senilis

Ätiologie

Östrogenmangel, dadurch Atrophie des Vaginalepithels und Verlust der Schutzfunktion mit Einwanderung von Keimen wie bei unspezifischer Kolpitis.

Symptomatik

Leicht verwundbare Scheidenwand, fleckige Rötung, Ulzerationen mit serös-blutigem Fluor, Pruritus, Verklebungen und Schrumpfungen der Scheide im vorderen und hinteren Gewölbe. Atrophisches Zellbild bei Zytodiagnostik mit vermehrten Leukozyten und Erythrozyten.

Therapie

Epithelaufbau durch örtliche und allgemeine Östrogenzufuhr.

Kneipptherapie

wie unter „Unspezifischer Kolpitis".

9.3 Cervix

Während die isolierte, unspezifische Cervixitis normalerweise nur eine untergeordnete Rolle spielte, ist seit dem immer mehr zunehmenden Gebrauch von Kupfer-Pessaren zur Empfängnisverhütung eine nicht unbeträchtliche Häufung von Reizentzündungen des Gebärmutterhalses mit reichlich gelbtrübem Sekret zu vermerken.

Eine spezifische Kneipptherapie gibt es zwar nicht, aber man verfährt nach Entfernung des Pessares sinngemäß wie unter Pkt. 9.4.

9.4 Endometrium

Ätiologie

a) Aszension von Staphylokokken, Streptokokken, Enterokokken, Kolibakterien. (Spezifische Infekterreger wie Gonokokken, Tuberkelbazillen, Soorpilz und andere Pilze werden nicht angeführt, weil sie einer besonderen Kneipptherapie nicht zugänglich sind)
b) Einschleppung infolge intrauteriner Eingriffe (Abortus und Kürrettagen, Hysterosalpingographien), infolge geburtshilflicher Eingriffe (Plazentalösung, Zangenextraktion), infolge von Lochialstauungen und verlangsamter Wochenbettinvolution, infolge Cervicitis bei offenem inneren Muttermund, infolge von Corpuspolypen, Myomen, Karzinomen, Intrauterinspiralen, infolge deszendierender Infektion von den Adnexen her.

Symptomatik

Akute Form. Schmerzen in Unterbauchmitte, Kreuzschmerzen, Druckempfindlichkeit, Stromaödem, Eiterbildung.

Therapie

a) Bettruhe
b) Breitbandantibiotika
c) Spasmolytische Analgetika.

Kneipptherapie

Bettruhe, Heusäcke auf Unterbauch, 2mal tgl. ansteigende Fußbäder, bei Fieber 2mal tgl. Unterwickel bis zum Wärmestau.

Chronische Form. Verlängerte und verstärkte Regelblutungen, Tastbefund meist unauffällig, Kreuzschmerzen, Subfebrum, Leukozyten, BSG erhöht, Abgeschlagenheit, gestörtes Allgemeinbefinden.

Therapie

a) Östrogenbehandlung an 3 Tagen post menstruationen. Kurzwellen.
b) Abrasio unter Antibiotikaschutz, wenn die Blutungen nicht aufhören.

Kneipptherapie. Pflanzliche Hormone wie bei Kolpitistherapie, Unterwickel 2mal tgl. bis zum Wärmestau. Schafgarbensitzbäder und ansteigende Fußbäder im Wechsel (Langendörfer 1963).

9.5 Adnexe

Ätiologie

Aufsteigende Keiminfektion aus den kaudalen Geschlechtswegen, meist auf dem Lymphwege, aber auch hämatogen bei Angina und anderem Fokalgeschehen: häufig bei Prozessen der Nachbarorgane, wie Appendizitis, Perityphlitis, Proktitis durch Fortleitung von Serosa zu Serosa.

Begünstigend wirken Menses, intrauterine Eingriffe, wie Abrasio, Abortus arteficialis, Sterilitätsdiagnostik bei mangelnder Asepsis, Kälteeinwirkungen, Kaltfuß.

Akute Verlaufsformen:

- Steigend an Heftigkeit und Gefährlichkeit!
- Endosalpingitis
- Pyosalpingitis
- Hydrosalpinx
- Hämatosalpinx
- Perisalpingitis
- Oophoritis
- Tuboovarialabszeß
- Douglasabszeß
- Pelveoperitonitis
- Peritonitis.

Abheilung oft mit Übergang in chronische Verlaufsformen.

Symptomatik

Postmenstruelle Schmerzen, Druckempfindlichkeit, Abwehrspannung im Unterbauch, Sub- bis Hochfebrum, Portio-Schiebe- und Kohabitationsschmerz, bei Mitbeteiligung von Nachbarorganen auch Übelkeit, Meteorismus, Darmkoliken, Obstipation, auch Durchfälle, Eiterfluor, alle Blutungsanomalien. BSG und Leukozytenzahl erhöht. CRP positiv. Allgemeinbefinden wegen Temperatur, peritonitischen und pelveoperitonitischen Reizerscheinungen je nach Schwere des jeweiligen Prozesses beeinträchtigt. Zuletzt diffus eitrige Peritonitiden, Thrombophlebitiden in den Beckenvenen und in der Vena femoralis. Ausbildung von Douglasabszessen, Pyosalpinx, Tuboovarialabszessen und schließlich auch Organfisteln. Bei negativem Therapieerfolg Übergang zu chronischer Adnexitis mit toxischer Kachexie.

Die gonorrhoischen, tuberkulösen und luetischen Entzündungen verlaufen etwas anders, werden aber hier nicht gesondert behandelt, weil kneipptherapeutische Maßnahmen nicht bekannt und üblich sind, wenn man von gewissen, aber nicht sehr effektiven flankierenden Maßnahmen absieht.

Therapie

Akutstadium

a) Strenge Bettruhe, Stuhlregelung durch Kamilleneinläufe, flüssige Kost, Obst- und Safttage, salzarm.
b) Antibiotika. Sofort nach der Resistenz- und Keimbestimmung streng gezielte Medikation. Glukokortikoide nur bei abdominellem Kollaps, wohl aber Pyrazolidinderivate und ACTH-Stimulation i.m.

Kneipptherapie

Serienwaschungen mit Zusatz von Arnikatinktur, kalte Auflagen und Leibwickel mehrmals tgl., Diät und Stuhlregelung wie unter a). Vorsichtig feuchte Wärme applizieren, heiße Wickel, Heusäcke, Lichtbogen, ansteigende Fußbäder.

Subakutes Stadium

a) Bettruhe, Stuhlregelung durch Kamilleneinläufe, leichte Kost.

b) Medikation verringern je nach Reaktion und Leukozytenzahl.

Abheilung und Nachbehandlung

a) Viel Ruhe, kräftige Kost, medikamentöse Stuhlregelung.
b) Medikation abbauen.

Kneipptherapie

Luft- und Sonnenbäder, UV-Bestrahlung, vorsichtige Gymnastik, Allgemeinmassagen, Bindegewebsmassagen, warme Schafgarbensitzbäder, tgl. Heusäcke, Wechselfußbäder mit Rosmarinzusatz, zuletzt roborierende Ganzbäder mit Fichtennadel- oder Heublumenzusatz. Eventuell Kur für 4–6 Wochen.

Chronische Verlaufsformen

Ätiologie

Unzureichende und verspätete Behandlung akuter Verlaufsformen der Adnexitis.

Symptomatik

Unterbauchbeschwerden, Kreuzschmerzen, Kohabitationsbeschwerden, Obstipation, Fluor, Dysmenorrhoe, Blutungsanomalien, Miktionsbeschwerden, Subfrebum, geringe Abwehrspannung der Bauchdecken, unterschiedliche Tastbefunde je nach Sitz und Art von Konglomerattumoren, BSG, Leukozyten etwas erhöht, oft allgemeine Verelendung.

Therapie

Akutstadium muß verläßlich abgeklungen sein, dann

a) Resorptionsbehandlung mit Wärmeapplikation durch Heizkissen, Lichtbogen, Kurzwellen, Diathermie, Fango und Moorpackungen.
b) Durchblutungsfördernde, lokal applizierte Medikamente in Form von Suppositoren verschiedener Substanzen.

Kneipptherapie

Heusackauflagen mehrmals tgl., Lendenwickel 1 × tgl., warme Sitzbäder mit Kamille, Schafgarbenextraktzusätzen, Gesäßdämpfe, ansteigende Fußbäder oder warme Fußbäder mit Rosmarinzusatz. In schweren Fällen Kurbehandlung im Kurort oder Kurhaus mit Warm- und Heißanwendungen, Moor, Sole, Peloide, Gymnastik, Bindegewebsmassagen. Allgemeine Roborierung, laktovegetabile Kost. Kurwiederholung öfter erforderlich.

Sollte trotz aller Mühe operative Sanierung erforderlich werden, läßt sich zur Vor- und Nachbehandlung eine Kneippkur vorteilhaft als „präoperative Kräftigungskur" und „postoperative Rekonvaleszenzkur" in Ansatz bringen.

Ultima ratio: operative Radikalsanierung.

10 Gewebeschäden – Statische Störungen

Unter diesem Kapitel sind folgende Störungen der Lagebeziehungen des Uterus einzureihen.

10.1 Flexio uteri (Anteflexio, Retroflexio, Streckung)
   Versio uteri (Anteversio, Retroversio, Dextro-Sinistro-versio)
   Positio uteri (Antepositio, Retropositio, Dextro-Sinisterpositio)
   Elevatio uteri
Keine wesentliche Kneipptherapie.

10.2 Descensus uteri

Alle Formen und Grade des Partial- und Totalprolapses mit Begleiterscheinungen der vaginalen und rektalen Inkontinenz sowie den Lymph- und Venenrückstauungen gehen auf primäre und sekundäre Bindegewebs- und Muskelschwäche des Beckenbodens zurück. Primär wirken hauptsächlich konstitutionelle Faktoren, sekundär Geburtstraumen und mangelnde Restitution nach der Entbindung oder fehlende Östrogeneinflüsse im Senium.

Soweit im Einzelfall nicht spezifische Korrekturen durch Pessare oder Operationen durchzuführen sind, können vor allem bei leichteren Fällen Kneippmaßnahmen vorteilhaft angewendet werden.

Kneipptherapie

a) Wärmeanwendungen in Form von Wechsel-Sitzbädern mit Kräuterzusatz wie Heublumen, Schafgarbe, Wacholder; genitale Heusackpackungen, Unterwasserbürstenmassagen, auch Heißblitze am Rücken und im Kreuzbein-Lendenbereich. Die viel diskutierten Vaginalmassagen nach Ture Brandt erscheinen uns wertlos.

b) Lymphdrainage (geschulte Fachkraft erforderlich).

c) Spezifische Beckenbodengymnastik (geschulte Fachkraft zur Einübung erforderlich).

10.3 Bauchdeckenschwäche

Tragfähigkeit und Festigkeit der Bauchdeckenmuskulatur sind von besonderer Bedeutung. Schädigung durch Überdehnung, meist in der Gravidität, ist nach Möglichkeit zu vermeiden. Konstitutionelle Momente und Lebensalter spielen natürlich eine bedeutende Rolle, dennoch läßt sich sowohl prophylaktisch wie therapeutisch einiges zur Vermeidung bzw. Heilung beitragen.

Kneipptherapie

a) Bauchdecken und Schwangerschaftsgymnastik, Atemgymnastik (Fachkraft mindestens anfänglich erforderlich), Leibbinden jeder Art sind nur in Extremfällen und nur kurzfristig angebracht.

b) Massagen der Bauchdecken, Bürstenmassagen, Unterwassergymnastik.

10.4 Gynäkologische Kreuzschmerzen

Kreuzschmerzen der Frau sind zu 30% gynäkologisch und zu fast 70% orthopädisch ausgelöst und treten bei $^1/_4$–$^1/_5$ aller gynäkologischen Erkrankungen in Erscheinung.

Es sind dies in der Kreuzbeintiefe empfundene dumpfe Schmerzen ohne Schwerpunkte und deshalb schwer lokalisierbar.

Ätiologisch ist folgende Einteilung zu treffen:

Somatisch-organische Ursachen

- Adnexentzündungen
- Descensus und Prolaps
- Dysmenorrhoe
- Ovarialtumoren
- Retroflexio uteri
- Uterus myomatosus
- Zyklusstörungen

Neurovegetative Störungen

- Parametrophathia spastica
- Pelvic congestion-syndrom

Genitalhyperämien

- Prämenstruelle und menstruelle Hyperämien als
- Begleitsyndrome bei Genitalentzündungen und
- anderen Entzündungen im kleinen Becken.

Kneipptherapie

Vielfach sind lokalspezifische oder allgemeinregulatorische Kneippanwendungen zumindest als Zusatztherapie möglich und jeweils bei den entsprechenden Kapiteln angegeben.

11 Andere Genitalerkrankungen

11.1 Genitaltuberkulose

Man schätzt, daß 5%–10% aller Adnexentzündungen tuberkulöser Genese sind. Selbstverständlich steht die spezifische Therapie im Vordergrund.

Kneipptherapie

Kann zur Hebung des Allgemeinbefindens beitragen. Dementsprechend allgemein roborierende, individuell sorgfältig angepaßte Maßnahmen wie Trockenbürstungen, Luftbäder, Massagen, 1–2mal wöchentlich Kalmusbäder (20 min – 35°), Vollwertkost zur Steigerung der allgemeinen Widerstandskraft muß selbstverständlich verabfolgt werden. Thermotherapeutische Anwendungen sind kontraindiziert.

11.2 Zystische Ovarialtumoren

Bei zystischen Ovarialtumoren bis Hühnerei- oder Mandarinengröße kann konservative Therapie unter stetiger Beobachtung des Lokalbefundes betrieben werden. Wenn trotzdem weitere Vergrößerungen anstatt Regression zu beobachten sind, läßt sich operative Sanierung nicht umgehen.

Kneipptherapie

a) Ansteigende Fußbäderserien, Schafgarbensitzbäderserien, Blitzgüsse im Kreuzbein-Lendenbereich,
b) segmentäre Bindegewebsmassage, Allgemeinmassage, Gymnastik,
c) Vollwerternährung, reichlich Vitamin B-Komplexzufuhr, evtl. Obstipationsbehebung.

11.3 Bösartige Tumoren

Nie sind bösartige Tumoren des Genitalbereiches Gegenstand kneipptherapeutischer Maßnahmen. Diese eignen sich aber wohl zur Ergänzung und Unterstützung anderer Therapien und zur Verbesserung des Allgemeinbefindens. Hier ist insbesondere die Ernährung wichtig, evtl. auch eine milde Klimatherapie, auf jeden Fall aber Verminderung körperlicher und seelischer Belastung.

11.4 Unterstützung der operativen Gynäkologie durch Kneippmaßnahmen

11.4.1 Operationsvorbereitung

Darmentleerung mit salinischen Mitteln wie Bitterwasser, Karlsbader Salz, Glaubersalz oder Kamilleneinläufen, bei großen Eingriffen sogar subaquales Darmbad.

Diätetisch

Keine größeren Mahlzeiten, kleine Breimahlzeiten oder flüssige Kost, Kräutertees.
Einige Tage vor der Operation soll man bereits mit leichter Kreislaufgymnastik zur Durchblu-

tungsförderung beginnen und bei Varicosis auch Venengymnastik betreiben, evtl. sogar Wassertreten.

11.4.2 Operationsnachsorge

Kneipptherapie

Frühzeitige Mobilisierung von Kreislauf, Atmung und Darmtätigkeit durch Teil- und Ganzwaschungen im Bett, sanfte Trockenbürstungen und schließlich einfache aber aktive Bettgymnastik, insbesondere an den Bauchdecken und am Atmungsapparat. Kompressionsverband beim Aufstehen.

Wie vorteilhaft solches Vorgehen sein kann, ist auf anderen medizinischen Gebieten schon vielfach bewiesen, beispielsweise bei der Frühmobilisation der am Herzinfarkt Erkrankten durch Teilwaschungen und Teilmassagen oder bei der Teilbadebehandlung an der gesunden Extremität im Falle der Gipsruhigstellung der anderen frakturierten Extremität. Gymnastische Rehabilitation wird am besten mehrmals tgl. aber nur kurzdauernd 5–10 min geübt; man muß damit frühzeitig – schon am 1. bis 2. Tag nach der Operation beginnen –, selbstverständlich ohne die Operationswunde selbst zu gefährden. Solche frühe Rehabilitationstherapie leitet zwanglos nach 3–4 Tagen zum physiologischen Aufstehen über.

Systematischer Kostaufbau nach 1–2 Tagen Karenz über flüssig-breiige Kost bis zu normaler roborierender Vollwertkost ist erforderlich. Stuhlpflege mit öligen Gleitmitteln, Leinsamen, Spitzwegerich und diätetischen Ballaststoffen darf nicht vernachlässigt werden, ebensowenig Atempflege mit Latschenkiefer-Öl pini pumill., Öl Eucalypt., Öl-Junip.-Inhalationen.

An die Krankenhausbehandlung schließt sich zweckmäßigerweise eine Kneippkur mit vorwiegend warmer und wechselwarmer Hydrotherapie vorsichtig angepaßter Dosissteigerung an.

11.4.3 Mögliche Operationsfolgen

- Sekundär heilende Laparatomiewunden
- Sekundärheilung nach vaginalen Operationen

- Anurie und Miktionsstörungen
- Extremitätenlähmungen

Kneipptherapie

Kamillen- oder H_2O_2-Spülungen, Aristolochiamedikation. Sitzbäder mit Kamillen- und Schafgarbezusätzen. Heusäcke in die Nierengegend, Lendenwickel bis zum Wärmestau. Wärmeanwendungen (Stauwickel, ansteigende Fußbäder), Massagen, Aktiv-Bewegungen, später Unterwasserbewegung, aktive Gymnastik.

11.5 Gynäkologische Urologie

11.5.1 Cystitis

Weitaus am häufigsten treten im Zusammenhang mit gynäkologischen Leidenszuständen Blasen-, aufsteigende Harnleiter- und Nierenbeckenentzündungen in Erscheinung.

Kneipptherapie

Heusackauflagen mehrmals tgl. oder ansteigende Fußbäder 2mal tgl., im subakuten-chronischen Stadium auch Leibwickel. Bei Befall höherer Abschnitte Fichtennadelsitz- und -vollbäder. Medikamentös empfiehlt sich:

a) Extrakt. Uvae ursi fluid. 3mal tgl. $^1/_2$ Teelöffel. verdünnt mit Wasser.

b) Bei Verwendung von Bärentraubenblättertee muß man zur Herauslösung des Wirkstoffes „Arbutin" etwa $^1/_2$ Std kochen. Deshalb 1 Eßlöffel Tee mit 2 Schalen Wasser auf die Hälfte einkochen lassen. Davon 2mal tgl. 1 Tasse geben. Genauso wirkt die Preiselbeere (Granten) Vaccinium Vitis Idaea. Da sie nur halb soviel „Arbutin" enthält, muß man doppelt soviel von Folia Vitis Idaea geben. Besonders günstig ist es, die vorgenannten Tees mit gleichen Teilen Kamillentee zu mischen.

Antibiotika und Sulfonamide sollte man nur in sehr hartnäckigen Fällen und bei Verdacht auf Pyelonephritis zum Einsatz bringen.

11.5.2 Reizblase

Die Reizblase ist gekennzeichnet durch ständigen Harndrang (Urgency incontinence) ohne Vorliegen organischer, entzündlicher oder infektiöser Veränderungen. Der Auslösungsmechanismus ist nicht ganz sicher geklärt, wahrscheinlich liegen aber Östrogenmangelzustände in der Postmenopause zu Grunde.

Kneipptherapie

Tgl. Ichthyolsitzbäder oder warme Vollbäder mit Lavendelextraktzusätzen. Vegetative Äquilibrierung durch östrogene Hormone sowie Serien von partiellen Wechsel- und Vollgüssen.

11.5.3 Andere urologische Leiden wie:

- Urethritis
- Trigonumcystitis
- Postoperative Cystitis
- Cystitis gangraenescens
- Cystitis tuberculosa
- Blasenendmetriose
- Fremdkörper in der Blase
- Harnfisteln
- gut- und bösartige Neubildungen
- Urethrozelen, Vesicozelen und Ureterozelen usw.

sind, wenn man von Ergänzungs- und Begleitmaßnahmen aus warmen Wickeln und Kräuterbadetherapie absieht, *kneipptherapeutisch* kaum zugänglich.

12 Phlebitis – Thrombosen

Phlebitiden – Thrombosen sind in allen Spielarten, Schweregraden und Verlaufsformen sehr häufige Begleitleiden gynäkologischer Erkrankungen und erfordern viel therapeutische Aufmerksamkeit. Da ihre kneipptherapeutische Versorgung im gynäkologischen Bereich sich nicht wesentlich von den anderen Bereichen unterscheidet, sei hier nur auf das einschlägige Kapitel von Mensen hingewiesen.

13 Gynäkologische Kontraindikation und Einschränkungen

Die Kneipptherapie verfügt über eine erhebliche Zahl von Maßnahmen, so daß nahezu jedem in Frage stehenden Leidenszustand die passende Behandlung zugeordnet werden kann. Kontraindikationen sind deshalb wenig gegeben. Die wichtigste und schwierigste Kontraindikation liegt höchstens in einer unzulänglichen Kenntnis der Wirkung diverser Maßnahmen seitens des Therapeuten. Es ist nicht immer einfach in einer Allgemein- und Regulationstherapie, wie die Kneipptherapie sie nun einmal darstellt, alle Indikationsfaktoren einzubeziehen. Konstitution und Zustandsdiagnose müssen bei Abgrenzung der Kontraindikation ebenso berücksichtigt werden wie die eigentliche Krankheit und ihre eventuellen Begleitkrankheiten. Aus solcher Vorgangsweise regelt sich auch die Dosierung der jeweiligen Maßnahmen. Präziser ausgedrückt: Man muß mit der Kneipptherapie gründlich vertraut sein, wenn man sie erfolgreich einsetzen will. Wenn auch im Rahmen dieses Buches nur eine Kurzfassung möglich war, so glaube ich doch, daß nichts Wesentliches ausgelassen worden ist. Viele der angegebenen Maßnahmen sind absolut praxisbewährt und werden hoffentlich auch weiterhin nützlich zum Einsatz gelangen. Daß im Laufe der Zeit vielleicht noch weitere Erkenntnisse und Erfahrungen hinzukommen, wäre sehr wünschenswert.

14 Literatur

Anemueller, H.: Gesundheit durch sinnvolle Ernährung und Diät, 5. Aufl. Stuttgart: Paracelus 1968

Artner, J.: Die vegetative Rhythmik der geschlechtsreifen Frau und ihre Störungen. Wien: Mephana 1963

Birkmayer, W., Winkler, K.: Klinik und Therapie der vegetativen Funktionsstörungen. Wien: Springer 1951

Brantner, A.: Kinesiotherapie im Rahmen der Kneipptherapie. Österr. Ärzteztg. *17* (1971)

Brantner, A.: Bewegungstherapie in der Praxis. Heilkunst *1* (1978)

Brantner, F.: Möglichkeiten der allgemeinen Therapie in der Frauenheilkunde. Allg. Ther. *4* (1965)

Brüggemann, W.: Was ist von der vegetativen Dystonie zu halten? Allg. Ther. *3* (1964)

Dirnagl, K.: Die wichtigsten Ergebnisse der in den Jahren 1952–1954 durchgeführten experimentellen Arbeiten in Bad Wörishofen. Allg. Ther. *10* (1964)

Drexel, H.: Physiologische Bemerkungen zum Wirkungsmechanismus der Kneippschen Hydrotherapie. Bad Wörishofen: Kneipp Verlag GmbH 1961

Fey, C.: Hydrotherapie unter modernen pathologisch-physiologischen Gesichtspunkten. Hippokrates *8* (1957)

Fey, C.: Kurzer Überblick über Anwendungen und Hauptindikationen der Kneippschen Heilweise. Bad Wörishofen: Kneipp Verlag GmbH 1961

Gillert, O.: Hydrotherapie und Balneotherapie in Theorie und Praxis. München: Pflaum 1961

Halhuber, M.J.: Wann sind Kneippsche Anwendungen angezeigt? Allg. Ther. *6* (1962)

Hildebrandt, C.: Balneologie und Rhythmusforschung. Allg. Ther. *6+7* (1961)

Hofer, M.: Die vegetative Erschöpfung, eine aktuelle Frauenkrankheit. Wien. Klin. Wochenschr. *32* (1959)

Hoff, A.: Die naturgemäße Heilweise. Stuttgart: Hippokrates 1949

Hoff, F.: Klinische Physiologie und Pathologie. Stuttgart: Thieme 1954

Hruza, K.: Über die Möglichkeiten der Kneippschen Anwendungen in der gynäkologischen Balneotherapie. Z. Angew. Bäder- u. Klimaheilkd. *4* (1976)

Kaiser, J.H.: Die Kneippsche Hydrotherapie. Allg. Ther. *6, 7, 8* (1961)

Kowarschik, J.: Physikalische Therapie. Wien: Springer 1957

Langendörfer, G.: Physiotherapie in der Frauenheilkunde und Geburtshilfe. Stuttgart: Hippokrates 1963

Ledermair, O.: Hormonbehandlung der alternden Frau. Wien. Klin. Wochenschr. *6* (1975)

Mayer, Fey, C.: Kneippsche Naturheilkunde in Lehre und Beispiel. München: Ehrenwirth 1954

Schaetzing, E.: Die verstandene Frau, 4. Aufl. München: Lehmann 1965

Schrage, R.: Kompendium der Gynäkologie. Stuttgart: Fischer 1974

Sieber, R.: Vegetative Dystonie und kneippsche Naturheilkunde. München: Ehrenwirth 1963

Teichmann, W.: Über die wissenschaftlichen Grundlagen der Hydrotherapie. Kissingen: Bäderfach Verlag 1962

Weiss, R.F.: Lehrbuch der Phytotherapie, 3. Aufl. Stuttgart: Hippokrates 1974

Wernecke, G.: Behandlung von Involutionssyndromen in der Frauenheilkunde. München: Banaschiewski 1967

Kneipptherapie bei Hautkrankheiten

S. Nolting

Die Bedeutung der Kneipptherapie für die Haut und die Behandlung der Hautkrankheiten ist allein schon aus der Tatsache gegeben, daß die Haut alle übrigen Organe umhüllt. Sie ist die Empfangsstation für Reize der Umwelt. Um Störungen im Aufbau und Funktionsablauf der Haut besser verständlich zu machen, ist es notwendig, kurz auf ihre Anatomie und Physiologie einzugehen.

1 Anatomie

Die Haut geht aus dem Ektoderm und dem Mesoderm hervor. Histologisch besteht sie aus einem epithelialen und einem bindegewebigen Anteil.

1.1 Epidermis

Die Oberhaut oder Epidermis ist ein vielschichtiges, gefäßloses, an der Oberfläche verhornendes, epitheliales Gewebe. Das Stratum basale stellt die eigentliche Keimschicht dar, von der aus die Zellen über das Stratum spinosum (Stachelzellschicht), das Stratum granulosum (Körnerschicht) bis zum Stratum corneum (Hornschicht) abwandern. Aus den ursprünglich zylindrischen, kernhaltigen Zellen der Basalzellschicht sind auf diesem Wege flache, kernlose, sich ständig abstoßende Schüppchen geworden, und dieser Vorgang läuft in der Regel in 28 Tagen ab.

1.2 Corium

Das Corium oder die Lederhaut besteht aus kollagenen und elastischen Fasern sowie Gitterfasern. Hier findet man Fibroblasten, Histiozyten und Mastzellen. Im Corium verlaufen die Blut- und Lymphgefäße, und dort sind auch die nervalen Empfangsstationen angesiedelt.

1.3 Subcutis

Die Subcutis setzt sich vorwiegend aus Fettläppchen zusammen, die von kollagenem Bindegewebe umgeben sind. Ihre Ausbildung ist nach Körperregion, Geschlecht und Alter verschieden, und ihre wesentliche Aufgabe besteht darin, bei allen mechanischen Einwirkungen einen geeigneten Druckausgleich zu schaffen.
Zu den Anhangsorganen der Haut rechnet man die Haare, die Nägel, die Talgdrüsen und die Schweißdrüsen.

2 Physiologie

Die Haut ist einem gut eingerichteten und reibungslos funktionierenden Laboratorium gleichzusetzen. Um Störungen in diesem System besser erfassen und verstehen zu können, ist eine kurze Darstellung bei ungestörtem Ablauf notwendig.

2.1 Stoffwechsel

Der Synthese-Stoffwechsel dient dem Erhalt und dem Aufbau des Hautorgans. In der Epidermis folgt der ständigen Neubildung von Zellen die Differenzierung und schließlich die unauffällige Abstoßung. Der Energiestoffwechsel beinhaltet den Sauerstoffverbrauch, der in Beziehung zur höheren Zellzahl in der Epidermis steht, den Kohlehydratstoffwechsel, den Aufbau und Abbau von Fetten, den Nukleinsäurestoffwechsel sowie das System des Dark-repair. Unter dem zuletzt genannten ist die Funktion des Erkennens und Verhütens von Schädigungen des DNS-Stranges nach UV-Lichteinstrahlung zu verstehen.

2.2 Ernährung

Es gibt eine Reihe von Hauterkrankungen, die die Beziehung zwischen Haut und Ernährung verdeutlichen. Mangelernährung oder auch nur mangelnde Verwertbarkeit der Nahrung, krankhafte Ablagerung von Stoffwechselprodukten, Vitamin-Mangel und Nahrungsmittelallergien vermögen charakteristische Hautveränderungen hervorzurufen.

2.3 Pigmentierung

Die Hautfarbe wird in erster Linie von ihrem Pigmentgehalt, dann aber auch vom Blutgehalt der Kapillaren sowie speziellen Gegebenheiten in der Hornschicht bestimmt. Die wesentlichen Melanin-produzierenden Zellen sind die Melanozyten. Die Hautfarbe ist unterschiedlich bei den einzelnen Menschenrassen und wechselt auch an verschiedenen Körperstellen nicht zuletzt unter dem Einfluß des Lichtes.

2.4 Wasserhaushalt

Der Haut kommt die wichtige Aufgabe zu, durch eine fein abgestimmte Wasserregulation das Innere des Körpers zu schützen. Mit dem Wasserhaushalt ist der Elektrolythaushalt eng verknüpft. Ohne den Schutz der Haut würde die Wasserabgabe ungehemmt erfolgen, und das wäre dann mit dem Leben unvereinbar.

2.5 Talg- und Schweißsekretion

Die Talgdrüsen sind an den Haarfollikeln gelegen und unterstehen einer hormonalen Steuerung. Androgene haben eine fördernde Wirkung, Antiandrogene eine hemmende Wirkung auf die Talgbildung. Mit zunehmendem Alter sinkt die Menge des produzierten Talgs ab. Die Größe des Hautfettspiegels hängt u.a. auch von der Temperatur und natürlich von der Anzahl der Talgdrüsen ab.

Auch die Anzahl der Schweißdrüsen auf der Körperoberfläche ist verschieden. Die Schweißsekretion kann schwanken von etwa 1 l täglich bis zu maximal 10 l täglich. Die Leistung der Schweißdrüsen ist eng mit den Aufgaben der Wärmeregulation verknüpft.

Das Schwitzen wird heute vor allen Dingen wegen des Geruchs als störend empfunden. Dagegen kann man einmal vorgehen, indem man den typischen Geruch durch ein Parfüm einfach überdeckt. Weiter kann man die Geruchsbildung, die durch bakterielle Zersetzung entsteht, mit antibakteriell wirksamen Substanzen verhindern. Außerdem gibt es noch die Möglichkeit, die übermäßige Sekretion durch Adstringentien oder Verschließen der Ausführungsgänge wie z.B. eine Denaturierung der Hornschicht zu beeinflussen. Neuerdings wird die operative Entfernung der Hauptansammlungspunkte der Schweißdrüsen, wie sie besonders in den Achselhöhlen vorkommen, erfolgreich durchgeführt.

Haut kann ohne wesentlichen Schaden zu erleiden sehr hohen, aber ebenso sehr tiefen Temperaturen ausgesetzt sein.

Die Schutzfunktion setzt ein beim Stratum corneum conjunctum, dem Keratin, den Zellmembranen und den interzellulären Substanzen. Einen weiteren Aufgabenbereich nimmt die Wasserstoffionenkonzentration auf der Haut wahr. Der pH-Wert und die Pufferkapazität der Hautoberfläche sind von nicht zu unterschätzender Bedeutung für die Barrierefunktion der Haut. Für den Strahlenschutz sind in erster Linie die Dicke der Hornschicht, die sogenannte Lichtschwiele und die Pigmentbildung verantwortlich.

Die Abwehr gegenüber Mikroorganismen, besonders Bakterien und Pilzen sowie chemischen Noxen übernehmen die wasserlöslichen Substanzen, die Lipide und die Wasserstoffionenkonzentration der Haut. Man spricht vom Säure-Wasser-Fettmantel der Haut. Die physiologische Besiedlung mit Keimen, die sich sozusagen in einem ausgewogenen Gleichgewicht befindet, stellt ein Hemmnis gegenüber der Besiedlung und Ausbreitung pathogener Organismen dar (Stüttgen 1972; Stüttgen und Schäfer 1974).

2.6 Gefäß- und Nervenfunktion

Die Ernährung der Epidermis erfolgt durch Spalten von den Papillen im Corium aus, da sie selbst gefäßlos ist. Die Durchblutung reicht nur bis in das Corium, wobei die Funktion der Ernährung aber der Thermoregulation untergeordnet ist. Viele Hautveränderungen beruhen auf funktionell oder morphologisch gegebenen Gefäßzuständen.

Die Haut ist Sinnesorgan für Tast-, Druck- und Schmerzreize sowie in besonderem Maße auch für Kälte und Wärme. Die Funktion der verschiedenen Nervenendkörperchen, denen ganz bestimmte Sinnesqualitäten zugeordnet wurden, muß bislang noch als ungeklärt angesehen werden. Eine besondere Rolle spielt der Juckreiz in der Haut. Dieser muß wohl in erster Linie als ein unterschwelliger Schmerzreiz gedeutet werden.

2.7 Schutzfunktion der Haut

Ganz wesentliche Bedeutung hat die Haut in ihrer Schutzfunktion gegenüber allen schädigenden Einflüssen der Umwelt, die sie zuerst und manchmal auch in erheblichem Umfang treffen. Die Einwirkungen können dabei mechanischer Art sein als Zug, Druck oder Stoß, sie können nach dem Lichtspektrum in Form des sichtbaren Lichtes, des UV-Lichtes und der ionisierenden Strahlen auftreten. Die

3 Hautkrankheiten

3.1 Allergodermien

Als Allergodermien im engeren Sinne werden die Hauterkrankungen zusammengefaßt, bei denen eine veränderte Reaktionsbereitschaft der Haut durch Einwirken körperfremder Substanzen entstanden ist. Voraussetzung sind Konstitution, Disposition und Exposition. Man trennt Allergien vom Soforttyp, die durch humorale Antiköper vermittelt werden, von Allergien vom Spättyp, die zellvermittelt sind.

Bei der anaphylaktischen Reaktion von Allergenen mit zirkulierenden Antikörpern kommt es zur Freisetzung von Histamin und ähnlich wirkenden Substanzen. Die Behandlung des anaphylaktischen Schocks, der durch Reinjektion gleicher Medikamente oder Insektenstiche oder bei Hyposensibilisierungsbehandlung auftreten kann, besteht in der Gabe von Adrenalin, Plasmaersatz und intravenöser Kortikoidapplikation. Während der anaphylaktische Schock bis zu 20 min nach dem Ereignis einsetzt, ist das Einsetzen der Veränderungen bei der verzögerten oder Arthus-Reaktion bis zum Höhepunkt nach 6 Std zu verzeichnen (Macher 1977).

Urtikaria

Von praktisch sehr großer Bedeutung ist das Krankheitsbild der Urtikaria. Im Vordergrund steht hier die flüchtige Quaddel; das bedeutet, es kommt im Corium zu einer Ödembildung. Dadurch ausgelöst entsteht Juckreiz, den man aber nicht durch Kratzen, sondern allenfalls durch Reiben oder Verschieben des Gewebes gegeneinander lindern kann. Man unterscheidet zwischen einer allergisch bedingten und einer physikalischen Urtikaria.

Die Ursachen für eine allergisch bedingte Urtikaria sind vor allen Dingen in der Aufnahme von Arzneimitteln oder von tierischen oder pflanzlichen Produkten zu sehen. Während die akute Urtikaria nach plötzlichem Beginn dann langsam wieder abklingt, besteht die chronische Urtikaria über mehrere Wochen bis Monate andauernd oder auch jahrelang rezidivierend.

Bei bekannter Ursache ist es in der Regel einfach, durch Weglassen der auslösenden Faktoren zum Ziel zu kommen. Häufig lassen sich jedoch die Ursachen nicht so leicht herausfinden. Dann ist man auf eine symptomatische Behandlung angewiesen, wie sie z.B. in der Gabe von Antihistaminika besteht. Auch eine Umstimmungsbehandlung kann erfolgreich eingesetzt werden.

Von den physikalischen Urtikariaformen sind besonders die Kälteurtikaria, die Urtikaria factitia und die Druckurtikaria von Bedeutung; weitaus seltener ist eine Lichturtikaria. Besonders die Kälteurtikaria ist verantwortlich für den gelegentlich zu beobachtenden Badetod, der bei niedrigen Temperaturen durch Erweiterung der Gefäße in der Peripherie zustandekommt. Bei der Kälteurtikaria kann man neben einer Penicillintherapie versuchen, den Patienten durch tägliches Baden langsam an niedrigere Temperaturen zu gewöhnen. Als zweckmäßig hat sich erwiesen mit 36° C Wassertemperatur zu beginnen und mit täglich fallender Temperatur fortzufahren, bis man bei 14° C angelangt ist. Wenn dieses Verfahren sich auch durchaus bewährt hat, bedarf es jedoch im allgemeinen sorgfältiger Beobachtung und stationärer Be-

handlung. Kalziuminjektionen bei der Urtikaria sind nie gerechtfertigt, und auch mit Kortikosteroiden erreicht man für gewöhnlich wenig.

Bei wiederholter Zufuhr eines artfremden Serums oder eines Medikamentes kann es zum Auftreten eines *Exanthems* der Haut kommen. Dieses ist charakterisiert durch schnelles Aufschießen der Effloreszenzen und eine gewisse Symmetrie. Histologisch findet man Gefäßerweiterungen und ein mononukleäres Zellinfiltrat. Am 8.–12. Tag (10 Tage Exanthem) nach Gabe des Medikamentes, aber bei bereits vorangegangener Sensibilisierung nach 6–8 Std, kommt es zu Immunkomplexbildungen, während die Veränderungen bei der anaphylaktischen Reaktion ja bereits nach Minuten auftreten können. Beim Serumkrankheitstyp finden die Veränderungen, das Explosionsereignis, im Serum und bei der Arthusreaktion im Gewebe, aber bei beiden immer nur bei Antigenüberschuß statt. Man kann vermuten, daß bei Antikörperüberschuß oder Ausgleich keine klinisch faßbaren Veränderungen vorkommen.

Die *Arzneimittelexantheme* können in Form von makulösen, urtikariellen, vesikulösen oder papulösen Exanthemen in Erscheinung treten. Bei den Immunreaktionen sind wir gewohnt, daß sie zunehmend heftiger ausfallen.

Die Therapie besteht vor allen Dingen darin, die Ursache zu erkennen und das auslösende Medikament abzusetzen. Symptomatisch kann man intern Antihistaminika und eventuell Kortikosteroide verabreichen, obwohl man mit letzteren dann auch immer erst nach Ablauf des Geschehens eingreift. Extern sind je nach Hautbefund feuchte Umschläge, Schüttelmixturen, Pasten oder Cremes anzuwenden. Im Stadium der Entzündung sind stets kalte feuchte Umschläge angebracht, und auch bei den Schüttelmixturen ist die Entstehung der Verdunstungskühle entscheidend.

Verwirrend und uneinheitlich, aber trotzdem von praktisch großer Bedeutung, sind die Krankheitsbilder vom Typ der Arthusreaktion. Man spricht von der leukozytoplastischen oder allergischen Vaskulitis, von der anaphylaktoiden Purpura und der Purpura Schönlein-Henoch. Es handelt sich um entzündliche Vorgänge an den Gefäßen mit Leukozytoklasie, wie sie nach der Einnahme von Medikamenten, be-

sonders aber auch nach Analgetikagaben beobachtet werden. Zur Lokaltherapie haben sich
bei solchen akut entzündlichen Veränderungen
auch wieder kalte feuchte Umschläge bewährt.
Klinisch ragt das Bild der *progressiven Pig-
ment-Purpura* (Carbamid-Purpura) heraus, bei
der man nach Einnahme von Carbamid-halti-
gen Medikamenten besonders an den Unterschenkeln, dann aber auch am Gesäß, Stamm
und Armen zunächst frische Blutungen mit lang
anhaltender, schließlich sich abbauender braun-
gelber Pigmentierung findet. In der Hauptsache
sind Substanzen verantwortlich, wie sie in Beru-
higungsmitteln und Schlafmitteln vorkommen.

Beim *Erythema nodosum* findet man in der Regel an den Schienbeinen, seltener an anderen
Körperstellen, rote bis livide, recht schmerzhafte Knotenbildungen. Das entzündliche Geschehen spielt sich hier vornehmlich am abfüh-
renden Gefäßanteil ab.

Zu dieser Gruppe von Erkrankungen im letzten
noch ungeklärten Ursprung gehört auch das
Erythema exsudativum multiforme. Es tritt vor
allen Dingen an den Händen, Unterarmen, aber
auch an den Füßen auf. Charakteristisch sind
Flecke, die in Ringformen entstehen. Oft ist
das Zentrum tief dunkelrot und blasig umge-
wandelt, während sich darum Ringe von helle-
rem Rot lagern. So entstehen die typischen Ko-
kardenformen. Bei Befall der Mund- und Geni-
talschleimhaut spricht man auch vom Stevens-
Johnson-Syndrom. Neben den Hautveränderungen treten auch Gelenkschmerzen und
manchmal Fieber auf. Das Allgemeinbefinden
ist herabgesetzt. Die Ursache bleibt im letzten
unklar, manche Autoren ordnen es den durch
Viren hervorgerufenen Erkrankungen zu, andere sehen die alleinige Auslösung jedoch in
einer Medikamentenüberempfindlichkeit (Korting und Denk 1974). Bei den schweren Verlaufsformen gibt man zur Therapie intern Kortikosteroide. Zur Lokalbehandlung sind kalte
feuchte Umschläge mit Wasser und auch mit
Zusatz von Kamille und Arnika sowie Schüttelmixturen bestens geeignet.

Beim *fixen Arzneimittelexanthem* sieht man
vorwiegend an Händen, Füßen, aber auch am
Penis scharf begrenzte, runde bis ovale, dunkel-
rote bis graubraune Erytheme. Charakteristisch

ist die lang anhaltende Restpigmentierung und
erneutes Auftreten an derselben Stelle bei erneu-
ter Zufuhr des Allergens. Im Verlaufe der Erkrankung kann auch eine urtikarielle bis blasige
Umwandlung erfolgen. Erst eine Exposition mit
dem verdächtigen Medikament, vornehmlich
Antipyrinen und Barbituraten sichert die Diagnose, während epikutane Testungen nicht viel
bringen. Die Behandlung besteht in einem Absetzen der auslösenden Medikamente.

Epidermolysis toxica

Die Epidermolysis toxica, das Lyell-Syndrom, stellt
ein sehr schweres mit hoher Letalität einhergehendes
Krankheitsbild dar. Klinisch sieht man großflächige
Abhebungen der Haut, die weitgehend einer Verbrü-
hung ähnlich sind. Die Ursache für diese Erkrankung ist im letzten noch nicht geklärt; allerdings
weiß man, daß Medikamente, besonders Sulfonamide und Infekte bei entsprechender Disposition
eine wichtige Rolle spielen können.

Die Therapie dieses toxisch allergischen Exanthems muß der Schwere des Krankheitsbildes
angepaßt sein und besteht in Flüssigkeitszufuhr,
Aufrechterhalten des Kreislaufs, Verhinderung
eines Nierenversagens, und erst dann folgt das
Einsetzen von Kortison- und Antibiotikagaben.
Die äußerliche Behandlung tritt demgegenüber
etwas in den Hintergrund. Angebracht sind
auch hier feuchte, kalte Umschläge und je nach
Verlauf antibakteriell und/oder antimyzetisch
wirksame Cremes oder Salben.

Allergisches Kontaktekzem

Im Vordergrund der Allergien vom Spättyp steht
das allergische Kontaktekzem. Es ist heute unbestritten, daß im Gegensatz zu den anderen allergischen Krankheitsbildern bei den Spättyp-Reaktio-
nen die Vermittlung nicht über humorale Antikör-
per sondern durch sensibilisierte Zellen geschieht.
Der Phase der peripheren Sensibilisierung folgt nach
der Immunzellbildung die Produktion und Sekretion
von Lymphokinen, die wiederum das entzündliche
Zellinfiltrat mit dem Ziel hervorrufen, gegen das
Antigen anzugehen. Das Kontaktekzem ist nicht selten, sondern ist auch in der täglichen Praxis häufig
zu beobachten. Es bildet sich in der Gewebsperipherie
an den Hautstellen aus, wo das Allergen unmittelbar
Kontakt hat (Steigleder 1975).

Bei der Therapie gilt es besonders zu beachten,
daß die wichtigste Maßnahme darin besteht,

herauszufinden, welches das auslösende Antigen ist. Wenn mehrere Substanzen in Frage kommen, kann man Klärung und Sicherung der Diagnose durch Epikutantestungen, die an einer anderen Hautstelle, am besten am Rücken, durchgeführt werden, erlangen. Die entzündliche Reaktion, die nachvollzogene Ekzemauslösung, ist nach 24 und 48 Std. abzulesen. Nach Erkennen des Antigens ist dessen Ausschaltung für den Heilungserfolg unumgänglich. Um den Vorgang der Abheilung zu beschleunigen, ist die Anwendung von Kortisonpräparaten sehr nützlich. Aber noch vorher im akut entzündlichen Stadium sind immer feuchte kalte Umschläge, die auch Arnika oder Kamille enthalten können, angebracht. In einigen Fällen kann es auch an anderen Hautstellen zur Ausbildung von Streuherden kommen, und es kann sich auch gelegentlich eine Erythrodermie daraus entwickeln.

Bakterielles Ekzem

Das nummuläre, bakterielle oder auch mikrobielle Ekzem ist in der täglichen Sprechstunde nicht selten, aber in der Ätiopathogenese keineswegs geklärt. Es ist die Annahme naheliegend, daß Bakterien das Antigen bei dieser Erkrankung darstellen. Dazu ist es jedoch notwendig, daß die Haut in ihrer Funktion an diesen umschriebenen Stellen bereits geschädigt sein muß. Eine Erklärung dafür kann zum Beispiel auch auf ungeeigneten Bade- und Waschmaßnahmen beruhen (Röckl 1967; Spier 1965).

Die wirkungsvollste Therapie besteht nach einem Ausschalten der entzündlichen Hautveränderungen zu Beginn und Behandlung mit Kortisonpräparaten in der Wiederherstellung einer funktionstüchtigen Haut. Dabei haben sich Kamille-Ölbäder, Waschen allenfalls mit alkalifreien Waschmitteln und Anwendung von Cremes, nur selten aber von stark fettenden Salben bewährt. Unterstützend können kalte Güsse, kalte Teilbäder und Wickel sowie bei Impetiginisierung auch Rosmarinbäder sein.

3.2 Dermatitis atopica

Das endogene Ekzem oder auch Neurodermitis disseminata oder Dermatitis atopica ist in der Ursache im wesentlichen ungeklärt, wenn man auch von der Vererbung der atopischen Disposition weiß. Das endogene Ekzem beginnt oft schon beim Säugling und findet sich im Kindesalter vorwiegend in den Armbeugen und Kniekehlen aber auch am Kopf und am Stamm. Quälend ist besonders der Juckreiz, und kennzeichnend ist eine trockene Haut, die mit Sebostase und Hypohidrosis einhergeht. Auffällig ist weiter ein pelzmützenartiger Haaransatz, eine verdickte Haut mit fahlem Hautkolorit, Verminderung der seitlichen Augenbrauenpartien und ein weißer Dermographismus. Synchron oder auch alternierend kommen Bronchialasthma und vasomotorische Rhinopathien vor (Korting und Denk 1974).

Von ungünstigem Einfluß auf die Erkrankung sind vegetative Dysregulationen, manchmal auch einseitige Ernährung, Kontakt mit Wolle und Tierhaaren sowie besonders jede Art einer psychischen Belastung.

Die Therapie besteht in erster Linie in einer Pflege der Haut, im Beginn mit mehr wasserhaltigen Cremes, später mit fettenden Salben, ohne daß es zu einem Hitzestau kommen darf. Eine gute Wirkung haben Teer-Salben und auch Kortisonpräparate, wobei die letzten jedoch nicht für eine Dauerbehandlung geeignet sind. Wesentlich unterstützend zur Besserung des Krankheitsbildes kann eine Stabilisierung des Kreislaufs mit Hydrotherapie und Bewegungstherapie sein. Gute Erfahrungen haben wir mit der Anwendung von Milch-Molke-Bädern, Ölbädern sowie Abhärtung des Körpers durch ansteigende Bäder über Wechselbäder bis zu kalten Bädern und kalten Güssen gemacht.

Günstig wirken beim endogenen Ekzem sicher auch die Ausschaltung psychogener Faktoren, eine ausgewogene Nahrung und die Einhaltung einer Ordnungstherapie. Eine Besserung des Krankheitsbildes beobachtet man immer wieder bei Klimawechsel. Insgesamt kann die Kneipptherapie bei dieser Hauterkrankung, die mit weniger heftigen bis hin zu äußerst belästigenden Veränderungen einhergehen kann, gute Erfolge bringen.

3.3 Krankheiten des seborrhoischen Formenkreises

Folgerichtig schließt sich an die Ausführungen über das Kontaktekzem und das endogene Ekzem nun das seborrhoische Ekzem an. Es herrscht jedoch Unsicherheit darüber, ob es in diesem Sinne überhaupt als eigenständige Erkrankung existiert. Das klinische Bild ist gekennzeichnet durch das Auftreten von roten bis bräunlich-gelben, flachen Papeln am behaarten Kopf, im Gesicht sowie am Stamm mit Bevorzugung der vorderen und hinteren Schweißrinne. Besonders an diesen Stellen braucht nicht immer eine fettige Haut vorherrschend zu sein, sondern es können durchaus trockene Haut und Schuppenbildung mit einem Gefühl des Brennens vorkommen. Die früher immer angewandte Behandlung mit Schwefelpräparaten ist heute weitgehend verlassen, da sie keineswegs überzeugend war. Aber das richtige therapeutische Vorgehen ist auch heute nicht einfach, wenn auch die Kortisonpräparate für die Beseitigung der akuten entzündlichen Hautveränderungen sehr Gutes leisten. Wichtiger ist es jedoch, sich individuell auf die Haut einzustellen und vor allen Dingen zu stark austrocknende Maßnahmen zu vermeiden. Es sind Waschungen mit Wasser oder auch mit alkalifreien Waschmitteln erlaubt, die das Entstehen von freien Fettsäuren als mögliche Verursacher der Entzündungen verhindern sollen. Für die Dauerbehandlung empfiehlt sich, blande, wasserreiche Cremes oder Emulsionen zu verordnen.

Häufig ist das Krankheitsbild der Seborrhoe beim seborrhoischen Konstitutionstyp. Auffällig ist ein schnelles und starkes Nachfetten der Haare und ein spiegelnder Fettfilm im Gesicht. Die Talgsekretion erfährt ihre Regulierung durch das Zwischenhirn, und sie wird besonders gefördert durch die Androgene, während Östrogene und Antiandrogene sie zu hemmen vermögen. Auch hier gilt es, in der Therapie vor allen Dingen zu stark austrocknende Maßnahmen und damit Reizungen zu vermeiden.

Das Oberflächenfett entsteht aus dem Talg und den Lipiden der Hornschicht unter Verwendung von Schweiß, der zur Verteilung als Spreitfaktor dient. Mit zunehmendem Alter und besonders bei häufigem Entfetten der Haut durch Seifen kann es zu einer starken Austrocknung der Haut und zum Bilde des *Exsikkationsekzems* (Meinhof 1970) kommen. Die Therapie dieser Schädigungsfolgen an der Haut gestaltet sich oft recht schwierig. Es ist aber wichtig, von den bislang geübten Maßnahmen einer oft mehrfach täglich erfolgenden umfassenden Hautsäuberung Abstand zu nehmen und einen normalen Funk

tionszustand der Haut wieder herzustellen. Das kann man häufig durch kalte Güsse, kalte Teilbäder und Wickel und Bäder mit Rosmarinzusatz unterstützen. Im Anschluß daran muß die Haut mit geschmeidig machenden Lotionen, Cremes oder Salben gepflegt werden.

Akne vulgaris

Die Akne vulgaris stellt eine Erkrankung der Talgdrüsen im Bereich des Gesichtes, der Brust, des Rükkens und der Oberarme dar. Bei Vorliegen entsprechender Erbanlagen kommt es schon vor der Pubertät unter dem Einfluß der Androgene zu einer Vergrößerung der Talgdrüsen und zur Stimulation der Talgbildung. Dazu tritt eine Verengung der Follikel an den Öffnungen auf mit der Folge einer Talgstauung und Komedonenbildung. Offenbar unter der Wirkung des Propionibakterium acnes schließt sich eine Entzündung des Follikels und des perifollikulären Gewebes an. Es entwickeln sich Knötchen, Pusteln und schließlich Narben (Meinhof 1978; Plewig und Kligman 1978).

Im Gegensatz zu früher ermöglicht uns diese bessere Kenntnis der Pathogenese heute eine gezielte und nicht zuletzt dadurch erfolgreiche Therapie. Bewährt hat sich der Einsatz der Vitamin A-Säure, die äußerlich angewandt die follikulären Hyperkeratosen beseitigt. Unter dem Einfluß der Tetrazycline, offenbar durch eine Hemmung der Esterasebildung des Propionibakterium acnes wird die Entzündung und damit das Entstehen der Pusteln verhindert. Die Antiandrogentherapie vermag die Androgenrezeptoren, in diesem Fall die Talgdrüsen, zu blockieren und so Seborrhoe und Akne zu bessern (Nolting 1977). Die lokale Therapie, besonders mit schwefelhaltigen Präparaten und die mannigfaltigen Diätvorschriften spielen heute eher eine untergeordnete Rolle.

Interessant dagegen ist die Beobachtung, daß sich bei den Patienten mit Akne vulgaris häufig spastische Durchblutungsstörungen nachweisen lassen. Neben der deutlichen Minderung der peripheren Durchblutung im Verhältnis zu gesunden Kontrollpersonen finden sich auch Zahnfleischveränderungen im Sinne einer chronischen Gingivitis. So darf man die Akne vulgaris sicher nicht als ein Geschehen betrachten, das allein auf bestimmte Hautbezirke beschränkt ist. Die Therapie mit Tetrazyklinen ist in der Regel zeitlich begrenzt und die Behandlung mit

Antiandrogenen kommt nur für das weibliche Geschlecht in Frage. Deshalb ist es so wichtig, darüber hinaus eine Therapie langfristig durchzuführen, und dazu eignet sich gerade auch die Kneipptherapie mit Hydrotherapie, Bewegungsübungen an frischer Luft, Sonnenbädern und Saunabesuchen. Die Anwendungen sollen besonders im Sinne einer Umstimmung und Abhärtung der Haut und des Gesamtorganismus wirksam werden. Gerade die Kneipptherapie mit ihren Möglichkeiten kann Erfolge dauerhaft machen, wie es durch Verabreichung von Medikamenten allein nicht gelingt (Nolting und Brüggemann 1978).

Rosazea

Ungeklärt ist die Pathogenese der Rosazea, die bei Frauen häufiger als bei Männern, vorwiegend im Alter von 35–50 Jahren auftritt. Überwiegend zentrofacial sieht man größere Papulopusteln, unregelmäßig auftretende Eritheme und Teleangiektasien. Die Beschwerden sind häufig nicht sehr ausgeprägt. Es werden Stechen, geringes Brennen und manchmal Spannungsgefühl angegeben. Sicher kommen mehrere Faktoren ursächlich für die Entstehung der Rosazea in Betracht, wie die Vererbung, der seborrhoische Konstitutionstyp, gastrointestinale Störungen und eine Angiolopathie.

Zur Behandlung der Rosazea empfiehlt sich die Gabe von Tetrazyklinen über Monate, manchmal Jahre und Injektionen von Mineralokortikoiden. Bewährt hat sich auch eine Beseitigung von Störungen im Magen-Darm-Bereich, besonders Behebung der Anazidität bzw. Subazidität. Neben der Anwendung von Massagen mit den Fingerspitzen im Gesicht kommt besonders auch der Kneipptherapie mit den eben schon genannten Maßnahmen der Umstimmung und Abhärtung wichtige unterstützende Bedeutung zu. Man kann die Behandlung mit Bädern unter Zusatz von Rosmarin beginnen und über Wechselbäder zu kalten Bädern und Güssen fortsetzen.

Periorale Dermatitis

Nicht immer leicht ist es, die periorale Dermatitis von der Rosazea abzugrenzen. Jedoch werden weitaus häufiger Frauen mit diesem Krankheitsbild gesehen, das auch in der Regel ein Jahrzehnt früher auftritt. Als Ursache für die periorale Dermatitis wurden Kosmetika, hormonelle Einflüsse, Magen-Darm-Störungen, mikrobielle Infektionen und die Anwendung fluorierter Kortikosteroide vermutet. Die Bedeutung fluorierter Kortikosteroide für die Entstehung dieses Krankheitsbildes gewinnt immer mehr an Boden. Die wichtigste therapeutische Maßnahme stellt das Absetzen der Präparate dar, wenn man auch zunächst dann eine Verschlimmerung beobachtet. Eine ausführliche Beratung und psychische Führung bei diesen belastenden Hauterscheinungen ist unumgänglich. Zur lokalen Anwendung empfehlen sich feuchte Umschläge mit kaltem schwarzem Tee oder auch unter Zusatz von Eichenrinde, Arnika und Kamille und blande, je nach Hauttyp, fettfreie oder mehr fettende Cremes und Salben (Nolting und Passmann 1977).

3.4 Autoaggressionskrankheiten

Mit Hilfe von Immunreaktionen wehrt sich der Organismus gegen die auf ihn einwirkenden Antigene. Wenn die Antigene von außen an den Körper herangetragen werden, in Kontakt mit der Haut treten, sieht man, wie bereits dargestellt, das Bild des Kontaktekzems, wenn diese Antigene aber körpereigen entstehen, muß das zwangsläufig zu Schäden und Untergang dieser veränderten und nicht mehr recht erkennbaren Zellen führen. Beim Erythematodes, früher als Lupus erythematodes bezeichnet, unterscheidet man den integumentalen vom viszeralen Typ, jedoch mit dem Vorkommen von Übergängen zwischen beiden Formen. Unter Lichteinfluß sieht man im Gesicht besonders häufig den schmetterlingsförmigen Befall. Auffällig sind follikuläre Hyperkeratosen und rote mit festhaftenden Schuppen besetzte Herde, oft in Scheibenform auftretend. Immer findet man Teleangiektasien, Hyper- und Depigmentierungen und schließlich Übergang in Narbenbildungen (Schöpf 1977).

Die Behandlung besteht darin, verschlimmernde Faktoren wie Sonnenlicht und Kälte auszuschließen und lokal oder intraläsional Kortison zu geben. Bei ausgedehnten Formen und besonders beim Erythematodes visceralis ist systemische Kortisonbehandlung notwendig. Im weiteren Verlauf der Behandlung kann und sollte man auch andere Immunsuppressiva einsetzen.

Die Kneipptherapie kann nur unter klinischer Kontrolle als Adjuvans eingesetzt werden.

Dermatomyositis

Von der Dermatomyositis werden in der Regel Erwachsene bis zum 5. Lebensjahrzehnt, aber auch schon Kinder befallen. Im Vordergrund stehen Veränderungen an der Haut und an der Muskulatur. Besonders im Gesicht um die Augen herum, aber auch an den Händen sieht man eher weinrote, ödematöse Veränderungen. Klinisch beobachtet man anfangs häufig eine zunehmende bis hochgradige Schwäche der Muskulatur, die später zu einem Muskelschwund führt. Auffällig ist noch der traurige duldsame Gesichtsausdruck. Diagnostisch liefern das Elektromyogramm, die Muskelbiopsie und die gesteigerte Kreatinausschüttung die wichtigsten Hinweise (Röckl 1965).

Nicht selten spielen im jüngeren Alter ein Fokalgeschehen und später auch maligne Tumoren eine ursächliche Rolle. Die Suche nach diesen Veränderungen und ihre Beseitigung sollte im Vordergrund der therapeutischen Überlegungen stehen. Im weiteren Verlauf der Erkrankung werden mit Erfolg Kortisonpräparate und andere Immunsuppressiva eingesetzt. Auch hier ist der Einsatz der Kneipptherapie nur bei strenger klinischer Überwachung wirklich sinnvoll.

3.5 Bindegewebserkrankungen

Sklerodermie (Morphaea)

Bei den Erkrankungen des Bindegewebes ist streng zwischen der umschriebenen Sklerodermie (Morphaea) und der diffusen oder besser progressiven Sklerodermie zu unterscheiden. Bei der Morphaea findet man besonders am Stamm harte wächserne, häufig eingefallene Herde bis zu Handtellergröße, die charakteristisch von einem fliederfarbenen Randsaum (Lilac-Ring) umgeben sind. Diese Sklerodermieherde können sich auch über weite Teile des Körpers erstrecken, man spricht dann von einer generalisierten Morphaea. Daneben kennt man das Bild der bandförmigen zirkumskripten Sklerodermie am behaarten Kopf (Bolck 1969).

Lichen sclerosus

Beim Lichen sclerosus et atrophicus sieht man innerhalb der porzellanartig weißen, indurierten Herde Follikelhyperkeratosen. Im Genitalbereich der Frau spricht man auch von Krauroris vulvae und beim Mann auch von Balanitis xerotica obliterans. Die Prognose ist bei diesen Formen gut, nicht selten

werden auch spontane Rückbildungen beschrieben.

Die Therapie bei diesen Krankheitsbildern ist in der Regel nicht sehr erfolgreich. Es werden Injektionsbehandlungen mit Penicillin und lokale oder intraläsionale Verabreichung von Kortikosteroiden empfohlen. Bei der Balanitis xerotica obliterans ist letztlich immer eine Zirkumzision angezeigt. Die Kneipptherapie wirkt bei diesen Erkrankungen unterstützend im Sinne einer Abhärtung, einer Durchblutungssteigerung und eines Gefäßtrainings.

Progressive Sklerodermie

Die progressive Sklerodermie beginnt bei typischem Verlauf mit symmetrisch auftretenden, vasomotorischen Störungen: Kälteempfindlichkeit, Parästhesien und Akrozyanose. Erst dann folgt das Stadium der Hautsklerose, die besonders im Gesicht und an Händen und Füßen auftritt. Im Gesicht sind die Mikrostomie sowie eine Verhärtung und Verkürzung des Zungenbändchens für die progressive Sklerodermie bezeichnend. Die Haut an Händen und Füßen ist wächsern glänzend. Die Haltung der Finger wird zunehmend fixiert, sie laufen spitz zu und zeigen an den Kuppen charakteristische Nekrosen. Aber auch an den Unterarmen und Unterschenkeln tastet man schon bald eine gespannte und derbe Haut und sieht eine zunehmende Atrophie. Im Verlaufe der Erkrankung treten dann Veränderungen am Ösophagus sowie an den Lungen im Sinne einer zunehmenden Fibrosierung auf. Schließlich folgt auch Einbeziehung von Herz, Nieren, Magen-Darm-Kanal und Muskulatur. Der Verlauf dieser Systemerkrankung des Gefäß- und Bindegewebsapparates kann sich oft über Jahre bis Jahrzehnte erstrecken. Manchmal ist die Entwicklung aber auch stürmisch, immer jedoch fortschreitend.

Eine sicher wirksame Therapie ist nicht bekannt. Versuche werden mit Penicillin und Penicillaminpräparaten, Kortikosteroiden und Immunsuppressiva sowie auch Gestagenpräparaten gemacht. Unterstützend wirken eine vorsichtig dosierte Bewegungstherapie und eine Hydrotherapie, am besten mit warmem Wasser unter Zusätzen von Rosmarin, Wacholder oder Heublumenextrakten. Die Wärme soll in erster Linie die Gewähr dafür bieten, die Versorgung der befallenen Hautpartien bei diesem Gefäß- und Bindegewebsleiden nicht noch schlechter zu machen und zu gefährden. Bei übermäßiger Belastung kann es schnell zu Nekrosen und Ulzerationen kommen.

3.6 Keratosen

Die Abstoßung der Hautschuppen unterliegt einem sorgsam gesteuerten System und geschieht im wesentlichen unbemerkt. Recht häufig laufen jedoch Störungen in diesen normalen Keratinisierungsvorgang ein. Diese können einmal bei jeder Form zu starker Austrocknung der Haut vorkommen, zum anderen werden sie bei Krankheiten mit erblicher Disposition beobachtet.

Ichthyosis

Die primären Formen der Ichthyosis sind in der Regel angeborene Verhornungsstörungen. Sie zeigen unterschiedliche Vererbungsmerkmale und Begleitsymptome. Während man früher das Bild der Ichthyosis vulgaris kannte, spricht man heute besser von rezessiv vererblicher Ichthyosis. Dieses Hautleiden ist geschlechtsgebunden und befällt nur Männer. Davon ist die dominant vererbliche Ichthyosis zu trennen. Bei der ersten Form bilden sich die Veränderungen mit zunehmendem Alter häufig weitgehend oder sogar völlig zurück. Nicht selten wird jedoch bei dieser Krankheitserscheinung das Vorkommen weiterer Fehlbildungen beobachtet. Bei der anderen Form sind neben den Handflächen und Fußsohlen auch die Gelenkbeugen frei, und die Haut weist bei vielen Betroffenen nur geringgradige Veränderungen auf.

Die Therapie beschränkt sich bisher im wesentlichen auf symptomatische Maßnahmen. Systemisch verabreichte Vitamin A-Gaben waren bisher in den gegebenen Dosierungsgrenzen ohne sicher nachweisbare Wirkung.
Äußerlich empfiehlt sich die Anwendung einfach fettender Salben oder auch Cremes zur Pflege der Haut, manchmal ist der Zusatz von Kochsalz oder Harnstoff geeignet, bessere Erfolge zu bringen. Auch Bäder mit Zusätzen, die geeignet sind, die Haut geschmeidig zu halten, sind wirkungsvoll. Dazu zählen in erster Linie die Milch-Molke und Kamille-Ölbäder.

Lichen pilaris

Sehr häufig beobachtet man besonders bei Kindern an den Streckseiten der Oberarme und Beine follikulär auftretende Hyperkeratosen. Man bezeichnet dieses Hauterscheinungsbild, das wohl auf einer erblichen Disposition beruht, und mit funktionellen Durchblutungsstörungen in Zusammenhang gebracht wird, auch als Lichen pilaris.

Die Therapie ist symptomatisch und besteht z.T. in einer rein mechanischen Entfernung dieser follikulären Papeln. Bewegungsübungen und Hydrotherapie mit Wechselanwendungen sind äußerst wirkungsvolle, unterstützende Maßnahmen zur Beseitigung der funktionellen Durchblutungsstörungen.

Dyskeratosis follikularis

Die Dyskeratosis follikularis (Morbus Darier) stellt eine anlagebedingte Verhornungsstörung dar, von der besonders talgdrüsenreiche Bezirke, wie der behaarte Kopf, die vordere und hintere Schweißrinne aber auch die Gürtelregion und die Streckseiten der Arme und Beine sowie die Handinnenflächen und Fußsohlen betroffen sind. Klinisch auffällig ist, daß die Papillarleisten der Fingerkuppen unterbrochen sind. Neben den Hautveränderungen findet man gelegentlich andere Störungen wie Debilität, Psychosen, Depressionen und Fehlbildungen anderer Organe (Greither 1969).

Die Therapie dieses unregelmäßig dominanten Erbleidens ist unbefriedigend und muß sich hier neben einer Beratung der Patienten im wesentlichen auf symptomatisches Handeln mit Entfernen des überschüssigen Hornmaterials und Verhinderung bakterieller Infektionen beschränken. Angebracht sind unterstützende Behandlungsmaßnahmen in Form warmer Milch-Molke-Bäder.

Palmo-plantar-Keratosen

Bei den hereditären Palmo-plantar-Keratosen handelt es sich um Erkrankungen mit unterschiedlichem Erbgang. An Handtellern und Fußsohlen treten mehr oder weniger ausgeprägte, scharf begrenzte Hyperkeratosen auf, die für die Betroffenen stark belästigend sein können und für bestimmte Berufe ein unüberwindbares Hindernis darstellen.

Hühnerauge (Clavus)

Weiter sollen in diesem Rahmen die reaktiv mechanischen Keratosen sowie Schwielenbildung (Tylosis) und das Hühnerauge (Clavus) erwähnt werden. Während sich Schwielen nach wiederholtem länger anhaltenden Druck entwickeln, entstehen Hühneraugen besonders an den Füßen, über den Gelenken mit in die Tiefe gerichteten Zapfen. Diese können zu Nervenirritationen und damit heftigen Schmerzen führen.

Die Therapie besteht auch hier darin, die Haut von dem Druck zu befreien und die übermäßig gebildete Hornhaut zu erweichen und schließlich zu beseitigen. Unter Umständen erreicht man das einfach mit dem scharfen Löffel. Zur Verhinderung eines erneuten Auftretens ist das Tragen geeigneten Schuhwerks notwendig.

3.7 Papulöse Dermatosen

Psoriasis vulgaris

Die Psoriasis vulgaris muß man heute als erbliche Dispositionserkrankung bezeichnen, die etwa 1–2 oder vielleicht auch mehr Prozent aller Menschen betrifft. Bei ausgedehntem Befall sind in erster Linie der behaarte Kopf, die Streckseiten der Extremitäten, hier besonders Knie und Ellenbogen, sowie der Stamm betroffen. Es finden sich runde, gegenüber der nicht befallenen Haut scharf abgegrenzte, intensiv schuppende, flache rote Papeln. Häufig beobachtet man darüber hinaus eine Beteiligung der Nägel mit Tüpfelung oder sogar Krümmelnägel bis zu weitreichender Zerstörung. Gesicht, Handinnenflächen und Fußsohlen sind in der Regel nicht befallen.

Im wesentlichen liegt der Psoriasis eine um das vierfach gesteigerte Zellproliferation und so ein überstürzter Verhornungsvorgang der Epidermis zugrunde. Der Anlaß für diesen Eruptionsdruck an bestimmten Hautstellen, das Aufschießen frischer Psoriasiseffloreszenzen ist vielgestaltig. Infekte wie Grippe oder Tonsillitis, Schutzimpfungen, Traumen oder auch Streßsituationen, ja auch eine übermäßige Sonnenexposition werden verantwortlich gemacht (Braun-Falco 1976).

Die Psoriasis kann in jedem Lebensalter zum ersten Mal in Erscheinung treten. Sie kann völlig wieder verschwinden, sich bis auf geringe Reste zurückbilden oder auch dauernd rezidivieren. Eine sichere Voraussage über den Verlauf läßt sich nicht treffen.

Man unterscheidet verschiedene Formen der Ausbreitung und unterschiedliche Darstellungen der einzelnen Veränderungen. Man spricht von einer Psoriasis punctata, guttata, geographica oder generalisata und einer psoriatischen Erythrodermie. Von diesen Formen abzugrenzen sind die Psoriasis arthropathica und die Psoriasis pustulosa. Die Frage, ob die Psoriasis auch andere Organe befallen kann, ist umstritten, jedoch neigt man überwiegend zu der Ansicht, daß sich diese Erkrankung in ihren spezifischen Veränderungen auf die Haut beschränkt.

Zahlreiche und unterschiedliche Behandlungsmöglichkeiten werden bei der Psoriasis vulgaris angeboten. Zur Therapie des ausgedehnten Befalls ist eine stationäre Behandlung am besten geeignet. Nach Ablösen der Schuppen in Bädern und Anwendung von Salizyl-Vaseline an der Haut sowie Salizyl-Öl am behaarten Kopf ist es üblich, Cignolin-Vaseline in ansteigender Dosierung auf die Haut zu geben. Diese Behandlung ist solange fortzusetzen, bis ein Pseudoleukoderm entsteht. Das bedeutet ein Verschwinden der Papeln bei stärkerer Färbung der umgebenden nicht befallenen Haut durch Cignolin. Die Teerbehandlung der Psoriasis ist heute etwas in den Hintergrund gerückt. An besonders hartnäckigen Stellen auf dem behaarten Kopf und an den Nägeln sowie bei übermäßiger Hautreizung sind Kortikoidsalben oder -Cremes, manchmal unter abschließenden Folienverbänden angezeigt. Auch bei zu starker und ausgedehnter Reizung der Haut kann man Kortisonpräparate kurzfristig einsetzen, jedoch eignen sie sich nicht für eine Dauerbehandlung.

Eine Bereicherung der therapeutischen Möglichkeiten stellt die Photo-Chemotherapie dar. Nach lokaler oder oraler Gabe von 8-Methoxypsoralen wird eine gezielte UVA-Bestrahlung angeschlossen. Das Prinzip besteht darin, die Ribonukleinsäuren (RNS) und Desoxyribonukleinsäuren (DNS) funktionell zu beeinträchtigen und so die Zellteilung zu bremsen. Alle aus dieser Behandlungsmethode entstehenden möglichen Folgen können sicher heute noch nicht übersehen werden (Hofmann et al. 1976).

Bei bestimmten Formen der Psoriasis, bei Erythrodermien und der Psoriasis arthropathica ist unter Beachtung bestimmter Voraussetzungen auch eine Zytostatikatherapie indiziert. Am besten bewährt hat sich Methotrexat.

Bei einer so weit verbreiteten Erkrankung wie der Psoriasis ist es jedoch nicht sinnvoll, nach Abheilung der störendsten Hautveränderungen jede Behandlung und vor allen Dingen die Pflege der Haut zu vernachlässigen oder gar zu unterlassen. Vielmehr ist es äußerst wichtig, auch bei Erscheinungsfreiheit im Sinne einer Vorbeugung Hydrotherapie, Bewegungstherapie und ein Geschmeidighalten der Haut zu betreiben, um Irritationen zu vermeiden, die einen erneuten Psoriasisschub auslösen können. Die Kneipptherapie bietet da sicher gute Möglichkeiten, eine Erscheinungsfreiheit mitzubewirken und diese auch länger zu erhalten. Bei nicht selten vorkommendem Juckreiz können Milch-Molke- und Weizenkleiebäder die Beschwerden günstig beeinflussen. Jedoch gilt es, andere Kneipptherapiemaßnahmen nur unter ärztlicher Kontrolle anzuwenden, da zu starke Reize zu einer Provokation neuer Psoriasisschübe führen können.

Parapsoriasis

Als Parapsoriasis bezeichnet man eine Reihe von Erkrankungen, die morphologisch entfernte Ähnlichkeiten mit der Psoriasis vulgaris besitzen, sich aber nosologisch deutlich abgrenzen lassen. Die Parapsoriasis oder Pityriasis lichenoides chronica ist durch linsen- bis tropfengroße, blaß gerötete bis gelblich-bräunliche Flecken mit Schuppung gekennzeichnet. Diese Veränderungen treten vornehmlich am Stamm und den Extremitäten auf.
Bei der Parapsoriasis en plaques finden sich am Stamm und den Extremitäten münzgroße, gelblich-rötliche, fein gefältelte, leicht schuppende flache Papeln.

Die Therapie besteht in UVA-Bestrahlungen bis zur Erscheinungsfreiheit, gelegentlich können auch Kortikosteroid-Cremes verwandt werden. Nach Abklingen der entzündlichen Veränderungen ist die Anwendung von blanden Cremes und Salben angebracht. Zur Beruhigung der Haut dienen Melissen- und bei Juckreiz Weizenkleie- und Milch-Molke-Bäder.

Mykosis fungoides

Bei jahrelangem Bestehen der Parapsoriasis beobachtet man gar nicht selten den Übergang in eine Mykosis fungoides. Bei dieser malignen Systemerkrankung, die man auch heute schon als T-Zellenlymphom bezeichnet, unterscheidet man drei Stadien:
1. das Stadium des Prämykosids,
2. das infiltrative Stadium und
3. das Tumorstadium.

Besonders zu Beginn der Erkrankung macht sich oft quälender Juckreiz bemerkbar. Die Prognose ist auch heute noch absolut infaust, der Verlauf jedoch recht unterschiedlich. Manchmal hat die Krankheit eine Dauer von 8–10 Jahren und darüber hinaus.

Eine erfolgreiche Therapie gibt es bis heute nicht. Am besten wirken noch UVA-Bestrahlung, Photo-Chemotherapie und äußerliche Anwendung von Kortisonpräparaten, häufig nur unter Okklusionsverbänden. Die Röntgentherapie und Zytostatika vermögen bisher die Krankheit nicht entscheidend zu bessern oder in ihrem Verlauf gar aufzuhalten (Winkelmann 1977).

Pityriasis rosea

Die Pityriasis rosea oder einfach Rosea genannt tritt als heftig juckendes Exanthem am Stamm in Erscheinung. Man sieht erythro-squamöse längs-ovale Flecke bis flache Papeln mit einer feinen, nach innen gezähnelten Halskrause. Häufig kann man die Ausgangsveränderung, das sogenannte Primärmedaillon entdecken. Die Ätiologie dieser Erkrankung ist bis heute weitgehend unbekannt.

Auch unbehandelt pflegt die Rosea oft schon nach 2–3 Wochen wieder zu verschwinden. Unterstützend können Schüttelmixturen und Höhensonnenbestrahlungen wirken. Nicht selten beobachtet man jedoch auch ein Aufflammen der Hautveränderungen nach ungeeigneten Therapieanstrengungen, wie austrocknenden Bädern und übermäßigen Reinigungsmaßnahmen. Deshalb ist vorsichtiges, schonendes Vorgehen bei dieser leicht irritablen Hautkrankheit empfehlenswert.

Lichen ruber planus

Das Krankheitsbild des Lichen ruber planus (Knötchenflechte) tritt vornehmlich im mittleren Lebensalter auf. An den Extremitäten, besonders über den Handgelenken, aber auch am Stamm bilden sich polygonal begrenzte, an der Oberfläche flache, glänzende Papeln. Charakteristisch für diese Erkrankung ist ein Befall der Schleimhaut im Mund- und Genitalbereich mit netzförmiger, weißlicher Anordnung. Auffällig ist der oft heftige, hartnäckige Juckreiz. Die Ätiologie ist auch beim Lichen ruber nicht bekannt. Zusammenhänge mit einer nervösen Grundhaltung oder Ausgangssituationen sowie Auslösung durch eine psychische Belastung sind geäußert worden. Auch ein Viruseinfluß wird vermutet und weiter in Erwägung gezogen.

Die Behandlung beschränkt sich meistens auf die Anwendung von Kortikosteroiden. Sie können systemisch, lokal, unter Okklusivverbänden oder intraläsional angewandt werden; die Verabreichung von Antihistaminika und Tranquilizern wird manchmal mit Erfolg eingesetzt. Sicher kann auch die Kneipptherapie, mit dem Ziel eine Umstimmung zu erreichen, bei dieser

Erkrankung wesentlich zu einer schnelleren Abheilung beitragen.

3.8 Bullöse Dermatosen

Bei den Hauterkrankungen, die mit Blasenbildung einhergehen, unterscheidet man mehrere Gruppen. Man spricht von erworbenen und genetisch fixierten Dermatosen.

Epidermolysis bullosa

Bei der Epidermolysis bullosa simplex sieht man die Blasenbildung unter der Hornschicht vielfach nach Belastungen und Traumen. Deshalb kommen sie besonders an Händen und Füßen vor. Die Veränderungen heilen in der Regel ohne Narbenbildung ab. Bei der Epidermolysis bullosa dystrophica kommt es wegen des tiefer gelegenen Ausgangspunktes der Blasen zu Narbenbildungen. Bei dem gewöhnlich andauernden, langen Bestand führt das schließlich zu Kontrakturstellungen der Finger und Verlust der Nägel sowie gelegentlich auch Karzinomen auf der geschädigten Haut.

Eine wirksame Therapie ist nicht bekannt, lediglich infektionsverhindernde Maßnahmen sind angebracht.

Dermatitis herpetiformis

Kennzeichnend für die Dermatitis herpetiformis (Duhring) ist das Auftreten von gruppiert angeordneten Bläschen, wie sie sich oft in symmetrischer Anordnung am Stamm und an den Extremitäten finden. Die Bläschen entstehen subepidermal; im Vordergrund der Beschwerden wird Juckreiz angegeben. Die Erkrankung verläuft in Schüben unter Hinterlassung bräunlich pigmentierter und feiner Närbchen, die durch die Bildung der Bläschen unterhalb der Keimschicht erklärt werden müssen. Relativ häufig findet man bei dieser Erkrankung auch Veränderungen an den inneren Organen, besonders eine Enteropathie.

Die Behandlung besteht in der Gabe von Langzeitsulfonamiden unter sorgfältiger Kontrolle der Laboratoriumsbefunde. Unter der Einnahme und Anwendung von Halogenen kann eine Verschlimmerung der Hautveränderungen beobachtet werden, ja selbst jodhaltiges Seewasser kann schon eine Blasenbildung auslösen. Deshalb ist Baden mit Zusatz von Milch-Molke zur Beruhigung und Juckreizlinderung zu bevorzugen.

Pemphigusgruppe

Früher war man bei der Diagnose von Erkrankungen aus der Pemphigusgruppe allein auf das klinische Bild gestellt. Erst nach Aufkommen der Fluoreszenzmikroskopie war es möglich, sicher zwischen den einzelnen Formen wie auch Dermatitis herpetiformis Duhring, Pemphigus vulgaris und bullösem Pemphigoid zu unterscheiden. Inzwischen ist jedoch deutlich geworden, daß es daneben Übergangsformen zwischen den einzelnen Erkrankungen gibt. Für den Pemphigus vulgaris ist nicht selten ein Befall der Mundschleimhaut als Beginn der Erkrankung charakteristisch. Sodann treten auf nicht geröteter Haut große, durch Fingerdruck verschiebbare Blasen und verkrustete Erosionen auf. Die Blasenbildung ist intraepidermal erfolgt. Die Erkrankung muß als Autoimmunerkrankung gesehen werden mit der Bildung von Antikörpern gegen die intrazellulären Brücken- oder Haftsubstanzen.

Die Therapie besteht bei dieser früher als immer tödlich endenden Erkrankung in der Gabe von Immunsuppressiva. Zu Beginn werden hohe Dosen von Kortikosteroiden verabreicht, in der Folge dann auch Methotrexat-Injektionen unter gleichzeitigem Abbau der Kortisondosen (Stüttgen 1972). Für die Dauerbehandlung ist eine exakte Kontrolle der Laboratoriumsbefunde unerläßlich. Ganz erstaunlich ist, daß es nach etwa 2 Jahren dauernden Zytostatikagabe in nicht wenigen Fällen gelingt, eine vollständige Abheilung zu erreichen. Daneben spielt die geeignete Pflege der Haut mit Bäderbehandlung unter Heublumen- oder Milch-Molkezusatz und Vermeidung von Infektionen eine wichtige Rolle.

3.9 Dyschromien Epheliden (Sommersprossen)

Eine zunehmende Bedeutung haben für uns heute die Dyschromien an der Haut. Unter den Hyperpigmentierungen machen die Epheliden (Sommersprossen) einen zahlenmäßig großen Anteil aus. In der Regel sind es kleine, stets in größerer Anzahl vorkommende, gelblich-bräunliche, glatte Flecken mit erhöhter Pigmentierungsbereitschaft auf Sonnenlicht. Während sie im Winter abblassen, treten sie bei gesteigerter Sonnenlichteinstrahlung stärker hervor. Mit zunehmendem Alter können sie blasser werden oder auch ganz verschwinden. Histologisch sind sie durch vermehrten Pigmentgehalt charakterisiert. Zusammenhänge zwischen Häufigkeit und Ausdehnung der Hyperpigmentierungen und Intensität der Sonneneinstrahlung ähnlich wie beim Chloasma uterinum, und der Einnahme von Ovulationshemmern sind wahrscheinlich gegeben. Auch die Anwendung von Kosmetika spielt eine nicht zu unterschätzende Rolle.

Die Therapie ist nicht einfach. Depigmentierungsmittel führen in der Regel nicht zum gewünschten Effekt. Eigentlich bleibt nur die vorsorgende Anwendung von Lichtschutzpräparaten übrig.

Nach Auftragen phototoxisch wirksamer Substanzen auf die Haut, wie der Furocumarine im Eau de Cologne, kommt es zu einer Photosensibilisierung und dann bei Sonnenbestrahlung zur Berloque-Dermatitis, einer besonderen Form der Pigmentierung. Außer dem vollständigen Eindringen des Photosensibilisators ist auch das Überwiegen des langwelligen UVA-Anteils mit entsprechender Eindringtiefe in die Haut für die Entstehung der Berloque-Dermatitis erforderlich.

Vitiligo

Unter den erworbenen Hypopigmentierungen der Haut kommt dem Krankheitsbild der Vitiligo die größte Bedeutung zu. Wenn dieser mehr oder weniger große Hautareale befallende, fleckförmige Pigmentschwund im allgemeinen auch klinisch belanglos ist, so wirkt er doch häufig, besonders bei Dunkelhäutigen, kosmetisch außerordentlich störend, weil er dann einfach nicht zu übersehen ist. Die Vitiligo kann zu ernsthaften psychischen Veränderungen führen. Bei der Entstehung und Ausbreitung dieser Erkrankung scheinen verschiedene Faktoren eine Rolle zu spielen, so werden physische und psychische Streßsituationen auslösend angegeben, wie z.B. Traumen, Schwangerschaft und auch Sonnenbrand. Im letzten bleibt die Ursache bisher jedoch rätselhaft.

Auch hier ist die Photo-Chemotherapie in der Lage, gewisse Repigmentierungen herbeizuführen, wenn auch die Betroffenen oft mit dem Ergebnis kosmetisch nicht zufrieden sind. Ein Einreiben mit einem abdeckenden Kosmetikum wird als weniger auffällig wenn auch manchmal lästig empfunden. Gelegentliche spontan auftretende Rückbildungen sind auch schon beschrieben worden. Einer Kneipptherapie sind diese Veränderungen nicht zugänglich.

3.10 Lichtdermatosen

Eine weitgehende nahtlose Bräunung der Haut wird von den meisten Menschen als Ausdruck für ein Höchstmaß an erreichbarer Gesundheit angesehen. Jedoch muß der Nutzen der Sonnenlichteinstrahlung als höchst zweifelhaft gewertet werden, und er beschränkt sich auf wenige Anwendungsgebiete in der Dermatologie. Der therapeutisch erwünschte Effekt tritt in der Bedeutung gegenüber akuten und chronischen Lichtschäden weit zurück.

3.10.1 Akute Lichtschäden

Dermatitis solaris (Sonnenbrand)

Zu den Folgen akuter Einwirkung ultravioletter Strahlen auf die Haut gehört die Dermatitis solaris (Sonnenbrand). Verantwortlich für die Auslösung sind in erster Linie Strahlen im UVB-Bereich. Nach 2–3 Tagen kommt es zur indirekten Pigmentierung und Aufbau einer Lichtschwiele (Tronnier 1977).

Die Therapie besteht bei diesen überfallartig einsetzenden Beschwerden und Hautveränderungen in der Gabe von Kortisonsalben, -cremes oder -lotionen. Bei Vorliegen nässender oder bullöser Hautveränderungen sind kalte, feuchte Umschläge zu Beginn der Behandlung voranzustellen.

Phototoxische Reaktion

Die Empfindlichkeit gegenüber Sonnenstrahlen kann sich durch Erhöhung der Strahlenwirkung (phototoxische Reaktion) oder infolge eines immunologischen Geschehens (photoallergische Reaktion) steigern. Bei dem letztgenannten entsteht erst im Organismus das Vollantigen, und erst seine Reaktion mit den immunologisch kompetenten Zellen führt zu Hautveränderungen im Sinne einer Spätreaktion. Äußerliche und innerliche Applikation von einigen wenigen Pflanzen (Hypericin), Teer, Furocumarinen, Sulfonamiden, Phenothiazinen und Tetrazyklinen – um die wichtigsten zu nennen – können zu einer Lichtüberempfindlichkeit führen.
Eine erhöhte Lichtempfindlichkeit findet man auch bei den polymorphen Lichtdermatosen, über deren Ätiologie noch ein recht uneinheitliches Bild besteht.

Zur Behandlung werden intern Kortikosteroide und Antihistaminika sowie äußerlich Kortisonpräparate und zur Prophylaxe Lichtschutzsalben eingesetzt.

Porphyrien

Auch Stoffwechselstörungen können eine Änderung der Strahlenempfindlichkeit bedingen. Man unterscheidet zwischen den seltenen angeborenen Porphy-rien und den zunehmend häufiger beobachteten er-worbenen Formen. Bei der Gruppe der hepatischen Porphyrien ist die Porphyria cutanea tarda das häu-figste Krankheitsbild. Es handelt sich um eine gene-tisch bedingte, enzymatische Störung der Porphyrin-synthese, die erst durch einen Leberschaden offenbar wird. Besonders an den lichtexponierten Stellen im Gesicht und an den Handrücken, aber auch im Nak-ken und an den Ohren ist die Haut stärker gebräunt, empfindlich gegen Verletzungen, und sie weist in der Regel typische Blasenbildungen auf. Auch nach Abklingen dieser Veränderungen bleiben eine auffäl-lige Depigmentierung, Hyperpigmentierung, Atro-phie der Haut und Milienbildung zurück.

Die Therapie besteht in erster Linie in einer Nichtbelastung der Leber, Lichtschutz und Aderlaßbehandlung zur Verminderung des Se-rumeisens (Ippen 1978). Eine Kneipptherapie zur Besserung des Grundleidens ist hier nicht bekannt.

3.10.2 Chronische Lichtschäden

Infolge dauernder Einwirkung ultravioletter Strah-len kommt es im Verlaufe des Lebens zu mehr oder weniger stark ausgeprägten chronischen Lichtschä-digungen der Haut. Histologisch sieht man eine Ab-flachung des Papillarkörpers mit unregelmäßiger Abnahme der Epidermis. Dazu kommen eine baso-phile Degeneration des Kollagens und unregelmä-ßige Pigmentverteilung. An der Stirn, den Wangen, den Schläfen, im Nacken, an den Ohren und den Handrücken wird die Haut dünn, trocken, rauh und stärker gefältelt. Nach einem zyanotischen Ödem zu Beginn findet man später Blutungen der Haut und gelblich-weißliche Knötchenbildungen infolge Li-poideinlagerungen. Insgesamt ist ein buntes Bild der Haut mit stärkerer Pigmentierung und wechselnd umschriebener Depigmentierung auffällig.
Als Folge einer länger dauernden Lichtexposition sieht man häufig im Nacken eine ausgeprägte aktini-sche Atrophie, die Landmanns- oder Seemannshaut. An den seitlichen Halspartien tritt das Bild der Erythrosis interfollikularis colli mit feinen Telean-giektasien zwischen den Follikeln auf. Vorwiegend um die Augen herum, über den Wangenknochen und an den Schläfen beobachtet man gruppierte, weißlich-gelbliche Knötchen und eine Hyperkerato-sis follikularis.
Auf atrophischer Haut bilden sich häufig hyperkera-totische Rauhigkeiten; dabei handelt es sich im Be-ginn um begrenzte rötliche, gering keratotische Ver-änderungen, die sich später zu grau-braunen, stärke-ren Hyperkeratosen entwickeln und z.T. sehr fest mit der Haut verbunden sind. Das senile Keratom oder besser Keratoma solare oder actinicum weist histologisch im Epithel atypische Wucherungen und

dyskeratotische Veränderungen auf. Es ist als Prä-kanzerose anzusehen. Wenn nach Entfernung des Keratoma senile ein Substanzverlust erkennbar ist, muß man mit dem Vorliegen eines spinozellulären Karzinoms rechnen. Es tritt in 20–25% der Fälle auf.

Als Therapie ist immer einer Exzision vor allen anderen Maßnahmen der Vorzug zu geben. Be-sonders bei multiplem Vorkommen am Kopf bringt eine Behandlung mit Fluouracil-Salbe gute, auch kosmetisch befriedigende Erfolge. In der Folgezeit gilt es dann, extreme und länger dauernde Lichtbelastungen zu vermeiden. Hier würde eine Kneipptherapie zur Gesunderhal-tung mit ihren vielfältigen Möglichkeiten wir-kungsvoll werden.

Cornu cutaneum

Fast ausschließlich auf sonnenlichtexponierter Haut tritt auch das Cornu cutaneum auf. Es ist ein kegelförmiger, horniger Fortsatz, der mehrere Zentimeter lang werden kann. Die ge-eignete Therapie besteht in der operativen Ent-fernung.

Keratoakanthom

Beim Keratoakanthom ist ohne Zweifel das Sonnen-licht wichtigste Voraussetzung für das Entstehen, da sich dieser Tumor in mehr als 90% der Fälle an den lichtexponierten Stellen der Haut findet. Im Zentrum sieht man den charakteristischen zentralen Hornkrater. Anfangs ist das Keratoakanthom durch schnelles Wachstum, dann Stillstand und schließlich Neigung zur Rückbildung gekennzeichnet. Nicht immer kann man die Spontanheilung abwarten, da einerseits die klinische Abgrenzung von einem Sta-chelzellkarzinom nicht einfach ist und zum anderen von manchen Autoren auch die Möglichkeit einer malignen Entartung erwogen wird.

Zur Therapie empfiehlt sich daher, wenn man die Spontanremission nicht abwarten kann oder will, Exzision im Gesunden oder Entfernung mit dem scharfen Löffel und Nachbeobach-tung.

Hautkarzinom

Für die Entstehung von Hautkarzinomen muß das Sonnenlicht unter Berücksichtigung von individuel-len Unterschieden der Lichtempfindlichkeit als die entscheidende Ursache angesehen werden. Gerade beim spinozellulären Karzinom ist auffällig, daß beinahe ausschließlich die Unterlippe befallen ist. Häufig ist als Ausgang die Cheilitis actinica zu nennen. An der Haut tritt das spinozelluläre Karzinom in der Regel auf bereits vorgeschädigtem Boden auf.

Diese Tatsache sollte das therapeutische Vorgehen bestimmen. Dem operativen Vorgehen unter Einhaltung eines ausreichenden Sicherheitsabstandes ist der Vorzug gegenüber anderen Behandlungsmaßnahmen einzuräumen. Nur in Ausnahmefällen, wenn Exzision im Gesunden nicht mehr gewährleistet werden kann, kann eine Röntgenbestrahlung notwendig werden.

Basaliom

Auch für die Basaliome gilt, daß sie überwiegend auf chronisch lichtgeschädigter Haut entstehen. Im Gegensatz zum spinozellulären Karzinom besitzen sie die Eigenschaft, zwar örtlich destruierendes Wachstum aufzuweisen, aber auch den Vorteil, fast nie eine Metastasenbildung zu verursachen. Besonders häufig ist es in den oberen und mittleren Gesichtsanteilen.

Auch beim Basaliom ist operatives Handeln immer vorzuziehen. Bei Anwendung von Röntgenstrahlen ist zu bedenken, daß die Haut eine weitere Belastung erfährt und ein Summationseffekt eintreten kann, der die Entstehung eines spinozellulären Karzinoms begünstigen kann.

Melanosis circumscripta praeblastomatosa

Die Melanosis circumscripta praeblastomatosa, heute besser als *Lentigo maligna* bezeichnet, mit ihren bizarren, dunkelbraunen bis schwarzen Flecken tritt in der Regel nur an lichtexponierten Stellen der Haut auf.

Für diese Veränderung, die auch als melanotische Präkanzerose bezeichnet wird und aus der sich ein malignes Melanom entwickeln kann, gilt das chirurgisch-operative Vorgehen mit Exzision im Gesunden als beste therapeutische Möglichkeit.

Auch das Vorkommen des malignen Melanoms, des *superfiziell spreitenden Melanoms,* muß in seiner Entstehung in diesem Rahmen gesehen werden. Es gilt als gesichert, daß die Lichtexposition sicher ein bedeutender Faktor für die Melanomentstehung ist.

Die ultraviolette Strahleneinwirkung in ihrer Bedeutung für die Entstehung von degenerativen und karzinomatösen Folgeerscheinungen an der Haut kann immer noch nicht hoch genug bewertet werden, und es ist daher unbedingt erforderlich, warnend auf zu starke Sonnenbelastung hinzuweisen.

Zur Gesunderhaltung nach spezifischen therapeutischen Maßnahmen ist sicher eine Kneipptherapie angebracht und auch effektiv. Zu diskutieren ist bei Vorhandensein maligner Prozesse auch eine Anhebung der Abwehrlage durch die Kneipptherapie.

3.11 Stoffwechselkrankheiten
Hyperlipidämien

Bei den Stoffwechselerkrankungen ist besonders auf die Hyperlipidämien einzugehen. Es werden großknotige tuberöse *Xanthome* an den Ellenbogen, Knien und Fingern von mehr exanthemartig ausgebreiteten, kleinknotigen, eruptiven Xanthomen unterschieden. Der Begriff Xanthomatosen ist jedoch weitgehend verlassen, man spricht von Hyperlipoproteinämien oder Hyperlipidämien. Die Einteilung erfolgt aufgrund der Lipoproteinelektrophorese in fünf Typen. Bei fast allen Patienten mit einer Hyperlipidämie von Typ III, IV oder V findet man einen latenten Diabetes, und in der Regel liegt auch eine Adipositas vor. Sekundäre Hyperlipidämien kommen beim Diabetes mellitus, bei Hepatopathien und Paraproteinämien vor (Weber und Braun-Falco 1972).

Die Behandlung der primären Hyperlipidämien weicht nur in wenigen Einzelheiten voneinander ab. Im Vordergrund stehen die Einhaltung einer Diät und die Normalisierung des Gewichtes. Die Kneipptherapie bietet gerade hier gute Möglichkeiten, Dauererfolge zu gewährleisten (s. Teil Ernährung).

4 Gefäßerkrankungen der Haut

4.1 Akrozyanose

Die Akrozyanose setzt in der Regel nach der Pubertät ein und ist durch rote bis livide Tönung der Haut an den Akren gekennzeichnet.

Sie entsteht bei entsprechender Veranlagung in Abhängigkeit von der Außentemperatur. Die Haut fühlt sich kühl an und zeigt eine Neigung zur Hyperhidrose. Bei Druck werden die befallenen Hautbezirke weiß. Als eine Sonderform muß man die Erythrocyanosis crurum puellarum ansehen.

4.2 Raynaud-Syndrom

Vorübergehende Gefäßspasmen, besonders an den Fingern junger Frauen, werden als Raynaud-Syndrom bezeichnet. Man beobachtet eine gesteigerte Kälteempfindlichkeit und ein Erblassen und schmerzhaftes Erstarren eines oder mehrerer Finger im Anfall. In der Regel ist Symmetrie vorhanden, und die Gefäßstörungen sind rein funktionell. Nahezu eine ideale Therapie bei diesen Erkrankungen stellt die Hydrotherapie mit Bewegungsübungen dar (s. periphere Durchblutungsstörungen).

4.3 Variköser Symptomenkomplex

In der täglichen Praxis ist das Bild des varikösen Symptomenkomplexes weit verbreitet. Bei der primären oder konstitutionellen Varikosis ist besonders der kosmetische Faktor entscheidend. Varizenbildung, Ekzeme und Ulzera sind Folgen einer Insuffizienz der tiefen Venen beim postphlebitischen Syndrom (Fischer 1977).

Bei der Therapie stellt der Kompressionsverband die wichtigste therapeutische Maßnahme dar. Verödung und Operation sind im wesentlichen gleichwertige Verfahren, zu denen man sich von Fall zu Fall entscheiden muß. Nicht selten kommt es unter der Anwendung wechselnder Externa zu Kontaktallergien, und nach langdauernder Lokalbehandlung des Unterschenkelekzems mit Kortikosteroiden werden dann die recht typischen Kortikosteroid-Ulzera beobachtet. Bestens bewährt in der Therapie der chronisch venösen Insuffizienz sind kalte hydrotherapeutische Maßnahmen, auf die in einem anderen Kapitel ausführlich eingegangen wird (Brüggemann 1976).
Langes Stehen oder Sitzen sollen grundsätzlich vermieden werden. Angezeigt ist hier eine Bewegungstherapie. Häufig wird jedoch gerade aktives Training, besonders von Frauen, mit anstrengender Hausarbeit gleichgesetzt. Das ist jedoch sicher falsch. Es empfiehlt sich, Bewegungsübungen an die Hydrotherapie anzuschließen. Dabei sollte die Art der Bewegungstherapie sich nach der jeweiligen Leistungsfähigkeit des Patienten richten und langsam aufbauend gesteigert werden.

5 Erregerbedingte Hautkrankheiten

5.1 Tierische Parasiten

Die Infektionskrankheiten der Haut werden durch *tierische Parasiten,* Bakterien, Viren oder Pilze hervorgerufen. Unter den Dermatosen durch tierische Parasiten spielt heute im wesentlichen die Skabies noch eine Rolle, obwohl auch die anderen nicht restlos von der Bildfläche verschwunden sind. Die Befallenen werden durch heftigen Juckreiz, der besonders nachts in der Wärme des Bettes verstärkt auftritt, belästigt. Die Prädilektionsstellen der Hautveränderungen, die aus Exkoriationen, Knötchen und Gangbildungen bestehen, sind die Achselfalten, die Ellenbeugen, die Interdigitalräume, der Nabel, der Penisschaft und bei Kindern auch Handteller und Fußsohlen.

Über den Therapieerfolg entscheidet in erster Linie die richtige Behandlungstechnik. Es gilt zu beachten, an drei aufeinanderfolgenden Tagen konsequent nach einem Bad mit Rosmarinzugabe Jakutinemulsion auf die Haut mit Ausnahme des Gesichtes aufzutragen, nachdem man vorher die Kleidung gewechselt hat. Im Anschluß an die Jakutinbehandlung sind Bäder mit Zusatz von Hopfen, Baldrian oder Melisse angezeigt.

5.2 Bakterielle Erkrankungen

Bei den bakteriellen Erkrankungen soll hier auf Tuberkulose und Lepra nicht näher eingegangen werden. Auch auf eine ausführliche Darstellung der Geschlechtskrankheiten soll verzichtet werden. Der Begriff muß auch heute sehr viel weiter gefaßt werden. Man spricht besser von Erkrankungen, die durch Geschlechtsverkehr übertragen werden (sexually transmitted diseases).

Pyodermien

Innerhalb der Gruppe der Pyodermien trennen wir die Staphylodermien von den Streptodermien. Weiter wird ein Unterschied zwischen follikulärer Ausbreitung von Erkrankungen und solchen gemacht, die nicht an Anhangsorgane gebunden sind. Eine weitergehende Differenzierung ist dadurch möglich, daß man epidermale von epidermokutanen und kutanen bzw. subkutanen Veränderungen trennt (Röckl 1965; Rook und Roberts 1972).

Für das Krankheitsbild der Staphylodermia follikularis profunda (Furunkel, Karbunkel) gilt es, die Ursachen, die in einem Diabetes mellitus oder auch einfach im Druck und Scheuern von Kleidungsstücken liegen können, herauszufinden. Die weitere Behandlung besteht dann in Ruhigstellung und Gabe von Antibiotika. Wertvoll ist die Kneipptherapie hier zur Behandlung der Grundkrankheit.

Impetigo contagiosa

Die durch Staphylokokken oder Streptokokken hervorgerufene Impetigo contagiosa befällt in der Hauptsache Kinder mit zarter Haut. Dieses Krankheitsbild ist zwar durch hohe Kontagiosität ausgezeichnet, aber die Veränderungen heilen in der Regel ohne Narbenbildungen ab, weil sich das Geschehen in der Epidermis oberhalb der Keimschicht abspielt.

Bäder mit antibakteriell wirksamen Zusätzen und Arnikaumschläge zum Abweichen der Krustenbildungen sind angezeigt.

Erysipel

Beim Erysipel hingegen sind die kutanen Lymphbahnen befallen. Klinisch macht sich die Veränderung durch plötzlichen Fieberanstieg bemerkbar. An der Haut sieht man in einem größeren scharf begrenzten Bezirk eine schmerzhaft geschwollene, hochrote Haut.

Feuchte, kalte Umschläge mit Arnika, Kamille oder auch Lehm- und Quarkwickel lindern das Druck- und Hitzegefühl und bringen zusammen mit Penicillininjektionen das Erysipel schnell zum Verschwinden, zumal eine gewisse Neigung zu spontaner Abheilung besteht. Zu fürchten ist lediglich das häufige Rezidivieren, bei dem es durch Lymphbahnverlegung zu einer Elephantiasis kommen kann. Deshalb ist auf eine Sanierung der Eingangspforten Wert zu legen.

Das kann durch die Kneipptherapie im Sinne einer Steigerung der Durchblutung und damit Besserung der Abwehrlage gegenüber Bakterien und Pilzen sehr wohl unterstützt werden.

5.3 Viruserkrankungen

Bei den Viruserkrankungen hat sich die Einteilung in eine Pockengruppe mit Variola vera, vakzinalen Erkrankungen, Paravaccinia und Molluscum contagiosum, in eine Herpesgruppe mit Zoster, Varizellen und Herpes simplex sowie eine Papillomgruppe mit verschiedenen Warzenformen bewährt (Nasemann 1974).

Warzen

Überwiegend finden sich diese Warzen bei jüngeren Menschen, und sie kommen vor in Form der planen juvenilen Warzen, der vulgären Warzen, der plantaren Warzen und der Condylomata acuminata. Besonders die vulgären Warzen finden sich bei Kindern und Jugendlichen an den Händen, als plane juvenile Warzen im Gesicht und in Form der plantaren Warzen an den Füßen. Die Ansteckungsgefahr, obwohl sicher gegeben, wird meistens gewaltig überschätzt. Ebenso Voraussetzung für einen Warzenbefall ist der geeignete Nährboden, der auf der Haut angeboten wird.

Einer restlosen und gesichert rezidivfreien Abheilung ist diese Viruserkrankung nur schwer zugänglich. Eine Fülle von Behandlungsmöglichkeiten wird angeboten. Manche Autoren berichten über verblüffende Erfolge mit Suggestivmaßnahmen, während andere glauben, daß ein hohes Maß an Spontanheilung mit im Spiel ist. Jede Behandlung, die zu Dauerschäden und Narben führt, sollte nach Möglichkeit unterbleiben. Bewährt haben sich Entfernung mit dem scharfen Löffel, das Betupfen mit flüssigem Stickstoff und das Aufbringen von Salizyl-Pflastern. Jedoch ist bei allen diesen therapeutischen Vorgängen mit einer hohen Rezidivquote zu rechnen.

In der Regel kann man die Beobachtung machen, daß Patienten mit Warzenbefall über kalte Hände und Füße klagen. Dieser Umstand konnte durch sphygmographische Untersuchungen bestätigt werden. Außerdem besteht die Neigung zu vermehrtem Schwitzen mit der Folge eines Kältegefühls (Verdunstungskühle).

Bei den therapeutischen Maßnahmen muß deshalb ein Hauptaugenmerk auf die Verbesserung der Durchblutung gerichtet werden. Der Einsatz von Wechselbädern und Bewegungsübungen im Rahmen der Kneipptherapie ist für den Erfolg der Behandlung notwendig. Auf die kurmäßige Anwendung wird auch in einem gesonderten Kapitel eingegangen.

5.4 Pilze

Für klinische Belange werden die Pilze heute entweder der Gruppe der Dermatophyten, Hefepilze oder Schimmel- und sonstigen Pilze (DHS-System) zugeordnet.

In unserem Alltag hat die *Fußpilzflechte* eine ganz besondere Bedeutung erlangt, und über erfolgreiche Behandlungen werden sehr unterschiedliche Meinungen vertreten. Es ist bekannt, daß Mykosen an den Füßen in wärmeren Ländern, wo man sehr viel eher barfuß läuft, ungleich seltener sind als in Westeuropa und Amerika, obwohl die Möglichkeit einer Infektion gerade dort, wo man viel barfuß läuft, häufiger gegeben sein sollte. Aber diese Annahme ist nicht richtig. Gerade bei uns, begünstigt durch das Tragen von Synthetikstrümpfen und Schuhwerk, das besonders von den Damen möglichst eng bevorzugt wird, fühlen sich die Dermatophyten wohl. Im feuchtkalten Klima unserer Füße finden sie einen idealen Nährboden in der Keratinsubstanz. Sie können dann nicht nur zu Schuppung und gelegentlichem Juckreiz in den Zehenzwischenräumen führen, sondern auch Füße, Hände, ja den ganzen Körper und vor allen Dingen die Nägel befallen.

Eine Behandlung mit wirksamen Antimykotika führt oft nicht zum Ziel, wenn sie nicht konsequent über Monate, auch nach der klinischen Abheilung, durchgeführt wird. Aber das ist nur eine Seite der therapeutischen Maßnahmen. Zum anderen kommt es wesentlich darauf an, für eine Sanierung des Biotops an den Füßen Sorge zu tragen. Dazu gehört einmal geeignetes Schuh- und Strumpfwerk, häufiger Wechsel von Schuhen und Strümpfen sowie gute Durchlüftung. Außerdem ist eine Verbesserung der Durchblutung dringend erforderlich. Die kann

man am besten erreichen durch Hydrotherapie mit vornehmlich ansteigenden Wechsel- und warmen Bädern mit Kräuterzusatz sowie aktiven Bewegungsübungen. Ausgezeichnet in ihrer antimyzetischen Wirksamkeit sind Fußbäder bei 38° C mit Zusatz von ätherischen Ölen (Nolting 1977). Ihre Tiefenwirkung beruht auf ihrer Flüchtigkeit und Lipidlöslichkeit. Kampfer wirkt z.B. 6,2mal, Thymol 20mal, Nelkenöl 8mal und Lavendel 1,6mal stärker bakterizid als Phenol.

In diesem Rahmen sind nicht alle Hauterkrankungen in ihrem klinischen Bild, Verlauf sowie Differentialdiagnose, Ätiologie, Therapie und Prognose besprochen worden. Die Akzente sind bei den Behandlungsmöglichkeiten und hier besonders dem Einsatz der Kneipptherapie gesetzt worden. Jedoch sollte das Verständnis für die Haut und ihre Erkrankungen geweckt werden.

6 Literatur

Bolck, F.: Zur Morphologie des Lupus erythematodes, der Dermatomyositis und der Sklerodermie. Dermatol. Mschr. *155*, 3–35 (1969)

Braun-Falco, O.: Neuere Aspekte zur Pathogenese der Hauterscheinungen bei Psoriasis vulgaris. Hautarzt *27*, 363–374 (1976)

Brüggemann, W.: Venenerkrankungen. Z. Phys. Med. *5*, 261–265 (1976)

Fischer, H.: Konservative Behandlung chronischer Stauungsdermatosen. Hautarzt, Suppl. II, *28*, 128–131 (1977)

Götz, H.: Therapeutische Probleme bei der Behandlung der Dermatomykosen. Mykosen *16*, 1–8 (1973)

Greither, A.: Systemische Keratosen. In: Jadassohn, J., Handbuch der Haut- u. Geschlechtskrankheiten, Erg.-Bd. III 2, S. 1–305. Berlin, Heidelberg, New York: Springer 1969

Hofmann, C., Plewig, G., Braun-Falco, O.: Klinische Erfahrungen mit der 8-Methoxypsoralen-UVA-Therapie bei Psoriasis. Hautarzt *27*, 588–594 (1976)

Ippen, H.: Photosensitive Skin Disease. In: Regan, J.D., Photomedicine-light in disease and therapy. New York: Raven Press 1978

Korting, G.W., Denk, R.: Dermatologische Differentialdiagnose. Stuttgart, New York: Schattauer 1974

Macher, E.: Immunologie. Hautarzt, Suppl. II, *28*, 2–5 (1977)

Meinhof, W.: Degenerativ-toxische und Exsiccationsschäden der Haut. In: Fortschr. Dermatologie *6*, 93–102. Berlin, Heidelberg, New York: Springer 1970

Meinhof, W.: Acne vulgaris. Erlangen: Perimed 1978

Nasemann, T.: Viruskrankheiten der Haut, der Schleimhäute und des Genitales. Stuttgart: Thieme 1974

Nolting, S.: Dermatologische Therapie mit Anti-Androgenen. Fortschr. Med. *95*, 825–828 (1977)

Nolting, S.: Die gezielte Behandlung der Fußpilzflechte. Krankenhausarzt *50*, 205–207 (1977)

Nolting, S., Brüggemann, W.: Die Kneipp-Therapie und ihre Bedeutung für die Behandlung von Hauterkrankungen. Therapiewoche *28*, 1289–1293 (1978)

Nolting, S., Passmann, M.: Entstehung und Bedeutung der perioralen Dermatitis. Münch. Med. Wochenschr. *119*, 49–52 (1977)

Plewig, G., Kligman, A.M.: Akne. Berlin, Heidelberg, New York: Springer 1978

Röckl, H.: Pyodermien. In: Jadassohn, J., Handbuch der Haut- und Geschlechtskrankheiten, Erg. Werk, Bd IV 1a. Berlin, Heidelberg, New York: Springer 1965

Röckl, H.: Das mikrobielle Ekzem. Z. Haut- u. Geschl.-Kr. *42*, 475–484 (1967)

Rook, A., Roberts, S.O.B.: Bacterial Infections. In: Textbook of Dermatologie. Oxford, London, Edinburgh, Melbourne: Blackwell Scientific Publications 1972

Schöpf, E.: Autoimmunkrankheiten. Hautarzt, Suppl. II, *28*, 213–216 (1977)

Spier, H.W.: Zur Pathogenese des Ekzems. In: Fortschr. prakt. Dermatol. u. Venerol., Bd. 5, S. 150–165. Berlin, Heidelberg, New York: Springer 1965

Steigleder, G.K.: Differentialdiagnose des allergisch bedingten Kontaktekzems. Hautarzt *26*, 62–64 (1975)

Stüttgen, G.: Die normale und pathologische Physiologie der Haut. Stuttgart: Fischer 1965

Stüttgen, G.: Immunsupressiva. Arch. Derm. Forsch. *244*, 406–409 (1972)

Stüttgen, G., Schäfer, H.: Funktionelle Dermatologie. Berlin, Heidelberg, New York: Springer 1974

Tronnier, H.: Medizinische Wirkungen. In: Kiefer, Ultraviolette Strahlen. Berlin: de Gruyter 1977

Weber, K., Braun-Falco, O.: Hyperlipoproteinämien. Hautarzt *23*, 8–11 (1972)

Winkelmann, R.K.: Zur Therapie entzündlicher und proliferativer Hauterkrankungen. Hautarzt *28*, 626–631 (1977)

Möglichkeiten der Kneipptherapie in der Klinik

W. Rulffs

1 Warum Kneipptherapie in der Klinik?

1.1 Kneipptherapie als Ergänzung

Naturheilkundliche Verfahren – unter ihnen nimmt die Kneipptherapie einen wesentlichen Raum ein – umschließen eine Vielzahl von Behandlungsmaßnahmen, die im Grunde gleichwertig neben diejenigen der Pharmakotherapie, der operativen Therapie und der Psychotherapie einzureihen oder im Fall der Phytotherapie sogar in die moderne Pharmakotherapie zu integrieren sind. Dabei soll keineswegs ein „entweder – oder" die Entscheidung behindern, sondern vielmehr bedacht werden, daß die Methoden der Kneipptherapie gerade durch ihre feingestufte Dosierung und durch ihren Bezug zur physiologischen Regulation vieler Körperfunktionen eine sinnvolle Ergänzung der anderen klinischen Therapieformen darstellen. Nur unter gleichmäßiger Ausnut-

zung dieser durch die Kneipptherapie gebotenen Maßnahmen ist eine wirkliche Ganzheitsbehandlung möglich.

Wenn Kneipp'sche Verfahren dennoch – dabei sehr im Gegensatz zur häuslichen Laienbehandlung und zur breit gestreuten Anwendung im Rahmen der kurörtlichen Maßnahmen – in der Klinik eine nur untergeordnete Rolle spielen, so hat das eine ganze Reihe von Ursachen (mangelhafte Ausbildung der Studenten in naturgemäßen Heilverfahren, Überlassung der physiotherapeutischen Verfahren an die nichtärztlichen Heilberufe, mangelnde Berücksichtigung der Unterstützung physiologischer Funktionsabläufe im Rahmen der Behandlung usw.), die aber im Interesse einer umfassenden Therapie unserer Patienten beseitigt werden sollten. Die Möglichkeiten zur Durchführung Kneipp'scher Behandlungsverfahren ist praktisch in jeder Klinik vorhanden, bzw. mit geringem Aufwand zu schaffen.

Selbstverständlich ist der Begriff Physikalische Therapie im Zusammenhang mit klinischen Einrichtungen weitaus geläufiger. Daß dennoch in diesem Kapitel bewußt der Begriff der Kneipptherapie beibehalten wurde, hat mehrere Gründe. Zum einen haben Kneipptherapie und Physikalische Medizin im Behandlungsziel und in der Behandlungsdurchführung viele Gemeinsamkeiten. So nutzen beide die Anwendung physikalischer Faktoren (mit Ausnahme ionisierender Strahlen) zur Prävention, Therapie und Rehabilitation, etwa in Form der Thermo-, Hydro-, Balneo-, Mechano- und Bewegungstherapie. Sowohl die Kneipptherapie, als auch die Physikalische Therapie nutzen ebenfalls mit ihren Verfahren die Anregung der natürlichen Selbstordnungskräfte des Organismus aus, erfüllen damit die entscheidenden Anforderungen an Naturheilverfahren im weitesten Sinne. Insofern können beide Methoden auch unter dem Begriff Physiotherapie zusammengefaßt werden. Ein weiterer wesentlicher Grund von Kneipptherapie zu sprechen, ergibt sich daraus, daß diese Methode eben mehr umfaßt, als nur die Behandlung mit Wasser, Wärme und Bewegung, sondern sich sehr bewußt auch den Fragen nach richtiger Ernährung, nach individuell angepaßten Tagesabläufen mit einer ordnenden Funktion zwischen Belastung und Entlastung, zwischen Arbeit und Erholung, widmet. Gerade der Krankenhausaufenthalt eines Patienten ermöglicht es dem behandelnden Klinikarzt diesen Fragen nachzugehen und seinem Kranken die oft für sein zukünftiges Leben bedeutungsvollen Hinweise und Hilfen nicht nur im Sinne der Kneipp'schen Hydrotherapie, sondern auch der Diätetik, der Bewegungslehre und der Ordnungstherapie zu geben. Die Vermittlung von pflanzenheilkundlichen Aspekten dürfte darüber hinaus zum Abbau des Mißbrauchs möglicherweise nicht völlig unbelasteter Arzneimittel beitragen. Gerade unter Berücksichtigung einer optimalen und wirkungsvollen, auf die Gesamtschau ausgerichteten Behandlung verdient die Kneipptherapie besondere Beachtung. Sie berührt praktisch alle klinischen Bereiche des Krankenhauses und sie vermag um so effektvoller ihre Leistungen zu demonstrieren, je enger und nahtloser ihre Verzahnung mit den spezifischen Belangen der einzelnen Kliniken ist.

1.2 Kneipptherapie und Krankenhausarzt

Die Anwendung Kneipp'scher Verfahren verlangt aber auch vom Arzt eine gewisse Aufgeschlossenheit gegenüber funktionellen Aspekten der Behandlung. Nur so ist es möglich, diese Anwendungen auf die individuelle Reaktionsfähigkeit des Patienten und besonders auch auf seine „Zustandsdiagnose" (hierunter hat man das pathophysiologische Zustandsbild im Augenblick der Untersuchung bzw. der Behandlung zu verstehen) abgestimmt zu konzipieren und sie als ärztliche Aufgabe auch zu leiten. Selbstverständlich wird es nicht als unbedingt erforderlich angesehen, daß der Arzt diese Behandlung auch selbst durchführt. Wohl sollte er aber in der Lage sein, die Auswirkung der Behandlungsverfahren zu beurteilen, den Verlauf in enger Zusammenarbeit mit den Angehörigen der nichtärztlichen Heilberufe zu kontrollieren und dem sich verändernden Beschwerdebild anzupassen. Das setzt natürlich gewisse Grundkenntnisse über die Wirkungsweise naturheilkundlicher Anwendungen, ein Verständnis für funktionelle Reaktionsabläufe und die Bereitschaft voraus, auch eine Ergänzung der spezifischen klinischen Therapieformen anzustreben.

Diese Grundkenntnisse zu erwerben wird auch heute noch dem interessierten Arzt nicht leicht gemacht. Wohl wurde schon 1920 an der Berliner Humboldt-Universität ein Lehrstuhl für Physiotherapie, verbunden mit einer Universitäts-Klinik für natürliche Heil- und Lebensweise eingerichtet, auch werden an den westdeutschen Universitäten inzwischen zunehmend die Physiotherapie einbeziehende Vorlesungen angeboten (Physikalische Therapie, naturgemäße Heilmethoden etc.), doch ist die Gewichtung relativ gering. So kann der Arzt in der BRD seine Kenntnisse auf diesem Fachgebiet nur im außeruniversitären Rahmen durch entsprechende Fort- oder Weiterbildung erwerben.

Zur Erlangung der Zusatzbezeichnung „Naturheilverfahren" sind folgende Voraussetzungen erforderlich:
Teilnahme an vier Kursen über naturgemäße Heilweisen von je einer Woche Dauer.
Drei Monate Tätigkeit bei einem von der zuständigen Ärztekammer ermächtigten Arzt. Die dreimonatige Tätigkeit kann auch in Abschnitten von jeweils mindestens zwei Wochen durchgeführt werden. Die Voraussetzungen für die Bezeichnung „Naturheilverfahren" sind auch erfüllt, wenn der Arzt eine mindestens halbjährige Tätigkeit unter Leitung eines ermächtigten Arztes nachweist.
Die Zusatzbezeichnung „Physikalische Therapie" setzt voraus:

1. a) Zwei Jahre Weiterbildung bei einem hierzu ermächtigten Arzt. Die Weiterbildung hat sich auch auf Aufgaben der medizinischen Rehabilitation zu erstrecken.
    b) Die im Rahmen der Weiterbildung für das Gebiet des Arztes nachgewiesene Tätigkeit in physikalischer Therapie kann bei Internisten und bei Orthopäden bis zu $1^1/_2$ Jahren, bei Chirurgen bis zu 1 Jahr angerechnet werden.
    c) Teilnahme an einem vierwöchigen Kurs (vier Kurse von jeweils einer Woche Dauer) über die Grundlagen und Techniken der Physikalischen Medizin unter Berücksichtigung der Prävention und Rehabilitation.
2. Das Recht zum Führen dieser Zusatzbezeichnung ist davon abhängig, daß in mindestens sechs der nachstehenden Therapieformen ausreichende Behandlungsmöglichkeiten mit entsprechender räumlicher und apparativer Ausstattung sowie qualifizierter personeller Besetzung vorhanden sind und die Behandlungen vom Arzt ständig überwacht werden:
    a) Krankengymnastik und Bewegungstherapie
    b) Massage
    c) Extensionsbehandlung
    d) Wärme- oder Kältebehandlung
    e) Elektrotherapie, Ultraschallbehandlung
    f) Hydrotherapie, Bäderbehandlung
    g) Lichttherapie
    h) Aerosoltherapie
    i) Klima- oder Überdruckbehandlung

Bei der Auswahl der erforderlichen Behandlungsmöglichkeiten sollen die gebietsspezifischen Erfordernisse des Arztes berücksichtigt werden, ebenso eventuelle ortsgebundene Therapiemöglichkeiten an Kurorten und Heilbädern.
Für das Führen der Zusatzbezeichnung „Badearzt" oder „Kurarzt" sind folgende Voraussetzungen zu erfüllen:

1. Teilnahme an einem einführenden allgemeinen Kursus für Physikalische Medizin, Balneologie und Klimatologie von drei Wochen Dauer (Grundkursus Gießen-Bad Nauheim).
2. Teilnahme an einem weiteren gegliederten, von

der Bundesärztekammer anerkannten Kursus von insgesamt drei Wochen.
3. Erwerb von Kenntnissen in der Kurmedizin in mindestens einjähriger Tätigkeit in einem staatlich anerkannten und im Deutschen Bäderkalender aufgeführten Heilbad oder Kurbad.
    Die Indikation dieses Ortes muß der Indikation des vorgesehenen Niederlassungsortes als Bade- oder Kurarzt weitgehend entsprechen.

Als Orientierungshilfe für einen Teilbereich der Physiotherapie mag der vom Zentralinstitut für die Kassenärztliche Versorgung in der Bundesrepublik Deutschland herausgegebene Band „Indikations- und Verordnungshinweise für die Physikalische Therapie" (38) dienen.

1.3 Aufgaben der Kneipptherapie in der Klinik

Kneipp'sche Verfahren bestehen ja, wie in diesem Buch immer wieder angeklungen ist, nicht nur aus den so außerordentlich variablen hydrotherapeutischen Anwendungen, sondern schließen eine Bewegungstherapie, die Ausnutzung der Phytotherapie, eine weitgehend den Erkenntnissen und Forderungen der modernen Ernährungslehre angepaßte Diätetik und eine Ordnungstherapie ein, die „einen physiologischen Wechsel von Aktivität und Entspannung im somatischen wie im psychischen Bereich" [9, 11] ermöglicht. Die Erfahrung zeigt, daß diese fünf Prinzipien der Kneipptherapie nicht nur sich selbst synergistisch zu ergänzen vermögen, sondern stets auch eine Verstärkung und Unterstützung der übrigen klinischen Therapieformen darstellen. So beinhalten sie sowohl die konsequent durchgeführte postoperative Atem- und Stoffwechselgymnastik unter Einschluß der sogenannten Thromboseprophylaxe in den operativen Fächern, als auch in der inneren Medizin die funktionell angepaßte Reaktivierung des Infarktkranken oder das hydro- und bewegungstherapeutisch kombinierte Programm zur Beeinflussung der Beschwerden des durchblutungsgestörten Kranken, vorwiegend in den Stadien Fontaine I–II.
Es sollte gerade in der heutigen Zeit, die sich wieder in zunehmendem Maße aktiven Verfahren zuwendet, nicht übersehen werden, daß besonders durch die Motivierung des Patienten

die Kneipp'schen Verfahren eine prinzipielle aktive Beteiligung des Kranken erfordern. Die Differenziertheit der Kneipptherapie gestattet es, zumindest als Ergänzungsmaßnahme, oft auch bei akuten und schweren chronischen Erkrankungen, sie den Erfordernissen eines geschwächten Organismus und seinen beeinträchtigten Regulationssystemen anzupassen. So stellt also die Kneipptherapie in der Klinik eine gewissermaßen physiologische Ergänzung der medikamentösen und chirurgischen Verfahren dar und trägt insbesondere zur Vermeidung unnötiger Inaktivierung der Patienten, zur Verhütung von Kreislaufregulationsstörungen und zur Ausschaltung weiterer Komplikationsmöglichkeiten bei. Umfassend angewandt, vermag sie vielen Patienten für die Zukunft, bevorzugt durch ihre diätetischen sowie Ordnungs- und bewegungstherapeutischen Prinzipien Wege aufzuzeigen für eine beschleunigte Rekonvaleszenz und für eine gesundheitsorientierte Lebensweise.

2 Beispiele für die Möglichkeit der Kneipptherapie in den operativen Fächern

2.1 Allgemeine Gesichtspunkte

Selbstverständlich kann auf diesen Seiten nicht ein lückenloses Kneippregime für die Klinik aufgezeichnet werden. Viele Einzelheiten sind auch in den anderen klinischen Kapiteln ausführlich besprochen. Es werden vielmehr in diesem Abschnitt schwerpunktmäßig einige Beispiele aus dem Bereich der operativen Fächer dargestellt. Sie sollen ein Verständnis für die Bedeutung der Kneipptherapie in der Klinik hinsichtlich des Gesamtbehandlungsplanes und für eine sinnvolle Ganzheitsbehandlung wecken. Dabei wird besonders auf die reibungslose Eingliederung Kneipp'scher Verfahren in das jeweilige spezifische Therapieprogramm geachtet.

Gleichgültig, ob in der Chirurgie, der Gynäkologie, der Urologie oder in der HNO-Heilkunde, kommt der Kneippbehandlung in diesen Fächern in sehr starkem Umfang die Aufgabe zu, durch präoperative Maßnahmen den Patienten zur Operation und auch auf den veränderten Funktionszustand nach der Opera-

tion vorzubereiten. Hierbei ist es besonders wichtig, daß nicht etwa ein gewissermaßen organbezogener Standpunkt eingenommen wird, sondern daß die Gesamtsituation des Patienten Berücksichtigung findet.

Das gilt insbesondere auch für die Fragen der Ernährung, bei denen aber jede Einseitigkeit, jeder Fanatismus vermieden werden soll. Ein Schwerkranker sollte eine nicht belastende, leicht verdauliche, in der Quantität reduzierte Kost, zugleich aber die notwendige Menge an Flüssigkeit zugeführt bekommen. Im Prinzip gelten auch heute noch die von Kneipp (1889) aufgestellten Grundsätze einer gesunden Ernährung, besonders in kranken Tagen [21].

2.2 Präoperative Phase

2.2.1 Thromboseprophylaxe

Besonders bei einer gezielten Operationsvorbereitung müssen Regulationsstörungen im Kreislaufsystem beachtet und ihre funktionelle Beeinflussung angestrebt werden.

Jeder Verdacht auf Vorliegen einer *venösen Insuffizienz* erfordert eine Kompressionsbehandlung, die entweder mit elastischen Strümpfen oder durch eine von distal nach proximal gerichtete Wickelung der Beine mit elastischen Binden (z.B. Idealbinden) auch in Bettruhe erfolgt.

Die Kompressionsbehandlung, die über die Operation hinaus fortgeführt wird, erfährt eine Unterstützung durch die Bewegungstherapie, die besonderen Wert darauf legt, daß der Kranke auch nach der Operation diese von selbst und ohne Anleitung durchzuführen vermag. Denn nur unter dem Einfluß der Muskelpumpe ist am komprimierten Bein ein ausreichender venöser Rückstrom, der als Thromboseprophylaxe anzusehen ist, zu erreichen. Untersuchungen von Mühe (1978) ließen erkennen, daß der venöse Rückstrom im Bein sich um das 3fache erhöht bei senkrechtem Anheben des Beines mit einem Winkel von 90° im Hüftgelenk. Auch mehrfaches Fußkreisen oder Treten gegen ein Schaumgummikissen läßt den venösen Rückstrom bis auf das 6fache der Ausgangslage ansteigen [20].

Die Bewegungstherapie vermag zumeist vor der Operation größere Freiräume auszufüllen, soll gleichzeitig aber den Patienten dazu erziehen, daß er auch in der postoperativen Bettphase ein regelmäßiges Zehenkrallen und Fußrollen zur muskulären Entleerung der venösen Gefäße der Unterschenkel durchführt.

Daß darüber hinaus auch eine kräftige Einatmung den venösen Rückstrom aus den Beinen begünstigt und bis zu 33% steigern kann [15] ist bekannt und sollte im Rahmen der Atemgymnastik bedacht werden. Das sind wichtige Erkenntnisse, die selbstverständlich in das Programm zur Thromboseprophylaxe einbezogen werden.

Auch vorsichtige manuelle Ausstreichungen der Beine dienen der venösen Rückstromförderung und der Thromboseprophylaxe. Hydrotherapeutische Maßnahmen streben präoperativ eine verbesserte Tonisierung der Beinvenen und damit eine Verringerung der Gefahr einer Stase in diesen Gefäßen an. Dazu sind besonders Kaltanwendungen, wie ein Knie- oder Schenkelguß angezeigt. Bei bettlägerigen Kranken bieten täglich zweimal durchgeführte kalte Waschungen der Beine oder Unterkörperwaschungen einen gewissen Ersatz. Diese Maßnahmen bringen auch beim operierten Kranken in der Bettphase einen Reiz zur Venenentonisierung, der ausgenutzt werden sollte.

Besteht der Verdacht einer *oberflächlichen phlebitischen Reizung*, so wird man in der präoperativen Phase den Kranken mit elastischem Verband viel herumgehen lassen, mehrmals täglich feucht-kalte Lehm- und Quarkauflagen für 30 min verordnen und zu anderen Zeiten heparin- und arnikahaltige Salben auftragen.

Nicht unwesentlich im Zusammenhang mit der Thromboseprophylaxe ist auch die Regulierung des Stuhlganges. *Obstipation* und erschwerte Defäkation wirken sich ungünstig auf die Beinvenen und den Rückstrom des Blutes aus diesem Bereich aus. Einwirkungsmöglichkeiten bestehen durch temperaturansteigende Fußbäder (die allerdings bei venöser Insuffizienz nicht zur Anwendung kommen können), durch Bindegewebsmassagen im kleinen Aufbau oder durch die vorwiegend reflek-

torisch wirkende Kolonmassage nach Vogler, ebenso durch eine Bewegungstherapie. Im Rahmen der Atemgymnastik wird durch Vibration des Querkolons und des Colon descendens versucht, auf die Peristaltik Einfluß zu nehmen [1].

Bei der Verordnung von Abführmitteln sollten der Gewöhnungseffekt und auch eine gewisse dehydrierende, ggf. bluteindickende und damit thrombosebegünstigende Wirkung berücksichtigt werden. Zweckmäßig erscheint ein Versuch, mit Quellstoffen oder Gleitmitteln, wie Pflanzenschleim, Agar-Agar, Kleie, Leinsamen und zellulosehaltigen Mitteln auszukommen [10].

2.2.2 Probleme von Seiten des Respirationstrakts

Für die postoperative Wundheilung und zur Vermeidung einer Wunddehiszenz ist es erforderlich, die Wunde anfangs so gering wie möglich zu belasten. Sowohl Wunden im Bereich des Thorax als auch des Abdomen werden durch Hustenstöße unkontrollierbar beeinflußt. Deshalb ist bei der planmäßigen Operationsvorbereitung besonderer Wert auf die Beseitigung von Störungen im Respirationstrakt zu legen.

In erster Linie gilt dies für die *chronische Bronchitis*, vorwiegend geprägt als Raucherkatarrh. Selbstverständlich ist es in den wenigen Tagen der Operationsvorbereitung sogar bei sofortigem Einstellen des Rauchens nicht möglich, die chronische Bronchitis zu beseitigen, doch sollte es gelingen, sie soweit zu beeinflussen, daß ihre negativen hustenreizbedingten Einwirkungen auf die Wundverhältnisse deutlich reduziert werden.

Dazu dient zunächst einmal die Inhalation, bevorzugt mit Medikamenten, welche die Bronchialschleimhaut befeuchten, den zähen Schleim lösen und auf die Schleimhautzellen selbst reizlindernd einwirken. Die Zerstäubung der Medikamente muß in leistungsfähigen Aerosolapparaten erfolgen.

Die einfache Einatmung von Wasserdampf (Bronchitiskessel) ist unzureichend, da dieses Verfahren keine ausreichende Zahl bronchialbaum- bzw.

lungengängiger Partikel liefert und sich die Befeuchtung lediglich auf Mundhöhle, Larynx und Pharynx erstreckt. Die Inhalation von Wasserdampf, eventuell unter Beigabe von ätherischen Ölen, ist nur bei einer *Pharyngo-Laryngitis* angezeigt.

Zur präoperativen Aerosolbehandlung eignen sich vorzugsweise erwärmte $^1/_2$%ige Solelösungen, ggf. mit Zusatz von ätherischen Ölen (Koniferennadelöle, Terpentinöl) und Panthenol. Bei außerordentlich zähem Schleim wird u.a. Acetylcystein inhaliert.

Reflektorisch wirksam auf die Durchblutungsverhältnisse in Lungen und Bronchien sind sämtliche von außen auf die Thoraxwand einwirkenden Reize, allen voran solche aus dem Sektor der Hydrotherapie.

Von wärmestauenden Brustwickeln gehen nicht nur Wirkungen auf die Pleura aus, besonders im Sinne einer Resorptionsförderung von Restergüssen, sondern auch auf den Bronchialbaum. So tragen diese – täglich auch bei der chronischen Bronchitis angewandten – Wickel zur Normalisierung der Verhältnisse an der Bronchialschleimhaut bei (Minderung von Reizzuständen, Regulierung der Sekretion, Beseitigung der Dyskrinie). Bei älteren bettlägerigen Kranken wird nicht nur durch Wickel und Atemgymnastik, sondern auch durch Abklatschungen die Gefahr des Auftretens einer hypostatischen Pneumonie deutlich verringert.

Die präoperative Atemgymnastik legt besonderen Wert auf die Durchführung einer normalen unverkrampften Atembewegung. Dazu ist es oft erforderlich, den knöchernen Thorax zu mobilisieren, die muskulären und bindegewebigen Anteile der Thoraxwand und ebenso des Schultergürtels, nicht nur durch Bewegungsübungen, sondern auch durch Massagen zu lockern. Bindegewebsmassagen am Thorax tragen deutlich zur reflektorischen Entkrampfung der Atmung bei. Dem Patienten muß das Gefühl für eine bewußte, doch entspannte Atmung vermittelt werden, die er bestrebt sein sollte auch während der ersten Zeit nach der Operation selbst unter schwierigen Bedingungen durchzuführen. Besonderer Wert ist auf eine Normalisierung der Flanken- bzw. Bauchatmung und eine möglichst weitgehende Ausschaltung der Atemhilfsmuskulatur zu legen.

Im Rahmen der Ordnungstherapie sollte bereits präoperativ eine Raucherentwöhnung angestrebt werden.

2.2.3 Verbesserung der Gewebstrophik

Muskuläre Verspannungszustände hemmen die lokale Durchblutung und fördern die Einlagerung störender saurer Stoffwechselprodukte im Gewebe. Ähnlich liegen die Verhältnisse bei einer Behinderung des venösen bzw. des Lymphabflusses. Hieraus können sich postoperativ deutlich Nachteile hinsichtlich der Wundheilung ergeben. Darum sollte man bemüht sein, dann, wenn es die Zeit ermöglicht (z.B. bei einer nicht dringlichen Operation), im Rahmen einer systematischen Operationsvorbereitung auch diese Einschränkungen zu beseitigen.

Bei *muskulären Verspannungen* werden vorwiegend vagoton wirkende Anwendungen eingesetzt, je nach Möglichkeit und Erfordernis als Ganz- oder als lokale Maßnahmen. Dabei kommen sowohl warme Bäder mit Zusätzen von Koniferennadelölen oder Wickel unterschiedlicher Größe, auch örtliche Heißpackungen, sei es nun der Heusack, eine Peloid- oder Peloid-Paraffinpackung, ggf. auch eine Kompresse in Frage.

Günstig ist es, nach solchen muskeldetonisierenden Maßnahmen eine lockernde Massage anzuschließen, durch welche die lokalen Durchblutungsverhältnisse weiter normalisiert und die Gewebstrophik verbessert werden können.

Ödematöse Gewebsschwellungen bei chronischer lymphatischer Abflußbehinderung – nicht solche in Verbindung mit akut entzündlichen Prozessen – lassen sich, bevorzugt an den Extremitäten, nicht nur durch komprimierende Verbände günstig beeinflussen, sondern auch durch die systematische Lymphdrainage. Jedwede Wärmeanwendung ist bei Lymphödemen kontraindiziert.

2.3 Der operierte Kranke in der Bettphase

2.3.1 Besonderheiten gegenüber der präoperativen Phase

Im Grundsatz hat sich nach der Operation an den Zielsetzungen der Kneipptherapie gegenüber der präoperativen Phase nichts geändert. Variationen der Behandlung resultieren allein aus den jetzt eingeschränkten Funktionen und der veränderten Belastbarkeit des Kranken.

2.3.2 Thromboseprophylaxe wird fortgesetzt

Selbstverständlich wird die Kompressionsbehandlung gerade jetzt, wo der Patient strenge Bettruhe einhalten muß, weshalb eine weitergehende aktive Rückstromförderung des Blutes nicht möglich ist, konsequent fortgeführt. Gegebenenfalls kann auch die Ausprägung der venösen Stase durch leichte Hochlagerung der Beine vermieden werden (vgl. Mensen 4.1.3).

Gewöhnlich wird der Frischoperierte nur noch einen Teil seiner Aktivitäten zur Thromboseprophylaxe selbst entfalten. Besonders nach operativen Eingriffen im Bauchraum sind größere Bewegungen mit den unteren Extremitäten schmerzhaft und mit Rücksicht auf die Wunde selbst eingeschränkt. Der Patient hat jedoch in der präoperativen Phase schon gelernt, wie wichtig Zehenkrallen und Fußrollen, am besten stündlich selbst durchgeführt sind und sollte von der Krankengymnastin angehalten werden, sie auch jetzt weiter auszuführen. Kalte Waschungen der unteren Extremitäten tragen zur verbesserten Venentonisierung bei.

Bei *phlebitischen Reizungen* wird die Behandlung mit kurzliegenden Lehmwasserwickeln oder Auflagen von Lehm-, Fango-, oder Quarkpflastern fortgesetzt, mit denen die entzündlichen Reaktionen gewöhnlich rasch zum Abklingen gebracht werden können.

2.3.3 Beachtung respiratorischer Störungen weiterhin erforderlich

Die Atemgymnastik wird in der Bettphase besonders nach Eingriffen im Thorax- oder Abdominalbereich durch den von der Wunde ausgehenden Schmerz in ihrem Umfang eingeschränkt. Sie ist jedoch zur Vermeidung von Komplikationen unbedingt weiterhin erforderlich. Wenn auch der Patient bemüht sein wird, durch eine möglichst flache Atmung nicht die Grenze des Wundschmerzes zu erreichen, so

läßt sich doch eine zentrale Ventilationsanregung durch den Einsatz des sogenannten Totraumvergrößerers erzielen. Es handelt sich hierbei um ein Rohr, das aus mehreren Segmenten von jeweils 100 cm^3 Inhalt zusammengesetzt wird. Gewöhnlich hält man den Patienten an, mehrfach am Tag eine Zeitlang durch das Rohr mit einem vorgeschalteten Totraum von 500 bis 700 cm^3 zu atmen.

Eine ganz entscheidende Erleichterung stellt die von der Krankengymnastin gegebene Hilfestellung beim Abhusten dar, bei der sowohl durch Handdruck auf die Wunde ein mit dem Hustenstoß auftretender schmerzhafter Dehnungsreiz verhindert als auch eine Unterstützung des Expirationsstoßes durch ausatmungssynchronen Druck auf den Thorax gegeben wird.

Abklatschungen können bei Frischoperierten gewöhnlich nicht angewandt werden, dennoch braucht auf einen die Atemtiefe vergrößernden hydrotherapeutischen Reiz nicht verzichtet zu werden. Es kommen bevorzugt tägliche Oberkörperwaschungen zur Anwendung.

Die Inhalationsbehandlung muß auch bei Bettruhe fortgesetzt werden, wobei Wert auf Inhalationsapparate zu legen ist, die Nebel mit einer lungen- und bronchialbaumgängigen Teilchengröße erzeugen. Ein sogenannter Bronchitiskessel erfüllt diesen Zweck nicht (vgl. 2.2.2).

Einige Tage nach abdominellen Operationen kann auch bei drohender *hypostatischer Pneumonie* zur segmentalen Durchblutungssteigerung wieder ein verkürzter wärmestauender Brustwickel eingesetzt werden, mit einer Liegedauer von 30–40 min. Ggf. kann auch ein Senfwickel angelegt werden, wobei sowohl Senfölbeigaben zur Wickelflüssigkeit als auch Senfmehlauflagen gebräuchlich sind. Die Liegedauer eines Senfwickels ist wesentlich kürzer als die eines wärmestauenden Wickels und abhängig von der Konzentration der Reizstoffe in der Wickelflüssigkeit sowie von der individuellen Hautempfindlichkeit des Patienten. Bei angelegtem Senfwickel ist besonders das subjektive Empfinden des Kranken zu beachten. Dieses bestimmt letztlich die Liegedauer des Senfwickels, die allerdings im Mittel mit 10 min angenommen werden kann. Wird schon vorher eine zu starke Hautreizung, z.B. ein Brennschmerz angegeben, muß der Wickel abgenommen werden, da andernfalls unangenehme anhaltende Irritationen, auch Hautschäden, entstehen könen.

2.3.4 „Bettruhe zehrt" – Vermeidung einer allgemeinen Inaktivierung

Unabhängig vom Alter des Kranken, vom Ausmaß des operativen Eingriffs und vom Auftreten möglicher Komplikationen ist es leider oft erforderlich, die Bettruhe über lange Zeit beizubehalten. Dann kommt es durch die erzwungene Inaktivierung recht rasch nicht nur zu einem deutlichen Kräfteschwund der Muskulatur des Stütz- und Bewegungsapparates, sondern auch zu einer Vielzahl von Regulationsstörungen des Kreislaufs, wie Blutdruckabfall und zerebrale Minderdurchblutung.

Es ist von Hettinger (1968) berichtet worden, daß bereits eine einzige, nur für wenige sec. durchgeführte, lediglich $^1/_5$ der Maximalkraft fordernde Muskelanspannung genügt, um eine Atrophie zu verhindern. Daraus läßt sich die Bedeutung einer krankengymnastischen Übungsbehandlung in der Bettphase, besonders wenn letztere durch Komplikationen zeitlich ausgedehnt ist, ohne weiteres ableiten. Nur durch tägliche Krankengymnastik, die die für die Statik entscheidenden Muskelgruppen mit Widerstandsübungen trainiert, läßt sich die Inaktivitätsatrophie der Muskulatur vermeiden. Die Übungen müssen postoperativ jedoch so früh wie möglich begonnen werden und nicht erst dann, wenn bereits die ersten Atrophiezeichen erkennbar sind.

Zur Vermeidung peripherer *Gefäßtonusminderungen*, die beim ersten Aufsitzen oder Aufstehen zu Blutdruckabfall und zum Kollaps führen können, bewähren sich tägliche, die Reaktionsfähigkeit der oberflächlichen Gefäße fördernde Waschungen, Abreibungen, Bürstenmassagen oder Einreibungen mit Fichtennadel-Einreibungsfluid.

Aber selbst bei Durchführung dieser Maßnahmen darf das erste Aufrichten nicht zu abrupt und nicht für zu lange Zeit geschehen. Auch ist eine dosierte Anpassung an die Reaktionsfähigkeit des Kranken erforderlich.

Ein festgelegtes Zeitschema läßt sich natürlich nicht einhalten. Die Steigerung der Anforderungen ist allein vom Allgemeinzustand des Kranken abhängig. Trotzdem sollte auch die Remobilisation von Anfang an geplant durchgeführt werden, damit der Patient nicht etwa nach wochenlanger strenger Bettruhe in wenigen Tagen zur Entlassung remobilisiert werden muß, ein Unterfangen, welches meistens in Komplikationen endet.

2.3.5 Komplikationen in der Bettphase

Bei manchen Verletzungen und ihren Folgen, besonders ausgeprägt bei Wirbelbrüchen oder bei älteren Menschen, droht durch erforderliche strenge Bettruhe ein *Dekubitus*. Wenn auch häufiges, mindestens alle 2 Std durchgeführtes Umlagern ein Druckgeschwür ganz sicher verhindern kann, so läßt sich dieses Vorgehen bei chirurgischen Patienten nicht immer durchführen. Dementsprechend muß versucht werden, das Auftreten eines Dekubitus dadurch zu vermeiden, daß man die gefährdeten Hautpartien trocken hält und ebenfalls vor Schweißfeuchte schützt, den Aufliegedruck durch Felle abzufangen versucht und die Haut selbst zu festigen trachtet, etwa durch Trockenbürstungen, Fichtennadel-Einreibungsfluid, Essigwasser oder Franzbranntwein, möglichst 2–3mal täglich angewandt.

Hat sich dennoch ein Dekubitus entwickelt, so müssen neben den eben angeführten prophylaktischen Maßnahmen zur Druckentlastung weitere Verfahren durchgeführt werden [29], durch Föhnen wird man versuchen, den Dekubitus trocken zu halten, so daß eine weitgehende zelluläre Regeneration der Nekrosen von der Umgebung her möglich wird, oder man wird, wenn sich eine Gangrän ausgebildet hat, die Nekrosen sorgfältig abtragen. Ist der Kranke in eine Badewanne zu bringen, so bewähren sich möglichst täglich durchgeführte Supernaturan-CO_2-Bäder [25], die zur Säuberung des Geschwürgrundes beitragen und die Granulation anregen.

Bei sorgfältiger Abdeckung der Wundränder sind auch täglich in steigender Dosierung durchgeführte Ultraviolett-Bestrahlungen des Dekubitusgrundes granulationsanregend.

Bei derben, kaum durchbluteten und damit die Heilung verzögernden Wundrändern sind Anhakstriche im Sinne der lokalen Bindegewebsmassage angezeigt.

Ist es trotz aller Vorsorge zum Auftreten einer *Beinvenenthrombose* gekommen, so muß außer Hochlagerung des erkrankten Beines (Hüftbeugung im Winkel von etwa 30°), und Auftragen von heparin- oder arnikahaltiger Salben (vgl. 2.2.1), besonders auf eine Kühlung der entzündlich veränderten Bereiche Wert gelegt werden. Diese Kühlung wird durch feuchtkalte Auflagen, ggf. mit Boralkohol, die etwa alle 15 min erneuert werden müssen, oder durch länger liegende kalte, etwa 2 cm starke Pflaster mit Quark, Fango oder Lehm durchgeführt.

Brüggemann und Decker (1957) sahen gute Erfolge einer frühzeitig einsetzenden Kombinationsbehandlung mit Antikoagulantien und Lehmpflastern.

Lampert (1973) empfiehlt eine Gleichstromtherapie der Thrombophlebitis: Elektrodengröße 200–400 cm², jeweils handbreit distal und proximal des Krankheitsprozesses angelegt, Stromstärke 10–20 mA, Dauer 1–2mal täglich 1 Std, dabei Lage der mit verdünnter Essigsäurelösung getränkten Kathodenunterlage alle 5 min zu wechseln. Das Verfahren dient vorwiegend der Embolieverhütung.

Sind bei Rückgang der ausgebreiteten Entzündungserscheinungen noch umschriebene Infiltrate tastbar, so kann auch ein Versuch mit Hirudines unternommen werden, die bevorzugt durch Einstreichen der Hautpartien mit 50%iger Glucoselösung zum raschen Ansaugen zu bringen sind. Die erste Belastung nach tiefer Beinvenenthrombose darf selbstverständlich nur mit Kompressionsverband erfolgen.

Ungenügendes Durchatmen aus Angst vor Schmerzen führt beim älteren operierten Kranken immer wieder einmal zum Auftreten von *Pneumonien*, die selbst im Zeitalter der Antibiotika nicht ihren Schrecken verloren haben. Als unterstützende Therapie wird durch Kneipp'sche Anwendungen, wie Serienwaschungen oder häufig gewechselte Wadenwickel eine Fiebersenkung angestrebt. Ist die Temperatur weitgehend abgeklungen, werden tägliche Brustwickel, ggf. auch als Senfwickel (vgl. 2.3.3) durchgeführt. Die krankengymnastischen Atemübungen werden auch bei hochfieberhaften Zwischenfällen nicht unterbrochen, höchstens in Anpassung an die verminderte Leistungsfähigkeit des Kranken zeitlich verkürzt.

Feuchtinhalationen mit Zusatz ätherischer Öle oder Acetylcystein sowie von verdünnter Sole lösen zähen Schleim, fördern das Abhusten des Sekretes und verbessern dadurch die Ventilation.

Bei transportfähigen Kranken werden besonders bei schlecht sich lösenden restpneumonischen Herden Kurzwellendurchflutungen des Thorax (Kondensatorfeldelektroden nach Schliephake, milde Wärme, bis 10 min täglich) resorptionsfördernd sein. In ähnlichem Sinne sind bei gebessertem Allgemeinzustand auch Heublumensäcke oder Peloid-, bzw. Peloid-Paraffinpackungen der dorsalen Thoraxabschnitte wirksam. Medizinische Bäder mit Thymianzusätzen (handelsübliche Badezusätze) sind ebenfalls dann angezeigt, wenn eine Sekretlockerung bzw. Aufhebung der Dyskrinie im Vordergrund steht.

Eine *Lungenembolie* erfordert das Absetzen aller bisheriger Maßnahmen der Kneipptherapie und ein kritisches Abwägen der jetzt möglichen Verfahren, die neben der internistischen Therapie zur Anwendung kommen können. Insbesondere mit Atemübungen sollte man zurückhaltend sein, zumal forcierte Einatmung einen negativen Druck im venösen System auszulösen vermag, der sich bis in das Gebiet der Abdominalgefäße auswirken und zur Mobilisation von Thromben aus ihnen beitragen kann.

In der akuten Phase können sich besonders bei peripheren Lungenembolien die Folgen einer pleuralen Mitbeteiligung äußerst unangenehm auswirken, weil sie infolge starker Schmerzen die Atemexkursion behindern. Dabei tritt nicht selten eine dieses Krankheitsbild noch verstärkende muskuläre Verspannung im Thoraxbereich auf. Letztere läßt sich, und damit die gesamten Beschwerden, wirksam bekämpfen durch mehrfach täglich angewandte, in bindegewebsmassageähnlicher Technik durchgeführte Lockerung [26]. Später kommen dann die bei Pneumonie empfohlenen Maßnahmen zur Anwendung.

Kommt es in der Bettphase aus anderem Anlaß, z.B. wegen einer Sekretverhaltung oder *Zystitis* zu einem Fieberanstieg, so wird man neben der medikamentösen Therapie versuchen, durch Serienwaschungen oder Serienwickel, bevorzugt der Waden, eine Temperatursenkung herbeizuführen.

Lokale Abszesse, z.B. auch die bereits zitierte *Sekretverhaltung*, sollten, insbesondere wenn die inflammatorischen Wirkungen sich auf den Allgemeinzustand auswirken, lokal mit kühlenden Anwendungen behandelt werden. In Frage kommen kalte, häufig gewechselte Kompressen, mindestens 2 cm dicke Auflagen von kaltem Lehm, Fango oder Quark.

Die unter ungewohnter Bettruhe auftretende *Obstipation* erfordert rasche Berücksichtigung, um einen Übergang in ein chronisches Stadium und Auswirkung auf den Allgemeinzustand zu vermeiden. Atemgymnastik mit Vibration des Kolons, Kolonmassage nach Vogler, Bindegewebsmassagen und quellstoffhaltige Laxantien können zur Beseitigung der Störung beitragen (vgl. 2.2.1). Bei längerer Bettruhe sollte auch einer Anregung der Darmmotilität, z.B. durch Einsatz schlackenreicher Kost, Rechnung getragen werden.

Sehr häufig beobachtet man bei älteren Patienten unter Bettruhe eine schnell sich verstärkende Immobilisation, nicht selten durch zunehmende Bewegungsstörungen in den großen Gelenken der unteren Extremitäten verursacht. Der Grund hierfür liegt neben der Inaktivität in der Vorschädigung (Präarthrose/Arthrose) des Gelenkknorpels, der für seine Ernährung einer ständigen Anregung der Bewegung der Interzellularflüssigkeit mit ihren Nährstoffen mittels einer Pumpwirkung durch Wechsel zwischen Druck und Entlastung bedarf. Wird dieses Wechselspiel durch Bettruhe gestört, so wird besonders der bereits vorgeschädigte Knorpel betroffen und gibt zu gelenkversteifenden Reaktionen Anlaß. Aus diesem Grunde ist bei jedem älteren Kranken mit längerer Bettruhe eine so bald als möglich zu beginnende Bewegungstherapie der großen Körpergelenke unumgänglich.

2.4 Der operierte Kranke in der Sitz-, Steh- und Gehphase

2.4.1 Fortsetzung der bisherigen Maßnahmen

Im Grunde bleiben auch in diesen Phasen alle funktionellen Störungen beachtenswert und sollten, in Anpassung an die Reaktionsfähigkeit des Patienten, weiterbehandelt werden. Daß dabei die Kneipptherapie als ausgeprägte funktionell trainierende Maßnahme ihre Bedeutung neben anderen therapeutischen Verfahren beibehält, braucht nicht besonders betont zu werden.

Man wird also bestrebt sein, in der Beseitigung der Folgen der Immobilisation fortzufahren, indem man den Kranken dosiert zunehmend belastet und die krankengymnastischen Maßnahmen an die Kreislaufsituation angepaßt steigert. Als wertvoller Gradmesser dient dabei die Pulsfrequenz. Während man bei Patienten unterhalb des sechzigsten Lebensjahres im allgemeinen Pulsanstiege während der Übungsbehandlung bis zu 130 Schlägen pro min tolerieren kann, belastet man Kranke, die 60 Jahre und älter sind, nur bis zu einem Pulsanstieg von maximal 110 Schlägen pro min. Man kann auch folgendermaßen differenzieren: obere Grenze der Pulsfrequenz = 180 minus Alter.

In zunehmendem Maße wird man bei der Remobilisation des Patienten auf die Einrichtungen des Gymnastiksaales – besonders im Hinblick auf eine muskuläre Kräftigung – mit Pullingformer, Expander, Bergsteigegerät etc. zurückgreifen. Stehen muskuläre Verspannungen im Vordergrund des Beschwerdebildes, oder ist die *Immobilisation* an die Beeinträchtigung der großen Körpergelenke, bevorzugt der unteren Extremitäten, gebunden, so wird man einen Teil der Bewegungstherapie im temperierten Bewegungsbad (ca. 32° C) durchführen, wobei evtl. zusätzlich Unterwasserdruckstrahlmassagen die lockernden Effekte der physikalischen Faktoren des Wassers, wie Temperatur und Auftrieb, noch verstärken.

Ist die während der Bettruhe auftretende *Obstipation* durch die bisher empfohlenen Maßnahmen nicht beseitigt worden, so können temperaturansteigende Sitzbäder im Wechsel mit Bindegewebsmassagen sowie eine Reiz-

stromtherapie versucht werden (große Platten-
elektroden bds. lateral am Abdomen, Recht-
eckimpuls zunächst 200 msec Impuls,
2000 msec Pause, dann 20 msec Impuls und
20 msec Pause). Beigaben von Quellstoffen
bzw. Gleitmitteln zur täglichen Kost, etwa in
Form von zellulosehaltigen Präparaten, von
Weizenkleie, geschroteten Leinsamen usw.
unterstützen diese Maßnahmen. Versagen
diese Maßnahmen, so wird man bei solchen
Kranken, die keine großen Körperhöhlenein-
griffe überstanden haben, auch ein subaquales
Darmbad zur Anwendung bringen können.
Insgesamt sollte man jedoch mit dieser Maßnahme zurückhaltend sein, um nicht eine Störung der Darmflora durch häufige Auswa-
schungen des Kolons zu bewirken. Steht der
Kranke bereits täglich auf, so kann auf die
krankengymnastischen Maßnahmen zur
Thrombose- und zur Pneumonieprophylaxe
verzichtet werden. Man wird allerdings noch
so lange Anti-Embolie-Strümpfe tragen oder
Wickelungen der Beine mit elastischen Binden
durchführen, bis der Patient mindestens die
Hälfte des Tages außerhalb des Bettes ver-
bringt. Zu diesem Zeitpunkt werden Waschungen zur milden Kreislaufanregung fortgesetzt
und ggf. schon durch kalte Teilgüsse, insbesondere Knie- und Schenkelgüsse, ergänzt
oder ersetzt.
Häufig entwickelt sich – bevorzugt bei Frauen
im höheren Lebensalter – während längerer
Bettruhe eine *Zystitis*. Neben der Bekämpfung
der Erreger mit Antibiotika oder Chemothera-
peutika sollte jedoch eine natürliche Stärkung
der Widerstandskraft nicht außer Acht gelassen werden. So wird man temperaturansteigende Sitz- oder Fußbäder, warme Sitzbäder
mit Heublumen- oder Zinnkrautzusätzen,
heiße Heublumensack- oder Peloidpackungen
auf die Blasenregion durchführen. Harntrei-
bende Tees oder Species urologicae mit desin-
fizierender Wirkung unterstützen die ander-
weitige Behandlung. Eine nach dem Abklingen
der akuten Erscheinungen eingeleitete krankengymnastische Übungsbehandlung (Bauch-
deckenkräftigung, Beckenbodenmuskeltrai-
ning) vermag bei Frauen – insbesondere, wenn
sie nach der Klinikentlassung längere Zeit fortgesetzt wird – durch Minderung oder Beseiti-

gung der Restharnmenge Rezidiven vorzubeugen.

2.4.2 Die Remobilisation des Patienten mit Verletzungsfolgen an den Extremitäten

Die Frage der Belastbarkeit spielt besonders
bei operativen Eingriffen oder Frakturen an
den unteren Extremitäten eine bedeutsame
Rolle. Die entscheidende Aussage hierzu kann
jedoch in allen Phasen nur der Operateur geben, da er Vorgeschichte, Befund und die
Technik der Stabilisation in der Gesamtschau
zu beurteilen vermag.

Zweckmäßig hat sich die Beurteilung in „übungsstabil" und „belastungsstabil" erwiesen. Mit diesen
Einstufungen weiß der Krankengymnast zunächst
einmal den Rahmen seiner Behandlungsmöglichkeiten abzustecken, wenngleich die feindosierte Abstufung doch immer wieder der Rückfrage des Behandlers an den Operateur bedarf.

Auch in der Phase „übungsstabil" wird zunächst mit vorsichtig geführten passiven Bewegungen im schmerzfreien Raum begonnen.
Später werden diese ersetzt durch aktiv unter-
stützte, passiv geführte Bewegungen und bei
zunehmender Kräftigung der Muskulatur
auch durch aktive Übungen, zuletzt sogar gegen milden und dann später gesteigerten Widerstand.
Vorteilhaft ist es, den Kranken aufzufordern
mehrmals täglich – auch ohne Anwesenheit
der Krankengymnastin – statische Muskelkontraktionen (auch als isometrisch bezeichnet) mit einem sich zunehmend vergrößernden
Teil der Maximalkraft auszuführen. Damit
kann bereits im Gipsverband begonnen werden.
Wird dann die Verletzung als „belastungsstabil" eingestuft, so wird man selbstverständlich
diese Belastung anfangs nur in geringstem
Ausmaß durchführen. Bei Schäden an den
unteren Extremitäten wird der Patient entweder im Gehwagen üben, wobei die Belastung
des gestörten Beines nur gering ist, oder er
wird die erste Belastung im temperierten Bewegungsbad durchführen. In diesem wird bekanntlich nach dem archimedischen Prinzip
der Körper scheinbar um so viel leichter, wie

die von ihm verdrängte Flüssigkeitsmenge wiegt. Bei einem Erwachsenen von ca. 80 kg Gewicht, der bis zu den Schultern im Wasser steht, dürfen wir annehmen, daß die Gewichtsbelastung der unteren Extremitäten auf etwa $1/10$ reduziert wird, d.h. nur noch etwa 8 kg beträgt.

Um dem Kranken ein Gefühl für die Belastung zu geben, ist es gelegentlich günstig, ihn den Aufstelldruck auf eine Personenwaage selbst beobachten zu lassen und dann mit ihm beispielsweise nur Belastungs-(Geh-)Übungen bis zu einem bestimmten, dem Zustand der Verletzung angepaßten Aufstelldruck durchzuführen.

Gelegentlich behindern *Kontrakturen* der bindegewebigen Gelenkanteile die Übungsbehandlung. Neben entsprechender Lagerung und dem allgemein lockernden Effekt des Bewegungsbades kommen dann passive Dehnungen, z.B. am Thomsen-Tisch, stets aber unter Beachtung der Schmerzgrenze, oder auch Ultraschallbehandlungen (gleitender Schallkopf, Paraffinkopplung, 0,6–0,8 Watt/cm^2, 5–8 min täglich) bevorzugt zur Anwendung.

Aber auch heiße Packungen (Heusack, Kartoffelkataplasmen, Peloide) sind indiziert, da sie in Verbindung mit dehnenden Massagegriffen oder Übungen die submikroskopischen bindegewebigen Strukturen aufzulockern vermögen.

Gelenkschwellungen und *Ergüsse*, die nicht punktiert zu werden brauchen, bringt man mit Querdurchflutungen des Gelenkes mit diadynamischen Strömen, besonders in der Modulation CP und DF sowie mit Kurzwellendurchflutungen (Diplode, 10 min täglich, anfangs milde, später spürbare Wärme) zum Abklingen. Heublumensäcke oder andere Heißpackungen mit Peloiden oder Peloid-Paraffingemischen sollten, um Exazerbationen zu vermeiden, nur dann angewandt werden, wenn lediglich noch geringe ResterGüsse mit guter Rückbildungstendenz bestehen.

Bei Gelenkschwellungen werden ebenfalls Lehmwickel empfohlen. Ihre Liegedauer ist abhängig vom Befund: Ist das Gelenk noch erheblich entzündlich gereizt, so wird man mehrfach wiederholt kurze Zeit (ca. 15 min) liegende kühlende Wickel anwenden. Ist die entzündliche Reaktion unter dieser Behandlung abgeklungen oder sowieso nicht sehr ausgeprägt gewesen, kann der Wickel länger, gegebenenfalls bis zu 1 Std liegen bleiben. Er wirkt dann wärmestauend, steigert die lokale Durchblutung und fördert die Resorption des Ergusses.

Auch wenn immer wieder einmal in gewissen Abständen von einer speziellen Rheuma- oder Arthrosediät berichtet wird, so haben entsprechende Kostformen die Erwartung bisher nicht erfüllt. Dennoch sollte bei Arthrose-Patienten während des Krankenhausaufenthaltes angestrebt werden, zumindest Verständnis für die häufig bei diesen Kranken dringend erforderliche Gewichtsreduktion zu wecken und ihnen die Umstellung auf eine kalorienreduzierte Vollwertkost zu erleichtern. Eine Minderung des Körpergewichts vermag jedenfalls bei übergewichtigen Patienten mit Arthrosen in den unteren Extremitäten die entsprechenden Beschwerden gewöhnlich für längere Zeit zu lindern, möglicherweise sogar die Progredienz des Leidens wesentlich zu beeinflussen.

Bevor von chirurgischer Seite über ein operatives Vorgehen bei einer *Myositis ossificans*, die sich nicht selten im M. quadrizeps femoris entwickelt, entschieden wird, sollte eine mehrwöchige Behandlung mit Ultraschall (gleitender Schallkopf, Paraffinkopplung, 0.8–1,0 Watt/cm^2, 5–8 min täglich), mit diadynamischen Strömen (Querdurchströmung des Oberschenkels, Modulation DF, CP und LP, je 2–3 min täglich) oder mit einer Kombination beider Anwendungen versucht werden.

Es soll an dieser Stelle aber noch einmal die Forderung unterstrichen werden, daß eine Elektrotherapie, gleichgültig ob mit Hochfrequenz (Kurzwellen, Mikrowellen, Ultraschall) oder mit Niederfrequenz (galvanische, diadynamische oder faradische Ströme) im Bereich von Metallimplantaten, z.B. Marknägeln, Endoprothesen oder AO-Verschraubungen zu unterlassen ist, da entweder, bei Hochfrequenz, unkontrollierte Erhitzung des Metalls oder, bei Niederfrequenz, ein elektrolytischer Vorgang an der Metalloberfläche mit Irritation der Umgebung auftreten kann.

Die krankengymnastische Übungsbehandlung widmet sich nicht nur der Mobilisation der

Gelenke, sondern zieht neben der Förderung der Koordination auch die Beseitigung von *Muskelatrophien* in ihren Aufgabenbereich mit ein. Dabei kommen dosiert Widerstandsübungen, die sowohl im Trockenen, als auch im warmen Wasser des Bewegungsbades durchgeführt werden können, zum Einsatz. Nach längerer Inaktivierung, besonders aber nach lange liegenden Gipsverbänden, findet man die ruhiggestellt gewesene Muskulatur derb verbakken und fest. Man hat das Gefühl einer Minderdurchblutung und einer mangelhaften Elastizität des Muskelgewebes. Dieses Bild läßt sich nicht nur durch regelmäßige Massage, sondern besonders auch durch Unterwasserdruckstrahlmassagen günstig beeinflussen.

Die diesen Befund begleitenden *funktionellen Durchblutungsstörungen* sprechen anfangs sehr gut auf ansteigende Teilbäder, später sowohl auf Wechselteilbäder, Wechselgüsse, als auch auf kalte Kneippsche Teilgüsse an. Für das Selbsttraining des Patienten wird Wassertreten empfohlen.

Man darf sich jedoch nicht darauf verlassen, daß die als „Reaktion" gewünschte Hautrötung bereits beim ersten Mal eintritt, vielmehr wird es meist erforderlich sein, diese „Reaktion" erst allmählich durch wiederholte Güsse (möglichst täglich) zu „wecken".

Der Patient kann diese Bemühungen durch regelmäßige Trockenbürstungen wirkungsvoll unterstützen.

2.4.3 Nachbehandlung nach Bandscheibenoperationen

Gerade in der Nachbehandlung nach Bandscheibenoperationen ist ein schematisches Vorgehen keinesfalls am Platze, vielmehr hat sich die Behandlung nach dem Ausmaß der degenerativen Vorschädigung, dem operativen Vorgehen und auch nach dem Zustand des Patienten zu richten.

Wenn auch die Remobilisation, genauso wie die Atem- und Stoffwechselgymnastik, bereits am ersten postoperativen Tag begonnen wird, so ist doch besonders darauf zu achten, daß der Operationsbereich der Wirbelsäule unbewegt bleibt. Der Patient wird geradezu angehalten, eine muskuläre Fixierung dieses Ab-

schnittes zu erlernen, um die Mängel der knöchernen Statik auszugleichen und eine ungestörte Heilung der bindegewebigen und muskulären Schäden zu ermöglichen.

In den ersten postoperativen Tagen bedient sich die Krankengymnastik statischer (isometrischer) Übungen der Bauch-, Hüft- und Beinmuskulatur. Später kommt dann anfangs geführtes, rasch zunehmend aktives Anbeugen in Knie- und Hüftgelenken bei aufgesetzten Füßen hinzu. Das Behandlungsprogramm wird zunehmend ausgeweitet auf Übungen zur Rumpfstabilisierung unter Einschluß von Komplexbewegungen mit Ausnutzung reflektorischer Bewegungshilfen (*Propriozeptive Neuromuskuläre Förderung*), Stemmführung nach Brunkow etc.

Wenn es sein Allgemeinzustand erlaubt, kann der Kranke häufig bereits vor dem Ziehen der Fäden im Bewegungsbad mobilisiert werden. Aber auch dabei ist weiterhin besonderer Wert auf die muskuläre Fixierung des Operationsbereiches zu legen. Das trifft gerade bei jüngeren Menschen oft nicht auf das erforderliche Verständnis, da die Schmerzbefreiung zu einem gewissen euphorischen Bewegungsdrang verleitet. Hier kommt es dann entscheidend auf die konsequente Haltung des Behandlers an, der den Patienten dazu erziehen soll, daß der Schutz der muskulären Fixierung ihm für die ersten 6 Wochen nach der Operation zur Selbstverständlichkeit wird.

Verspannte Bein- und Gesäßmuskulatur läßt sich dabei durch milde Unterwasserdruckstrahlmassagen lockern. Das Operationsgebiet darf dabei jedoch keinesfalls mit einbezogen werden.

Bestehen auch postoperativ noch deutliche *Nervenschmerzen*, so wird zunächst während der Bettphase eine galvanische Längsdurchflutung des Beines durchgeführt, später kann man diese Behandlung im Vierzellenbad und im hydroelektrischen Vollbad (z.B. Stangerbad) fortsetzen, wobei die Wassertemperatur 37° C nicht übersteigen sollte. Analgetisch wirkt ebenfalls ein modulierter (50–100 Hz) mittelfrequenter Wechselstrom mit einer galvanischen Komponente, Anode über dem Lumbosakralbereich, Kathode über den Valleix'schen Druckpunkten.

Periphere Paresen, etwa der Fuß- oder Groß- zehenhebermuskulatur, sollen – wenn eine Übung gegen Widerstand noch nicht möglich ist – zumindest während des Klinikaufenthaltes täglich einer gezielten Reizstromtherapie zugeführt werden. Eine vor der Elektrostimulation applizierte Wärmemaßnahme, z.B. ein temperaturansteigendes Fußbad, erleichtert die nachfolgende Elektrobehandlung.

2.5 Konservativ zu behandelnde Störungen aus dem Fachgebiet der Chirurgie

2.5.1 Prellungen, Distorsionen, Hämatome

Im frischen posttraumatischen Stadium steht die Beeinflussung des sich ausbildenden *Hämatoms* im Vordergrund. Bevorzugt im Sportgeschehen werden zu diesem Zweck Kühlsprays angewandt, die den bekannten Chloraethylspray, der nur von einem wirklich erfahrenen Behandler eingesetzt werden sollte, in zunehmendem Maße ersetzen. Für die länger dauernde Einflußnahme auf das beginnende Hämatom kommen häufig gewechselte kalte Kompressen, ggf. mit Zusätzen von Boralkohol oder ätherischen Ölen, kalte Lehm-, Fango- oder Quarkpflaster, Packungen mit Kryogel oder auch Eisbeutel in Frage. Diese Kühlung, verbunden mit einer Ruhigstellung, sollte – je nach Ausmaß der Verletzung – für 10–12 Std fortgesetzt werden.

Sind bei Behandlungsbeginn bereits Blutergüsse vorhanden, so empfehlen sich vom zweiten Tag nach der Verletzung an Einreibungen mit Externa, welche die Resorption des Haematoms fördern. Sie enthalten zumeist Heparin.

Daneben sind aber auch resorptionsfördernde Maßnahmen der Elektrotherapie (z.B. diadynamische Ströme in den Modulationen CP und DF, jeweils 3 min täglich) oder entstauende manuelle Lymphdrainagen angewandt worden.

In der Behandlung von Sportverletzungen haben sich bei den Folgen entsprechender Traumen zunehmend Tapepflasterverbände durchgesetzt. Dies sollte als Hinweis genommen werden, auch in der Klinik bei frischen Verletzungen neben kryotherapeutischen Maßnahmen mit Hilfe von Tapeverbänden der Ausbreitung von Haematomen entgegenzuwirken. Das kann sich auch auf die Durchführung und den Erfolg der späteren Remobilisation günstig auswirken, zumal größere Haematome oft den frühzeitigen Beginn der Bewegungstherapie verzögern.

Distorsionen erfordern wegen der Bandschädigung zumeist eine längere Schonung, die durch eine teilweise Ruhigstellung, etwa mit einer elastischen Binde oder einem elastischen Pflasterverband unterstützt wird. Die nach Beendigung der Ruhigstellung beginnende Mobilisation beachtet die Schmerzgrenze und vermeidet möglichst alle Überlastungsreaktionen.

Die jetzt eingeleiteten krankengymnastischen Maßnahmen sollen Verklebungen lösen und Atrophien beseitigen, werden sich also dehnender, lockernder Verfahren (Muskel- und Bindegewebsmassagen, krankengymnastische Techniken mit konzentrischen oder exzentrischen Muskelkontraktionen) und Übungen gegen Widerstand bedienen.

Zu Beginn der krankengymnastischen Behandlung bringt diese im temperierten Bewegungsbad zumeist große Vorteile, da der Patient durch den Auftrieb viele Bewegungen sehr viel leichter und auch beschwerdeärmer auszuführen vermag. Die muskuläre Lockerung und Dehnung wird dann durch die Arbeit mit Auftriebskörpern oder Anwendung der Unterwasserdruckstrahlmassage, welche zugleich einen guten entstauenden Effekt hat, unterstützt.

Bei peripheren Distorsionen oder anderen traumatischen Folgezuständen erleichtert das entstauende und lockernde indifferent temperierte Wirbelteilbad die nachfolgende Übungsbehandlung.

2.5.2 Traumatisch bedingte periphere Nervenverletzungen

Diese können sowohl durch direkte Verletzung, beispielsweise durch Schnitt, Quetschung oder Zerrung, als auch durch indirekte traumatische Beeinflussung, z.B. Druckschädigung, zustande kommen. Zwar ist es für die Prognose wichtig, so bald wie möglich zu entscheiden, ob nur eine funktionelle vorübergehende Schädigung, eine lokale Beeinträchtigung mit permanenter Unterbrechung der Impulsleitung oder gar eine völlige Kontinuitätstrennung des Nerven vorliegt, doch brauchen an dieser Stelle nur die funktionellen vorübergehenden Schädigungen zu interessieren. Es kann allerdings auch bei diesen zur Degeneration der betroffenen Nervenfasern kommen, doch ist eine vollständige interfaszikuläre Regeneration zu erwarten, wenn die Kontinuität von Peri- und Endoneurium erhalten geblieben ist – oder operativ wieder hergestellt wurde. Auf jeden Fall aber kommt es während der Zeit, in der infolge Schädigung der Nervenfasern keine Impulse den zugehörigen Muskelelementen übermittelt werden, zu einer zunehmenden Atrophie dieser Muskulatur. Da die Regenerationsvorgänge im Nerven abhängig von der Schädigungshöhe bis zu 24 Monate betragen können, muß auch die Bekämpfung der Inaktivitätsatrophie entsprechend langfristig durchgeführt werden.

Die Behandlungsziele sind: durch Lagerung, Schienung, Stützapparate oder besonderes Schuhwerk eine Überdehnung der bei Ausfall der Gelenkhaltemuskulatur ungeschützten bindegewebigen Gelenkanteile zu verhindern, durch regelmäßige passive Bewegungsübungen Gelenkversteifungen der gelähmten Gliedmaßen zu vermeiden und die betroffene Muskulatur vor bindegewebiger Entartung sowie vor zu starker Atrophie zu bewahren.

Wenn sich auch die Atrophie eines gelähmten Muskels nicht völlig verhindern läßt, so wird sich ihr Ausmaß jedoch durch eine regelmäßige Reizstrombehandlung mit Exponentialströmen, am besten täglich durchgeführt, verringern. Sowie erste aktive Minimalbewegungen des Muskels wieder zu registrieren sind, wird die Elektrotherapie durch eine krankengymnastische Übungsbehandlung abgelöst.

Jegliche Übungsbehandlung ist jedoch sinnlos und sollte abgebrochen werden, wenn nach etwa 3 Monaten im EMG keine Regenerationsimpulse aufgetreten sind. Dann kann nur noch versucht werden, mit orthopädischen Maßnahmen und Hilfsmitteln Sekundärschäden zu vermeiden.

2.5.3 Sudeck-Syndrom

Zwar ist die von Sudeck 1900 erstmalig beschriebene Veränderung [36] keinesfalls eine nur im chirurgischen Bereich auftretende Störung, wir sehen sie auch nach Gichtattacken, Thrombophlebitis oder bei spondylogenen Irritationen, z.B. als Schulter-

Hand-Syndrom [16], doch ist ihre Häufung im Zusammenhang mit Traumen nicht zu übersehen.

Lange Zeit hat der von Sudeck selbst eingeführte Begriff „akute Entzündung in der Heilphase", später als „Heilentzündung" angesehen, im Zusammenhang mit der Ausprägung der Störung die pathophysiologische Beurteilung und damit auch eine zweckmäßige Therapie behindert.

Heute sehen wir das Geschehen beim Sudeck-Syndrom als hochgradige funktionelle Entgleisung ins Pathologische an [27, 32]. Hackethal (1961) definierte, daß es sich dabei um eine neurogene, durch Inaktivität potenzierte entzündliche Durchblutungsstörung einer Region des Bewegungsapparates handelt.

Dabei liegt die Betonung auf dem Begriff Durchblutungsstörung, die hier durch Irritation, gelegentlich wohl auch durch Paralyse der vegetativen Gefäßinnervation zustande kommt. Vermittler sind nervale Strukturen. Die anfängliche Mehrdurchblutung läßt alle Zeichen der Entzündung, wie Hitze, Schmerz, Rötung, Schwellung und Bewegungseinschränkung erkennen. Sie ist aber abakteriell und lokal beschränkt, so daß Allgemeinsymptome, wie etwa Fieber oder Veränderungen der Blutkörperchensenkungsgeschwindigkeit, vermißt werden. Da das natürliche Muskel- und Gelenkspiel ein wichtiger Motor und Regulator der peripheren Durchblutung ist, sollte die Immobilisation des betroffenen Extremitätenabschnittes so kurz wie möglich und auch im Ausmaß nur so groß, wie zur Ausschaltung irritierender Impulse unumgänglich sein. Es handelt sich immer um den Befall einer Region des Bewegungsapparates, womit zum Ausdruck gebracht werden soll, daß alle Gewebe dieses Gebietes in ihrer Gesamtheit, d.h. Haut, Unterhautfettgewebe, Muskulatur, Bindegewebe und Knochen betroffen sind.

Besonders hinsichtlich der Beurteilung der pathophysiologischen Abläufe und der darauf basierenden Therapie hat es sich als zweckmäßig erwiesen, das Sudeck-Syndrom in drei Stadien einzuteilen:

Stadium I: Stadium der Mehrdurchblutung – Stadium des Fortschreitens

Stadium II: Stadium der Minderdurchblutung – Stadium des Stillstandes

Stadium III: Stadium der Durchblutungsnormalisierung – Stadium der Rückbildung.

Die im *Stadium I* oberflächliche und tiefe Gewebe gleichermaßen erfassende, im Oszillogramm nachweisbare Mehrdurchblutung prägt die klinischen Zeichen, wie Ödem, Glanzhaut, Rötung, örtliche Temperaturerhöhung und subjektives Hitzegefühl. Sie ist verantwortlich für die bewegungsbehindernde ödematöse Durchtränkung der Gelenkanteile, für ein vermehrtes Haar- und Nagelwachstum der betroffenen Region und für die allmähliche Ausprägung der fleckigen Knochenatrophie.

Dabei sei jedoch besonders hervorgehoben, daß dieser Prozeß im Röntgenbild erst sichtbar wird, wenn mindestens 15% der Knochensubstanz fortgeschwemmt worden ist. Das ist aber frühestens nach Wochen, in denen die Mehrdurchblutung bereits intensiv bestanden hat, der Fall! *Deshalb darf man sich bei der Diagnostik des Sudeck-Syndroms nicht auf den Röntgenbefund, sondern einzig auf die klinische Symptomatik stützen.* Andernfalls würde man die entscheidenden Phasen für den Einsatz einer wirkungsvollen Therapie versäumen. Schon Oehlecker (1942) betont, daß der Sudeck aus den Weichteilbefunden diagnostiziert werden muß. Je früher und konsequenter die Behandlung der entzündlichen Durchblutungsstörungen eingeleitet wird, desto rascher läßt sich gewöhnlich das Sudeck-Syndrom zurückdrängen.

Da es sich um eine funktionelle Entgleisung handelt, stehen bei der Behandlung hydrotherapeutische Maßnahmen ganz im Vordergrund. Natürlich wird man, um die weiteren nervalen Irriationen zu verringern, bzw. afferente Impulse zu blockieren, mit schmerzlindernden Medikamenten recht freigiebig sein, auch wird man Störfaktoren, z.B. stauende Kanten an Gipsverbänden beseitigen. Entscheidend aber ist die so schnell wie möglich durchgeführte konsequente Drosselung der Mehrdurchblutung.

Dazu eignen sich in ganz besonderem Maße *temperaturabsteigende* Teilbäder der betroffenen Region. Man beginnt sie mit der Indifferenztemperatur des Wassers (ca. 33–34° C). Im Verlauf von etwa 20 min kühlt man die Temperatur des Badewassers durch Zugabe von Leitungswasser allmählich bis auf 27–25° C ab und läßt diese Temperatur für etwa 10 min weiter beibehalten. Durch die vorsichtige Wahl des Temperaturganges wird jede das Erkrankungsbild irgendwie störende reaktive Gefäßregulation vermieden. Anfangs empfiehlt es sich, je nach Bedarf (d.h. Wiederauftreten des störenden Hitzegefühls) die Bä-

der mehrfach am Tage durchzuführen. Wenn möglich, sollte der Patient angelernt werden, die temperaturabsteigenden Teilbäder selbst zu gestalten.

Lassen sich die Bäder an der erkrankten Extremität nicht anwenden, z.B. wegen eines Gipsverbandes, so gibt man sie an der kontralateralen Seite und nutzt die konsensuelle Reaktion aus.

Die Bewegungsübungen sollen so oft wie möglich unter strenger Beachtung der Schmerzgrenze durchgeführt werden. Passive Maßnahmen sind absolut kontraindiziert. Erst dann, wenn sich bereits Rückbildungstendenzen der Entzündungszeichen erkennen lassen, kann man auch auf kühlende Maßnahmen, die evtl. mit gewissen Vasoreaktionen verbunden sind, übergehen. Dabei kommen Eiswürfel in Plastikbeuteln, mit denen man die erkrankte Region mehrfach täglich betupft, Umschläge mit kaltem Fango, Lehm, Heilerde oder Quark sowie auch häufig gewechselte wärmeentziehende Wickel oder Auflagen in Betracht.

Durchblutungsfördernde Medikamente sind in diesem Stadium natürlich kontraindiziert.

Unter der angeführten Behandlung kommt es nach einer gewissen Zeit, es können je nach Intensität der Störimpulse Tage, Wochen oder auch Monate sein, zu einer allmählichen Umkehr der Hautdurchblutung. D.h., daß während in den tieferen Geweben noch weiterhin eine Mehrdurchblutung besteht, sich an der Oberfläche bereits eine Minderdurchblutung auszuprägen beginnt. Man erkennt dies an der zunehmenden lokalen zyanotischen Färbung. Der Patient klagt jetzt statt Hitze über ein sich verstärkendes Kältegefühl. Damit kündigt sich der allmähliche Übergang in das *Stadium II* an, das aber noch nicht endgültig erreicht ist, denn jeder stärkere (Schmerz-)Reiz kann das bisher Erreichte wieder aufheben, die noch in der Tiefe bestehende Mehrdurchblutung kann sich sehr schnell wieder auf die Oberfläche ausdehnen. In dieser Phase wird man die temperaturabsteigenden Bäder durch temperaturindifferente Anwendungen, ggf. auch durch vorsichtig dosierte Wirbelbäder – die einen ausgeprägt entstauenden Effekt haben – ersetzen. Das geklagte Kältegefühl läßt sich am besten durch Warmhalten (keinesfalls Wärmezufuhr!), z.B. an der Hand mit Handschuhen, beheben.

Fast unmerklich wird dann das Stadium II erreicht, bei dem die Minderdurchblutung von der Haut aus auch auf die Tiefe übergegriffen hat. Subjektiv steht das Kältegefühl jetzt ganz im Vordergrund. Die Schwellung und Bewegungseinschränkung besteht weiter, die Haut sieht wächsern und durchscheinend aus, Nagel- und Haarwachstum in dem betroffenen Gebiet sind gegenüber der Umgebung nun verlangsamt. Regenerationsprozesse an den vielfältig geschädigten Geweben können während der auch im Oszillogramm erkennbaren Minderdurchblutung allerdings noch nicht anlaufen. Deshalb wendet man nun täglich, bei Bedarf (Kältegefühl) auch mehrmals täglich, temperaturansteigende Teilbäder an, die sehr fein dosiert abgestuft werden können. Gewöhnlich beginnt man das Bad mit Indifferenztemperatur und läßt langsam heißes Wasser zulaufen, bis es im Verlauf von etwa 10 min 40° C beträgt. Diese Temperaturendstufe wird noch bis zu 10 min beibehalten.

In diesem Stadium sind jetzt auch durchblutungsfördernde Medikamente einsetzbar.

Bei weiterem Rückgang der Symptome Schmerz und Kältegefühl wendet man – vorsichtig tastend – auch warme (nicht heiße) Packungen mit Peloiden, Heublumen und Kataplasmen an. Unterwasserdruckstrahlmassagen, die zur Hebung des Allgemeinzustandes günstig sind, werden in der betroffenen Region nur mit weitem Arbeitsabstand oder mit der Harffschen Regendüse durchgeführt. Indifferent temperierte Wirbelbäder, Bürstenmassagen, Wechselbäder der gesunden Seite, durchblutungsfördernde Behandlungen mit galvanischem, diadynamischem oder Interferenzstrom sind nun ebenfalls nützlich. Mit Kurzwellenanwendungen sollte man im betroffenen Bereich aber sehr zurückhaltend sein, da die Wärmerezeption in der Tiefe der Gewebe nur unvollkommen ist. Allenfalls sind Kurzwellen-Durchflutungen des Grenzstranges, also wirbelsäulennahe, erlaubt.

Bindegewebsmassage wird entweder als Allgemeinbehandlung mit systematischer Aufbaufolge oder isoliert in den wirbelsäulen-

nahen Abschnitten der betroffenen Segmente durchgeführt.

Niemals sollte in diesem Stadium die Sudeck-Region selbst mit klassischer Massage angegangen werden. Vielmehr wird sich deren Anwendung auf die Normalisierung reflektorisch-vegetativer Fehlsteuerungen durch Behandlung reflektorisch aktiver Zonen und Punkte, z.B. für die obere Extremität an Schultergürtel und Nacken, beschränken.

Im Gegensatz zur klassischen Massage kann eine systematisch durchgeführte Lymphdrainage jedoch die erkrankte Region mit einbeziehen, da ihr entstauender Effekt selbst bei geringen Druckwerten wirksam wird.

Eine entscheidende Rolle kommt aber im Stadium II der Krankengymnastik zu. Sie bedient sich weiterhin aktiver Übungen und vermeidet noch passive Dehnungen. Sollten diese im Einzelfall doch einmal erforderlich werden, sind sie nur „mit einem gewissen Feingefühl" [24] auszuführen. Da die Belastung mit Steh- und Gehversuchen bei Sudeck-Syndrom im Bereich der unteren Extremität sich heilungsverzögernd auswirken kann, sollten zunächst die Mobilisationsübungn ohne oder mit geringem Widerstand im Bett, später, wenn möglich im temperierten Bassinbad erfolgen. Mobilisationsversuche in Narkose schließen die Gefahr einer Schädigung der geschrumpften Bänder, Gelenkkapseln und der anderen bindegewebigen Anteile nicht aus und sind, um Rückschläge zu vermeiden, kontraindiziert.

Allmählich geht das Sudeck-Syndrom in das *Stadium III* über. Schmerzen bestehen schon seit längerer Zeit nicht mehr, das Ödem ist zurückgegangen, auch über ein Kältegefühl wird nicht mehr geklagt. Im Oszillogramm erkennt man eine Normalisierung der Durchblutungsverhältnisse. Es imponieren jetzt aber – besonders, wenn das Krankheitsbild länger bestand – atrophische Veränderungen an Haut und Weichteilen und die mehr oder minder ausgeprägten Gelenkversteifungen. Jetzt erst können auch intensive Maßnahmen zur Anwendung kommen: heiße Packungen (Heusack, Paraffin, Peloide), kräftig lockernde Massagen, passive Dehnungen, zunehmend stärker dosierte Krankengymnastik. Unterwasserdruckstrahlmassagen und Unterwassergymnastik dienen auch in dieser Phase der Gewebslockerung.

Je rascher es gelingt, ein Sudeck-Syndrom aus dem Stadium I herauszuführen, – dies kann im Anfang bei günstiger Ausgangslage sogar in wenigen Tagen erfolgen! – *desto geringer werden die Folgezustände sein.* Hat das Syndrom jedoch alle Stadien zeitlich ausgedehnt und in ganzer Intensität durchlaufen, so ist mit irreparablen Schäden, zumeist Gelenkversteifungen zu rechnen. Aus diesem Grunde ist das Schicksal des Sudeck-Patienten abhängig von der möglichst frühzeitigen klinischen Diagnosestellung und von der phasengerechten Beseitigung der vegetativen Entgleisung, wozu die breit gefächerte Palette der hydrotherapeutischen Maßnahmen entscheidend beizutragen vermag.

2.6 Beispiele aus anderen operativen Fachgebieten

Es soll in diesem Abschnitt nur angedeutet werden, daß sich eine ganzheitlich orientierte Therapie im Sinne Kneipps nicht auf die Chirurgie beschränkt, sondern ebenso als wirkungsvolle Ergänzung in anderen operativen Fächern zum Einsatz kommen kann. Eine vollständige Aufzählung der Möglichkeiten würde jedoch den Rahmen dieses Abschnittes sprengen.

Im HNO-Gebiet sind oft chronisch entzündliche Veränderungen, z.B. der Nasennebenhöhlen, von einer gewissen Problematik. Entscheidet man sich zum konservativen Vorgehen, so gehören zumeist Inhalationen sowie lokale Wärmeanwendungen, entweder als Rotlichtbestrahlungen oder als vorsichtig dosierte Kurzwellendurchflutungen dazu.

Eine schmerzhafte katarrhalische *Pharyngitis* bzw. *Tracheitis* spricht gut auf Thoraxdurchflutungen mit Kurzwellen und auf Inhalationen, z.B. $^1/_2$%ige warme Solelösung mit Zusatz von Latschenkiefernöl oder von Panthenol) an.

In der Urologie kann bei tiefsitzenden *Harnleitersteinen* auch ein subaquales Darmbad zur Anwendung kommen. Von Arnim und Rulffs (1968) erreichten damit bei 75 Patienten einen Steinabgang innerhalb von 3 Tagen bei 58% und innerhalb von 7 Tagen bei 78% der Fälle.

Bei postoperativen *Miktionsstörungen* sollte eine Reizstrombehandlung vom Damm aus versucht werden.

Die chronische *Prostatitis* wird u.a. behandelt mit temperaturansteigenden Sitz- oder Fußbädern, auch Heublumen-Sitzbädern oder Bädern mit Salizylsäure-Huminsäure-Präparaten sowie Auflagen von Heublumensäcken oder heißen Fangopackungen auf den Damm und suprapubisch, auch in Form von Beckenringpackungen. Sie reagiert ebenfalls sehr gut auf dosierte, dem Reizzustand angepaßte Kurz- und Dezimeterwellendurchflutungen des Beckenbereichs [35].

3 Kneipptherapie in der innermedizinischen Klinik

3.1 Allgemeine Gesichtspunkte

Im Grunde stehen beim länger bettlägerigen Kranken die gleichen Probleme wie in den operativen Fächern an. So wird man auch hier besonderes Augenmerk auf die Thromboseprophylaxe (s. 2.2.1 und 2.3.2) richten, wird zu vermeiden versuchen, daß Probleme von seiten des Respirationstraktes auftreten (s. 2.2.2 und 2.3.3), wird ebenfalls eine allgemeine Inaktivierung des Kranken hintanzuhalten (s. 2.3.4) und ihn vor Komplikationen, die in der Bettphase auftreten können, zu bewahren trachten (s. 2.3.5).

Dennoch bedingt die Physiotherapie in der inneren Medizin im Prinzip ein noch sorgfältigeres, auf die häufig zu beobachtende Multimorbidität des älteren Patienten Rücksicht nehmendes Vorgehen. So wird man beispielsweise die Mobilisation eines rekompensierten Herzkranken mit gleichzeitig bestehender Coxarthrose anders gestuft durchführen, als wenn nur die kardiale Situation Beachtung erfordern würde.

Es kann an dieser Stelle jedoch nicht weiter in Einzelheiten auf jede nur denkbare Situation bei inneren Erkrankungen eingegangen werden. Deshalb soll versucht werden, im Rahmen einer Ganzheitsmedizin Verständnis für ein allgemeines naturheilkundliches Vorgehen im Kneippschen Sinne bei einigen ausgewählten Krankheitsbildern zu wecken. *Dabei sei noch einmal hervorgehoben, daß diese Maßnahmen stets nur eine sinnvolle Ergänzung der medikamentösen Therapie darstellen und sie – von wenigen Ausnahmen abgesehen – keinesfalls ersetzen sollen!*

3.2 Möglichkeiten der Kneipptherapie beim Herzinfarktpatienten in der Klinik

Während noch in den sechziger Jahren selbst der Kranke mit einem unkomplizierten Verlauf für 4– 6 Wochen streng immobilisiert wurde, hat sich auf diesem Gebiet inzwischen ein eklatanter Wandel vollzogen.

Natürlich wird man Patienten mit Rhythmusstörungen, mit einer sehr ausgedehnten Infarzierung oder mit anhaltenden pektanginösen Beschwerden auch weiterhin bis zur weitgehenden Normalisierung der Befunde und Beschwerden Bettruhe verordnen. Dabei sollte aber eine dem Zustand des Kranken angepaßte Belebung der Bettruhe nicht außeracht gelassen werden, um drohende Immobilisationsschäden zu vermeiden. Man wird also Atemtherapie, periphere Waschungen, sogenannte Extremitätenmassagen und aktive Fuß- und Handgymnastik so früh wie möglich verordnen.

Dem Patienten, der nach Klinikaufnahme sofort beschwerdefrei wird und der *keine Rhythmusstörungen* aufweist, gestattet man heute in vielen Kliniken ein erstes Aufsitzen bereits nach etwa 3 Tagen und – bei guter Verträglichkeit – ein Aufstehen nach weiteren 3–4 Tagen. Selbstverständlich ist ein schematisches Vorgehen in diesen Fällen kontraindiziert, vielmehr wird man sich stets vor Einleiten einer weiteren Belastung nach Befund und Befinden zu richten haben. Für Ersteres hat sich in der Praxis dort, wo keine ergometrischen Verlaufsbeobachtungen möglich sind, die Kontrolle der Pulsfrequenz erwiesen, die beim 60 Jahre und älteren Kranken 110 Schläge pro min während des Übungsprogramms nicht übersteigen sollte.

In der *Bettphase* beginnt die Thromboseprophylaxe – unabhängig von der medikamentö-

sen Therapie – am ersten Tag. Beim beschwerdefreien Patienten wird schon am zweiten Tag die krankengymnastische Behandlung mit Atem- und Stoffwechselübungen aufgenommen. Während erstere vorwiegend der Vermeidung pulmonaler Komplikationen dienen, wenden sich letztere auch an die periphere Kreislaufregulation. Sie kommen natürlich fein abgestuft zur Anwendung. Zunächst wird nur ein Zehen- und Fingerkrallen mit Betätigung eines Teiles der Waden- bzw. Unterarmmuskulatur geübt und dem Patienten aufgegeben, diese Bewegungen auch bei Abwesenheit des Krankengymnasten mehrmals täglich, am besten stündlich, durchzuführen. Wird dieses gut vertragen, so kann in wenigen Tagen das Bewegungsausmaß dieser Übungen vergrößert werden: auf Zehen- und Fingerkrallen folgen aktive Bewegungen im Sprung- und Handgelenk, noch später dann im Knie- und Ellbogengelenk.

Ebenfalls der Anregung der peripheren Kreislaufregulation dienen bei unkompliziertem Verlauf in der 2. Woche beginnende Trockenbürstungen oder Teilwaschungen der Extremitäten. Brüggemann (1967) weist auf die gute Verträglichkeit dieser Maßnahmen hin, welche die Zirkulation etwas anregen, den Kreislauf insgesamt aber kaum belasten. Sie sollen nach einer alten Kneippregel stets am krankheitsfernen Ort beginnen, möglichst unter Ausnutzung der konsensuellen Reaktion, beim Herzkranken also zunächst einmal am rechten, dann am linken Bein und darauf erst am rechten und zuletzt am linken Arm. Dabei bleibt dem Patienten ausreichend Gelegenheit einer Anpassung an den Reiz und dem Behandler die Möglichkeit, bei dennoch unerwartet auftretenden Fehlsteuerungen die Reizstufung entsprechend zu variieren.

Stets muß man sich bei allen Maßnahmen, die jetzt zur Anwendung kommen, überlegen, daß neben der Vermeidung von ungünstigen Einflußnahmen durch die erforderliche Bettruhe besonders die Wiederanpassung an die Belastungsanforderungen des täglichen Lebens angestrebt wird [8]. Wenn möglich, sollte der Kranke schon vor Ablauf der ersten Woche aufsitzen dürfen. Dabei wird aber besonders vor dem Aufsitzen auf der Bettkante gewarnt, da die Behinderung des venösen Rückstromes und das Versacken des Blutes in die abhängenden Beinarterien oft Anlaß zu Kollapszuständen beim nachfolgenden Aufstehen ist [8].

Besonders günstig ist es, wenn das Aufsitzen mit der Defäkation auf dem Bettstuhl verbunden wird. Zumeist gibt man sich nämlich kaum Rechenschaft darüber, wie anstrengend und auch kardial belastend die Defäkation auf der Bettschüssel ist, jedenfalls weitaus belastender als das Aufsitzen auf dem Bettstuhl und eine dosierte Krankengymnastik! In der *Sitzphase* können die Waschungen (anfangs lau) auch auf den Oberkörper ausgedehnt werden. Die Krankengymnastik geht auf aktive Bewegungsübungen im Sitzen über, wobei aber alle, eine mögliche Preßatmung auslösenden Übungen vermieden werden.

Zur vegetativen Umschaltung können Bindegewebsmassagen begonnen werden, welche die klassische Aufbaufolge berücksichtigen, die Herzzone allerdings zunächst noch auslassen.

Sind die bisherigen Maßnahmen ohne Beschwerden absolviert worden, kann etwa in der 2. Woche bei sonst unauffälligem Verlauf schon die *Steh-* und *Gehphase* eingeleitet werden. Dabei spielt das Alter des Kranken keine ausschlaggebende Rolle. Von Arnim und Rulffs konnten bei 229 Kranken bis zum vollendeten 65. Lebensjahr und bei 113 Patienten, die 65 Jahre und älter waren, keine wesentlichen Zeitunterschiede bis zum Erreichen der Stehphase feststellen [4].

Die Bewegungstherapie wird beibehalten und durch Hockergymnastik ergänzt. Die Hydrotherapie geht zu Ganzkörperwaschungen über und es können auch temperaturansteigende Armbäder linksseitig begonnen werden. Bei letzteren ist jedoch anfangs ein sehr vorsichtiger Temperaturgang erforderlich. Eine Endtemperatur von 39° C sollte erst in 20 min erreicht werden. Ein Schweißausbruch ist unbedingt zu vermeiden, evtl. muß das Bad dann abgebrochen werden. Die von Hauffe eingeführte Wanne, in der bei vorgebeugter Haltung beide Unterarme Platz haben, hat sich uns nicht sehr bewährt, wir bevorzugen die paarigen Armwannen nach Kneipp.

Von anderer Seite [7] werden in diesem Stadium Fußbäder mit Rosmarin- oder Fichtennadelzusatz (10 min, 38° C) mit nachfolgender kurzer kalter Abwaschung empfohlen.

In der 3. Woche können die krankengymnastischen Übungen auch mit Geräten, z.B. Baligerät, fortgesetzt werden. Der Patient wird zunehmend zum wohldosierten Selbstüben angeleitet, die Gehstrecke täglich gesteigert und es kommt Treppensteigen hinzu. Zur Festigung der Kreislaufsituation können jetzt auch Knie- und Schenkelgüsse sowie Kohlensäure- oder Luftsprudelbäder von 35 oder 34° C bei verkürzter Badezeit (ca. 8–10 min) und nur halbgefüllter Wanne eingesetzt werden.

Wichtig ist vor der Entlassung eine eingehende Besprechung mit dem Patienten über seine durch den Infarkt veränderte persönliche Situation. Dabei sind ihm die Wege aufzuzeigen, wie er seiner körperlichen Wiederertüchtigung dienen kann. Der jüngere Mensch sollte dem Sport nicht völlig entsagen müssen, sondern Aufnahme suchen in eine in den meisten Großstädten formierte Sportgruppe für Infarktpatienten.

Vorteilhaft ist ein exakt dosierbares Training auf dem Fahrradergometer von täglich 10–15 min [13]. Wichtig ist selbstverständlich ebenfalls die diätetische Beratung und die Hilfestellung zur Erlangung einer kurörtlichen Nachbehandlung, die in enger zeitlicher Verbindung mit der Entlassung aus dem Krankenhaus angestrebt wird. Jedenfalls sollte die Neuorientierung der Lebens- und Tätigkeitsformen nach dem Infarktereignis im Sinne einer Kneippschen Ordnungstherapie eingehend diskutiert werden.

Bei Herzinfarktpatienten mit Rhythmusstörungen oder anderen Komplikationen kann das hier aufgezeigte Behandlungsschema natürlich nur mit zeitlicher Verzögerung ablaufen. Es wird auch auf eine ganze Reihe von Maßnahmen verzichten müssen, dabei jedoch immer die drohenden Immobilisationsschäden im Auge behalten und eine – wenn auch verlangsamte – Wiederanpassung an die Belastungen des täglichen Lebens anstreben.

3.3 Kneipptherapie bei Diabetes mellitus?

Bewußt wurde die Überschrift mit einem Fragezeichen versehen, erscheint doch die Kneipptherapie bei dieser Erkrankung auf den ersten Blick wenig angezeigt. Und dennoch kann auch bei diesem Leiden eine umfassende Physiotherapie, besonders in der Behandlung verschiedener Komplikationen eine nicht zu unterschätzende Bedeutung erhalten.

Im Sinne der Ordnungstherapie wird der Diabetiker angehalten, seine Lebensgewohnheiten mit der Erkrankung abzustimmen. Dazu gehört eine möglichst gleichmäßige körperliche Belastung ebenso wie die regelmäßige Einnahme der Mahlzeiten.

Die diätetische Beratung des Kranken ist heute selbstverständlich geworden.

Schwierigkeiten bereitet bei der Einstellung des Kranken in der Klinik häufig jedoch, daß er sich hier nicht entsprechend seinen sonstigen täglichen Anforderungen körperlich belasten kann. Dann muß man bestrebt sein, durch krankengymnastische Übungen einen gewissen Ausgleich zu bieten. Erinnert sei hier an die den Kreislauf nicht sonderlich belastende sog. Dauergymnastik.

Hydrotherapeutische Anwendungen kommen vorwiegend bei Folgezuständen des Diabetes mellitus zum Einsatz.

Bei den gegenüber einem nicht-diabetischen Vergleichskollektiv deutlich häufiger auftretenden peripheren Durchblutungsstörungen muß besonders im Stadium I und II nach Fontaine versucht werden, die Ausbildung eines Kollateralkreislaufes zu begünstigen und den betroffenen Muskeln Gelegenheit zu geben, ihren Sauerstoffbedarf der verringerten Zufuhr anzupassen (verbesserte O_2-Utilisation). Einzelheiten siehe Mensen.

Die häufige diabetische *Polyneuropathie*, bevorzugt an den unteren Extremitäten auftretend, spricht ausgezeichnet auf elektrotherapeutische Verfahren an.

Störende Par- oder Dysästhesien lassen sich durch eine Serie mehrfach (3–4mal) wöchentlich durchgeführter hydrogalvanischer Bäder, entweder als Teilbad in Form des Zellenbades oder als Vollbad (z.B. Stangerbad) gut beeinflussen. Daß diese gewöhnlich mit 35–36° C abgegebenen Bäder auch einen kräftigen durchblutungsfördernden Effekt aufweisen, kann bei dem Grundleiden nur günstig sein.

Sind bereits *Paresen* aufgetreten, so müssen zusätzlich zu den hydrogalvanischen Bädern

entweder muskelkräftigende Übungen oder Exponentialstrombehandlungen der gelähmten Muskulatur durchgeführt werden, am besten täglich, um eine Atrophie der Muskeln zu vermeiden.

Nach allen Wasseranwendungen muß beim durchblutungsgestörten Diabetiker anschließend auf eine sorgfältige Abtrocknung der Füße, besonders interdigital, geachtet werden, um eine Ausbreitung von *Mykosen* zu verhüten.

3.4 Die Behandlung nach Halbseitenlähmung

Neben den obligaten Aufgaben in der *Bettphase*, wie sie auch beim operierten Kranken in Form der Dekubitus-, Pneumonie- und Thromboseprophylaxe (s. 2.2.1, 2.2.2 und 2.2.3) durchgeführt werden, sind beim Halbseitengelähmten ganz allgemein noch eine Reihe weiterer Maßnahmen von Anfang an zu beachten. Schon am ersten Tag der Erkrankung muß eine kontrakturverhütende Lagerung durchgeführt werden; das Bein soll nicht außenrotiert liegen, der Ballen muß zur Spitzfußverhütung ein festes Gegenlager haben (z.B. leicht gepolsterte Bettkiste oder auch im Bett getragener Volleyballstiefel). Das Knie darf nur minimal unterpolstert werden, um eine Rekurvation zu verhüten. Knierollen sind aber strengstens verpönt, da sie zur Beugekontraktur nicht nur im Knie-, sondern auch im Hüftgelenk führen, wodurch eine spätere Mobilisation erschwert oder gar unmöglich gemacht werden kann. Der Arm wird in Abduktionsstellung, im Ellbogengelenk rechtwinklig abgebeugt mit angedeutet dorsalflektiertem Handgelenk und unterpolsterten Fingern gelagert [30]. Jede Überdehnung der Gelenke ist zu vermeiden.

Gleichfalls der *Kontrakturverhütung* dienen tägliche passive Bewegungsübungen der gelähmten Seite, die dann, wenn der Patient nicht mehr bewußtlos ist, von aktiven Übungen der gesunden Körperhälfte begleitet werden.

Ist der Kranke ansprechbar, wird eine *Innervationsschulung* in das Übungsprogramm, das die modernen Behandlungsmethoden auf neurophysiologischer Grundlage (PNF) einschließt, aufgenommen. Im Gespräch wird Wert auf eine möglichst frühzeitig einsetzende Konzentrationsübung gelegt [31].

In der Bettphase stehen die hydrotherapeutischen Anwendungen im Dienst der Erhaltung der peripheren Kreislaufregulation. Vorwiegend kommen Teilwaschungen zum Einsatz.

Auch während der *Sitzphase* muß die Kontrakturverhütung fortgesetzt werden. Ebensowenig kann auf die Weiterführung der Bewegungsübungen, der Innervations- und der Koordinationsschulung verzichtet werden.

Beim Aufsitzen, das oftmals anfänglich auf der Bettkante durchgeführt werden muß, sind die schon früher (s. 3.2) gemachten Einschränkungen zu beachten. Besonderer Wert ist jetzt auf die *Haltungskorrektur* zu legen.

Es soll versucht werden, schon in dieser Phase *Geschicklichkeitsübungen* der gelähmten Hand einzuleiten. Es empfehlen sich Steckspiele, wie sie in jedem Spielwarengeschäft erhältlich sind, aber auch Schreibübungen. Kann ein normaler Kugelschreiber nicht gehalten werden, läßt sich ein besonders starker Bleistift, z.B. sog. Zimmermannsstift, dafür einsetzen.

Schon um Regulationsstörungen von Seiten des peripheren Kreislaufs und andere Komplikationen der Bettphase möglichst zu vermeiden, wird man bestrebt sein, den Kranken so bald angängig zum Aufstehen zu bringen. Erlauben die Paresen an den unteren Extremitäten kein ausreichendes Stehvermögen, so wird man in manchen Fällen auf eine orthopädische Versorgung (Orthesen) zurückgreifen. Manchmal genügt auch einfach eine dorsal angewikkelte Schiene, um beispielsweise eine ausreichende Stabilisierung im Kniegelenk herbeizuführen. Bei Gehbehinderung durch Fußheberschwäche erweist sich ein Peronäusschuh oder ein sogenannter Heidelberger Winkel als nützlich.

In der *Stehphase* läuft das bisherige Übungsprogramm im Grunde so weiter. Die Haltungskorrektur im Stand wird nun mit Gleichgewichtsübungen bei offenen und geschlossenen Augen kombiniert. Dabei ist es wesentlich, dem Patienten die Angst hinzufallen abzuge-

wöhnen. Aufstehen und Hinsetzen werden geübt, ggf. wird auch eine Hockergymnastik in das Programm einbezogen. Hydrotherapeutische Anwendungen werden wie bisher im Bett durchgeführt.

Auch in der *Gehphase* verdient die Haltungskorrektur besondere Aufmerksamkeit, um jedes „Einschleifen" falscher Haltungs- oder Bewegungsmuster möglichst zu verhüten. So muß beim Gang darauf geachtet werden, daß die ausfahrende Zirkumduktion des Beines der erkrankten Körperhälfte vermieden wird. Auch wird man bestrebt sein, die Massenbewegungen in Einzelbewegungen „aufzubrechen". Später kommen zu den Gehübungen Hindernisgehen und Treppensteigen hinzu. Stets ist aber bei den Übungen zu bedenken, daß der Ermüdungseffekt bei Kranken mit einer Hirnleistungsschwäche sehr plötzlich einzutreten pflegt und daß insgesamt die Prognose der Wiederherstellung auch abhängig von dem erlittenen Vitalitätsverlust ist. Eine rationelle Therapie darf daher nur mögliche Ziele anstreben [6]. Unnötige „Dressurakte", die den Patienten mehr anstrengen als ihm weiterhelfen, sind zu vermeiden [2].

Für die funktionelle Beübung der oberen Extremität und besonders der Hand kann eine Rehabilitationswand benutzt werden [28], die mit Geräten versehen ist, deren Handhabung im täglichen Leben stets erforderlich bleibt (Gerätestecker, Schalter, Wasserhähne etc.). Ist die Wiederherstellung der *Handfunktion* unwahrscheinlich, so sollte so früh wie möglich auf die Schulung der anderen Seite als Gebrauchshand übergegangen werden.

Eine Crux für den Behandler stellen *spastische Kontrakturen* der Finger und der Handgelenke dar. Es ist erforderlich, diese Gelenke so weit wie möglich durchzubewegen, um zunehmende Gelenkkapselschrumpfungen und damit Kontrakturen zu vermeiden. Schmerzimpulse und von ihnen mit beeinflußte Spastik behindern jedoch diese Bewegungstherapie. Deshalb kommt es darauf an, die Spastik vor der Behandlung zu dämpfen. Dieses gelingt passager, womit die Durchführung der Krankengymnastik erleichtert wird, mittels Kryotherapie [37]. Man benutzt dazu Abreibungen mit Eisstücken, Auflagen von Eisbeuteln,

Kryogelkompressen, auch Andampfungen mit kaltem Stickstoffnebel.

Abhängig von der Gesamtbelastbarkeit des Kreislaufs, die Apoplexie ist ja vorwiegend eine Kreislauferkrankung, kann auch eine Übungsbehandlung im temperierten Bewegungsbad durchgeführt werden. Dabei ist jedoch zu berücksichtigen, daß manche Patienten sich im Wasser unsicher fühlen, sich zusätzlich verspannen und damit den gewünschten Erfolg nicht aufkommen lassen [5, 33]. Bei guter Konstitution dürfen Knie- und Schenkelgüsse als Allgemeinroborans und Kohlensäurebäder (ggf. Halbbäder, 34–35° C, 8–12 min Dauer), denen eine Verbesserung auch der zerebralen Durchblutung zugesprochen wird, versucht werden.

Nicht selten entwickelt sich in Verbindung mit einer Hemiparese ein *Sudeck-Syndrom*, vorwiegend im Bereich der oberen Extremität. Es erfordert schnelle Abklärung und sofortige Therapie (s. 2.5.3).

Eigene Erfahrungen mit der verschiedentlich angegebenen spastikmindernden Wirkung hydrogalvanischer Vollbäder stimmen mit den Angaben in der Literatur [14] nicht überein. Vermutlich spielt hierbei die Frage der Dosierung eine Rolle, da jeder stärkere, auch der taktile Reiz, vom spastisch erkrankten Patienten mit einer Tonuserhöhung beantwortet wird. So findet ebenfalls der als deutliches Prickeln an der Haut empfundene galvanische Reiz Eingang in das retikuläre System und kann zu einer Entgleisung im Sinne der sogenannten Gammaspastik oder auch nur zur Tonuserhöhung führen.

Während eine Reizstromtherapie bei Halbseitenlähmung bisher im allgemeinen abgelehnt wurde, berichtete Hufschmidt (1966) über gewisse Erfolge durch die rhythmische Reizung spastischer Muskulatur in Form einer Hemmung der Spastik und Aktivierung der Antagonisten. Er gibt an, daß der Effekt um so überzeugender sei, je leichter die *Spastik* ist. Es kommen bei der Methode zwei getrennte aber synchronisierte Reizkreise mit je zwei Elektroden zur Anwendung. Abgegeben werden Rechteck-Einzelimpulse von 0,2–0,5 ms Impulsdauer und einer Impulsfolge von 0,7–1,0 Hz. Zwischen den Reizkreisen besteht

eine Zeitverzögerung von 100–300 ms. Dadurch kommt es über einen Hemmungseffekt an den Motoneuronen des spastischen Muskels zu einer Relaxationswirkung [14].

Von nicht zu unterschätzender Bedeutung für die weitere *Rehabilitation des Patienten nach der Krankenhausentlassung* ist eine Rücksichtnahme auf seine persönliche Situation. Es empfiehlt sich, nicht nur mit dem Kranken selbst, sondern auch mit seinen Angehörigen die Möglichkeiten und Wege seiner Wiedereingliederung in die Umwelt zu besprechen. Besonders die Familie muß geschult werden, auf den Kranken einzugehen, ihn auf der einen Seite nicht zu überfordern, auf der anderen Seite aber genügend anzuhalten, damit die erforderlichen Übungen weiter durchgeführt werden und ein Trainingsverlust vermieden wird. Das sind wesentliche Vorbedingungen für eine erfolgreiche Wiedereingliederung des Halbseitengelähmten in den häuslichen, sozialen und ggf. beruflichen Bereich.

4 Literatur

[1] v. Arnim, D.: Physikalische Therapie nach Operationen. In: Der operierte Kranke. München: Barth 1969

[2] v. Arnim, D.: Physikalische Therapie in der Praxis. Stuttgart: Fischer 1970

[3] v. Arnim, D., Rulffs, W.: Ergebnisse der konservativen Behandlung von Harnleitersteinen mit subaqualen Darmbädern. Arch. physikal. Therap. *20*, 475 (1968)

[4] v. Arnim, D., Rulffs, W.: Neue Ergebnisse der physikalischen Therapie nach Herzinfarkt bei alten Patienten. In: Herz und Atmung im Alter, Veröffentlichungen der Deutschen Gesellschaft für Gerontologie, Band 1. S. 57. Darmstadt: Steinkopff 1968

[5] v. Arnim, D., Rulffs, W.: Physikalische Therapie in der Neurologie. In: Handbuch der physikalischen Therapie, Band IV, Stuttgart: Fischer 1968

[6] v. Arnim, D., Rulffs, W.: Übungsbehandlung der Bewegungsstörung. In: Therapie über das Nervensystem, Band 12. Stuttgart: Hippokrates 1974

[7] Brüggemann, W.: Die Behandlung des Herzinfarktes mit besonderer Berücksichtigung der Kneipptherapie. Hippokrates *23*, 31 (1960)

[8] Brüggemann, W.: Möglichkeiten der Kneipptherapie bei der Rehabilitation Herz- und Kreislaufkranker. Allg. Therap. *7*, 243 (1967)

[9] Brüggemann, W.: Was ist Kneipptherapie? Med. Welt *22*, 1912–1914 (1971)

[10] Brüggemann, W.: Obstipation – ein Problem in der Praxis. Der Kassenarzt, H. 13, 1793–1799 (1975)

[11] Brüggemann, W.: Was ist Ordnungstherapie? Ärztl. Praxis *28*, 1686 (1976)

[12] Brüggemann, W., Decker, J.: Möglichkeiten und Grenzen der Kneipptherapie bei Herz- und Kreislauferkrankungen. Hippokrates *8*, 28 (1957)

[13] Clauß, B., Schenck, K.E.: Praktische Durchführung der Bewegungstherapie bei Patienten nach Herzinfarkt: Frühmobilisation, dosiertes Training auf dem Fahrradergometer, Gruppengymnastik. Phys. Med. Reh. *19*, 230 (1978)

[14] Edel, H.: Fibel der Elektrodiagnostik und Elektrotherapie. 2. Aufl. Dresden: Steinkopff 1973

[15] Ehrenberg, H.: Krankengymnastische Maßnahmen zur Thromboseprophylaxe. Z. Krankengymn. *30*, 188 (1978)

[16] Freyberg: Zit. n. Ott, V.R.: Das reflex-dystrophische Ödem. Nauheimer Fortbildungslehrgänge, Band 24, 92 (1959)

[17] Hackethal, K.H.: Das Sudecksche Syndrom. Monatskurse Ärztl. Fortb. *11*, 555 (1961)

[18] Hettinger, Th.: Isometrisches Muskeltraining. 3. Aufl. Stuttgart: Thieme 1968

[19] Hufschmidt, H.J.: Elektrotherapie der Spastik. Klin. Wochenschr. *44*, 1153 (1966)

[20] Klöser, H., Smekal, P. v., Ehrenberg, H.: Fußbewegungen in der Thromboseprophylaxe beim Bettlägerigen. Z. Krankengym. *30*, 186 (1978)

[21] Kneipp, Seb.: So sollt ihr leben: Neuauflage, München: Ehrenwirth 1976

[22] Lampert, H.: Zit. n. Edel

[23] Mühe, E.M.: Zit. n. Ehrenberg

[24] Oehlecker, F.: Die Sudeck'sche Krankheit, insbesondere nach Erfrierungen. Chirurg *14*, 422 und 459 (1942)

[25] Rulffs, W.: Die Wundheilung im Supernaturan-CO_2-Heilbad. Med. Klin. *55*, 1360 (1960)

[26] Rulffs, W.: Reflexzonenmassage im dringlichen Notfall? Heilkunst, *76*, 79 (1963)

[27] Rulffs, W.: Die physikalische Therapie des Sudeck-Syndroms. Allg. Therapeutik *5*, H. 9 (1965)

[28] Rulffs, W.: Die physikalische Therapie der funktionsgestörten Hand. Münch. Med. Wochenschr. *107*, 2184 (1965)

[29] Rulffs, W.: Zur konservativen Behandlung des Dekubitus. Z. Krankengym. *18*, 254 (1966)

[30] Rulffs, W.: Ein Beitrag zur Lagerung der gelähmten oberen Extremität. Med. Welt *17* (N. F.), 496 (1966)

[31] Rulffs, W.: Physiotherapie aus der Sicht des Krankenhausarztes. Allg. Therap. *10*, 86 (1970)

[32] Rulffs, W.: Möglichkeiten der physikalischen Therapie beim Sudeck-Syndrom. Der Deutsche Badebetrieb *61*, H. 9 (1972)

[33] Rulffs, W.: Physikalische Nachbehandlung der Cerebralsklerose. Phys. Med. Reh. *13*, 167 (1973)

[34] Rulffs, W.: Indikationen und Möglichkeiten der Eisbehandlung. Der Deutsche Badebetrieb *67*, 59 (1976)

[35] Rulffs, W., Tuna, N.: Vergleichende Untersuchungen von Kurz- und Dezimeterwellen. Arch. Phys. Ther. *20*, 479 (1968)

[36] Sudeck, P.: Über die akute entzündliche Knochenatrophie. Arch. Klin. Chir. *62*, 147 (1900)

[37] Trnavsky, G.: Kryotherapie. München: Pflaum 1979

[38] Kohlrausch, A., Widmer, K., Rulffs, W., Rompe, G.: Indikations- und Verordnungshinweise für die Physikalische Therapie. 3. Aufl. Köln: Deutsch. Ärzte-Verl. 1983

Möglichkeiten der Kneipptherapie in der Großstadt

J. Früchte †

1 Grundsätzliche Unterschiede häuslicher und kurörtlicher Kneipptherapie

Die Anfänge der Kneipptherapie, wie sie der Wörishofener Pfarrer etwa von 1855–1880 betrieb, lagen im ambulanten, bzw. häuslichen Bereich. Die Kranken, zunächst meist aus dem bäuerlichen Milieu der Umgebung stammend, erhielten mündliche oder schriftliche Hinweise für die von ihnen selbst oder von Angehörigen vorzunehmenden Maßnahmen. Diese bestanden vorwiegend in kurzen kalten Teilbädern, länger dauernden kalten Umschlägen, die bei Kneipp Wickel hießen, Abwaschungen und ähnlichen einfach durchzuführenden Maßnahmen. Die heute in Bad Wörishofen und anderen Kneippheilbädern und -kurorten anzutreffende Vielfalt von hydrotherapeutischen Anwendungen geht erst auf das spätere Wirken Kneipps und seiner ärztlichen Nachfolger zurück und bedurfte einer gewissen technischen Voraussetzung.

Dieser Unterschied kennzeichnet noch heute die Verschiedenheit der *Kneipptherapie im häuslichen und kurörtlichen Bereich*. Hinzukommt der Umstand, daß die Herausnahme des Patienten aus dem Berufsalltag, Milieu- und Klimawechsel sowie der besondere Kurrhythmus im Kurort zusätzliche Therapiefaktoren darstellen, über welche bisher nur wenige Untersuchungen vorliegen (Hildebrandt 1975, 1977).

Das Fehlen der hier aufgeführten kurbegleitenden Umstände bei der häuslichen Kneipptherapie sollte nicht nur negativ bewertet werden, da es sich letztlich um passives Geschehen handelt, das möglicherweise ohne besondere Motivation des Kurpatienten abläuft. – Was an Therapiemaßnahmen jedoch zu Hause selbst vorgenommen werden muß, setzt einmal eine bestimmte Motivation voraus und führt andererseits zu einer Selbstbestätigung und Befriedigung des aktiv handelnden Patienten.

1.1 Voraussetzungen seitens des Therapeuten

Für die exakte Befolgung der therapeutischen Anordnungen bedarf es deren schriftlicher Fixierung durch den Arzt. Dieser muß Indikation und Wirkungsweise der einzelnen Maßnahmen genau kennen und bei seiner Verordnung *Art, Dauer, Wärme, Tageszeit und Häufigkeit* der einzelnen Anordnung vermerken.

Der beste Weg zum Kennenlernen dieser lohnenden Therapieform besteht im Eigenerlebnis unter Führung eines erfahrenen Kneipparztes.

1.2 Voraussetzungen seitens des Patienten

Es ist sinnlos, einem nicht *motivierten Patienten* Kneippanwendungen verordnen zu wollen, die er selbst durchführen muß. Dazu lassen sich nur sehr einsichtige Kranke bewegen oder solche, die ein Kurerlebnis gehabt haben, schließlich Menschen, die infolge Familientradition von klein auf häusliche Kneippbehandlung erlebt haben und von deren Sinn überzeugt sind.

Eine ins Detail gehende Belehrung des Patienten über die Technik der einzelnen therapeutischen Maßnahmen dürfte in der Praxis schon aus Zeitgründen oft nicht möglich sein. Informationswillige Patienten verweise man an den örtlichen Kneippverein.

2 Einflußfaktoren auf die Verträglichkeit hydrotherapeutischer Maßnahmen

Hinlänglich bekannt ist, daß auch der Gesunde unmittelbar nach einer Hauptmahlzeit kein Vollbad nehmen soll. Weniger bekannt dagegen ist der Umstand, daß selbst kleine Kneippanwendungen wie Wechselfußbad, Arm- oder Knieguß, ja sogar Wassertreten am späten Abend eine sympatikotone Wirkung entfalten können und dann am Einschlafen hindern. Die Wirkung hydrotherapeutischer Maßnahmen ist nicht nur von der Tageszeit, sondern auch von der jeweiligen *vegetativen Ausgangslage* des Patienten abhängig. Diese kann durch Genußmittelkonsum, Witterung, psychische und vielerlei andere Faktoren beeinflußt werden. Als Faustregel kann gelten: Nur die Anwendung ist sinnvoll, die subjektiv als angenehm empfunden wird.

2.1 Konstitutionelle Unterschiede

Die subjektive Wertung des Patienten in Form
von positiver oder negativer Empfindung nach
einer Kneippanwendung hängt weitgehend von
dessen Konstitution ab. Dennoch hilft eine
schematisierende Einteilung etwa in A und
B Typ (Lampert 1954) nicht viel weiter, und
es wäre falsch, wenn man grundsätzlich Pykniker nur mit Kaltreizen und Astheniker mit warmen Anwendungen behandeln wollte. In jedem
einzelnen Fall ist es unerläßlich, die subjektive
Verträglichkeit herauszufinden.

2.2 Das hydrotherapeutische Rezept

Die dem Patienten mitzugebende Verordnung
kann sich nicht auf die in Kurorten üblichen
Abkürzungen beschränken, außer es handelt
sich um einen Kneippkur-Erfahrenen.
Ein *hydrotherapeutisches Rezept* würde etwa folgendermaßen aussehen: Morgens: Ganzwaschung mit Essigwasser vom Bett aus, 1mal wöchentlich Vollbad mit Fichtennadelextrakt
37° C 10–15 min, kalte Abwaschung, Bettruhe.
Täglich nach der Mittagspause: Armbad, kalt,
10 sec. Spätnachmittags: 3mal wöchentlich
Wechselfußbad 38° 5 min, kalt 10 sec, 2mal wechseln. Vor dem Schlafengehen kalte Unterkörperwaschung, bei Bedarf kühle Herzkompresse. –
Ein solches Vorgehen wäre z.B. bei einem 40jäh-
rigen Mann mit funktionellen anginösen Herzbeschwerden bei hyperkinetischem Syndrom angebracht.
Zusätzlich sollten körperliches Training (Intervalltraining) und konzentrative Selbstentspannung (autogenes Training) empfohlen werden.

3 Kneipptherapie als Basisbehandlung bzw. flankierende Therapie

Der kundige Hydrotherapeut wird sich in den
meisten Fällen nicht auf die *Hydrotherapie*
allein beschränken sondern diese *als flankie-
rende Maßnahme* zu seiner sonstigen Therapie

benutzen; außerdem gehören zur Kneippheilweise noch andere therapeutische Prinzipien als
die Hydrotherapie.
Diätetische Empfehlungen dürften sich nur bei
wenigen Patienten erübrigen. In Anbetracht des
verbreiteten Bewegungsmangels, auch bei vielen
Jugendlichen, ist auch auf diesem Gebiet meist
eine entsprechende Information und Motivation erforderlich.
Entsprechend den Angaben von Weiss (1960)
und Hänsel (1975) haben sich die „mite" wirkenden Phytotherapeutika vor allem bei chronischen Krankheitsbildern bewährt.
Die für eine *Basistherapie* am besten geeigneten
Kneippanwendungen sind morgendliche Abwaschungen oder Trockenbürsten, mittags kurze
kalte Armbäder, nachmittags (Wechsel)-Teilbä-
der oder -güsse sowie Wassertreten, abends Wadenwickel, Leibauflage, Herzkompresse, Unterkörperwaschung, 1mal wöchentlich $^1/_3$, $^3/_4$ oder
Vollbad mit Heublumen-, Fichtennadel- oder
Rosmarinextrakt.

3.1 Die sogenannte Abhärtung

Die bereits von Hufeland (1797) postulierte Abhärtung haben viele von uns im Krieg oder Gefangenschaft als einen Zustand des optimalen
Angepaßtseins an extreme Lebensbedingungen
an sich selbst erlebt. Unter Normalbedingungen
genügt die regelmäßige Anwendung kurzer kleiner Kaltreize auf den warmen Körper wie Tau-
und Schneelaufen, Wassertreten, Tragen offener
Fußbekleidung, kalte Arm- und Kniegüsse,
kalte Abwaschungen, Abgießung oder Dusche
– nach jeder vorausgegangenen Warmanwendung, besonders nach warmen Bad – oder Dusche nach Sauna.

3.2 Hydrotherapie beim vegetativ labilen oder gestörten Patienten

Beim vegetativ Fehlgesteuerten wird man nicht
ausschließlich oder vorwiegend mit Kaltreizen
beginnen, sondern mit wechselwarmen Anwendungen bei sparsamer Dosierung, wie z.B. morgens Trockenbürsten, 2–3mal wöchentlich
Wechselfußbad, 1mal wöchentlich Sauna oder

$^3/_4$ Vollbad mit Melissenextrakt. Außerdem Bewegungstraining je nach Belastbarkeit und Entspannungsübungen.

Bewährte Phytopharmaka sind: Hypericum perforatum, Passiflora incarnata, Valeriana officin., Avena sativa. Wenn diese nicht ausreichen, kommt die bewährte Kombination von Belladonna und Secale cornutum in Frage.

3.2.1 Der Hypotoniker

Der *niedrige Blutdruck* sollte nur dann als behandlungsbedürftige Gesundheitsstörung angesehen werden, wenn er Beschwerden macht. Es wäre falsch, bei Menschen mit relativem Wohlbefinden nur deshalb ein subjektives Krankheitsgefühl zu erzeugen, weil ihr Blutdruck unter einer willkürlich gesetzten Normzahl liegt. Macht die hypotone Regulationsstörung jedoch Beschwerden, ist eine ausschließlich medikamentöse Behandlung selten befriedigend.

Der Hydrotherapeut benutzt vorwiegend kleine kurz einwirkende Kaltreize, wie Waschung, Armbad, Wassertreten, Kniereguß unter Berücksichtigung der Regel: Kaltes Wasser nur auf warmen Körper! Einzige Ausnahme davon ist das Schneegehen.

Die Sauna sollte nur mit Vorsicht angewendet werden. Wichtigster Faktor dabei ist beim Hypotoniker die Abkühlung, bei der das kurze Tauchbad nicht fehlen darf.

Daneben wird Ausdauertraining empfohlen. Günstig wirkt häufig unterstützende Behandlung mit Bindegewebsmassagen. Wegen der später einsetzenden gegenregulatorischen Phase wird koffeinhaltigen Getränken ebenso widerraten wie Tabakkonsum.

Phytotherapeutisch haben sich Crataegus, Arnika, Rosmarinus, Leonurus und Convallaria bewährt.

3.2.2 Der Hypertoniker

Unter *Hypertonie* wird im folgenden nur die essentielle arterielle Form verstanden. Hier bietet die kurörtliche bzw. stationäre Kneipptherapie die besseren Möglichkeiten. Daneben bedarf der Hypertoniker eines ständigen Gefäßtrainings auch im Alltag.

Seitdem aus experimentellen Untersuchungen (cold pressure test) bekannt ist, daß starke Kaltreize den arteriellen Druck steigern können, ist man mit der früher üblichen Anwendung massiver Kaltreize bei der Hypertonie zurückhaltend geworden. Man gibt heute wenigstens zu Anfang der Behandlung warmen und wechselwarmen Anwendungen den Vorzug, wobei die kalte Phase auf 18 bis 20° C temperiert werden kann.

Je nach Belastbarkeit des Herzens erhält der Hypertonie-Patient 1mal wöchentlich $^1/_2$, $^3/_4$ oder Vollbad mit Fichtennadelextrakt oder Melisse, 36–38° C 10–15 min, anschließend kühle Abwaschung oder Abgießung, 1mal wöchentlich Sauna mit schonender Abkühlung – kein Tauchbad –, 1mal wöchentlich Schwimmen, 22–28° C, 10 min. Außerdem werden 2–3mal wöchentlich Wechselfußbäder gegeben. Zusätzliche Therapiemaßnahmen sind medikamentöse Einstellung, salzarme Kost, Intervall- und Ausdauertraining (Laufen, Radfahren, Gymnastik, Gartenarbeit).

In leichten Fällen wird man versuchen, mit Kombinationen aus Crataegus oxyacantha, Viscum album, Allium sativum, Ruta graveolens und Rauwolfia serpentina auszukommen. Je nach Schweregrad werden Rauwolfia-Gesamtauszüge, Reserpin und Diuretika oder noch stärker wirkende Substanzen erforderlich sein.

3.2.3 Der Schlafgestörte

Beim Schlafgestörten ist ein Therapieversuch erst dann sinnvoll, wenn ursächliche Faktoren ausgeschlossen werden können, die andere Behandlungsarten erfordern, wie Neurosen, Psychosen, Mißbrauch von Genußgiften u.a.m. Bei Zerebralsklerotikern ist die Anwendung physikalischer Maßnahmen meist nicht mehr sinnvoll, besonders wenn keine – oder zuviel – Motivation vorhanden und die exakte Durchführung der Behandlungsmaßnahmen nicht gewährleistet ist.

Bewährt haben sich außer einem zur Müdigkeit führenden Ausdauertraining abendliche kühle Anwendungen wie Unterkörperwaschung, Wadenwickel, Leibauflage und Herzkompresse. Die Waschung kann bei Bedarf im Abstand von

15 min mehrfach wiederholt werden. Auf die u.U. nachteilige Wirkung anderer Kneippanwendungen am Abend wurde unter 2 hingewiesen.

Von großem Wert ist für viele Menschen mit Einschlaf- oder Durchschlafstörungen das Autogene Training. Es ist kein Schlafmittel-Ersatz, dennoch erleichtert es das Nichtschlafenkönnen. Der hierdurch herbeigeführte Zustand des Wachseins bei völliger körperlicher und geistiger Entspannung wird als angenehm empfunden, und der Patient fühlt sich am Morgen trotz relativ kurzer Schlafdauer ausgeruht.

Oft vermögen Phytopharmaka aus Valerian off., Hypericum perfor., Humulus lupul. einen unterstützenden Effekt auszuüben.

3.2.4 Der Magenkranke
(Die akute und chronische Gastritis)

Für Magenerkrankungen kann noch heute die alte Regel gelten, akute Beschwerden kühl, chronische heiß zu behandeln! Wenn man davon ausgeht, daß bei der akuten Gastritis eine Hyperämie, also ein Reizzustand der Magenschleimhaut gegeben ist, der möglicherweise mit kleinsten röntgenologisch nicht nachweisbaren Ulzerationen einhergeht, oder in einen hämorrhagischen Zustand übergehen kann, wird es einleuchten, daß kühle Leibauflagen subjektiv angenehmer und objektiv wirksamer sind als die Anwendung von Wärme.

Durch Teefasten (Kamille), säurebindende, krampflösende und beruhigende Medikation können die Symptome bei Bettruhe in wenigen Tagen zum Verschwinden kommen.

Die *chronische Gastritis* ist nicht nur durch ihren protrahierten Verlauf gekennzeichnet, sondern auch durch andere pathophysiologische Gegebenheiten. Dementsprechend muß auch die Therapie andere Wege gehen. So wird man versuchen, die Durchblutung der Magenschleimhaut bzw. der Submukosa durch Wärmeapplikation zu verbessern, und hierzu ist der *Heusack* am besten geeignet. Er wird 2–3mal wöchentlich angewendet und sollte nicht länger als eine Stunde liegen bleiben.

Stößt dessen Zubereitung auf Schwierigkeiten, eignen sich ersatzweise heiße Packungen aus zer-

quetschten Pellkartoffeln oder feuchte Auflagen, die durch eine Wärmflasche heiß gehalten werden.

3.3 Die Hydrotherapie der nichtentzündlichen Gelenkerkrankungen

Nichtentzündliche Gelenkerkrankungen werden üblicherweise mit Wärme behandelt. Der erfahrene Physiotherapeut weiß jedoch, daß es Ausnahmen von dieser Regel gibt.

3.3.1 Das Schulter-Arm-Syndrom

Eine solche Ausnahme stellt das akute Schulter-Arm-Syndrom oder die *rheumatische Schultersteife* dar. Häufig bekommt man von einem solchen Patienten zu hören, er habe es unter der heißen Moor-, Paraffin-, Fango-, usw. -packung nach 10 min vor Schmerzen nicht mehr ausgehalten. Hier wirkt der Versuch mit einer feuchten Packung mit fein zerkleinertem Eis – kein Eisbeutel – oft Wunder. Die Dauer wird vom Patienten bestimmt und sollte 15 min nicht überschreiten.

Krankengymnastik und aktives Üben des Patienten sind unerläßlich und sind letztlich wichtiger als passive physikalische Therapiemaßnahmen.

3.3.2 Die Gonarthrose

Die schmerzhafte Gonarthrose reagiert in der Mehrzahl der Fälle gut auf feucht-heiße Packungen wie Heusack, Moor oder andere Peloide. In den nicht seltenen Fällen, wo entzündliche Reizerscheinungen hinzugetreten sind, wenden wir die kühle Lehmpackung (15–20 min) an, die nicht länger als $1/2$ Std liegenbleiben sollte, weil der Lehm sonst trocken wird und sich seine kühlende, reizmindernde Wirkung dann ins Gegenteil verkehrt.

Der dazu benötigte Lehm wird aus Heilerde (äußerlich) mit Wasser angerührt und auf einen feuchten Lappen aufgetragen.

Als Bewegungstherapie hat sich für arthrotisch veränderte Kniegelenke das Pendeln bestens bewährt. Der Patient sitzt dazu auf dem Tisch und läßt 1–2mal täglich 5 min die Beine kräftig baumeln. Die Unterschenkel sollen dabei bis zur Horizontalen ausgestreckt werden.

3.3.3 Die Coxarthrose

Sie ist wegen der anatomischen Besonderheiten des Hüftgelenks der Kneipptherapie viel weniger zugänglich als das Knie. Packungen nutzen wenig. Am ehesten kommen Moorbrei-Vollbäder in Frage, wobei hinsichtlich der Konsistenz die Forderung gestellt wird, daß der Körper des Patienten nur langsam in die gefüllte Wanne einsinkt. Stärkere Verdünnungen des Moorbreies sind von geringer Wirkung.

Massagen werden vor allem in Form der Unterwasser-Strahlmassage und Bewegungsübungen als Warmwasserschwimmen und Radfahren – evtl. im Stand – verabfolgt.

3.4 Erkrankungen der Atmungsorgane

Bei physikalischer und Balneotherapie von Erkrankungen der Atmungsorgane wird meist vorwiegend an Inhalationen, Seeklima und Solebäder gedacht. Es ist weniger bekannt, daß die Kneippheilweise über eine Fülle von Möglichkeiten verfügt, auch am Wohnort und im Hause des Patienten lindernd, heilend und stabilisierend zu wirken.

3.4.1 Akute Bronchitis

Wenn eine akute Bronchitis mit Fieber verläuft, wird man sich auf kühle Wickel beschränken, die mehrmals täglich als Wadenwickel, 1–2mal täglich je nach Höhe der Körpertemperatur als Brust- und Kurzwickel angelegt werden und so einen großflächigen wärmeentziehenden Effekt haben. Sie bleiben nur ca. $^1/_2$ Std liegen.

Zusätzlich werden Einreibungen mit terpenhaltigen Externa vorgenommen, deren perkutane Wirkung auf ätherischen Ölen aus Pinus, Eukalyptus, Thymus, Terebinthina, u.a. beruht. Expektorantien geben wir als Teemischungen aus Primula, Plantago, Verbascum, Drosera, Farfara und Liquiritia, um einige der wirksamsten schleimlösenden Drogen zu nennen.

Bei alten Menschen sollte man jede fieberhafte Bronchitis als Bronchopneumonie ansehen und antibiotisch oder chemotherapeutisch behandeln, ohne die Grundsätze biologischer Therapiemaßnahmen außer acht zu lassen.

3.4.2 Chronische Bronchitis

Bei der chronischen Bronchitis, auch beim Übergang zur spastischen Form, hat sich vor allem der Heusack bewährt, der notfalls auch durch die feucht-heiße Packung mit Heublumenaufguß oder -extrakt ersetzt werden kann. Wenn es der Kräftezustand des Patienten zuläßt, kann man den Heusack 2–3 Wochen lang täglich geben. Unterstützend werden Wechsel-Armgüsse, verlängerte W.-Armgüsse und W.-Obergüsse in allmählicher Steigerung verabfolgt. Durch regelmäßige Oberkörperwaschungen kann einer Rezidivgefahr vorgebeugt werden.

3.4.3 Obstruktive Bronchialerkrankungen (Emphysen mit Asthma)

Die unerfreuliche Situation des *Emphysematikers* und *Asthmakranken* kann auch durch die Kneipptherapie nicht grundlegend umgestaltet werden. Immer wieder wird es Patienten geben, die einer Dauerbehandlung mit Kortikosteroiden oder Bakteriziden bedürfen und außerdem noch Adrenalin-Abkömmlinge benötigen. Diesen Bronchospastikern in fortgeschrittenen Stadien sollte man nicht auch noch Kneippanwendungen auferlegen. – Atemgymnastik sollte jedoch auch in diesem Stadium durchgeführt werden.

Kinder und junge Menschen reagieren ausgezeichnet auf Waschungen, Wickel und Güsse, die vorwiegend kalt appliziert werden sollten. Beim verlängerten Armguß und beim Oberguß besonders kommt es zu einer kräftigen Reizung der für die Inspiration wichtigen Hautzonen der Schultern und des Rückens. Durch konsequente Wiederholungen kann hiermit eine Verbesserung der Vitalkapazität erreicht werden. Kindliche Asthmatiker können die subjektive Erleichterung durch den kühlen Brustwickel so positiv empfinden, daß sie diesen bei Bedarf allein anlegen.

4 Spezielle Indikationen für ausgewählte Kneippanwendungen

Abweichend von dem üblichen Verfahren bzw. der Reihenfolge bei Aufzählung von Diagnosen bzw. Symptomen und deren Therapie soll im folgenden von der Therapieform ausgegangen und die dafür geeigneten Krankheitsbilder geschildert werden.

4.1 Wassertreten

Wassertreten ist eine der bekanntesten Kneippanwendungen und wird in der Regel nicht als besondere Behandlungsform verstanden. Bei zwei Indikationen hat es sich – regelmäßige Anwendung vorausgesetzt – besonders bewährt.

4.1.1 Venöse Rückflußstörungen

Der Orthopäde Storck hat einmal gesagt, Wassertreten sei die einzige konservative Therapie, um *Varizen* am Fortschreiten zu hindern. Der Wechselreiz: Luft – Wasser übt dabei einen kräftigen tonisierenden Effekt auf die venöse Strombahn aus, während die später einsetzende reaktive arterielle Hyperämie zu einer besseren O_2-Versorgung eventuell ischämischer Bezirke führt.

4.1.2 Der chronische Kaltfuß

Eine weitere Indikation für Wassertreten ist der chronische Kaltfuß. Bei Beginn des Wassertretens sollte er allerdings warm sein. Gegebenenfalls ist ein warmes oder temperaturansteigendes Fußbad voranzustellen. Hinterher ist Bewegung erforderlich.

4.2 Wadenwickel

Im Wadenwickel haben wir eine der vielseitigsten Kneippanwendungen, dessen Indikationsbreite weit über die allgemein bekannte Anwendung bei febrilen Zuständen hinausgeht.

4.2.1 Fieberhafter Infekt

Für den Kinderarzt oder Allgemeinmediziner ist es von Wichtigkeit, daß die Mütter von Kleinkindern die Technik des Wadenwickels beherrschen, um bei der Bestellung eines Kran-

kenbesuches wegen *fieberhaften Infektes* gleich die notwendige Behandlung einleiten zu können. Das antipyretisch wirkende Zäpfchen braucht dann höchstens zur Nacht, und das auch nur bei Fieber über 39,5° C gegeben zu werden.

Bei Fieber bleibt der Wadenwickel höchstens $1/_2$ Std liegen und wird nach kurzer Pause wieder erneuert. Temperaturen über 38,5° C erfordern größerflächige wärmeentziehende Maßnahmen wie Lenden- oder Kurzwickel oder kaltes Halbbad 18° C 10 sec.

4.2.2 Einschlafstörungen

Wie unter 3.2.3 (Schlafstörungen) ausgeführt, ist der Wadenwickel eines der sogenannten ableitenden Mittel zur Erleichterung von Einschlafstörungen. Voraussetzung für die erwünschte schlaffördernde Wirkung sind warme Füße. Nötigenfalls kann eine heiße Wärmflasche zum kalten Wickel gegeben werden. Dem Wasser zur Bereitung des Wickels wird etwas Essig zugesetzt.

Statt des Wadenwickels können auch die „nassen Strümpfe" Verwendung finden. Über ein Paar gut nasse Baumwoll-Kniestrümpfe werden trockene Wollstrümpfe gleicher Länge gezogen.

Schläft der Patient mit dem Wadenwickel ein, so hat es mit dem Abnehmen Zeit bis zum Aufwachen.

4.2.3 Erregungszustände

Bei sehr *unruhigen Patienten* wird der Wadenwickel als Sedativum gebraucht. Er wird vom Kranken meist als angenehm empfunden und kann helfen, stärker wirkende Sedativa oder Psychopharmaka einzusparen. Bei ausgesprochener Herzangst mit tachykarden Zuständen geben wir stattdessen eine – ebenfalls kühle – Herzkompresse, bei welcher die ganze linke Brustseite mit dem nassen Leinentuch abgedeckt sein soll, während Zwischentuch und Wolltuch um den Thorax herumgeführt werden.

4.3 Kühle Kataplasmen

Kühle Kataplasmen werden vor allem bei umschriebenen Entzündungen eingesetzt.

4.3.1 Lehmpflaster

Das am häufigsten verwendete ist die *Lehmpak-kung* oder in der Sprache Kneipps das „Lehm-pflaster". Auf die wärmeentziehende Wirkung wurde unter 3.3.2 (Gonarthrose) hingewiesen.

4.3.1.1 Oberflächliche Thrombophlebitis

Sehr lohnend ist der Einsatz dieser therapeuti-schen Maßnahme bei der oberflächlichen Thrombophlebitis. Es genügt meistens die zwei- bis dreimalige Anwendung am Tag mit anschlie-ßendem Auftragen einer heparin- oder hirudin-haltigen Salbe, um die entzündliche Induration in 2–3 Tagen zum Abklingen zu bringen. Die Lehmpackung ist dem Alkoholumschlag weit überlegen. Nach wenigen Tagen kann ein Zink-leimverband angelegt und der Patient mobili-siert werden. Der Verband sollte nach einer Wo-che gewechselt oder durch Binden- oder Strumpfkompression ersetzt werden.

Im weiteren Verlauf kommen Kniegüsse und Wickel mit Essigwasser zur Anwendung. In be-sonders problematischen Fällen und bei häufi-gen Rezidiven kann eine Blutegelbehandlung weiterhelfen.

An *Phytopharmaka* kommen Roßkastanienex-trakt (Aescin) und Flavonoide (Rutin) in Frage.

Bei Erkrankungen tiefer Venen ist wegen der Thrombosegefahr insgesamt Vorsicht geboten. Eine Kombination der Hydrotherapie mit Anti-koagulatien ist je nach Lage zweckmäßig.

4.3.1.2 Traumatische bzw. entzündliche Gelenkerkrankungen

Von den traumatischen Gelenkerkrankungen werden Distorsionen und Kontusionen ohne Knochenverletzung ebenfalls primär mit Lehm-packungen behandelt. Traumatische Ergüsse sollten zum Ausschluß eines Hämarthros stets punktiert werden. Anschließend tut auch hier der Lehm gute Dienste. Die Umschläge bleiben $1/2$ Std liegen und werden alle 2 Std wiederholt. Der einmal gebrauchte Lehm wird nicht wieder verwendet.

4.3.1.3 Hämatome

Hämatome außerhalb der Gelenke infolge von Prellungen stellen ebenfalls eine Indikation für die Lehmpackung dar. Hier kommen auch Um-schläge mit Tct. Arnicae (1:5 mit Wasser ver-dünnt) in Frage. Es gilt für diese wie für die Lehmpackung die Regel der Kneippschen Wik-kel, daß keine wasserundurchlässigen Schichten Verwendung finden sollen.

4.3.1.4 Dermatitis

Bei *akuten Ekzemen,* vor allem, wenn sie nässen, ist Lehm als Initialbehandlung anderen Metho-den überlegen. Der Patient wird wegen der sub-jektiv angenehmen Wirkung die Packungen von sich aus wiederholen, bis die akuten Beschwer-den abgeklungen sind.

Zur Nachbehandlung eignen sich Bäder und Wickel mit Zusatz von Kleieextrakt in Kombina-tion mit Molke oder mit Essig angesäuert.

Die bei Laien weit verbreitete Meinung, an ein Ek-zem dürfte keinerlei Wasser kommen, entbehrt jeder Grundlage. Lediglich Seife ist zu vermeiden, bzw. durch saure Waschgele zu ersetzen.

4.3.2 Quarkpackungen

Die vielfach noch gebräuchliche essigsaure Ton-erde sollte wegen ihrer hautangreifenden Wir-kung nicht mehr verwendet werden. In der Quarkpackung haben wir ein schonendes und zugleich wirkungsvolles Mittel zur Behandlung entzündlicher Hauterkrankungen. Einfacher Magerquark wird mit Wasser zu weicher Konsi-stenz verrührt und etwa fingerdick auf die Haut unmittelbar oder auf ein gut feuchtes Tuch ge-tragen und mit diesem auf die erkrankte Stelle aufgelegt.

4.3.2.1 Herpes zoster

Die externe Therapie eines Herpes zoster be-steht üblicherweise in der Anwendung eines in-differenten Puders, oder einer sogenannten vi-russpezifischen Salbe. Auf die subjektiven Be-schwerden des Patienten, also auf die Schmer-zen, haben diese Substanzen in der Regel keinen Einfluß.

Ob die Quarkpackung den Krankheitsverlauf abkürzt, ist nicht geklärt. Auf jeden Fall ver-schaffen wir dem Patienten dadurch Erleichte-rung, womit die Anwendung gerechtfertigt ist.

4.3.2.2 Erysipel

Das Gleiche kann vom Erysipel gesagt werden, bei welchem man sich nicht ausschließlich auf die antibiotische Behandlung der Streptokokken-Infektion beschränken sollte. Der besonders bei Erysipel-Rezidiven herabgesetzte Lymphstrom in den Interzellularräumen bietet ohnedies keine Sicherheit für einen ausreichenden bakteriziden Effekt der verabreichten Antibiotika am Krankheitsort.

Wichtiger als die antibiotische Therapie ist die lokale Behandlung mit Quarkpackungen oder kalten Buttermilchumschlägen, die mehrfach am Tage angelegt werden müssen. Daneben werden die bei der Kneippbehandlung fieberhafter Infekte üblichen Regeln befolgt: Zufuhr von reichlich Flüssigkeit in Form von Tees, Mineralwasser, Vitamin C-haltigen Säften, leichte Kost (Milchspeisen, Fruchtsuppen, Kompotte), zu Beginn Einlauf, der bei Obstipation jeden 2. Tag wiederholt wird und bei Temperaturen 38° C Leibwickel 1–2mal täglich.

4.4 Heiße Kataplasmen

Daß die Hydrotherapie nach Kneipp keine Kaltwasserkur ist, wie heute noch gelegentlich angenommen wird, beweist der Umstand, daß gut die Hälfte aller Kneippanwendungen warm, wechselwarm oder heiß vorgenommen wird. Bei den Heißanwendungen sind vor allem die heißen Kataplasmen zu nennen.

4.4.1 Heusack

Unter den heißen Packungen nimmt in der Kneipptherapie der Heusack eine besondere Stelle ein. Er wirkt, wie Müller-Limroth (1976) nachgewiesen hat, vor allem sedativ und spasmolytisch. Daneben kommt der wärmehaltende Peloid-Effekt zum Tragen.

4.4.1.1 Spastische Leibbeschwerden

Das Postcholezystektomie Syndrom, die Dyskinesien der Gallenwege, das spastische Kolon, also die *funktionellen Leibbeschwerden,* zu denen auch die Parametropathie gerechnet werden

muß, machen mangels anderer wirksamer Therapiemaßnahmen den Einsatz des Heusackes sinnvoll. Er kann als einzige größere Kneippanwendung unmittelbar nach einer Hauptmahlzeit verabfolgt werden und soll 1 Stunde liegen bleiben.

4.4.1.2 Degenerative Gelenkerkrankungen

Außer der sedativ-spasmolytischen Wirkung hat der Heusack aufgrund seiner physikalischen Eigenschaften in Verbindung mit leichter Hautreizung einen stark hyperämisierenden Effekt. Dieser Wirkung bedienen wir uns bei degenerativen Gelenkerkrankungen vor allem beim Kniegelenk. Da die Ernährung des Knorpelgewebes nur durch Diffusion aus der Synovia erfolgt, diese aber von der Gelenkkapsel produziert wird, geht es darum, durch hyperämisierende Maßnahmen, den geschilderten Vorgang zu unterstützen.

Auf die Notwendigkeit zusätzlicher aktiver Übungen und auf die Behandlung sekundärer entzündlicher Reizzustände bei Kniegelenksarthrose wurde unter 3.3.2 hingewiesen.

4.4.1.3 Die chronische Bronchitis

Nichtfieberhafte Erkrankungen der Luftwege, vor allem die chronische Bronchitis, werden ebenso wie Asthma bronchiale und obstruktive Bronchitis durch Anwendung des Heusackes günstig beeinflußt. Bei diesen chronischen Krankheiten kommt der Heusack 2–3mal wöchentlich zum Einsatz. Er wird abends beim Schlafengehen auf der Brust aufgelegt und bleibt 1 Std liegen. Danach ist eine kühle Abwaschung anzuraten.

4.4.1.4 Lumbosakrales Syndrom

Das *lumbosakrale Syndrom* tritt mit einer sehr vielgestaltigen Symptomatik in Erscheinung, wobei Unterbauchbeschwerden, inguinale Schmerzzustände oder laterale Oberschenkelneuralgien im Vordergrund stehen können. Während bei chronischen Formen mehr bewegungstherapeutische Maßnahmen wie Warmwasserschwimmen oder Elektrotherapie (Kurzwelle) angezeigt sind, eignet sich der Heusack vor allem für die Behandlung der akuten und subakuten Lumbalgien, die mit schmerzhafter Steifheit der LWS einhergehen.

4.4.2 Kartoffelpackungen

Stößt die Zubereitung des Heusackes auf Schwierigkeiten, kann als einfacher herzustellende feucht-heiße Packung die Kartoffelpackung angewandt werden.

500 g Pellkartoffeln werden weich gekocht, zerdrückt und in einen Kissenbezug gefüllt. – Cave Verbrühungen!

4.4.3 Bockshornkleesamen-Packungen

Heiße Packungen mit gemahlenem Bockshornkleesamen (Sem. foenu graeci contus.) wenden wir bei Furunkeln und Abszessen zur Beschleunigung der Einschmelzung und Abstoßung an. Der pulverisierte Samen wird mit Wasser zu einem Brei angerührt, bis zum Aufkochen erhitzt und dann in einem Mulläppchen auf die erkrankte Stelle aufgelegt. Die Packung bleibt 30 min liegen.
Wer einmal den schnellen und sicheren Effekt dieser Maßnahme erlebt hat, wird sie immer wieder anwenden.

4.5 Dämpfe

Zu den warmen bzw. heißen Kneippanwendungen gehören auch die Dämpfe, die je nach dem Umfang und Zielpunkt ihrer Anwendung in Stuhldampf, Kopfdampf und Ohrdampf unterschieden werden.

4.5.1 Stuhldampf

Der Stuhldampf ist dem Dampfbad gleichzusetzen, doch schonender, da sich der Kopf außerhalb des Dampfraumes befindet. Wir wenden ihn vor allem bei Hämorrhoidalleiden und anderen proktologischen Erkrankungen wie Analfissuren an.

Der Patient sitzt auf einem Stuhl mit einem Sitz aus Rohrgeflecht und ist in Tücher und darüber Decken gehüllt, die am Hals abschließen und über die Schultern bis auf den Boden reichen. Unter dem Stuhl steht eine Schüssel oder ein Topf mit frisch aufgebrühtem Kamillenabsud. Die Intensität dieses Dampfbades hängt ebenso von der Menge des Aufgusses wie vom Durchmesser des Gefäßes ab.

4.5.2 Kopfdampf

Der Kopfdampf ist bei entzündlichen Erkrankungen der oberen Luftwege mit Einschluß der Nasennebenhöhlen angezeigt. Wichtig ist dabei, daß der gesamte Kopf des Patienten von Tüchern umhüllt ist, die ein Entweichen des Dampfes verhindern. Bei akuten Schwellungen der Nasenschleimhäute soll vorher ein abschwellendes Mittel zur Anwendung kommen. Die Wirkung läßt sich steigern, wenn man dem Kamillenaufguß eine Messerspitze einer sogenannten Erkältungssalbe oder einige Tropfen Ol. Terebinth. zufügt.

4.5.3 Ohrdampf

Ohrdämpfe werden vor allem in der Kinderpraxis angewendet. Es kommt darauf an, einen Dampfstrahl (ohne Druck) auf das erkrankte Ohr einwirken zu lassen. Indikationen sind die akute wie chronische Otitis media. Die Dauer der Einwirkung ist bis zu 15 min.
Wird der Ohrdampf unangenehm empfunden, kann man als Alternative zum „Kamillensäckchen" raten. Ein mit Flor. Chamomillae gefülltes Beutelchen aus Stoff wird trocken erhitzt, aufgelegt und mehrfach gewechselt.

4.6 Kneippgüsse

Die Güsse stehen historisch am Anfang der Kneippkur und gehen auf Kneipps eigene Intuition zurück. Kneipp nahm an, daß das fließende Wasser stärkere Wirkungen haben müsse als das ruhende und hatte dazu nur die Gießkanne zur Verfügung, aus der das Wasser nahezu ohne Druck fließt.

4.6.1 Kniguß

Hier sollen nur zwei der wichtigsten Anwendungsformen, der Kniguß und der Armguß abgehandelt werden, die sich dazu eignen, vom Patienten selbst und zu Hause durchgeführt zu werden.

Kniegüsse, die vom Fußrücken langsam zum Knie hoch geführt werden, und deshalb richtiger als Unterschenkelgüsse bezeichnet werden müßten, sind vor allem bei venösen Rückflußstörungen mit Krampfaderbildung, varikösen Ödemen und Ulcera cruris angezeigt. Auch bei Zuständen nach entzündlichen Venenerkrankungen leisten sie gute Dienste. Als kalte Güsse werden sie im Sommer oder den Übergangszeiten täglich vorgenommen. Anschließend soll körperliche Bewegung erfolgen. Bei kalten Füßen wird durch ein warmes Fußbad vorerwärmt. – Wechselgüsse, die ohne thermostatisch gesteuerte Mischbatterie im häuslichen Badezimmer schwieriger durchzuführen sind, bleiben der kalten Jahreszeit bzw. dem Einsatz am Kurort vorbehalten.

4.6.2 Armguß

Der Armguß ist ein Bestandteil jeder ganzheitlich durchgeführten Kneippkur. In der ambulanten Praxis wird er bei Hypotonien, anginösen Herzbeschwerden, funktionellen Störungen, der neurozirkulatorischen Dystonie und als Abhärtungsmaßnahme empfohlen. Man beginnt am Handrücken und führt den Gußstrahl bis über das Schultergelenk. Wenn die Güsse mit der Handbrause verabfolgt werden, sollte der Brausekopf, der nicht genügend Wasservolumen liefert, abgeschraubt und durch einen Gußrohransatz ersetzt werden. Notfalls genügt auch der Brauseschlauch allein.

4.6.3 Afterguß

Ein probates Mittel der konservativen Hämorrhoidenbehandlung haben wir im Afterguß, bei dem sich der Patient 2mal täglich auf den Rand der Wanne setzt und den Gußstrahl 5–10 sec von unten vor den After sprudeln läßt. Die Kürze der Einwirkung des kalten Wassers läßt selbst bei empfindlichen Menschen Blasen- oder Prostatabeschwerden nicht aufkommen.

4.7 Vollbäder mit Zusätzen (Extrakten)

Externe Phytotherapie erfolgt bei Kneipp durch die sogenannten *Kräuterbäder,* die als Voll- oder Teilbäder zur Anwendung gelangen.

4.7.1 Vollbad mit Heublumen

Am bekanntesten ist dabei das Heublumenbad, bei welchem wir von der sowohl hautreizenden wie sedativen Wirkung der Heublumen-Inhaltsstoffe Gebrauch machen. Hauptindikationen sind rheumatische Beschwerden, nervöse Störungen und herabgesetzter Allgemeinzustand. Das Heublumen-Vollbad, das am besten mit handelsüblichen Extrakten ˙ hergestellt wird, sollte nicht öfter als 2mal in der Woche gegeben werden. Nach dem Bade mit 37–38° C von 10–15 min Dauer wird kalt abgewaschen oder abgegossen und Bettruhe von mindestens einer Stunde eingehalten.

4.7.2 Vollbad mit Fichtennadel

Fichtennadelextrakt verwenden wir als Badezusatz bei leichteren Herz- und Kreislauferkrankungen und neurovegetativen Beschwerden. Die sedierende Wirkung ist stärker als bei Heublumen. Das *Fichtennadel-Extraktbad* kann langfristig 1mal wöchentlich gegeben werden. Badetabletten, -öle und -salze sind von geringerem Wert als die Extrakte, die den Vorschriften nach DAB 7 entsprechen müssen.

4.7.3 Vollbad mit Kleie

Juckende Dermatosen werden häufig erfolgreich mit Kleiebädern behandelt, die mit einem Schuß Essig angesäuert sein sollten. Es können auch aus Molke hergestellte Badezusätze verwendet werden.

4.7.4 Baldrianbad

Mancher Schlafgestörte, bei dem andere Mittel oder Anwendungen nicht zum therapeutischen Ziele geführt haben, findet Ruhe nach einem *Baldrianbad,* das bei dieser Indikation entgegen der sonstigen Gepflogenheit bei Vollbädern am Abend gegeben werden muß. Öfter als 3mal wöchentlich sollte es nicht verabfolgt werden.

4.7.5 Solebäder

Appetitlose und infektanfällige Kinder lassen sich günstig durch Solebäder beeinflussen, die eine Art von Ersatz für einen Seeaufenthalt darstellen. Man gibt hier bis 6 Wochen lang 3mal wöchentlich ein Vollbad von 36–38° C mit 2%, das sind 2 kg NaCl auf 100 l Wasser und kühle Abwaschung und Bettruhe. Diese Salzkonzentration liegt zwischen der des Ostsee- und Nordseewassers.

4.8 Sitzbäder mit Zusätzen

Sitzbäder mit Zusätzen werden bei Erkrankungen der Beckenorgane und Hauterkrankungen dieser Region angewandt.

4.8.1 Sitzbad mit Zinnkraut (Schachtelhalm)

Zinnkraut (Ackerschachtelhalm) verwenden wir wegen seiner adstringierenden und antipruriginösen Wirkung bei mit Juckreiz einhergehenden Dermatosen im Bereich der Vulva und der Analregion sowie bei chronischer oder rezidivierender Urethritis der Frau.

4.8.2 Sitzbad mit Eichenrinde

Eichenrindenextrakte können bei Furunkulose und periproktitischen Abszessen als Zusatz zu Sitzbädern zugesetzt werden.

4.8.3 Sitzbad mit Heublumen

Das Sitzbad mit Heublumen hat seinen Platz in der Behandlung ovarieller Funktionsstörungen wie primäre Amenorrhoe, Oligo-, Hypo- und Dysmenorrhoe in der postpubertären Phase sowie bei beginnenden Unregelmäßigkeiten des Zyklus im Klimakterium (Kaiser, 1966). Auch bei der Paramethropathie oder „pelvic congestion" lohnt sich diese Anwendung.
Schließlich muß der inkomplette Descensus testis, insbesondere in der Form des flottierenden Leistenhodens als dankbares Behandlungsobjekt für das Heublumensitzbad genannt werden.
Die Behandlung erfolgt 3mal wöchentlich bei 37–38° C, 15 min über vier bis sechs Wochen

und kann nach einer ebenso langen Pause beliebig oft wiederholt werden.

4.9 Temperaturansteigendes Armbad

Das temperaturansteigende Armbad ist ein fester Bestandteil der Hydrotherapie geworden und wird bis heute in Klinik und Praxis gleichermaßen angewendet.
Hauptindikation ist der Angina pectoris-Anfall. Der Patient soll seitlich zum Wasserbehälter sitzen, damit der aufsteigende Dampf nicht eingeatmet werden muß. Es bedarf dazu keiner besonderen Apparatur, sondern es genügt eine einfache Wanne oder ein ausreichend großes Waschbecken mit Warmwasserhahn. Bei Benutzung einer Wanne muß aus einem bereitgestellten Gefäß Heißwasser nachgegossen werden. – Der damit vertraute Arzt erspart durch eine entsprechende telefonische Anweisung gelegentlich einen Nachtbesuch, wenn der Patient kein Nitropräparat zur Hand hat oder dieses ohne Wirkung geblieben sein sollte.
Warme Armbäder mit Zusatz von Heublumenextrakt sind bei entzündlichen Gelenkerkrankungen bzw. Kollagenosen im Bereich von Ellbogen-, Hand- und Fingergelenken angezeigt. Dabei kommen auch Zusätze von Moorlaugen oder Torfmull in Frage

4.10 Wechselfußbad

Von sämtlichen Kneippanwendungen ist nach dem Wassertreten wohl das Wechselfußbad am bekanntesten.

Eigentlich müßte man vom „Wechselunterschenkelbad" sprechen, wenn man den Umfang dieser Anwendung richtig ausdrücken wollte. Der Name Wechselfußbad entstammt dem oberschwäbischen Sprachgebrauch Kneipps und ist so in die Nomenklatur der Hydrotherapie eingegangen.

Die dafür verwendeten Gefäße müssen genügend Fußfreiheit haben – Eimer sind ungeeignet – und einen Wasserstand von 40 cm Höhe ermöglichen. Es gilt die Regel: 5 min warm (37–38° C) 10 sec kalt, 2mal wechseln, kalt aufhören. – Anschließend erfolgt Bewegung oder Bettruhe.

4.10.1 Indikationen

Als Indikationen gelten vor allem *funktionelle Durchblutungsstörungen* der unteren Extremität wie der chronische Kaltfuß (siehe dort). Auch wird das Wechselfußbad als Basistherapeutikum bei vegetativen Dysregulationen angewandt.

4.10.2 Kontraindikationen

Kontraindikationen sind *organische Angiopathien* wie die diabetische Atherosklerose der Beinarterien u.U. mit trophischen Ulzerationen an den Zehen. Ebenso sollten ausgedehnte Varikosis, variköse Ödeme oder Ulzera sowie Zustand nach entzündlichen Venenerkrankungen nicht mit Wechselfußbädern behandelt werden.

5 Sonstige hydrotherapeutische Maßnahmen

5.1 Die Sauna

Wenn Kneipp die Sauna kennengelernt hätte, würde er sie mit großer Wahrscheinlichkeit in sein hydrotherapeutisches System eingebaut haben.

5.1.1 Indikationen

Gerade in der ambulanten Therapie eignet sie sich vor allem als *Trainingsmaßnahme für Herz und Kreislauf.* Darüber hinaus ist der Gebrauch der Sauna indiziert bei nichtentzündlichen Gelenkleiden, klimakterischen Beschwerden, anderen innersekretorischen Störungen und vegetativen Fehlsteuerungen. Auf die Bedeutung der Saunatherapie bei der Hypertonie wurde hingewiesen (3.2.2).

5.1.2 Kontraindikationen

Als Kontraindikationen gelten dekompensierte Herz- und Gefäßleiden, fieberhafte Erkrankungen, Neurosen und Psychosen, Überfunktion der Schilddrüse und rheumatische Erkrankungen, die mit stark erhöhter Blutsenkung einhergehen.

5.2 Unterwasser-Strahlmassage

5.2.1 Indikationen

Die nicht unmittelbar zur Kneipptherapie gehörende *Unterwasser-Strahlmassage* hat ihren festen Platz in der Behandlung degenerativer Gelenk- und WS-Erkrankungen, sowie in der orthopädischen Rehabilitation aber auch bei internen Krankheitsbildern wie Adipositas und essentieller Hypertonie.

5.2.2 Kontraindikationen

Nicht angewandt werden sollte die Unterwasser-Strahlmassage bei Zuständen nach Thrombosen und entzündlichen Venenerkrankungen sowie bei den als Kontraindikationen der Sauna aufgeführten Krankheitszuständen.

6 Bewegungstherapie

Bewegungstherapie kann nicht nur auf krankengymnastische Einzelbehandlung beschränkt bleiben. Vielerorts werden von Sportvereinen, Volkshochschulen oder Kneippvereinen gezielte Gruppenaktivitäten angeboten, die für Infarkt-Rehabilitanden, Wirbelsäulenpatienten oder andere Patienten mit chronischen Leiden in Frage kommen.

6.1 Infarktsportgruppen

Die Infarktsportgruppen, die sich vor allem in Großstädten etabliert haben, sind eine wichtige

Instanz zur Weiterbetreuung des aus der Rehabilitationsklinik entlassenen oder schon wieder ins Berufsleben zurückgekehrten Herzpatienten.

6.2 WS-Gymnastik

Ältere Patienten mit Wirbelsäulenbeschwerden finden in allgemeinen Gymnastikgruppen meist nicht die spezifische Anleitung und Übungstechnik, deren sie bedürfen. Für sie sind besondere Übungsgruppen für Wirbelsäulengymnastik von großem Wert.

6.3 Atemgymnastik

Ähnliches gilt für *atemgymnastische Gruppenarbeit*, die Asthmatikern und anderen Kranken mit chronischen Krankheitszuständen der Atemorgane zugute kommt.

6.4 Jazz-Dance

Großer Beliebtheit erfreut sich vor allem bei jüngeren Jahrgängen die Jazz-Dance-Gymnastik, mit deren Hilfe es möglich ist, auch Personenkreise an gesundheitsrelevante Übungsformen heranzuführen, die solchen Angeboten sonst fernstehen.

6.5 Yoga

Yoga mag für manche Menschen wegen der damit oft verbundenen weltanschaulichen Fixation problematisch sein. In der Regel erweist es sich jedoch als gute Hilfe für den streßgeplagten im Berufsleben stehenden Menschen unserer Zeit.

7 Verbale Gruppentherapie

Es gibt bei weitem nicht genügend Psychotherapeuten, um alle Patienten, die einer verbalen

Therapie bedürftig sind, auf der Couch liegend zu behandeln. Auch in psychiatrischen oder psychotherapeutischen Fachkliniken kommt heute der *verbalen Gruppentherapie* eine größere Bedeutung zu als der Einzelbehandlung.

7.1 Gruppendynamik

Die in der verbalen Gruppentherapie bekannt gewordene „Gruppendynamik", die wie alle geschilderten Übungsformen fachkundige Leitung erfordert, hat sich als Angebot des Hannoverschen Kneippvereins sehr bewährt und zahlreichen therapiebedürftigen Menschen Nutzen gebracht.

7.2 Autogenes Training

Der Umstand, daß alle Angebote zum Erlernen des Autogenen Trainings nach Schultz immer ausgebucht sind, mag als Beweis gelten für die Bedeutung dieser Methode der konzentrativen Selbstentspannung. Wer gelernt hat, es seinen Patienten im kleinen Kreise selbst zu vermitteln, wird diese Bereicherung seiner therapeutischen Möglichkeiten nicht mehr missen wollen.

7.3 Raucherentwöhnung

Kurse zur Raucherentwöhnung nach dem „Nauheimer Modell" sollten in größerem Umfang angeboten werden.

8 Gesundheitsbildende Information und Motivation

Die Gesundheitserziehung hat seit Kneipps Lebzeiten in der Kneipptherapie eine große Rolle gespielt, und jeder, der sich verantwortlich fühlt, an einer Verminderung der Fülle von gesundheitlichen Fehlhaltungen mitzuwirken, ist aufgerufen, sich dafür zur Verfügung zu stellen.

9 Literatur

Fey, C.: Kneipp Naturheilkunde und ihre Grenzen in Lehre und Beispiel. München: Ehrenwirth 1954

Hufeland, C.W.: Die Kunst das menschliche Leben zu verlängern. Wien, Prag: Haas 1797; ab 5. Aufl. (1823) Makrobiotik

Kaiser, J.H.: Gesundheit und Krankheit im Leben der Frau. Bad Wörishofen: Sanitas 1966

Kneipp, S.: So sollt Ihr leben. Kempten: Kösel'sche Buchhandlung 1897

Lampert, H.: Physikalische Therapie, 4. Aufl. Dresden, Leipzig: Steinkopff 1954; Neuauflage: Heidelberg: 1973 Verlag für physikalische Medizin Dr. E. Fischer

Lampert, H.: Physikalische Medizin, 4. Aufl., Heidelberg: Verlag für Physikalische Medizin Dr. E. Fischer 1973

Müller-Limmroth, W.: Zur sedativen Wirkung des Kneippschen Heupacks und balneologischer Heupräparate. Münch. Med. Wochenschr. *118*, 317–320 (1976)

Sachverzeichnis

Fett *gedruckte Seitenzahlen verweisen auf ausführliche Abhandlung des Stichwortes.*